麻省总医院危重病医学手册

Critical Care Handbook of
the Massachusetts General Hospital

第 5 版

原著　Luca M. Bigatello
　　　Hasan B. Alam
　　　Rae M. Allain
　　　Edward A. Bittner
　　　Dean R. Hess
　　　Richard M. Pino
　　　Ulrich Schmidt

主译　杜　斌

U0391680

人民卫生出版社

Critical Care Handbook of the Massachusetts General Hospital，5e
By Luca M. Bigatello

麻省总医院危重病医学手册　第5版　杜斌等译

中文版版权归人民卫生出版社所有。

图书在版编目（CIP）数据

麻省总医院危重病医学手册/（美）毕格特罗（Bigatello，L. M.）著；

杜斌译.—2版.—北京：人民卫生出版社，2012.8

　　ISBN 978-7-117-15925-8

　　Ⅰ.①麻…　Ⅱ.①毕…②杜…　Ⅲ.①急性病-诊疗-手册②险症-

诊疗-手册　Ⅳ.①R459.7-62

　　中国版本图书馆 CIP 数据核字（2012）第 092914 号

人卫社官网	www.pmph.com	出版物查询，在线购书
人卫医学网	www.ipmph.com	医学考试辅导，医学数
		据库服务，医学教育资
		源，大众健康资讯

版权所有，侵权必究！

图字：01-2011-4505

麻省总医院危重病医学手册
第 2 版

主　　译：杜　斌
出版发行：人民卫生出版社（中继线 010-59780011）
地　　址：北京市朝阳区潘家园南里 19 号
邮　　编：100021
E - mail：pmph @ pmph. com
购书热线：010-59787592　010-59787584　010-65264830
印　　刷：北京虎彩文化传播有限公司
经　　销：新华书店
开　　本：850×1168　1/32　印张：25.5　字数：888 千字
版　　次：2009 年 2 月第 1 版　2024 年 1 月第 2 版第 17 次印刷
标准书号：ISBN 978-7-117-15925-8/R・15926
定　　价：68.00 元

打击盗版举报电话：010-59787491　E-mail：WQ @ pmph. com
（凡属印装质量问题请与本社市场营销中心联系退换）

译 者 名 录

王春耀　北京协和医院
叶益聪　北京协和医院
冯　俊　北京协和医院
闫春良　航天部航天总医院
杜　斌　北京协和医院
杜全胜　河北省人民医院
李　骥　北京协和医院
何　伟　首都医科大学附属同仁医院
陈　适　北京协和医院
周佳鑫　北京协和医院
周建芳　北京协和医院
周建新　首都医科大学附属天坛医院
胡小芸　北京协和医院
姜　利　首都医科大学附属复兴医院
秦君平　北京协和医院
翁　利　北京协和医院
彭劲民　北京协和医院
韩　潇　北京协和医院

Hasan B. Alam, MD
Program Director, Fellowship in Surgical Critical Care
Department of Surgery
Massachusetts General Hospital
Associate Professor of Surgery
Harvard Medical School
Boston, Massachusetts

Rae M. Allain, MD
Director, Vascular Anesthesia
Department of Anesthesia and Critical Care
Massachusetts General Hospital
Assistant Professor of Anesthesia
Harvard University
Boston, Massachusetts

Kathrin Allen, MD
Clinical Fellow in Critical Care
Department of Anesthesia and Critical Care
Massachusetts General Hospital
Harvard Medical School
Boston, Massachusetts

Theodore A. Alston, MD, PhD
Associate Anesthetist
Department of Anesthesia and Critical Care
Massachusetts General Hospital
Assistant Professor of Anesthesia
Harvard Medical School
Boston, Massachusetts

Houman Amirfarzan, MD
Resident in Anesthesiology
Anesthesia Department
Tufts New England Medical Center
Boston, Massachusetts

作 者 名 录

Emily A. Apsell, MD
Resident in Anesthesiology
Department of Anesthesia and Critical Care
Massachusetts General Hospital
Clinical Fellow in Anesthesiology
Harvard Medical School
Boston, Massachusetts

Aranya Bagchi, MD
Resident in Anesthesiology
Department of Anesthesia and Critical Care
Massachusetts General Hospital
Clinical Fellow in Anesthesia
Harvard Medical School
Boston, Massachusetts

Karsten Bartels, MD
Resident in Anesthesiology
Department of Anesthesia and Critical Care
Massachusetts General Hospital
Clinical Fellow in Anesthesia
Harvard Medical School
Boston, Massachusetts

William J. Benedetto, MD
Assistant in Anesthesia
Massachusetts General Hospital
Instructor in Anesthesia
Harvard Medical School
Boston, Massachusetts

Lorenzo Berra, MD
Resident in Anesthesiology and Beecher Research Scholar
Department of Anesthesia and Critical Care
Massachusetts General Hospital
Harvard Medical School
Boston, Massachusetts

Luca M. Bigatello, MD
Chief, Anesthesia and Critical Care Service
Veterans Administration Boston Healthcare System
Associate Vice Chairman
Massachusetts General Hospital
Associate Professor of Anesthesia
Harvard Medical School
Boston, Massachusetts

Edward A. Bittner, MD, PhD
Program Director, Anesthesia-Critical Care Fellowship
Department of Anesthesia and Critical Care
Massachusetts General Hospital
Instructor in Anesthesia
Harvard Medical School
Boston, Massachusetts

Ross Blank, MD
Clinical Lecturer
Division of Critical Care
Department of Anesthesiology
University of Michigan Health System
Ann Arbor, Michigan

Jonathan D. Bloom, MD
Resident in Anesthesiology
Department of Anesthesia and Critical Care
Massachusetts General Hospital
Clinical Fellow in Anesthesia
Harvard Medical School
Boston, Massachusetts

Sharon E. Brackett, RN, BS
Staff Nurse, Surgical ICU
Massachusetts General Hospital
Boston, Massachusetts

Jonathan E. Charnin, MD
Assistant in Anesthesia
Department of Anesthesia and Critical care
Massachusetts General Hospital
Instructor in Anesthesia
Harvard Medical School
Boston, Massachusetts

Sherry Chou
Staff Physician
Department of Neurology
Brigham and Women's Hospital
Instructor
Harvard Medical School
Boston, Massachusetts

Claudia Crimi
Research Fellow
Department of Anesthesia and Critical Care
Massachusetts General Hospital
Harvard Medical School
Boston, Massachusetts

Ettore Crimi, MD
Resident in Anesthesiology
Department of Anesthesia and Critical Care
Massachusetts General Hospital
Harvard Medical School
Boston, Massachusetts

Marc A. de Moya, MD, FACS
Director of Surgical Core Clerkship
Department of Surgery
Massachusetts General Hospital
Assistant Professor of Surgery
Harvard Medical School
Boston, Massachusetts

Alan DiBiasio, RPh
Senior Attending Pharmacist
Department of Pharmacy
Massachusetts General Hospital
Boston, Massachusetts

Anahat Dhillon, MD
Staff Anesthesiologist
Department of Anesthesiology
Ronald Regan Medical Center
Assistant Professor
University of California Los Angeles
Los Angeles, California

Michael G. Fitzsimons, MD
Operations Director, Cardiac Anesthesia
Department of Anesthesia and Critical Care
Massachusetts General Hospital
Assistant Professor of Anesthesia
Harvard Medical School
Boston, Massachusetts

Jonathan Frederick Fox, MD
Clinical Fellow in Critical Care

Department of Anesthesia and Critical Care
Harvard Medical School
Massachusetts General Hospital
Boston, Massachusetts

Eugene Y. Fukudome, MD
Clinical Fellow in Surgery
Department of Surgery
Harvard Medical School
Massachusetts General Hospital
Boston, Massachusetts

Henning A. Gaissert, MD
Associate Visiting Surgeon
Division of Thoracic Surgery
Massachusetts General Hospital
Associate Professor of Surgery
Harvard Medical School
Boston, Massachusetts

Cosmin Gauran, MD
Staff Anesthesiologist
Department of Anesthesia and Critical Care
Massachusetts General Hospital
Instructor in Anesthesia
Harvard Medical School
Boston, Massachusetts

Edward E. George, MD, PhD
Medical Director
Post Anesthesia Care Units
Massachusetts General Hospital
Assistant Professor of Anesthesia
Harvard Medical School
Boston, Massachusetts

Fiona K. Gibbons, MD
Assistant in Medicine
Pulmonary and Critical Care Unit
Massachusetts General Hospital
Instructor in Medicine
Harvard Medical School
Boston, Massachusetts

作 者 名 录

Jeremy W. Goldfarb, MD
Resident in Anesthesiology
Department of Anesthesia and Critical Care
Harvard Medical School
Massachusetts General Hospital
Boston, Massachusetts

Robert L. Goulet, MS, RRT
Senior Respiratory Therapist
Respiratory Care Services
Massachusetts General Hospital
Boston, Massachusetts

David M. Greer, MD, MA
Assistant in Neurology
Department of Neurology
Massachusetts General Hospital
Assistant Professor of Neurology
Harvard Medical School
Boston, Massachusetts

Robin K. Guillory, MD
Assistant Professor of Anesthesiology
Department of Anesthesiology
Washington University in St. Louis School of Medicine
St. Louis, Missouri

Robert Hallisey, MS, RPh
Director, Clinical Systems
Department of Pharmacy
Massachusetts General Hospital
Assistant Professor of Clinical Pharmacy
Massachusetts College of Pharmacy and Health Sciences
Boston, Massachusetts

Bishr Haydar, MD
Resident in Anesthesiology
Department of Anesthesia and Critical Care
Massachusetts General Hospital
Boston, Massachusetts

Judith Hellman
Department of Anesthesia and Perioperative Care

Associate Professor
University of California, San Francisco
San Francisco, California

Dean R. Hess, PhD, RRT
Assistant Director
Respiratory Care Services
Associate Professor of Anesthesia
Harvard Medical School
Boston, Massachusetts

Daniel W. Johnson, MD
Clinical Fellow in Critical Care
Department of Anesthesia and Critical Care
Massachusetts General Hospital
Harvard Medical School
Boston, Massachusetts

Kathryn Davis Kalafatas, RPh
Senior Attending Pharmacist
Department of Pharmacy
Massachusetts General Hospital
Boston, Massachusetts

Erik B. Kistler, MD, PhD
Assistant Professor
Department of Anesthesia
University of California, San Diego
San Diego, California

Corry "Jeb" Kucik, MD
Clinical Fellow in Critical Care
Department of Anesthesia and Critical Care
Massachusetts General Hospital
Instructor in Anesthesia
Harvard Medical School
Boston, Massachusetts

Jean Kwo, MD
Director, Pre-Admission Testing Clinic
Department of Anesthesia and Critical Care
Massachusetts General Hospital
Assistant Professor in Anesthesia
Harvard Medical School
Boston, Massachusetts

作 者 名 录

Laura H. Leduc, MD
Resident in Anesthesiology
Department of Anesthesia and Critical Care
Harvard Medical School
Massachusetts General Hospital
Boston, Massachusetts

Nicolas Melo
Resident in Surgery
Department of Surgery
Harvard Medical School
Massachusetts General Hospital
Boston, Massachusetts

Beverly J. Newhouse, MD
Instructor in Anesthesia and Critical Care
Department of Anesthesia and Critical Care
Massachusetts General Hospital
Clinical Instructor in Anesthesiology
Harvard Medical School
Boston, Massachusetts

Ara Nozari, MD, PhD
Instructor in Anesthesia
Department of Anesthesia and Critical Care
Massachusetts General Hospital
Instructor in Anesthesia
Harvard Medical School
Boston, Massachusetts

Amy Ortman, MD
Chief Resident
Department of Anesthesia and Critical Care
Massachusetts General Hospital
Instructor in Anesthesia
Harvard Medical School
Boston, Massachusetts

Robert L. Owens, MD
Clinical and Research Fellow
Pulmonary and Critical Care Unit
Massachusetts General Hospital
Instructor in Anesthesiology
Harvard Medical School
Boston, Massachusetts

Richard M. Pino, MD, PhD
Associate Anesthetist
Department of Anesthesia and Critical Care
Massachusetts General Hospital
Associate Professor
Harvard Medical School
Boston, Massachusetts

Steven J. Russell, MD, PhD
Assistant in Medicine
Department of Medicine, Endocrine Division
Massachusetts General Hospital
Instructor of Medicine
Harvard Medical School
Boston, Massachusetts

Elizabeth A. Sailhamer, MD, MMSc
Resident in General Surgery
Department of Surgery
Massachusetts General Hospital
Harvard Medical School
Boston, Massachusetts

Ulrich Schmidt, MD, PhD
Director, Surgical Intensive Care Unit
Department of Anesthesia and Critical Care
Massachusetts General Hospital
Asistant Professor of Anesthesia
Harvard Medical School
Boston, Massachusetts

Lee H. Schwamm, MD, FAHA
Vice-Chairman
Department of Neurology
Massachusetts General Hospital
Associate Professor
Harvard Medical School
Boston, Massachusetts

Todd A. Seigel, MD
Clinical Associate
Department of Anesthesia and Critical Care
Massachusetts General Hospital Assistant
Professor in Emergency Medicine
Brown University
Providence, Rhode Island

作 者 名 录

Robert L. Sheridan, MD
Chief, Burn Surgery Service
Shriner's Hospitals for Children—Boston
Associate Professor of Surgery
Harvard Medical School
Boston, Massachusetts

Kevin N. Sheth, MD
Assistant Professor
Departments of Neurology
University of Maryland School of Medicine
Baltimore, Maryland

Jagmeet Singh
Cardiac Arrhythmia Service
Massachusetts General Hospital
Assistant Professor
Harvard University
Boston, Massachusetts

David J.R. Steele, MD
Assistant Physician
Department of Medicine
Massachusetts General Hospital
Assistant Professor
Harvard Medical School
Boston, Massachusetts

H. Thomas Stelfox, MD, PhD
Departments of Critical Care Medicine
Medicine and Community Health Sciences
Foothills Medical Centre
Asistant Professor
University of Alberta
Calgary, Alberta

Dorothea Strozyk, MD
Vascular Neurology and Critical Care Fellow
Department of Neurology
Massachusetts General Hospital
Clinical and Research Fellow
Harvard Medical School
Boston, Massachusetts

B. Taylor Thompson, MD
Chief, Medical Intensive Care Unit
Pulmonary and Critical Care Unit
Massachusetts General Hospital
Associate Professor of Medicine
Harvard Medical School
Boston, Massachusetts

Arthur J. Tokarczyc, MD
Assistant Anesthesiologist
Department of Anesthesiology
North Shore University Health System
Clinical Instructor
University of Chicago
Chicago, Illinois

Jeffrey S. Ustin, MD, MS
Fellow
Trauma, Emergency Surgery, Surgical Critical Care
Massachusetts General Hospital
Instructor in Surgery
Harvard Medical School
Boston, Massachusetts

Jason A. Wertheim, MD, PhD
Resident in Surgery
Department of Surgery
Harvard Medical School
Massachusetts General Hospital
Boston, Massachusetts

Susan R. Wilcox, MD
Clinical Fellow in Critical Care
Department of Anesthesia and Critical Care
Massachusetts General Hospital
Harvard Medical School
Boston, Massachusetts

目　　录

目　录

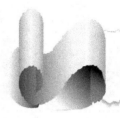

第一篇 总 论

第1章

血流动力学监测

Erik Kistler and Luca Bigatello

　　Ⅰ. 血流动力学监测的目标 是维持充分的器官灌注。危重病患者一旦发生重要脏器灌注不足,可导致多脏器功能不全和死亡。本章将就临床医师如何根据基本的循环生理学知识解释血流动力学数据进行讨论。

　　A. **心血管功能和组织灌注** 器官灌注等于动静脉压力差除以血流阻力。

$$血流 = \frac{P_{动脉压} - P_{静脉压}}{阻力}$$

　　由于没有直接测定各个器官血流的方法,因此假设静脉压和血流阻力保持恒定,用体循环动脉压代替血流,反映器官灌注是否充分。

　　1. 平均动脉压(MAP) 其数值最接近于实际灌注压。对于大多数患者而言,合理的目标是维持 MAP 高于 65mmHg。有时可能需要维持更高水平的 MAP(例如慢性高血压、急性肾小管坏死或中枢神经系统缺血)。

　　2. 正常情况下,自身调节机制能够使器官血流维持在正常范围。在动脉血压变化时,自身调节机制能够通过输入血管的收缩或舒张维持恒定的血流。然而,在病理情况下(如慢性高血压、创伤和全身性感染),自身调节机制发生严重障碍,此时器官血流直接依赖于灌注压力(图 1-1)。

　　Ⅱ. 基于压力的血流动力学监测

　　A. **低血压的主要决定因素** 低血压是危重的外科手术患者需要有创血流动力学监测的主要原因。引起低血压的主要生理因素见图 1-2。低血压由低心输出量(CO)或者低血管张力引起。CO[每搏输出量(SV)×心率]减低由心率减慢或者 SV 减低引起。SV 减低可能由静脉回流减低(低血容量或相对少见的梗阻因素)或者心室功能障碍引起。通常情况下,以上几个发病机制可能同时存在,当病情变复杂以后可能更难区分哪个机制更重要。因此有创血流动力学监测可以提供更多的信息帮助了解和治疗血流动力学不稳定。

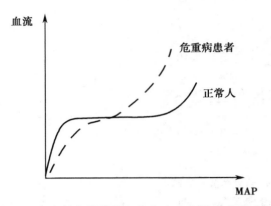

图 1-1 自身调节机制保证健康人的血压在较宽范围内波动时血流恒定,但危重病患者的自身调节机制发生障碍,血流依赖灌注压。MAP,平均动脉压

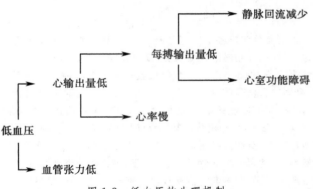

图 1-2 低血压的生理机制

B. 动脉血压监测

1. 无创血压监测(NIBP) 是通过短时间加压袖带测量动脉血压。测量技术包括手动法听诊 Korotkoff 音以及自动听诊系统。大多数自动无创血压测量系统使用示波测量法(oscillometry)测量血压。最大振荡出现时的最低压力与 MAP 有很好的相关性。收缩压和舒张压通过运算法则确定,但通常分别与最大振荡波形的初始上升和最后下降相对应。袖带宽度应覆盖上臂或大腿长度的 2/3,即袖带宽度相当于肢体直径的 120%。袖带过窄

可导致测量值过高,袖带过宽可导致测量值过低。常规监测时测量周期不应少于 2 分钟,过于频繁的测量可能影响肢体灌注并损害外周神经。

2. 动脉内血压监测　是动脉血压测量的"金标准"。在正确放置并校准的情况下,导管-传感器-监护仪系统测定的血压数值可非常准确地反映实际血压。适应证包括血流动力学不稳定,某些临床情况下可能需要非常严格地控制血压(例如主动脉瘤渗血、主动脉创伤、中枢神经系统缺血),以及频繁动脉取血。

3. 留置导管的位置、技术和并发症　留置动脉导管最常选择腕部的桡动脉。手部尺动脉有丰富的侧支循环,而且在腕部进行动脉穿刺的难度较低,护理也很方便。成年患者其他可供选择的穿刺部位包括股动脉、腋动脉、肱动脉和足背动脉。穿刺部位的选择取决于个人习惯和患者的基础情况。例如,感染性低血压患者采用股动脉置管可能优于桡动脉,因为桡动脉血压可能会低估中心动脉的实际血压,从而导致升压药物用量过大。临床严重的血管并发症较为罕见,但有时可能非常严重。必须非常注意置管动脉远端的灌注是否充分。由于穿刺动脉较细(桡动脉和足背动脉),或缺乏充足的侧支循环(肱动脉和腋动脉),或经常发生粥样硬化性疾病(股动脉和足背动脉),因此所有部位都有发生缺血性并发症的危险。感染性并发症很少见,这可能是由于导管内及周围的血流速度较快。但感染还是有可能发生的。因此,应当将动脉导管作为其他留置装置一样对待,即采用严格的无菌技术,并经常检查插管部位是否有炎症和感染征象。

4. 导管-传感器-监护仪系统的功能　动脉内血压测量的准确性取决于导管-传感器-监护仪系统的正确安装及功能。

a. 参考平面:动脉传感器的参考平面并无严格规定,而应取决于测量的需要。例如,在神经外科患者,血压测定的参考平面应当在外耳道水平,以反映颅内循环状态。在大多数危重病患者,血压监测的目的在于评价组织灌注的整体情况,因此动脉血压传感器应放置在心脏水平。

b. 校准:临床医师应熟悉血压监测系统的校准原理,以便能够解决导管故障。

(1)静态校准:由于现有监护仪和一次性传感器的精确度很高,因此常规校准仅限于静态校准的第一步即调零时完成。调零时使传感器与大气相通,习惯上将此时记录的压力(大气压)作为零点。静态校准的第二步是给予更高的压力(如 200mmHg),以保证在临床血压波动范围内测定的准确性。目前多数监护仪能够自动完成高压校准。

（2）动态校准：振荡系统的动态校准包括两部分，即衰减和共振。衰减反映振荡系统恢复静息状态的能力。当衰减增加时，压力波形变得低平。导致衰减增加的因素包括连接松动、管路打结以及较大的气泡。理想的衰减系数应为 0.707（1 表示完全无振荡）。当前使用的传感器在正确安装时衰减极小。共振是指系统受到外力作用后产生振荡的特性。当收缩压"作用"于弹性动脉管壁时，血管壁会振荡，如同音叉一样，产生频率递增波幅递减的正弦波。正弦波的最低频率（基础频率）为心率，随后产生的正弦波频率（和声）是心率的倍数。如果系统共振频率低于和声频率的 8～10 倍（即共振频率下降），压力波形会呈现"大幅摆动"，即收缩压更高，而重搏切迹更为明显。管路过长、三通太多或气泡未排空均可能造成系统共振频率下降。系统共振频率可以通过冲洗试验（flush test）测定。具体方法是通过快速冲洗装置瞬间向传感器施加很高的压力，并在记录纸上记录压力波形。通过测量两个相邻波峰间的距离，能够计算共振频率（图 1-3）。

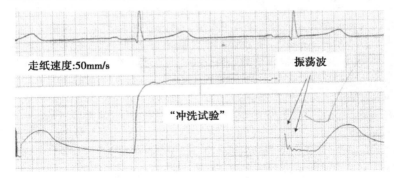

图 1-3 冲洗试验。也称为"方波试验"，开放压力传感器的冲洗开关，使压力瞬间增高后再关闭开关可以观察到压力恢复到患者自身的血压状态，此时可以观察到"共振"。共振频率为记录纸的速度除以两次振荡的间距。图中所示的例子间距为 2～3mm，共振的频率为 20Hz。该频率为常见的传感器的频率，可以准确地反映 120 次以内心率的动脉血压

（3）监护仪上的动脉血压波形：与中心静脉压不同，胸腔内压对于动脉血压绝对值的影响很小。因此，监护仪屏幕所显示的血压数值为一段时间内的平均值，数值相当准确。动脉血压波形在不同患者之间以及不同部位之间差异显著（图 1-4）。例如，主动脉根部的压力波形较为圆滑，重搏切迹位于曲线降支的起始部分。随着测定部位逐渐向远端移动，压力波形更为

高尖,重搏切迹也向远端移动。但是在没有梗阻等影响到血流的情况下,测量部位对 MAP 的影响并不大。

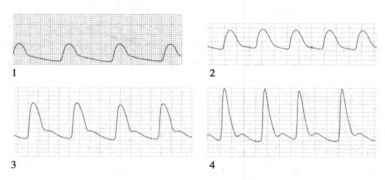

图 1-4　不同患者的动脉血压波形,均由经过适当校正的传感器获得。前三个波形来自桡动脉导管,第四个波形来自足背动脉

C. 中心血管压力监测的生理学　我们除了能够通过中心静脉导管测定体循环的中心静脉压(CVP),通过肺动脉(PA)导管除测定 CVP 外,还能够测定肺循环中的肺动脉压(PAP)、肺动脉楔压(PAOP)和心输出量(CO)。CVP 的测定受很多因素影响,包括传感器的设定、患者体位、容量状态、呼吸循环的相互作用。毫无疑问,准确地解释 CVP 可能会比较困难,目前已有很多研究质疑 CVP 的临床指导意义。接下来的部分重点讲解基础的生理学知识以帮助提高 CVP 测量的准确性。

在上述情况下,测定血管内压力的目的是评价循环容量。通常我们假定压力和容量之间存在如下关系:

CVP ≅ 右心室舒张末期容积(RVEDV)

PAOP ≅ 左心室舒张末期容积(LVEDV)

然而,除体循环和肺循环的血管内容积外,其他因素也可以影响中心血管压力。

1. 解释——中心静脉的生理意义　有 4 种主要生理学异常可能影响上述关系:

a. 心室腔顺应性异常:舒张末期心室腔压力与容量的关系(即顺应性)并非线性,而是受到病理情况的影响。例如,继发于慢性高血压或主动脉瓣狭窄的左心室向心性肥厚患者,其左心室顺应性降低,此时测定压力(PAOP)往往会高估左心室容积(LVEDV)。

b. 胸腔内压增加：在 CVP ≅ RVEDV 和 PAOP ≅ LVEDV 这两个公式中，血管压力其实指跨壁压，即血管内压力与血管外压力之差。跨壁压是真正导致血管和心腔扩张的压力。但是，采用中心静脉导管测定的压力实际上是血管内压力，受到血管内容量和血管外压力（如胸腔内压）的影响。危重病患者胸腔内压增加的常见原因包括正压通气、呼气末正压（PEEP）、内源性 PEEP（见第 2 章），可能也包括腹腔内压。在呼气末胸腔内压最接近大气压，胸腔内压的变化对血管内压力（CVP 和 PAOP）的影响最小。因此，应当在呼气末测定中心血管压力。但是，即使在呼气末，PEEP 或内源性 PEEP 均有可能增加肺泡压力。根据肺和胸廓顺应性，可以计算传导至胸膜腔的肺泡压力比例。正常情况下，肺和胸廓顺应性大致相等，因此大约一半的肺泡压力可以通过肺传导到胸膜腔。在进行单位换算后（气道压力的单位是 cmH_2O，而血管压力的单位是 mmHg）可以发现，10cmH_2O 的 PEEP 可使 CVP/PAOP 数值增加 3mmHg（5cmH_2O×0.74）。当肺顺应性显著降低时（如急性呼吸窘迫综合征），仅有少部分压力得以传导。当肺顺应性升高（如慢性阻塞性肺疾病）或胸廓顺应性下降时（如腹胀），更多压力能够传导。我们并不推荐为提高中心血管压力测定的准确性暂时终止 PEEP。理由有二：首先，终止 PEEP 可能导致肺泡塌陷和低氧血症；其次，PEEP 对血管产生的压力以及对血流动力学的影响是客观存在；因此，终止 PEEP 并不能反映当前患者的生理状况。

c. 心脏瓣膜病：房室瓣的严重狭窄（三尖瓣和二尖瓣狭窄）影响了对心室压力的准确估计。这类瓣膜病变时，心房内压力明显高于相应心室内压力。随着疾病进展，心室会逐渐发生充盈不足。因此，压力数值将高估心室容积。

d. 心室间相互作用：当右心室（RV）因容量和压力负荷过多（如肺动脉高压或原发性右心衰竭），室间隔向左移动并凸入左心室（LV），使得左心室顺应性下降。此时 PAOP 升高部分受到右心室负荷过多的影响，可能会高估 LV 充盈状态。

e. 尽管有上述原因可能造成测量不准确，中心血管压力测定（包括或不包括 CO）仍广泛用于诊断低血压的原因以及指导治疗。很显然，应当结合患者病情以及其他临床资料，对血流动力学数据进行解释，同时，趋势而非某一个具体的数值可能更具有指导意义。

2. 中心静脉导管监测 CVP　标准的中心静脉导管可以监测 CVP，但不能测定 CO。

a. 适应证：中心静脉导管的适应证包括以下情况：

(1)测定右心充盈压力以及中心静脉血氧饱和度(见Ⅱ.C.6部分和第6、30章)以估计血管内容量,并指导容量复苏治疗。

(2)经中心静脉置管给药或胃肠外营养。

(3)外周血管通路困难患者的静脉通路。

b. 穿刺部位:有关中心静脉插管技术的介绍很多,我们主要参考《麻省总医院临床麻醉操作手册,第 7 版,第 10 章》。最常用的穿刺部位是颈内静脉和锁骨下静脉。导管尖端应位于上腔静脉与右心房交界处。经过股静脉导管能否准确测定中心血管压力尚存在争议,我们并不推荐。最理想的穿刺部位随患者病情和适应证不同而不同。例如,凝血功能异常的患者不应该放置锁骨下静脉;急救时股静脉可能更好,因为操作简单。表 1-1 总结了常用静脉穿刺部位的优缺点。

表 1-1　不同中心静脉置管通路的风险及优点

置管部位	感染风险	出血风险	血栓风险	气胸风险	患者舒适度	说明
颈内静脉	++	++	++	++	++	即刻并发症最少,可压迫,气胸风险小
锁骨下静脉	+	+++	+	+++	+++	气胸风险较高,出血时难以压迫,感染率低
股静脉	+++	+	+++	−	+	急诊情况下最容易放置,感染率较高
颈外静脉	−	+	+	+	++	外周静脉导管
PICC	+	−	++	+	+++	宜作为长期静脉通路,接头有限,流速慢

注:+,低风险(或舒适度);++,较高风险(或舒适度);+++,最高风险(或舒适度);−,不适用;PICC,外周置入中心静脉导管

c. 并发症:中心静脉插管和使用的并发症包括心律失常、气胸、心脏压塞、胸腔积液、空气栓塞、颈内动脉或锁骨下动脉损伤和感染。放置导丝的过程中常常发生一过性心律失常[房性期前收缩(PAC)或室性期前收缩(PVC)],一旦导丝退出右心房往往自行缓解。有时,导管尖端进入或移位至右心房或右心室,导致反复心律失常发作。由于锁骨下动脉难以压迫,因此锁骨下静脉置管的风险较高;当患者有较大的出血风险时,不建议进行锁

骨下静脉置管。导管相关血行性感染增加病死率及医疗费用且可以避免，其预防措施见第13章。

d. 波形分析：当患者平卧时，静脉压力测定的零点应为第4肋间腋中线水平，该点对应于患者平卧位时右心房和左心房水平。在随后的测定过程中，传感器应当保持在相同位置。应当注意的是，即使传感器的参考平面正确，改变体位也能显著影响CVP的测定。与所有中心血管相似，应当在呼气末即胸腔内压力接近于零时测定CVP。CVP的正常值为2～6mmHg。CVP波形包括三个正向波，即a波、c波和v波（图1-5），分别对应于心房收缩（心电图P波），右心室等容收缩期三尖瓣凸向右心房，以及三尖瓣关闭后的右心房充盈。x降支可能与心室收缩期右心房向下移动有关，y降支则对应于舒张期的三尖瓣开放。房颤时a波消失。房室分离患者右心房收缩时三尖瓣关闭，可导致巨大a波（大炮a波）。巨大v波可见于三尖瓣反流；此时v波紧随QRS波之后出现，且常与c波融合。巨大v波还可见于右心衰竭和缺血、缩窄性心包炎或心脏压塞，原因是上述疾病导致右心容量和（或）压力负荷过大。

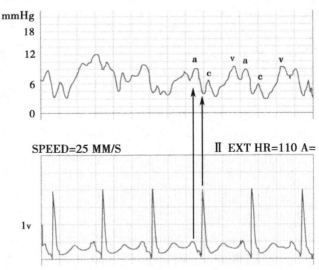

图1-5　中心静脉压波形包含三个正向波，分别对应心房收缩（a）、心室收缩（c）和右心房充盈（v）（见Ⅱ.C）。HR，心率。本图显示与ECG波形的相关性

e. 测定结果的解释:除体循环容量状态外,还有很多因素可以影响CVP的测定,因此CVP的数值经常难以解释,这一点就毫不奇怪了。当监测系统在测定CVP的同时,还能够测定CO,例如肺动脉(PA)导管(见Ⅱ.C.3)或PiCCO监护仪,则CVP的价值就能显著增加。如果无法测定CO,进行容量负荷试验前后监测MAP的变化,能够替代CO。

3. **肺动脉导管监测** 能够测定CVP、PAP、PAOP和CO。

a. **适应证:**留置PA导管的主要适应证为生理病因不明的血流动力学不稳定(低血压)。其他适应证包括测定混合静脉血氧饱和度及心脏起搏。

b. **置管:**由于从患者头部置管时颈内静脉操作容易,气胸发生较少,因此临床使用最为普遍。图1-6显示了肺动脉导管依次通过心脏的各个结构

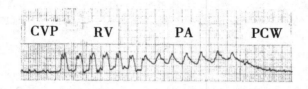

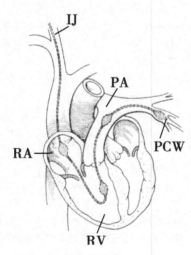

图1-6 置入肺动脉导管时典型的压力波形。CVP,中心静脉压;IJ,颈内静脉;PA,肺动脉;PCW,肺泡毛细血管嵌顿;RA,右心房;RV,右心室

时典型的压力波形特征。首先将 PA 导管送入 20cm,此时监护仪应当显示典型的 CVP 波形。将气囊充气 1～1.5ml,然后逐渐送入 PA 导管,直至显示右心室压力波形。此时 PA 导管深度应为 30～35cm。这时容易发生室性期前收缩(PVC),有时甚至出现短阵室性心动过速。一旦 PA 导管快速通过右心室进入 PA,心律失常往往自行终止。然后缓慢送入导管直至出现 PAOP 波形(深度多为 50～55cm)。气囊放气后应重新出现 PA 压力波形。否则应退出导管,直至 PA 波形重新出现。当波形从 PA 转变为 PAOP 时,必须高度注意;有时波形改变可能并不明显,导致临床医师误认为尚未嵌顿,从而继续送入导管,引起严重并发症(PA 破裂,见下)。这种情况多见于 PAOP 波形有大 v 波时(二尖瓣反流,充血性心衰)。有时,放置 PA 导管需在直接透视下进行,例如近期(通常是 6 周以内)置入永久起搏器,选择性PA 置管(例如右肺切除术后)或心脏结构明显异常(包括严重的右心室扩大或心内分流)。

　　c. 除与中心静脉插管相关并发症之外的其他并发症

　　(1)室性期前收缩(PVC)、室性心动过速和右束支传导阻滞:这些心律失常通常发生于导管置入的过程中且多为一过性。但是,如果患者有左束支传导阻滞,一旦发生右束支传导阻滞可引起完全性心脏传导阻滞;若导管无法通过右心室,传导阻滞可能会持续。因此,对于左束支传导阻滞患者,放置 PA 导管前需仔细权衡利弊。适当的处理:准备好起搏设备,经皮体外起搏或血管内起搏,并终止操作。

　　(2)PA 破裂:罕见,但病死率较高。PA 破裂的危险因素包括严重肺动脉高压、肺动脉有缝合线,还可能包括抗凝治疗。但是,由于目前缺乏前瞻性资料,因此,如存在上述因素需要格外重视,但并非 PA 导管的禁忌;即使不存在上述因素也并非不会发生 PA 破裂。正确的操作是避免 PA 破裂的关键。气囊应缓慢充气,一旦出现 PAOP 波形应立即停止充气;气囊充气不应持续很长时间。应始终监测肺动脉压力波形,以免导管尖端移位至嵌顿位置。有关气囊充气频率与肺动脉破裂风险的相关性仍存在争议。尚无证据证实嵌顿次数与 PA 破裂的相关性,尽管这一结果与常识并不相符。相反,如果在一定时间内不进行足够的嵌顿操作,则临床医师就无法获得重要信息以指导最佳治疗。因此,我们测定 PAOP 的次数与记录其他血流动力学参数一样多。

　　(3)肺梗死:是另一罕见并发症,主要与错误操作有关。虽然危险性不及 PA 破裂,但肺梗死也是一种严重并发症,正确操作即可避免。

　　(4)PA 导管偶尔会打结。可能需要在透视引导下解开并拔除导管。

(5)气囊破裂:任何情况下气囊充气绝不能超过 1.5ml。

4. 心输出量/心指数　热稀释法测定 CO 的方法是将一定容积冷的(室温或更低温度)生理盐水从 PAC 的 CVP 端口注入。冷的指示剂通过右心时与血液混合,PAC 导管尖端的热敏电阻能够测定混合物的温度变化。心输出量的计算公式包含多个参数,如注射液容积和温度,血液的热力学特征,注射液种类,导管种类,以及温度-时间曲线积分等。测定 CO 有助于诊断低张力状态[低外周血管阻力(SVR)]、低 CO 或二者兼有。如 CO 下降,应同时测定心率(HR),以明确 CO 降低的原因在于 HR 或心室收缩力(每搏输出量=CO/HR)。将 CO 除以体表面积(BSA)即得到心指数(CI)。CI更方便不同体重和身高患者之间心脏功能的比较。

a. 准确性和可靠性:推荐每次测定 CO 时应进行多次测量(通常为 3次)。即使如此,尽管患者临床情况稳定,心输出量测定仍有高达 10% 的差异。由于呼吸模式、静脉回流及心脏功能的差异,在呼吸周期的各个阶段心输出量也不尽相同。因此,指示剂的注射时机将影响热稀释 CO 的测定结果。如果需要比较心输出量的变化趋势,则最好在呼吸周期的同一时间点(通常在呼气末)进行注射。如果需要了解呼吸周期内的平均值,则应在呼吸周期内随机选择时间点进行三次测量,然后取平均值。

b. 低心输出量:会影响 CO 测定的准确性,特别是使用室温注射液时。此时采用冰点温度注射液能够得到更准确的测量结果。

c. 三尖瓣反流使得 CO 测定结果可能偏高,也可能偏低。当冷的指示剂注射液在三尖瓣附近反复循环,造成热稀释曲线延长(使得测定结果低估)且峰值降低,从而使得 CO 测定结果高估。

d. 因为心内分流使得右心室与左心室的输出量不同,也可以导致 CO测定错误(高估)。

5. 肺动脉压和肺动脉楔压

a. 测定:为准确测定 PAOP,应观察到心房波形,与"a-c-v"类似(见Ⅱ)。

b. 数值:PAP 收缩压正常值为 15 ～ 20mmHg,舒张压为 5 ～12mmHg。PAOP 主要用于估计左房压(LAP),进而估计左心室舒张末压力以及左心室舒张末容积。受肺部的影响,LAP 传导到 PAOP 通常产生延迟及衰减。a 波和 c 波常常并不明显。因此,呼气末平均值(a 波与 c 波的中间)反映了左房压。PAOP 正常值为 5～12mmHg。这些中心血管压力数值能够反映肺循环容量状态的假设可能并不正确。与之前有关中心血管压力测定的讨论相同,容量仅为影响测定结果的一个因素;对测定结果进行分析时,还应考虑其他参数(例如心脏顺应性、胸腔内压和心室间相互作用)。

6. 混合静脉血氧饱和度(SvO_2) 肺动脉血(混合静脉血)氧饱和度可以通过特殊的 PA 导管(光电血氧 PA 导管)连续测定,也可从 PA 导管远端取血,在体外进行测定。当灌注超过需求时 SvO_2 升高,当灌注不足时氧摄取率增加,SvO_2 降低。因此,SvO_2 下降往往提示氧输送不足(贫血、心输出量降低)或氧耗量增加(见第 6 章)。SvO_2 可以在没有 PAC 的情况下使用 CVP 估测。$ScvO_2$ 可能会高估 SvO_2,因为上腔静脉的 PO_2 可能会高于下腔静脉;但是全身性感染(sepsis)这样的病理状态下,其关系可能是相反的。

7. 带有起搏功能的 PA 导管 这类导管有特殊开口供临时起搏器导线通过。通常一个开口用于心房起搏,另一个开口用于心室起搏。没有留置起搏导线时,还可用于给药。

D. PA 导管争议 1970 年肺动脉漂浮导管问世以后,越来越多的临床医师使用 PA 导管,以指导围术期和危重病患者的心血管治疗。最初并无随机对照试验验证这项技术对患者预后的影响。20 世纪 90 年代中期以来,进行了一些大规模预后研究评价 PA 导管对预后的影响,结果仍未证实 PA 导管的益处。尽管这些研究的结果并不足以否定有创血流动力学监测的价值,但仍强调了合理把握有创监测适应证,以及正确分析血流动力学数据的重要性。

1. PAC 可以改善预后的前提条件是监测手段可以改变患者的预后。监测手段的确可能指导患者的治疗,但是这些手段并非是治疗手段。

2. 很显然,不是所有的患者都能从 PAC 获益。因此 PAC 的放置应该以回答特定的临床问题为目的,如明确心脏情况、CO 的高低、选用何种血管活性药物以及如何补液等。

3. 事实上,对于某些患者而言,PAC 测量的结果和容量状况关系并不密切。

Ⅲ. 替代中心血管压力测定的其他技术 目前有很多无创或微创的手段来替代 PAC 和 CVP 监测。其原理各有不同,通常是依靠 CO 的测量和动脉波形的分析来指导治疗,其优缺点也各有不同。目前已有部分测量技术已经商品化,包括:

A. 收缩压呼吸变异率(SBPV)为正压通气时动脉波形的高度改变(图 1-7)。

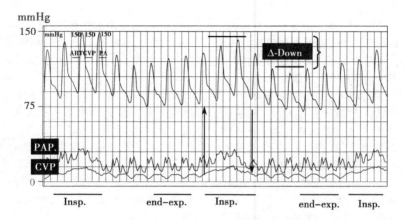

图 1-7 呼吸诱发的 BP 变化。吸气相 PAP 和 CVP 升高。CVP,中心静脉压;end-exp,呼气末;Insp,吸气;PAP,肺动脉压

1. SBP 改变的幅度与容量状态呈负相关,与正压通气时的胸腔内压呈正相关。因此,显著增高的 SBPV(定义为随呼吸周期 15%～20% 的变异率)可能由低血容量引起,也可能由胸腔内压增高引起,或者两者兼具。无论如何,继续补充液体可以减小 BPV,提高 SBP 和 CO。因此 BPV 定义为容量反应的指标,容量反应并不是指绝对的低血容量,而是指相对胸腔内压改变的低血容量。

2. 容量反应是一个新的概念,使用容量反应而不是绝对容量状态可能对危重患者的治疗更有意义。与 SBPV 相似的指标包括脉压变异率(PPV)、每搏变异率(SVV)。以上指标均基于机械通气患者的动脉压力分析。

3. 上述的所有呼吸变异率的指标均需患者充分镇静,无自主呼吸影响。

B. 经胸壁超声心动(TTE)指示剂稀释法 不同产品的指示剂不同,有使用冰盐水,也有使用其他指示剂。在手工校准 CO 后使用脉搏轮廓分析持续监测 CO 的数值。

1. 此方法的好处为较 PAC 相比创伤更小。

2. 有一种监护仪可以根据热稀释曲线计算全心舒张末容积和血管外肺水指数。这两种指标在压力指标受限的情况下有较大帮助。但是上述指标的计算公式复杂,有很多假设前提,并且临床上很难明确这些前提条件是

否满足。

C. 超声可以用来评价室壁的运动,心室的充盈,瓣膜的功能,是否存在影响血流动力学的心包积液。测量工具分两类:标准超声心动和多普勒。很多商品化的多普勒技术使用经食管超声心动(TEE)。进一步讨论如何在ICU使用超声请见第3章。

1. 超声心动可用来测量一维、二维或三维的收缩和舒张容积,以及主动脉血流(据此计算CO)。三维的测量较二维更精确,而二维较一维更精确,但上述测量均需要熟练的操作者和某一点时间测量。TEE的图像较TTE更清楚,TTE常受体位、绷带等影响。TEE多用于镇静插管的患者,亦有溃疡和出血的风险。

2. 多普勒技术。TEE使用连续脉冲模式(CW)测量降主动脉的血流速度,从而计算每搏量和CO。目前已有小型传感器可以放置在食管内以供后期测量。但是放置的位置难度较高,并且难以固定。

D. 电阻抗法 使用心动周期中胸廓的电阻变化来确定每搏量和CO。由于电子技术的进步,电阻抗法目前已经克服了诸如电极的位置,心率和心律失常带来的干扰。但是血管外液体的测量仍存在问题。

E. Fick定律 测量CO是依据O_2的消耗速度等于CO乘以动脉-静脉O_2含量的减少量这一原理来测量的。具体操作可以使用精确固定的吸入氧浓度,通过一个间歇部分重复吸入的环路测量CO_2来实现(见第2章,图2-6)。

F. 终末器官灌注监测技术 目前尚未成熟。器官灌注是循环监测的目的,因此一直以来对器官灌注的监测都是热点。目前尚有很多问题需要解决:(a)监测哪个器官的组织灌注?(b)如何评价组织灌注充分?(c)如何使测量标准化?(d)如何使用某一器官的组织灌注情况评价其他器官和全身情况?现有的监测手段包括测量双侧大脑氧合,使用正交极化光谱成像(orthogonal polarization spectral imaging)观察浅表组织的微循环(如眼下的皮肤),使用近红外光谱监测(near-infrared spectral monitoring,NIRS)观察远端肌肉灌注。NIRS因为简单易用较有前景。但是目前的探头技术需要进一步改进以方便临床使用。

（翁 利译,杜 斌校）

参考文献

Dunn PF, Alston T, Baker K, Davison JK, eds. *Clinical anesthesia procedures of the Massachusetts General Hospital.* 7th ed. Baltimore: Lippincott Williams & Wilkins, 2007.

Guyton AC. Venous return. In: Dow P, Hamilton WF, eds. *Handbook of physiology. Section 2, Vol. 2: Circulation.* Washington, DC: American Physiological Society, 1963:1099–1133.

Harvey S, Harrison DA, Singer M, et al; PAC-Man study collaboration. Assessment of the clinical effectiveness of pulmonary artery catheters in management of patients in intensive care (PAC-Man): a randomised controlled trial. *Lancet* 2005;366:472–477.

Isakow W, Schuster D. Extravascular lung water measurement and hemodynamic monitoring in the critically ill: bedside alternatives to the pulmonary artery catheter. *Am J Physiol Lung Cell Mol Physiol* 2006;291:1118–1131.

Jacobson E, Chorn R, O'Connor M. The role of the vasculature in regulating venous return and cardiac output: historical and graphical approach. *Can J Anaesth* 1997;44:849–867.

Kleinman B, Powell S, Kumar P, et al. The fast flush test measures the dynamic response of the entire blood pressure monitoring system. *Anesthesiology* 1992;77:1215–1220.

Magder S. Clinical usefulness of respiratory variations in arterial pressure. *Am J Respir Crit Care Med* 2004;169:151–155.

Magder S. Central venous pressure: a useful but not simple measurement. *Crit Care Med* 2006;34:2224–2227.

O'Quin R, Marini JJ. Pulmonary artery occlusion pressure: clinical physiology, measurement, and interpretation. *Am Rev Respir Dis* 1983;128:319–326.

Pinsky M. Pulmonary artery occlusion pressure. *Intensive Care Med* 2003;29:19–22.

Richard C, Warszawski J, Anguel N, et al. Early use of the pulmonary artery catheter and outcomes in patients with shock and acute respiratory distress syndrome: a randomized controlled trial. *JAMA* 2003;290:2713–2720.

Sharkey SW. Beyond the wedge: clinical physiology and the Swan-Ganz catheter. *Am J Med* 1987;83:111–122.

Slogoff S, Keats AS, Arlund C. On the safety of radial artery cannulation. *Anesthesiology* 1983;59:42–47.

Soller BR, Yang Y, Soyemi OO, et al. Noninvasively determined muscle oxygen saturation is an early indicator of central hypovolemia in humans. *J Appl Physiol* 2008;104:475–481.

Teboul JL, Pinsky MR, Mercat A, et al. Estimating cardiac filling pressure in mechanically ventilated patients with hyperinflation. *Crit Care Med* 2000;28:3631–3636.

Wheeler AP, Bernard GR, Thompson BT, et al; National Heart, Lung, and Blood Institute ARDS Clinical Trials Network. Pulmonary artery vs. central venous catheter to guide treatment of acute lung injury. *N Engl J Med* 2006;354:2213–2224.

第2章

呼吸功能监测

Ettore Crimi and Dean Hess

Ⅰ. **监测** 指连续或近乎连续地对患者的生理功能进行实时评价,以指导治疗决策,包括何时进行治疗干预,以及评价治疗效果。与其他临床决策一样,也应根据临床适应证作出监测的决定。

A. **安全性** 监测的目的常常是保证患者的安全。例如,脉搏血氧饱和度用于发现低氧血症,气道压力监测可以发现呼吸机管路脱开。尽管监测能够提高安全性,但是重症监护病房(ICU)内进行监测对患者预后的影响并不明确。

B. **治疗评价** ICU 经常采用各种有创和无创监测评价患者对临床治疗的反应。通常根据脉搏血氧饱和度的监测结果调整吸入氧浓度(FiO$_2$),或根据呼吸频率调整压力支持水平,或根据内源性呼气末正压(内源性 PEEP,见 Ⅳ. B)调整吸呼比(I : E 值)。

Ⅱ. **气体交换**

A. **动脉血气和 pH** 通常认为动脉血气分析是评价肺部气体交换的"金标准"。

1. **动脉血氧分压(PaO$_2$)** 在海平面呼吸空气时动脉血氧分压的正常值为 90~100mmHg。

2. **PaO$_2$ 降低(低氧血症)的原因** 包括肺部疾病导致分流($\dot{Q}_S/\dot{Q}_T Q$)、通气血流比例($\dot{V}/\dot{Q}$)失调、低通气或弥散障碍。混合静脉血 PO$_2$ 下降时(如心输出量下降)分流对 PaO$_2$ 的影响更为明显。吸入氧浓度下降(如高海拔地区)也会导致 PaO$_2$ 降低。

3. **PaO$_2$ 升高(高氧血症)** 见于接受氧疗的患者。过度通气也可导致 PaO$_2$ 升高。

4. **FiO$_2$ 的影响** 解释 PaO$_2$ 时不应忽略吸入氧浓度的影响。例如,吸入 100%纯氧时 PaO$_2$ 为 95mmHg,与吸入空气(氧浓度 21%)达到同样 PaO$_2$ 完全不同。

5. 动脉血 CO_2 分压（$PaCO_2$）　$PaCO_2$ 反映了 CO_2 产量（$\dot{V}CO_2$）和肺泡通气（$\dot{V}_A$）之间的平衡：$PaCO_2 = \dot{V}CO_2 / \dot{V}_A$。

a. $PaCO_2$ 与 CO_2 产量成正比，而与肺泡通气量成反比。

b. 决定 $PaCO_2$ 的是肺泡通气量，而非每分通气量。

c. 每分通气量只有通过改变肺泡通气量，才能影响 $PaCO_2$。

6. 动脉血 pH　取决于碳酸氢根（$HCO_3{}^-$）浓度和 $PaCO_2$ 水平，三者的关系可用 Henderson-Hasselbalch 方程描述：

$$pH = 6.1 + \log[HCO_3{}^- / (0.03 \times PaCO_2)]$$

7. 血气分析

a. 因为室内的氧分压约为 160mmHg，二氧化碳分压约为 0mmHg，所以抽取血气标本时需要防止进入空气，同时也需要防止进入盐水或静脉血。

b. 放置在室温塑料注射器内的标本应在 30 分钟内完成检验。

c. 白细胞增高（假性低氧）。当患者白细胞特别高时，标本中的 PO_2 可能会快速降低，因此应该立即化验。

8. 血气分析应该在 37.8℃ 完成。一般来说血气分析机会使用经验性公式根据患者的正常体温进行校准。但是在 CPR 术后或脑卒中后亚体温治疗时，因为体温变化较大，温度校准的问题将会比较突出。

a. 使用 alpha-stat，当在 37.8℃ 测量时 PCO_2 将维持在 40mmHg。

b. 使用 pH-stat，PCO_2 根据患者实际体温进行校准。

c. 因为低体温环境下气体溶解性增加，使用 alpha-stat 会导致相对过度通气。使用 pH-stat 会增加颅内血流，改善神经系统预后。

B. 静脉血气　反映了组织 PCO_2 和 PO_2。

1. PaO_2 和静脉血 PvO_2 的差别极大。静脉 PO_2 受氧输送和氧耗的影响，而 PaO_2 主要取决于肺功能。因此，PvO_2 不能代替 PaO_2。

2. 正常情况下，静脉血 pH 稍低于动脉血 pH，而静脉血 $PvCO_2$ 稍高于 $PaCO_2$。但是，血流动力学不稳定会使动静脉血 pH 和 PCO_2 的差别更大。例如，心搏骤停时即使 $PaCO_2$ 很低，静脉 $PvCO_2$ 仍可以非常高。

3. 当使用静脉血气评价酸碱平衡时，应当采用混合静脉血或中心静脉血，而非周围静脉血。

4. 混合静脉血氧饱和度可以用来反映整体的组织灌注情况。正常的混合静脉血 PO_2 为 35～45mmHg，SO_2 为 65%～75%。影响混合静脉血的因素可以用如下公式反映：

$$S\bar{v}o_2 = Sao_2 - \dot{V}o_2 / \dot{Q} \times Hb \times 1.34$$

C. **血氧定量测定**(CO-oximetry) 采用分光光度法可以测定动脉血中多种血红蛋白水平,包括氧化血红蛋白(与氧结合的血红蛋白)、碳氧血红蛋白(与一氧化碳结合的血红蛋白)和高铁血红蛋白(以氧化铁而非还原铁形式存在的血红蛋白)。

1. **氧化血红蛋白**(HbO_2) 血氧定量法是测定血氧饱和度的"金标准",优于氧饱和度的其他测定方法,如血气分析仪经验性计算或脉搏氧饱和度测定。HbO_2的正常值约为97%。

2. **碳氧血红蛋白**(HbCO) 怀疑吸入一氧化碳时,应测定HbCO。内源性HbCO为1%～2%,吸烟或生活于污染环境者HbCO可增高。因为碳氧血红蛋白不能运输氧,所以HbCO水平能够显著降低HbO_2。

3. **高铁血红蛋白**(metHb) 血红蛋白分子中的铁可被多种氧化剂氧化成为三价铁,其中硝酸盐是最重要的氧化剂。由于metHb不能运输氧,因此metHb水平也能够显著降低HbO_2。

D. **床旁**(point-of-care)**血气监测** 在照顾患者的场所附近进行。已有床旁血气及pH分析仪。这类仪器还可检测电解质、血糖、乳酸、尿素氮、血细胞比容和凝血时间[如活化凝血时间(ACT)、凝血酶原时间(PT)和部分凝血酶原时间(PPT)]。

1. **优点** 床旁分析仪器体积小且便携(有些为手提式),需血量少(数滴),结果回报迅速(数分钟)。仪器操作比较简单(如自动校准),而且一次性卡盒(cartridge)内还配备了所需的生物传感器。

2. **缺点** 尚不清楚这些仪器的性价比情况。而且,需要适当的质控才能满足1988年临床实验室改进修正案(CLIA′88)或医疗机构联合认证委员会(JCAHO)的要求。

E. **脉搏氧饱和度测定**

1. **操作原理** 脉搏血氧饱和度仪的发光二极管所产生的两个波长的光线(如640nm和940nm)透过搏动的血管床,被光学感受器接收。临床有各种探头可供使用,包括一次性或重复使用的探头,根据部位不同分为肢端探头(手指或足趾)、耳探头和鼻探头。

2. **准确性** 脉搏血氧饱和度仪采用健康志愿者研究得到的经验性校准曲线。氧饱和度高于80%时,脉搏氧饱和度的准确性为64%(血氧饱和度低于80%测定准确性进一步降低)。测量准确性的临床意义需结合氧化血红蛋白解离曲线(图2-1)。如果脉搏血氧饱和度仪显示氧饱和度(SpO_2)为95%,则实际氧饱和度可能在90%～100%。这一范围的SpO_2所对应的PaO_2为60～150mmHg以上。

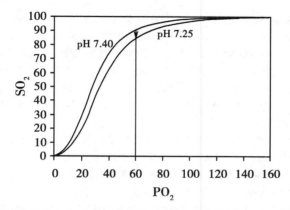

图 2-1　氧化血红蛋白解离曲线。注意当氧饱和度超过 90%，氧饱和度的微小变化就能导致氧分压（PO_2）的显著改变。如果解离曲线发生移动，即使 PO_2 保持不变，氧饱和度仍可发生变化

3. 如果使用不同波长的脉搏血氧饱和度检测仪，可以测量 HbCO、metHb、SpO_2。

4. 局限性　所有使用者均应熟知脉搏血氧饱和度仪的局限性。

a. 饱和度与 PO_2：受氧化血红蛋白解离曲线形状的影响，脉搏氧饱和度不能很好地反映高氧血症。另外，氧饱和度也并非低通气的敏感指标。如果患者接受氧疗，可能出现严重低通气，但 HbO_2 并不降低。

b. 通气与氧合：脉搏血氧饱和度能提供很少的 $PaCO_2$ 和酸碱的情况。

c. 仪器和探头间的差异：不同厂家的校正曲线有所差异。不同探头的发光二极管的输出也存在差别。因此，对每位患者应固定使用同一脉搏血氧饱和度仪以及同一探头。

d. 半影效应（penumbra）：脉搏血氧饱和度仪的探头大小不合适可产生半影效应，即发光二极管发出的光不经血管床而直接到达光学传感器。

e. 异常血红蛋白血症（dyshemoglobinemia）：脉搏血氧饱和度仪只能产生两种波长的光线，因此只能测定两种血红蛋白，即氧化血红蛋白和脱氧血红蛋白。碳氧血红蛋白和高铁血红蛋白能够导致脉搏饱和度仪产生严重的错误。碳氧血红蛋白使 SpO_2 测定结果偏高，而高铁血红蛋白使 SpO_2 测量值总是接近 85%。胎儿血红蛋白不会影响脉搏氧饱和度监测结果。

f. 内源性和外源性染料及色素：如血管内的染料（特别是亚甲蓝）能够影响脉搏氧饱和度的准确性。指甲油也可影响脉搏氧饱和度的准确性，虽

然新一代的脉搏血氧监测仪可能不会造成错误,但是监测时还是应该尽可能的去除指甲油。高胆红素血症对测定结果没有影响。

g. 皮肤色素:皮肤色素较深时,会影响脉搏血氧饱和度仪的准确性。

h. 灌注:血流减少的情况下(如心输出量下降或严重的外周血管收缩)脉搏血氧饱和度仪的测定结果不可靠。这种情况下,耳探头优于肢端探头。体积描记波形衰减提示血流信号欠佳。目前有新的数字化技术可以提高低灌注时的准确性。

i. 贫血:尽管血细胞比容在相当范围内脉搏氧饱和度测定结果都非常可靠,但重度贫血会使测定准确性下降。

j. 移动:氧饱和度探头的移动会产生伪迹,造成读数不准。新型的血氧饱和度仪具有抗噪功能,可以减少探头移动对信号处理的影响。

k. 周围光线过强:周围光线过强会影响脉搏氧饱和度仪的工作,解决方法是遮盖氧饱和度仪的探头。

l. 脉搏异常:静脉搏动和大的动脉波重搏切迹都会影响氧饱和度仪的准确性。

5. 体积描记波形的呼吸变异率 某些血氧饱和度监测仪可能显示外周灌注的体积描记波形。该波形可以反映局部的血流,并随胸腔内压的变化而发生周期性变化(奇脉)。

a. 灌注指数(PI):很多血氧饱和度监测仪均可显示 PI。PI 为有搏动的血流与无搏动的血流之比,为无创测量外周灌注的一种方法。

b. 体积描记波形变异指数(PVI):是测量 PI 随呼吸的变异。数值越低,变异越小。

c. 严重气道梗阻的患者和低通气的患者中 PVI 可能会升高。

6. 操作指南 虽然使用脉搏氧饱和度仪有助于发现氧饱和度下降,但尚无证据表明能够改善预后。尽管如此,脉搏氧饱和度仪已经成为 ICU 的标准治疗(尤其是机械通气患者)。接受机械通气的患者应用脉搏氧饱和度仪有助于调节吸入氧浓度。白人患者 $SpO_2 \geqslant 92\%$ 即意味着 $PaO_2 \geqslant 60mmHg$(黑人应$\geqslant95\%$)。应定期复查血气分析以验证 SpO_2 的测定结果。尽管存在个体差异,评价体积描记波形有助于观察严重气道梗阻患者和容量复苏患者的治疗反应(图 2-2)。

F. CO_2 测定(capnometry) 指测定气道内的 CO_2,CO_2 描记法(capnography)可显示 CO_2 波形,即 CO_2 描记图(capnogram)(图 2-3)。呼气末测定的 PCO_2 称为呼气末 PCO_2(PetCO_2)。

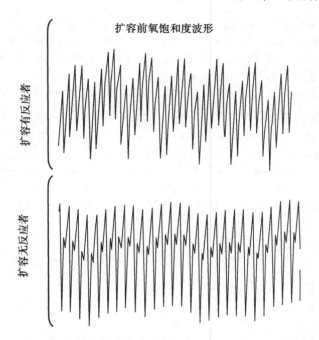

图 2-2　脉搏血氧饱和度波形（容量有反应的患者与容量没有反应的患者）

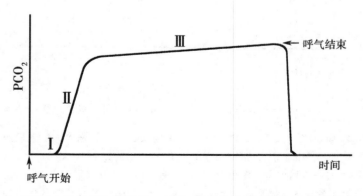

图 2-3　正常 CO_2 描记图。Ⅰ 期，解剖无效腔；Ⅱ 期，由无效腔向肺泡气体过渡；Ⅲ 期，肺泡平台期

1. 操作原理 定量 CO_2 测定仪的工作原理是采用红外光谱、Raman 光谱或质谱分析测定 CO_2。非定量 CO_2 测定仪通过指示剂的颜色改变反映 CO_2 的变化。主流 CO_2 监测仪的测量管直接与气道相连接,而旁流 CO_2 监测仪通过另一管路将气体吸入测量管。

2. $PetCO_2$ 代表肺泡的 PCO_2;取决于 CO_2 进入肺泡的速率和 CO_2 从肺泡清除的速率。因此,$PetCO_2$ 实际上是 $\dot{V}/\dot{Q}$ 的函数:$\dot{V}/\dot{Q}$ 正常时 $PetCO_2$ 接近于 $PaCO_2$。$\dot{V}/\dot{Q}$ 升高时(无效腔效应),$PetCO_2$ 低于 $PaCO_2$。$\dot{V}/\dot{Q}$ 降低时(分流效应),$PetCO_2$ 接近于混合静脉血 PCO_2。$PetCO_2$ 最低可接近吸入气体 PCO_2(0),最高值相当于混合静脉血 PCO_2。影响 $PetCO_2$ 的因素包括 CO_2 产量,CO_2 向肺的转运和肺泡通气量的改变。

3. 异常 CO_2 描记图 阻塞性肺疾病的 CO_2 描记图形呈现异常改变(图 2-4)。

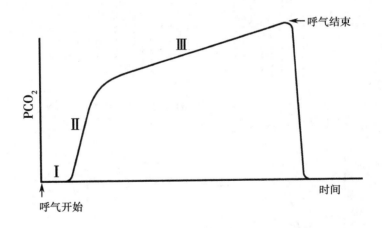

图 2-4 阻塞性肺疾病患者 CO_2 描记图的 Ⅲ 期曲线抬高

4. 局限性 $PaCO_2$ 和 $PetCO_2$ 在患者间及自身差异很大。危重病患者 $P(a\text{-}et)CO_2$ 的变化很大,因此根据 $PetCO_2$ 难以准确预测 $PaCO_2$。

5. 临床应用指南 应用 $PetCO_2$ 预测 $PaCO_2$ 一般只限于 ICU。CO_2 监测有助于发现气管插管误入食管。一般认为,$PetCO_2$ 监测是确认气管插管位置的标准方法。目前已有价格低廉的一次性装置,可通过颜色改变来显示呼出气 CO_2。

6. CO_2-容积曲线（volume-based capnometry）　显示呼出气 CO_2 随潮气量的变化（图 2-5）。注意 CO_2-容积曲线的曲线下面积即为呼出 CO_2 容积，在临床稳态时相当于 CO_2 产量（$\dot{V}CO_2$）。由于 $\dot{V}CO_2$ 受代谢率影响，因此可用于估计静息能量消耗（REE）。

$$REE = \dot{V}CO_2(L/min) \times 5.52kcal/L \times 1440min/d。$$

$\dot{V}CO_2$ 正常值约为 200ml/min[2.6ml/(kg·min)]。

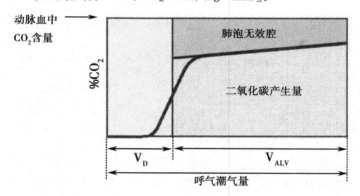

图 2-5　CO_2-容积曲线。注意曲线下面积等于 CO_2 清除量，在稳态时相当于 CO_2 产量

7. 通过 CO_2-容积曲线及部分重复呼吸回路，可根据修订的 Fick 方程计算肺毛细血管血流量（图 2-6）。对肺内分流量进行修正后，该方法即可用于无创测定心输出量。有关危重病患者使用这种方法的准确性不同研究的结论并不一致，尚需进一步研究证实。

G. 经皮血气监测　经皮 PO_2（$PtcO_2$）和经皮 PCO_2（$PtcCO_2$）监测广泛应用于新生儿 ICU，而在成年患者应用较少。

1. 操作原理　$PtcO_2$ 电极依据极谱法原理，而 $PtcCO_2$ 采用 Severinghaus 电极。为使 $PtcO_2$ 接近于 PaO_2，电极需要加热。加热导致 PO_2 的增加与因皮肤氧耗及氧气经皮肤弥散导致的 PO_2 降低大致平衡。$PtcCO_2$ 总是高于 $PaCO_2$，因此制造商引入了一个校正系数，使显示出的 $PtcCO_2$ 接近 $PaCO_2$。

2. 局限性　成人经皮血气监测的应用受到很多因素限制。加热的电极能导致皮肤烫伤，因此必须经常调整电极位置。放置电极后的 15～20 分钟内 $PtcO_2$ 和 $PtcCO_2$ 并不可靠。血流动力学不稳定时容易低估 PaO_2 而高

估 $PaCO_2$。该方法无法提供代谢的指标（如 pH、HCO_3^-）。

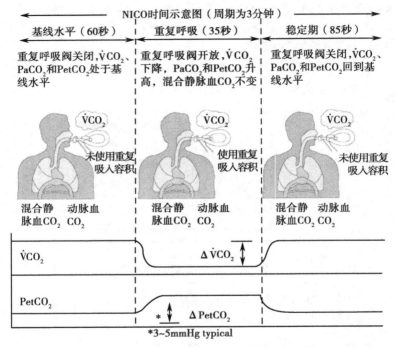

图 2-6　应用部分 CO_2 重复吸入技术通过 CO_2 监测进行心输出量的测定。假设肺毛细血管 CO_2 含量（$Cc'CO_2$）的变化与潮气末 CO_2（$PetCO_2$）的变化成比例，我们可以根据以下方程计算肺毛细血管血流量（PCBF）：PCBF＝$\Delta\dot{V}CO_2/(S\times\Delta PetCO_2)$，其中 $\Delta\dot{V}CO_2$ 为 CO_2 产量的改变，S 为 CO_2 解离曲线的斜率。根据 PCBF 和肺内分流可计算心输出量。$\dot{Q}=$ PCBF/$(1-\dot{Q}_S/\dot{Q}_T)$。Nunn 等分流图显示在不同分流水平下动脉血氧分压（PaO_2）与吸入氧浓度（FiO_2）的关系，据此可无创估测肺内分流（$\dot{Q}_S/\dot{Q}_T$）。PaO_2 通过脉搏氧饱和度仪测定。$PaCO_2$，动脉血 CO_2 分压

3. 目前有一种联合脉搏血氧监测和经皮血气监测的方法可用于成人 ICU。

a. 传感器放置于耳垂，同时加热皮肤至 $42.8℃$。

b. 每隔 8 小时，需要移除传感器并进行校准；每 28 天需要换膜。

Ⅲ. 肺功能

A. 氧合指标

1. 分流分数　是反映氧合的"金标准"。可根据分流公式计算：

$$\dot{Q}_S/\dot{Q}_T = (Cc'O_2 - CaO_2)/(Cc'O_2 - C\overline{v}O_2)$$

$Cc'O_2$ 为肺毛细血管血氧含量，CaO_2 为动脉血氧含量，$C\overline{v}O_2$ 为混合静脉血氧含量。氧含量根据以下公式计算：

$$CO_2 = (1.34 \times Hb \times HbO_2) + (0.003 \times PaO_2)$$

为计算 $Cc'O_2$，假设肺毛细血管血 PO_2 等于肺泡 PO_2，且肺毛细血管血氧饱和度为 100%。当患者吸入 100% 纯氧进行测定，$\dot{Q}_S/\dot{Q}_T$ 代表肺内分流量（即血液从右心室流出后不经过有功能的肺泡而直接回到左心室）。若在 FiO_2 不到 1.0 时进行测定，则 $\dot{Q}_S/\dot{Q}_T$ 反映了肺内分流和 $\dot{V}/\dot{Q}$ 失调的综合作用。

2. PaO_2、$P(A\text{-}a)O_2$、PaO_2/PAO_2　根据肺泡气体公式计算肺泡 PO_2（PAO_2）：

$$PAO_2 = (FiO_2 \times EBP) - PaCO_2 \times [FiO_2 + (1 - FiO_2)/R]$$

其中 EBP 为有效大气压（大气压减去水蒸气压），R 为呼吸商。计算 PAO_2 时 R 一般采用 0.8。FiO_2 大于或等于 0.6 时，R 对肺泡气体公式的影响可表示为

$$PAO_2 = (FiO_2 \times EBP) - PaCO_2$$

FiO_2 小于 0.6 时，肺泡气体公式可表示为

$$PAO_2 = (FiO_2 \times EBP) - (1.2 \times PaCO_2)$$

PAO_2 和 PaO_2 差值[即 $P(A\text{-}a)O_2$ 梯度]增加可能因分流、$\dot{V}/\dot{Q}$ 失调或弥散障碍导致。吸入空气时 $P(A\text{-}a)O_2$ 正常值不应超过 10mmHg，吸入 100% 纯氧时不应超过 50mmHg。PaO_2 与 PAO_2 的比值（PaO_2/PAO_2）也是反映肺功能的一项指标，在任何 FiO_2 下正常值应大于 0.75。

3. PaO_2/FiO_2　是最容易计算的氧合指标。急性呼吸窘迫综合征时 $PaO_2/FiO_2 < 200$，急性肺损伤时 $PaO_2/FiO_2 < 300$。

4. 氧合指数（oxygen index, OI）　根据 FiO_2、平均气道压力（$\overline{P}aw$）和 PaO_2 计算：

$$OI = (FiO_2 \times \overline{P}aw \times 100)/PaO_2$$

OI 常用于危重新生儿的评价，偶尔也用于成年危重病患者。

B. 通气指标

1. 无效腔（V_D/V_T） 为死腔与通气总量的比值，可根据 Bohr 公式计算。

$$V_D/V_T = (PaCO_2 - P_{\bar{E}}CO_2)/PaCO_2$$

其中 $P_{\bar{E}}CO_2$ 为混合呼出气的 PCO_2。测量 $P_{\bar{E}}CO_2$ 时，应从呼吸机的呼气端收集呼出气体，使用血气分析仪或 CO_2 监测仪测定 CO_2 浓度。也可采用 CO_2 容积曲线测定 $P_{\bar{E}}CO_2$：

$$P_{\bar{E}}CO_2 = (\dot{V}CO_2 \times Pb)/\dot{V}_E$$

其中 Pb 为大气压，V_D/V_T 正常值为 $0.3\sim0.4$。

Ⅳ. 呼吸力学

A. 平台压（Pplat） 是机械通气时的肺泡峰压。

1. 测定 给予吸气末屏气 $0.5\sim2$ 秒可测定 Pplat。在屏气过程中，系统内的压力相互平衡，因此近端气道测定的压力约为肺泡峰压（图 2-7）。为保证测定准确，患者应处于肌松状态，且与呼吸机保持同步。

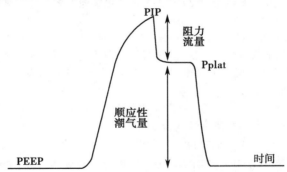

图 2-7 通过吸气末屏气测定肺泡峰压（Pplat）。吸气峰压（PIP）与 Pplat 的差值受气道阻力和吸气末流量的影响，Pplat 与呼气末正压（PEEP）的差值受顺应性和潮气量的影响

2. Pplat 升高 提示机械通气时肺泡过度膨胀的危险增加。很多专家推荐急性呼吸功能衰竭患者 Pplat 不应超过 $30cmH_2O$。这是在假设胸廓顺应性正常时作出的建议。若胸壁顺应性下降（如腹胀），可能需要维持更高的平台压。

B. 内源性 PEEP

1. 测定 通过给予 $0.5\sim2$ 秒的呼气末暂停测定内源性 PEEP（图 2-8）。采用这种方法在呼气末暂停所测得的气道压力减去呼吸机设置的

PEEP 即为内源性 PEEP。为保证测定准确,患者应处于肌松状态,且与呼吸机保持同步——自主呼吸会影响测定的准确性。自主呼吸状态下测定内源性 PEEP 需应用食管气囊。

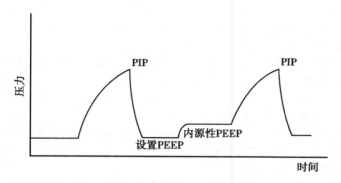

图 2-8　通过呼气末屏气测定内源性呼气末正压(内源性 PEEP)。若呼气末气道压力高于呼吸机设置的 PEEP,即说明存在内源性 PEEP。PIP,吸气峰压

2. 临床意义　内源性 PEEP 受呼吸机设置(潮气量和呼气时间)和肺功能(气道阻力和肺顺应性)的影响。减少潮气量或减慢呼吸频率可以降低每分通气量(允许性高碳酸血症),从而降低内源性 PEEP 水平。延长呼气时间也能降低内源性 PEEP。可以通过改变 I:E 比(即缩短吸气时间)或降低呼吸频率延长呼气时间;与改变 I:E 比相比,减慢呼吸频率能够更有效地延长呼气时间。通过降低气道阻力(即清除分泌物或应用支气管扩张剂)也有助于减少内源性 PEEP。

3. 阻断压($P_{0.1}$)　为吸气开始后 100ms 时阻断气道产生的负压。

a. $P_{0.1}$ 是呼吸驱动力的指标。可以在某些呼吸机上手工或自动测量。

b. $P_{0.1}$ 的正常值为 $3\sim4cmH_2O$。

c. $P_{0.1}>6cmH_2O$ 提示脱机困难。

4. 最大吸气压力(Pi_{max} 或 MIP)　为阻断气道后以最大力量吸气所产生的负压。

a. Pi_{max} 是吸气肌力量的指标。

b. 非呼吸机测量的方式为使用一种单向活瓣(仅允许呼气),在无心律失常、低氧的情况下阻断气道 $15\sim20$ 秒测量。某些呼吸机可以同时阻断吸气、呼气阀进行测量。

c. 正常值为<－100cmH$_2$O。

d. >－30cmH$_2$O 提示脱机困难,但是预测性较差。

5. 最大呼气压力(Pe$_{max}$或 MEP) 为阻断气道后以最大力量呼气所产生的压力。

a. Pe$_{max}$是呼气肌力量的指标。

C. 食管压力

1. 测定 使用放置在食管下段含有少量空气(<1ml)的薄壁气囊可以测定食管压力。已经有测定及显示食管压力的产品。

2. 临床意义 食管压力改变反映了胸腔压力的变化,但是,食管压力的绝对值与胸腔压力并不相等。

a. 食管压力的变化可用于评估自主呼吸或患者触发模式时的呼吸努力及呼吸功,在完全通气支持模式下评估胸壁顺应性,并可以在自主呼吸及患者触发通气模式时测定内源性 PEEP。

b. 在被动呼气条件下,逆转近端气道气流(即触发呼吸机)所需的食管(即胸腔)压力变化反映了内源性 PEEP 水平。食管压力下降但未伴随吸气气流提示无效触发,即患者的吸气努力不足以克服内源性 PEEP,因此无法触发呼吸机(图 2-9)。临床上,如果患者呼吸频率(通过观察胸廓运动)超过呼吸机的触发频率,即说明存在无效触发。

c. 肺被动充盈过程中可用食管压力(ΔPeso)的增加来计算胸壁顺应性(Ccw):Ccw=VT/ΔPeso。

d. 相对于肺泡压力的改变的食管压力改变可用来计算跨肺压(lung stress)。有助于在顺应性减低的患者精确的调整潮气量(和平台压)。这种情况下跨肺压(平台压和食管压的差)的目标为 27cmH$_2$O。

e. 用食管压来调整 PEEP 目前尚有争议,因为食管压越高,意味着需要更高的 PEEP 来防止肺泡塌陷。

f. 替代食管压评价胸腔内压呼吸变异率的方式是使用中心静脉压的呼吸变异率。

D. 胃内压力

1. 胃内压力可通过尖端带气囊的导管测定,其设备与测定食管压力相似。胃内压力反映了腹腔压力的变化。还可以采用膀胱内压代替胃内压力。

2. 临床意义 自主吸气时,因膈肌收缩导致胃内压力增加。若自主呼吸伴胃内压力下降则提示膈肌瘫痪(图 2-10)。胃内压力基础值升高提示腹腔内压增加,可能会影响胸壁顺应性和肺功能。

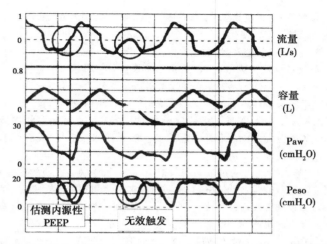

图 2-9　采用食管压力测定内源性呼气末正压(内源性 PEEP)。触发呼吸机所需的食管压力改变即为内源性 PEEP。同时注意图中的无效触发,此时患者的吸气努力不足以克服内源性 PEEP。$\overline{Paw}$,平均气道压;Peso,食管压力

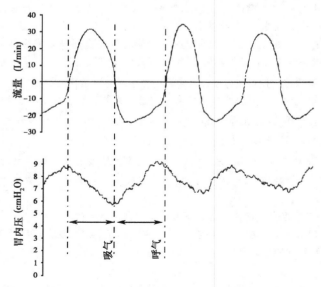

图 2-10　膈肌瘫痪患者的胃内压。注意吸气相时胃内压力下降

E. 顺应性(弹性的倒数)　指容量改变(通常为潮气量)除以产生上述容量改变所需的压力变化。

1. 呼吸系统、胸壁和肺顺应性

a. 呼吸系统顺应性:是 ICU 最常用的呼吸力学指标:

$$C=\Delta V/\Delta P=潮气量/(Pplat-PEEP)$$

呼吸系统顺应性正常值为 $100ml/cmH_2O$;机械通气时可能因仰卧或半坐位以及微小的肺不张而下降至 $50\sim100ml/cmH_2O$。呼吸系统顺应性由胸壁和肺的顺应性组成。经常测量的顺应性为静态顺应性,是在没有气流或者气流很低的情况下测量的。

b. 胸壁顺应性:可通过被动吸气时食管压力(胸腔内压)的改变计算。胸壁顺应性正常值为 $200ml/cmH_2O$;腹胀、胸壁水肿、胸壁烧伤和胸廓畸形(如鸡胸)患者胸壁顺应性下降。肌张力升高(如人机对抗)也会降低胸壁顺应性。连枷胸和肌肉瘫痪的患者胸壁顺应性升高。

c. 肺顺应性:可通过跨肺压计算。跨肺压指肺泡压(Pplat)与胸腔内压(食管压力)的差值。肺顺应性正常值为 $100ml/cmH_2O$。肺顺应性下降见于肺水肿(心源性或非心源性)、气胸、肺实变、肺不张、肺纤维化、肺切除以及插管误入主支气管。肺气肿患者肺顺应性增加。

2. 临床意义　顺应性下降时,需要更大的跨肺压才能保证预设的潮气量进入肺内。因此,顺应性降低可导致平台压(Pplat)和吸气峰压(PIP)升高。为避免气道压力达到危险的水平,肺顺应性降低时需要采用小潮气量通气。顺应性下降还能增加呼吸功,从而降低脱机成功率。

F. 平均气道压($\overline{P}aw$)　是通气周期中平均的气道压力。

1. 目前大多数呼吸机显示的平均气道压都是从波形中计算得到。

2. 通常 $\overline{P}aw$ 在正常人为 $5\sim10cmH_2O$,气道阻力增加的患者 $10\sim20cmH_2O$,ALI/ARDS 患者 $15\sim30cmH_2O$。

3. $\overline{P}aw$ 的影响因素包括 PIP(正相关)、PEEP(正相关)、吸呼比(吸气时间越长,$\overline{P}aw$ 越高)、吸气压力波形(长方形的吸气压力波形的 $\overline{P}aw$ 比三角形的高)。

G. 气道阻力　可通过驱动压力和流量进行计算。

1. 吸气阻力　在定容通气时,根据 PIP 与 Pplat 的差值以及吸气末流量可计算吸气阻力:

$$R_I=(PIP-Pplat)/\dot{V}_I$$

其中 $\dot{V}_I$ 为吸气末流量。进行计算时的一个简单方法是将呼吸机的恒定吸气流量设置为 60L/min（1L/s）。此时吸气阻力等于 PIP 与 Pplat 的差值。

2. 呼气阻力可由时间常数估算（图 2-11）：

$$R_E = \tau/C$$

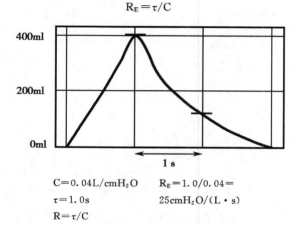

$C = 0.04L/cmH_2O$　　　$R_E = 1.0/0.04 =$

$\tau = 1.0s$　　　　　　　$25cmH_2O/(L \cdot s)$

$R = \tau/C$

图 2-11　使用潮气量曲线来计算时间常数和呼气相阻力

3. 常见原因　气道阻力升高的常见原因为支气管痉挛和分泌物增加。气管插管内径过细也可导致气道阻力增加。当吸气流量为 1L/s 时，气管插管接受机械通气的患者气道阻力不应超过 10cmH_2O/(L \cdot s)。呼气阻力通常高于吸气阻力。

H. 呼吸功

1. Campbell 图（图 2-12）　用于计算呼吸功。Campbell 图反映了胸壁顺应性、肺顺应性和气道阻力对呼吸功的影响。胸壁顺应性降低、肺顺应性降低或气道阻力升高时呼吸功增加。

2. 临床意义　呼吸功的定量测定需要食管气囊及特殊设备，因此临床很少使用。而且，尚不清楚测定呼吸功能否改善患者预后。机械通气时定量反映患者的呼吸功可能有一定帮助，但是，通过简单观察中心静脉压的呼吸变异也能达到这一目的。患者用力吸气可使中心静脉压波形发生明显的负向改变。提高呼吸支持水平能够减少上述负向改变。

I. 静态压力-容量曲线　反映了呼吸系统压力与容量之间的关系。

1. 测定　采用超大注射器测定相对简单，但是需要断开呼吸机。此外，在某些呼吸机中以非常缓慢的肺充气过程中也可绘制压力-容量曲线

(低流量技术),该技术不需要断开呼吸机。反复于不同的潮气量行吸气末气道阻塞也可测量。各种方法的优劣性尚不清楚。

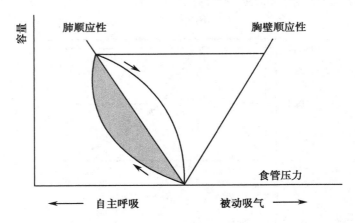

图 2-12 Campbell 图。在正压通气时当胸壁处于松弛状态下,以容量作为食管压力的函数绘图即为胸壁顺应性曲线。将呼气末流量为 0 的点与自主呼吸时吸气末流量为 0 的点相连接即得到肺顺应性曲线。由于气道阻力的影响,食管压力比肺顺应性曲线所预测的数值更低。图中所示面积代表呼吸的弹性功和阻力功。注意当胸壁顺应性下降时曲线右移,导致弹性呼吸功增加。肺顺应性下降导致曲线左移,同样增加呼吸功。气道阻力增加造成自主呼吸时食管压力降低,增加了阻力功

2. 低位和高位转折点 可根据压力-容量曲线确定(图 2-13)。一些作者建议 PEEP 水平应设置在低位转折点以上,以避免肺泡塌陷;而 Pplat 应低于高位转折点以避免肺泡过度膨胀。但是,这种做法的临床好处尚不明确;而且,由于压力-容量曲线的临床应用存在明显的局限性,因此目前并不推荐根据压力-容量曲线设置呼吸机参数。准确测定压力-容量曲线需要深度镇静(经常还需要肌松);尚不清楚应当评价吸气曲线抑或呼气曲线;转折点有时很难准确确定;肺和胸壁病变均可对曲线造成影响;而且压力-容量曲线将肺作为单室模型。

J. 呼吸机波形 许多带微处理器的呼吸机可以在屏幕显示压力、流量和容量波形。还能够显示流量-容量曲线和压力-容量曲线,但临床用途有限。动态压力-容量曲线反映了呼吸机如何输出气流,对于确定低位和高位

转折点帮助不大。

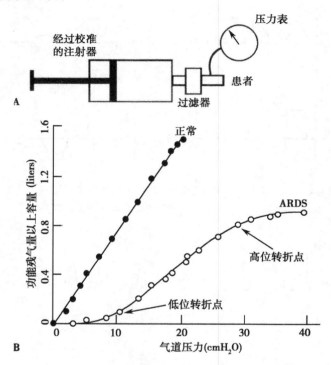

图 2-13　A. 超大注射器法测定静态顺应性。B. 肺功能正常患者和急性呼吸窘迫综合征（ARDS）患者的吸气相压力-容量曲线

1. 气道压力波形

a. 用于发现人机不同步。不同呼吸周期之间压力波形不一致提示存在人机不同步（图 2-14）。

b. 肺牵张指数（stress index）：气道压力＝a×吸气时间^b＋c，其中的 b 即为肺牵张指数。对应于恒定气流，容量控制通气时气道压力上升支。当肺牵张指数＜1 时，压力曲线弓背向下，提示弹性减低。当肺牵张指数＞1 时，压力曲线弓背向上，提示弹性增加。当肺牵张指数＝1 时，曲线平直，提示弹性无变化（图 2-15）。

定容通气   定压通气

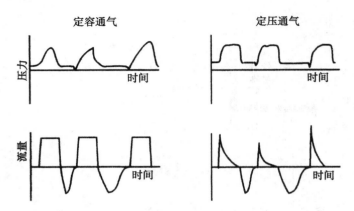

图 2-14   人机不同步。容量控制通气时,不同呼吸周期之间压力波形
不一致。压力控制通气时,不同呼吸周期之间流量波形不一致

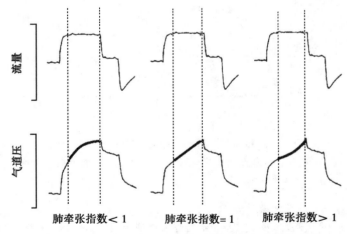

肺牵张指数＜1   肺牵张指数＝1   肺牵张指数＞1

图 2-15   压力-时间曲线和肺牵张指数。注意患者接受恒定
流量的定容通气。压力-时间曲线的应力指数分别为＜1(肺
泡复张)、＝1 和＞1(肺泡过度牵张)

2. 流量波形

a. 用于发现内源性 PEEP(图 2-16)。存在内源性 PEEP 时呼气流量不
能恢复为零。尽管流量波形有助于发现内源性 PEEP,但不能定量反映内

源性 PEEP 水平。

3. 容量波形

a. 用于发现漏气(如支气管胸膜瘘)。吸气潮气量和呼气潮气量的差值为漏气量(图 2-17)。

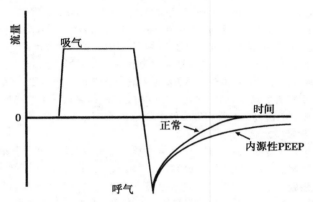

图 2-16 流量波形。吸气流量通过呼吸机上的参数设置。呼气流量应当回到零。如果呼气流量不能回零,说明存在内源性呼气末正压。内源性 PEEP,内源性呼气末正压

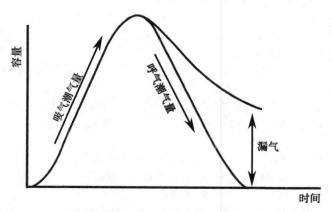

图 2-17 容量波形。如果呼气潮气量不等于吸气潮气量,提示存在系统漏气

K. 功能残气量(FRC) 为正常呼吸末的肺容积。

1. ALI 的患者 FRC 减低,阻塞性肺病的患者 FRC 增高。

2. 一些现代的呼吸机可使用氮气冲洗技术测量 FRC。每次操作需要测量两次,约 20 个呼吸周期。首先,系统需要测量基线的 N_2 浓度,并且需要维持一个恒定的 FiO_2 以精确的保持 N_2 浓度。当基线的 N_2 浓度确定后,FiO_2 浓度将改变 10%。因为呼吸回路中仅有 O_2、CO_2 和 N_2,所以可以通过检测 O_2、CO_2 浓度间接的测得 N_2 浓度。通过 N_2 浓度的变化,可以计算出 FRC。

L. 电阻抗显像(EIT) 是通过体表电极测量显示影像的技术。EIT 电极贴于患者体表,加以 $10 \sim 100kHz$ 约几毫安的电流。当肺泡内气体较多时,肺的导电性将减弱,肺泡塌陷、肺水肿或实变时,肺的导电性将增加。通过改变 EIT 电流可以获得相应的肺部影像。

M. 呼吸机功能

1. 报警 呼吸机往往有多种报警功能。最重要的是管路脱开报警。

a. 气道压力消失(低压报警)提示呼吸机管路断开或系统严重漏气。高压报警提示气道压力升高。高压报警可使呼吸机转为呼气相,以避免肺内压力过高造成肺损伤。定容通气时合理设置高压报警非常重要。高压报警的常见原因包括呼吸机管路或患者气道发生阻塞(呼吸机管路打折、气管插管扭曲、分泌物过多、支气管痉挛)、肺顺应性突然下降(气胸、插管误入主支气管、充血性心衰)或人机不同步(患者"对抗呼吸机")。

b. 呼气潮气量:定容通气时应监测呼气潮气量以及时发现漏气。定压通气时监测潮气量有助于发现呼吸系统顺应性、气道阻力、内源性 PEEP 或患者吸气力量的变化。

c. FiO_2:虽然呼吸机的空氧混合器非常常用,但仍需要对机械通气患者监测 FiO_2。

d. 窒息:在自主呼吸模式下(如压力支持),呼吸驱动减弱可能导致低通气。如果患者在预设时间内没有呼吸,当前的呼吸机可进入后备通气支持功能。

2. 吸入气体的加温加湿 由于机械通气时气流不经过上呼吸道,因此需要对吸入气体进行加温加湿。传统采用主动加热湿化器。近期,机械通气中使用被动湿化装置(人工鼻)逐渐增多。

a. 气道温度:机械通气使用主动湿化器时需监测气道温度。应当避免温度过高造成气道灼伤,也应避免温度过低造成气体湿化不足。

3. 湿度 当前的呼吸机尚不能监测湿度。通过观察邻近患者的呼吸机管路是否有冷凝水,可以判断气道湿化是否充分。如果邻近患者的呼吸机管路干燥,说明应适当加强湿化,以避免分泌物阻塞人工气道。如果使用人工鼻,气管插管近端有冷凝水说明湿化充分。

（翁　利　译,杜　斌　校）

参考文献

Albaiceta GM, Blanch L, Lucangelo U. Static pressure-volume curves of the respiratory system: were they just a passing fad? *Curr Opin Crit Care* 2008;14:80–86.

Banner MJ, Jaeger MJ, Kirby RR. Components of the work of breathing and implications for monitoring ventilator-dependent patients. *Crit Care Med* 1994;22:515–523.

Batchelder PB, Raley DM. Maximizing the laboratory setting for testing devices and understanding statistical output in pulse oximetry. *Anesth Analg* 2007;105(6 Suppl):S85–S94.

Bendjelid K. The pulse oximetry plethysmographic curve revisited. *Curr Opin Crit Care* 2008;14:348–353.

Bendjelid K, Schütz N, Stotz M, et al. Transcutaneous PCO_2 monitoring in critically ill adults: clinical evaluation of a new sensor. *Crit Care Med* 2005;33:2203–2206.

Blanch L, Bernabé F, Lucangelo U. Measurement of air trapping, intrinsic positive end-expiratory pressure, and dynamic hyperinflation in mechanically ventilated patients. *Respir Care* 2005;50:110–124.

Cannesson M, Desebbe O, Rosamel P, et al. Pleth variability index to monitor the respiratory variations in the pulse oximeter plethysmographic waveform amplitude and predict fluid responsiveness in the operating theatre. *Br J Anaesth* 2008;101:200–206.

Cheifetz IM, Myers TR. Should every mechanically ventilated patient be monitored with capnography from intubation to extubation? *Respir Care* 2007;52:423–442.

Dhand R. Ventilator graphics and respiratory mechanics in the patient with obstructive lung disease. *Respir Care* 2005;50:246–261.

Fernández-Pérez ER, Hubmayr RD. Interpretation of airway pressure waveforms. *Intensive Care Med* 2006;32:658–659.

Gehring H, Nornberger C, Matz H, et al. The effects of motion artifact and low perfusion on the performance of a new generation of pulse oximeters in volunteers undergoing hypoxemia. *Respir Care* 2002;47:48–60.

Georgopoulos D, Prinianakis G, Kondili E. Bedside waveforms interpretation as a tool to identify patient-ventilator asynchronies. *Intensive Care Med* 2006;32:34–47.

Grasso S, Stripoli T, DeMicheleM, et al. ARDSnet ventilatory protocol and alveolar hyperinflation: role of positive end-expiratorypressure. *Am J Respir Crit Care Med* 2007;176(8): 761–767.

Hess D. Detection and monitoring of hypoxemia and oxygen therapy. *Respir Care* 2000; 45:65–80.

Hess DR, Bigatello LM. The chest wall in acute lung injury/acute respiratory distress syndrome. *Curr Opin Crit Care* 2008;14:94–102.

Hess DR, Medoff MD, Fessler MB. Pulmonary mechanics and graphics during positive pressure ventilation. *Int Anesthesiol Clin* 1999;37(3):15–34.

Jubran A. Advances in respiratory monitoring during mechanical ventilation. *Chest* 1999;116:1416–1425.

Krauss B, Hess DR. Capnography for procedural sedation and analgesia in the emergency department. *Ann Emerg Med* 2007;50:172–181.

Landsverk SA, Hoiseth LO, Kvandal P, Hisdal J, Skare O, Kirkeboen KA. Poor agreement between respiratory variations in pulse oximetry photoplethysmographic waveform amplitude and pulse pressure in intensive care unit patients. *Anesthesiology* 2008;109: 849–855.

Lucangelo U, Bernabè F, Blanch L. Lung mechanics at the bedside: make it simple. *Curr Opin Crit Care* 2007;13:64–72.

Lucangelo U, Bernabé F, Blanch L. Respiratory mechanics derived from signals in the ventilator circuit. *Respir Care* 2005;50:55–67.

Lucangelo U, Blanch L. Dead space. *Intensive Care Med* 2004;30:576–579.

McMorrow RC, Mythen MG. Pulse oximetry. *Curr Opin Crit Care* 2006;12:269–271.

Owens RL, Hess DR, Malhotra A, Venegas JG, Harris RS. Effect of the chest wall on pressure-volume curve analysis of acute respiratory distress syndrome lungs. *Crit Care Med* 2008;36:2980–2985.

Owens RL, Stigler WS, Hess DR. Do newer monitors of exhaled gases, mechanics, and esophageal pressure add value? *Clin Chest Med* 2008;29:297–312.

Shapiro BA. Point-of-care blood testing and cardiac output measurement in the intensive care unit. *New Horizons* 1999;7:244–252.

Talmor D, Sarge T, Malhotra A, et al. Mechanical ventilation guided by esophageal pressure in acute lung injury. *N Engl J Med* 2008;359:2095–2104.

Thompson JE, Jaffe MB. Capnographic waveforms in the mechanically ventilated patient. *Respir Care* 2005;50:100–109.

Yem JS, Tang Y, Turner MJ, et al. Sources of error in noninvasive pulmonary blood flow measurements by partial rebreathing: a computer model study. *Anesthesiology* 2003;98: 881–887.

第3章

ICU 中超声的运用

Robin Guillory and Marc de Moya

　　自 20 世纪 50 年代超声影像技术诞生以来,超声影像技术已得到明显改进。医师们已认识到危重症患者床旁使用超声帮助诊断和治疗的价值。这一章将介绍如何在 ICU 使用床旁超声和超声心动。

　　Ⅰ. **超声的特性**　虽然超声的很多特性使之很适合在 ICU 环境中使用,但是仍有一些缺陷阻碍了床旁的广泛运用。

　　A. **优点**　目前的超声技术可以进行床旁快速准确的扫描。如果临床情况发生改变,亦可以很快地重复检查。超声较其他检查手段更安全,患者不需要暴露于放射线、染料或转运风险中。由医师进行的床旁超声检查并非一个全面的超声检查,事实上更像物理诊断的延伸,用于回答临床特定的问题。因此,相当一部分医师进行的床旁超声检查可以改变治疗方案。

　　B. **缺点**　开展超声检查需要硬件与人员培训投资。当硬件落实后,硬件的维护费用仅限于清洁、图像保存和质控。但是,人员培训将会比较困难。正规的培训课程仅局限于 ICU 的几个领域,而且认证的途径常常不够明了,这也是床旁超声学会正在关注的问题。其他的问题包括图像不清晰以及潜在的院内感染源。一些医师也担心一些操作因为过于依赖超声会导致根据解剖结构定位的传统技术缺失。但是,目前没有证据支持运用超声可以增加感染率或导致传统技术缺失。

　　Ⅱ. **超声物理学**　超声物理学的理解有助于了解超声的特点和局限性。另外,也可以帮助使用者避免误读伪像。

　　A. **超声**　是指频率大于 20kHz 的声波,人耳无法听到。

　　B. **超声探头**　由一组电压晶体传感器组成。电压晶体将电能转换为动能,继而晶体开始振动产生高频声波(2～10MHz)穿透组织。声波遇到组织交界处后即反射,反射回的声波由探头接受并转换为图像。

　　C. **回声**　空气和骨骼可使超声波产生强反射,因此,空气和骨骼为"白亮"的图像。超声可以穿透液体,因此表现为"暗黑"或低回声。其他组织依其组织特性表现为各种水平的灰度。高回声的组织会阻碍声波穿透,因此无法显示更深部组织的影像。相反的,穿透低回声组织有助于显示深部结构。

D. 当声波发生反射、折射、散射和吸收时会使超声波产生衰减(能量丢失)。因此,声波从深部组织返回探头时信号更弱。

E. 频率 电压晶体的厚度决定了其发射声波的频率。因此,每一个超声探头均产生特有的频率,单位为赫兹。高频的声波图像更清晰,但清晰度越高意味着穿透性越差,低频的声波因为衰减较少而能够探测深部组织,因此,清晰度与穿透性之间需要平衡。

F. 多普勒 原理为物体远离声波源或靠近声波源时频率会发生改变。多普勒超声可以分析运动的血细胞产生的散射波。

G. 伪像 指由系统或其他原因造成的图像畸变或相对真实解剖结构的差异。超声诊断者应知道伪像的原因和来源以提高诊断的准确性。

1. 目前的超声诊断仪在设计时,有下面几点假定:

a. 声束以直线方向传播。

b. 声束遇到物体后沿声束的中线反射。

c. 反射的强度与反射物散射的强度有关。

d. 声波以 1540m/s 的速度传播。

e. 声波直接到达反射物后返回。

2. 伪像的类型

a. 混响(reverberation):为在界面与探头之间多次反射所形成的伪像。混响表现为间隔均等的线条。改变探头的角度可以减少混响。

b. 环晕伪像(ring-down artifact):发生于物体以共振的频率震荡,继而在物体后产生伪像。

c. 镜面伪像(mirror image artifact):平整的界面可以作为很强的反射物反射声束至另一个界面。当反射的声束被探头接收时可以产生平整界面的镜面伪像。镜面伪像常由横膈引起(图 3-1)。

d. 增强伪像(enhancement artifact):发生于前方组织的衰减明显低于深部组织。例如与肝脏相比,充满液体的胆囊更利于声波穿过。因此,更多的声波将到达胆囊,使其回声增强。

e. 衰减伪像(attenuation artifact)或声影(acoustic shadowing):当遇到衰减很大的组织时,后方出现超声不能达到的暗区称为声影区。胆囊结石可以出现声影。

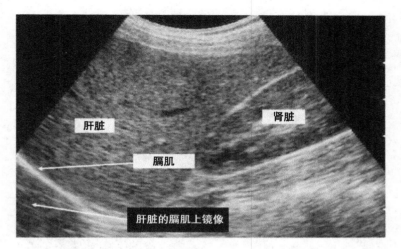

图 3-1　Morison 陷凹的正常超声影像。在高回声的膈肌上方可见肝脏的镜像伪影。由麻省总医院(MGH)急诊超声科提供

Ⅲ. 胸部超声

A. **敏感性和特异性**　在评价胸腔积液或气胸时,胸部超声比物诊、听诊和普通胸片的特异性和敏感性更高,同时可以避免 CT 的局限性(不易获得、放射性、需要转运和造影剂)。

B. **正常的胸部检查**　正常的胸部超声可见脏层胸膜与壁层胸膜共同产生一个高回声带,肺实质在高回声带下活动。这种表现称为"肺滑行征",同时,肺实质则表现为"彗尾征"(伪像)。与胸部病理改变不同,正常的肺伪像不是连续的。

C. 胸部病理情况下特异的超声表现

1. **气胸**　患者出现气胸后,脏层与壁层胸膜的交界变为空气与壁层胸膜的交界,从而出现胸壁的水平混响伪影,而肺滑行征及正常的肺伪像消失。肺滑行征消失在危重患者常见,但对于气胸的诊断敏感性达 100%;出现混响伪影并且肺滑行征消失对气胸的诊断的特异性达 96%;或彗尾征消失对气胸的阴性预期值达 100%。超声在诊断气胸方面明显优于胸部平片。

2. **胸腔积液**　胸壁、肺实质和膈肌包绕的低回声区域。胸腔积液的回声强弱由胸腔积液的性质决定。漏出液无回声;渗出液、血胸和脓胸常常有回声并且是分隔的(图 3-2)。超声在发现胸腔积液方面也优于胸片(整体准确率 93.6%)。

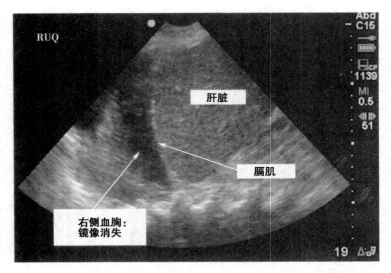

图 3-2　血胸。在高回声的膈肌上方可见低回声区域,肝脏镜像伪影消失。与图 3-1 比较。由麻省总医院(MGH)急诊超声科提供

3. 其他胸部病变　使用超声评价肺实变、肺不张、肺水肿、肺脓肿均有报道。事实上,任何使得肺充气减少,允许超声声束穿透更深,图像显示更佳的病理生理过程均可以使用超声评价。

Ⅳ. 血流动力学评估

A. 目标导向的超声检查　循环不稳定在危重患者中很常见,快速评估和优化治疗对于患者的预后非常重要。传统的血流动力学参数(如,物理诊断、中心静脉和肺动脉导管)的实用性和安全性已受到质疑。超声允许快速、可靠、准确和无创地诊断一系列循环系统的病理改变。医师进行的床旁超声检查并非要取代传统的全面的超声检查。多个研究显示只需 8 个小时或更短的时间的培训,超声的初学者即可使用超声回答简单的血流动力学问题。当作为体格检查的延伸时,床旁目标导向的超声检查可以发现绝大多数休克的心脏因素并提供有价值的信息,63% 的病例的治疗因此而改变。

B. 明确血流动力学不稳定的原因

1. 评价射血分数

a. 左心室射血分数:可以由超声心动目测性评估。左心室射血分数

受抑制可能提示心脏缺血或心肌病。

b. 右心室(RV)的大小与功能：通常依靠与左心室的比较和室间隔来评价。右心室的大小应小于左心室的一半，室间隔应凸向右心室。右心室运动减弱或扩张可能与肺栓塞(PE)、急性呼吸窘迫综合征(ARDS)、PEEP、肺血管阻力增加或右心室缺血有关。急性右心室节段性运动异常诊断肺栓塞的敏感性为 77%，特异性为 94%。肺栓塞时有急性肺心病的表现与病死率相关，可能对预后和治疗有提示意义。

2. 心包积液与心脏压塞　无论是创伤性和非创伤性的心脏压塞，快速诊断并治疗都很重要。体格检查仅能在一小部分患者发现心脏压塞，但即使是非心脏专科的医师，使用超声也能很容易发现心脏压塞，敏感性达100%。心包积液、积血或脓液通常可以通过剑突下切面或胸骨旁切面观察到(图 3-3)。舒张期房壁或室壁塌陷提示心脏压塞。另外，超声心动也有助于安全的进行心包穿刺。

3. 容量状况评估　超声或超声心动都可以用来评估容量状态。

a. 超声心动：收缩期左室腔消失提示严重的低容量。

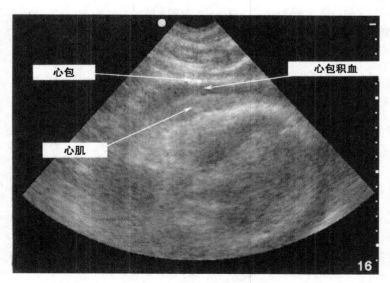

图 3-3　即使对于创伤患者进行快速肋下切面显像，也可发现心包积液表现为心肌和心包之间的低回声条带

b. 超声：正常情况下,吸气时下腔静脉(IVC)变窄,呼气时 IVC 扩张。当静脉压力增高时,IVC 扩张,IVC 随呼吸的周期性变化亦消失。因此,IVC 的直径和塌陷性可用来评估 CVP。当 IVC 随呼吸周期塌陷时提示前负荷减低(CVP 0~5cmH₂O)。当正常宽度的 IVC 直径随呼吸出现>50％减低时提示 CVP 为 5~10cmH₂O。当正常宽度的 IVC 直径随呼吸出现<50％减低时提示 CVP 为 10~15cmH₂O。增宽的 IVC(>2cm),同时 IVC 直径不随呼吸周期性变化提示 CVP>15cmH₂O。有研究显示机械通气的患者 IVC 随呼吸变异率>12％~18％提示容量有反应。另外,创伤患者容量复苏后 IVC 没扩张提示存在进行性失血。

4. 其他血流动力学不稳定的原因　包括张力性气胸、腹腔内和胸腔内失血和感染灶同样也可以使用床旁超声诊断。这些超声运用将在这章的其他部分讨论。

C. 进阶超声心动

1. 进阶经胸壁超声心动　有经验的医师可以使用超声心动评价瓣膜功能;跟踪左心室舒张末面积和容积优化前负荷管理;使用多普勒测量每搏输出量和心输出量;测量二尖瓣和肺动脉瓣血流评价舒张功能不全;诊断隐性卵圆孔未闭,轻度室壁运动异常和肺动脉高压。

2. 经食管超声(TEE)　可以更详细地评价心脏结构和功能。另外,TEE 可以显示 TTE 无法显示的心脏结构,也可以在某些情况下(严重肥胖、COPD、敷料、高 PEEP)显示 TTE 无法获得的满意视窗。但是,使用和解读 TEE 需要比床旁目标导向的 TTE 更多的培训和经验。

Ⅴ. 腹部和盆腔超声

A. 创伤重点超声评估法(FAST)　出血是创伤患者最常见的可预防的并发症。因此,创伤学家已找了多种快速准确定位出血部位的方法。FAST 即其中之一。

1. FAST 包括实时对以下部位进行超声检查

a. 心包。

b. 脾周(图 3-4)。

c. 肝周(Morison's pouch)。

d. 盆腔(Douglas' pouch)。

e. 一些作者建议探查膈上。

2. FAST 的目标(见第 9 章)　是发现必须快速处理的明显出血,并不是寻找脏器损伤。FAST 阳性可能提示需要剖腹手术,低血压患者同时FAST 阴性或弱阳性提示医师需要寻找其他主要出血部位。

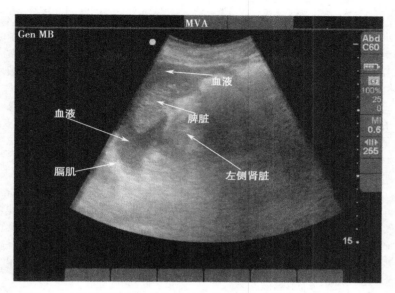

图 3-4　对于脾周间隙进行的 FAST 检查显示明显的腹腔内积血,提示需要急诊手术

3. 由外科医师或放射科医师进行的 FAST 检查是准确迅速的。

4. 急诊室使用 FAST 可以让术前时间缩短,减少住院时间、并发症和花费。

5. FAST 现在已成为创伤患者评估的标准,已经替代诊断性腹腔灌洗。

B. **肝胆超声**　肝脏超声可以发现弥漫的肝实质病变、占位、脓肿、淤血、撕裂伤和腹水。门脉血栓可以导致静脉曲张出血。胆系检查可以诊断胆石症、胆囊息肉,提示胆囊炎(如发现胆囊壁增厚,Murphy 征,胆周积液以及其他),显示胆管扩张。胰腺的位置使其很难使用超声观察。但是,在重症胰腺炎时可能探查到胰腺肿胀和蜂窝织炎,假性囊肿破裂后可能探查到液体。

胃肠道超声　在诊断腹腔游离气体方面,超声比腹平片更敏感(敏感性 93% 对 79%)。游离气体表现为混响伪影。超声也可用于评价膳食状况。

C. 脾脏超声可以发现脾梗死、出血、脓肿以及脾大。胰腺炎累及脾动脉或脾静脉亦是一个重要发现。

D. **泌尿系超声** 肾脏和膀胱超声检查可以发现膀胱扩张或肾盂积水,提示肾后性因素引起的肾衰。多普勒超声可以发现肾动脉或肾静脉血流减慢。肾脏和肾周脓肿和肿物,以及一些创伤性肾损害也可由超声检查发现。经尿道收集尿液前超声检查膀胱的充盈状态可以提高首次插管的成功率。

Ⅵ. **超声引导下操作** 危重患者建立血管通路或其他操作是很常见的。传统上,大多数操作均使用触诊和体表定位技术。即使在最好的情况下,这些技术仍有缺陷,加上 ICU 的特殊环境(如患者困难体位、呼吸机依赖、凝血障碍和既往血管置管史)均可增加操作风险和失败几率。超声引导可以提高很多 ICU 床旁操作的有效性和安全性。

A. **中心静脉穿刺** 多个随机研究和两个荟萃分析发现与传统体表定位相比超声引导下穿刺更安全、更快捷和更有效。这些研究评估了各种操作环境和具有不同经验的操作者。虽然颈内静脉的相关研究最多,但是有证据表明颈内静脉、锁骨下静脉和股静脉均可获益(图 3-5、3-6)。这些证据促成了一些安全与质控指南推荐使用超声引导下穿刺。这项技术目前是很多医院的标准治疗。

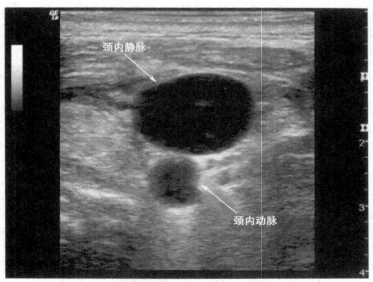

图 3-5 右侧颈内静脉和颈内动脉的横切面,可用于确认静脉与动脉的关系

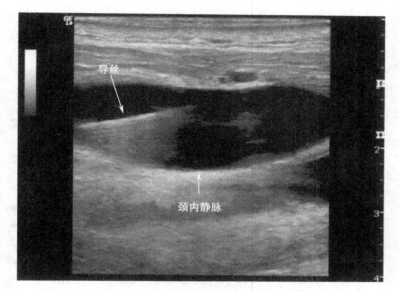

图 3-6　颈内静脉长轴的切面显示静脉内放置导丝

B. **动脉置管**　与触诊穿刺技术相比,超声引导下动脉穿刺减少操作时间,提高首次穿刺成功率,减少需要尝试的穿刺部位,减少血肿形成的发生率。

C. **外周静脉穿刺**　超声引导下外周静脉穿刺有助于困难的患者建立静脉通路。

D. **胸腔穿刺**　超声引导下胸腔穿刺和胸管置入术已非常成熟。超声引导可以提高安全性和有效性,特别是胸腔积液较少的情况下。

E. **心包积液穿刺**　超声引导可以提高心包积液穿刺的安全性和有效性。

F. **腹腔操作**　危重患者经常出现腹腔内严重感染和腹水。目前超声引导下腹腔操作已非常成熟(包括腹水穿刺引流;胆囊引流管置入术;经皮肾造瘘管置入术;膈下、肝、肾脏、腹腔、盆腔和胰腺脓肿引流术)。直视下操作可以减少附近脏器的损伤,如膈肌、肝脏、脾脏、肾脏、肠道和上腹部动脉。超声引导下营养管置入术也有报道。但是,很多重症医学医师并没有接受相关操作的培训。

Ⅶ. 超声应用进展

A. 经颅多普勒超声(TCD)　是神经科领域一个重要的进展。TCD 可以发现蛛网膜下腔出血的患者是否存在血管痉挛,可用于提示是否存在脑死亡。也有报道使用 TCD 测量颅压、颅脑灌注压、颅内血管 CO_2 反应性/自我调节。这些方法可以辅助颅脑损伤的患者的治疗,并提供预后信息。

B. 气道管理

1. 插管前　使用超声测量颈前部脂肪较体重指数能更好地预测困难气道。膈肌运动幅度的测量可用于预测拔管失败。

2. 插管/气管切开　超声引导下喉上神经阻断可以进行清醒插管。超声与支气管镜联合可以明确气管前静脉、气管软骨环以及经口气管插管的位置,从而提高床旁经皮气管切开的安全性。

3. 插管后　观察双侧膈肌和胸膜运动可证实气管插管位置,除外单侧气管插管。在使用双腔气管插管时可用于辅助确认单肺通气。超声测量气管内径可指导选择双腔气管插管型号。

C. 寻找感染源　如前所述,超声可用于诊断肺炎、脓胸、脓性心包积液、腹腔内感染,亦可用于一些其他部位感染灶的诊断。全身的超声检查可以导致 22% 的病例的治疗发生改变。主要治疗的改变是由于明确了感染灶。

1. 皮肤软组织的超声　可以除外坏死性皮肤感染、异物和软组织感染。超声在鉴别蜂窝织炎和深部组织脓肿方面优于临床查体,超声亦可被用于辅助软组织异物的移除和脓肿引流。

2. 超声可以诊断鼻窦炎。

3. 超声可用于诊断感染性关节积液并辅助引流。

D. 超声可用于围术期引导神经阻滞或者创伤患者的镇痛;用于诊断动脉撕裂、静脉血栓、血栓性静脉炎和假性动脉瘤;用于床旁放置下腔静脉滤网;诊断筋膜撕裂;发现无脉性心搏骤停时发现心脏运动;诊断胸骨、长骨和其他骨折。

Ⅷ. 超声在 ICU 的发展前景

床旁超声很适合危重症的诊治。因为其快速、安全、准确、便携和可重复,床旁超声已成为物诊重要目标指导的辅助检查手段。超声可以提高有创治疗的安全性和有效性。虽然存在一些障碍,超声的运用越来越广泛,并且经常有新的运用被报道。假以时日,超声将成为每日查体的"口袋工具"。医师将使用超声迅速评估低血压患者的容量状况,是否存在张力性气胸、室壁运动异常和心包积液。超声也将用于寻找感染性休克患者的感染灶,寻找急性肾衰竭患者的肾前性和肾后性因素。

随着床旁超声诊断和治疗的用途不断扩大,它的作用也将越来越大直至成为 ICU 日常诊疗工作的一部分。

(翁　利　译,杜　斌　校)

参考文献

Abboud PAC, Kendall JL. Ultrasound guidance for vascular access. *Emerg Med Clin N Am* 2004;22:749-773.

Aldrich JE. Basic physics of ultrasound imaging. *Crit Care Med* 2007;35:S131-S137.

Arbelot C, Ferrari F, et al. Lung ultrasound in acute respiratory distress syndrome and acute lung injury. *Curr Opin Crit Care* 2008;14:70-74.

Beaulieu Y. Bedside echocardiography in the assessment of the critically ill. *Crit Care Med* 2007;35:S235-S249.

Beaulieu Y, Marik PE. Bedside ultrasonography in the ICU: part 1. *Chest* 2005;128:881-895.

Beaulieu Y, Marik PE. Bedside ultrasonography in the ICU: part 2. *Chest* 2005;128:1766-1781.

Beckh S, Bölcskei PL, Lessnau KD. Real-time chest ultrasonography: a comprehensive review for the pulmonologist. *Chest* 2002;122:1759-1773.

Bouhemad B, Zhang M, et al. Clinical review: bedside lung ultrasound in critical care practice. *Crit Care* 2007;11:205-213.

Feissel M, Michard F, et al. The respiratory variation in inferior vena cava diameter as a guide to fluid therapy. *Intensive Care Med* 2004;30:1834-1837.

Feller-Kopman D. Ultrasound-guided internal jugular access: a proposed standardized approach and implications for training and practice. *Chest* 2007;132:302-309.

Hudson PA, Promes SB. Abdominal ultrasonography. *Emerg Med Clin North Am* 1997;15:825-848.

Kirkpatrick AW. Clinician-performed focused sonography for the resuscitation of trauma. *Crit Care Med* 2007;35:S162-S172.

Lawrence JP. Physics and instrumentation of ultrasound. *Crit Care Med* 2007;35:S314-S322.

Lichtenstein DA. Ultrasound in the management of thoracic disease. *Crit Care Med* 2007;35:S250-S261.

Maecken T, Grau T. Ultrasound imaging in vascular access. *Crit Care Med* 2007;35:S178-S185.

Nicolaou S, Talsky A, et al. Ultrasound-guided interventional radiology in critical care. *Crit Care Med* 2007;35:S186-S197.

Ract C, Le Moigno S, et al. Transcranial Doppler ultrasound goal-directed therapy for the early management of severe traumatic brain injury. *Intensive Care Med* 2007;33:645-651.

Rose JS. Ultrasound in abdominal trauma. *Emerg Med Clin North Am* 2004;22:581-599.

Rozycki G, Ochsner MG, et al. A prospective study of surgeon performed ultrasound as the primary adjuvant modality for injured patient assessment. *J Trauma* 1995;39:492-500.

Saqqur M, Zygun D, Demchuk A. Role of transcranial Doppler in neurocritical care. *Crit Care Med* 2007;35:S216-S223.

Shiver S, Blaivas M, Lyon M. A prospective comparison of ultrasound-guided and blindly placed radial arterial catheters. *Acad Emerg Med* 2006;13:1275-1279.

Šustić A. Role of ultrasound in the airway management of critically ill patients. *Crit Care Med* 2007;35:S173-S177.

Tibbles CD, Porcaro W. Procedural applications of ultrasound. *Emerg Med Clin North Am* 2004;22:797-815.

Wang HP, Chen SC. Upper abdominal ultrasound in the critically ill. *Crit Care Med* 2007;35:S208-S215.

Yanagawa Y, Sakamoto T, et al. Hypovolemic shock evaluated by sonographic measurement of the inferior vena cava during resuscitation in trauma patients. *J Trauma* 2007;63:1245-1248.

第4章

气道管理

Jonathan Charnin, Robert Goulet, and Richard Pino

气管插管的适应证包括通过改善气体交换治疗呼吸功能衰竭,当患者存在误吸危险或使用面罩难以维持气道通畅时,或需要进行长时间机械通气。本章将讨论有关气道评估、气管插管技术和长期人工气道管理的知识。

Ⅰ. **气管插管的适应证**

A. 正常的呼吸功能需要有通畅的气道,足够的呼吸驱动力,神经肌肉反应能力,完整的胸廓解剖结构,正常的肺实质,以及咳嗽、叹气和防止误吸的能力。上述这些因素一个或多个出现异常,即需要进行气管插管和呼吸支持。

B. 气管插管

1. 提供肺与呼吸机相连接的途径,以应用正压通气改善气体交换,治疗呼吸功能衰竭。

2. 为防止肺误吸提供相对的保护,尽管仍可发生气管插管(ETT)周围的微小误吸。

3. 维持气体交换所需的通畅气道。

4. 建立清除呼吸道分泌物的通路。

Ⅱ. **气道的评估**   对气管内插管的必要性进行系统评估非常关键。气管插管有时需要立即进行(如心跳呼吸骤停),有时不可避免(如即将发生的呼吸功能衰竭),有时需要紧急进行(如意识状态恶化且不能维持气道功能完整)。

A. **如果实施心肺复苏**,则需使用球囊-面罩给予100%的纯氧后进行气管插管。否则,应迅速进行评估以决定是否需要气管插管。

B. **通过面罩给氧**   通过氧疗改善全身氧合状态,从而赢得更多时间对患者进行评估并作出治疗选择。

C. **评估意识状态**   反应迟钝、神志恍惚或昏迷可因呼吸(如低氧血症或高碳酸血症)、代谢性、药物性和神经系统问题引起。意识障碍可导致气道梗阻、肺内误吸、肺不张和肺炎。咽反射的缺失和(或)没有能力维持气道均提示需要进行气管插管。

D. 皮肤 当还原血红蛋白≥5g/dl 时即可出现发绀。因此,贫血时即使氧饱和度偏低,也可能没有发绀。但红细胞增多症时即使氧饱和度轻度下降,也可表现为发绀。皮肤湿冷表明自主应激反应增强或循环功能衰竭。

E. 呼吸

1. 应注意患者的呼吸情况,尤其注意胸廓运动的频率及幅度。缓慢深大的呼吸(<10 次/分)提示阿片类药物效应或中枢神经系统(CNS)功能障碍。呼吸急促(>35 次/分)缺乏非特异性,可见于导致呼吸系统顺应性下降(如肺水肿、肺实变、急性呼吸窘迫综合征)或呼吸负荷增加(如无效腔增加、发热)的疾病。肺栓塞和呼吸肌疲劳时也常有呼吸急促的表现。

2. 上呼吸道梗阻的评估包括视诊(喉牵拽、胸壁凹陷、胸腹矛盾呼吸)、触诊(将手置于患者口鼻前感知呼出气流,颈部气管的位置)和听诊(喘鸣、呼吸音消失)以发现气道完全或部分梗阻的表现。没有并发症(如颈椎损伤)的情况下,根据病因(如意识障碍),解除气道梗阻的方法包括在寰枕关节部位使头部后仰,举颏,双手托颌和(或)在气管插管前置入口咽或鼻咽通气道(见下文)。

3. 检查呼吸运动的对称性、时相和协调性。气胸、胸部夹板固定或大的支气管梗阻可导致双侧呼吸运动不对称。吸气时间延长提示上气道或其他胸腔外梗阻;呼气时间延长提示胸腔内梗阻、支气管痉挛或两者同时存在。呼吸不协调或辅助呼吸肌参与呼吸运动提示呼吸肌无力或者疲劳。长时间的吸气或呼气停顿(如陈-施呼吸或停顿呼吸)可由脑干或代谢异常及药物抑制所致。

4. 胸部听诊以检查呼吸音是否对称,注意是否有支气管痉挛、干啰音,或提示有分泌物或肺水肿的啰音。

5. 脉搏氧饱和度仪有助于评估氧合充分性。

F. 呼吸衰竭的病因通常显而易见。气管插管前应当积极处理呼吸衰竭的可逆性原因。及时逆转阿片或苯二氮䓬类药物的呼吸抑制作用,对抗神经肌肉阻滞剂的残留药物作用,解除气胸、急性肺水肿或者气道黏液栓,有可能避免气管插管。在治疗可逆原因导致呼吸功能衰竭患者时,使用无创机械通气可能避免气管插管。

G. 动脉血气(ABG)结果和 pH 有助于评价疾病严重程度,记录病情随时间的变化,以及评估疗效。但是,ABG检查无法替代对患者的临床评估,更不应延误必要的治疗。

Ⅲ. 气管插管的准备

A. 在准备气管插管所需设备时(见下文),应当迅速进行有针对性的病史采集和体格检查,包括:

1. 气道解剖学评估 下颌骨回缩(小颌骨症)、口咽狭小、上切牙明显突出、颈部短粗且肌肉丰满等,都可能造成喉镜操作和气管插管的困难。颞下颌关节(TMJ)或颈椎制动可以造成声门暴露困难。糖尿病患者合并TMJ半脱位也可以造成插管困难。如果发现上述情况,应采用其他气管插管技术(见Ⅳ.G及下文)。过度肥胖、无齿、面部毛发较多的患者进行面罩通气可能更加困难。

2. 药物过敏史。

3. 误吸危险性的评估 包括最后一次进食的时间、创伤、近期呕吐情况、上消化道(GI)出血、咯血、肠梗阻、食管反流病史、病态肥胖和意识障碍。

4. 心血管状态 心绞痛——心肌缺血、心肌梗死、心律失常、充血性心力衰竭、动脉瘤和高血压。

5. 神经系统状态 颅内压(ICP)升高、脑缺血症状、颅内动脉瘤和出血。

6. 肌肉骨骼状态 颈和下颌骨制动或不稳定,神经肌肉疾病(特别是近期脊髓去神经损伤、近期挤压伤和烧伤)。

7. 凝血状态 血小板计数,抗凝治疗,或凝血功能障碍(特别是准备经鼻气管插管)。

8. 既往气管插管问题 包括声门周围和声门下狭窄。由于其他很多因素如气道水肿、创伤、咯血等都能影响气管插管,因此既往病史不一定完全可靠。

B. 插管方法 紧急情况下气管插管方法的选择受到医师经验、方便程度以及特殊设备的限制。以下是最常用的技术:

1. 直接喉镜下的经口气管插管

a. 优点:包括操作方便,对设备要求很少。通过喉镜在直视下放置气管插管(ETT)是医师最熟悉的技术。

b. 缺点:下颌和颈部必须具有足够的活动度,才能保证可以直视。常需要表面麻醉、局部(阻滞)麻醉或全身麻醉。

2. 经鼻气管插管可依靠呼吸音引导进行盲插管,或在喉镜或纤维支气管镜直视下进行直视插管。

a. 优点:患者头颈部保持中立位,不需要全身麻醉和肌松,即可进行盲插管。当经口插管非常困难或不可能进行时(如患者张口受限),可进行经鼻插管。鼻导管也不影响下颌骨或口咽部修补手术。

b. 缺点:快速插管非常困难。盲插管时必须保留自主呼吸以引导插管。在喉镜直视下进行经鼻插管(用或不用 Magill 钳),与经口气管插管有同样的缺点。导管直径受到鼻道大小的限制。还可能发生严重出血,甚至危及生命。在插管留置过程中,经鼻插管在鼻咽部可能变软并打折,使气道阻力增加,吸痰管难以通过。经鼻气管插管的相对禁忌证包括可疑鼻咽部创伤,鼻息肉,颅底骨折,鼻出血,凝血功能异常,准备进行全身抗凝或溶栓治疗(即急性心肌梗死患者),或免疫系统功能抑制。经鼻插管常并发鼻窦炎和耳炎。

3. 纤维喉镜可用于经口或经鼻插管。

a. 优点:在解剖畸形或需要最大限度稳定头颈部时(如不稳定性颈椎骨折),这种方法非常有用。

b. 缺点:与其他方法相比,经纤维喉镜进行气管插管对技术的要求更高。经纤维喉镜气管插管并非窒息患者紧急气管插管的首选方法。对于上气道出血或呕吐患者,由于纤维喉镜负压吸引腔无法有效清除分泌物,因此难以直视辨认下咽部的解剖结构。

4. 硬质纤维喉镜 如 Bullard、Woo 或 Upsher 装置,使用硬质或半硬质纤维束传输光和气道图像,这样可以直视喉部结构,这些纤维束与喉镜相连接,方便直视喉部结构,使声门更好地暴露在纤维喉镜下。这种喉镜的设计目的即在张口较小及头部活动有限时更好地观察声门。可弯曲的光纤导丝(如 Shikani Optical Stylet)可以在插管过程中通过 ETT 进行直接观察。视频喉镜是在喉镜叶片上安装一个小摄像头,以便在监视器上观察暴露的咽部和声门结构,以及典型的喉镜图像前方的结构。尽管这些技术非常有帮助,但是昂贵的费用常常妨碍了这些技术在非急诊条件下的广泛实际应用。

5. 喉罩(LMA) 是建立紧急气道的一种重要辅助手段,尤其在面罩通气困难或无法进行,且采用传统方法气管插管失败时。一些 LMA 装置经过特殊设计,可以允许已经建立气道后通过 LMA 进行气管插管。

a. 优点:其他方法失败时,LMA 是建立气道的快速可靠方法,且当面罩通气和气管插管失败后,LMA 可作为急救气道的一种选择。随后可通过 LMA 管腔置入 ETT,插管过程中可以借助或不借助纤维支气管镜辅助。

b. 缺点:LMA 不能防止胃内容物的误吸。清醒或躁动患者可能无法耐受 LMA。

6. 气道支持装置如口咽通气道或鼻咽通气道不能防止误吸，也不能确保气道通畅，因此仅为临时措施。

Ⅳ. 气道管理技术

A. 在气管插管前应做好准备工作。为创造最佳的气管插管条件花费时间非常值得。气管插管所需设备见表 4-1。

表 4-1　建议紧急气管插管包中的物品

设备	药物
静脉导管(14～22G)	阿托品(atropine)
喉镜叶片	顺阿曲库铵(*cis* -atracurium)
气管插管(直径 3～8mm)	Macintosh 2、3、4；Miller 0、1、2、3
12ml 注射器	麻黄碱(ephedrine)
Magill 钳	肾上腺素(epinephrine)
比色法呼气末 CO_2 测定仪	艾司洛尔(esmolol)
鼻咽通气道	局部麻醉喷雾剂(利多卡因，lidocaine)
口咽通气道	依托咪酯(etomidate)
胶带	格隆溴铵(glycopyrrolate)
Yankauer 吸引管	拉贝洛尔(labetalol)
更换导管用导芯	利多卡因(1% 和 4%)
导丝	利多卡因软膏
棉签	咪达唑仑(midazolam)
鼻胃管	纳洛酮(naloxone)
喷射呼吸机	羟甲唑啉喷雾剂(afrin)
	泮库溴铵(pancuronium)
	去氧肾上腺素(phenylephrine)
	去氧肾上腺素/利多卡因喷雾剂
	异丙酚(propofol)
	普萘洛尔(propranolol)
	生理盐水
	琥珀胆碱(succinylcholine)
	水质润滑剂(surgilube)
	浓稠利多卡因(viscous lidocaine)

1. 基本设备包括 Yankauer 式尖端吸引管,配备适宜叶片(通常成人为 Macintosh 3 号或 Miller 2 号,小儿为 Miller 1 号)的喉镜,型号适宜的 ETT (配有导芯,并充气约 10ml 以检查套囊)。

2. 检查吸引装置(如 Yankauer 或"扁桃体尖式"吸引装置)功能良好。

3. 气管插管的适宜型号取决于患者年龄、体型及气管插管的适应证。对于多数女性可选择 7.0mm 气管插管,而多数男性应选择 8.0mm 气管插管。儿科患者推荐使用的气管插管型号见表 4-2。在 ETT 套囊未充气的情况下进行正压通气,若 ETT 周围没有漏气,则表明在喉或气管水平过于密闭。紧急插管时,应选择比常用型号小 0.5mm 的气管插管以方便操作。

表 4-2　儿童气管插管型号

年龄	型号(mm)
早产儿	2.5
足月产儿	3.0
1～4 个月	3.5
4 个月～1 岁	4.0
1.5～2.0 岁	4.5
2.5～3.5 岁	5.0
4～6 岁	5.5
7～9 岁	6.0～7.0

注:选择气管插管型号应使气道漏气压力低于 $25cmH_2O$;所有导管均无套囊

4. 患者体位

a. 仰卧位时,患者的咽与喉的轴线相互偏离,因此在直接喉镜下很好地显露声门非常困难(图 4-1)。用折叠的毯子将患者枕部垫高,并使头部处于伸展位,即所谓用力吸气体位,此时口、咽、喉的轴线相重合,从口唇至声门几乎成一直线。

b. 移动病床使其离开墙壁,去除床头板以便在患者头部进行操作。若床头板固定,或患者处于特殊体位或需要牵引,可将患者移动至病床的对角线位置,以接近患者并进行气道操作。调整病床高度,使患者头部位于医师的胸部正中高度。

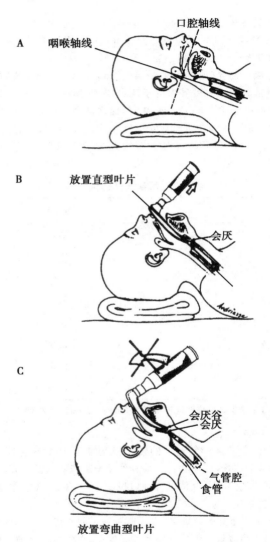

A
口腔轴线
咽喉轴线

B
放置直型叶片
会厌

C
会厌谷
会厌
气管腔
食管

放置弯曲型叶片

图 4-1　A. 用力吸气体位使得口、咽、喉的轴线成一直线，便于喉镜下直视声门。B. 应当沿喉镜长轴方向提起喉镜手柄，以观察声门。C. 喉镜不应作为杠杆，以免损伤牙齿或牙龈

c. 创伤患者气管插管的难度很大。必须假设所有多发创伤、头部或面部外伤患者存在颈椎损伤,直至进行全面评估后方能排除。对于这些患者,颈椎过度活动可造成或加重脊髓损伤。在气道操作过程中,应由一名助手将患者颈部稳定于轴线位,使其头颈部保持中立位。注意在球囊-面罩通气时可能发生严重的颈椎脱位,与经鼻气管插管相比,经口气管插管不会造成更严重的颈椎错位或神经系统后遗症。

B. 一旦气道清除干净,应立即通过球囊以 100% 纯氧进行辅助(或维持)通气。对于反应迟钝的患者,可轻提下颌使气道开放,并将面罩紧扣在患者口鼻处。

1. 对于反应迟钝的患者,如果通过适当的头部位置以及抬颏/托颌无效,口咽通气道(OPA)能够帮助建立通畅的气道。成人 OPA 的型号包括 80mm、90mm 和 100mm(分别相当于 Guedel 3、4 和 5 号),指从通气道管翼至尖端的长度。测量患者耳垂至口角的距离以选择 OPA 的型号。放置 OPA 时,通常将其旋转使尖端向上,沿硬腭置入,然后旋转使尖端向下置入至咽后部。若放置位置不正确,OPA 可能将舌体推向后方或将会厌压迫至声门开口处,从而阻塞气道。对于清醒或半清醒患者,OPA 可诱发呕吐或喉痉挛。

2. 对于口咽反射正常的患者,如意识清醒但存在梗阻或不能张口时,鼻咽通气道可作为面罩通气的辅助方式。成人型号为 6.0～9.0mm,指鼻咽通气道的内径。鼻咽通气道经过很好的润滑,然后轻轻地插入鼻孔,沿鼻腔底部(与硬腭平行),直至鼻咽通气道尾翼到达外鼻孔。相对禁忌证包括凝血功能障碍和颅底骨折(尤其累及筛骨)。与 OPA 相比,鼻咽通气道的危险性较小,但某些患者仍可发生呕吐或喉痉挛。

C. 进行喉镜操作前应确认静脉通路畅通。发生心搏骤停时不需要使用镇静药和肌松药物,因此可在建立静脉通路前进行气管插管。

D. 气管插管期间的监测应包括持续心电图(ECG),脉搏氧饱和度,并经常测量血压。如果有条件,应持续监测呼气末二氧化碳。

E. 经口气管插管

1. 喉镜由手柄和喉镜叶片组成。手柄内通常装有电池为光源提供电能,灯泡通常位于叶片远端 1/3 处。Macintosh 和 Miller 叶片是最常用的喉镜叶片。

a. Macintosh 叶片为弯曲型,其尖端应置于会厌谷(即舌底与会厌咽面之间的间隙)(图 4-2)。压迫舌骨会厌韧带可上抬会厌以暴露喉部。Macintosh 叶片方便观察口咽和下咽部,为 ETT 通过提供了更多空间,并减少了会厌损伤。叶片规格为 1～4 号,多数成人需要使用 3 号 Macintosh 叶片。

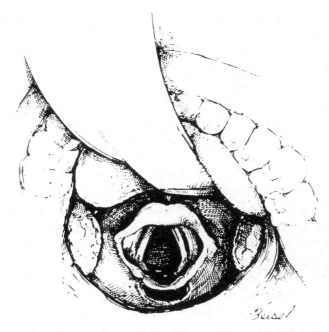

图 4-2 在配备 Macintosh 叶片的直接喉镜下所看到的声门。注意叶片尖端应位于会厌谷（Miller 叶片尖端应置于会厌下方，上抬会厌可看到声门）

　　b. Miller 叶片是直型的，置入时其尖端应位于会厌喉面下方。上抬会厌时即可暴露声带。Miller 叶片能够更好地显露声门开口，但口咽和下咽部通路较狭小。叶片规格为 0～3 号，多数成人需要使用 2 号或 3 号 Miller 叶片。

　　2. 将可弯曲的管芯插入 ETT（管芯不能超过插管尖端），可在距 ETT 尖端 2～3 英寸（1 英寸＝2.54 厘米）处向前弯曲 40°～80°（"曲棍球杆"状）。这样可以使插管沿会厌后壁通过，适用于困难情况下的插管。

　　3. 喉镜　左手握住喉镜的手柄与叶片连接处。将右手拇指和示指置于患者的上下前磨牙或牙龈处，以剪刀样动作使患者的口张开。从患者右侧口角置入喉镜，注意避开牙齿，并防止口唇被夹在叶片与牙齿之间。如果使用 Macintosh 叶片，沿咽腔前部的弧度置入时不应感到阻力。一旦插入叶片，应将叶片向中线方向移动，用叶片的大翼将舌体推开。此时即可看到会厌及会厌谷。将叶片伸入至会厌谷,沿其长轴方向上提手柄,以显露声带和喉部结构。使用 Miller 叶片时,叶片尖端应跨过会厌谷,压住会厌并上提手柄使会厌抬起。应注意不能以上切牙或上颌骨为支点将喉镜叶片作为杠杆使用,否则可损伤上切牙或牙龈。

4. 如果不能看到声带:

a. 若有呕吐物或异物,需要进行吸引或用手清除。

b. 若因喉部位置靠前,可压迫甲状软骨或环状软骨,或改用直型叶片。

c. 增加头部屈曲程度。

d. 取出喉镜,使用球囊-面罩通气。长时间喉镜操作时必须避免低氧血症。

5. 插入 ETT 时,用右手握住 ETT(状如持笔),并从患者口角右侧插入口腔,然后通过声带。待 ETT 套囊近端位于声带以下,方可拔出管芯,注意患者切或口唇处插管的长度标记。对于正常成人,在上切牙处测量女性的插管深度约为 21cm,男性约为 23cm。将套囊充气,使其在气道正压为 $20\sim30cmH_2O$ 时可密闭气道。

6. 气管插管误入食管是气道管理中最常见的错误,并可能导致死亡。目前尚无任何一种单一的技术能够确认 ETT 的位置。

a. 确定 ETT 位置是否适当,通常可以持续监测呼气末 CO_2,或在胃部和双肺区进行听诊。

b. 监测呼出气 CO_2 浓度已经成为确定 ETT 位于气管内的标准方法。如果没有 CO_2 测定仪,也可采用一次性比色法 CO_2 测定仪检测 CO_2。但是,此方法并非万无一失;如果肺循环停止(即患者死亡,或心肺复苏中胸外按压不充分),则呼出气中没有 CO_2。

c. ETT 进入食管内仍可能检测到低浓度的 CO_2,尤其是面罩通气时可能造成胃的充盈。食管插管时,呼出气中 CO_2 含量应随呼吸逐渐降低。相反,气管内插管时呼气末 CO_2 浓度在反复呼吸过程中保持恒定。否则需要采用其他方法确认插管位置。

7. 气管内插管的症状和体征包括 ETT 在直视下通过声带,通气时胸腹部运动,呼吸音存在,以及插管时在气管处可触及 ETT。插管位置正确时,可观察到呼气相 ETT 内充满水蒸气,而在吸气相消失。确定 ETT 位置的其他方法包括纤维支气管镜检查,在 ETT 近端使用自充气球(食管检测器)或气流哨,以及拍摄胸片。应该注意,尽管可以采用上述任何一种或所有方法,但任何一种方法均不能可靠地排除食管插管。

8. 如果未能在直视下将 ETT 通过声带,则在插管后最初数分钟内应当高度警惕插管位置不正确的可能性。只有确认氧合及通气充分后（即数分钟后），才能将患者安全转交给他人处理。

9. 如果通过上述方法仍无法确定插管位置，或患者无明显原因（如气胸）出现病情恶化，应拔除 ETT，再次尝试气管插管前需重新开始球囊-面罩通气。如果 ETT 进入食管导致患者反流，有人建议此时应保留插管，以利于呕吐物的排出。但是，仅在当插管不影响再次暴露声带时方可采用这种方法。

10. 若插管进入过深，通常可能选择性进入右主支气管，造成左肺及右肺尖呼吸音消失。如果 ETT 阻塞右上叶支气管，对侧肺的呼吸音仍可传导至右上叶，此时听诊右下肺呼吸音可以减少受到误导的机会（原文如此，译者注）。

11. 当 ETT 位置正确时，应使用胶带固定牢固，最好同时拉紧骨性结构表面的皮肤。在病历中除描述操作过程外，还应记录切牙或牙龈处的插管深度。

12. 插管后应拍摄胸片以确定插管位置及双肺膨胀情况。插管远端应位于主气管中间，在成人应在隆嵴上约 5cm。

F. 经鼻气管插管

1. 使用棉签涂抹 0.25％去氧肾上腺素和 3％利多卡因溶液，或 2％利多卡因加 1：200 000 肾上腺素，可使鼻黏膜血管收缩和麻醉。即使在全身麻醉的过程中，仍建议局部使用羟甲唑啉（Afrin）等药物以使血管收缩。

2. 女性常用的 ETT 型号为 6.0～6.5mm，男性为 7.0～7.5mm。在鼻孔测量插管深度，女性为 26cm，男性为 28cm。

3. 经鼻气管插管的一般准备与经口气管插管相同。

4. 导管通过鼻腔。充分润滑鼻孔及插管。首先使用经过润滑的鼻咽通气道插入鼻咽部，以确定哪侧鼻孔更通畅。若双侧鼻孔均通畅，一般选择右侧鼻孔进行插管。这是因为选择右侧鼻孔插管时，多数 ETT 的斜面朝向平坦的鼻中隔，可减少鼻甲损伤。送入插管的方向应与面部垂直，并与硬腭平行。缺乏经验的操作者经常将插管向头侧方向插入，这样容易损伤鼻甲。当插管进入鼻咽部后，可能抵在咽后壁。此时应稍拔出插管，使患者颈部伸展，然后重新送入插管。如此时用力送入插管，可能导致黏膜撕裂并形成假道。当插管经过鼻孔进入咽部后，应继续将插管送过声门开口。

5. 经鼻气管插管可通过以下几种方法完成：

a. 在直接喉镜下使用 Magill 钳引导 ETT 进入气管。此时喉镜的使用方法与经口气管插管相同。Magill 钳用于引导插管尖端向前并通过声门。在套囊近端用 Magill 钳夹住插管,这样可以避免插管过程中损坏套囊,还可以确保插管尖端通过声门开口。可由一名助手在喉镜操作者的指导下送入插管。

b. 盲插管技术需要患者保留自主呼吸。在插管近端倾听呼吸音,并在吸气相送入 ETT。咳嗽后出现深吸气,呼吸时插管内形成气雾,以及不能发声均提示插管进入气管。呼吸音突然消失则提示插管进入食管、会厌谷或梨状窝:

(1)伸展颈部或压迫环状软骨可避免插管进入食管。

(2)向前屈曲可使插管远离会厌谷。

(3)向插管侧倾斜头部(非旋转)并将插管转向中线,可使插管远离梨状窝。

(4)对于喉前位患者,将 ETT 套囊充气可使其离开咽后壁,并帮助其通过声门。这种情况下,当插管通过声门时应将套囊放气。

c. Endotrol 气管插管(Mallinckrodt,Inc.,Glens Falls,NY)的凹面有一条绳索连接插管的近端与尖端。拉动绳索近端的拉环可使插管向前屈曲,从而使插管尖端指向声门。有时,这种气管插管对于经鼻盲插管非常有用,尤其在无法进行颈部操作时。

d. 也可使用纤维支气管镜引导气管插管进入气管(见下文)。

G. 纤维支气管镜下可用于经口及经鼻气管插管。预计患者为困难气道时,纤维支气管镜下插管应作为首选而非最后的手段。已知或怀疑颈椎病变、头颈部肿瘤、病态肥胖、既往有困难通气或插管病史时,应考虑纤维支气管镜下插管。在尝试纤维支气管镜下紧急插管前,必须通过模拟人训练和择期插管熟悉纤维支气管镜下插管技术。

1. 纤维支气管镜下经口或经鼻气管插管所需的标准设备包括带有光源的无菌纤维支气管镜、牙垫或 Ovassapian 气道、局部麻醉药、血管收缩药和吸引器。

2. 操作 进行纤维支气管镜下插管时,应将 ETT 套在已经润滑的纤维支气管镜外,并将负压吸引管与吸引端口相连接,一只手控制操纵杆,另一只手送入并调整插管。一位助手帮助推开下颌,同时使用外科纱布抓住并拉出舌头。进行经口喉镜操作时,可使用 Ovassapian 气道可能有帮助,且耐受良好。操作时应用抗胆碱药可减少分泌物,以免影响视野。进行局部或全身麻醉后,将插管镜尖端前屈进入下咽部。继续将纤维支气管镜送至会厌。为避免进入梨状窝,在送入纤维支气管镜时应保持其位于中线。

如果视野模糊，可退出纤维支气管镜直至视野清晰，或取出纤维支气管镜，擦拭镜头后再沿中线送入。当纤维支气管镜尖端滑至会厌下方时，即可见到声带。继续送入纤维支气管镜并保持尖端在正中位，直至可以看到气管环。然后固定纤维支气管镜，并将 ETT 沿纤维支气管镜送入气管。有时，ETT 尖端在前进时可能抵住勺状软骨。若感觉遇到阻力，将 ETT 逆时针旋转 90°，使其尖端的斜面位于更合适的位置，便于通过声带。

3. 可采用相似方法进行经鼻插管。如前所述进行鼻黏膜麻醉并使血管收缩。之后将 ETT 套在纤维支气管镜外，在直视下将纤维支气管镜通过鼻咽部并送入气管。通常不需要牵拉舌头，但有时牵拉舌头可能有帮助。保持纤维支气管镜在气管内的位置，由助手沿纤维支气管镜将 ETT 经鼻腔送入气管内。

4. 另一种方法是按照经鼻盲插管的方法将 ETT 送至口咽部。然后将已经润滑的纤维支气管镜通过 ETT，并在直视引导下通过声门进入气管。

H. LMA 在手术室的气道管理中的作用非常重要，在其他情况下也是紧急气道管理的辅助设备。

1. LMA 包括儿童及成人使用型号（表 4-3）。成年患者最常使用 4 号和 5 号。

表 4-3 喉罩型号

患者年龄/体型	LMA 型号	套囊 容量(ml)	ETT 内径(ID)
新生儿/婴儿＜5kg	1	4	3.5mm
婴儿 5～10kg	1.5	7	4.0mm
婴儿/儿童 10～20kg	2.0	10	4.5mm
儿童 20～30kg	2.5	14	5.0mm
儿童 30kg 至体型较小的成人	3.0	20	6.0 带套囊
一般成人	4.0	30	6.0 带套囊
体型较大的成人	5.0	40	7.0 带套囊

2. 对多数患者放置 LMA 并建立气道（图 4-3）很容易，只需要很少的经验。最常见的失败原因包括 LMA 气囊在口咽部折叠，以及 LMA 尖端使会厌遮盖喉部。放置 LMA 时保持套囊紧贴硬腭，并选用型号合适的 LMA 能够解决上述问题。上气道反射活跃的患者不应放置 LMA。

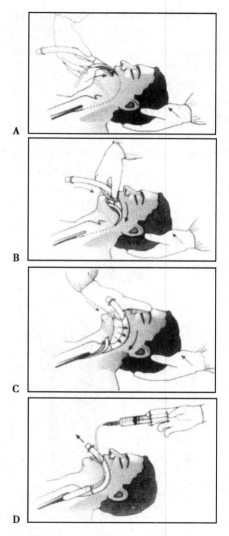

图 4-3　A. 头部伸展,颈部屈曲,小心将 LMA 尖端紧贴硬腭。
B. 用示指沿硬腭和软腭向头侧方向压住 LMA。C. 用示指保持
对 LMA 向头侧的压力,送入面罩至下咽底部直至感到明显阻力。
D. 松开手指,充气使 LMA 自行密闭

3. LMA 不能防止胃内容物的误吸,不适于长时间机械通气。可以采用盲插管技术或在纤维支气管镜指引下通过 LMA 管腔置入 ETT。Fast-trach LMA 经过特殊设计,便于随后经 LMA 进行气管插管。LMA 亦可以作为气管切开术前的临时气道。

I. 气管插管的其他特殊技术包括导丝逆行引导下气管插管,使用发光导芯以及触觉插管法。

J. 当通过面罩或 LMA 无法实施通气,而且气管插管失败时,可紧急实施环甲膜切开术。

1. 方法 确定环甲软骨切迹的位置(图 4-4)。切开皮肤及浅层皮下组织,并进行环甲膜穿刺。采用钝性方法或使用解剖刀扩大环甲膜穿刺口,然后将小号气管切开管(4~6 号)或者截短的 ETT(ID 6.0cm 或 6.5cm)置入气管内。

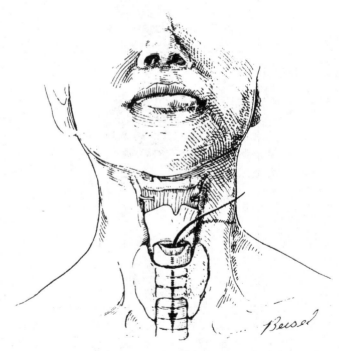

图 4-4 环甲膜是环甲膜切开术建立人工气道的入口

2. 在寻求其他方法保护气道的同时,可采用环甲膜穿刺术以便经气管喷射给氧。环甲膜穿刺可以使用与注射器相连的 14G 静脉导管进行。如从导管内可以抽出气体,即可以确认导管已进入气管。拔掉穿刺针后再次确认仍可经导管抽出气体。将导管固定牢固后,通过管路与射流呼吸机相连。如果没有喷射呼吸机,也可将导管与墙壁中心氧流量计相连,并将氧流量调至最大。通过周期性阻断氧气气流(1 秒开,2 秒关),即可按照 1∶2 的吸呼比提供气流。每次射流通气时均可观察到胸廓的起伏动作。

3. 并发症　墙壁中心供氧的压力达 50 磅/平方英寸(1 磅/平方英寸约等于 6.89kPa)时,可产生超过 500ml/s 以上的气流。若呼气时间过短,可造成气道压力升高及气压伤,导致静脉回流减少或气胸。其他并发症包括皮下和纵隔气肿、气管黏膜损伤、出血和导管位置错误。

K. 急诊气管切开术操作耗时较长,且有出血危险,通常不作为建立紧急气道的方法。

Ⅴ. 气管插管辅助用药　包括神经肌肉阻滞剂(NMBDs)、镇静药、催眠药和全身、局部麻醉药(见第 7 章)。

A. NMBDs　可使呼吸完全停止,保护性气道反射消失。由于喉镜和气管插管操作可能引起极度疼痛和痛苦,因此使用肌松药物的患者必须意识消失或接受药物镇静。需要使用肌松药物维持气道时,患者存活与否取决于迅速和熟练的喉镜及气管插管操作。NMBDs 起效缓慢,用于无法耐受数秒通气抑制的患者非常危险。

1. 琥珀胆碱　1.0~1.5mg/kg,静脉注射,起效快,作用时间短,是许多患者紧急气管插管的首选 NMBD。其重要的禁忌证见第 7 章。

2. 非去极化型肌松药　起效相对慢,作用时间较长。罗库溴铵是一种 NMBD,起效相对快,作用时间较长。详见第 7 章。

3. 当需要迅速控制气道且禁忌使用琥珀胆碱时,可使用大剂量顺阿曲库铵(>0.2mg/kg IV)或罗库溴铵(1.2mg/kg IV)可使神经肌肉阻滞的起效时间缩短 1~1.5 分钟。

4. 需要紧急气道管理的所有患者都存在胃内容物误吸的危险。因此,当使用肌松药时,应进行快速顺序诱导气管插管。应用异丙酚、依托咪酯和氯胺酮等药物使患者意识丧失后,立即给予肌松药物。一旦患者意识丧失,需立即进行环状软骨压迫(Sellick 手法)。为减少胃内充气和反流的危险,理想情况下应避免正压通气,直至置入 ETT 成功建立气道。在快速顺序诱导插管过程中,应当使用导丝支持并引导 ETT。如果气管插管未获成功,可在继续压迫环状软骨的同时通过球囊-面罩或经 LMA

实施正压通气。

B. 气道操作时使用镇静催眠药、镇痛药和致遗忘药,主要目的在于抑制自主神经反射,抑制患者的意识、疼痛和回忆(见第7章)。

C. 气管插管时经常静脉使用苯二氮䓬类药物,以达到镇静和遗忘的目的。单次给药后起效快(60~90秒),持续时间短(20~60分钟)(见第7章)。心血管副作用很少。用于镇静时,可逐渐增加咪达唑仑静脉剂量 0.5~1.0mg,或劳拉西泮 2mg IV 重复注射,直至达到所需的镇静效果。

D. 阿片类药物。芬太尼和吗啡常用于气管插管时的镇静、镇痛和抑制咳嗽。静脉注射芬太尼起效快(1分钟),常用剂量(50~500μg)的作用时间短。静脉注射吗啡(2~10mg)达到作用高峰时间较晚(5~10分钟),作用时间较长(1~3小时)(详见第7章)。

E. β肾上腺素能阻滞药如艾司洛尔(成人 10~20mg IV)可抑制喉镜和插管操作时的心血管反应。使用时应当根据疗效调整剂量。

F. 利多卡因(1.0~1.5mg/kg IV)可增强麻醉效果,并抑制插管时的血流动力学反应。为达到最大效应,利多卡因必须在喉镜操作前数分钟使用。

G. 口咽部表面麻醉可采用浓稠利多卡因(viscous lidocaine)、麻醉气雾剂或利多卡因雾化剂吸入。采用非定量气雾剂进行表面麻醉,可能有用药过量和产生毒性的危险。

H. 部分患者有时可采用舌咽神经阻滞、喉上神经阻滞以及经喉("经气管")阻滞。通常情况下,上述神经阻滞能够减弱对于误吸的防御能力。凝血功能障碍是神经阻滞的相对禁忌证。

Ⅵ. 特殊情况下的气管插管

A. 有经验的医师经喉镜进行 3 次尝试无法置入 ETT 即为困难插管。遗憾的是,目前尚无任何一种临床检查能够准确预测困难插管。

1. 美国麻醉医师学会(ASA)的困难气道处理流程(图 4-5)总结了遇到困难气道时应当采取的方案。尽管该流程最初针对手术室内遇到困难气道时的治疗决策,但对于其他场合(如 ICU)的紧急气道处理也有帮助。

a. 对于已知困难气道且有自主呼吸的患者,建立气道的方法包括清醒状态下直接喉镜、纤维喉镜、经鼻盲插管,或者择期建立外科气道。

b. 当气管插管失败,且没有自主呼吸或无法进行辅助通气时,应迅速采取其他措施保证氧合和通气。尽管 ASA 的困难气道处理流程将 LMA、联合导管及经环甲膜切开进行射流通气等方法作为建立气道失败时的通气急救技术,但在麻省总医院 LMA 是最常用的方法。

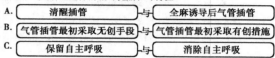

困难气道处理流程

1. 评估基本管理问题的可能性和临床影响:
    A. 通气困难
    B. 插管困难
    C. 患者不合作及不同意
    D. 气管切开困难
2. 积极寻求一切机会经过困难气道进行氧疗
3. 考虑基本气道管理选择的相对优点和可行性

A. 清醒插管 — 与 — 全麻诱导后气管插管
B. 气管插管最初采取无创手段 — 与 — 气管插管最初采取有创措施
C. 保留自主呼吸 — 与 — 消除自主呼吸

4. 制订主要和替代的治疗策略

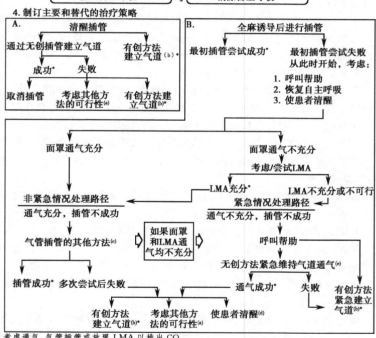

* 考虑通气、气管插管或放置 LMA 以排出 CO_2

a. 其他方法包括(但不限于):使用面罩或 LMA 麻醉、局麻或局部神经阻滞进行手术。采用这些方法通常提示面罩通气没有困难。因此,如果在紧急情况处理路径下出现这种情况,上述方法通常作用有用

b. 有创方法建立气道包括外科或经皮气管切开或环甲膜切开术

c. 困难气道的其他无创处理方法包括(但不限于):使用不同的喉镜叶片,通过 LMA 进行插管(采用或不采用纤维支气管镜引导),纤维支气管镜下气管插管,插管用导芯或更换导管用导芯,发光导芯,逆行插管,以及经口或经鼻盲插管

d. 考虑重新准备清醒插管或取消手术

e. 紧急情况下无创方法维持气道通气的方法包括(但不限于):硬质支气管镜,食管-气管联合导管通气,或经气管射流通气(TTJV)

图 4-5 美国麻醉医师学会困难气道处理流程图

2. 预计为困难插管时(如严重面部创伤、气道烧伤或不稳定颈椎损伤),应求助于后备人员。

3. 当面罩通气不充分且气管插管失败时,应考虑使用 LMA。

4. 若气管插管失败,且采用球囊-面罩或 LMA 无法维持气道时,应考虑建立外科气道。由经过培训的医师进行环甲膜切开术。当用球囊-面罩或 LMA 通气失败时,如在场医师未经过环甲膜穿刺专项培训,可采用细针或导管进行经皮环甲膜穿刺。需要注意的是,在紧急情况下进行环甲膜穿刺经常发生严重并发症(包括出血和皮下气肿等),导致随后的环甲膜切开术无法进行。

B. 饱胃、呕吐和气道出血可以增加气管插管时误吸的危险。若预计需要进行气管插管,应在插管前 8 小时停止经口进食或经胃管饲;然而,实际工作中难以实现。如果有经鼻胃管(NG),应进行充分引流。插管前置入 NG 管可有效引流胃内液体,但不能确保胃排空。

1. 对于反应迟钝或神经肌肉功能不全患者,若口内有异物,应立刻在喉镜直视下行经口气管插管。需要准备带有 Yankauer 接头的负压吸引管。插管过程中应估计误吸的严重程度,并测定吸引物的 pH。

2. 对于意识清楚的患者,除非存在心血管或神经系统的禁忌证,否则多采用清醒插管。表面麻醉可减轻操作的痛苦,但可能减弱保护性气道反射,增加误吸危险。

3. 若需要全身麻醉,可行快速顺序气管插管。这项技术与快速顺序诱导非常相似。

4. 颅内压(ICP)升高。即使对于昏迷患者,疼痛或气管内刺激也可使 ICP 升高。对于可能出现 ICP 升高的患者,应当采取刺激最小的方法完成气管插管。可采取的措施包括局麻药阻滞、全身麻醉(包括巴比妥类药、依托咪酯或阿片类药)、静脉注射利多卡因及使用神经肌肉阻滞剂,以方便插管。

C. 心肌缺血或近期心肌梗死患者需将心率和血压维持在较窄的范围内。高血压(或低血压)及心动过速可加重心肌缺血。插管时可供选择的辅助用药包括阿片类药物深度麻醉,局麻药阻滞气道反射,以及充分阻断 β 受体。应当备好治疗低血压(如去氧肾上腺素)和高血压(如硝酸甘油)的药物。

D. 颈部损伤且颈椎可能不稳定的患者在气管插管过程中可能诱发或加重脊髓损伤。患者头、颈和胸应保持在中立位(轴线固定)。紧急情况下宜选择经口气管插管。插管时,应由第二个人双手固定头颈部使其保持中立位。头部屈曲或向前运动造成脊髓损伤的风险最小。若插管困难或不易看到喉及声带的解剖结构，应当进行纤维支气管镜下清醒插管（经口或经鼻）、经 LMA 进行气管插管（有或没有纤维支气管镜辅助），在更紧急的情况下进行环甲膜切开。

E. 口咽部和面部创伤。如存在颅底骨折的可能性，因插管可能进入脑内，因此经鼻插管为相对禁忌。一旦气道得以维持，必要时即可行择期纤维支气管镜下经鼻插管，以利于手术修补。对于面部有大面积创伤的患者，应当进行环甲膜切开或气管切开手术。

F. 新生儿和儿童的紧急气管插管。与成人相比，儿童更不配合，因而某些技术（如纤维支气管镜下清醒插管）的使用较为困难。发生窒息时，儿童较成人更快出现低氧血症。另外，青春期前儿童的气管软骨尚未完全发育，容易发生气管软化和狭窄。通常应避免选用带套囊的 ETT，因为套囊的存在要求在本已非常狭小的气道内插入更细的气管插管，而且充盈套囊的压迫引起黏膜缺血可导致气道损伤。正压通气时患儿的气管插管周围应有气体泄漏至咽部。气道压力≤25cmH$_2$O 时有气体泄漏为宜。漏气过多可造成通气困难，漏气过少可能导致拔管时气管水肿，并可能增加气道损伤的危险。

G. 气管插管的并发症。气管插管操作可能导致严重的血流动力学改变以及低氧血症。喉镜和气管插管的刺激可引起高血压和心律失常。相反，呼吸窘迫引起高血压的患者在气管插管后可能出现低血压，原因包括解除了呼吸衰竭的不适感，气管插管时使用的药物引起交感神经张力缺失，以及因过度换气导致的动态过度充盈引起静脉回流受阻。气管插管过程中可能出现心动过缓，这可以由多种机制导致，例如喉镜操作引起的迷走神经反应。可能发生胃内容物的误吸，特别是当患者饱胃且在未完全肌松的状态下进行插管时。紧急插管时常发生心搏骤停。插管过程中发生并发症的危险因素包括可疑困难气道，高龄，喉镜下尝试插管 2 次以上，以及呼吸窘迫非常明显。

Ⅶ. 气管插管和气管切开管

A. 导管材料

1. 聚氯乙烯（PVC）导管为一次性可弯曲的透明导管；是目前使用的标准导管。硅化 PVC 气管切开管不仅柔软，而且更容易与患者的气道相适应。

2. 硅胶导管比 PVC 导管柔软，但更容易打折。

3. 盔甲或螺旋增强型导管的管身有金属螺旋支撑，外覆橡胶、硅胶或

PVC。与 PVC 导管相比,增强型导管不易打折,但更容易弯曲,插管时常需使用管芯。

　B. **套囊设计**

　1. 高压低顺应性套囊与气管的接触面积小,与低压套囊相比更容易损伤气管。某些特殊导管可能配有高压套囊。而一些低压套囊(如双腔支气管插管)若过度充气也可产生高压。

　2. 低压高顺应性套囊可见于标准的一次性 ETT。在套囊压力较低时,导管与气管有较大的接触面积,且不影响气管黏膜血流。

　3. 充泡沫套囊见于 Kamen-Wilkinson 导管或 Bivona 导管,有时用于气管扩张或需要较高的套囊压力才能密闭气道的患者(图 4-6)。插管时应将套囊放气,然后保持套囊与大气相通,使其在气管内被动充气。需要维持最

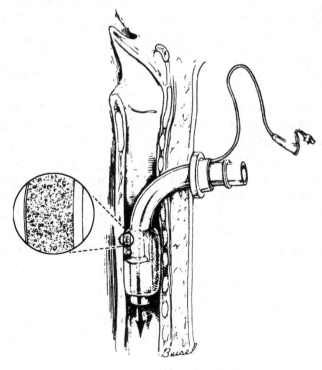

图 4-6　Kamen-Wilkinson 导管

低的套囊容积以保证气管侧壁压力在可以接受的范围。定期将套囊内的空气和水汽抽出。若套囊需要额外充气才能达到密闭,此时导管与标准的高顺应性导管相似。

4. Lanz 套囊具有一个带有气囊的控制阀系统,能够平衡套囊压力。控制系统有一个较厚的塑料罩,其中包裹着一个顺应性很高的内囊。当压力＞28cmH$_2$O 时,内囊膨胀以缓解过高的套囊压力。气管套囊与其他一次性导管的标准低压高顺应性套囊相似。在气道压力较高时 Lanz 套囊难以起到密封作用。

C. 气管切开管的设计　目前有多种气管切开管(图 4-7)。具有代表性的导管包括:

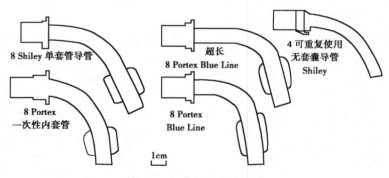

图 4-7　气管切开管的设计

1. Portex 一次性内套管(DIC)　DIC 的管身曲度半径均匀,以利于薄壁且不能弯曲的内套管通过。插入内套管后,导管的内径减少 1mm。这种导管包括有孔型和无孔型,以及有套囊型和无套囊型。

2. Portex Blue Line　这种导管的管身在弯曲前有一段较直的部分,指向气管前壁。

3. Portex 特长型导管　这种导管专为颈部过长的患者设计。气管切开管翼部与弯曲起始部的距离较标准气管切开管更长。

4. Shiley 单套管导管(SCT)　与相同内径的 Portex 导管相比,这种导管的垂直长度更长(表 4-4);同时,SCT 套囊容积较大,可在较低的套囊压力下保持气道密闭。

表 4-4 标准气管切开管的规格

名称	ID(mm)	OD(mm)	长度(mm)
Portex DIC[a]	6	8.2	64
	7	9.6	70
	8	10.9	73
	9	12.3	79
	10	13.7	79
Portex Blue Line	6	8.3	55
	7	9.7	75
	8	11.0	82
	9	12.4	87
	10	13.8	98
Shiley SCT	6	8.3	67
	7	9.6	80
	8	10.9	89
	9	12.1	99
	10	13.3	105

注:[a]Portex 有孔型导管由一次性内套管制成。放置内套管可使导管内径减少 1mm。

DIC,一次性内套管;ID,内径;OD,外径;SCT,单套管导管

5. 发声型气管切开管或 Communitrach(图 4-8) 这种导管的管身有一个独立的管腔,以供气流从导管套囊近端的开口通过。患者用指尖控制气流逆行通过声门和咽部,从而可以间断发声。声音质量变化很大,且分泌物容易堵塞气流出口导致无法发声。

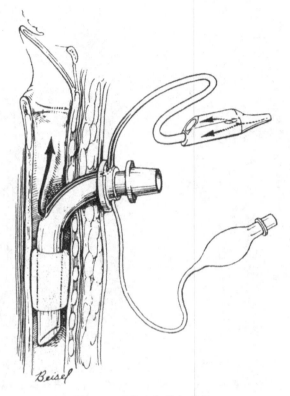

图 4-8 可发声气管切开管

6. 有孔型气管切开管（图 4-9） 对于能够间断脱离呼吸机的患者非常有用。当套囊放气时，导管孔可使额外的气流经导管管腔进入咽部。当与单向发声活瓣（如 Passy-Muir 阀）连接时，可以发出清晰的声音。当患者接受机械通气时，可置入一个活动性内套管以阻塞通气孔。某些患者不需要经过气管切开管进行机械通气或保护气道，可选用无套囊有孔型气管切开管。常见问题包括分泌物堵塞导管通气孔，或因导管位置不佳致使气管壁的组织堵塞通气孔。不同导管的通气孔大小和形状不同（图 4-10）。

7. 因制造商及导管种类不同，气管切开管的大小差别很大（表 4-4）。

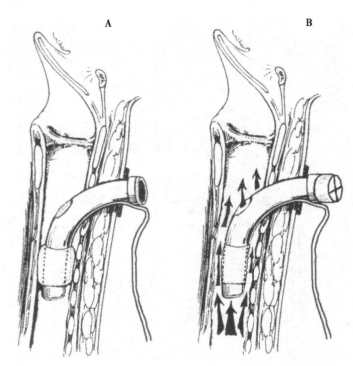

图 4-9 有孔型气管切开管。A. 当套囊充气且放入长的中空内套管时，其功能与带有套囊的标准气管切开管相似。B. 取出内套管，将套囊放气，并堵塞气管切开管开口或安装单向发声阀时，气流流经声门和咽部

Ⅷ. 气管插管和气管切开管的维护

A. 一般护理

1. 吸引 气管插管患者的咽部及气管内需要经常吸引以清除分泌物。

2. 套囊压力 应保持在 $30cmH_2O$ 以下，并进行常规监测。气道密闭压力升高提示需要更换大号导管或选用套囊更大的同型号导管。

3. 导管的固定 根据需要使用胶带或导管固定器固定导管。固定经口气管插管时应注意避免过度压迫口唇。经鼻气管插管患者应定期评价鼻窦炎、中耳炎或鼻孔坏死。

B. 气管插管和气管切开管的常见问题

1. 正压通气时如听到由套囊周围泄漏至咽部的气流，常可确诊存在套

囊漏气。漏气明显时需要立即重新插管。然而,通常向套囊内注入少量空气即可密闭气道。套囊持续漏气的原因包括:

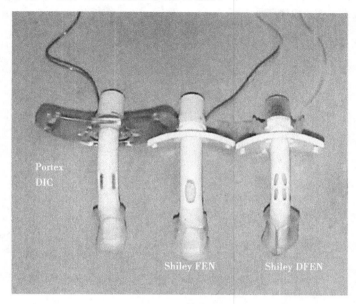

图 4-10 窗孔的式样

　　a. 套囊位于声门以上:套囊可以充气但无法密闭气道,其位置可能位于声带处或声带以上。通过胸片或喉镜检查可以确定套囊位置。将套囊放气,送入导管,重新确认气管插管在气管内的位置。

　　b. 套囊损坏:套囊无法充气时可能需要立即更换插管。套囊缓慢漏气时则允许有时间进一步评估。控制阀、气囊、套囊或套囊-导管连接处都可发生小的漏气。

　　c. 气管扩张导致套囊持续漏气通常需要借助胸片进行诊断。胸片上可见气管变宽,此处为充气的套囊形成的组织-气体界面。此时可能需要更换较大的导管或套囊容积较大的导管。当然,也可试用充泡沫套囊导管(如 Kamen-Wilkinson 导管或 Bivona 导管)。

　　2. 气道梗阻是紧急情况,定容通气时表现为气道高压报警,定压通气时表现为低潮气量报警。此时应迅速进行气道评估。如为导管打折,则可进行手法通气,但吸引却无法通过。调整头颈部位置可使通过打折导管的气流暂时性增加。如不能进行手法通气,则应立即更换导管。

3. 气管切开管位置不正确(图 4-11)可以损伤气管黏膜,影响气流,或造成患者意外拔管。

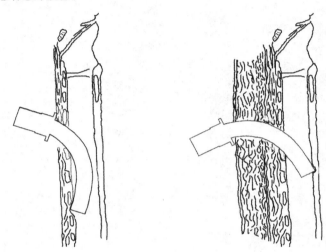

图 4-11 气管切开管的位置错误

C. 气管插管发生机械性故障或需改变插管型号或位置(如经鼻或经口)时,需要更换 ETT。更换导管常用的方法包括:

1. 直接喉镜。

2. 支气管镜下更换 将新的 ETT 套在纤维支气管镜上,然后将纤维支气管镜送至声带处。充分吸引咽部及声门上区域后,由助手将留置 ETT 的套囊放气,将纤维支气管镜沿着留置 ETT 周围通过声门进入气管内。操作者在直视下保持纤维支气管镜在气管内的位置,助手缓慢拔出旧的 ETT,并将新 ETT 沿纤维支气管镜送入气管内。对于禁忌使用直接喉镜或喉镜检查困难的患者,这种技术尤为适用。

3. 特别设计的可弯曲长管芯(更换插管用管芯)可用于盲法或直视下更换导管。经过原有 ETT 插入管芯后拔出导管,注意不要将管芯带出。然后沿管芯将新 ETT 送入气管。许多更换插管用管芯有管腔以便给氧,必要时可行射流通气。一个问题是更换插管用管芯非常长,有导致气胸的危险。

4. 更换经鼻插管时,应首先更换为经口插管作为过渡,而不是留置双侧经鼻气管插管。

Ⅸ. **气管切开术** 包括开放性手术操作或床旁经皮穿刺。床旁经皮穿刺非常安全,且不需要将危重病患者转运至手术室,节约手术室资源,并可以避免由于手术室日程繁忙而延误手术,因此逐渐得到广泛应用。大多数床旁气管切开术均可使用改良 Ciaglia 技术,即导丝引导圆锥形塑料或球囊气管扩张器。

A. 与经喉气管插管相比,气管切开术的优点在于:

1. 改善患者舒适性。

2. 减少喉功能障碍和(或)损伤的危险。

3. 改善口腔卫生。

4. 改善交流能力,包括套囊放气时能够发声。

B. 气管切开术的缺点包括:

1. 造口部位可能发生气管狭窄。

2. 造口感染,并可能造成附近开放皮肤区域及血管内导管的继发感染。

3. 侵蚀周围血管组织可引起出血。

4. 手术并发症。

5. 造口处瘢痕及肉芽组织形成。

C. 有关 ETT 转变为气管切开的适宜时机仍存在争论。尽管尚未得到证实,但通常认为声门损伤的发生率及严重程度与插管时间有关。在临床实践中,一般在经喉插管 2～3 周后考虑择期进行气管切开术。

D. 气管切开管的更换

1. 更换新的气管切开管 术后早期,气管切开的窦道尚未形成,再次插管极为困难。若在气管切开 7～10 天之内需要更换气管切开管,应通过可弯曲管芯更换导管,而且应当做好经口气管插管的准备,以免无法找到窦道。早期更换经皮气管切开管可能是安全的。更换气管切开管时,因为可能需要探查窦道,实施气管切开的外科医师最好在场。

2. 气管切开管的更换 应定期检查气管切开管的清洁度、功能及活动性,必要时予以更换。

a. 做好必要时经口气管插管的准备。

b. 吸入 100％纯氧。

c. 清洁气管造口处,并进行吸痰。

d. 检查新的导管,并测试套囊的完整性。将管芯插入新的气管切开管管腔,以保证尖端表面光滑。

e. 将套囊放气并拔除原有导管。当放气的套囊通过气管前壁时,操作者可能感到存在一定的阻力。

f. 检查窦道并置入新的导管。将套囊充气,并准备以 100％纯氧进行手法通气。

g. 评估导管位置是否适当,方法与 ETT 相同(见Ⅳ.E.6)。

E. 气道出血 若从气管内吸引出血液,则需要立即进行评估。

1. 通常情况下,气道出血提示反复吸引造成的损伤导致黏膜糜烂。纤维支气管镜检查最直接的评估方法。若出血来源不明确,可沿纤维支气管镜将导管稍退出,以便观察套囊下方的气管。如果检查后持续出血的原因仍不明确,可请耳鼻喉科医师重复检查。若出血并不明显,可在一段时间内避免刺激以促进愈合。另外,也可在糜烂部位远端放置气管切开管或ETT,直至完全愈合。

2. 气管切开有造成纵隔血管糜烂的危险,可能引起患者大失血。若出血持续且出血量较多,可能在 ETT 内形成凝血块而阻塞气道。此时需要紧急经口气管插管并行手术探查。

F. 没有气道支持指征时,即可考虑拔除导管。此时患者应能维持充分的氧合和通气,并能够清除分泌物以及防止误吸。

1. 插管时间过长可导致声带功能障碍和误吸。拔管后数周上述异常可自行恢复。

a. 长时间留置气管切开管能够影响吞咽的协调性,从而增加误吸的危险。使用较细的无套囊气管切开管(如 Shiley 4 号),可以减少吞咽时气管切开管移动所造成的机械刺激,从而减少上述问题的发生。较细的气管切开管可保持造口通畅,并可以进行气道吸引。

b. NG 管可影响吞咽的协调性。

c. 防止此类患者发生误吸的方法包括:

(1)气管切开术:使用带有气囊的气管切开管可防止严重误吸,直至声带功能改善。

(2)拔管,限制经口进食,采用肠内或胃肠外营养,直至患者不再有发生误吸的危险。肠内营养管应位于十二指肠,以减少反流和误吸的危险。

d. 请语言及吞咽治疗师会诊。吞咽的协调性可以通过纤维支气管镜观察,或通过 X 线下改良吞钡检查进行评估。对患者进行宣教和训练能够减少误吸风险,并可以改善吞咽功能。

2. 当患者恢复良好并准备拔除气管切开管时,可考虑使用如下气道装置:

a. 有孔式气管切开管可以保证患者经气管切开或自然气道进行呼吸。取出内套管并使套囊放气,将气管切开管的开口堵塞或安装单向发声阀,患者即可正常说话。有孔式气管切开管不能防止误吸。

b. 小号的无套囊气管切开管，如 4 号无套囊 Shiley 管（图 4-7），常常是拔管前最后使用的气道装置。多数情况下仅作为一种安全装置及吸引通路。即使将导管开口阻塞，导管周围的气流阻力也并不明显。

（闫春良 译，杜 斌 校）

参考文献

Benumof JL, Dagg R, Benumof R. Critical hemoglobin desaturation will occur before return to an unparalyzed state following 1 mg/kg intravenous succinylcholine. *Anesthesiology* 1997;87:979–982.

Bishop MJ, Weymuller EA Jr, Fink BR. Laryngeal effects of prolonged intubation. *Anesth Analg* 1984;63:335–342.

Brain AIJ, Denman WT, Goudsouzian N. *Laryngeal mask airway instruction manual.* San Diego, CA: Gensia, 1996:21–25.

Deutschman CS, Wilton P, Sinow J, et al. Paranasal sinusitis associated with nasotracheal intubation: a frequently unrecognized and treatable source of sepsis. *Crit Care Med* 1986;14: 111–114.

El-Gaqnzouri AR, McCarthy RJ, Tuman KJ, et al. Preoperative airway assessment: predictive value of a multivariate risk index. *Anesth Analg* 1996;82:1197–1204.

Fluck RR Jr, Hess DR, Branson RD. Airway and suction equipment. In: Branson RD, Hess DR, Chatburn RL, eds. *Respiratory care equipment.* Philadelphia, PA: Lippincott, 1995:116–144.

Jaber S, Amraoui J, Lefrant JY, et al. Clinical practice and risk factors for immediate complications of endotracheal intubation in the intensive care unit: a prospective multiple-center study. *Crit Care Med* 2006;34:2355–2361.

Hauswald M, Sklar DP, Tandberg D, et al. Cervical spine movement during airway management: cinefluoroscopic appraisal in human cadavers. *Am J Emerg Med* 1991;9:535–538.

Hurford WE. Orotracheal intubation outside the operating room: anatomic considerations and techniques. *Respir Care* 1999;44:615–629.

McKourt KC, Salomela L, Miraklew RK, et al. Comparison of rocuronium and suxamethonium for use during rapid induction of anaesthesia. *Anaesthesia* 1998;53:867–871.

Mehta S, Mickiewicz M. Pressure in large volume, low pressure cuffs: its significance, measurement, and regulation. *Intensive Care* 1986;31:199–201.

Mort TC. Complications of emergency tracheal intubation: hemodynamic alterations: part I. *J Intensive Care Med* 2007;22:157–165.

Mort TC. Complications of emergency tracheal intubation: immediate airway-related consequences: part II. *J Intensive Care Med* 2007;22:208–215.

Ovassapian A, Randel GI. The role of the fiberscope in the critically ill patient. *Crit Care Clin* 1995;11:29–51.

Roberts JT. *Clinical management of the airway.* Philadelphia, PA: Saunders, 1994.

Schmidt UH, Kumwilaisak K, Bittner E, George E, Hess D. Effects of supervision by attending anesthesiologists on complications of emergency tracheal intubation. *Anesthesiology* 2008;109:973–977.

Velmahos GC, Gomez H, Boicey CM, et al. Bedside percutaneous tracheostomy: prospective evaluation of the current technique in 100 patients. *World J Surg* 2000;24:1109–1115.

Whited RE. A prospective study of laryngotracheal sequelae in long term intubation. *Laryngoscope* 1984;94:367–377.

Wilson DJ. Airway appliances and management. In: Kacmarek RM, Stoller JK, eds. *Current respiratory care.* Philadelphia, PA: BC Decker, 1988:80–89.

第5章

机械通气原理

Claudia Crimi and Dean Hess

Ⅰ. 机械通气为气体交换提供人工支持

A. 适应证

1. 低通气

a. 一般认为,低通气导致动脉血 pH 低于 7.30 是机械通气的适应证。但必须综合考虑患者的疲劳程度与相关并发症,有时开始机械通气的 pH 更高或更低。

2. 低氧血症

a. 氧疗:所有低氧血症患者均应接受氧疗,无论诊断如何[例如,即使合并高碳酸血症的慢性阻塞性肺疾病(COPD)患者也应接受适当的氧疗]。

b. 因肺不张和(或)心源性肺水肿导致低氧血症性呼吸衰竭,可经面罩给予持续气道正压通气(CPAP)。

c. 气管插管和机械通气:严重低氧血症[吸入氧浓度(FiO_2)为 1.0 时脉搏氧饱和度仪显示动脉氧饱和度(SpO_2)<90%]保守治疗无效时,应考虑气管插管和机械通气。

3. 呼吸疲劳

a. 在气体交换异常出现前,如出现呼吸频数、呼吸困难、辅助肌群参与呼吸、鼻翼扇动、大汗、心动过速等也是机械通气的适应证。

4. 保护气道

a. 即使患者没有呼吸异常,但仍可因保护气道需要气管插管(例如意识障碍或误吸风险很大),这类患者也可能需要机械通气。

b. 人工气道本身并非机械通气的绝对指征。例如,很多长期气管切开的患者不需要机械通气。

B. 机械通气的目标

1. 提供充分氧合。

2. 提供足够的肺泡通气。

3. 避免肺泡过度膨胀。

4. 保持肺泡复张。

5. 改善人机同步。

6. 避免内源性 PEEP。

7. 尽可能使用最低的 FiO_2。

8. 当给患者选择适当的通气目标时，需要考虑呼吸机相关肺损伤的风险。

Ⅱ. 呼吸机系统

A. 呼吸机依靠气压和电能工作。气压提供肺充气所需的能量（图5-1）。

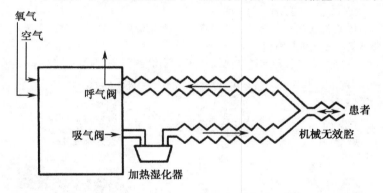

图 5-1　机械通气系统的简单示意图

1. 呼吸机通过吸气阀和呼气阀控制气流，而阀门由呼吸机微处理器控制，因此可以通过设置呼吸机参数控制气流。

a. 吸气阀控制吸气相气流和（或）压力。在吸气相呼气阀关闭。

b. 呼气阀控制 PEEP。在呼气相吸气阀关闭。

B. 呼吸机管路在呼吸机与患者之间输送气流。

1. 由于气体压缩和管路弹性的原因，呼吸机给予的部分气体未能进入患者体内。这部分压缩容积通常为 $3\sim4ml/cmH_2O$。一些呼吸机能够对此进行代偿，有些呼吸机则没有此项功能。

2. 管路中被患者重复呼吸的容积为机械无效腔。机械无效腔应越小越好，在采用小潮气量肺保护性通气策略患者更是如此。

C. 气体的处理

1. 吸气和呼气管路应安装滤器。

2. 吸入气体应经过主动或被动湿化。

a. 主动湿化器通过加热的湿化罐对吸入气体进行湿化。某些主动湿化器还配有加热管路以减少管路内的冷凝水。

b. 被动湿化器(人工鼻或湿热交换器)安装在呼吸机管路与患者之间。被动湿化器可保存呼出气体的热量和湿度,对下一次吸入的气体加温加湿。被动湿化器对多数患者效果良好,但湿化效果不及主动湿化器,而且增加了吸气和呼气阻力,并增加机械无效腔。

c. 接近患者的吸气管路(若使用被动湿化器,则是气管插管的近端)内出现水滴提示湿化充分。

D. 机械通气过程中的药物吸入

1. 机械通气时可通过定量气雾剂或雾化器给予吸入药物。干粉吸入器不能与呼吸机管路相连接。

2. 很多因素可影响机械通气时气雾剂用药(图 5-2)。

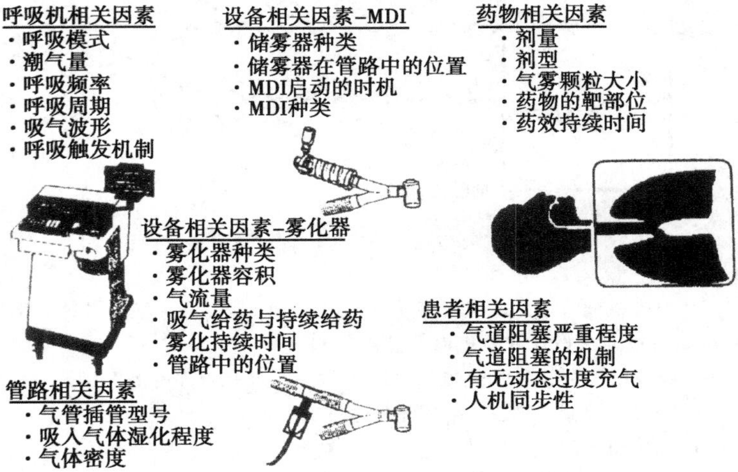

图 5-2 影响机械通气时气雾剂给药的因素。MDI,定量气雾剂

3. 如操作仔细,无论定量气雾剂或雾化器均可成功用于机械通气。

Ⅲ. 机械通气的分类

A. 负压通气与正压通气

1. 铁肺(iron lung)与胸甲(chest cuirass)在吸气相可于胸廓周围产生负压。尽管负压通气可用于部分需要长期通气的神经肌肉疾病患者,但在

ICU 几乎从不应用。

2. 正压通气在吸气相给予气道一定的压力。ICU 内的机械通气几乎均为正压通气。

3. 无论正压通气抑或负压通气,呼气均是被动的。

B. 有创通气与无创通气

1. 有创通气需要经过气管插管(经口或经鼻)或气管切开管进行。

2. 尽管经人工气道进行机械通气是多数急性病患者的标准治疗方法,但对于许多患者,如 COPD 急性加重、急性心源性肺水肿、免疫抑制患者的急性呼吸衰竭,无创正压通气(NPPV)常治疗效果好。NPPV 还可有效预防拔管后呼吸衰竭。但是,仍有很多患者不宜使用 NPPV。

a. NPPV 可使用鼻罩、口鼻面罩、鼻枕(nasal pillows)、全面罩或头罩进行通气。急性呼吸困难患者常常经口漏气,更适于使用口鼻面罩。

b. Bilevel 是最常用于 NPPV 的呼吸机,但几乎所有的呼吸机均可进行无创通气。

c. 压力支持通气(PSV)是 NPPV 最常用的通气模式,Bilevel 呼吸机通过设置吸气相气道正压(IPAP)和呼气相气道正压(EPAP)实现 PSV。IPAP 与 EPAP 的差值为压力支持水平。

d. 重症病房无创通气的使用流程见图 5-3。

C. 完全通气与部分通气

1. 完全通气支持　由呼吸机提供全部的每分通气量,患者与呼吸机之间没有相互作用。完全通气支持过程中往往需要进行镇静,有时甚至需要使用神经肌肉阻滞。完全通气支持的适应证包括严重呼吸衰竭,血流动力学不稳定,复杂急性外伤需要制动,以及所有肌无力患者。

2. 部分通气支持　是指呼吸机提供一定比例的每分通气量,而其余部分由患者的自主呼吸提供。部分通气支持时,患者和呼吸机之间的相互作用非常重要。

a. 部分通气支持主要用于中度急性呼吸衰竭,或是呼吸衰竭恢复期患者。

(1)优点:避免长期机械通气造成的肌肉萎缩,保留患者的呼吸驱动和呼吸方式,减少镇静剂和肌松剂的需求,减轻正压通气对血流动力学的影响,改善重力依赖区域的通气。

(2)缺点:患者的呼吸功(WoB)较高,难以达到充分气体交换。

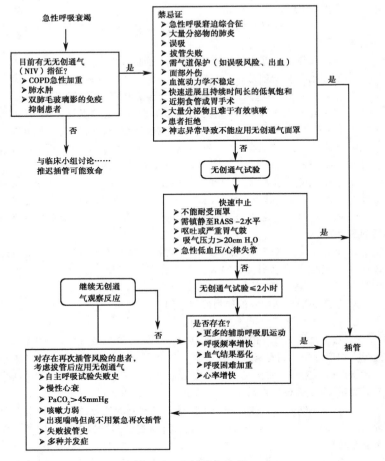

图 5-3 无创通气流程

Ⅳ. 气体至肺的运输

A. 气体至肺的运输由呼吸机、呼吸力学、呼吸肌运动的相互作用决定，可用呼吸系统的运动方程进行描述：

$$P_{vent} + P_{mus} = V_T/C + \dot{V} \times R$$

其中 P_{vent} 为呼吸机提供的压力，P_{mus} 为呼吸肌产生的压力，V_T 为潮气量，C 为顺应性，$\dot{V}$ 为吸气气体流量，R 为气道阻力。

1. 呼吸肌产生的负压(自主呼吸)、呼吸机提供的压力(完全呼吸支持)或两者共同(部分呼吸支持)提供的压力使气流进入肺。

2. 固定压力下,流量与气道阻力以及肺和胸壁的弹性阻力(顺应性的倒数)成反比。

3. 如需要更大的潮气量或更高的流速,则需提供更高的压力。

V. 时相和控制参数

A. 触发参数控制吸气开始。

1. 如呼吸由呼吸机触发,触发参数为时间。

2. 如呼吸由患者触发,呼吸机监测压力变化(压力触发)或流量变化(流量触发)。

3. 设置触发灵敏度时既要避免患者呼吸做功过多,同时也要防止误触发。压力触发灵敏度一般设为 $0.5\sim2cmH_2O$,流量触发灵敏度一般设为 $1\sim3L/min$。

a. 误触发可由心跳震动或漏气等伪像导致,可通过下调触发灵敏度预防。

b. 无效触发多由于内源性 PEEP 导致。无论流量触发还是压力触发均无法防止内源性 PEEP 所致的触发失败。

4. 若触发灵敏度恰当,并进行密切监测,压力触发与流量触发同样有效。

B. 控制参数在整个吸气相保持恒定。最常见的是容量控制、压力控制及适应性控制(表 5-1)。

表 5-1　机械通气模式的比较

	压力控制通气	容量控制通气	适应性控制通气	压力支持通气	成比例辅助通气
潮气量	可变	设定	设定最低值	可变	可变
吸气峰压	受压力控制设置的限制	可变	可变	受压力支持设置的限制	可变
平台压	受压力控制设置的限制	可变	可变	受压力支持设置的限制	可变

	压力控制通气	容量控制通气	适应性控制通气	压力支持通气	成比例辅助通气
吸气流量	减速；可变	设定；恒定流量或减速波	减速；可变	可变	可变
吸气时间	设定	设定（流量和容量设置）	设定（适应性压力控制）；可变（适应性压力支持）	可变	可变
呼吸频率	设定最低值（患者可触发）	设定最低值（患者可触发）	设定最低值（适应性压力控制）；可变（适应性压力支持）	可变；未设定频率	可变；未设定频率

1. 容量控制 尽管通常使用容量控制一词，但实际上呼吸机控制吸气流量（容量除以时间）。

a. 容量控制通气时潮气量恒定，与气道阻力或呼吸系统顺应性无关。

b. 容量控制通气时，若呼吸系统顺应性降低或气道阻力增加，则气道峰压升高。

c. 容量控制通气时吸气流量恒定，与患者吸气力量无关。如患者用力吸气，流量恒定可导致人机不同步。

（1）容量控制通气时吸气流量波形包括恒定气流（方波）（图 5-4），减速气流（图 5-5）。

（2）使用恒定气流波形时吸气峰压较高，峰压主要作用于气道而非肺泡。

（3）使用减速气流波形时，吸气开始阶段肺容量很小时，吸气流量最大。这样虽然能够降低气道峰压，却导致呼气时间缩短，使产生内源性 PEEP 危险增加，导致血流动力学不稳定。

d. 容量控制通气时吸气时间由吸气流量、吸气气流波形和潮气量决定。

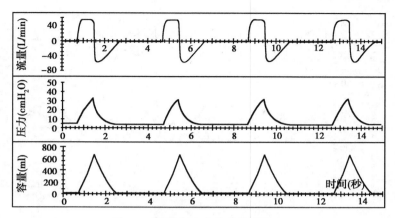

图 5-4 恒定气流的容量控制通气

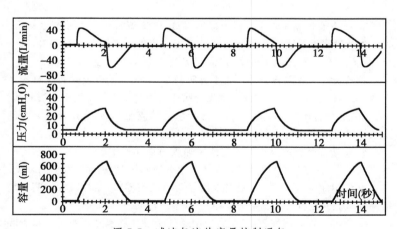

图 5-5 减速气流的容量控制通气

e. 需要保证每分通气量的情况下（例如防止颅内高压患者出现高碳酸血症），可采用容量控制通气。

2. 压力控制通气

a. 压力控制通气（图 5-6）时，作用于气道的压力恒定，与气道阻力或呼吸系统顺应性无关。

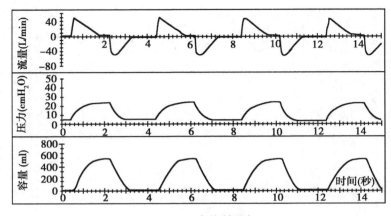

图 5-6　压力控制通气

b. 压力控制通气时吸气相为减速气流,气流流量由压力控制水平、气道阻力及呼吸系统顺应性决定。呼吸系统顺应性降低时(如 ARDS),吸气流量下降较快。气道阻力升高时(如 COPD)流量下降较慢。

c. 部分呼吸机可以调整压力上升时间,即吸气开始阶段呼吸机增压的速度(图 5-6)。压力上升时间指触发呼吸机后达到压力控制水平所需时间。

(1)压力上升时间较短时,吸气开始阶段气流流量高,适用于呼吸驱动力较强的患者。

d. 影响潮气量的因素　压力控制通气时影响潮气量的因素包括呼吸系统顺应性、气道阻力、压力设置及压力上升时间设置,患者吸气努力程度。

(1)压力控制通气下,如吸气末流量尚未达到零时,延长吸气时间可增加潮气量。一旦吸气末流量为零,则延长吸气时间不能增加潮气量。

e. 与容量控制通气不同,压力控制通气时吸气流速并不恒定。患者吸气力量增强会使吸气流量升高,潮气量增加。

f. 压力控制通气时吸气流量不恒定有助于改善人机同步。

g. 压力控制通气的吸气时间由呼吸机设置。

(1)若设置的吸气时间超过呼气时间,则称为压力控制反比通气(PCIRV)。PCIRV 曾用于改善 ARDS 患者的氧合。

(2)如需要固定吸气时间,可选用压力控制通气代替压力支持通气。

3. 适应控制通气

a. 适应控制通气模式下,呼吸由呼吸机或患者触发、压力限制、机器切换或患者切换。其压力限制的压力水平不固定,呼吸机通过比较设定潮气量与实际潮气量调整压力水平。

b. 虽然呼吸机在某一时间点仅能控制压力或容量,但适应性控制通气结合了压力控制(非恒定流量)和容量控制(恒定潮气量)的特点(表5-1)。

c. 压力调节容量控制通气(Servo、Viasys 呼吸机上的 PRVC)、Auto flow(Draeger)、VC+(Puritan-Bennett)是不同呼吸机厂家的适应性压力控制通气模式的商品名称。该模式下呼吸机通过上下调整压力水平,来达到目标潮气量。

d. 容量支持模式(VS)下,根据每次呼吸的变化,调整压力支持水平,从而达到目标潮气量。如患者吸气力量增加(设定的压力支持下,潮气量增加),下一次呼吸时,呼吸机将下调支持压力。如顺应性或患者吸气力量下降,呼吸机将上调支持压力,来达到设定潮气量。该模式可以保证PSV时的最低潮气量。该模式存在的问题是,如果患者呼吸需求增加,潮气量超过目标值,呼吸机将减少压力支持,使患者呼吸功增加。

e. 适应控制通气的临床应用尚需进一步明确。

(1)如患者用力吸气,则潮气量可能超过目标潮气量,导致肺过度膨胀损伤。

(2)如果患者用力吸气,潮气量超过目标值,呼吸机将减少压力支持,使患者呼吸功增加。

(3)如肺实变时,呼吸机会提高支持压力,可导致肺过度膨胀损伤。

4. 可根据对通气模式的熟悉程度、医院常规以及个人喜好,选择容量控制通气、压力控制通气或适应控制通气。

C. 切换指决定终止吸气的变量,通常为时间(容量控制通气或压力控制通气)或流量(PSV)。

Ⅵ. 机械通气时的呼吸类型

A. 自主呼吸　由患者触发和切换。

B. 指令呼吸　由呼吸机和(或)患者触发,呼吸机切换。

Ⅶ. 通气模式　各种呼吸类型以及时相参数的组合决定了通气模式(表5-1)。

A. 持续指令通气(CMV)或辅助-控制(A/C)通气(图5-7)

1. 每次呼吸均为指令通气(图5-8)虽然 CMV 的名称更容易理解,但实际应用中 CMV 和 A/C 两个名称常互换使用。所有通气模式均允许患者触发,因此"控制机械通气"这一术语对于现代呼吸机的描述意义不大。

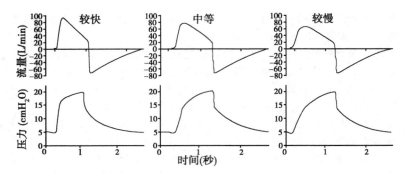

图 5-7 定压通气时压力上升时间较快、中等及较慢时的
流量与压力波形

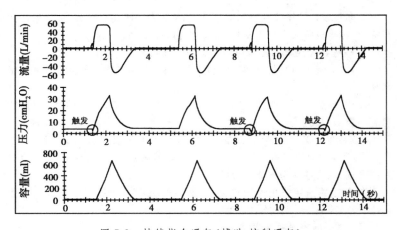

图 5-8 持续指令通气(辅助-控制通气)

2. 患者触发呼吸的频率可以超过呼吸机设置的呼吸频率,但实际呼吸频率不会低于设置值。

3. 所有呼吸,无论是患者触发还是呼吸机触发,均为容量控制、压力控制或适应性控制通气。

4. 触发过快多可导致过度通气、低血压和动态肺过度充气。

B. **持续自主通气** 所有呼吸均为患者触发及切换,不设定呼吸频率。

1. **持续气道正压(CPAP)** 呼吸机不提供吸气辅助。

a. 严格意义上说,CPAP 仅对气道施加一定的正压。但是,目前的呼吸机允许患者在没有气道正压(CPAP=0)的情况下进行自主呼吸。

　　b. 目前的呼吸机几乎不会增加呼吸阻力,也不会明显增加患者的呼吸功,采用流量触发时更是如此。

　　c. CPAP 可经气管插管(有创通气)或面罩(无创通气)进行通气。

　　2. 压力支持通气(PSV)

　　a. PSV 模式下呼吸机按照预设的压力对患者进行吸气辅助。所有呼吸均为自主呼吸(图 5-9)。

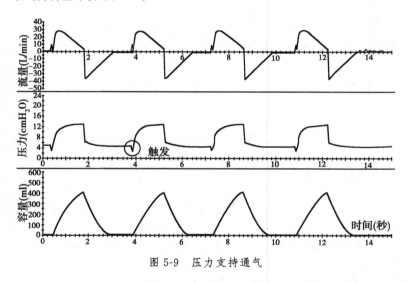

图 5-9　压力支持通气

　　b. 与压力控制通气相似,压力支持通气可设置压力上升时间。

　　c. 只有当患者有吸气努力时,呼吸机才给予通气。因此,必须设置合适的窒息报警。若未设置后备通气,部分患者可出现呼吸暂停和睡眠障碍性呼吸。

　　d. 当吸气流量下降至预设水平时(例如 5L/min 或吸气峰流量的25%),呼吸机切换至呼气相。若患者主动呼吸,呼吸机可切换至呼气相。存在漏气时(例如支气管胸膜瘘,或 NPPV 时面罩漏气),呼吸机可能无法正确切换。此时呼吸机可根据时间进行切换,在吸气 3～5 秒时终止吸气(取决于呼吸机的默认值,部分呼吸机可以调节)。

　　e. 部分呼吸机在压力支持模式下,可以调节流量切换的触发灵敏度(图 5-10)。这样可在压力支持时通过调整吸气时间,更好地与患者呼吸周期的神经调节相适应(避免主动呼气或双触发)。如果设定在吸气峰流量的较高比例时进行呼吸切换,吸气时间将缩短。相反,设定在吸气峰流量的较低比例时进行呼吸切换,吸气时间将延长。一般而言,阻塞性肺疾病者需要较高的切换流量,而限制性肺疾病[如急性肺损伤(ALI)的恢复期]需要较低的切换流量。

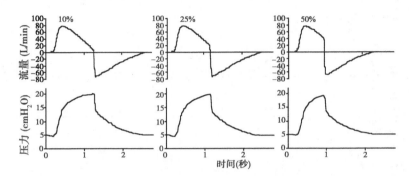

图 5-10 压力支持通气。吸气终止时的气流流量分别相当于峰流量的 10%、25% 和 50%

f. PSV 时每一次呼吸的潮气量、吸气流量、吸气时间、呼吸频率均不固定。

g. 潮气量取决于压力支持水平、压力上升时间、呼吸力学特点及患者的吸气力量。

3. 插管补偿(TC)

a. TC 是为了克服气管插管或气管切开管引起的流量阻力呼吸功。呼吸机根据气管插管或气管切开管的型号,及测定的吸气流量,给予一定比例的压力支持。

b. 临床医师可设定导管阻力补偿的比例(例如补偿 50%,而非完全补偿)。

c. TC 虽可有效克服人工气道阻力,但无证据表明其能改善预后。

4. 成比例辅助通气(PAV)

a. PAV 提供与呼吸中枢神经输出功率成一定比例的呼吸支持。

b. 呼吸机根据吸气流量监测患者的呼吸驱动力,通过整合流量和容量,测定弹性和阻力,之后根据运动方程计算需要的压力。

c. 通气过程中,呼吸机将根据运动方程计算出的压力和潮气量每 5 毫秒计算一次呼吸功(WoB):WoB=$\int P \times V$。

d. 呼吸机每 4～10 秒实施吸气末和呼气末暂停 300 毫秒,测定阻力和弹性(或顺应性)。

e. 临床医师可通过调节支持比例(5%～95%),分配呼吸机和患者做功的比例。

(1)通常情况下,根据呼吸功设定支持比例,使呼吸功在 0.5～1.0J/L 范围内。

(2)如支持比例过高,可使患者呼吸功偏低、潮气量及支持压力过高。

(3)如支持比例过低,患者呼吸功可能过高。

f. 由于患者肺弹性、气道阻力、流量需求在呼吸周期中及不同呼吸之间不断变化,每次呼吸的驱动力和所需流量也不相同,PAV 提供的压力支持也会不同。PAV 与 PSV 不同之处在于 PSV 提供的压力支持恒定,与流量需求无关;与 VCV 的不同之处在于 VCV 在流量需求增加时,支持压力反而下降。

g. PAV 模式下,呼吸切换为流量切换(由临床医师调整,类似于 PSV)。

h. PAV 要求患者呼吸驱动力及神经肌肉系统功能正常。

i. 美国目前只有一款呼吸机(PAV＋,Puritan-Bennett840)可实施 PAV,因漏气会影响呼吸力学参数测量,因此该模式无法用于 NIV。

5. 神经调节辅助通气(NAVA)

a. NAVA 模式下,呼吸的触发、限定和切换均由膈肌电活动引起。神经驱动转化为通气输出(神经通气耦联)。

b. 通过多组食管电极记录膈肌电活动,电活动被放大后决定支持水平(NAVA 增益)。通常在吸气电活动降至峰值的 80% 时切换至呼气。

c. 呼吸机将根据神经驱动水平、呼吸力学、吸气肌的功能调整支持水平。

d. 由于呼吸由膈肌电活动触发,与压力及流量无关,因此不受流量水平和内源性 PEEP 的影响。

e. 只有 Servoi 呼吸机可实施 NAVA。

C. 同步间歇指令通气(SIMV)(图 5-8)

1. SIMV 模式下(图 5-11),呼吸机既可行指令通气,也允许自主呼吸。

2. 指令通气可为容量控制、压力控制或适应控制通气。

3. 指令通气需设置呼吸频率,与患者的吸气同步。

4. 在指令通气之间,患者可进行自主呼吸,且呼吸机可为自主呼吸提供压力支持(图 5-12)。

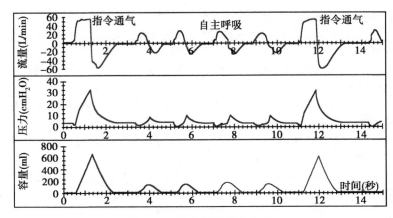

图 5-11 同步间歇指令通气

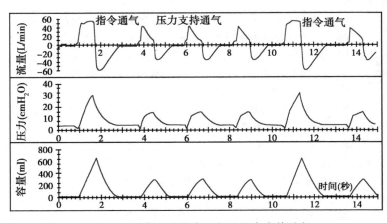

图 5-12 同步间歇指令通气及压力支持通气

5. 患者在指令通气与自主呼吸时吸气努力程度可能相当,因此,认为患者在指令通气时得到休息,而在自主呼吸时得到锻炼的想法并无根据。

6. SIMV 时不同的呼吸方式可能导致人机不同步。

7. 需要注意,如果患者不能触发呼吸(例如使用神经肌肉阻滞药物),CMV 和 SIMV 是相同的。

D. **气道压力释放通气(APRV)**　可在 CPAP 下提供肺泡通气(图 5-13)。某些呼吸机通过 BiLevel(Bilevel Puritan Bennett)和 BiVent(Maquet)模式实现 APRV。

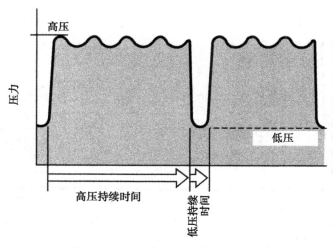

图 5-13　气道压力释放通气(APRV)

1. 气道压力短暂释放至较低水平,随后又迅速恢复使肺充气。高压水平持续时间较低压水平的持续时间长。

2. 每分通气量取决于肺顺应性、气道阻力、压力释放幅度、压力释放持续时间,以及患者自主吸气的力量。

3. 氧合取决于高压水平。患者的自主呼吸可使重力依赖区域的肺泡复张。

4. 呼吸机有一活动的呼气阀,允许患者在两个压力水平上均可自主呼吸,对镇静的需求不高。

5. 与传统正压通气相比,APRV 的潜在优点是利用患者自主的吸气努力,在较低的气道压下达到肺复张效果。

6. PCV+(Drager Evita 4 呼吸机)或 Bilevel(Puritan-Bennett 840 呼吸机)是对 APRV 进行改良后的通气模式。

a. 患者没有自主呼吸时,PCV+与 PCV 相似,而 APRV 与压力控制反比通气(PCIRV)相似。

b. PCV+或 Bilevel 可以在 PSV 或 CPAP 模式下实现叹气。

(1)周期性(2~4 次/分)提高气道压力至 20~40cmH₂O,并维持 1~3 秒(图 5-14)。

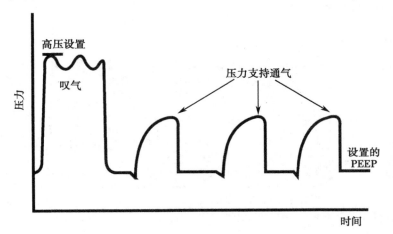

图 5-14 带有压力支持通气的 Bilevel 或 PCV＋模式产生叹气样呼吸。PEEP,呼气末正压

(2)高压相患者可自主呼吸。

(3)该模式适用于易出现肺不张的自主呼吸患者。

E. 适应支持通气(ASV) 为闭环式、压力限制、时间切换通气,呼吸机对呼吸进行适应性控制,允许指令通气和自主呼吸(SIMV＋PSV),也可转换至压力支持通气,且呼吸仍受呼吸机适应性控制。

1. 在 ASV 模式下,呼吸机将根据呼吸情况,测量肺力学指标。成人按 100ml/(min·kg)目标每分通气量通气;儿童按 200ml/(min·kg)的目标每分通气量通气。

2. 根据 Otis 公式计算出最小 WoB,然后得出目标呼吸频率。临床医师无法设定潮气量及呼吸频率。

3. 临床医师设定患者的理想体重和每分通气量的支持百分比(20%~200%),呼吸机将根据需要的每分通气量调整参数,直到达到预设目标。呼吸机可提供完全支持,也允许患者自主呼吸,利于脱机。

4. 在指令通气送气时,呼吸机通过计算呼气时间常数(顺应性×阻力)调整吸呼比(I:E)及吸气时间,保证呼吸时间足够,避免内源性 PEEP。目标每分通气量为自主呼吸和指令呼吸通气量两者的总和,呼吸模式为压力控制或压力支持。

5. 如患者无触发,呼吸机决定呼吸频率、潮气量、压力水平、吸气时间及吸呼比。如患者有触发,指令通气次数减少,呼吸机按压力支持模式通气,以 2.2ml/kg 的无效腔量计算肺泡通气量足够时所需要的潮气量。

F. 脱机模式

1. AutoMode(Marquet 呼吸机)

a. AutoMode 可从压力控制模式自动转换至压力支持模式,如患者吸气力量下降时可自动提高支持压力。

b. 当患者无自主呼吸时,呼吸机给予 PRVC。

c. 当患者连续触发 2 次,呼吸机转换至 VS 模式。

d. 如出现窒息,呼吸机转回 PRVC 模式。AutoMode 还允许 PCV 和 PSV 互换,VCV 和 VS 互换。

2. SmartCare(Drager 呼吸机)　是一种基于闭环理论的 PSV 模式。

a. SmartCare 根据患者通气需要调整 PSV 水平,使患者处于舒适区间内。

b. 舒适定义为呼吸频率 15～30 次/分、潮气量超过低限、呼气末 CO_2 低于高限。

c. 呼吸机按每次 2～4cmH_2O 的速度下调 PSV,直至达到最低值,其后将进行自主呼吸试验。

d. 如自主呼吸试验成功,呼吸机屏幕上将出现建议拔管的信息。

Ⅷ. 高频通气(HFV)

A. HFV 时,呼吸频率高于正常(如:>60 次/min),潮气量低于正常(如:<5ml/kg)。

B. 潜在优点包括潮气量较低(限制了肺泡峰压),肺泡过度膨胀的风险较低;通气分布更均匀,弥散提高,肺泡复张,使气体交换改善($\dot{V}/\dot{Q}$)。

C. 高频振荡通气(HFOV)通过气道内偏流的振荡,输送很小的潮气量。振荡分主动吸气相和主动呼气相。

1. CO_2 的清除由振幅压力(ΔP)和频率决定。潮气量和 CO_2 清除随 ΔP 而变化。与传统呼吸机模式相反,CO_2 清除与频率成反比。

a. ΔP 初始设定:$PaCO_2$ 以上约 20cmH_2O 水平,或可见到患者大腿中部的颤动。

b. 振荡频率设定范围为 3～15Hz(180～900/min)。较高频率(12～15Hz)用于新生儿,较低频率(3～6Hz)用于成人。

2. HFOV 时氧合主要取决于平均气道压,实际上就是 PEEP 水平。呼吸机高于、低于平均气道压 ΔP 的压力范围内振荡气体。

3. 研究表明 HFOV 可改善 ALI/ARDS 患者的动脉氧合,但并不改善预后。

D. **高频喷射通气** 呼吸机用喷射器将气体由高压气源直接送入气道。黏性剪切力将阻碍气体进入气道。

1. 潮气量与驱动压、吸气时间、导管内径、呼吸力学相关。

2. 驱动压力、吸呼比、PEEP 控制平均气道压。

3. 高频喷射通气的频率为 240～660 次/分。

4. 在美国未批准用于成人。

E. **高频振动通气** 又称容量弥散呼吸,呼吸机是通过滑动的非门控文丘里管将吸入气体与呼出气体分开,同时提供 PEEP。目前已能购买到该类呼吸机,商品名为 Percussionaire。

1. 每分通气量由呼吸频率和吸气峰压决定。

2. 呼吸频率为 180～600 次/分。

3. 氧合取决于吸气峰压、吸呼比及 PEEP。

4. HFPV 在烧伤患者应用广泛,但无证据表明 HFPV 能改善患者预后。

Ⅸ. 呼吸机的具体设置

A. **潮气量**的目标为 4～10ml/kg 理想体重。可根据患者身高及性别计算理想体重。

男性患者:PBW=50+2.3×[身高(英寸)-60]

女性患者:PBW=45.5+2.3×[身高(英寸)-60]

1. 小潮气量通气可降低呼吸机相关肺损伤(VILI)的风险。

2. ARDS 和急性肺损伤(ALI)患者目标潮气量为 6ml/kg(4～8ml/kg)。

3. 阻塞性肺病的潮气量设为 6～8ml/kg。

4. 神经肌肉病变或术后患者的潮气量设为 8～10ml/kg。

5. 注意监测平台压,若平台压超过 30cmH₂O,应降低潮气量。

a. 由于肺损伤主要取决于跨肺泡压,因此胸壁顺应性下降时,允许平台压偏高。

B. **呼吸频率**

1. 呼吸频率和潮气量决定每分通气量。

2. 呼吸频率设为 15～25/min,并使每分通气量达到 7～10L/min。

a. 若潮气量与 pH 均低,则可能需要增加呼吸频率。

b. 较低的呼吸频率有利于避免气体陷闭和动态肺过度充气。

3. 调整呼吸频率,使 pH 和 $PaCO_2$ 维持在目标范围。

4. 应避免呼吸频率过快造成气流陷闭。

5. 患者需要高每分通气量($>10L/min$)的原因往往是 CO_2 生成增多或无效腔增加。

C. 吸呼比(I∶E)

1. 容量控制通气时吸气时间由流量、潮气量和气流类型决定。压力控制通气时吸气时间直接设置。

2. 呼气时间取决于吸气时间和呼吸频率。

3. 通常情况下,呼气时间应比吸气时间长(如吸呼比设为 1∶2)。

4. 若正压通气导致血压下降,或存在内源性 PEEP 时,应延长呼气时间(如提高吸气流量,降低潮气量,降低呼吸频率)。若出现明显的气体陷闭并伴有急性血压下降,可能需要暂时将患者与呼吸机断开(约 30 秒)。

5. 吸气时间延长可提高平均气道压,可使部分患者的动脉血氧分压(PaO_2)改善。

a. 反比通气(即吸气时间长于呼气时间)的临床意义不大。

b. 如吸气时间较长,必须密切监测血流动力学变化和内源性 PEEP 水平。

D. 吸入氧浓度(FiO_2)

1. 开始机械通气时 FiO_2 应定为 1.0。

2. 根据脉搏氧饱和度仪监测结果调整 FiO_2。

3. FiO_2 不能降至 0.60 以下提示存在分流(肺内或心内)。

E. 呼气末正压(PEEP)

1. 恰当水平的 PEEP 可增加功能残气量,减少肺内分流,并改善肺顺应性。

a. 由于急性呼吸衰竭时肺容积减少,因此多数患者开始机械通气时应给予一定的 PEEP(至少 $5cmH_2O$)。

b. 某些疾病如 ARDS 时保持肺泡复张可能有助于减少呼吸机相关性肺损伤。

c. 虽然高 PEEP 常常有助于提高 PaO_2,但尚无证据表明,与中低水平的 PEEP 相比,应用高 PEEP 能够降低病死率。

2. 可用多种方法确定最佳 PEEP 的水平。

a. 根据目标氧合调整 PEEP,如设置 PEEP 使 FiO_2 降至 0.6 以下且不影响血流动力学。

b. 可参照 ARDSNet 试验中调整 $FiO_2/PEEP$ 的表格设定 PEEP,使 SpO_2 维持在 88%～95%。

c. PEEP 可设置在压力-容量曲线低位转折点以上 $2～3cmH_2O$。但是,在危重病患者进行可靠的测定存在一定困难,而且,根据压力-容量曲线设定的 PEEP 是否恰当尚有待明确。

d. 可通过调节 PEEP 使呼吸系统的顺应性达到最佳。可通过 PEEP 递增法或 PEEP 递减法确定最佳顺应性。PEEP 递增法理论依据更充足,在同水平 PEEP 情况下,使肺容积增加更多。

e. PEEP 可根据最佳牵张指数调整。最佳牵张指数在恒定流量容量控制通气时,通过压力-时间曲线测定。

f. 有报道指出,将 PEEP 设定在呼气末食管压力之上,可改善氧合。

g. 无证据表明以上某种设置 PEEP 的方法优于其他方法,使患者预后更好。

3. 对于 COPD 患者,外源性 PEEP 可用于对抗内源性 PEEP,使患者更容易触发呼吸。

4. 对于左心功能衰竭患者,PEEP 可减少静脉回流,减轻左心室后负荷,改善心功能。

5. PEEP 的副作用

a. PEEP 可导致心输出量下降。调整 PEEP 时应注意监测血流动力学变化。

b. 高水平 PEEP 可导致吸气相肺泡过度膨胀。应用高 PEEP 时可能需要降低潮气量。

c. 单侧肺病变时,PEEP 可使肺内血流自过度膨胀肺单位向无通气肺单位重新分布,导致氧合恶化。心内分流时(例如卵圆孔未闭)应用 PEEP 也会造成氧合恶化。

X. 机械通气的并发症

A. 呼吸机相关肺损伤

1. 如果肺实质受到异常高的跨肺压作用,可以发生过度膨胀损伤。

a. 肺过度膨胀损伤可引起炎症反应,导致肺泡-毛细血管膜的通透性增加。

b. 应限制潮气量(例如 ARDS 患者为 6ml/kg)以减少过度膨胀肺损伤的危险。

c. 应保持平台压不超过 $30cmH_2O$,防止过度膨胀肺损伤。

d. 机械通气时应尽量减少潮气量,降低平台压,使肺损伤的风险降至最低。

e. 由于过度膨胀肺损伤与跨肺压有关,因此,当胸壁顺应性下降时(例如腹胀、胸壁烧伤、胸壁水肿、肥胖),允许平台压偏高。

2. 肺泡不复张性损伤

a. 当 PEEP 水平不够,无法维持肺泡复张,肺泡将随呼吸周期开放和闭合,引起炎症反应,导致肺泡-毛细血管膜的通透性增加。

b. ARDS 患者应用适当水平的 PEEP,可避免上述损伤:PEEP 水平通常为 $8\sim15cmH_2O$,有时需要 $15\sim20cmH_2O$。

3. 氧中毒

a. 长时间吸入高浓度氧可造成肺损伤、肺不张。

b. 尽管在动脉氧合充分的前提下(多数患者 $SpO_2>90\%$;一些患者能耐受更低的 SpO_2),降低 FiO_2 是明智之举,但是,氧中毒对急性肺损伤患者的影响并不明确。

c. 不能因为害怕氧中毒而不给予适当水平的 FiO_2。

B. 人机不同步

1. 触发灵敏度设置不恰当、内源性 PEEP、容量控制通气时流量设置不恰当、压力支持通气时压力及压力上升时间设置不恰当、压力控制通气时吸气时间过长或过短、压力支持通气时呼气切换不恰当均可引起人机不同步。

C. 内源性 PEEP

1. 内源性 PEEP 是因呼气时间不足和(或)气道阻力增加造成气体陷闭(动态肺过度充气)的引起。陷闭气体所产生的压力称为内源性 PEEP。

2. 内源性 PEEP 引起肺泡压力升高,对血流动力学造成不利影响。

3. 如前所述,存在内源性 PEEP 可造成触发不同步。

4. 内源性 PEEP 的检测:

a. 一些呼吸机可直接测定内源性 PEEP。

b. 自主呼吸患者可采用食管气囊测定内源性 PEEP。

c. 观察患者的呼吸方式。如果下一次呼吸开始时呼气仍在进行,说明存在内源性 PEEP。

d. 患者的吸气努力不能触发呼吸机,提示存在内源性 PEEP。

e. 在呼吸机的流量波形上可以发现,在下一次吸气开始前呼气流量尚未回零。

D. 影响内源性 PEEP 的因素

1. 生理因素　气道阻力或肺顺应性升高可以增加内源性 PEEP 的风险。

2. 呼吸机因素 潮气量高、呼吸频率快以及吸气时间延长均可引起内源性 PEEP。降低每分通气量可减少内源性 PEEP 的风险。

E. 气压伤

1. 肺泡破裂 正压通气时若发生肺泡破裂,气体可通过支气管血管鞘逸出,进入肺间质、纵隔、心包、腹膜、胸膜腔和皮下组织。机械通气患者突然发生血流动力学不稳定,或吸气峰压突然升高时,应怀疑张力性气胸。

F. 对血流动力学的影响

1. 正压通气增加胸腔内压,减少静脉回流,使右心室充盈减少。

2. 肺泡压力升高超过肺静脉压时,肺血流即受肺泡压而非左房压的影响,造成肺血管阻力增加,使右心室后负荷增加,射血分数下降。

3. 右心室输出量下降,左心室舒张期顺应性降低,导致左心室充盈受限。

4. 右心室扩大,造成室间隔向左移动,从而影响左心室功能。

5. 补充血管内容量可以抵消 PEEP 对血流动力学的不利影响。

6. 胸腔内压升高可能改善左心室射血分数及每搏输出量。对心功能较差的患者这种作用更为明显。

G. 医院获得性肺炎:见第 29 章。

(翁 利 王春耀 周建芳 译,杜 斌 校)

参考文献

Branson RD, Chatburn RL. Should adaptive pressure control modes be utilized for virtually all patients receiving mechanical ventilation? *Respir Care* 2007;52:478–488.

Brower RG, Lanken PN, MacIntyre N, et al. Higher versus lower positive end-expiratory pressures in patients with the acute respiratory distress syndrome. *N Engl J Med* 2004;351: 327–336.

Chatburn RL. Classification of ventilator modes: update and proposal for implementation. *Respir Care* 2007;52:301–323.

Dhand R, Guntur VP. How best to deliver aerosol medications to mechanically ventilated patients. *Clin Chest Med* 2008;29:277–296.

Fan E, Needham DM, Stewart TE. Ventilatory management of acute lung injury and acute respiratory distress syndrome. *JAMA* 2005;294:2889–2896.

Fessler HE, Derdak S, Ferguson ND, et al. A protocol for high-frequency oscillatory ventilation in adults: results from a roundtable discussion. *Crit Care Med* 2007;35:1649–1654.

Fessler HE, Hess DR. Does high-frequency ventilation offer benefits over conventional ventilation in adult patients with acute respiratory distress syndrome? *Respir Care* 2007;52: 595–608.

Garpestad E, Brennan J, Hill NS. Noninvasive ventilation for critical care. *Chest* 2007;132: 711–720.

Hess DR. The evidence for noninvasive positive-pressure ventilation in the care of patients in acute respiratory failure: a systematic review of the literature. *Respir Care* 2004;49:

810-829.

Hess DR. Ventilator waveforms and the physiology of pressure support ventilation. *Respir Care* 2005;50:166-186.

MacIntyre NR. Is there a best way to set positive expiratory-end pressure for mechanical ventilatory support in acute lung injury? *Clin Chest Med* 2008;29:233-239.

MacIntyre NR. Is there a best way to set tidal volume for mechanical ventilatory support? *Clin Chest Med* 2008;29:225-231.

Masip J. Noninvasive ventilation in acute cardiogenic pulmonary edema. *Curr Opin Crit Care* 2008;14:531-535.

Meade MO, Cook DJ, Guyatt GH, et al. Ventilation strategy using low tidal volumes, recruitment maneuvers, and high positive end-expiratory pressure for acute lung injury and acute respiratory distress syndrome: a randomized controlled trial. *JAMA* 2008;299:637-645.

Mercat A, Richard JC, Vielle B, et al. Positive end-expiratory pressure setting in adults with acute lung injury and acute respiratory distress syndrome: a randomized controlled trial. *JAMA* 2008;299:646-655.

Myers TR, MacIntyre NR. Does airway pressure release ventilation offer important new advantages in mechanical ventilator support? *Respir Care* 2007;52:452-460.

NIH/NHLBI ARDS Network. Ventilation with lower tidal volumes as compared with traditional tidal volumes for acute lung injury and the acute respiratory distress syndrome. *N Engl J Med* 2000;342:1301-1308.

Siau C, Stewart TE. Current role of high frequency oscillatory ventilation and airway pressure release ventilation in acute lung injury and acute respiratory distress syndrome. *Clin Chest Med* 2008;29:265-275.

Sinderby C, Beck J. Proportional assist ventilation and neurally adjusted ventilatory assist-better approaches to patient ventilator synchrony? *Clin Chest Med* 2008;29:329-342.

第6章

血流动力学治疗

Jonathan Fox and Edward Bittner

    I. 血流动力学不稳定　在ICU患者中非常常见。心血管系统的主要功能是为机体组织提供足够的氧及代谢底物,低血压及高血压急症均可严重影响这一功能,引起组织氧及代谢底物供应不足,使机体出现相应的病理生理改变,临床表现为终末器官,如神经系统、心血管系统、肺、肾、胃肠道、肌肉皮肤或血液系统功能进行性损害。血流动力学治疗的目标是保证终末器官的氧供及灌注,维护脏器功能。

    II. 休克　指全身组织灌注不足的一种状态,可引起组织低氧及器官功能障碍。早期休克可能为非进展性或可代偿的:机体通过强烈的神经体液调节,包括交感神经系统及肾素-血管紧张素醛固酮系统激活,来维持细胞代谢所需的氧供。如果上述代偿失败,病情将进行性加重,最终变为不可逆性休克:细胞内氧需超过氧供,无氧代谢成为主要产能方式,乳酸生成增加;膜相关的离子转运泵功能衰竭;细胞膜完整性破坏;进而细胞坏死。在病理生理学上,根据发生机制,休克可分为低血容量性、心源性、梗阻性或分布性四类。前三种为低动力型休克,第四种为高动力型休克。

    A. 休克的分类

    1. 低血容量性休克　指因摄入不足、丢失过多,或者两者兼而有之,使有效血管内容量缺失而导致的休克。常见病因包括脱水、急性出血、胃肠道或肾脏丢失、烧伤及急性胰腺炎。出血是创伤患者最常见的引起休克的原因。美国外科医师协会将失血性休克分为4级,根据该分级,临床上可通过生理学上意识状态、血压、心率、呼吸频率及尿量变化评估失血量(表6-1)。低血容量性休克的血流动力学特征为心输出量下降,心室充盈压下降,全身血管阻力增加。

表 6-1　美国外科医师协会出血分级[a]

	I	II	III	IV
出血量（ml）	＜750	750～1500	1500～2000	＞2000
出血量（%）	＜15	15～30	30～40	＞40
SBP	正常	正常	降低	降低
心率（次/分）	＜100	100～120	120～140	＞140
呼吸（次/分）	14～20	20～30	30～40	＞40
尿量（ml/h）	＞30	20～30	5～15	无
意识状态	轻微焦虑	中度焦虑	焦虑，意识模糊	意识模糊，昏迷

注：[a] 按体重 70kg 计算

2. 心源性休克　指血管内容量充足、左心充盈压正常或升高的情况下，因原发心功能异常导致的持续低血压及组织灌注不足。心率、心律或心肌收缩力的任何改变均可引起心源性休克，最常见的病因为大面积心肌梗死或缺血导致的左心功能衰竭。其他引起心源性休克的病因包括急性（如 tako-tsubo 综合征）或慢性心肌病，心肌炎，心肌挫伤。心源性休克的血流动力学特征为心输出量下降，心室充盈压升高，全身血管阻力增加。

3. 梗阻性休克　由于心脏的静脉回流和（或）动脉流出道的机械性阻塞引起。常见病因包括张力性气胸、腹腔间隔室综合征、肺栓塞、心包填塞、内源性 PEEP、严重主动脉狭窄、主动脉夹层动脉瘤、严重主动脉缩窄。梗阻性休克的血流动力学特征为心输出量下降，心室充盈压增高，全身血管阻力增加。

4. 分布性休克　与上述三种类型休克不同，分布性休克为高动力型休克，心输出量正常或增加，全身血管阻力下降。在重症监护病房，最常见引起分布性休克的病因为全身性感染（sepsis）或全身炎症反应综合征（SIRS）。其他病因包括神经源性休克、过敏、肾上腺功能不全、肝功能衰竭以及动静脉瘘。分布性休克的血流动力学特征为心输出量正常或增加，心室充盈压下降，全身血管阻力下降。不同类型休克的血流动力学特征及代谢特征见表 6-2 及表 6-3。

表 6-2　休克的血流动力学特点

休克类型	MAP	CO	PAOP	SVR
低血容量性	↓	↓	↓	↑
心源性	↓	↓	↑	↑
梗阻性	↓	↓	↔/↑	↑
分布性	↓	↔/↑	↔/↓	↓

注:MAP,平均动脉压;CO,心输出量;PAOP,肺动脉楔压;SVR,全身血管阻力

表 6-3　休克的代谢特征

休克类型	SvO_2,$ScvO_2$	乳酸
低血容量性	↓	↑
心源性	↓	↑
梗阻性	↓	↑
分布性	↔/↑	↑

注:SvO_2,混合静脉血氧饱和度;$ScvO_2$,中心静脉血氧饱和度

B. 休克的临床表现　为组织灌注及氧供不足引起的大血管及微血管改变。

1. **神经系统**　精神状态改变,表现为焦虑、定向力障碍、谵妄及反应迟钝。

2. **心脏**　胸痛,低血压,心电图及酶学改变提示心肌损伤,心脏彩超提示心室壁运动异常。

3. **呼吸系统**　呼吸频率及每分通气量增加,呼吸肌衰竭。

4. **肾**　肾缺血,急性肾小管坏死,尿量减少,尿毒症。

5. **消化道**　肝小叶中心坏死,转氨酶增高,应激性溃疡,细菌易位。

6. **血液系统**　凝血异常,血栓形成,血小板减低,弥散性血管内凝血。

7. **肌肉皮肤**　肌无力,疲劳,血管收缩,肢端发凉,毛细血管充盈欠佳,脉搏减弱。

C. 休克的监测　包括组织低灌注是否仍在进展,复苏是否充分。

1. 标准监测(持续心电、脉氧、无创血压、尿量、体温监测)不能替代临床医师的病史采集及系统体格检查。

2. 组织灌注监测包括血流动力学及代谢指数监测。代谢指数的变化

趋势较某一时点监测值更有价值。

　　a. 血流动力学指数:测量血压可评估全身组织灌注情况。考虑到需要持续动脉血压监测,或频繁抽血监测动脉血气及血乳酸水平(见后),大部分休克患者可留置动脉导管测量血压(见第一章)。为了监测中心静脉压、建立大静脉通道、输注血管活性药物及频繁抽取中心静脉血标本(见后),可留置中心静脉导管。如果根据外周评估无法判断血流动力学特征,留置肺动脉(PA)导管有助于进一步鉴别休克的类型,并可协助评价全身及心脏对治疗的反应。目前还有其他的创伤更小的监测方法,用于评估心输出量、每搏输出量及全身血管阻力(见第 1 章)。

　　b. 代谢指数

　　(1)血 pH:代谢性酸中毒提示组织低灌注进展,无氧代谢及内源性酸产生增加。同时还提示肾功能恶化,无法完全清除体内增加的酸负荷。

　　(2)血乳酸:细胞氧供不足,能量需求(如 ATP)超过供应,三羧酸循环及氧化磷酸化障碍,糖酵解增加,丙酮酸生成增加,并最终分解为乳酸。

　　(3)混合静脉(SvO_2)或中心静脉血氧饱和度($ScvO_2$):反映全身氧供(DO_2)与氧耗(VO_2)的关系。如果氧供无法满足机体需求或氧需超过氧供,SvO_2 可低于正常水平(65%～75%)。SvO_2 可反映 DO_2 与 VO_2 的关系,反之,又受到决定 DO_2 及 VO_2 相关因素的影响,包括体温、代谢率、血红蛋白浓度、动脉氧分压及心输出量(图 6-1)。

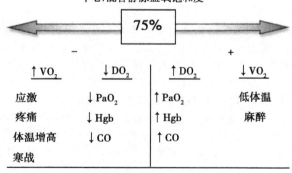

图 6-1　影响中心及混合静脉血氧饱和度的因素。VO_2,全身氧耗;DO_2,全身氧供;PaO_2,动脉氧分压;Hgb,血红蛋白浓度;CO,心输出量

D. 休克的治疗

1. 一般原则 如果存在组织灌注及氧供不足,诊断为休克,其治疗目标为增加 DO_2,降低 VO_2。

a. 增加氧供,应早期考虑行气管插管,机械通气。

b. 循环:组织充足氧供依赖于足够的心输出量及驱动压,因此,液体复苏在休克治疗中起很重要的作用。如果输注晶体、胶体或血制品仍无法达到或保证充足的氧供,应加用正性肌力药和(或)升压药。

2. 容量补充 是低血压及休克治疗的基础。目标是增加有效循环血容量,从而增加心输出量(Frank-Starling 机制)。但是,临床常很难预测心输出量是否会随容量负荷增加而增加,以及心输出量增加所需要的液体量。如果液体复苏不足,可导致组织持续低灌注,休克进展。如果液体复苏过度,可引起心衰、肺水肿、组织水肿,反而使组织灌注恶化。晶体、胶体、血制品均可用于休克复苏,但哪一种最佳仍有争议。

a. 晶体液:最常使用的晶体液是乳酸林格液和生理盐水,优点为价廉、易储存及容易获得。由于这些晶体会很快离开血管内腔,通常需要补充血管内容量缺乏量的 3~4 倍才能恢复循环血容量。此外,输注晶体也可使血管外间隙容量增加,组织水肿加重,组织灌注进一步恶化,这为液体复苏时选择胶体提供了理论依据。

b. 胶体液:包括天然及合成胶体。与晶体液相比,胶体分子量大,可提高胶体渗透压,能较长时间存于血管内,达到同样的血流动力学目标所需要的容量较晶体少。

(1)人白蛋白:从混合的人血浆中提取后溶于生理盐水,制成 5% 及 25% 两种浓度的溶液。白蛋白通过热处理,可避免引起病毒感染传播。尽管无证据表明白蛋白复苏有害(除脑外伤患者),但也无证据表明白蛋白优于其他液体,且相对价格昂贵,限制了其广泛使用。

(2)合成胶体:包括右旋糖酐及羟乙基淀粉(HES)。由于右旋糖酐存在抗原性,发生过敏反应及类过敏样反应的几率高,已基本被淀粉类化合物取代。HES 是多聚糖复合物,有多种分子量及摩尔体积的制剂,可溶于生理盐水或乳酸钠。HES 比白蛋白便宜,无抗原性,很少出现过敏反应。高分子及中分子量的淀粉化合物可引起血浆 Ⅷ 因子、血管性血友病因子(vWF)浓度下降,及血小板功能异常,推荐最大使用量为 20ml/(kg·d)。近期研究提示 HES 可能对休克患者存在肾毒性,除非今后有其他研究证据,否则不建议在该类患者使用 HES,可考虑使用白蛋白。

c. 血制品:因为血制品有传播疾病、免疫抑制、引起输血反应及输血相关急性肺损伤的风险,且难获得,价格昂贵,所以不推荐用于扩容。如果输注晶体或胶体,并应用血管活性药物,休克仍无好转,可应用浓缩红细胞改善全身氧供。何种患者何种情况下选择输血治疗仍无定论。通常认为,对于病情稳定的贫血患者,不需要将 Hb 维持在 10mg/dl 以上。

3. 特异性治疗

a. 低血容量性休克:因为有效循环血量减少,逻辑上低血容量性休克时应快速行容量复苏,但对于失血性休克且失血未得到控制的患者,止血之前给予大量补液可能会加重出血,导致组织低灌注进一步恶化。延迟补液,初始时限制补液量,可能比即刻积极液体复苏更有益。需谨记的是,大量出血时,血小板和凝血因子也不断丢失,输注浓缩红细胞的同时,应输注新鲜冰冻血浆。对于大量输血患者,应警惕并防止出现致命三联症,包括低体温、凝血异常及酸中毒。

b. 心源性休克:心率、心律、心肌收缩力及瓣膜异常均可引起心源性休克,常需要专科治疗,包括安置起搏器、除颤仪,抗凝,经皮冠状动脉介入下行血管成形术、支架置入术,开放性冠状动脉重建术,主动脉球囊反搏、左心室辅助装置治疗(见第 18 章)。尽管有许多高端手段,在确定性治疗之前,心源性休克患者治疗仍需着眼于改善全身氧供与氧耗不平衡的状态。

c. 梗阻性休克:针对引起梗阻的病因行特异性治疗。张力性气胸可行紧急针刺减压,继而行胸腔置管引流;腹腔间隔室综合征应外科减压;肺栓塞患者在支持治疗同时,可行溶栓或外科取栓治疗;心脏压塞时可行心包穿刺引流;存在内源性 PEEP 时,可暂停机械通气,并调整呼吸机参数。

d. 分布性休克:重症监护病房中,分布性休克最常见的病因是全身性感染(sepsis)及全身炎症反应综合征(SIRS)。严重全身性感染及感染性休克的治疗见第 30 章。简言之,恰当的初始治疗包括抗微生物、循环复苏及控制原发感染。过敏性休克为另一种分布性休克,是由 IgE 介导的急性反应,可引起肥大细胞和嗜碱性粒细胞释放多种炎症介质。初始治疗包括迅速识别并避免接触可疑过敏原,给予机械通气、循环支持。针对症状给予药物治疗,包括肾上腺素,H_1 及 H_2 组胺受体阻断剂苯海拉明、雷尼替丁,糖皮质激素。

Ⅲ. 低血压和休克的药物治疗。如液体复苏治疗后血压及组织灌注仍无好转,可加用升压药和(或)正性肌力药。即使达到生理的充盈压及灌注压(如,CVP 8~12mmHg,MAP 65~90mmHg),区域性灌注异常也可导致顽固性组织低灌注。持续代谢性酸中毒,血乳酸水平增高,$ScvO_2$ 下降均表明需要进一步药物干预,根据临床情况选择不同的药物。表 6-4 和表 6-5 总结了常用的升压药及正性肌力药的特性,包括药物与受体的亲和力、主要血流动力学作用及不良反应。具体药物信息,如剂量可参考附录。

表 6-4　常用升压药及正性肌力药:受体选择性

药物	α_1	α_2	β_1	β_2	DA	其他
去氧肾上腺素	＋＋＋＋＋	＋	＋	0	0	
麻黄碱	＋＋＋	0	＋＋＋	＋＋	0	
血管加压素						V_1/V_2
多巴胺[a]	＋＋＋	＋＋＋	＋＋＋＋	＋＋	＋＋＋＋＋	
去甲肾上腺素	＋＋＋＋	＋＋＋	＋＋＋	＋	0	
肾上腺素	＋＋＋＋＋	＋＋＋	＋＋＋＋	＋＋＋		
异丙肾上腺素	0	0	＋＋＋＋＋	＋＋＋＋＋	0	
多巴酚丁胺	＋	0	＋＋＋＋＋	＋＋＋	0	
米力农						N/A
左西孟旦						N/A

注:α_1,α_1受体;α_2,α_2受体;β_1,β_1受体;β_2,β_2受体;DA,多巴胺受体;V_1/V_2,血管加压素受体;0,无受体亲和力;＋～＋＋＋＋＋,最小到强受体亲和力;[a]多巴胺作用与剂量相关,低剂量时主要激动多巴受体,大剂量时主要激动 α 受体

表 6-5　常用升压药及正性肌力药:血流动力学效应及主要临床副作用

药物	HR	MAP	CO	SVR	肾血流	不良反应
去氧肾上腺素	↓	↑↑↑	↓	↑↑↑	↓↓↓	反应性心动过缓,HTN,外周及内脏血管收缩
麻黄碱	↑↑	↑↑	↑↑	↑	↓↓	心动过速
血管加压素	0	0	0	↑	↑	外周及内脏血管收缩
多巴胺[a]	↑↑	↑	↑↑↑	↑	↑↑↑	心律失常

第 6 章 血流动力学治疗

续表

药物	HR	MAP	CO	SVR	肾血流	不良反应
去甲肾上腺素	↓	↑↑↑	↑/↓	↑↑↑	↓↓↓	心律失常
肾上腺素	↑↑	↑	↑↑	↓/↑	↓↓	HTN,心律失常,心肌缺血
异丙肾上腺素	↑↑↑	↓	↑↑↑	↓↓	↓/↑	心律失常
多巴酚丁胺	↑	↑	↑↑↑	↓	↑	心动过速、心律失常
米力农	0		↑↑	↓↓↓		心律失常,低血压
左西孟旦	0	↓	↑↑	↓↓↓		心动过速,低血压

注:HR,心率;MAP,平均动脉压;CO,心输出量;SVR,全身血管阻力;0,无受体亲和力;↓↓↓~↑↑↑,降低或增加效应;HTN,高血压;a 多巴胺作用与剂量相关,低剂量时主要激动多巴受体,大剂量时主要激动 α 受体

A. 非儿茶酚胺拟交感活性药物为合成升压药,可根据与 α 和(或)β 肾上腺受体的亲和力进行分类。

1. 去氧肾上腺素(phenylephrine) 选择性 α 受体激动剂,收缩动脉血管。尽管该药可引起反射性心率减慢,使心输出量下降,但因为全身血管阻力增加,可使平均动脉压迅速升高。起效快,易滴定剂量,可通过外周静脉给药,是临时处理低血压的一线药物。可用于治疗外周血管舒张引起的低血压,如催眠药、硬膜外局麻药及轻中度感染引起的低血压。只引起血管收缩,左心功能不全患者可能耐受欠佳。

2. 麻黄碱(ephedrine) 直接或间接激动 α 及 β 肾上腺素受体,使心率增快,心输出量增加,轻微血管收缩,与肾上腺素相似,但作用较弱。

3. 精氨酸加压素(AVP,抗利尿激素,ADH) 为 9 肽激素,在体内由下丘脑合成,储存在神经垂体。作用于 V₂ 受体,可调节渗透压及血容量;作用于 V₁ 受体,可使血管平滑肌张力增加,提高全身血管阻力,无变时及变力效

113

应。低血容量(出血)及心源性休克患者体内血管加压素水平升高,而感染性休克患者血管加压素水平明显偏低。考虑到感染性休克患者可能存在相对血管加压素缺乏,在其他血管活性药物或正性肌力药物起效前,可小剂量输注(0.01~0.04U/min)该药。输注速度达 0.1U/min 可引起内脏、肾、肺及冠状动脉血管床收缩,加重病情;0.01~0.04U/min 为安全剂量。

B. 儿茶酚胺 包括内源性合成的多巴胺、去甲肾上腺素、肾上腺素及合成的异丙肾上腺素、多巴酚丁胺。

1. 内源性

a. 多巴胺(dopamine):是去甲肾上腺素和肾上腺素的前体。其作用与剂量相关。小剂量时作用于内脏、肾、冠脉及脑血管床的多巴胺能受体,使血管扩张,血流量增加。中等剂量可激动 β_1 肾上腺素能受体,产生正性肌力及变时效应。高剂量主要激动 α_1 肾上腺素能受体,使全身血管阻力增加。因多巴胺能够改善肾脏灌注及心输出量,常作为治疗休克的一线用药,但是,多巴胺的变时效应及其致心律失常的作用,又限制了其在部分患者的使用。

b. 去甲肾上腺素(norepinephrine):内源性儿茶酚胺,可激动 α 和 β 受体。有强大的血管收缩作用和正性肌力作用,对于血流动力学不稳定,需要同时增加血管张力及心肌收缩力患者,可选用该药,如既往或新发急性心肌功能障碍的感染性休克患者。与肾上腺素相比,去甲肾上腺素无 β_2 激动作用。

c. 肾上腺素(epinephrine):是体内最主要的儿茶酚胺,由肾上腺髓质生成。如前所述,肾上腺素有很强的 β_1 和 β_2 作用,可同时增加心率及心肌收缩力。肾上腺素是心肺复苏的主要药物(见第 34 章)。肾上腺素通过以下几方面影响血压:正性肌力作用,变时效应,对血管床(尤其是皮肤、黏膜和肾脏)的血管收缩作用。肾上腺素有强大的 β_2 作用,使支气管扩张并抑制肥大细胞的脱颗粒,可用于治疗过敏。

2. 合成药物

a. 异丙肾上腺素(isoproterenol):纯的 β 肾上腺受体激动剂,激动 β_1 受体可引起心率增快,心肌收缩力增加,心输出量增加。激动 β_2 受体,可使舒张压、平均动脉压轻度下降。心肌做功增加及舒张压降低,可使冠状动脉灌注减少,导致心肌缺血,尤其是对于既往有冠状动脉疾病患者。尽管有上述局限性,对于心脏移植后心源性休克患者,应用异丙肾上腺素可能有益,因为供体器官无神经支配,仅对拟交感活性药物的直接作用有反应。

b. 多巴酚丁胺(dobutamine):二代合成儿茶酚胺,主要为 β 活性。与 β_1

受体亲和力高,有很强的正性肌力作用,较强的变时效应。激动 β_2 受体,可使全身血管阻力轻度下降。由于其作用特点,可用于左心室功能下降的心源性休克患者,使充盈压升高,全身血管阻力增加。

c. 多培沙明(dopexamine):是多巴胺的一种合成衍生物, β_2 效应较强,轻度多巴能受体激动作用; β_1 效应弱,无明显 α 受体激动作用。由于 β_1 作用弱,引起心律失常的风险低于多巴胺。在美国多培沙明没有被用于临床,在欧洲因为价格昂贵限制了其使用。

C. **磷酸二酯酶-Ⅲ(PDE-Ⅲ)抑制剂**　血管平滑肌及心肌组织富含PDE-Ⅲ,氨力农及米力农通过抑制 PDE-Ⅲ,使 cAMP 浓度增高,心率增快,心肌收缩力增加。氨力农易引起明显的血小板减低,米力农起效快,易滴定,临床已基本取代氨力农。米力农可用于治疗急性心衰,对于肺动脉压增高导致的右心衰也可能有益。用法为先予负荷量 50mg/kg,其后按 0.25～1.0mg/(kg·min)持续输注。半衰期 30～60 分钟。主要限制其应用的副作用为低血压、心动过速。

D. **钙增敏剂**　左西孟旦可与钙结合,稳定肌钙蛋白 C 的构象变化,利于横桥与肌动蛋白相互作用,使心肌收缩力增强。左西孟旦可使心输出量增加,中心充盈压降低,在欧洲被批准用于治疗急性心衰,但美国尚无该药。

Ⅳ. **高血压**　与休克一样,高血压危象也会影响血流及组织氧供,需要在重症监护病房进行监护治疗。根据 JNC7(the seventh report of the Joint National Committee on Prevention,Detection,Evaluation,and Treatment of High Blood Pressure),如患者血压超过 180/120mmHg,且有明确的急性或进展性终末器官损害,可诊断为"高血压急症",需要立即降压治疗,控制靶器官损害,但不必将血压降至正常范围。

A. **高血压急症**　表现为大血管及微血管病变、组织灌注及氧供不足。

1. **神经系统**　因灌注不足,可引起颅内压增高的症状、体征,包括头痛、恶心、呕吐、视觉障碍、视盘水肿、精神状态改变、意识障碍、反应迟钝、局灶或全身性癫痫、卒中。

2. **心血管系统**　心绞痛、急性冠脉综合征[合并心电图及酶学改变的心肌缺血和(或)急性心肌梗死]、急性主动脉夹层。

3. **呼吸系统**　呼吸困难、急性肺水肿、呼吸衰竭。

4. **肾脏**　少尿、急性肾衰。

5. **产科**　重度先兆子痫、HELLP(溶血、肝酶升高、血小板减低)综合征、子痫。

6. **血液系统**　溶血性贫血、凝血异常。

B. 治疗 治疗目标为控制终末器官功能损害,维持组织氧供及氧需平衡。对于近期无脑血管缺血事件或急性主动脉夹层的高血压急症患者,在临床稳定的情况下,可在 1 小时内使血压下降 25%,其后 2～6 小时内使血压降至 160/100～110mmHg。如患者耐受较好,可在其后 24～48 小时内继续下调血压,直至达到正常。血压下降过快可使器官血流呈压力依赖性,从而导致脑、冠脉或肾脏缺血。

1. 急性缺血性卒中 应维持高于平时的血压,增加代谢受损组织的灌注。根据美国卒中协会推荐意见,无其他器官受累且不宜溶栓患者,如血压达到 220/140mmHg,应给予药物治疗,使血压下降 10%～15%;适宜溶栓治疗患者,血压达到 185/110mmHg 时即给予干预。

2. 急性主动脉夹层 根据 2001 年出版的多个共识准则,急性主动脉夹层患者,如果无神经系统和(或)肾脏功能损害的症状及体征,应将收缩压控制在 100～120mmHg。一般而言,在不损害器官功能的情况下,将血压控制在尽可能低的水平,同时应给予药物治疗,降低左心室收缩力,减慢主动脉脉压波的上升速度(如 dP/dT),使夹层范围扩大及破裂的风险降至最低。

C. 药物治疗

1. 血管扩张剂

a. 硝普钠(sodium nitroprusside, SNP):强效动脉及静脉扩张剂,对动脉的扩张作用大于静脉。起效快,作用时间短,因此非常适合持续静脉输注,最好经中心静脉用药,常用剂量范围 20～200μg/min。硝普钠遇光分解,需要使用箔纸保护。不良反应为氰化物中毒,游离氰离子(CN^-)可与细胞色素氧化酶结合,使氧化代谢解链,导致组织缺氧。小剂量输注时,氰离子可以转换为毒性较低的硫氰酸根(通过硫代硫酸盐和硫氰酸酶作用)。CN^- 和硫氰酸根中毒的风险呈剂量依赖性,肾脏损害时中毒风险增加。氰化物中毒的征兆包括快速耐药、混合静脉血 PO_2 升高以及代谢性酸中毒。硝普钠中毒后需促进氰离子通过两条无毒途径代谢,可补充亚硝酸盐,使高铁血红蛋白生成增加,或给予硫代硫酸盐增加硫供应。此外,还可给予维生素 $B_{12}\alpha$,后者可与氰化物结合,生成维生素 B_{12},最终通过肾脏排泄。硝普钠的其他副作用包括脑血管扩张、颅内压增高,冠状动脉扩张、冠脉内窃血,损害缺氧性肺血管收缩功能。突然停用硝普钠可引起反跳性高血压。

b. 硝酸甘油(nitroglycerine, NTG):可同时扩张静脉和动脉,以扩张静脉血管为主。通过扩张静脉容量血管,可使前负荷、心脏负担、心室舒张末压力、心肌做功及心肌氧耗均降低。同时,硝酸甘油扩张大的冠状血管、缓解冠状动脉痉挛,使缺血区域血流增加,血小板聚集反应减轻,从而改善心肌氧供。硝酸甘油可改善心肌氧供与氧需之间的平衡,适用于高血压急症合并急性冠脉综合征或急性心源性肺水肿患者。静脉输注剂量易滴定,对危重患者推荐静脉给药。常规给药速度为 $25\sim1000mg/min$。NTG 可被输液管道中聚氯乙烯吸附,输注 $30\sim60$ 分钟后,吸附作用可达到饱和,可能需要下调剂量。常见的不良反应包括低血压、反射性心动过速、头痛。急性呼吸衰竭患者,使用硝酸甘油可使通气不良区域肺血流增加,通气-灌注比失调恶化,分流增加,加重低氧血症。持续应用硝酸甘油可迅速出现耐药。

c. 尼卡地平(nicardipine):为第二代二氢吡啶类钙通道阻滞剂,可使血管平滑肌舒张,引起血管及冠状血管扩张。可使心脏后负荷及心脏做功减少,同时扩张冠状血管,增加冠状动脉血流,适用于高血压危象合并心绞痛及冠状动脉病变患者。常规剂量为 $5\sim15mg/h$。氯维地平为较新的三代二氢吡啶类钙拮抗剂,近期已被 FDA 批准用于手术期间高血压治疗。该药起效时间超短,选择性扩张动脉,且不引起反射性心动过速。通过红细胞酯酶代谢,因此肝肾衰竭患者药物代谢不受影响。

d. 非诺多泮(fenoldopam):动脉血管扩张剂,主要激动 d_1 多巴胺受体。低剂量时($\leqslant0.04\mu g/min$),可使肾动脉扩张,尿钠排泄增加,不影响全身血流动力学。较大剂量时,可强力降压。5 分钟内起效,作用持续 $30\sim60$ 分钟。对于严重高血压患者,不论有无肾功能受损,非诺多泮均可使肌酐清除率增加。增加眼内压,青光眼患者慎用。

e. 肼屈嗪(hydralazine):动脉扩张剂,作用机制不明。起效需 $5\sim15$ 分钟,因此在多数高血压急症患者难以滴定剂量,常作为高血压的基础用药($10\sim20mg$ IV),同时加用其他药物控制血压高峰。

2. 肾上腺能抑制剂

a. 拉贝洛尔(labetalol):选择性 β_1 及非选择性 α 拮抗剂,静脉用药对 α 与 β 受体阻断比率为 1:7。通过阻断上述受体,使动脉压及全身血管阻力下降,对心率、心输出量、冠状动脉及脑血流影响小。初始剂量为 $5\sim10mg$,5 分钟后可增至 $15\sim20mg$,其后可按 $1\sim5mg/min$ 速度持续输注。

b. 艾司洛尔(esmolol):是一种超短效选择性 β_1 受体阻滞剂,起效迅速,剂量易调整。与氯维地平一样,其分子结构中的酯链易被红细胞酯酶水解。在高血压急症合并急性主动脉夹层,常选用艾司洛尔联合一种血管扩张药物,如硝普钠,来维持血流动力学稳定。

(周建芳 译,杜　斌 校)

参考文献

Annane D, Vignon P, Renault A, et al. Norepinephrine plus dobutamine versus epinephrine alone for management of septic shock: a randomised trial. *Lancet* 2007;370(9588):676–684.

Aronson S, Dyke CM, Stierer KA, et al. The ECLIPSE trials: comparative studies of clevidipine to nitroglycerin, sodium nitroprusside and nicardipine for acute hypertension treatment in cardiac surgery patients. *Anesth Analg* 2008;331(17):1105–1109.

Bickell WH, Wall MJ Jr, Pepe PE, et al. Immediate versus delayed fluid resuscitation for hypotensive patients with penetrating torso injuries. *N Engl J Med* 1994;331(17):1105–1109.

Chobanian AV, Bakris GL, Black HR, et al. Seventh report of the Joint National Committee on Prevention, Detection, Evaluation, and Treatment of High Blood Pressure. *Hypertension* 2003;42(6):1206–1252.

Dellinger RP, Levy MM, Carlet JM, et al. Surviving sepsis campaign: international guidelines for management of severe sepsis and septic shock: 2008. *Crit Care Med* 2008;36(1): 296–327.

Dutton RP. Current concepts in hemorrhagic shock. *Anesthesiol Clin* 2007;25(1):23–34.

Lacroix J, Hébert PC, Hutchison JS, et al. Transfusion strategies for patients in pediatric intensive care units. *N Engl J Med* 2007;356(16):1609–1619.

Marik PE, Varon J. Hypertensive crises: challenges and management. *Chest* 2007;131(6): 1949–1962.

Mebazaa A, Nieminen MS, Packer M, et al. Levosimendan vs dobutamine for patients with acute decompensated heart failure: the SURVIVE Randomized Trial. *JAMA* 2007;297(17): 1883–1891.

Reynolds HR, Hochman JS. Cardiogenic shock: current concepts and improving outcomes. *Circulation* 2008;117(5):686–697.

Russell JA, Walley KR, Singer J, et al. Vasopressin versus norepinephrine infusion in patients with septic shock. *N Engl J Med* 2008;358(9):877–887.

第7章

镇静和镇痛

Houman Amirfarzan, Ulrich Schmidt, and Luca Bigatello

多种因素可造成重症监护病房(ICU)患者的不适体验,这种不适包括一系列不良感受,如疼痛、呼吸困难、焦虑、恐惧和谵妄。对 ICU 存活患者的调查显示 ICU 对焦虑和疼痛的控制不佳。另一方面,过量应用镇静剂和镇痛剂可导致机械通气时间和 ICU 住院日的延长。

Ⅰ. **疼痛**

A. **疼痛的评估** 可以通过直接交流,或借助视觉或数字评分工具对疼痛程度进行判断。意识水平改变的患者缺乏主诉,造成疼痛评估的困难,需要有经验的人员根据间接体征进行判断。

1. 视觉模拟量表(VAS) 是一条长 10cm 的线,两端分别标记"无痛"和"无法再严重的疼痛"。患者根据当前的疼痛程度在线上进行标记,结果表示为连续的数值。虽然 VAS 已经在很多非 ICU 患者中进行验证,且被认为是镇痛评估的标准工具,但是其用于 ICU 患者的有效性尚未得到证实。

2. 数字评价系统 与 VAS 相似,用离散数字定量反映疼痛的程度。疼痛分级(通常为 0~10)可通过口述或文字进行,因此对运动协调性的要求不高。数字评价系统的作用已经得到验证,在心脏外科患者中与 VAS 具有良好的相关性。因此,对于危重病患者而言,数字评价系统可能优于 VAS。

3. 表情评估(从高兴至皱眉,图 7-1)便于理解,在儿科 ICU 中的应用多于成人 ICU。

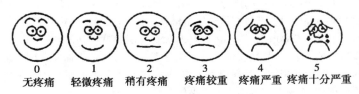

0	1	2	3	4	5
无疼痛	轻微疼痛	稍有疼痛	疼痛较重	疼痛严重	疼痛十分严重

图 7-1 表情评估量表

B. 疼痛的治疗

1. 非药物镇痛手段　可减少患者对镇痛药和镇静药的需求。将患者置于适当体位,关注引起疼痛和刺激的原因如导管和其他管路,可显著改善患者的舒适度。

2. 局部镇痛

a. 持续硬膜外镇痛:是 ICU 最常应用的局部镇痛技术。持续硬膜外镇痛在某些特定的 ICU 患者可取得良好的镇痛效果,如开胸术后、上腹部手术后或多发肋骨骨折患者。除直接发挥镇痛作用外,持续硬膜外镇痛还有助于深呼吸和咳嗽、清除分泌物、早期活动以及肠功能的恢复。除这些客观指标的改善外,目前尚未证实硬膜外镇痛可改善临床预后,如术后呼吸衰竭的发生率或 ICU 住院时间。最近,患者自控硬膜外镇痛已经在 ICU 得到应用。

(1)对于很多术后患者,持续硬膜外输注局部麻醉药和阿片类药物是最有效的镇痛方法。常用的药物组合包括 0.1%布比卡因和芬太尼($2\sim5\mu g$/ml)或氢吗啡酮($1\sim20\mu g$/ml)。由于芬太尼较少分布于中枢神经系统,呼吸抑制作用较轻,因此常用于老年患者。胸外科患者的硬膜外镇痛见第40章。

(2)硬膜外腔置管的常见并发症多由局部麻醉药和阿片类药物引起。

(a)常见继发于交感神经阻滞的低血压,但根据患者的实际情况处理方式有所不同。合理的治疗选择包括输液、小剂量升压药(如去氧肾上腺素$10\sim50\mu g$/min)、降低麻醉药输注速度或停止使用局部麻醉药。

(b)下肢无力常因运动神经元受到抑制引起。但是,对 ICU 患者新出现的下肢无力或麻痹进行鉴别诊断时,必须考虑硬膜外脓肿和血肿的可能,尽管发病率很低。必须立即进行仔细的体格检查,请神经科医师会诊,并进行脊髓 CT 或 MRI 检查。

(c)硬膜外应用的阿片类药物经过吸收进入体循环可导致呼吸抑制。这时可减少或撤除硬膜外给药中的镇痛剂。

b. ICU 中可以采用的其他局部镇痛术包括肋间神经、股神经、椎旁神经和臂丛神经阻滞。通过在神经鞘内留置导管,持续给予镇痛药物,可以延长神经阻滞和镇痛时间。事实上,由于 ICU 患者经常存在凝血功能障碍和全身感染等因素,且长期收治于 ICU 的患者通常保留气管插管并接受全身镇静/镇痛药物,因此上述镇痛技术在 ICU 中很少常规使用。外周神经阻滞技术可见《麻省总医院临床麻醉操作常规》第 7 版第 17 章。

c. 抗凝和硬膜外导管:深静脉血栓的预防及治疗性抗凝可影响硬膜外

导管的留置与拔除。通常认为,对于皮下注射预防剂量肝素的患者以及血小板计数≥100 000/mm³的患者,留置和拔除硬膜外导管是安全的。存在争论的情况包括应用阿司匹林325mg/d以及血小板计数低于 100 000/mm³。当预防性应用低分子肝素时(见第 26 章),用药 12 小时内不应进行硬膜外导管操作。血小板Ⅱb/Ⅲa受体抑制剂的半衰期较长,手术后使用这类药物前应拔除硬膜外导管。美国局部麻醉协会的指南定期更新,发布于 http://www.asra.com/consensus-statements/2.html。

3. 疼痛的全身治疗

a. 阿片类药物:是 ICU 中最有效的镇痛药物。阿片类药物的某些广为人知的副作用在 ICU 患者中发生率较高,包括呼吸抑制、心动过缓和低血压、恶心、便秘、尿潴留、瘙痒、快速耐受以及药物的躯体依赖。阿片类药物的镇痛作用以及上述副作用主要通过 μ-受体介导。目前尚缺乏针对 ICU 患者的阿片类药物比较研究,因此主要根据药理作用以及用药习惯选择药物。持续输注可提供稳定的镇痛水平,但同时也会导致药物蓄积和过度镇痛。与持续输注相比,患者自控镇痛能提供良好的镇痛效果,减少阿片类药物用量和并发症,但是需要患者处于清醒状态并能够有效配合。ICU 常用的阿片类药物包括(表 7-1 和附录):

表 7-1　重症监护病房常用的静脉用阿片类药物

	单剂(mg)	输注速度(mg/h)	起效时间(min)	单剂作用时间	备注
瑞芬太尼	0.025～0.25	0.025～0.25	2	10min	心动过缓,快速耐受
芬太尼	0.025～0.25	0.025～0.25	5	0.5～2h	随输注时间的延长其作用时间延长
吗啡	1～10	1～50	5	2～4h	活性代谢产物在肾功能不全时蓄积
氢吗啡酮	0.25～2	0.25～5	10	4～6h	作用时间在肾功能不全患者中仍可预测

(1)吗啡:静脉注射后的起效时间为 5 分钟,10～40 分钟达到最大效应,持续时间在 2～5 小时。静注时诱导组胺释放,增加低血压的可能性。吗啡-6-葡糖苷酸(morphine-6-glucuronide)是一种活性代谢产物,肾脏疾病时可导致蓄积。

(2)氢吗啡酮(hydromorphone):镇痛作用为吗啡的 5～7 倍,起效时间 10～20 分钟,镇痛作用持续约 4～6 小时。氢吗啡酮没有明显的脂肪蓄积,代谢产物也没有活性。因此适合于轻度肾功能不全患者的持续静脉输注。

(3)芬太尼:镇痛作用为吗啡的 100 倍,给药后几乎立即起效,作用持续 30～60 分钟。延长输注时间时,由于药物向脂肪组织的再分布而使作用时间延长。

(4)哌替啶(meperidine):除非治疗寒战,哌替啶很少在 ICU 应用。哌替啶有导致心动过速的趋势,代谢产物——去甲哌替啶(normeperidine)具有活性。因此肾功能不全时发生蓄积,且能降低癫痫阈值。

(5)美沙酮(methadone):胃肠外途径应用美沙酮的镇痛作用与吗啡相似,口服时约为吗啡的一半。美沙酮的持续时间为 15～40 小时。主要应用于长期静脉注射阿片类药物的患者。

(6)瑞芬太尼(remifentanil):属超短效阿片类药物,适合于操作过程中的镇痛,如更衣和支气管镜检查。快速耐受和高价格限制了瑞芬太尼的长时间应用。

b. 对乙酰氨基酚:作为一种解热镇痛剂,对乙酰氨基酚可缓解轻至中度疼痛,尤其是辅助阿片类药物治疗时。肝功能不全患者慎用对乙酰氨基酚。对乙酰氨基酚与羟考酮(oxycodone)或可待因(codeine)复方制剂为口服镇痛药,当患者不再需要胃肠外镇痛药时可应用。与胃肠外镇痛药相同,应用后可能导致呼吸抑制及镇静,尤其对于老年人。对乙酰氨基酚的最大剂量不应超过 4g/d。

c. 非甾体抗炎药(NSAIDs):NSAIDs 通过非选择性抑制环氧化酶发挥镇痛作用。

(1)酮咯酸(ketorolac):是目前作用最强的 NSAID,用量为每 6～8 小时 15～30mg。30mg 酮咯酸的镇痛效果与 10mg 吗啡相当。酮咯酸使消化道出血、肾衰竭和血小板功能异常的危险增加。尤其对于老年和血容量不足患者,肾毒性的易感性更高。为降低不良反应,酮咯酸的使用时间应控制在 3 天以内。

(2)布洛芬(ibuprofen):是美国最常用的口服 NSAID,效果低于酮咯酸。镇痛剂量为每 6～8 小时 200～600mg,与酮咯酸的毒性反应相似。

(3)双氯芬酸(diclofenac)：在欧洲常用。在美国，由于增加心血管血栓形成的危险，双氯芬酸禁用于冠状动脉旁路手术后患者。镇痛效果、抗炎作用及副作用与布洛芬相似。目前在美国还没有静脉剂型。

(4)萘普生(naproxen)：效果与毒性等各方面均与双氯芬酸相似。

d. 抗惊厥药和三环类抗抑郁药：可能对神经痛有特别的效果。ICU 常用的是加巴喷丁(gabapentin)，为 γ-氨基丁酸(GABA)受体拮抗剂，抗惊厥作用不明显，但具有较强的神经痛缓解作用。主要副作用为镇静和头晕。通常以小剂量开始，100mg、每日 3 次，必要时在 2～3 天内将剂量升高到每次 300mg 或更大，同时观察镇静情况。

e. 氯胺酮(ketamine)：为苯环己哌啶衍生物，属强效镇痛麻醉剂。ICU 应用的镇痛剂量时[0.25～1mg/kg 静脉注射，或 0.25～1mg/(kg·h)持续静脉注射]，能够保留咽喉反射和呼吸驱动力，并对心血管功能影响轻微。虽然氯胺酮导致幻觉和噩梦，但尚不确定小剂量应用时是否发生，且由于 ICU 患者常存在谵妄和噩梦，因此很难在 ICU 中鉴别。氯胺酮可用于导致疼痛刺激的操作，如烧伤患者的清创和换药，也常用于非阿片类药物时辅助镇痛。

f. 利多卡因：1.0～1.5mg/kg 静脉注射后以 1.0～1.5mg/(kg·h)的剂量持续静脉注射，可产生有效的镇痛作用，且减少吗啡用量。副作用包括镇静、心肌抑制、心律失常和抽搐，但发生率低。静脉应用利多卡因的效果存在个体差异，且未得到 ICU 对照研究证实。

Ⅱ. **镇静**　ICU 患者药物镇静的适应证包括使患者舒适以及利于操作，如机械通气或其他有创操作。然而，过度镇静也会造成机械通气时间延长、ICU 住院日延长、并发症发生率增加。因此，临床医师需要兼顾镇静不足与过度间的平衡。一些目标式镇静方案取得了降低镇静剂用量和改善转归的效果，尤其是包括了每日中断所有镇静剂的那些方案。

A. **镇静评估**　目前已有多种量表描述患者的镇静深度，并有助于临床医师确定镇静目标。许多 ICU 将镇静量表纳入患者病情记录单，并将镇静目标作为交接班的记录内容。

1. Ramsay 镇静评分　将躁动分为 6 个级别，从焦虑不安到无法唤醒。该评分的主要局限性在于各个级别之间并不相互排斥。

2. Richmond 躁动-镇静评分(RASS)(图 7-2)　是美国 ICU 常用的评价方法。RASS 将 10 个等级平均分布于 0 级正常反应的上(躁动)和下(镇静)。RASS 同时也是 ICU 意识模糊评估法(CAM-ICU)的组成部分，CAM-ICU 用于诊断 ICU 患者谵妄(见Ⅲ.C.1)。

+4	攻击或暴利行为,对自己和医务人员构成直接威胁
+3	非常躁动不安,扯拽或拔除各种引流管或导管
+2	躁动,经常出现无目的的动作,或人机不同步
+1	烦躁或焦虑不安,但无攻击行为
0	清醒且平静
-1	嗜睡,不完全清醒,对声音刺激能够维持>10秒有眼神接触的睁眼
-2	轻度镇静——对声音刺激有短时间的清醒(<10秒),并且有眼神接触
-3	中度镇静——对声音刺激有运动反应或睁眼(但无眼神接触)
-4	重度镇静——对声音刺激无反应,对身体刺激有运动反应或睁眼
-5	不能唤醒,对声音或身体刺激无反应

图 7-2　Richmond 躁动镇静评分(RASS)

3. 量化脑电图(EEG)　可通过量化 EEG 对镇静进行客观监测,这种技术已经广泛用于全身麻醉,ICU 应用较少。由于 ICU 镇静的药物和深度均有别于全身麻醉,因此 ICU 患者应用量化 EEG 监测的有效性尚需证实。然而,对于那些处于深度镇静的患者,很难判断患者的舒适度和知晓功能,有些学者建议应用量化 EEG 监测(见Ⅳ.B)。

B. 治疗　镇静、抗焦虑和催眠药物(表 7-2,附录)

表 7-2　重症监护病房常用镇静/催眠药物

	负荷量	输注速度	起效时间	作用时间	备注
咪达唑仑	1~2mg	0.5~5mg/h	0.5~2min	1~3h	快速耐受
劳拉西泮	0.25~2mg	0.25~3mg/h	2~5min	4~10h	起效后作用时间太长
丙泊酚	0.2~2mg/kg	0.5~3mg/(kg·h)	数秒	10~20min	低血压
右美托咪定	1μg/kg	0.2~0.7μg/(kg·h)	15min	2h	呼吸抑制最小,可预测的低血压,心动过缓

1. 苯二氮䓬类药物　属强效抗焦虑和镇静药物。作用于 GABA 受体,产生剂量依赖性药理作用和毒性反应。小剂量时的主要作用为抗焦虑和轻度镇静,大剂量时产生深度镇静,同时导致呼吸抑制和低血压。快速耐受常

见,非住院患者长期服药和 ICU 患者长时间应用后突然停药可导致戒断综合征。苯二氮䓬类药物可导致反常性躁动和意识混乱,尤其是老年患者,且反复被证实与 ICU 谵妄相关。苯二氮䓬类药物具有抗惊厥作用(第 31 章),也是乙醇戒断的主要治疗药物(第 33 章)。ICU 常用苯二氮䓬类药物包括:

a. 咪达唑仑(midazolam):是这类药物中作用时间最短的,因此适合于持续给药。长期输注咪达唑仑可产生药物蓄积,尤其是存在病理性肥胖的患者。咪达唑仑的快速耐受性似乎比其他苯二氮䓬类药物更快。

b. 劳拉西泮(lorazepam):可能是 ICU 最常应用的镇静药,静脉给药时起效迅速,作用持续时间在 ICU 患者中存在较大差异,为 8～12 小时。单次团注后的作用持续时间比咪达唑仑略长。与其他苯二氮䓬类药物相同,作用时间主要受到肝功能的影响,劳拉西泮不产生活性代谢产物。劳拉西泮常用于 ICU 的原因包括:药代动力学可预测、副作用少、价格低。尽管如此,劳拉西泮仍被证实与谵妄相关,且与异丙酚和右美托咪定等短效药物相比存在一定缺陷,整体应用在减少。

c. 地西泮(diazepam):是一种静脉用苯二氮䓬类老药。半衰期长,具有活性代谢产物,ICU 已很少应用。

2. 异丙酚(propofol)　是一种强效镇静催眠药。单次静脉注射 0.5～2.0mg/kg 后,异丙酚快速进入中枢神经系统,几乎立即产生作用,随后快速再分布,因此作用短暂(时量相关半衰期 10～15 分钟)。这些药代动力学特点使异丙酚成为理想的持续输注药物。当停止输注后,患者能够很快被唤醒,使检查更为可靠,当需要重新镇静时,给药后又能很快发挥作用。与苯二氮䓬类药物相似,异丙酚也是 GABA 受体激动剂,但是其与谵妄之间的关系尚不明确。异丙酚具有遗忘作用,但不具镇痛作用。当长时间应用后,异丙酚在脂肪组织中积蓄,作用时间延长,但是并不像咪达唑仑那样明显。静脉持续输注时,由于存在药物配伍禁忌的可能性,异丙酚需要单独的输注通路。异丙酚会导致明显的剂量依赖性呼吸抑制,麻省总院外科 ICU 将其应用限于保留气管插管患者。低血压在异丙酚的应用中也很常见,原因主要是血管扩张,对于循环不平稳的患者应用大剂量时也会导致心肌抑制。异丙酚的其他不良反应包括:

a. 由于异丙酚以高浓度脂肪乳剂(10%)作为基质,因此有可能发生细菌污染。为防止细菌污染,我们单位推荐在单次应用后丢弃安瓿或药瓶,每 6 小时更换混合容器和输注管路,每 12 小时丢弃输液瓶中剩余液体。

b. 由于脂肪乳剂的作用,患者可能出现高甘油三酯血症,有时还会出现胰酶升高。因此当长期使用异丙酚时,我们推荐定期检查血清甘油三酯、淀粉酶和脂肪酶。当应用超过 24 小时后,应将输注的脂肪乳计入全胃肠外营养中(见第 11 章)。

c. 异丙酚注射综合征(PRIS)的发生率低,但却是异丙酚长期输注后发生的可能致命的并发症,典型表现为心肌抑制和休克、严重代谢性酸中毒、横纹肌溶解和肾衰竭。目前 PRIS 仅见于大剂量[4~5mg/(kg·h)]长期(48~72 小时)使用时,确切病因尚不明确。重症患者中最高危的人群是儿童,尤其是那些脑创伤患者,不仅接受大剂量异丙酚,还同时使用儿茶酚胺和(或)皮质激素治疗。也有 PRIS 发生于成年人的报道。由于 PRIS 与大剂量应用间具有明显的相关性,我们建议避免应用剂量超过 4mg/(kg·h),当需要增加剂量时采用复合镇静的方法,根据患者需要同时伍用阿片类药物、苯二氮䓬类药物、抗精神病药物或 α_2 受体激动剂。

3. α_2 受体激动剂 具有特殊的镇静和血流动力学作用。

a. 可乐定(clonidine):是应用时间最长的 α_2 受体激动剂,最初作为降压药应用,此后也应用于全身麻醉和局部麻醉的辅助用药,以及 ICU 镇静。可乐定的血流动力学作用是降压减慢心率。常用于减轻 ICU 患者乙醇或阿片类药物戒断综合征,辅助苯二氮䓬类或阿片类药物应用。可乐定具有肠外、透皮和静脉剂型。可乐定突然停药后会出现高血压反弹和心动过速。

b. 右美托咪定(dexmedetomidine):其 α_2 受体选择性高于可乐定,镇静作用的可预测性更高,作用持续时间较短,因此更适合于持续给药。目前 FDA 将右美托咪定限于小剂量[0.2~0.7mg/(kg·h)]短期应用于插管患者的镇静。因此,右美托咪定最常应用于那些准备拔管,而又无法停止其他镇静催眠剂的患者,为他们提供短期镇静。近期的对照研究中应用了更高剂量的右美托咪定,表明其应用的安全性,在提供目标式镇静时至少与劳拉西泮和咪达唑仑相似,但谵妄发生率低,机械通气时间和 ICU 停留时间缩短。右美托咪定剂量方面的限制在于会导致低血压和心动过缓,发生率高达 40%,但通常不需要处理(5%)。

c. 每日中断所有镇静药物可能缩短机械通气时间,减少额外神经系统检查的工作负荷(如头部 CT 扫描),缩短 ICU 停留时间。联合应用每日中断镇静剂和自主呼吸试验(见第 23 章)可能对患者转归发挥更好的作用。这些观察明显改变了 ICU 镇静方案。现在已经明了镇静本身并非一种目标,而是一种具有特殊需求的治疗措施,如增进机械通气同步性,缓解危险性躁动等。目前有争论的是中断镇静剂的必要性。在麻省总院的外科 ICU 中,我们并不常规实施每日中断镇静,但是设定一个每日 RASS 目标,为患者提供一个尽可能轻度的,但又能满足患者舒适度和生理需求的镇静水平。

Ⅲ．ICU 患者常发生认知和行为改变，包括焦虑、恐惧、躁动、混乱、不安和谵妄。这些改变可同时存在，给准确诊断和定量评价带来困难。

A. **焦虑和恐惧**　由于只有极少数患者在入住 ICU 后能够预知将要发生什么，因此焦虑和恐惧是常见的。行为学干预包括安慰和解释，常需反复进行才能有所缓解。让家属参与进来也会有所帮助。主要的药物治疗是苯二氮䓬类。

B. **躁动、不安和混乱**　也常见于 ICU 患者。与其他精神状态改变相同，应首先考虑可能的系统性原因，如低氧血症和戒断综合征。然而，多数情况下无法找到特殊病因。干预措施可能改善这些复杂的行为学变化，包括建立昼夜更替环境、降低噪声、有时需给予镇静剂和抗精神病药物（见下述，谵妄）。多数情况下，这些症状会随患者整体病情改善而减轻。

C. **谵妄**　是上述几种症状的组合，定义为意识状态的急性波动性改变，特点是认知、注意力和行为的损害。最常见的谵妄是精神运动性躁动（运动增强性谵妄），这时患者可能会伤害自己。有时患者可表现为安静状态（运动降低性谵妄），诊断困难，可能导致治疗不足。内科和外科 ICU 患者中常见谵妄，尤其对于老年人和机械通气患者，导致机械通气支持时间延长、ICU 停留时间延长、并发症发生率增加。震颤性谵妄与乙醇戒断相关，见第 33 章。

1. 当谵妄以严重精神运动性躁动表现时，评估相对容易。然而，即便在这种情况下，也不是所有临床医师都会以相同标准进行评估和处理。鉴于此，同时也便于那些少见类型谵妄（运动降低性谵妄）的诊断，设计出谵妄的客观诊断工具，有两种量表得到了广泛验证：ICU 意识模糊评估法（CAM-ICU）和重症患者谵妄筛查表（ICDSC）。CAM-ICU（图 7-3）多在美国应用，ICDSC 多在加拿大应用。

2. 谵妄的处理　第Ⅲ部分 A 和 B 介绍的行为学干预也对谵妄患者有作用。纠正代谢异常、治疗疼痛、改善患者夜间睡眠有利于谵妄患者的处理。然而也常需要应用药物控制。虽然目前尚无证实有效的特殊药物，甚至与不用药间的差别也未被证实，用于控制谵妄的主要是抗精神病药物。

a. 氟哌啶醇（haloperidol）　苯丁酮类抗精神病药，最常用于 ICU 谵妄。具有静脉制剂，临床应用剂量范围较大。由于该药物起效慢、作用时间长且可蓄积，因此推荐谨慎用药。尤其对于老年人，推荐从极小剂量（1～2mg 静脉注射，每 8 小时一次）开始，同时在药物起效前应用其他干预措施（最好是行为学干预）。对于年轻人和相对健康的患者，2～5mg 短时间内静脉重复注射是安全的，但也要密切观察药物副作用。除年龄和疾病严重程度外，由于药物主要经肝脏代谢，肝脏功能不全会延长所有抗精神病药物的作用时间。氟哌啶醇的副作用包括：

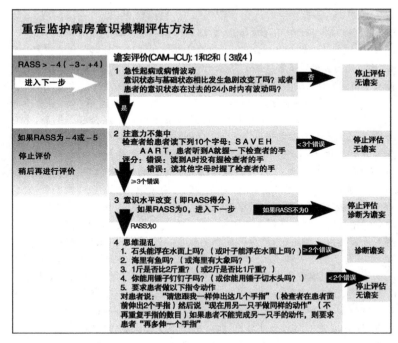

重症监护病房意识模糊评估方法

谵妄评价(CAM-ICU): 1和2和（3或4）

RASS > -4（-3~+4）

进入下一步

1 急性起病或病情波动
意识状态与基础状态相比发生急剧改变了吗？或者患者的意识状态在过去的24小时内有波动吗？ ——否→ 停止评估 无谵妄

是↓

如果RASS为 -4或 -5

停止评价

稍后再进行评价

2 注意力不集中
检查者给患者读下列10个字母：S A V E H
A A R T，患者听到A就握一下检查者的手
评分：错误：读到A时没有握检查者的手
　　　错误：读其他字母时握了检查者的手 ——<3个错误→ 停止评估 无谵妄

≥3个错误↓

3 意识水平改变（即RASS得分）
如果RASS为0，进入下一步 ——如果RASS不为0→ 停止评估 诊断为谵妄

RASS为0↓

4 思维混乱
1. 石头能浮在水面上吗？（或叶子能浮在水面上吗？）
2. 海里有鱼吗？（或海里有大象吗？）
3. 1斤是否比2斤重？（或2斤是否1斤重？）
4. 你能用锤子钉钉子吗？（或你能用锤子切木头吗？） ——≥2个错误→ 诊断谵妄
5. 要求患者做以下指令动作
对患者说："请您跟我一样伸出这几个手指"（检查者在患者面前伸出2个手指）然后说"现在用另一只手做同样的动作"（不再重复手指的数目）如果患者不能完成另一只手的动作，则要求患者"再多伸一个手指" ——<2个错误→ 停止评估 无谵妄

图 7-3　改良的 CAM-ICU 流程表：哈佛 CAM-ICU 流程表

（1）镇静作用可预测且呈剂量相关。年长和严重疾病可使药物作用增强。插管患者对镇静副作用更加耐受，但过度镇静延长机械通气时间，并发症增加。

（2）锥体外系反应，尤其是迟发性运动障碍，可发生于任何剂量，尤其是口服时。原因不明。

（3）经常有文献报道应用氟哌啶醇后发生严重室性心律失常和猝死。典型心律失常表现为尖端扭转型室性心动过速（第 28 章）。心电图首选出现 QT 间期延长（图 7-4）。因此，当临床应用较高剂量氟哌啶醇或提高剂量时，应每天监测 ECG。ECG 监测可自动计算 RR 间期校正后的 QT 间期。然而，应注意自动计算 QT 间期的准确性，尤其对于存在 QRS 波群增宽的心律失常患者，如束支传导阻滞。简单的判断标准是 QT 间期不应超过 RR 间期的一半。正常 QT 间期的范围尚不明确，一般以 490～500 毫秒（女性略低）为上限，或低于基础水平 20%。当 QT 间期明显延长时，应停用氟哌啶醇，并避免激惹心室（如纠正低钾和低镁血症）。此外，有些 ICU 常用药

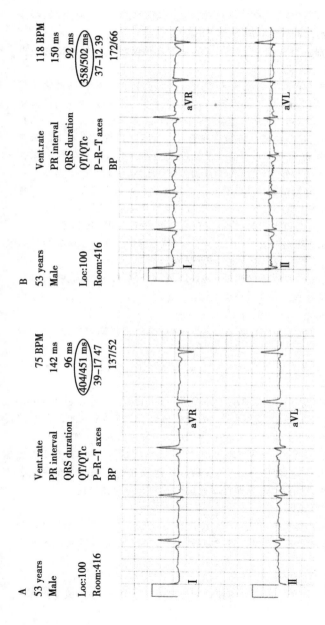

图 7-4　ECG 显示的 QT 间期延长。两份 ECG 来自同一名患者，时间间隔约 24 小时。图 A 中校正的 QT 间期在正常范围（451ms），图 B 中校正的 QT 间期延长（502ms）。注意由于图 B 中的心率更快，因此绝对 QT 间期更短，同时请注意两图 QRS 波群的一致性

129

物也可导致 QT 间期延长的危险性,应避免与氟哌啶醇同时使用(如胺碘酮、美沙酮、喹诺酮类抗生素等,见第 19 章,表 19-2)。

(4)神经阻滞剂恶性综合征是苯丁酮类和其他类型抗精神病药的少见并发症,见第 32 章。

b. 目前美国已经拥有口服或舌下剂型的非典型性抗精神病药物。与氟哌啶醇相比,这些药物的谵妄治疗作用及安全性还未被完全证明。虽然这类药物包括多种,我们仅介绍喹硫平(quetiapine)和奥氮平(olanzapine),是美国应用最多的两种非典型性抗精神病药物。这两种药物具有相似的毒性作用,与氟哌啶醇相比,锥体外系反应少,但镇静作用明显。对于严重副作用,如室性心律失常和死亡,并不优于氟哌啶醇。近期的研究显示,至少在一般患者人群,非典型性抗精神病药物导致的猝死发生率可能高于传统抗精神病药物。这些药物主要经肝脏代谢,对于肝功能衰竭患者,应调整剂量。

(1)喹硫平:只有口服制剂,由于存在明显镇静作用和降压趋势,常以小剂量开始。合理的起始剂量为 25mg,每日 2 次或 3 次,可逐渐增加至每日 300~600mg,但这种大剂量很少在 ICU 应用。

(2)奥氮平:结构与喹硫平相似,具有口服、口服吸收和肌内注射剂型。口服分散片起效迅速。推荐以小剂量开始,每 12 小时 2.5~5.0mg,逐渐增加剂量,需要时每日最大剂量可到 20~30mg。

Ⅳ. 神经肌肉阻滞(NMB,详细描述见《麻省总院临床麻醉操作常规》第 7 版第 12 章)

A. 目前 ICU 患者使用 NMB 不足 10%。适应证主要包括:

1. 辅助机械通气。

a. 严重低氧患者应用 NMB 的好处有二。第一,NMB 消除患者的通气动作,在严重衰竭时,这种通气动作效果不佳并常导致呼吸机同步失调。第二,降低氧耗,对于中心体温升高和寒战患者,氧耗增加会导致低氧血症加重。

b. 对于急性肺损伤/急性呼吸窘迫综合征患者(第 20 章),常需要深度镇静,应用 NMB 可使肺复张及小潮气量通气得以顺利实施。对于在实施严格的肺保护性通气策略时是否有必要应用 NMB,还存在争论。

2. 气管插管(见第 4 章)。

3. 操作/诊断检查,如气管切开、经皮胃造瘘、MRI 扫描。对于这种短时间应用 NMB 是否是重症患者发生多神经病的危险因素,目前尚无明确(第 32 章)。

B. NMB 的并发症

1. 意识 由于 ICU 患者缺乏躁动和疼痛的典型体征,临床医师必须依靠自主神经系统的表现判断镇静不恰当,而药物能够阻断自主神经系统的相应表现,因此,应用 NMB 时监测 ICU 患者的意识水平存在一定困难。量化 EEG 监测常可提供患者镇静水平的信息。虽然无 NMB 时这些监测技术的有效性增加,目前尚缺乏确定的证据支持。

2. 长期肌肉无力(见第 32 章)　应用 NMB 后可能导致长期肌肉无力,并延长住院时间和并发症发生率。

3. 延迟诊断　患者应用 NMB 后自主和有意识运动消失,对刺激缺乏恰当反应,将使体格检查受到影响,尤其是神经系统检查和腹部检查,可能延误诊断。

C. 神经肌肉阻滞剂(见附录)

1. 琥珀胆碱(succinylcholine)　属非去极化 NMB,是现有 NMB 中起效最迅速的(短于 1 分钟),主要用于辅助气管插管(见第 4 章)。琥珀胆碱激动神经肌肉接头后受体可能导致高钾血症,因此禁用于神经切除和挤压伤、烧伤及制动患者。

2. 顺阿曲库铵(cisatracurium)　属苄基异喹啉,由于不经肝脏和肾脏代谢,因此适应于危重病患者。起始剂量为 0.15mg/kg,之后可根据疗效调整输注剂量。

3. 罗库溴铵(rocuronium)　属甾体类药物,起效快(60~90 秒),是气管插管时琥珀胆碱的理想替代药物(第 4 章)。其他甾体类药物还包括维库溴铵(vecuronium)和泮库溴铵(pancuronium)。虽然多认为这些药物的效价比较好,但是由于半衰期长,尤其是肝肾衰竭时会进一步延长,并不适用于现代重症医学临床实际应用。

D. 监测　对 NMB 进行监测可避免药物过量以及不必要的长时间阻滞。四个成串刺激是最常用的监测方法。通过对尺神经进行四个成串刺激(60~70mA),观察拇内收肌的反应。导致判断不准确的原因包括对操作不熟悉、电极位置不当、肢体冰冷、神经病变及水肿。

(周建新 译,杜　斌 校)

参考文献

Cabello B, Thille AW, Drouot X, et al. Sleep quality in mechanically ventilated patients: comparison of three ventilatory modes. *Crit Care Med* 2008;36:1749–1755.

Ely EW, Shintani A, Truman B, et al. Delirium as predictor of mortality in mechanically ventilated patients in the intensive care unit. *JAMA* 2004;291:1753–1762.

Girard TD, Kress JP, Fuchs BD, et al. Efficacy and safety of a paired sedation and ventilator weaning protocol for mechanically ventilated patients in intensive care (Awakening and Breathing Controlled trial): a randomised controlled trial. *Lancet* 2008;371:126–134.

Herroeder S, Pecher S, Schonherr ME, et al. Systemic lidocaine shortens length of hospital stay after colorectal surgery: a double-blinded, randomized, placebo-controlled trial. *Ann Surg* 2007;246:192–200.

Himmelseher S, Durieux ME. Ketamine for perioperative pain management. *Anesthesiology* 2005;102:211–220.

Kam PCA, Cardone D. Propofol infusion syndrome. *Anaesthesia* 2007;62:671–690.

Kress JP, Pohlman AS, O'Connor M, Hall JB. Daily interruption of sedative infusions in critically ill patients undergoing mechanical ventilation. *New Eng J Med* 2000;342:1471–1472.

Pandharipande PP, Pun BT, Herr DL, et al. Effect of sedation with dexmedetomidine vs lorazepam on acute brain dysfunction in mechanically ventilated patients: the MENDS randomized controlled trial. *JAMA* 2007;298:2644–2653.

Riker RR, Shehabi Y, Bokesh PM, et al. Dexmedetomidine vs. midazolam for sedation of critically ill patients. *JAMA* 2009;301:489–499.

Sessler CN, Gosnell MS, Grap MJ, et al. The Richmond Agitation-Sedation scale: validity and reliability in adult intensive care unit patients. *Am J Respir Crit Care Med* 2002;166:1338–1344.

R. Phillip Dellinger MD, Mitchell M, Levy, MD, Jean M. Carlet, MD, et al. Surviving sepsis campaign: international guidelines for management of severe sepsis and septic shock: 2008. *Crit Care Med* 2008;36:296–327.

第8章

液体、电解质和酸碱状态

Cosmin Gauran and David Steele

对危重病患者的液体、电解质及酸碱状态进行适当治疗,首先需要对其正常组成和调节机制有全面的了解。疾病过程、创伤和手术均可影响机体对体液平衡及电解质的调控。

Ⅰ. **体液间隙** 身体内存在多个体液间隙,由半透膜及各种结构相分隔。

A. **总体水(TBW)** 占体重的50%～70%,受到去脂肪体重、性别和年龄的影响(表8-1)。由于脂肪组织含水量少,故TBW与体内脂肪含量百分比呈负相关关系。

表8-1 体内水总量占体重比例(%)

	男性	女性
消瘦体型	65	55
匀称体型	60	50
肥胖体型	55	45
新生儿	75～80	
1岁	65～75	
1～10岁	60～65	
10岁～成人	50～60	

B. TBW间隙

1. **细胞内间隙** 约占TBW的66%(约为体重的40%)。

2. **细胞外间隙** 约占TBW的34%(约为体重的20%),可进一步分为:

a. 血管内间隙:由血浆组成,约占总体重的5%。

b. 血管外间隙:由淋巴、组织间液、骨组织液、各体腔内液体以及黏液或分泌液组成。血管外间隙约占总体重的15%。

C. 体液间隙的离子组成 用于描述溶液内离子浓度的各种生理名词包括:

1. 摩尔浓度 每升溶液内所含溶质的摩尔数。

2. 质量摩尔数 每千克溶剂中所含溶质的摩尔数。

3. 摩尔渗透压浓度 每升溶液中所含溶质的渗透压摩尔数。渗透压摩尔数等于溶质摩尔数乘以每个溶质分子可自由解离的微粒数。例如,1摩尔NaCl的溶液可以产生2渗透压摩尔数。

4. 质量摩尔渗透压浓度 每千克溶剂所含溶质的渗透压摩尔数。

5. 电当量 离子的摩尔数乘以化合价。例如,含有1摩尔钙离子的溶液相当于2个当量。由于含钙溶液为电中性,所以必须与2摩尔带相反电荷的物质(如氯离子)相结合。

6. 生理学中通常将电解质浓度表示为每升中的毫当量数(mEq/L)。每个体腔内的液体均为电中性。不同体腔内液体中各电解质的平均浓度见表8-2。

表 8-2 各体液间隙液体的电解质组成

	血浆(mEq/L)	组织间隙 (mEq/L H_2O)	细胞内液[a] (mEq/L H_2O)
阳离子			
Na^+	142	145	10
K^+	4	4	159
Ca^{2+}	5	5	<1
Mg^{2+}	2	2	40
阴离子			
Cl^-	104	117	3
HCO_3^-	24	27	7
蛋白	16	<0.1	45
其他	9	9	154

注:[a]细胞内电解质浓度很难测定,且大多数测量值来源于肌细胞,其结果不一定适用于其他类型细胞

a. 血清质量摩尔渗透压浓度(S_{osm})可根据以下公式估计：

$$S_{osm}(mOsm/kg\ H_2O) = (2 \times [Na]) + ([BUN]/2.8) + ([glucose]/18)$$

血尿素氮(BUN)和血糖浓度以 mg/dl 表示，钠离子浓度以 mEq/L 表示。通常估算值与测量值的误差小于 10%。

b. 当各间隙内非通透性蛋白的分布不均一时，由于受到 Gibbs-Donnan 效应的影响，各间隙内可弥散的离子浓度也不均一。

D. 水在体内的移动

1. 水很容易通过细胞膜，并在不同体液间隙之间自由移动。水的移动主要受到渗透压和静水压的影响。渗透压取决于溶液内具有渗透活性的分子数，且远远大于静水压。正常状态下，所有体液间隙的渗透压均相等。水沿渗透压梯度弥散，以维持细胞内外环境的渗透压相等。

2. 水在细胞外组织间隙和血管内间隙的移动规律遵循 Starling 公式：

$$Q_f = K_f[(P_c - P_i) - \sigma(\pi_c - \pi_i)]$$

其中，Q_f是通过毛细血管壁的液体量，K_f为常数，P_c和 P_i分别为毛细血管和组织间隙静水压；σ为反射系数(见下文)；π_c和π_i分别为毛细血管和组织间隙的胶体渗透压。

a. 胶体渗透压：血管内带负电荷的大分子量蛋白质不能透过血管壁，能够维持血管内和组织间隙的渗透压梯度，称之为胶体渗透压。胶体渗透压仅占液体总渗透压的很小部分。与带负电荷的蛋白相结合的阳离子亦产生部分渗透压。白蛋白是产生胶体渗透压的主要蛋白质，约占总胶体渗透压的 2/3。细胞本身不产生胶体渗透压。

b. 反射系数σ：指特定的毛细血管壁对某一物质的通透性。其范围从 0(完全通透)～1(完全不通透)，在不同疾病状态下有所不同；健康组织的反射系数约为 0.7。

c. 毛细血管的基本动力学原理：小动脉末端的毛细血管静水压大于胶体渗透压，液体在此处离开毛细血管，使得血浆胶体渗透压增加。随着血浆沿毛细血管流动，静水压逐渐降低。在毛细血管的静脉端，胶体渗透压大于静水压，液体又通过重吸收进入毛细血管。如果这一平衡受到破坏，将导致组织间液增加。如果组织间液增加的速度超过淋巴系统清除组织间液的速度，则可发生组织水肿。

Ⅱ. **液体缺乏和补液治疗**

A. 液体容量缺乏及正确的补液治疗策略取决于丢失液体的部位与种类。由于水可自由通过所有生物膜，因此一个间隙的液体缺乏将影响所有其他间隙。根据液体丢失的最初部位,可以对其进行粗略分类。液体丢失还可引起电解质紊乱。

1. 细胞内液(ICF)间隙液体缺乏源于自由水的丢失。

a. 自由水丢失的部位包括:

(1)不显性失水:指通过皮肤和呼吸道的丢失。

(2)经肾脏丢失:指肾脏不能重吸收水分,如中枢性或肾性尿崩症(见第Ⅲ.C)。

b. 随着自由水的丢失,细胞内液和细胞外液量均按照各自在体内的容量成比例减少;因此,细胞内液丢失占总失液量的2/3。与此相似,自由水的补充也按照体内各间隙的容量成比例分布,即补充的自由水仅有1/3最终分布到细胞外液间隙。

c. 补液治疗包括低张盐水(含5%葡萄糖及0.45%氯化钠的溶液)或自由水(5%葡萄糖溶液)的补充。补液过程中必须监测电解质水平(尤其是钠离子浓度)。

2. 细胞外液(ECF)间隙液体缺乏

a. ECF失水通常为等张性失水。细胞外液的各个间隙均可发生液体丢失,其中一个间隙的液体丢失将很快影响其他间隙。

b. 临床表现包括:

(1)失水量占总体重3%~5%:黏膜干燥,尿量减少。

(2)失水量占总体重6%~10%:心动过速,体位性低血压。

(3)失水量占总体重11%~15%:低血压。

(4)失水量超过总体重的20%:无尿,循环衰竭。

c. ECF丢失的原因包括失血、呕吐、腹泻和体液分布发生变化。

(1)ECF容量分布发生变化是由于等张液体从功能性组织间隙进入非功能性间隙,导致血管内容量缺乏。可见于手术或外伤造成的组织损伤("第三间隙")、烧伤、腹水、梗阻肠腔内的液体潴留,以及胸腔积液。

(2)ECF容量丢失的补液治疗通常需要使用等张盐溶液。由于病因及并发症不同,不同患者ECF缺乏所需补液量差别很大。

3. 血管内液体(血浆容量)缺乏

a. 血管内容量缺乏可引起组织间液减少,因为这两个间隙相互平衡。

b. 临床表现包括:

(1)血管内容量减少15%~30%:仰卧时会出现窦性心动过速;

(2)血管内容量减少大于30%:动脉血压下降,中心静脉压下降。

B. 补液治疗

1. 晶体溶液（表 8-3）

表 8-3 各种晶体溶液的成分

	Na	Cl	K	Ca	缓冲成分	葡萄糖	pH	渗透压
D_5W	0	0	0	0	0	5	4.5	252
D_5 0.45% NaCl	77	77	0	0	0	5	4.0	406
0.9% NaCl	154	154	0	0	0	0	5.0	308
7.5% NaCl	1283	1283	0	0	0	0	5.0	2567
乳酸林格液	130	109	4	3	28[a]	0	6.5	273

注：Na、Cl、K、Ca 及缓冲成分的浓度单位均为 mEq/L；葡萄糖浓度单位为 g/100ml；D_5W：5% 葡萄糖溶液；D_5 0.45% NaCl：5% 葡萄糖 0.45% 氯化钠溶液；[a] 乳酸

a. 维持液用于补充液体和电解质的固有丢失。

（1）不显性失水包括经皮肤和肺的正常丢失，总量为 600～800ml/d。显性失水包括经肾脏和消化道（GI）的丢失。体重为 70kg 时，维持正常生理的最少尿量为 0.3ml/(kg·h)，平均尿量为 1ml/(kg·h)（约 1700ml/d）。

（2）电解质：每日钠的丢失量为 1～2mEq/kg。每日氯和钾的丢失量为 1～1.5mEq/kg。各种电解质的每日补充总量应为 1mEq/kg。

（3）葡萄糖：作为能量来源，葡萄糖的补充应为 100～200mg/(kg·h)。但是，葡萄糖不应作为危重病患者补液的常规成分，因为快速输注葡萄糖溶液可能会引起代谢和神经系统失衡。可经肠内或肠外营养提供所需葡萄糖（见第 11 章）。

（4）根据体重计算每小时维持补液量的一般指导原则

ⅰ. 体重 0～10kg：4ml/(kg·h)；

ⅱ. 体重 11～20kg：40ml/h＋超过 10kg 部分以 2ml/(kg·h)计算；

ⅲ. 体重＞20kg：60ml/h＋超过 20kg 部分以 1ml/(kg·h)计算。

（5）维持液成分：一般情况下，不显性失水用低张性维持液补充。危重病患者常有其他部位的液体丢失（如引流液、瘘等），需要用等张性溶液补充。

b. ECF 的补充需用等张溶液。

（1）由于电解质可自由通过毛细血管壁，所以晶体溶液可以迅速地从血管内间隙重新分布到整个 ECF 间隙，正常情况下 75% 分布到血管外间隙，

25％分布到血管内间隙。

(2)0.9％氯化钠［生理盐水（NS）］：含有钠和氯离子（浓度均为154mEq/L），渗透压为308mOsm/L，pH5.0。因此，生理盐水为高张溶液，与血浆相比更偏酸性。生理盐水的氯含量偏高，可以引起高氯性酸中毒。

(3)乳酸林格液（LR）：含钠（130mEq/L）、钾（4mEq/L）、钙（3mEq/L）、氯（109mEq/L）及乳酸（28mEq/L）。LR 的 渗透压为 272.5mOsm/L，pH6.5。LR 为轻度低张溶液，不会引起高氯血症。

c. 等张晶体溶液可用于失血后的补液治疗。每失血 1ml 可用 2～5ml 等张溶液补充。

2. 胶体溶液（表 8-4） 胶体溶液最常用于增加血管内容量。与晶体溶液不同，胶体成分不能自由通过完整的毛细血管壁，因此不能再分布到整个 ECF 间隙。通常胶体液用量仅相当于晶体液的 1/6～1/2 即可达到相同的血管内扩容效果。

表 8-4   各种胶体溶液的生理及化学特性

液体种类	重量——平均分子量(kd)	胶体渗透压(mmHg)	血清半衰期(h)
5％白蛋白	69	20	16
25％白蛋白	69	70	16
6％羟乙基淀粉	450	30	2～17

a. 白蛋白：是一种天然的血源性胶体，也是血浆中含量最多的蛋白。输注白蛋白有助于维持血浆胶体渗透压，与晶体液相比，能够更有效地增加血管内容量。然而，将白蛋白用于增加血管内容量，对危重病患者预后的影响与晶体溶液相同。5％(5g/dl)和 25％(25g/dl)的白蛋白溶液已有商品供临床使用。这两种白蛋白溶液以等张盐水制备，其中 25％白蛋白溶液制剂容量更小（因为盐负荷较低，故称为"低盐"制剂）。5％白蛋白溶液的胶体渗透压与血浆相似。25％白蛋白的胶体渗透压更高，扩容效果可达输注液量的 4～5 倍。

b. 羟乙基淀粉：是一种大分子量合成胶体（又称支链葡萄糖聚合物）。美国使用以 NS 和 RL 制备的 6％羟乙基淀粉溶液。这些制剂的胶体渗透压约为 30mmHg。输注后提高血浆胶体渗透压的作用可持续 2 天。不良反应包括血清淀粉酶升高、过敏样反应以及凝血功能异常。存在凝血功能异常的患者是否可应用羟乙基淀粉尚有争议，建议最大用量不超过

20ml/(kg・d)。

3.输注全血或成分输血对于维持血液的携氧能力和凝血功能十分重要。输血作为液体疗法中的一部分,将在第35章详细阐述。

Ⅲ.电解质与电解质紊乱:钠代谢异常

A.血清(血浆)钠离子浓度的正常范围是$136\sim145mEq/L$。血清钠浓度异常提示存在水和钠平衡异常。成人的钠生理需要量为$1\sim2mEq/(kg・d)$。婴儿的需求量更大。健康人的肾脏可以排泄与实际摄入量相等的钠$[0.25\sim6^+mEq/(kg・d)]$,从而精确调控钠平衡。这一过程由神经体液系统调控,包括肾素-血管紧张素-醛固酮系统、心房利钠肽、抗利尿激素(ADH)、甲状旁腺素(PTH)和交感神经系统。

B.低钠血症指血清钠低于$136mEq/L$。严重低钠血症可导致中枢神经系统(CNS)和心脏异常,如癫痫发作和心律失常。根据血浆张性不同对低钠血症进行分类。

1.等张性低钠血症　约为$290mOsm/(kg\ H_2O)$见于ECF其他成分(如蛋白质或脂肪)浓度增加时。这种低钠血症又称为假性低钠血症,是由于血脂和蛋白替代了部分血浆容量所引起的测量误差。这种低钠血症不需要治疗。

2.高张性低钠血症　是由于细胞内水分在渗透活性物质(如葡萄糖、甘露醇)的影响下移动至ECF间隙,从而导致ECF钠离子被稀释。高张性低钠血症常见于高血糖时,血糖每升高$100mg/dl(5.56mmol/L)$,血清钠离子浓度降低约$1.6mEq/L$。高张性低钠血症的治疗目标是清除渗透活性物质,并恢复容量状态。

3.低张性低钠血症　是最常见的低钠血症。这种真正的低钠血症是由于TBW相对于总体钠过多所致。根据ECF的容量状态(低容量性、高容量性和等容量性),可以将低张性低钠血症进一步分类。在这三种情况下,细胞外液的容量状态并不总与血管内容量或有效动脉血容量相关。

a.低容量性低张性低钠血症的病因可分为肾性和非肾性两类。两种原因都造成水分和钠的丢失,但钠的丢失多于水的丢失。

(1)肾性病因:包括使用利尿剂(尤其是噻嗪类利尿剂)、盐皮质激素缺乏、甲状腺功能减低,少数情况下可见于耗盐性肾病、脑耗盐综合征以及某些类型的肾小管酸中毒(RTA)。

(2)非肾性病因:包括经消化道的液体丢失,以及第三间隙渗漏引起血管内容量缺乏。

(3)可通过尿电解质检查鉴别肾性和非肾性病因。尿钠大于$20mEq/L$

提示经肾脏失钠,而尿钠小于 10mEq/L 则提示为非肾性病因。

(4)治疗目标是用等张钠溶液补充细胞外液容量,并允许经肾脏排出适量自由水。

b. 高容量性低张性低钠血症见于充血性心衰(CHF)、肾病综合征伴肾衰竭以及肝硬化。

(1)发病机制:在上述疾病过程中,即使血管内总容量正常甚或偏高,有效动脉血容量仍然不足。此时肾素-血管紧张素-醛固酮系统和交感神经系统兴奋,ADH 分泌增加,引起少尿和钠潴留,导致 ECF 容量增加。

(2)临床表现包括水肿、颈静脉压升高、胸腔积液和腹水。

(3)治疗目标是控制原发疾病。同时需要限液以及限钠,并使用作用于近端肾小管和髓袢的利尿剂。

c. 等容量性低张性低钠血症

(1)病因:ADH 异常分泌综合征(SIADH)、精神性多饮、药物(如缩宫素)、生理性非渗透性刺激导致 ADH 释放(如呕吐、焦虑、疼痛)、甲状腺功能减退以及肾上腺功能不全。

(2)虽然没有容量不足或渗透压升高等刺激因素,ADH 水平仍然升高,引起自由水潴留。

(3)治疗方法因原发病因和临床表现而异。通常需要限水。某些情况下,需应用地美环素(脱甲氯四环素)诱导肾性尿崩症,以平衡 ADH 过量分泌的作用。

(4)vaptans 是一类最新研制的活性非肽类血管加压素受体拮抗剂。临床研究已证实 vaptans 可用于治疗等容性或高容量性低钠血症,例如充血性心衰、肝硬化、SIADH 或其他原因引起的低钠血症。考尼伐坦(conivaptan)是一类 V_{1a}/V_2 非选择性血管加压素受体拮抗剂,其静脉制剂已被美国食品药品管理局批准用于住院治疗。托伐普坦(tolvaptan)是一种口服 V_2 受体拮抗剂。上述药物的临床经验均有限。

d. 低张性低钠血症的一般治疗原则:对于低容量或利尿剂导致低钠血症的患者,需要应用 NS。如果患者容量正常,治疗则因临床表现而异。通常情况下,限水是对容量正常患者的最佳治疗。高容量性低钠血症患者需用利尿剂,同时限制自由水摄入。

e. 对于症状明显的低钠血症(恶心、呕吐、嗜睡、神志状态变化及癫痫发作)患者需要紧急处理。钠缺失可依据以下公式计算:

$$钠缺失量＝TBW×(140-[Na])$$

血清钠的纠正速度很重要,必须视个体情况而定。纠正速度过慢或过快都可能引起神经系统损害。对于正常容量的患者通常可输注高张盐水（3％NaCl）安全纠正血钠，而低容量患者则可使用 NS。控制输液速度使在最初 24 小时内血清钠每小时增加 1～2mEq/L 或达到 120mEq/L，然后减慢输液速度使血清钠每小时增加 0.5～1mEq/L。

C. **高钠血症**　指血清钠浓度大于 145mEq/L。高钠血症也反映总体钠与 TBW 的相关关系，在低容量、等容量和高容量三种状态下均可发生高钠血症。但所有情况下，血清都呈现高张状态。高钠血症的临床表现包括震颤、易激惹、痉挛状态、意识不清、癫痫发作和昏迷。当血清钠浓度迅速改变时更容易出现上述症状。当血钠浓度变化缓慢或为慢性病程时，CNS 的细胞内渗透压增加，从而避免了细胞内水分的丢失及脱水。这一过程在血钠浓度变化后约 4 小时即开始出现，4～7 天达到稳定状态。了解 CNS 细胞渗透压上述生理过程对于指导治疗非常重要。

1. 低容量性高钠血症

a. 由于经肾外（如大量出汗和渗透性腹泻）或肾脏（如渗透性利尿及药物诱导）丢失低张液体所致。水钠均有丢失，但失水量更大，从而导致 ECF 容量和有效动脉血容量下降。

b. 建议在初始的容量补充时采用等张盐水，然后使用低张晶体溶液，如 0.45％ NS。

2. 等容量性高钠血症

a. 由于经肾外（如经皮肤或呼吸道的大量不显性失水）或肾脏途径（如尿崩症）丢失自由水引起。

b. 尿渗透压测定（Uosm）非常重要。肾外病变引起 Uosm 升高 [>800mOsm/（kg H_2O）]，而肾脏病变时 Uosm 降低 [约 100mOsm/（kg H_2O）]。

c. 对于大多数因自由水丢失引起高钠血症的患者，血管内和细胞外液容量多为正常。

d. 治疗原则为补充自由水。

e. 中枢性和肾性尿崩症（DI）（见第 27 章）：是引起等容量性高钠血症的肾性原因。测定 Uosm 以及行 ADH 刺激试验有助于判断病变部位。

（1）中枢性（神经源性）DI：见于肿瘤、外伤、手术、肉芽肿性疾病以及特发性病变导致的垂体损伤。中枢性 DI 需应用去氨加压素（喷鼻，5～10μg，每日 1～2 次）。

（2）肾性 DI：见于严重低钾血症伴肾小管损伤、高钙血症、慢性肾衰、间质性肾病以及使用某些药物(如锂剂、两性霉素、地美环素)。治疗原则包括尽可能纠正原发病变,有时还需补充自由水。

3. **高容量性高钠血症** 因钠入量过多所致,常见于输注或摄入高浓度钠溶液。钠负荷急剧增加可引起细胞内脱水而 ECF 容量增加,导致水肿或 CHF。治疗目标为清除过多的钠;可应用不影响肾髓质溶质梯度的利尿剂(如噻嗪类利尿剂)。

4. 自由水缺乏与高钠血症的纠正:

$$自由水缺乏量 = TBW \times \{1 - (140/[Na])\}$$

高钠血症的纠正速度约为 $1mEq/(L \cdot h)$。在最初 24 小时内约补充自由水缺乏量计算值的一半,余下的一半在以后的 $1 \sim 2$ 天内补充。过于积极地纠正高钠血症很危险,尤其对于慢性高钠血症患者,过快纠正高钠血症可能导致脑水肿。如果高钠血症为急性发病(< 12 小时),则可以快速纠正。在纠正高钠血症的过程中,应密切监测神经系统状态,如果出现任何神经功能状态变化,应该减慢纠正速度。

Ⅳ. 电解质紊乱:钾代谢异常

A. 普通成年人体内钾的总量为 $40 \sim 50mEq/kg$。绝大多数钾分布在 ICF 间隙。通常情况下,钾的摄入量与排泄量平衡。平均每日钾摄入量为 $1 \sim 1.5mEq/kg$。虽然常用血清钾作为反映体内钾总量的指标,但在不同酸碱环境、张性水平、胰岛素和儿茶酚胺水平下,钾可以在细胞内外移动而重新分布。心电图(ECG)有助于诊断真性钾代谢失衡,因为细胞内外的钾浓度决定了可兴奋细胞的极化强度和复极能力。

B. **低钾血症** 血清钾浓度小于 $3.5mEq/L$。一般认为血清钾浓度每下降 $1mEq/L$,体内钾总量缺少 $200 \sim 350mEq$。

1. 低钾血症的病因

a. 细胞内外重新分布:

(1)碱血症(pH 每改变 0.1,钾浓度改变 $0.1 \sim 0.7mEq/L$)。

(2)循环中儿茶酚胺浓度增加。

(3)胰岛素水平增加。

b. 肾脏相关原因:

(1)不伴高血压:

ⅰ. 合并酸中毒:

(a)糖尿病酮症酸中毒(DKA),及 1 型和 2 型肾小管酸中毒(RTA)。

ⅱ. 合并碱中毒:

(a)使用利尿剂。

（b）呕吐。

（c）鼻胃管引流（导致高醛固酮血症）。

（d）转运异常：

- 髓袢升支粗段：Bartter 综合征。
- 皮质集合管：Gitelman 综合征。

（2）合并高血压：

ⅰ. 肾动脉狭窄。

ⅱ. 肿瘤所致高醛固酮血症（Conn 综合征，肾上腺皮质腺瘤）。

ⅲ. 糖皮质激素导致的肾上腺皮质功能亢进。

ⅳ. 假性肾上腺皮质功能亢进

（a）甘草摄入过多。

（b）Cushing 综合征。

（c）Liddle 综合征。

c. 低镁血症。

d. 急性白血病。

e. 经消化道丢失过多。

f. 饮食摄入不足。

g. 锂中毒。

h. 低体温。

2. **低钾血症的临床表现** 包括肌痛、肌痉挛、肌无力、麻痹、尿潴留、肠梗阻以及体位性低血压。低钾血症逐渐恶化所导致的 ECG 表现依次为 T 波低平、QT 间期延长、U 波出现、ST 段压低及 QRS 间期延长。心律失常较为常见，包括房颤、室性期前收缩、室上性心动过速、交界性心动过速，以及莫氏二度Ⅰ型房室传导阻滞（见第 19 章）。

3. **低钾血症的治疗** 对于严重低钾血症或不能口服补钾的患者宜静脉补钾。补钾速度由临床表现决定。建议补钾最大速度为 $0.5\sim0.7$ mEq/（kg·h），同时需要持续监测 ECG。口服补钾制剂包括速释和缓释两种剂型。在补钾过程中需要密切监测血清钾的水平。有时采用保钾利尿剂治疗经肾脏途径的失钾。在补钾治疗前应首先纠正低镁血症（见Ⅴ.C）。

C. **高钾血症** 血清钾大于 5.5mEq/L。

1. **高钾血症的病因**

a. 标本溶血。

b. 白细胞增多症（白细胞计数>50 000/mm³）。

c. 血小板增多症（血小板计数>1 000 000/mm³）。

d. 细胞内外重新分布：

(1)酸血症。

(2)胰岛素缺乏。

(3)药物作用(洋地黄类,β受体阻滞剂,琥珀胆碱)。

e. 恶性高热。

f. 细胞坏死(横纹肌溶解、溶血、烧伤)。

g. 补钾治疗和输血导致摄入增加。

h. 肾脏排泄钾减少。

(1)肾衰竭。

(2)醛固酮减少症。

(3)药物:肝素、血管紧张素转化酶抑制剂和保钾利尿剂。

2. 高钾血症的临床表现　包括肌无力和心脏传导异常。ECG 改变包括房性和室性异位期前收缩(血清钾浓度 6～7mEq/L)、QT 间期缩短及 T 波高尖。高钾血症进一步加重可出现 QRS 波增宽并最终导致室颤。

3. 如果高钾血症患者出现 ECG 变化,应进行紧急处理,尤其当血钾＞6.5mEq/L 时。建议予持续 ECG 监测。

a. 应使用氯化钙或葡萄糖酸钙以稳定细胞膜,并降低细胞的兴奋性。钙对细胞外钾无效。钙剂治疗的作用时间约为 60 分钟,所以需要重复给药。

b. 采取紧急措施使得细胞外钾离子向细胞内转移,从而恢复细胞的极化状态。这些措施包括输注碳酸氢钠和胰岛素加葡萄糖(IV 每 1U 胰岛素加 2g 葡萄糖)。

c. 降低总体钾的措施包括应用袢利尿剂(如呋塞米)或交换树脂,如聚磺苯乙烯(Kayexalate 口服或置肛;口服起效时间 120 分钟,置肛需 60 分钟)。

d. 如果上述措施仍不能有效控制高钾血症,应开始血液透析治疗。

V. 电解质紊乱:钙、磷和镁代谢异常

A. 钙是许多细胞功能的关键信号元素,也是体内含量最丰富的电解质。大部分钙储存于骨骼内,但肠道和肾脏对于维持钙稳态也有非常重要的作用(见第 28 章)。血清总钙的正常值范围为 8.5～10.5mg/dl(4.5～5.5mEq/L)。但是,由于钙能够与蛋白质结合(约 40%),因此,能够保证离子钙水平正常的血清总钙范围取决于血清总钙及血清蛋白水平(尤其是白蛋白)。钙离子水平能够更好地反映生理功能,正常值范围为 4～5mg/dl(2.1～2.6mEq/L 或 1.05～1.3mmol/L)。钙离子浓度受血清 pH 的影响,酸血症时钙离子浓度增加,而碱血症可降低钙离子浓度。钙稳态的调节因素包括 PTH 和 1,25-维生素 D(使钙浓度增加)以及(使钙浓度降低)。

1. **高钙血症**(见第 28 章)　指血清总钙超过 10.5mg/dl 或钙离子浓度大于 5.0mg/dl(2.6mEq/L 或 1.29mmol/L)。

a. **高钙血症的原因**。

(1)原发性甲状旁腺功能亢进。

(2)躯体制动。

(3)恶性肿瘤。

(4)肉芽肿性疾病(结核、结节病),继发于肉芽肿组织产生过多的1,25-维生素 D。

(5)甲状腺功能亢进。

(6)原发性骨质重吸收(佩吉特病)。

(7)肾上腺皮质功能不全。

(8)嗜铬细胞瘤。

(9)乳-碱综合征:每日摄入大量钙(>5g/d)。

(10)药物(噻嗪类利尿剂、维生素 D、锂剂、雌激素)。

b. **诊断**

(1)PTH 水平:肿瘤相关性高钙血症时 PTH 降低,原发性、继发性和三发性甲状旁腺功能亢进时增高。

(2)1,25-维生素 D 水平:肉芽肿性疾病时升高。

(3)PTH 相关蛋白:肿瘤相关性高钙血症(乳腺癌、肺癌、甲状腺癌、肾细胞癌)时升高。

(4)蛋白电泳:骨髓瘤相关单克隆区带。

(5)促甲状腺素(TSH)。

(6)胸片:评价恶性肿瘤和肉芽肿性疾病。

c. **高钙血症的临床表现**:包括消化道症状、关节痛、肌无力、骨痛、嗜睡、休克和昏迷。ECG 异常包括 QT 间期缩短、PR 间期和 QRS 间期延长、T 波低平和房室传导阻滞。由于肾脏不能浓缩尿液,可出现多尿和脱水。

d. 在第 28 章中详细描述了治疗方案。这里我们从神经系统总结一些基本观念。如出现神经系统症状,血清总钙大于 12～13mg/dl,钙/磷乘积大于 75,应立即开始治疗。

(1)立即输注 NS 进行水化以恢复容量状态,并通过稀释降低血清钙浓度。

(2)容量恢复正常后,应联合应用 NS 及袢利尿剂,目标是维持尿量 3～5ml/(kg·h)。

(3)补充其他电解质。

(4)若上述治疗无效,则应进行血液透析。

(5)在第 28 章中详细阐述了如何使用帕米磷酸钠、降钙素和糖皮质激素。钙通道阻滞剂也可用于治疗高钙血症的心脏毒性。

2. 低钙血症(见第 28 章)　游离钙离子浓度低于 4mg/dl(0.96mmol/L)。

a. 低钙血症的病因:

(1)钙扣留:可见于高磷血症(肾衰竭)、胰腺炎、血管内枸橼酸盐(浓缩红细胞)和碱血症。

(2)PTH 缺乏:PTH 缺乏可见于手术切除甲状旁腺、自身免疫性甲状旁腺疾病、甲状旁腺淀粉样物质浸润、严重高镁血症、低镁血症、HIV 感染和血色病。

(3)PTH 抵抗:PTH 抵抗见于先天性异常或继发于低镁血症。

(4)维生素 D 缺乏:见于吸收不良、营养摄入不足、肝脏疾病、抗惊厥药(苯妥英钠)、日晒不足和肾衰竭。

(5)钙沉积异常:见于高磷血症时(如横纹肌溶解)形成钙磷复合物、急性胰腺炎和甲状旁腺切除术后。

(6)全身性感染(sepsis)和中毒性休克综合征。

b. 低钙血症的临床表现:包括可兴奋细胞膜兴奋性增强引起感觉异常,可发展到手足搐搦和癫痫发作。典型体征包括 Trousseau 征(上肢肌肉痉挛引起腕部和拇指屈曲,示指伸直,可通过阻断上臂血液循环诱发)和 Chvostek 征(轻叩下颌的面神经所在部位可引起同侧面肌收缩)。ECG 改变包括 QT 间期延长和心脏传导阻滞。

c. 诊断

(1)检测钙离子及 pH 确定为真性低钙血症。

(2)除外低镁血症。

(3)检测 PTH 水平:如果 PTH 降低或正常,可能为甲状旁腺功能减低;如果 PTH 升高,则需测定血清磷浓度。低磷血症提示胰腺炎或维生素 D 缺乏,而高磷血症则提示横纹肌溶解症或肾衰竭。

d. 低钙血症的治疗:按 4mg/kg 元素钙输注钙剂,可以用 10%葡萄糖酸钙(93mg 钙/10ml)或 10%氯化钙(272mg 钙/10ml)。给予负荷量后应继续输液维持,因为负荷量仅能使钙离子升高 1～2 小时。为避免形成钙盐沉淀,静脉钙溶液不能与静脉碳酸氢钠溶液混合。氯化钙可刺激外周静脉,如有可能应通过中心静脉给药。对于怀疑维生素 D 或 PTH 缺乏的患者,可用骨化三醇($0.25\sim1.5\mu g$ 口服,每日 1 次)治疗。补充维生素 D 的同时应口服钙剂,每日至少补充 1g 元素钙。

B. 磷在体内主要以自由离子形式存在。每日有 $0.8\sim1g$ 磷经尿排出。磷的排泄受 PTH(抑制近端和远端肾单位对磷的重吸收)、维生素 D、高磷饮食、皮质醇和生长激素的影响。

1. 有 $10\%\sim15\%$ 的住院患者发生低磷血症。

a. 病因

(1)消化道:营养不良、吸收不良、维生素 D 缺乏、腹泻以及应用含铝的抑酸剂。

(2)肾脏丢失:原发性甲状旁腺功能亢进、肾移植术后、ECF 容量过多、应用利尿剂(乙酰唑胺)、Fanconi 综合征、梗阻后利尿、急性肾小管坏死(ATN)后、糖尿和 DKA。

(3)重新分布:碱中毒、乙醇戒断后、肠外高营养、烧伤和持续静脉-静脉血液滤过。

b. 临床症状:常见于血磷低于 1.0mg/dl 时。

(1)神经系统:代谢性脑病。

(2)肌肉:肌病、呼吸衰竭、心肌病。

(3)血液系统:溶血、白细胞功能异常。

c. 诊断

(1)尿磷小于 100mg/d 提示消化道丢失。

(2)尿磷大于 100mg/d 提示肾脏丢失。

(3)血清钙升高提示甲状旁腺功能亢进。

(4)PTH 升高提示原发性或继发性甲状旁腺功能亢进或维生素 D 抵抗性佝偻病。

d. 治疗

(1)增加经口摄入量至 1000mg/d。

(2)每 1000kcal 的静脉高营养液中加入 450mg 元素磷。

(3)静脉补磷的剂量不能超过元素磷 2mg/kg(0.15mmol/kg)。

2. 高磷血症

a. 病因

(1)肾脏:肾小球滤过率(GFR)降低,肾小管重吸收增加,甲状旁腺功能减低,假性甲状旁腺功能减低,肢端肥大症,甲状腺功能亢进。

(2)内源性:溶瘤综合征、横纹肌溶解。

(3)外源性:应用维生素 D,磷酸盐灌肠。

b.临床症状:与钙磷沉积和肾脏产生 1,25-维生素 D 减少导致的低钙血症有关。

c.治疗

(1)应用磷酸盐结合剂减少消化道吸收。

(2)扩容并静点 10%葡萄糖溶液加胰岛素治疗急性高磷血症。

(3)血液透析和腹膜透析。

C.镁　血清镁浓度维持于 1.8～2.3mg/dl(1.7～2.1mEq/L);其中 15%与蛋白结合。

1.高镁血症　在肾功能正常的患者非常少见。

a.病因

(1)急性和慢性肾脏功能衰竭。

(2)镁剂治疗妊娠高血压,应用含镁的抑酸剂和缓泻剂。

b.症状和体征

(1)心律失常。

(2)神经肌肉传导减慢。

(3)CNS 功能异常　意识混乱、嗜睡。

(4)低血压。

(5)呼吸抑制。

(6)血镁过高可致死亡。

c.治疗

(1)静脉应用钙剂。

(2)肾衰竭时可通过血液透析清除镁。

2.低镁血症　指血清镁浓度低于 1.8mg/dl。

a.病因

(1)消化道

ⅰ.摄入减少(慢性酗酒)。

ⅱ.饥饿。

ⅲ.不含镁的肠内营养。

ⅳ.因鼻胃管引流和吸收不良导致的消化道摄入不足。

(2)肾脏丢失增加

ⅰ.利尿治疗。

ⅱ.梗阻后利尿。

ⅲ.ATN 后恢复期(多尿期)。

ⅳ. DKA。

ⅴ. 高钙血症。

ⅵ. 原发性醛固酮增多症。

ⅶ. Bartter 综合征。

ⅷ. 氨基糖苷类、顺铂和环孢素的肾毒性。

（3）临床表现

ⅰ. 低镁血症可引起低钾血症和低钙血症；低钾血症是肾脏丢失过多造成的，只有通过补充镁才能纠正。

ⅱ. ECG 变化与低钾血症相似。

ⅲ. 低镁血症可加重地高辛毒性。

ⅳ. 可出现肌束震颤，如 Chvostek 征和 Trousseau 征。

（4）当有 ECG 改变和（或）肌肉痉挛时应立即开始低镁血症的治疗。

ⅰ. IV：$MgSO_4$ 6g 加入 1L 5%葡萄糖溶液静点，时间大于 6 小时。

ⅱ. 口服：氧化镁 250～500mg，每日 4 次。

Ⅵ. 酸碱平衡生理的常规诊疗策略　正常细胞外氢离子（H^+）浓度为 40nEq/L（相当于钠、钾和氯每升毫当量浓度的百万分之一）。酸碱平衡稳态的维持依赖于各种缓冲体系。进行酸碱平衡常规处理的基础是碳酸氢盐缓冲系：

$$H^+ + HCO_3^- \Leftrightarrow H_2CO_3 \Leftrightarrow H_2O + CO_2$$

虽然血浆中还有其他缓冲系（例如：H^+ + 蛋白质$^-$ ⇔ H 蛋白质及其他固定酸），但碳酸氢盐缓冲系是其中最重要的，因为该体系中的酸和共轭碱可分别由肺和肾脏进行调节。H_2CO_3 与溶解的 CO_2 之间保持平衡；因此，以下 Henderson-Hasselbalch 等式可用于描述弱酸与其共轭碱之间的关系：

$$pH = 6.1 + log\{[HCO_3^-]/(0.03 \times PaCO_2)\}$$

因为 $pH = -log[H]$，所以上述公式可改写为：

$$[H^+] = 24 \times (PaCO_2/[HCO_3^-])$$

根据此公式可计算在特定 pH 和 $PaCO_2$ 下碳酸氢根的浓度。当 pH 接近 7.4 时，可以按照以下方法快速估算氢离子浓度，即 pH 每改变 0.1 单位就在 40nEq/L 的基础氢离子浓度上增减 10nEq/L。虽然缓冲体系可以在短时间内维持酸碱稳态，但长期维持 pH 正常还需要 CO_2 和碳酸氢根的代偿性改变。单纯性酸碱失衡及其代偿性改变的基本情况见表 8-5。通常情况下，pH、$PaCO_2$ 和碳酸氢根可用于判断基本的酸碱失衡种类。然后确定代偿反应是否充分（表 8-5）。如出现失代偿，则可能存在混合性酸碱失衡。

表 8-5 单纯性酸碱失衡及其代偿改变

酸碱失衡种类	机制	原发失衡	代偿	代偿范围
代谢性酸中毒，pH<7.37	H^+ 潴留或产生过多；HCO_3^- 丢失	HCO_3^- 自 24mEq/L 下降	$PaCO_2$ 下降	$\Delta PaCO_2 = 1.2 \times \Delta HCO_3^-$
代谢性碱中毒，pH>7.43	HCO_3^- 潴留或产生过多；H^+ 丢失	HCO_3^- 自 24mEq/L 上升	$PaCO_2$ 上升	$\Delta PaCO_2 = 0.7 \times \Delta HCO_3^-$
呼吸性酸中毒，pH<7.37	$PaCO_2$ 潴留	$PaCO_2$ 自 40mmHg 上升	HCO_3^- 上升	急性：$\Delta HCO_3^- = 0.1 \times \Delta PaCO_2$ $\Delta pH = 0.08/10mmHg$ $\Delta PaCO_2$ 慢性：$\Delta HCO_3^- = 0.4 \times \Delta PaCO_2$ $\Delta pH = 0.03/10mmHg$ $\Delta PaCO_2$
呼吸性碱中毒，pH>7.43	$PaCO_2$ 降低过多	$PaCO_2$ 自 40mmHg 下降	HCO_3^- 下降	急性：$\Delta HCO_3^- = 0.2 \times \Delta PaCO_2$ $\Delta pH = 0.08/10mmHg$ $\Delta PaCO_2$ 慢性：$\Delta HCO_3^- = 0.5 \times \Delta PaCO_2$ $\Delta pH = 0.03/10mmHg$ $\Delta PaCO_2$

A. 代谢性酸中毒通过以下三种机制之一引起血清碳酸氢根原发性降低：①内源性产生强酸，外源性摄入或使用强酸，并被碳酸氢根所缓冲；②经消化道或肾脏丢失碳酸氢根，或肾脏产生碳酸氢根不足；③静脉应用大量不含碳酸氢根的液体(如大量输注 NS)引起 ECF 稀释。代谢性酸中毒可分为阴离子间隙升高和阴离子间隙正常两大类(表 8-6)。

表8-6 代谢性酸中毒的分类

阴离子间隙升高的代谢性酸中毒

内源性

糖尿病酮症酸中毒;严重酮症酸中毒(乙醇、饥饿);尿毒症;乳酸

外源性

毒素

乙二醇,甲醇,水杨酸盐

阴离子间隙正常的代谢性酸中毒

消化道丢失

腹泻;胰瘘,胆瘘,肠外瘘;造瘘术

输尿管乙状结肠吻合术

静脉输注或摄入含氯盐溶液:全肠外营养;考来烯胺(消胆胺)

RTA

远端 RTA

近端 RTA

Ⅳ型 RTA

肾衰竭引起的代谢性酸中毒

注:RTA,肾小管酸中毒

1. 阴离子间隙升高的代谢性酸中毒 阴离子间隙提示存在不能测定的阴离子,根据 $Na^+ - (Cl^- + HCO_3^-)$ 进行计算,正常范围 $7 \sim 14mEq/L$。白蛋白是最主要的不能测定的阴离子。如果白蛋白降低,则阴离子间隙计算值可能低估其他不能测定阴离子(如乳酸)的浓度。当白蛋白浓度低于 $4g/dl$ 时,应该对阴离子间隙正常范围进行校正,即从 $4g/dl$ 开始,白蛋白浓度每降低 $1g/dl$,阴离子间隙正常范围应下降 $2.5mEq/L$。

a. 乳酸酸中毒:见于组织氧输送不足时。

(1)病因:感染性休克、心源性休克、低血容量休克和癫痫发作。

(2)治疗:首要治疗目标是恢复组织灌注。补充碳酸氢盐可能无效,因为这只能暂时升高 pH,并增加局部 CO_2 的产生,从而加重细胞内的酸血症。同时,补充碳酸氢盐还能降低乳酸在肝脏的代谢。尽管如此,在严重酸血症

时仍经常输注少量碳酸氢盐,以维持动脉 pH 大于 7.20。

b. 糖尿病酮症酸中毒(DKA,见第 27 章):胰岛素缺乏和胰高血糖素过多造成肝脏产生酮酸。应用胰岛素能够终止酮酸的产生。DKA 的治疗包括静脉输注胰岛素,补充盐水以纠正糖尿所致渗透性利尿作用造成的体液丢失。另外,经常静脉输注少量碳酸氢钠以维持动脉 pH 大于 7.20。

c. 饥饿性酮症:此时血清和尿中均有酮体。治疗原则包括重新进食,并纠正相应的代谢和电解质紊乱,如低磷酸症和低钾血症。

d. 酒精性酮症酸中毒:见于慢性乙醇中毒和大量酗酒患者。血清乙醇和乳酸浓度升高。治疗原则包括输注盐水水化、葡萄糖加维生素 B_1 100mg 以及静脉补磷。

e. 水杨酸中毒(见第 31 章):临床表现包括继发于刺激呼吸中枢后的呼吸性碱中毒,以及氧化代谢异常引起的代谢性酸中毒。

f. 误服乙二醇(见第 31 章):乙二醇是汽车防冻剂中的成分,误服后可引起肾衰竭。患者可以表现为阴离子间隙升高,渗透压间隙增加,且尿中出现草酸盐结晶。

g. 误服甲醇(见第 31 章):可导致阴离子间隙及渗透压间隙升高的酸中毒。

2. 阴离子间隙正常的代谢性酸中毒 尿阴离子间隙(UAG)有助于阴离子间隙正常代谢性酸中毒的鉴别诊断:

$$UAG = (Na_{urine} + K_{urine}) - Cl_{urine}$$

非肾性原因(如经消化道丢失碳酸氢根)引起的酸中毒,其 UAG 为负值,尿中不能测定的阳离子为 NH_4^+。如果是肾性原因引起的酸中毒,则 UAG 为正值。

a. 非肾性原因引起的阴离子间隙正常的酸中毒

(1)消化道丢失碳酸氢根引起的代谢性酸中毒:腹泻、肠梗阻、肠外瘘、造瘘术后、滥用缓泻剂及直肠绒毛腺瘤常常导致碳酸氢根丢失,结果引起阴离子间隙正常的代谢性酸中毒。治疗原则为补充碳酸氢盐。但在容量明显减少且明显肾脏钠潴留的患者,远端肾小管腔内钠的减少可能影响远端肾单位分泌氢离子的能力。所以,容量的补充亦非常重要。

(2)输尿管乙状结肠吻合术:经肠道尿流改道可引起阴离子间隙正常的代谢性酸中毒及低钾血症,偶可致低钙血症和低镁血症。鉴于尿液经乙状结肠转流后上述并发症的发生率较高,目前较多地采用回肠代膀胱术(较少发生高氯性酸中毒)。

b. 肾小管酸中毒(RTA)

（1）Ⅰ型 RTA

ⅰ. 发病机制：肾小管上皮细胞管腔侧细胞膜 H^+/ATP 酶的直接损伤，远端小管排泌氢离子的能力下降；管腔侧细胞膜或细胞间紧密连接对氢离子的通透性增加，造成氢离子反渗；或小管主细胞对钠的吸收减少，导致管腔内电负性减低，从而影响了邻近的闰细胞排泌氢离子。

ⅱ. 诊断：UAG 为正值，尿 pH 大于 5.5，滤过碳酸氢钠排泌百分数小于 10，血清钾降低，还可出现肾脏钙质沉着和肾结石。

ⅲ. 治疗　补充碳酸氢盐[1～2Eq/(kg·24h)]和钾。

（2）Ⅱ型（近端肾小管）RTA

ⅰ. 发病机制：近端肾小管碳酸氢根的重吸收受损，导致尿中碳酸氢根的丢失暂时增加。

ⅱ. 诊断：由于尿中存在额外的阴离子（碳酸氢根），故 UAG 的测定结果并不可靠，尿 pH 小于 5.5，滤过碳酸氢钠排泌百分数大于 15，血清钾降低。如果伴有肾小管普遍性吸收障碍，则尿中可出现磷酸盐、氨基酸和尿糖（范可尼综合征）。

ⅲ. 治疗：大剂量补充碳酸氢盐[10～25mEq/(kg·24h)]，积极补钾，同时补充钙剂和维生素 D。

（3）高钾性（Ⅳ型）RTA

ⅰ. 发病机制：选择性醛固酮缺乏（常见于 1 型和 2 型糖尿病肾病）及低肾素性醛固酮减少症。这种 RTA 常见于小管间质性病变伴有轻至中度肾功能不全的患者。

ⅱ. 诊断：UAG 为正值，尿 pH 小于 5.5，滤过碳酸氢钠排泌百分数小于 10，血钾升高。

ⅲ. 治疗：用交换树脂（聚磺苯乙烯）治疗高钾血症（同时可以增加铵的排泄，也即增加了酸的排泄），还可应用袢利尿剂。

（4）肾衰竭

ⅰ. 产生酸中毒的发病机制：随着有效肾单位的丧失，需要依靠健存肾单位产氨增加以维持酸的净排泄。但当 GFR 降至 30～40ml/min 以下时，氨的产生量减少，不足以排泄每日酸负荷。潴留于体内的酸（氢离子）在 ECF 中被碳酸氢盐所缓冲，在组织中被细胞和骨骼缓冲，碳酸氢根水平同时下降。

ⅱ. 治疗：口服碳酸氢钠（650mg，每日 2～3 次；相当于 30～45mEq 碳酸氢钠）以维持血清碳酸氢根水平大于 20mEq/L，这样可减轻长期酸中毒的不良反应（肌肉萎缩和骨骼矿物质减少）。

B. 代谢性碱中毒

1. 病因

a. 消化道丢失：因鼻胃管引流和呕吐导致氢离子从上消化道丢失。

b. 利尿剂：可引起低容量性碱中毒以及氯和钾的消耗，从而影响肾脏对氢离子和碳酸氢根的正常代谢过程。低容量性碱中毒指 ECF 容量减少而碳酸氢根总量不变，见于使用利尿剂后排出不含碳酸氢钠的尿引起 ECF 容量减少。

c. 醛固酮增多症：通过增加远端肾小管排泌氢离子引起代谢性碱中毒。

d. 其他

（1）高碳酸血症后碱中毒。

（2）低钾血症时氢离子向细胞内转移。

（3）应用碳酸氢钠或枸橼酸钠。

2. 代谢性碱中毒　可根据尿氯浓度和对输注含氯溶液（NaCl 或 KCl 溶液）的反应进行鉴别。

a. 氯无反应性代谢性碱中毒：是由于内源性醛固酮或盐皮质激素衍生物产生过多所致。

b. 氯反应性代谢性碱中毒：可通过补氯纠正。以下因素可导致氯反应性代谢性碱中毒的持续存在：

（1）有效循环容量不足。

（2）氯消耗伴尿氯降低。

（3）钾消耗。

C. 呼吸性酸中毒　因 CO_2 排泄不足导致 $PaCO_2$ 原发性升高。CO_2 的升高引起碳酸产生增加，进一步被组织中的缓冲系所缓冲。肾脏的代偿机制使得碳酸氢根的产生增加。完全代偿常需要 24 小时以上。

D. 呼吸性碱中毒　是由于肺泡过度通气引起的 $PaCO_2$ 原发性降低。碱血症被细胞内氢离子所缓冲。肾脏代偿造成碳酸氢根的净排泄增加，需要数天时间。临床表现为口周感觉异常、肌肉痉挛及腱反射亢进、癫痫发作和心律失常。

E. 混合性酸碱失衡　与急诊室和手术室患者不同（通常最初酸碱平衡状态正常），危重病患者由于不同病因以及并发症，常出现多重酸碱失衡。诊断混合性酸碱失衡的关键是需要全面系统地对酸碱失衡状态进行分析。应当详细询问病史，包括吸毒和中毒史，以及可能影响酸碱平衡状态的药物使用情况（如利尿剂）。应当考虑重要脏器的基础疾病，如心、肺、肝或肾疾病。还需注意其他相关情况,如腹泻和应用肠外营养等。实验室检查应包括电解质、BUN、肌酐、尿电解质、阴离子间隙和动脉血气分析。单纯性酸碱失衡时,pH、$PaCO_2$ 和碳酸氢根三者间比例的变化呈现固定的关系(表 8-5),但在混合性酸碱失衡中,上述关系不再适用。以下是分析混合性酸碱失衡时需要考虑的一般性原则:

1. 原发病变不会出现过度代偿。因此,如果 $PaCO_2$ 与碳酸氢根比值或碳酸氢根与 $PaCO_2$ 比值超出了表 8-5 所列的范围,则存在混合性酸碱失衡。

2. 碳酸氢根降低可见于原发性代谢性酸中毒或呼吸性碱中毒。碳酸氢根浓度低于 15mEq/L 通常存在代谢性酸中毒。

3. 碳酸氢根增加可见于代谢性碱中毒或呼吸性酸中毒。碳酸氢根浓度超过 40mEq/L 通常存在代谢性碱中毒。

4. 代谢性酸中毒合并呼吸性酸中毒时,可出现严重的酸血症。此时 $PaCO_2$ 和碳酸氢根浓度可无显著异常,但 pH 却很低。

5. 代谢性酸中毒合并呼吸性碱中毒时,碳酸氢根和 $PaCO_2$ 均降低,但 $PaCO_2$ 低于代谢性酸中毒时预期的呼吸代偿范围。

6. 代谢性酸中毒合并代谢性碱中毒主要影响碳酸氢根;pH 和碳酸氢根水平可能升高,也可以降低或正常;阴离子间隙增加提示存在阴离子间隙升高的酸中毒;呕吐常是造成这种混合性酸碱失衡的原因之一。

7. 代谢性碱中毒合并呼吸性酸中毒时,碳酸氢根和 $PaCO_2$ 均升高。碳酸氢根升高的程度超过呼吸性酸中毒原发代偿的预计范围。此类酸碱失衡常见于同时患有心肺疾病并使用利尿剂的患者。

8. 代谢性碱中毒合并呼吸性碱中毒时,可出现严重的碱血症。这种混合性酸碱失衡见于呼吸性碱中毒不伴有碳酸氢根代偿性降低,或代谢性碱中毒不伴有 $PaCO_2$ 代偿性升高;同时应用机械通气及利尿剂常常是导致这种混合性酸碱失衡的原因。

9. 三重酸碱失衡在代谢性酸中毒合并代谢性碱中毒的同时,还患有呼吸性酸中毒或呼吸性碱中毒。三重酸碱失衡可见于酗酒或糖尿病患者发生乳酸酸中毒或酮症酸中毒,呕吐,以及全身性感染或肝硬化引起的呼吸性碱中毒。

Ⅶ. 酸碱平衡生理的物理化学分析方法

A. Henderson-Hasselbach 公式仅能部分描述酸碱平衡这一复杂系统。虽然碳酸氢根的变化可用于反映非呼吸性酸碱失衡状态,但碳酸氢根改变并非原发病变,而是包括代谢性和呼吸性的多种病理过程累积效应的结果。因此,分析酸碱失衡的常规方法要求计算代偿范围和阴离子间隙,在弱酸较低或较高的状态下对阴离子间隙进行校正,并计算碳酸氢根($\Delta-\Delta$)以发现系统中所有的酸碱失衡。但是,另一种更加精确的分析方法要求首先明确酸碱平衡系统,系统的各个组成部分,以及各部分间的相互作用的规律。系统内可以发生原发性及单独改变的成分为独立变量,而随独立变量改变而相应变化的成分称为因变量。酸碱平衡生理的 Stewart 物理化学模型用数学方法分解并描述了水相溶液中酸碱平衡的决定因素。该系统有三个独立变量:①强离子差值(SID);②总弱酸量(A_{tot});③$PaCO_2$。各变量的相互作用遵循质量作用定律(强离子和弱酸的解离平衡)、质量守恒定律和溶液维持电中性原则。系统中的其他改变(包括氢离子和碳酸氢根的变化)均是上述一个或几个独立变量改变的结果。

1. SID 强离子来自溶液中的化合物,其平衡解离常数 K 大于 10^{-4}(酸)或小于 10^{-12}(碱),在系统 pH 下可以完全解离($[HA]=[H^+]+[A^-]$)。SID 即为所有完全解离的阳离子浓度总和与所有完全解离的阴离子浓度总和之差:$SID=[Na]+[K]+[Ca]+[Mg]-[Cl]-$[其他强阴离子,表示为 XA^-]。在正常情况下,并不存在其他强阴离子,而 Ca^{2+} 和 Mg^{2+} 对 SID 的影响很小。因此,SID 约为$[Na]+[K]-[Cl]$,即 40mEq/L。SID 是一个与 AG 相关的概念,且遵循电中性原则。SID 可以通过"gamble-gram"(图 8-1)以图表形式表现。未测定的完全解离的阴离子(及相关的阳离子)如发生蓄积,可能导致 SID 值小于 40mEq/L,提示存在代谢性酸中毒。与此相反,SID 值升高超过 40mEq/L 表明存在弱酸蓄积(即缓冲体系[A_{tot}]),提示存在代谢性酸中毒。

2. A_{tot} 弱酸是在体内 pH 条件下只能部分解离的化合物,其平衡解离常数在 10^{-4} 和 10^{-12} 之间($k\times[HA_{tot}]=[H^+]\times[A_{tot}^-]$)。这些化合物代表了系统的缓冲活性,包括蛋白质(白蛋白是血浆中最主要的缓冲成分)、硫酸盐和磷酸盐。

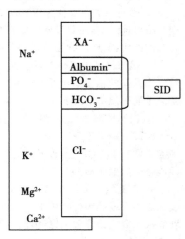

图 8-1 "gamblegram":溶液中阳离子的总和等于阴离子的总和。XA^-:未测量的强离子;SID:强离子差值

3. $PaCO_2$ 反映了系统内代谢和呼吸的相关性。血浆中溶解的 CO_2 受

通气状态调节。

B. 系统明确后,即可评价独立变量以确定酸碱失衡的种类(表 8-7)。以下是分析原则:

表 8-7　根据 Stewart 的物理化学模型判断酸碱紊乱

	酸中毒		碱中毒	
Ⅰ. 呼吸	$\uparrow CO_2$		$\downarrow CO_2$	
Ⅱ. 代谢				
1. SID 异常				
a. 水过多/缺乏	$\downarrow SID$	$\downarrow Na^+$	$\uparrow SID$	$\uparrow Na^+$
b. 强阴离子紊乱				
i. 氯过多/缺乏	$\downarrow SID$	$\uparrow Cl^-$	$\uparrow SID$	$\uparrow Cl^-$
ii. 未测定阴离子	$\downarrow SID$	$\uparrow XA^-$	—	
2. 不挥发弱酸				
a. 白蛋白	$\uparrow$ 白蛋白		$\downarrow$ 白蛋白	
b. 磷酸盐	$\uparrow$ 磷酸盐		$\downarrow$ 磷酸盐	

1. 代谢性碱中毒

a. A_{tot} 降低:继发于肾病综合征和肝硬化引起的白蛋白降低。

b. SID 升高:见于由于呕吐或肠道绒毛腺瘤引起的氯离子丢失,或由于醛固酮增多症、Barter 综合征或全胃肠外营养引起的血钠增高。

2. 代谢性酸中毒

a. SID 降低见于氯离子增加或钠离子降低。

b. A_{tot} 升高见于白蛋白或磷酸盐增加。

3. 为进一步细化代谢性酸中毒的诊断,可以计算强离子间隙(SIG)。首先为电中性方程:

$$[Na]+[K]+[Mg]+[Ca]=[Cl]+[HCO_3]+[白蛋白]+[PO_4]+[XA^-]$$

上述公式重新表示,即

$$[Na]+[K]+[Mg]+[Ca]-[Cl]=[白蛋白]+[PO_4]+[HCO_3]+[XA^-]$$

其中[Na]+[K]+[Mg]+[Ca]-[Cl]即表观 SID(SID_{app}),而[蛋白]+[PO_4]+[HCO_3]为有效 SID(SID_{eff})。

因此,$[SIG]=SID_{app}-SID_{eff}=[XA^-]$

若 SIG 大于 0mEq/L,则存在未知阴离子(如乳酸、酮体、甲酸、甲醇和水杨酸)升高引起的酸中毒;如果 SIG 为 0,则酸中毒是由于氯离子潴留(继发于 RTA、快速输注盐水及应用阴离子交换树脂)。

4. 呼吸性酸碱失衡的分析与常规方法类似,需要根据独立变量 $PaCO_2$ 进行分析。

C. Stewart 模型仍然存在争议 支持者认为,应用这一模型将使复杂的酸碱失衡更容易理解和解释,而且解释也更合理;而且,Stewart 模型在数学上也是经过证实的。在目前的技术条件下,所有变量均可在实验室直接测定。反对者则认为这一模型临床意义有限,因为研究并发现,采用不同模型治疗后患者预后不存在差异。日常的临床工作中采用 Stewart 模型需要花费更多精力,并改变习惯。

(周佳鑫 译,杜 斌 校)

参考文献

Adrogue HJ, Madias NE. Management of life-threatening acid-base disorders. First of two parts. *N Engl J Med* 1998;338(1):26-34.

Adrogue HJ, Madias NE. Management of life-threatening acid-base disorders. Second of two parts. *N Engl J Med* 1998;338(2):107-111.

Adrogue HJ, Madias NE. Hypernatremia. *N Engl J Med* 2000;342:1493-1499.

Adrogue HJ, Madias NE. Hyponatremia. *N Engl J Med* 2000;342:1581-1589.

Choi PT, Yip G, Quinonez LG, et al. Crystalloids vs. colloids in fluid resuscitation: a systematic review. *Crit Care Med* 1999;27:200-210.

Fencl V, Jabor A, et al. Diagnosis of metabolic acid-base disturbances in critically ill patients. *Am J Respir Crit Care Med* 2000;162:2246-2251.

Fencl V, Leith DE. Stewart's quantitative acid-base chemistry: applications in biology and medicine. *Respir Physiol* 1993;91:1-16.

Finfer S, Bellomo R, Boyce N, et al. A comparison of albumin and saline for fluid resuscitation in the intensive care unit. *N Engl J Med* 2004;350:2247-2256.

Gunnerson K, Kellum J. Acid base and electrolyte analysis in critically ill. *Curr Opp Crit Care* 2003;9:468-473.

Jones NL. A quantitative physicochemical approach to acid-base physiology. *Clin Biochem* 1990;23:189-195.

Morgan HG. Acid-base balance in blood. *Brit J Anaesth* 1969;41:196-212.

Narins RG, Emmett M. Simple and mixed acid-base disorders: a practical approach. *Medicine* 1980;59:161-186.

Sirker AA, Rhodes A, et al. Acid-base physiology: the"traditional"and the"modern"approaches. *Anaesthesia* 2002;57:348-356.

第9章

创伤患者的重症监护

Jeffrey Ustin and Hasan Alam

介绍

创伤是美国 1~44 岁人群死亡的首要原因。在美国年龄 1~34 岁的人群中,创伤致死人数超过其他所有死因的总和。因创伤入院的患者约占总入院人数的 1/6,近 20% 的创伤患者收治在 ICU。因此,ICU 医师熟悉创伤患者的治疗非常重要。尽管针对危重病患者的很多原则同样适用于创伤患者,但是创伤患者的治疗仍具有独特之处。本章涵盖了这些特定内容的病理生理学、评估及治疗。颅脑和脊髓损伤以及除外颈椎损伤将在第 10 章阐述。

Ⅰ. 创伤评估

A. **初始评价(ABCs)** 进行快速检查,目的在于发现危及生命的损伤。

1. **气道及颈椎保护** 评价气道是否通畅,决定是否建立确切而安全的气道。

2. **呼吸** 检查气体移动的情况,并治疗张力性或开放性气胸、连枷胸或大量血胸。

3. **循环** 通过已经建立的血管通路和心电图(ECG)监测,评估血流动力学状态。

4. **功能丧失** 检查神经系统的状态,包括肢体运动和 Glasgow 昏迷评分(见第 10 章)。

5. **暴露/环境控制** 除去患者衣物以进行全面评估,同时注意防止低体温。

B. **二次评估** 对患者从头到脚进行检查,包括背部和脊柱。检查患者身体的每一部分有无损伤、畸形和疼痛。此时评估还包括针对创伤的超声检查(FAST)。

C. **三次评估** 多达 65% 的患者损伤未能及时发现,其中 15% 的患者创伤有临床意义。因此在入院 24 小时内,通常需要再次进行全面的检查。

Ⅱ. 特殊损伤

A. 神经系统创伤(见第 10 章)。

159

B. 面部创伤有时表现为肿胀或大量出血引起的致命性气道梗阻。此时可能需要进行气管插管、气管切开,或前部和后部的鼻填塞。

1. 骨折可能累及任何区域,包括下颌骨、颧骨、鼻、眼眶和鼻窦。常见的损伤形式包括颧骨-上颌骨的复合伤(ZMC,也称为三角区骨折)、Le Fort Ⅰ型骨折(上颌骨分离)、Ⅱ型骨折(鼻上颌分离)和Ⅲ型骨折(颅面分离,图 9-1)。

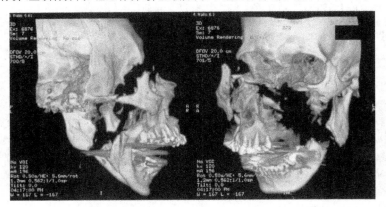

图 9-1 Le Fort Ⅲ型骨折的 CT 扫描图像(三维重建),显示颅面部分离。CT,计算机断层扫描

2. 特殊治疗

a. 警惕鼻中隔血肿,一旦发现需要引流。

b. 颅底骨折时避免所有经鼻腔插管(经鼻气管插管,鼻胃管等)。

c. 评价眼科急症,包括异物、眼球内陷、球后出血、眼前房出血、眼球破裂、角膜擦伤和撕裂伤,以及泪管损伤。

d. Le Fort Ⅱ型和Ⅲ型损伤时应考虑行 CT 血管成像。

e. 仔细检查第 Ⅴ 和第 Ⅶ 对脑神经。

C. 颈部创伤通常在初始评估期间即需要立即干预,以保证气道通畅或控制出血。在颈部很小的横断面中包括呼吸、消化、血管、内分泌以及神经系统等重要的解剖学结构。

1. 从外科角度看,颈部可划分为 3 个解剖区域。Ⅰ区在锁骨和环状软骨之间。Ⅱ区在环状软骨和下颌角之间。Ⅲ区在下颌角和颅底之间。

2. 对于何种损伤需要手术探查、其他诊断检查以及严密监测,始终存在争议。但是,如果出现严重损伤的明确表现,包括活动性出血、血肿增大、杂音或震颤、声音嘶哑、皮下气肿、吸气性创伤和吞咽困难等,则需要紧急手术探查。另外,还可进行血管造影、纤维喉镜、纤维支气管镜和食管镜检查。

3. 颈椎损伤 见第 10 章。

D. 胸部创伤

1. 心肌损伤

a. 贯通伤:心前区的任何贯通伤都应考虑心脏损伤的可能性,除非有明确证据可以除外。右心室损伤的危险性最大。刀刺伤多伴有心脏压塞,枪伤容易造成更大的缺损,常伴有出血和低血容量性休克。

(1)评估:患者可能出现心脏压塞的典型 Beck 三联症(心音低钝、低血压和颈静脉怒张)。血流动力学稳定的患者应进行心脏超声检查评估有无心包积液。如果结果可疑,应在手术室行剑突下心包开窗术。

(2)治疗:应遵循 ATLS 指南进行复苏,通过粗的静脉导管进行容量复苏。病情稳定的患者如发现心包积液,应迅速送至手术室。病情不稳定或临界状态的患者应进行紧急开胸手术以解除填塞,然后转入手术室。心包穿刺的假阴性率很高,对于诊断心脏压塞没有价值。在极少数情况下,当无法立即进行开胸手术时,心包穿刺可以起到治疗作用。

b. 心脏钝性伤(BCI):既往称为心脏挫伤,胸部钝性伤患者的发生率为8%～71%。BCI 包括多种损伤,如肌坏死、瓣膜破裂、冠状动脉夹层和(或)血栓形成。

(1)遗憾的是,BCI 几乎没有可靠的症状和体征。因此,对于有相应损伤机制或心血管反应与损伤程度不相符的患者,应高度怀疑 BCI。

(2)评估:所有怀疑 BCI 的患者应在入院时行 12 导联 ECG 检查,其阴性预期值超过 95%。如 ECG 出现异常(心律失常、ST 段改变、心脏传导阻滞等),患者应住院接受 24～48 小时持续 ECG 监测。测定心肌酶的意义尚不明确。肌酸激酶(CK)和 CK-MB 的敏感性和特异性均很低。肌钙蛋白 I 和 T 的特异性和敏感性有所升高。测定肌钙蛋白的最佳时机尚不清楚,但损伤后 4～6 小时应当复查。如果患者体格检查发现异常,或症状持续超过 12 小时,或血流动力学不稳定,则应进行心脏超声检查。

(3)治疗:病情稳定的 BCI 患者多采用对症治疗。如果心脏超声检查发现心包积液,且临床症状也符合心脏压塞,应在手术室行剑突下心包切开术,极端情况下可以进行前外侧开胸术。严重的心脏运动障碍可能需要正性肌力药和(或)主动脉内球囊反搏进行血流动力学支持治疗。

2. 创伤性主动脉破裂(TAD) 是车祸患者第二位常见死因。TAD 最常发生于主动脉峡部(90%),在这一部位降主动脉通过动脉韧带相对固定于主肺动脉。横断损伤可能仅累及部分血管壁(与主动脉夹层撕裂相似),也可能累及血管壁全层(与动脉瘤破裂相似)(图 9-2)。

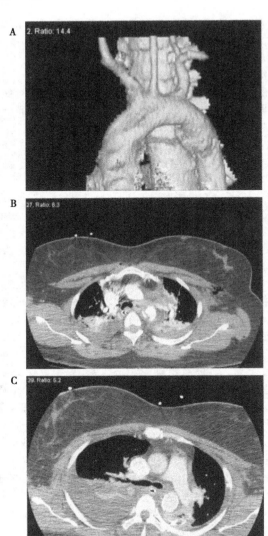

图 9-2 创伤性主动脉破裂。A：CT 三维重建影像显示
左锁骨下动脉起始部远侧主动脉损伤。B：同一损伤修复
前的 CT。C：该损伤经过腔内支架修复后的 CT

a. 评估：对于任何严重颅脑创伤、多发肢体骨折、多发肋骨骨折和（或）存在快速减速损伤机制的患者，都应怀疑 TAD。症状通常缺乏特异性，最常见的症状包括胸痛、背痛和呼吸困难。体格检查也缺乏特异性。70%～90%的患者有明显的胸部外伤，不足 1/3 的患者四肢脉搏或血压不对称。评估应从胸部 X 线检查开始，TAD 常伴有纵隔增宽。其他可能的表现包括主动脉结消失、左主支气管受压、气管向外侧移位、胸膜顶血肿、左侧血胸、肩胛骨骨折，以及第 1 和第 2 肋骨骨折。胸部 X 线正常并不能除外 TAD。在很多医院，螺旋 CT 已替代血管造影作为主要筛查手段。CT 若未发现纵隔血肿，可以除外 TAD。CT 也可以发现动脉破裂的明显征象。若仅发现纵隔血肿而无主动脉损伤的其他征象，则结果可疑。如有可能，此时应进行经食管心脏超声检查（TEE）。

b. 治疗：初始复苏治疗应遵循 ATLS 指南。然而，容量复苏的目标是将收缩压维持在 100mmHg 左右。经右侧桡动脉留置动脉导管进行有创血流动力学监测。应静脉使用 β 受体阻滞剂和血管扩张剂如硝普钠维持收缩压低于 100mmHg，心率在 60 次左右。充分镇痛与镇静非常重要。只要患者的一般情况允许，应立即手术。多发伤患者可能由于处理其他损伤而延误手术治疗。对于老年患者或存在影响急诊胸部手术的并发症（如全身性感染、大面积烧伤或严重中枢神经系统损伤）患者，应进行严格的降压治疗，并逐渐从胃肠外用药过渡至口服用药。若患者病情稳定，最好进行经皮主动脉支架置入术。术后应严密监测患者，警惕因脊髓前动脉闭塞引起的截瘫（见第 39 章）。

3. 肺损伤

a. 气体进入胸膜腔内称为气胸，会导致肺的塌陷。气胸的标准治疗方法为放置胸腔引流管，但对于仅在 CT 可见的少量气胸，可以严密监测。近期资料显示，对于 CT 显示从肺至胸壁的最大距离＜3cm 的气胸，自行愈合的可能性为 95%。一旦胸膜腔内的气体排出，并且 24 小时没有漏气，即可将胸腔引流管与水封瓶相连接。如果此后仍无气胸出现，则可以拔除胸腔引流管。

b. 当胸壁或肺部损伤导致的出血在胸膜腔内积聚时，即可引起血胸。血胸需要及时处理。如果放置胸管引流血性液超过 1000cm³，或引流超过 200cm³/h 持续 4 小时，提示需要手术治疗。如果在 48～72 小时内不能完全清除积血，则需要考虑进一步的干预措施，包括注入纤溶酶原激活物（TPA）或胸腔镜手术（VATS）。应努力在 7 天内完全清除血胸，否则凝血块发生机化，清除更加困难，并且增加脓胸和纤维胸的可能性。

c. 胸部创伤中肺挫伤很常见。治疗措施包括谨慎的液体复苏及镇痛，对于气管插管患者实施肺保护性机械通气策略(见第20章)。

d. 胸部贯通伤或钝器伤可导致肺撕裂伤，引起血胸、气胸或肺膨出(肺实质内气体陷闭形成气腔)。多数肺撕裂伤可通过放置胸腔引流管进行治疗，不需要进一步手术干预，但如果最近端支气管受累，则需要手术修补。

e. 当较大的近端气道发生气体泄漏，即发生支气管胸膜瘘。如果胸腔管持续有大量气体泄漏，也应该怀疑该诊断。紧急处理包括支气管镜检查和手术干预。

4. 膈肌破裂有时在胸片上很容易识别，但常常较为隐匿，仅在高度警惕时方可发现。薄层CT和增强CT有助于诊断(图9-3)。左侧膈破裂较右侧更为常见。损伤可造成膈肌麻痹，并引起明显的呼吸障碍。

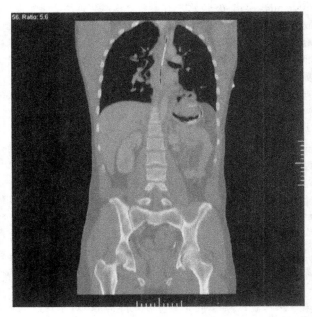

图9-3 CT显示左侧横膈损伤，部分胃疝入左侧胸腔。

5. 胸壁损伤可以累及胸部的任何骨性结构或软组织。

a. 胸钝性伤多发生肋骨骨折。

(1)第 1 和第 2 肋骨骨折提示有高能量的致伤机制,并可能伴发肺、神经和血管损伤。

(2)下胸部骨折(第 8～12 肋)时需要警惕膈肌、肝脏、脾脏或肾脏损伤。

(3)多发骨折可能引起机械性不稳定(连枷胸),从而导致呼吸障碍甚至呼吸衰竭。此时正压通气可起到类似夹板固定的作用。疼痛可能非常严重,从而导致明显的呼吸功能障碍。多发肋骨骨折时,硬膜外镇痛可以很好地缓解疼痛。在实现全身镇痛的目标前,肋间神经阻滞有助于早期暂时性缓解疼痛,从而中断疼痛的恶性循环。对于伴有广泛移位的多发骨折患者,内固定可以促进愈合和恢复。

(4)肩胛骨骨折也提示高能量的损伤机制。除非骨折延伸至肩胛盂窝,一般不需要手术干预。

b. 锁骨骨折经常发生,但通常不伴随其他损伤,多采用 8 字悬吊法治疗。

E. 腹部

1. 实质脏器

a. 实质脏器损伤的治疗在过去 10 年间取得了显著进步。从儿童创伤开始,对于肝脾复合伤的部分患者的治疗逐渐向非手术治疗过渡。近期东部创伤外科协会(EAST)的共识表明,有充分的Ⅱ级证据支持对于血流动力学稳定的肝脾钝性伤患者,可采用非手术治疗(表 9-1)。

表 9-1　实质脏器损伤的非手术治疗标准

血流动力学稳定
CT 扫描证实的明确创伤
CT 扫描未发现造影剂从血管外溢或在血管外积聚
没有需要剖腹探查手术的其他损伤
不需要持续输血,或没有其他非腹部创伤不能解释的血细胞比容持续下降
能够进行动态腹部检查

b. 评估/处理：多数创伤中心目前使用 FAST 检查，代替腹腔内灌洗以评价是否存在腹腔内出血。血流动力学不稳定的患者如 FAST 结果阳性，应进行手术探查。病情稳定的患者如 FAST 结果阳性，应进行腹部增强 CT 检查，以发现损伤并评估损伤的严重程度。但是，损伤分级以及腹腔积血的程度不能完全预测非手术治疗的预后（表 9-2）。患者的血流动力学状态是决定是否手术的最可靠依据。提示需要手术的另一项指标是 CT 显示造影剂蓄积或从血管外溢，提示存在活动性出血（图 9-4）。但是，2%～15% 的空腔脏器损伤患者 CT 扫描结果为阴性。血管造影越来越多地应用于肝脾复合伤患者出血的诊断和治疗（栓塞）。

表 9-2　美国创伤外科协会肝损伤分级

级别		损伤描述
Ⅰ	血肿	被膜下，不增大，<10%表面积
	裂伤	被膜损伤，无出血，深度<1cm
Ⅱ	血肿	被膜下，不增大，10%～50%表面积 实质内，不增大，直径<2cm
	裂伤	被膜损伤，活动出血，深度 1～3cm，长度<10cm
Ⅲ	血肿	被膜下，增大，或>50%表面积 被膜下破裂伴活动出血 实质内，直径>2cm，或增大
	裂伤	深度>3cm
Ⅳ	血肿	中央血肿破裂伴活动出血
	裂伤	25%～50%肝叶实质破裂
Ⅴ	血肿	>50%肝叶实质破裂
	裂伤	静脉破裂：主肝静脉，肝后下腔静脉
Ⅵ	肝撕脱	

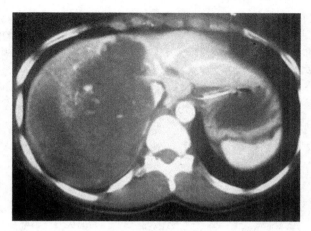

图 9-4　CT 示大面积肝损伤伴造影剂外溢,提示活动性出血

c. 肝脏:是贯通伤及钝性伤中最常累及的腹腔内实质脏器。肝脏损伤后接受非手术治疗的患者中,再出血的发生率小于 3%。即使发生再出血,也不会出现脾脏损伤常伴随的致命性大出血。与非手术患者相比,手术患者需要更多输血。其他可能的并发症包括肝脓肿,以及合并胆汁瘤和胆道出血的胆道损伤。这些并发症罕见,通常可通过症状和体征鉴别。

d. 脾脏:与肝脏创伤不同,脾损伤非手术治疗失败率为 5%～10%,且出血迅猛,可能导致血流动力学不稳定。再出血最常发生于创伤后数日,但也可延迟到数周后出现。出血的第二次高峰约在伤后 7 天左右。脾损伤患者应频繁检查血细胞比容。需要持续输血可能提示需要手术或血管造影及栓塞。接受脾切除术的患者可能出现一过性血小板增多,一般为 600 000～1 000 000/mm³。如果血小板计数高于 1 000 000/mm³,建议使用阿司匹林 325mg/d,以减少血栓形成。患者还应接受肺炎球菌、流感嗜血杆菌和脑膜炎球菌的疫苗接种,但是接种时机仍有争议。有人主张术后立即进行疫苗接种(因为创伤患者不能保证定期复诊),而其他人则建议等待 2 周后进行接种。这些患者一旦出现感染征象,或接受有创操作时应使用抗生素,而不应给予每日预防剂量。

e. 随访:肝脾创伤患者应进行动态腹部检查及血细胞比容监测。不应常规复查 CT 扫描,除非临床情况变化或血细胞比容出现不可解释的下降,提示存在活动性出血。没有证据表明需要卧床休息;但是,患者恢复日常活动的时间差异很大,取决于损伤的范围和严重程度。

2. 胰腺损伤常合并十二指肠损伤和上腰椎骨折。这些损伤的并发症发生率和病死率很高。淀粉酶和脂肪酶升高时应保持高度警惕。CT 扫描可用于发现胰腺破裂、胰周积液或小网膜囊内积液(图 9-5)。

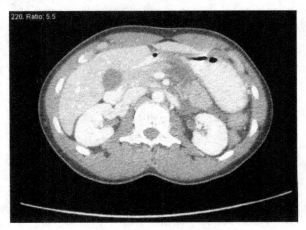

图 9-5 胰腺损伤。腹部 CT 横断面扫描显示胰腺完整断面,位于肠系膜上血管外侧。这是胰腺钝性伤的典型位置

3. 空腔脏器损伤可见于钝性伤和贯通伤。空腔脏器损伤多伴随其他损伤。小肠是贯通伤中最常见的损伤器官。如果没有将安全带正确地环绕过髂骨翼,即可导致小肠或结肠破裂。发现游离气体需要手术探查。CT 扫描发现游离液体多为血液而非肠内容物。但是,若存在游离液体却没有实质脏器损伤,临床医师应提高警惕。在这种情况下,进行动态腹部检查仔细评估生命体征、动脉血气及全血细胞计数非常重要。与此相似,低能量致伤机制导致的贯通伤(如刀伤)更多采用非手术治疗。这一治疗策略需要临床医师对体格检查或实验室检查的变化保持高度警觉。漏诊的肠道损伤常在 12~18 小时内出现典型表现。

F. 泌尿系损伤可见于贯通伤和钝性伤。需要考虑损伤是否累及上尿路器官(输尿管和肾)或下尿路器官(膀胱和尿道)。

1. 评估 发现肉眼血尿和持续镜下血尿需要行 CT 检查,如果有造影剂外渗,则提示肾或膀胱损伤。如果没有阳性发现,膀胱 X 线片检查膀胱损伤比 CT 更敏感,而逆行尿道造影可以显示尿道损伤。

2. 肾脏损伤通常采用保守疗法,除非血流动力学不稳定。继发的肾周尿囊肿可行经皮穿刺治疗。

3. 钝性伤时输尿管损伤较少见,而贯通伤行手术探查时能够发现输尿管损伤。

4. 膀胱破裂可分为腹膜内和腹膜外损伤。损伤机制包括膀胱尤其是靠近耻骨联合部位的直接撕裂伤,或膀胱充盈时因腹内压突然升高引起膀胱破裂。腹膜内损伤需要手术修补,而腹膜外损伤需要在膀胱置入导尿管和引流。

5. 典型的尿道损伤多由骨盆骨折或骑跨伤引起。男性的尿道较长,更容易受到损伤。损伤多发生在尿道前列腺部和膜部的连接处。临床检查可以发现可疑的尿道损伤。体征包括尿道出血,会阴或阴囊血肿,以及高骑式前列腺。出现上述表现时,应当在放置导尿管之前进行逆行尿道造影。初始治疗为长期留置导尿。

G. 骨盆骨折常常伴有其他严重创伤,特别是颅脑损伤。常见大量失血,需要建立多条粗的静脉通道,并根据大量输血方案进行积极的液体复苏。根据损伤机制可将骨盆损伤分为前后方向挤压、侧向挤压和剪切伤。严重的前后方向和剪切损伤可以增加骨盆内容积,造成腹膜后静脉丛广泛破裂,从而引起严重损伤。初始治疗包括通过骨盆外固定和内固定以减少容积。可以使用腹带、外固定器或内板进行固定。其他治疗选择包括血管造影栓塞和腹膜前填塞。

H. 四肢损伤 常累及骨骼、肌肉、神经和血管。

1. 最初可使用夹板保持骨骼稳定,随后进行外固定,最终需要进行内固定。开放性骨折需要紧急手术干预,包括冲洗、清创和包扎。长骨骨折即使为闭合性,仍可引起大量失血。股骨骨折可能会导致大腿丢失 1L 的血液。另外,长骨骨折还可引起脂肪栓塞综合征(FES),可能与骨折直接相关,也可能在修补过程中钻孔或操作后发生。FES 的发病机制为来自骨髓的脂肪粒沉积在静脉系统。肺循环和脑循环中的脂肪颗粒沉积可导致炎症反应。炎症反应引发心动过速,同时通气血流不匹配导致的低氧会进一步加重心动过速。仔细检查可以发现上肢出血点,以及结膜下和视网膜出血。神经系统症状包括谵妄、癫痫、伴随 GCS 恶化的意识改变。

2. 一旦病情允许,应仔细进行神经系统检查,以寻找隐匿性神经系统损伤。表 9-3 列举了各种骨折及其伴随的常见神经损伤。

表 9-3 常见骨折及相关神经损伤

肱骨颈骨折	腋神经
肱骨近端骨折	桡神经
肘关节骨折或脱臼	尺神经
胫骨近端骨折	腓神经

3. 一旦怀疑血管损伤,即应测定踝/肱指数(ABI)或肱/肱指数(BBI)。ABI<0.9 或 BBI<1 时,应立即行血管造影以评价可疑肢体的血管情况。

4. 软组织损伤时并发症很多,包括功能长期丧失以及明显的即刻全身反应。

a. 挤压伤:是最严重的软组织损伤。挤压伤可表现为挤压综合征,发病机制为细胞膜损伤以及细胞内容物释放导致低血压、休克、肌肉肿胀和肌红蛋白尿引起的急性肾衰竭。肾衰竭继发于休克,以及肌红蛋白、尿酸和磷酸盐在远曲小管沉淀并形成管型。

b. 挤压伤患者的评估:包括监测血清 CK 水平。CK 峰值与肾衰竭相关,极高危患者的 CK 水平可>75 000U/L。

c. 治疗:挤压伤患者完成初始创伤评估后,需要留置尿管监测每小时尿量。为预防肾衰竭,需要维持尿量[>0.5ml/(kg·h)],在每升静脉输液中加入 2~3 安瓿碳酸氢盐以碱化尿液,并监测尿液 pH。

Ⅲ. 特殊情况

A. 腹腔间隙综合征(ACS)

1. 尽管 ACS 常需要进行损伤控制手术,但 ACS 并非仅见于创伤。ACS 可见于腹主动脉瘤破裂、胰腺炎、肿瘤、大量腹水、肝移植、腹膜后出血、气腹、大量液体复苏或腹部环状烧伤。ACS 的定义为腹腔内压(IAP)增高伴有脏器功能障碍。正常 IAP 为大气压。引起 ACS 的 IAP 水平并不明确,但 IAP>15mmHg 通常会引起相应的生理学改变,IAP 在 25mmHg 左右时可能会出现血管内淤血。

2. 病理生理学 ACS 可引起诸多生理功能紊乱。

a. 心输出量减少:继发于下腔静脉(IVC)回流减少。胸腔内压力增加,影响心室舒张期充盈,进一步降低每搏输出量及心输出量。中心静脉压及肺动脉楔压均升高。心脏影像显示左心室缩小且呈高动力状态。

b. 肺:膈肌抬高压迫双肺,引起肺容积减少、肺不张和低氧血症。肺顺应性降低,气道阻力增加。

c. 随 IAP 升高，肾脏灌注及肾小球滤过进行性降低。尿量减少，IAP 15～20mmHg 时出现少尿，IAP＞30mmHg 时无尿。这些现象继发于心输出量降低和肾实质直接受压。肾素、抗利尿激素和醛固酮水平升高进一步加重尿量减少。

d. 所有腹腔脏器灌注均受到影响。这将导致肠黏膜屏障功能异常、细菌移位和最终的肠黏膜缺血。

3. 评估　IAP 可以通过留置的尿管间接测量。最简单的方法是通过 T 形连接管向膀胱内注射 50～100ml 无菌生理盐水。随后夹闭尿管，通过与 T 形管另一端连接的压力传感器或压力计，测定膀胱腔内压。以耻骨联合水平作为参考零点。

4. 治疗　初始治疗包括药物麻醉，使腹壁肌肉松弛，通常这样足以有效降低压力。下一步则通过清除腹腔内积血、异物（如手术压迫纱垫、液体、肿瘤）等减少腹腔内容积。通常使用无菌 silo 膜或真空敷料保持腹腔开放状态。应当紧急开始治疗措施。降低升高的压力可立即改善心肺指标。只要尚未发生不可逆的缺血损伤，肾脏及内脏功能障碍仍可得到改善。

B. 肢体筋膜室综合征　是由于肢体筋膜室内压力升高，静脉流出和毛细血管床受阻引起。筋膜室综合征由挤压伤、血管损伤早期肢体缺血和再灌注引起，或继发于其他损伤后的大量液体复苏。

1. 体征和症状　筋膜室综合征的特点为疼痛（与创伤程度不相符）和皮肤感觉异常。体检发现一处或所有筋膜室肿胀，伴有感觉丧失以及肌肉被动运动时疼痛。无脉为晚期表现。遗憾的是，多数症状在接受镇静的 ICU 患者难以评估，因此需要保持高度警惕。一旦怀疑筋膜室内压力升高，即应使用某种压力计测量压力。静息肌肉内的正常压力为 0～8mmHg。诊断筋膜室综合征的临界压力值尚不明确。通常情况下，压力持续超过 25mmHg，或舒张压与 ICP 差值小于 30mmHg 时应立即进行手术干预。需要指出的是，临床检查极不敏感。

2. 治疗　主要治疗是对受累肢体的所有筋膜室实施筋膜切开减压。筋膜室切开术的伤口通常二期愈合，或在减压后数日延迟缝合。

C. 损伤控制手术

1. 简介　在过去 15～20 年间，采取手术干预一次性修补所有创伤的概念已被抛弃，代之以损伤控制手术策略。损伤控制手术的目的是控制出血和肠道污染。然后，在 ICU 对患者进行复苏治疗，以恢复生理储备，并避免出现低体温、凝血功能异常和代谢性酸中毒。此后患者再次进入手术室接受进一步治疗，有时需要数次。ICU 团队必须准备处理大量失血和腹膜内污染的后果,以便尽早进行损伤的彻底修复。

2. 低体温 研究表明,若创伤患者核心体温低于 32℃,病死率为 100%。低体温对于凝血瀑布反应及血小板功能有抑制作用,常规实验室检查可能低估这一作用,因为多数实验室在测定凝血时间前将血浆复温至 37℃。体外复温技术如升温毯或热空气对流有助于减少热量丢失,但不能将热量有效传递给患者。采用温热液体进行胸腔或腹腔灌洗可有效传导热量,但需要大量液体。静脉输注温热液体,尤其将保存于 4℃ 血制品加温非常重要。体外循环及持续动静脉复温是最迅速的复温方法。

3. 凝血功能障碍 创伤患者可出现凝血因子缺乏,导致消耗性凝血病及纤溶激活。休克本身可引起与失血无关的稀释性血小板缺乏。治疗应输注新鲜冰冻血浆、凝血因子及血小板。早期大量输血(见第 35 章)能够有效避免凝血功能障碍。输注红细胞与血浆和血小板的确切比例尚不清楚,但是早期每输注 2U 红细胞即补充 1U 血浆,输注每 10U 血制品即补充 10 袋血小板,能够改善凝血异常,并降低病死率。早期积极治疗非常重要,这经常意味着在得到实验室结果前即开始实施大量输血方案。

4. 酸中毒 低血容量性休克能够引起组织低灌注和代谢性酸中毒。这能够导致心输出量降低、低血压和心律失常,从而进一步加重休克状态。不能及时进行复苏治疗及纠正酸中毒,将导致发生多器官衰竭及死亡的风险增加。

D. 复苏问题

1. 允许性低血压 有证据表明低血压是一种适应性反应,可减少出血,利于形成凝血块。因此,对于无颅脑损伤的患者,很多临床医师建议在出血得到控制前将收缩压维持在 70～80mmHg。

2. 白蛋白与晶体液 对于创伤患者的复苏,没有明确数据显示白蛋白优于晶体液。然而,现有资料不建议颅脑创伤患者使用白蛋白。

3. 乳酸钠林格液(LR)与盐水 对于闭合性颅脑损伤患者,输注盐水有助于维持血钠浓度。另外,由于生理盐水可能引起高氯性代谢性酸中毒,因此可选择 LR。但是,越来越多的文献显示,所有的晶体液均有副作用,应该谨慎和适量使用。最重要的是,大量液体复苏可能加重出血,因此早期出血的控制可能更重要。

4. 建立输液通路的考虑 创伤患者在建立静脉通路时需要有额外考虑。在紧急情况下建立的创伤输液通路,如果没有能够保持完全无菌操作,应当在 24 小时内更换。与股静脉和颈内静脉相比,锁骨下静脉导管感染率更低,应该优先考虑。应注意不在患肢留置静脉导管,不在经过修补和结扎的血管远端进行输液。

Ⅳ．操作

A．**经皮气管切开术**　常在纤维支气管镜引导下进行。对气管表面组织实施麻醉,采用纵向切口。将组织分离后,采用 Seldinger 技术扩大气管切口,最后置入气管切开导管。这种技术与开放性气管切开术同样安全。第 5 天后窦道形成,此后可以更换导管或换用小号的导管。创伤患者气管切开的最佳时机尚存在争议。有证据表明早期气管切开(最初 1 周内)可以减少肺炎和机械通气时间。然而,未显示早期气管切开对生存率的影响。

B．**经皮内镜下胃造瘘术**　可以在超声引导下或胃镜直视下完成。并发症包括感染(多累及皮肤)、腹腔内损伤或导管移位。

Ⅴ．深静脉血栓(DVT)的预防(见第 13 章)　创伤患者由于制动、损伤和炎症引起血管功能改变、血液流速下降等,发生 DVT 的风险增高。与普通肝素相比,低分子肝素对于骨科择期手术患者能够更有效地预防 DVT。然而,创伤患者的相关研究结果并不一致。序贯加压装置已经广泛使用,但仍然缺乏证据证实其疗效。目前的 EAST 指南建议使用低分子肝素,仅将序贯加压装置作为辅助措施。在大部分病例,应尽早使用低分子肝素,最好在入院 24 小时内开始。留置 IVC 滤网仍有争议。虽然尚缺乏Ⅰ级证据支持 IVC 滤网预防 PE 和改善生存率的长期作用,但是,随着Ⅱ级和Ⅲ级证据的积累,IVC 滤网已经成为创伤患者的常规治疗。放置 IVC 滤网的适应证包括新发栓塞,或抗凝治疗时仍有陈旧血栓脱落,以及存在抗凝禁忌的栓塞和近端血栓患者。存在抗凝禁忌的高危患者预防性使用滤网尚存在争议。

Ⅵ．创伤患者的休克

A．**低容量性**　出血部位包括体外、胸腔内、腹膜内和腹膜后,以及长骨骨折造成的肢体出血。此外,软组织剪切力损伤可以形成很大的空腔,其中可容纳大量血液。治疗包括建立多个粗的静脉输液通道,并大量输血。血液制品应予加温,并按照前述比例输注(见Ⅲ.C.3)。出血部位的处理最为重要。

B．**梗阻性**　心脏损伤时出现心脏压塞,张力性气胸时发生心脏转位及静脉回流受阻,均可引起低血压和休克。

C．**心源性**　休克可由直接心肌损伤或冠状动脉损伤造成的心脏泵功能衰竭引起。治疗经常为支持性。极少数情况下,需要处理心脏本身的损伤。

D．**分布性**　脊髓损伤可以导致血管张力丧失,不能维持血压和灌注。最常见于 C_5 水平以上的颈椎损伤,但也可发生在 T_4 水平的低位胸椎损伤。

治疗包括容量复苏增加循环容量,然后应用血管收缩药物改善脏器灌注。

(姜 利 译,杜 斌 校)

参考文献

Alam HB, Rhee P. New developments in fluid resuscitation. *Surg Clin North Am* 2007; 87(1):55-72.

Cameron JL. *Current surgical therapy*. 9th ed. St. Louis: Mosby, 2008.

Demetriades D, Velmahos GC, Scalea TM, et al; American Association for the Surgery of Trauma Thoracic Aortic Injury Study Group. Operative repair or endovascular stent graft in blunt traumatic thoracic aortic injuries: results of an American Association for the Surgery of Trauma Multicenter Study. *J Trauma* 2008;64(3):561-570.

Eastern Association for the Surgery of Trauma (2009). Trauma practice guidelines. Chicago, IL. http://www.east.org/Portal/Default.aspx?tabid=57.

Feliciano D, Mattox K, Moore E. *Trauma*. 6th ed. New York: McGraw-Hill, 2007.

Hoffman JR, Mower WR, Wolfson AB, et al. Validity of a set of clinical criteria to rule out injury to the cervical spine in patients with blunt trauma. *N Engl J Med* 2000;343:94-99.

Lee JC, Peitzman AB. Damage-control laparotomy. *Curr Opin Crit Care* 2006;12:346-350.

MacKenzie EJ, Rivara FP, Jurkovich GJ, et al. A national evaluation of the effect of trauma-center care on mortality. *N Engl J Med* 2006;354:366-378.

Maerz L, Kaplan LJ. Abdominal compartment syndrome. *Crit Care Med* 2008; 36(suppl): S212-S215.

Neschis DG, Scalea TM, Flinn WR, Griffith BP. Blunt aortic injury. *N Engl J Med* 2008; 359:1708-1716.

Velmahos GC, Alam HB. Advances in surgical critical care. *Curr Probl Surg* 2008;45(7):453-516.

Wilson WC, Grande CM, Hoyt DB. *Trauma*. New York: Informa Healthcare, 2007.

第 10 章

神经危重病监测

Kevin Sheth and Lee Schwamm

Ⅰ. 神经危重病监测的目的在于神经保护。

A. 需要神经危重病监测治疗的常见表现包括无力、认知障碍、清醒水平下降且合并或不合并气道反射障碍、未被控制的癫痫，以及呼吸肌衰竭。

B. 可能产生这些症状的疾病包括蛛网膜下腔、硬膜下或脑内出血、缺血性卒中、脑肿瘤、感染或炎症性脑脊髓膜炎、创伤性脑或脊髓损伤、癫痫持续状态、中毒性-代谢性脑病、肌萎缩侧索硬化、重症肌无力和急性肌病，以及多发性神经病。

C. 由于脑缺血和缺氧是导致继发脑损伤的最常见病因，因此有必要详细了解脑血流的调节机制。另外，熟练掌握危重病患者的神经系统检查，也有助于早期识别继发脑损伤，以及评价治疗措施的效果。

D. 与其他危重患者相比，神经危重病患者的血流动力学治疗有以下 3 个特点：

1. 有时难以评估器官的灌注情况。

2. 由于缺乏局部能量储备，损伤发生到器官衰竭的时间间隔更短。

3. 与其他多数器官不同，即使大脑发生很小的局部损伤也可能导致灾难性结果。

Ⅱ. 颅内血流动力学

A. 颅内顺应性　　颅骨为一硬质腔隙，其中充满了不可压缩的脑实质。当颅内容积增加时，脑脊液（CSF）进入到颅外的蛛网膜下腔，随后颅内压（ICP；图 10-1）迅速升高。正常情况下 ICP 低于 10mmHg；一过性升高至 30mmHg 患者尚可耐受。当 ICP 升高超过 20mmHg[或脑灌注压（CPP）低于 60mmHg]时，脑血流将可能减少。此外，由于存在穹隆和硬脑膜返折等解剖结构，使颅内压力腔室化。腔室间的压力差可能导致具有明显临床症状的脑疝，即便全脑 ICP 监测并未显示明显升高。

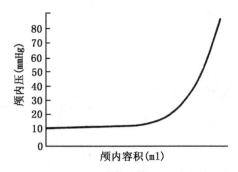

图 10-1 颅内顺应性曲线。颅内压（ICP）处于正常范围时；颅内容积增加初期，ICP 升高幅度较小。在曲线"拐点"区域，颅内容积少量增加，ICP 即迅速升高

B. ICP 监测装置及潜在并发症

1. 最常用的监测装置为脑室外引流（EVD），脑室置管后连接传感器，装置包括外引流管和与动脉压和中心静脉压（CVP）相似的监护仪。采用这种监测装置时，并发症危险最大，尤其是穿刺时的颅内出血，以及保留 EVD 过程中的感染。最大的优点在于可同时进行 CSF 引流，且可在必要时重复零点校正，后者可将监测数据误判读的可能性降至最低。

2. 尖端整合光纤传感器的脑实质导管创伤性降低，可通过微创开颅术放置。这些装置已经基本替代了之前应用的蛛网膜下腔螺栓，也称"ICP 栓"，原理为通过与蛛网膜下腔液体直接接触的隔膜传导压力。可将光纤传感器尖端放置于脑皮质内几毫米的深度，但是一旦置入则不能进行再次校正。这类装置常需要特殊信号传感显示器，与常用监护仪不兼容，患者转运到其他单位后可能无法继续应用。外部传感器需要定期校正以保证准确性，零点位于室间孔。进行 ICP 监测患者应给予抗生素并监测凝血功能。

C. 根据 Ohm 定律，脑血流（CBF）等于 CPP 除以脑血管阻力（CVR）。CPP 为颅内平均动脉压（难以测定）与平均 ICP（容易测定）的差值。CVR（难以测定）指毛细血管前小动脉随压力或代谢因素变化发生收缩和扩张的能力。由于 CBF 难以直接测定，且健康年轻人平均动脉压（MAP）在 50～150mmHg 范围内波动时，CBF 维持相对恒定，因此，CPP 维持在 60～90mmHg 即可提供适宜的 CBF（图 10-2）。

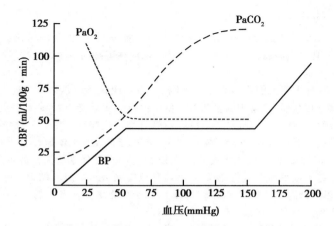

图 10-2　颈动脉平均压（BPs）在较大范围内波动时，自身调节机制使脑血流（CBF）维持在相对稳定的水平。与上述机制不同，高碳酸血症（PaCO$_2$）和低氧血症（PaO$_2$）时 CBF 增加；低碳酸血症时 CBF 降低

D. 急性脑损伤患者脑血流的自身调节机制常常受到损害。在这种情况下，CPP 降低至 60mmHg 以下可能导致 CBF 降低，引起脑缺血。CPP 升高至 80mmHg 以上，可能导致 CBF 增加，造成血管源性脑水肿并增加 ICP。因此，适宜的 CPP 水平应同时设置上限和下限。

E. **组织氧输送**　脑的能量代谢依赖于持续组织供氧，因此首要目的为保证适宜的组织氧输送。在较大的温度和 pH 范围内，氧输送与氧饱和度、血红蛋白含量和心输出量成正比。当因脑或脊髓损伤并发低血容量、全身性感染、心肌收缩功能障碍或心律失常时，心输出量下降。

F. **氧摄取**　脑组织的能量需求巨大，因此要求氧输送能够耐受突然发生的氧需增加（如癫痫）或氧供下降（如低血压和低氧血症）。与其他器官不同，脑的"氧储备"是通过改变氧摄取率实现的。脑的氧摄取率可从基础水平的 30% 提高至血流不足 [CBF 20～30ml/（100g·min）] 或低氧血症时的 70%。只有当 CBF 低于 20ml/（100g·min）时，细胞的电活动和化学功能才受到影响，并出现缺血症状。通过放射性核素标记氧分子进行正电子发射断层扫描（PET）或单光子发射计算机断层扫描（SPECT）（不适用于大多数危重患者），或经颈静脉球取血测定大脑混合静脉血氧饱和度（SjvO$_2$）降低，均提示氧摄取率增加。

G. 影响 ICP 的药物

1. 血管扩张剂如肼屈嗪、硝普钠(SNP)、硝酸甘油,以及作用较弱的尼卡地平,均可诱导脑血管扩张。对于颅内顺应性下降的患者,这些药物可导致 ICP 升高。

2. β 肾上腺素能受体阻滞剂(如拉贝洛尔或普萘洛尔)对 CBF 或 ICP 的直接作用较弱,且易于调整剂量。由于拉贝洛尔还能阻断 α 肾上腺素能张力,因此可减轻交感神经介导的大血管收缩。这些特点更好地模拟了降低血压的内源性机制,在药物降压的同时有助于防止局部缺血。

3. 巴比妥类药物(如硫喷妥钠和戊巴比妥)虽然经常应用于降低 ICP,同时也是强效抗高血压药,能够降低静脉血管张力和心肌收缩力。一旦出现上述副作用,常需同时应用 α 和(或)β 肾上腺素能受体激动剂(如去氧肾上腺素和去甲肾上腺素)以维持充分的 CPP。

4. 儿茶酚胺能够增加脑代谢和 CBF,其作用无法预测。当血压超过正常水平且血-脑屏障遭到破坏时,上述作用可能更为明显。

5. 在渗透性利尿治疗时,低渗和等渗溶液(如乳酸林格液和半张生理盐水的 5%葡萄糖溶液(D5 1/2 NS)可能加重脑水肿。含糖溶液可能导致高血糖,并在脑缺血时导致神经功能恶化。

H. 影响 ICP 的其他因素

1. 中心静脉穿刺的很多并发症可增加颅内压,如气胸、误穿颈动脉、疼痛刺激和体位(如 Trendelenburg 体位、头部侧转、压迫颈静脉)。应将患者置于控制 ICP 最有利的体位直至临近穿刺前。

2. 恶性刺激可导致 ICP、CBF 和脑代谢率升高,应防止并积极处理。

Ⅲ. 颅外血流动力学 体循环血压维持的目标取决于中枢神经系统(CNS)或全身损伤的类型。任何情况下都应当维持理想的 CPP。由于主动脉根部至大脑中动脉远端或桡动脉的 MAP 下降幅度相似(<20%),因此测定体循环 MAP 可反映大脑内的平均动脉压。

A. CPP 下降 CPP 下降时,首要目标为降低 ICP,但在开始采取降低 ICP 措施的同时,也应使用药物提高 MAP。对于心肌收缩力正常的患者,首选单纯的 α 肾上腺素能受体激动剂(如去氧肾上腺素),原因在于该药的耐受性较好,且仅引起轻度的脑血管收缩。若去氧肾上腺素不能维持充分的血压,或心肌收缩力不足以对抗增高的外周血管阻力,则应加用正性肌力药物。

B. CPP 过高 由于严重高血压,脑血管自身调节机制障碍,或血-脑屏障通透性改变(例如子痫、脑肿瘤)而导致 CBF 过高时,应采用可靠且易于调节的方法降低 MAP。单纯高血压患者如无 CBF 过多或心肌功能异常，通常为急性脑缺血的生理反应，可不必采取处理措施。此时降低血压反而可能加重缺血。

1. CNS 损伤经常伴随的高儿茶酚胺状态可造成全身反应，交感神经拮抗剂（如拉贝洛尔）可减轻上述反应，包括高血压、心动过速、心脏易激惹、神经源性肺血管损害和大血管收缩。

2. 经常需要使用其他药物，尼卡地平和 SNP 效果可靠，剂量易于调整。这两种药物可引起明显的脑血管扩张，从而增加 ICP。

3. 应避免舌下应用短效的钙通道阻滞剂，因为该药的降压作用无法预测，且不能降低交感神经张力。

C. 心律失常

1. 大面积卒中和蛛网膜下腔出血患者心电图（ECG）可有 ST 段改变，但并不能预测心血管并发症的发生。心电图变化可能是弥漫性的，也可能局限在某一区域。任何情况下均应排除心肌缺血。

2. 脑损伤时交感神经输出增加，冠状动脉疾病患者可出现室性心律失常，而吉兰-巴雷综合征患者可出现心脏自主神经病变。

3. 颈髓损伤可能造成心脏丧失交感神经支配，使迷走神经张力相对增加，导致缓慢型心律失常。

Ⅳ. 气道和通气

A. 气管插管的适应证　脑损伤患者经常出现气道反射障碍，导致误吸和分泌物清除异常。肌萎缩侧索硬化、重症肌无力、急性炎性脱髓鞘性多发神经病和危重病肌病或多发神经病患者可发生神经肌肉性呼吸功能衰竭。自限性癫痫大发作时的一过性窒息并非插管或通气支持的指征。

B. 气管插管的并发症（见第 4 章）　包括低血压、CBF 降低，以及由于胸腔内压升高导致的反常性 ICP 升高。颅高压或出血患者进行气管插管时，应有经验丰富的麻醉医师在场。

C. 气管插管的拔除　当准备给神经系统疾病患者拔管时，最重要的判断在于患者防止误吸和保护气道的能力。将气管插管气囊充分放气，患者氧合和通气功能正常，这时临床医师应仔细评价患者的气道保护能力。患者应具备良好的咳嗽和吐物能力，患者需要咽喉部吸引的频率应低于每小时一次，并无增加趋势。此外，还应仔细评估患者的吞咽及口腔功能，尤其对于面神经无力患者。嘱患者伸舌、舔唇、努嘴并主动咳嗽。若患者存在一定程度的神经功能异常，又需要拔除气管导管时，口腔功能异常是导致拔管后早期失败的主要因素。由于脑水肿或自身调节功能异常患者对高碳酸血症的耐受性不良,这些患者应能够在无通气支持时维持正常动脉血二氧化碳水平,拔管也应选择在脑水肿高峰期过后。

D. 为防止急性呼吸功能衰竭患者发生机械性肺损伤,经常应用允许性高碳酸血症(见第 20 章)。然而,由于高碳酸血症可能导致 ICP 异常增高,因此不推荐应用于颅高压或血-脑屏障受损的患者。

E. 对于脑血管 CO_2 反应性保留完好的患者,自主或诱导过度通气可导致急性脑血管收缩,使脑血容量(CBV)和 ICP 降低。若压力自身调节机制存在,CPP 增加可使 CBF 恢复。

1. PCO_2 变化后,脑组织很快达到平衡。由于碳酸酐酶和其他非碳酸氢盐缓冲系统的参与,多数患者在 3～4 小时内重新建立新的稳态。

2. 过度低碳酸血症引起脑血管过度收缩,将导致局部或广泛性脑缺血。

3. 快速恢复到基础 PCO_2 水平可能造成脑血管扩张,导致 CBV 增加,进一步使 ICP 升高。因此,过度通气应作为其他更有效及更持久的措施实施以前的一种暂时性措施。

4. 对过度通气无反应提示预后不佳。

F. 神经源性肺水肿 CNS 损伤后数分钟至数小时内可见肺间质和肺泡液体增加。这种现象在临床上很难与误吸鉴别,但是没有发热和局部渗出表现。通常肺泡内液体为漏出液,提示肺间质静水压是导致水肿的主要因素。一些学者认为,CNS 损伤时交感神经兴奋导致肺动脉压明显升高,毛细血管破裂导致肺水肿,尽管随后测量的肺动脉已经不再升高。神经源性肺水肿的具体机制尚不完全清楚。需要给予这类患者支持治疗,并进行仔细的液体管理。

Ⅴ. 水钠平衡

A. 脑损伤患者液体复苏的目的是维持高渗性正常血容量。这可以通过应用渗透性利尿剂(如甘露醇)和高渗静脉输液制剂(如高张盐水)实现。需要注意的是,23.4% NaCl 快速静脉输注时主要发挥利尿作用,因此作为渗透性利尿剂而非高渗静脉输液制剂。脑损伤可能通过多种机制影响钠平衡,有时这些机制同时存在。血浆钠的亚急性改变可能导致脱髓鞘或加重脑水肿。

1. 低钠血症

a. 脑损伤可能引起利钠因子释放,导致严重的盐消耗,可能需要补充生理盐水 200ml/h,或在应用氟氢可的松(0.1～0.3mg 口服,每日 1 次或 2 次)的同时持续输注 3% NaCl。这种情况最常见于蛛网膜下腔出血后的血管痉挛。

b. 抗利尿激素异常分泌综合征(SIADH)　当需要补充血容量,且禁忌限制液体时,应积极输注生理盐水或高渗盐水(3% NaCl),并使用袢利尿剂治疗。

c. 大剂量应用渗透性利尿剂(甘露醇静脉应用≥50g 每 4 小时一次)时,很少会因超过肾脏溶质清除限度而导致反常性自由水潴留。若发生这种情况,可应用小剂量袢利尿剂以降低肾脏的浓缩功能。

d. 血容量不足仍然是神经危重病房低钠血症的最常见原因。应放置导尿管,并监测中心静脉压(CVP)和血浆钠离子水平。

2. 尿崩症(DI)　导致的高钠血症见于垂体瘤切除术后、颅脑创伤和脑疝综合征,有时也见于蛛网膜下腔出血后的血管痉挛。可应用低张液体和血管加压素,需要监测每小时尿量和尿比重。

B. 渗透平衡

1. 血浆渗透压=$(2\times[Na^+]+[BUN]/2.8+[血糖]/18)$,其中 BUN 为尿素氮,正常为 $280\sim290mOsm/kg$。

2. 当血浆渗透压高于正常水平超过 48 小时后,将产生细胞内渗透颗粒(自发性渗透分子),细胞内容量达到新的平衡。此后若迅速纠正血浆渗透压将导致自由水进入颅内间隙。因此,一旦开始应用长效的渗透性药物后,必须逐渐减量,以便自发性渗透分子排除。这一原则适用于各种渗透性药物。

3. 使用甘露醇($0.5\sim1.0g/kg$ 静脉注射,每 $4\sim6$ 小时一次)应当达到足以获得预期疗效的最低渗透浓度,这通常使渗透压间隙逐步升高(渗透压间隙=测定的渗透压-计算的渗透压;正常值$\leqslant10mOsm$)。应用甘露醇的治疗目标是使渗透压间隙达到或超过 $15mOsm$。甘露醇治疗时血浆渗透压超过 $320mOsm/kg$ 并不会取得更好的疗效,反而使渗透压间隙进一步增加,导致急性肾衰竭。

4. 高张盐水可通过直接影响血浆钠水平达到预期的血浆渗透压。应用高张盐水溶液时,需要经常监测血清钠水平,以避免血浆钠浓度变化过快。高张盐水溶液可能导致或加重充血性心力衰竭,因此高危患者慎用。应用 3% NaCl 时,可每 $4\sim6$ 小时静脉注射 150ml,或以 $0.5\sim1.0ml/(kg\cdot h)$ 的速度持续注射。23.4% NaCl 可以每 6 小时 $30\sim60ml$ 的剂量静脉给药。

5. 虽然对于脑肿瘤或其他影响血-脑屏障因素导致的血管源性脑水肿,皮质激素治疗有效,但是对于 ICP 升高的治疗作用有限。针对脑卒中、脑出血和创伤患者的研究并未显示激素治疗能够带来有益的作用。

Ⅵ. 血糖控制

A. 急性脑和脊髓损伤后血糖升高,导致损伤组织内及其周围的酸中毒和水肿,并影响修复相关的内源性抗炎机制。现已证明,高血糖($\geqslant$ 200mg/dl)是 ICU 以及急性脑损伤患者预后不良的预测因素。低血糖($<$ 60mg/dl)也可导致局灶性神经系统损害。此时静脉注射 50% 葡萄糖溶液(D50)使血糖水平迅速恢复,同时给予 100mg 维生素 B_1 以防止 Wernicke 脑病的发生。总之,治疗目标是通过应用胰岛素使血糖维持在正常范围(80~140mg/dl)。

Ⅶ. 体温调节

A. 脑损伤后常常出现发热,可使兴奋性神经递质的释放增加,进一步破坏血-脑屏障,使临床转归恶化。一旦明确发热的病因并开始适当的治疗,则应当采取退热治疗,如对乙酰氨基酚 650mg 每 4~6 小时一次,体表降温(降温毯、冰袋)和(或)血管内降温导管。对于神经科 ICU 的所有患者,应当维持正常体温(37℃)。

B. 诱导性低体温被证明对心搏骤停后全脑缺血性损害具有神经保护作用,但对局灶性脑损伤如颅脑创伤、缺血性卒中和脑出血无效。由于存在严重的副作用,包括电解质紊乱、心律失常和凝血障碍,诱导性低体温的应用十分有限。

Ⅷ. 根据假设进行的神经系统检查

A. 危重患者的神经系统检查应当记录皮质、脑干和脊髓功能,记录方式应简明,检查手段容易重复,方便同事在其他时间进行识别。

1. 避免使用容易引起混淆的缩略词及无意义的总结(如"非局灶性 MS")。

2. 按下列顺序记录神经系统检查:认知功能(觉醒、定向力、注意力、语言)、脑神经、肌力、感觉、深部腱反射及其他。

3. 首先应用最轻程度的刺激,然后根据需要逐渐提高刺激强度(如先讲话再呼唤,先呼唤再针刺)。

4. 昏迷是由双侧皮质或双侧脑干功能异常导致。

B. 皮质功能 人类的语言和注意力由两侧大脑分别控制,对于几乎所有右利手者和 85% 的左利手者,语言功能区位于左侧大脑半球,注意力功能区位于右侧大脑半球。皮质运动区(中央前回)负责控制对侧肢体的运动,并控制眼球主动注视对侧。感觉区位于对侧大脑半球的中央后回。危重病患者常出现注意力不集中(谵妄的标志),通常由药物或代谢紊乱导致。当出现偏瘫、感觉丧失或一侧凝视时,应立即进行检查。皮质损害通常造成面部和上肢无力,这是由于大脑表面支配这两部分功能的区域面积较大。

　　C. 脑干功能　脑干控制眼球的不自主运动,瞳孔功能,面部感觉和基本生命功能。了解脑干功能对于昏迷患者与后循环急性卒中综合征的评估至关重要(表 10-1)。

表 10-1　脑干损伤的常见表现

损伤水平	常见表现	解剖通路
中脑	瞳孔中间位置且固定	光反射通路
	眼肌麻痹	动眼神经核
	偏瘫,Babinski 征	大脑脚
高位脑桥	针尖样瞳孔,光反射存在	交感神经纤维
	核间眼肌麻痹	内侧纵束
	面瘫	面神经
	角膜感觉减退	三叉神经
低位脑桥	水平凝视麻痹	展神经,水平凝视中枢
	偏瘫,Babinski 征	皮质脊髓束,皮质延髓束
延髓	呼吸紊乱	呼吸中枢
	低血压,高血压,心律失常	血管运动中枢

　　D. 脊髓功能　与脑干和皮质损伤不同,任何类型的脊髓损伤(血管性、创伤性、脱髓鞘)通常导致双侧肢体对称性损害,但从不引起面瘫。应注意区分脊髓前柱功能(肌力、痛觉和温度觉)与后柱功能(振动觉和本体感觉),并记录骶神经功能(肛门括约肌张力,球海绵体反射)。脊髓前动脉在颈部来源于椎动脉,在胸腰部来源于 Adamkiewicz 动脉(腹主动脉的一个分支)。这就形成了"分水岭"样的血管解剖学特点,使上胸段脊髓易于受到低灌注影响。

　　1. Brown-Séquard 综合征(脊髓半切综合征)　典型表现为同侧运动和本体感觉消失,对侧痛觉和温度觉消失。

　　2. 中央脊髓综合征　典型表现为上肢肌力减弱较下肢明显,感觉、膀胱和肠道功能障碍差异较大。上肢更易受累的原因是下行皮质脊髓束中支配上肢的纤维位于内侧。

3.脊髓前动脉综合征 典型表现为双侧对称性无力,并出现感觉分离,表现为痛觉和温度觉受损,而本体感觉和振动觉正常。

4.马尾综合征 特点为双侧下肢出现不同程度的下运动神经元无力(上肢极少受累),下肢和骶部感觉丧失,肠道与膀胱功能障碍。

5.混合神经束综合征 常见于脊髓创伤。定位诊断的目的是判断损伤的最高节段。

Ⅸ.神经影像 近年来,计算机断层扫描(CT)和磁共振(MR)技术的发展使得神经血管结构的无创成像成为可能,而且能够对静脉窦血栓形成、动脉闭塞、非闭塞性夹层、局灶性组织缺血及弥漫性轴索损伤等进行定位(图10-3)。组织低灌注(血流减少)和组织缺血区域的面积差异能够鉴别危险部位。对脊髓压迫或缺血可迅速进行评估。经过详细的准备,可为佩戴halo vest架或接受有创监测的患者进行 MR 检查。使用加长的硬质管道,穿过屏蔽墙上的小孔,可将患者与 MR 控制室的监测设备和输液泵相连。核素药物血流显像有助于评价怀疑脑死亡患者的脑血流灌注情况,尤其是存在影响临床判断的因素时。经颅多普勒超声显像可发现因局灶性动脉狭窄造成的血流速度增加(如动脉硬化、血管痉挛)、逆向血流(提示侧支循环)或血流消失(提示完全闭塞)。

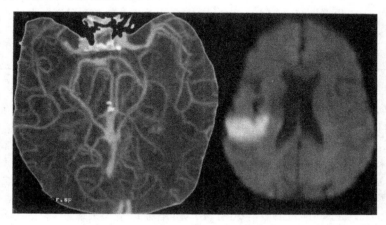

图 10-3 计算机断层血管成像(左)显示右大脑中动脉急性闭塞。弥散磁共振成像(右)显示的高密度区域提示超急性缺血。由于能够迅速鉴别血管闭塞与早期组织损伤,这种技术为急性卒中治疗带来了革命

X. 生理监测　尽管进行频繁的、仔细的神经系统检查,床旁体检仍然可能无法发现患者的病情变化。此外,生理学和多元化监测还可为早期发现脑缺血提供机会。

A. 持续 EEG 监测　抽搐常表现为短暂阵发性。持续 EEG 监测能够帮助发现常规 EEG 漏诊的临床发作。对于脑病或接受镇静剂的患者,持续 EEG 监测还能够发现亚临床抽搐和无症状性癫痫持续状态。应用傅立叶转换分析技术开发出的量化 EEG 监测也可帮助发现与 ICP 升高或缺血前期相关的 EEG 改变。

B. 颈静脉球部氧张力　比照动脉血氧饱和度,持续监测颈静脉球部氧饱和度可提供脑组织氧提取方面的信息。颈静脉氧饱和度低于 50% 的患者转归不良。

C. 脑组织氧监测　将光纤探头置于脑组织中可进行氧分压监测,通常与 ICP 监测导管整合。这种监测提供局部脑组织氧方面的信息。部分导管还可同时监测温度和 pH。依照监测结果,可对脑灌注、全身氧合、温度控制以及输血等治疗进行调整。

D. CSF 微透析　可将微透析探头置于脑组织,抽取标本检测葡萄糖、乳酸、丙酮酸、氨基酸以及药物浓度。这些监测项目可预测脑缺血,并使药物治疗(如抗生素和胰岛素)更加精细化。微透析以及温度、pH 和氧监测也正在作为实验室到床边的桥梁,越来越多的研究开始探讨这些监测所能带来的效益。

XI. 凝血功能障碍　由于脑组织促凝血酶原激酶的大量释放,大面积脑损伤可能造成凝血系统的激活,导致弥散性血管内凝血,临床继发出血或凝血。可应用新鲜冰冻血浆和重组凝血因子(因子Ⅶ和Ⅸ)治疗脑出血时的凝血障碍。

(周建新 译,杜　斌 校)

参考文献

Adams RD, Victor M. *Principles of neurology.* New York: McGraw-Hill, 1993.

Arieff AI, Kerian A, Massry SG, et al. Intracellular pH of brain: alterations in acute respiratory acidosis and alkalosis. *Am J Physiol* 1976;230:804–812.

Fisher CM. The neurological examination of the comatose patient. *Acta Neurol Scand* 1969;45(suppl 36):1–56.

Guarantors of Brain. *Aids to the examination of the peripheral nervous system.* London: Bailliere Tindall, 1986.

Paulson OB, Standgaard S, Edvinsson L. Cerebral autoregulation. *Cerebrovasc Brain Metab Rev* 1990;2:161–192.

Plum F, Posner JB. *Diagnosis of stupor and coma.* 3rd ed. Philadelphia: FA Davis, 1982.

Ropper AH. *Neurological and neurosurgical intensive care.* 4th ed. New York: Raven Press, 2003.

Schwamm LH, Koroshetz WJ, Sorensen AG, et al. Time course of lesion development in patients with acute stroke: serial diffusion- and hemodynamic-weighted magnetic resonance imaging. *Stroke* 1998;29:2268–2276.

Suarez JI, ed. *Critical care neurology and neurosurgery.* New York: Humana Press, 2004.

Wijdicks EF. *The clinical practice of critical care neurology.* New York: Lippincott-Raven, 1997.

第 11 章

营养

Elizabeth Sailhamer and Hasan Alam

Ⅰ. **介绍** 消化道(GI)具有重要的营养和免疫功能,早期肠内营养(EN)可使外科患者与危重病患者明显获益。不能实施 EN 时,可经静脉给予完全肠外营养(TPN),尽管医疗费用更多,并发症发生率较高,且获益不确定。

Ⅱ. **危重病营养的病理生理** 术后患者和危重病患者往往存在蛋白质-能量营养不良的风险。机体对疾病打击(创伤、烧伤、炎症反应或手术)的反应包括能量消耗增加(高代谢),反调节激素(胰高血糖素、糖皮质激素和儿茶酚胺)、炎症介质(细胞因子和急性期蛋白)和其他激素调节物质(如血管加压素)的分泌增加。

A. 由于水的潴留和血管通透性增加发生体液转移和水肿。

B. 肝糖原分解增加,糖原异生以及外周组织胰岛素抵抗导致高血糖。

C. 应激状态下,骨骼肌蛋白优先用于糖原异生(特别是谷氨酰胺和丙氨酸)。

D. 脂肪分解增加(脂肪成为主要能量来源)。

Ⅲ. **热量和蛋白质需要量的估计** 评估患者营养状态应包括临床信息(病史、营养摄入史和体格检查)、实验室资料和基本的床旁检查。至少每周进行营养支持的再次评估和监测。

A. **临床病史**

1. 既往存在蛋白质-热量缺乏营养不良风险增加的情况(严重的体重丢失/恶病质,慢性疾病,药物或乙醇滥用)。

2. 当前疾病的严重程度(烧伤、全身性感染、创伤、器官功能衰竭或发热)引起高分解代谢及营养需求增加。

3. 其他急性疾病状态可改变营养需求(酸碱状态、心肺问题、电解质失平衡等),如有可能,应在开始营养支持前予以纠正。

B. **体重测量**

1. **体质指数(BMI)＝体重(kg)/身高(m²)**

a. 正常范围:18.5～24.9kg/m²。

b. 超重:25～29.9kg/m²。

c. 肥胖:≥30kg/m²。

2. **理想体重(IBW)**

a. 男性 IBW(kg)＝50＋2.3×[身高(inch)－60]

b. 女性 IBW(kg)＝45.5＋2.3×[身高(inch)－60]

3. **校正体重(ABW)(kg)＝IBW＋0.4×(实际体重－IBW)**

a. 如果实际体重较 IBW 超重＞30％,应计算 ABW

C. **营养相关的实验室指标**

1. 白蛋白 长期营养状态的判断指标(半衰期 21 天)。

2. 前白蛋白和转铁蛋白 半衰期短的血清蛋白(分别为 2～3 天和 8 天),可用于营养支持的监测。

3. 基线水平的生化、血糖、肝功能(LFTs)。

D. **静息能量消耗(REE)** 已有多种方法评价每日热量需要量,其中包括蛋白热量和"非蛋白热量"(碳水化合物和脂肪)。蛋白质需要量另行计算(见Ⅳ. A)。

1. 间接测热法("代谢车") 测量 10～30 分钟内氧耗(VO_2)和二氧化碳产量(VCO_2)以计算呼吸商(RQ)。为保证测定结果可靠,仅对于气管插管患者吸入氧浓度较低(FiO_2＜0.6)且没有胸管漏气或当患者没有躁动时可使用间接测热法。

a. $RQ＝VO_2/VCO_2$

b. $REE＝(3.94[VO_2]＋1.1[\dot{V}CO_2])1.44－(2.17[UUN])$

2. Harris-Benedict 公式 根据性别、体重(kg)、身高(cm)和年龄(years)计算,估计基础代谢率(BMR)。

a. 男性 BMR(kcal/d)＝66＋13.7(Weight)＋5(Height)－6.8(Age)

b. 女性 BMR(kcal/d)＝665＋9.6(Weight)－1.7(Height)－4.7(Age)

c. REE＝(BMR)×(活动系数)×(应激系数)

(1)大多数住院卧床患者活动系数为 1.2,非卧床患者为 1.3。

(2)应激系数取决于危重病的严重程度:

i. 术后/创伤＝1.2～1.3。

ii. 全身性感染＝1.6～1.7。

iii. 严重烧伤≥2.0。

3. 多数患者 REE 可估算为 25kcal/(kg·d)。危重病患者需乘以应激指数。

E. 蛋白质需要量 通过测定 24 小时尿素氮(UUN)计算氮平衡,以评价蛋白质摄入量是否充分。

1. 氮丢失(g/d)=1.2[UUN(g/dl)×尿量(ml/d)×(1g/1000mg)×(100ml/100ml)]+2g/d.

2. 氮平衡(g/d)=[总蛋白质摄入量(g/d)/6.25(g 蛋白质/g 氮)]-[氮丢失(g/d)]

3. 目标是维持正氮平衡(合成代谢状态)。负氮平衡提示肌肉分解(分解代谢状态),需要增加蛋白质摄入量

4. 热氮比估计为 150∶1,多数等张肠内营养制剂符合这一要求。危重病时需要进行补充(表 11-1)。

表 11-1 完全胃肠外营养(TPN)成分的计算

成分	热量换算	RQ	每日最大用量	占总热量%
氨基酸	4kcal/g	0.8	0.8~1.0g/kg(正常) 1.25~1.5g/kg(术后,轻度创伤) 1.5~2.0g/kg(严重创伤,全身性感染,器官功能衰竭) ≥2.0g/kg(>20% TBSA 烧伤,重度颅脑损伤)	15%~25%
葡萄糖	3.4kcal/g	1.0	5~7g/kg(350~500g 或 70kg 患者 1190~1700kcal)	40%~60%[b]
脂肪	9kcal/g	0.7	2.5g/kg[a](175g 或 70kg 患者 1575kcal)	20%~30%[b]
总热量			25kcal/kg 加应激系数(70kg 患者~1750kcal)	
液体量			30ml/kg(70kg 患者~2100ml)	

注:RQ,呼吸商;TBSA,总体表面积

[a]危重病患者脂肪氧化能力不超过 1~1.5g/(kg·d)。

[b]非蛋白热量 70∶30(糖∶脂肪)

Ⅳ．营养成分（表 11-1）

A．蛋白质可提供 4kcal/g 热量，RQ 为 0.8。充足的蛋白质摄入（包括必需和非必需氨基酸）对于肌肉生成以及维持正氮平衡（合成代谢）至关重要，特别是危重病时。以下指南用于计算蛋白质需要量：

1．一般患者 0.8～1.0g/kg。

2．术后，轻度创伤 1.25～1.5g/kg。

3．重度创伤，全身性感染，脏器功能衰竭 1.5～2.0g/kg。

4．烧伤（＞20％ TBSA）或重度颅脑损伤≥2.0g/kg。

B．碳水化合物提供 4kcal/g（Ⅳ 葡萄糖＝3.4kcal/g）的热量，RQ 为 1.0。碳水化合物应提供总热量的 40％～60％（或非蛋白质热量的 70％）。

C．脂肪供能为 9kcal/g，RQ 为 0.7。脂肪应提供总热量的 20％～30％（或非蛋白质热量的 30％）。多不饱和脂肪酸（ω-6 和 ω-3）为必需脂肪酸，必须由食物获得。

Ⅴ．循证营养指南

A．开始营养支持的指征。

1．患者既往健康，营养状况良好，7 天未接受营养支持（如手术后）。

2．预计患者病程超过 7 天不能保证营养摄入。

3．危重病患者（如严重创伤、全身性感染、烧伤、胰腺炎或器官功能不全）。

4．患者既往营养不良或严重体重下降（＞平时体重的 15％）。

B．EN 与 TPN（图 11-1）

1．消化道功能良好的患者 EN 优于 TPN，可减少感染性并发症、促进伤口愈合、降低消化道黏膜通透性，并减少医疗费用。TPN 可引起免疫功能抑制和感染风险增加。

2．如果 TPN 是营养支持的主要来源，少量管饲（10～20ml/h）有助于保持消化道黏膜完整性和免疫功能。肠上皮细胞将谷氨酰胺作为主要的能量来源。

3．EN 禁忌证包括血流动力学不稳定、腹胀（肠梗阻）、肠穿孔、消化道大出血、严重腹泻、高漏出量的肠外瘘。

C．早期与延迟肠内营养

1．对于危重病患者，应当在 24 小时内经鼻胃管或鼻肠管开始 EN。即使以非常缓慢的速度喂养也可以减少胃轻瘫及喂养不耐受的发生率。

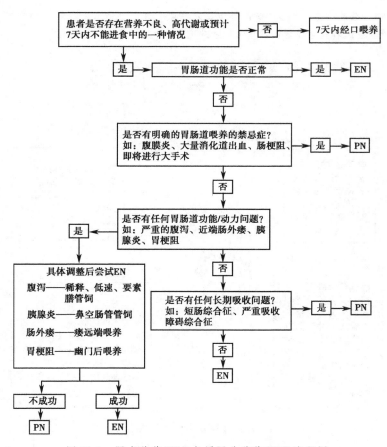

图 11-1 肠内营养(EN)与胃肠外营养(PN)流程图

D. EN 的途径

1. 鼻胃管或鼻肠管可用于短期肠内营养支持(<1 个月)

2. 如果胃轻瘫影响了患者对经胃喂养的耐受性,幽门下置管可能有所帮助,但与经胃喂养相比并不能降低误吸发生率。营养管可通过盲法、内镜或透视引导下放置。盲法放置带有导丝的幽门下营养管时,应由有经验的医师谨慎操作。在接受镇静的机械通气患者置管时,这些柔软且带有尖头的营养管可能进入气道而非消化道。由此导致的并发症包括肺组织穿孔伴

191

气胸,营养液输入气道引起肺部感染或脓肿。图 11-2 显示我们 ICU 中为气管插管患者安全放置带导丝营养管的流程。

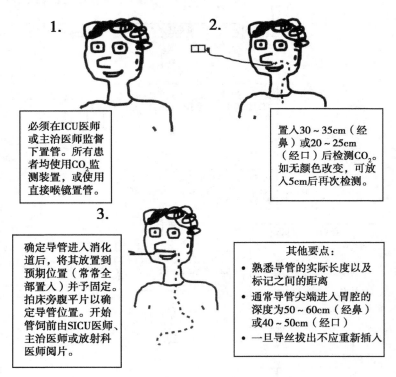

1.

必须在 ICU 医师或主治医师监督下置管。所有患者均使用 CO_2 监测装置,或使用直接喉镜置管。

2.

置入 30～35cm(经鼻)或 20～25cm(经口)后检测 CO_2。如无颜色改变,可放入 5cm 后再次检测。

3.

确定导管进入消化道后,将其放置到预期位置(常常全部置入)并予固定。拍床旁腹平片以确定导管位置。开始管饲前由 SICU 医师、主治医师或放射科医师阅片。

其他要点:
- 熟悉导管的实际长度以及标记之间的距离
- 通常导管尖端进入胃腔的深度为 50～60cm(经鼻)或 40～50cm(经口)
- 一旦导丝拔出不应重新插入

图 11-2 安全放置带导丝的肠内营养软管

3. 手术放置胃或空肠营养管的指征包括长期营养支持(>1 个月),或由于其他原因接受腹部手术。

4. 保持床头抬高 30°以防止误吸。

E. 免疫增强型肠内营养制剂可用于严重躯干损伤的创伤患者(ISS>18)及营养不良的择期消化道手术患者(上消化道手术白蛋白<3.5g/dl 或下消化道手术白蛋白<2.8g/dl),但应避免用于全身性感染患者(资料相互矛盾但可能增加病死率)。有应用免疫营养适应证时,术前 5～7 天开始应用较单纯术后应用更有效。其他患者应用免疫营养可能有效,但结论尚不确定。目前的免疫增强配方包括以下营养素:

1. 谷氨酰胺为条件必需氨基酸,处于应激/高代谢状态的患者缺乏谷氨酰胺。谷氨酰胺是肠上皮细胞和 T 淋巴细胞的主要营养底物,能够保护消化道黏膜完整性和免疫系统。由于谷氨酰胺静脉制剂溶解度低,在溶液中缺乏稳定性,因此肠外途径补充非常困难。肠内补充能够减少感染,缩短住院时间,大剂量谷氨酰胺能够降低病死率。

2. 应激状态下精氨酸是条件必需氨基酸,在氮代谢和一氧化氮合成中起重要作用。补充精氨酸能够减少感染,缩短住院日和机械通气时间,但对于病死率的影响尚不确定。

3. ω-3 多不饱和脂肪酸(鱼油)参与细胞膜的形成,并与其他底物(ω-6 脂肪酸或花生四烯酸)竞争环氧化酶。因此,ω-3 脂肪酸能够防止花生四烯酸代谢形成促炎介质,如前列腺素、前列环素、白三烯和血栓素等。已经证实 ω-3 脂肪酸的长期作用(减少心脏疾病),且在急性病时具有抗炎作用。

4. 核苷酸可由机体重新合成或循环再利用合成 DNA 和 RNA。应激阶段饮食中添加核苷酸可以预防快速分裂细胞(如消化道黏膜和淋巴细胞)中核苷酸缺乏。然而,尚缺乏临床疗效的证据。

Ⅵ. **肠外营养**

A. 需要积极营养支持但不能耐受肠内营养(消化道无功能)的患者有指征应用胃肠外营养。

B. 经周围静脉胃肠外营养(PPN)与 TPN

1. PPN 提供部分营养支持,因溶液渗透压较低($<900mOsm/L$)可经外周静脉输注。葡萄糖、脂肪和蛋白质均可通过外周静脉输注,但需要输注的容量较多,且不能满足全部代谢需求。

2. TPN 中含有高浓度的葡萄糖和氨基酸以满足全部代谢需求,因此常为高张溶液(需要中心静脉通路)。

3. 与 TPN 相似,PPN 同样有免疫功能抑制和感染增加的风险,但却不能提供完全营养支持,因此其风险效益比受到质疑。

C. TPN 的成分(表 11-1)

1. **葡萄糖** 是非蛋白热量的主要来源(3.4kcal/g)。每日最大用量为 $5\sim7g/kg$。超过葡萄糖氧化的最大限度可导致脂肪合成伴 CO_2 蓄积及肝脂肪变性。

2. **脂肪乳剂** 是非蛋白热量的另一来源(9kcal/g),同时提供必需脂肪酸(ω-6 和 ω-3 多不饱和脂肪酸)。脂肪乳剂的最大用量为 2.5g/kg,占总热量<30%。脂肪乳剂可提供 1.1kcal/ml(10%Ⅳ 乳剂)、2.0kcal/ml(20%Ⅳ

乳剂)和 3. 0kcal/ml(20%IV 乳剂)的热量。避免输注速度>110mg/(kg·h),以防止中性粒细胞和单核细胞功能损伤及气体交换恶化。

3. 氨基酸(必需氨基酸和非必需氨基酸) 是肌肉生成和维持正氮平衡所必需的底物,同时也是热量来源之一(4kcal/g)。与 EN 相同,蛋白质需要量应根据应激水平计算,并每周监测 UUN 和氮平衡。

D. TPN 配方的计算

1. 计算总热量需要量(见Ⅲ.D,表 11-1)

2. 估算蛋白质需要量(见Ⅲ.E 和Ⅳ.A,表 11-1)

3. 计算碳水化合物和脂肪的最大用量(见Ⅳ.B 和第Ⅳ.C,表 11-1),并根据 70∶30 的比例(理想)提供"非蛋白热量"。

4. 液体/容量的需求平均为 30ml/(kg·d),但每日体重以及严格测定液体丢失量(尿、粪便、非显性丢失)有助于监测容量状态。

5. 电解质、矿物质、维生素和微量元素应根据常规或推荐用量予以补充(表 11-2)。危重病或某些疾病状态(如肾衰、高漏出量肠瘘)可能需要调整用量,同时应常规监测血清水平。

表 11-2 完全胃肠外营养(TPN)的添加物

添加物	推荐或每日常用量
电解质	
钠	100~150mEq/d
钾	60~120mEq/d
葡萄糖酸钙	10~20mEq/d
磷酸盐	15~30mM/d
镁	8~24mEq/d
氯化物或醋酸盐[a]	提供钠和钾的阴离子
维生素	
维生素 C(维生素 C)	75~70mg/d
维生素 A	3300IU/d
维生素 D	400IU/d
维生素 B_1	1.1~1.2mg/d

添加物	推荐或每日常用量
维生素 B_6	$1.3\sim1.7mg/d$
维生素 B_2	$1.1\sim1.3mg/d$
烟酸胺	$14\sim16mg/d$
泛酸	$5mg/d$
维生素 E	$15mg/d$
生物素	$30mg/d$
叶酸	$400mg/d$
维生素 B_{12}	$2.4mg/d$
维生素 K	$90\sim120mg/d$
微量元素	
锌	$8\sim11mg/d$
铜	$900mg/d$
锰	$1.8\sim2.3mg/d$
铬	$20\sim35\mu g/d$
硒	$55mg/d$

[a]氯化物可导致代谢性酸中毒;代谢性酸中毒患者使用醋酸盐(在肝内转换为碳酸氢盐)

6. 其他 TPN 添加剂

a. 谷氨酰胺难以溶解在静脉液体中,但即使经肠外途径补充,也可为肠上皮细胞提供能量并保护消化道黏膜。

b. 胰岛素可直接加入 TPN 溶液(不超过计算每日所需胰岛素用量的一半)。

Ⅶ. 肠内配方 麻省总医院常用的肠内营养配方见表 11-3。各个配方的碳水化合物、蛋白质和脂肪含量,以及热量密度、渗透压、微量元素和各种添加物存在差异。一些配方针对某种患者人群(如肺或肾脏疾病)特别设计。

表 11-3 麻省总医院肠内营养处方

	Osmolite	Osmolite HN	Jevity plus	Ensure plus HN	Twocal HN	Glucerna	Promote with Fiber
热量/ml	1.06	1.06	1.2	1.5	2.0	1.0	1.0
蛋白质(g/L)(%cal)	37.1 (14.0%)	44.3 (16.7%)	55.5 (18.5%)	62.6 (16.7%)	83.7 (16.7%)	41.8 (16.7%)	62.5(25%)
脂肪(g/L)(%cal)	34.7 (29%)	34.7 (29%)	39.3 (29.0%)	50 (30%)	89.1 (40.1%)	54.4 (49%)	28.2(25%)
碳水化合物(g/L)(%cal)	151.1 (57%)	143.9 (54.3%)	172.7 (52.5%)	199.9 (53.3%)	216.1 (43.2%)	95.6 (34.3%)	138.3(50%)
渗透压(mOsm)	300	300	450	650	690	355	380
注释	等渗	等渗	中等蛋白,纤维素12g/L	高热量,高蛋白	高代谢的液体受限患者	低碳水化合物,纤维素14.4g/L	高蛋白,低脂肪,纤维素14.4g/L

	Pulmocare	Suplena	Nepro	Peptamen	Alitraq	Tolerex	Vital HN	Vivonex Plus
热量/ml	1.5	2.0	2.0	1.0	1.0	1.0	1.0	1.0
蛋白质（g/L）（%cal）	62.6 (16.7%)	30.0(6%)	69.9(14%)	40.0(16%)	52.5(21%)	21(8.0%)	41.7 (16.7%)	45(18%)
脂肪（g/L）（%cal）	93.3 (55.1%)	95.6(43%)	95.6(43%)	39(33%)	15.5(13%)	1.5(1.0%)	10.8 (9.5%)	6.7(6%)
碳水化合物（g/L）（%cal）	105.7 (28.2%)	255.2 (51%)	222.3 (43%)	127(51%)	165(66%)	230(91%)	185.0 (73.8%)	190(76%)
渗透压（mOsm）	475	600	665	380	575	550	500	650
注释	高蛋白、高脂肪、低碳水化合物（产生最少的 CO_2）	肾衰透析前（低蛋白、低电解质）、高热量	肾衰透析治疗中（中量蛋白、低电解质）	短肽型，无谷蛋白，谷氨酰胺(3g/L)	要素饮食，谷氨酰胺(14.2g/L)	低蛋白要素饮食	高蛋白要素饮食	要素饮食，谷氨酰胺(10g/L)

Ⅷ. 疾病状态下营养供给的修订

A. 糖尿病 低单糖、高纤维素和高脂肪以减少高血糖。

B. 肾衰竭 高热量、低蛋白和低电解质(磷、钾)配方以防止容量负荷过多,高血氨及电解质紊乱。然而,接受透析治疗的患者蛋白质实际需要量可能增加。

C. 肝功能衰竭 低蛋白、高支链氨基酸以预防肝性脑病。

D. 呼吸功能衰竭 高热量、高脂肪(低碳水化合物)以预防 CO_2 蓄积。

E. 胰腺炎 肠内、幽门下(鼻空肠)喂养优于 TPN。

F. 其他消化道疾病 当消化道无功能时需要 TPN 支持。

G. 创伤 可考虑选择免疫增强营养。

Ⅸ. 营养支持的监测 开始营养支持后,应当进行基本的实验室检查以评估营养支持的充分性,并发现可能的并发症。

A. 葡萄糖

1. 按比例给予胰岛素(皮下注射或静脉滴注)时监测血糖,以免发生高血糖及相关并发症(感染和愈合不良)。

2. 严格血糖控制(血糖<150mg/dl)可能降低病死率。

B. 应常规检测血清电解质和肝功能。

C. 白蛋白、前白蛋白、转铁蛋白和 UUN:评估蛋白摄入的充分性,并预防分解代谢状态(骨骼肌分解)。

D. 静脉输注脂肪乳剂患者应测定甘油三酯水平。如果血清甘油三酯>500mg/dl,维持或减少脂肪乳剂的输注速度。

E. 胃残余量。

1. 如果通过鼻胃管进行管饲,每 4 小时监测胃残余量。如超过200~250ml(或喂养量的 50%),可维持管饲速度,1 小时后再次检测。如胃残余量仍多,将管饲速度减少 25ml/h 直至胃残余量达到可以接受的范围。

2. 使用胃肠动力药物(甲氧氯普胺或红霉素)。

3. 如果 24 小时内经胃喂养不能达到目标喂养量,应考虑放置幽门后或鼻肠营养管进行小肠喂养。

4. 改为要素饮食可能改善耐受性。

Ⅹ. 肠外营养并发症

A. 静脉导管置入并发症(气胸、血胸或心律失常)。

B. 导管感染。

C. 其他感染(TPN 引起的免疫抑制)。

D. 代谢紊乱（高血糖、低血糖、电解质失衡、液体负荷过多）。

（何　伟译，许　媛校）

参考文献

Heyland DK, Dhaliwal R, Drover JW, et al. Canadian clinical practice guidelines for nutritional support in mechanically ventilated, critically ill adult patients. *JPEN J Parenter Enteral Nutr* 2003;27:355–373.

Kalfarentzos F, Kehagias J, Mead N, et al. Enteral nutrition is superior to parenteral nutrition in severe acute pancreatitis: results of a randomized prospective trial. *Br J Surg* 1997;87:695–707.

Kieft H, Roos AN, van Drunen JDE, et al. Clinical outcome of immunonutrition in a heterogeneous intensive care population. *Intensive Care Med* 2005;31:524–532.

Koretz RL, Avenell A, Lipman TO, Braunschweig CL, Milne AC. Does enteral nutrition affect clinical outcome? A systematic review of the randomized trials. *Am J Gastroenterol* 2007;102:412–429.

Marik PE, Zaloga GP. Gastric versus post-pyloric feeding: a systematic review. *Crit Care* 2003;7:R46–R51.

Matarese L, Steiger E. Parenteral nutrition support. In: Hark L, Morrison G, eds. *Medical nutrition and disease: a case-based approach*. 3rd ed. Maulden, MA: Blackwell Publishing Company, 2003:378–391.

Mazaki T, Ebisawa K. Enteral versus parenteral nutrition after gastrointestinal surgery: a systematic review and meta-analysis of randomized trials in the English language [published online ahead of print]. *J Gastrointest Surg* 2007 Oct 16.

Novak R, Heyland DK, et al. Glutamine supplementation in serious illness: a systematic review of the evidence. *Crit Care Med* 2002;30:2022–2029.

Peter JV, Moran JL, Phillips-Hughes J. A metaanalysis of treatment outcomes of early enteral versus early parenteral nutrition in hospitalized patients. *Crit Care Med* 2005;33:213–220.

Proceedings from the summit on immune-enhancing enteral therapy. *JPEN J Parenter Enteral Nutr* 2001;25(suppl):S1–S63.

Rolandelli RH, Gupta D, Wilmore DW. Chapter 24: nutritional support. In: *ACS surgery: principles and practice*. WebMD, Inc., 2003:1–22.

Simpson F, Doig GS. Parenteral vs enteral nutrition in the critically ill patient: a meta-analysis of trials using the intention to treat principle. *Intensive Care Med* 2005;31:12–23.

The Veteran Affairs TPN Cooperative Study Group. Perioperative TPN in surgical patients. *N Eng J Med* 1991;325:525–532.

Thomson C, Sarubin-Fragakis A. Vitamins, minerals, and phytochemicals. In: Hark L, Morrison G, eds. *Medical nutrition and disease: a case-based approach*. 3rd ed. Maulden, MA: Blackwell Publishing Company, 2003:39–74.

Van Den Berghe G, Wouters P, Weekers F, et al. Intensive insulin therapy in critically ill patients. *N Eng J Med* 2001;345:1359–1367.

Velmahos GC, Alam HB. Advances in surgical critical care. *Curr Probl Surg* 2008;45(7):453–516.

Zaloga GP. Parenteral nutrition in adult inpatients with functioning gastrointestinal tracts: assessment of outcomes. *Lancet* 2006;367:1101–1111.

第 12 章

感染性疾病——一般介绍

Laura Leduc and Judith Hellman

I. 概述

A. 重症监护病房(ICU)患者经常因非感染因素出现感染的临床表现(如发热、血流动力学不稳定等),而且这些患者常常存在多个可能的感染部位(表 12-1),因此诊断感染非常困难。需要进行彻底的系统性评估以确定感染灶,并除外非感染因素,这样才能开始适当的干预治疗。

B. 医院获得性感染是住院 48 小时后发生的感染。医院获得性感染常由耐药性较强的微生物引起。ICU 中有很多危险因素可导致严重感染(表 12-2)。

C. 感染可由多种致病微生物引起,包括细菌、真菌、病毒和寄生虫。常见的微生物见表 12-3。

表 12-1 ICU 患者感染的可能部位

部位	感染
手术	浅表及深部伤口感染,吻合口瘘,脓肿
胸部	肺炎,气管支气管炎,纵隔炎,肺脓肿,脓胸,心内膜炎
腹部	腹膜炎,脓肿,胆囊炎,胆管炎,泌尿系感染,难辨梭状芽胞杆菌结肠炎
头颈	鼻窦炎,腮腺炎,中枢神经系统感染,扁桃体周围脓肿
留置导管、引流管和监测管	尿管,血管内导管,硬膜下导管,脑脊液引流,颅内压监测
中枢神经系统	脑膜炎,脑炎,硬膜下脓肿,脑脓肿

表 12-2　ICU 感染的危险因素

---

1. 年龄＞70 岁

2. 休克

3. 严重创伤

4. 昏迷

5. 既往使用抗生素

6. 机械通气

7. 影响免疫系统的药物（激素，化疗）

8. 留置导管

9. ICU 住院日长（＞3 天）

10. 急性肾衰竭

表 12-3　ICU 中致病微生物分类

一般类别	特异性微生物
细菌:革兰阳性需氧菌	金黄色葡萄球菌,表皮葡萄球菌(凝固酶阴性葡萄球菌),链球菌属,肠球菌属
细菌:肠道革兰阴性需氧菌及兼性厌氧菌	大肠埃希菌,肺炎克雷伯杆菌,奇异变形杆菌,肠杆菌属,不动杆菌属,枸橼酸杆菌属,黏质沙雷菌,沙门菌属
细菌:非肠道革兰阴性需氧菌及兼性厌氧菌	铜绿假单胞菌,洋葱伯克霍尔德菌,奈瑟菌属,流感嗜血杆菌,副流感嗜血杆菌
细菌:厌氧菌(革兰阳性及革兰阴性)	脆弱拟杆菌及其他拟杆菌属,难辨梭状芽胞杆菌及其他梭状芽胞杆菌属,消化链球菌属
真菌	念珠菌属,曲霉菌属,荚膜组织胞浆菌,卡氏肺囊虫
病毒	水痘疱疹病毒(VZV),单纯疱疹病毒(HSV)Ⅰ和Ⅱ型,巨细胞病毒(CMV),EB病毒(EBV)

第一篇 总 论

Ⅱ. 抗菌药物

A. β-内酰胺类抗生素 能够影响细菌细胞壁的合成。各种 β-内酰胺的抗菌谱存在很大差异。β-内酰胺类抗生素对敏感细菌发挥杀菌作用。然而,这类抗生素对肠球菌属仅具有抑菌作用。治疗肠球菌属需要联合应用 β-内酰胺(或万古霉素)与氨基糖苷以获得协同的杀菌效应。β-内酰胺酶的产生、与青霉素结合蛋白的结合发生改变和(或)细菌对于抗生素的通透性下降可造成 β-内酰胺类耐药。肠杆菌属、枸橼酸杆菌属和不动杆菌属均具有可诱导的染色体型 β-内酰胺酶,当使用 β-内酰胺类抗生素尤其是头孢菌素治疗时可能迅速产生耐药。

1. 青霉素类(青霉素,萘夫西林,氨苄西林,替卡西林,哌拉西林)

a. 抗菌谱

(1)青霉素和萘夫西林对需氧和厌氧革兰阳性菌具有活性。青霉素对革兰阳性球菌(如链球菌属)、革兰阳性杆菌(如单核细胞增多性李斯特菌)及许多厌氧菌有效。金黄色葡萄球菌和表皮葡萄球菌常常耐药。萘夫西林对除耐甲氧西林的金黄色葡萄球菌(MRSA)外的其他金黄色葡萄球菌有效。萘夫西林对链球菌的活性较青霉素弱。

(2)氨苄西林对很多革兰阳性球菌及肠道革兰阴性杆菌(包括大肠埃希菌、变形杆菌属和沙雷菌属)有效。氨苄西林加 β-内酰胺酶抑制剂舒巴坦(Unasyn)能够增加对金黄色葡萄球菌(不包括 MRSA)、产 β-内酰胺酶革兰阴性杆菌及厌氧菌的活性。

(3)替卡西林和哌拉西林对革兰阳性、革兰阴性及厌氧菌有效。由于这两种药物能够耐受 β-内酰胺酶的水解作用,因此与氨苄西林相比,能够覆盖更多的革兰阴性杆菌,包括假单胞菌属和肠杆菌属。哌拉西林对部分克雷伯菌也有效。尽管这些抗假单胞菌的青霉素对很多革兰阳性菌有效,但金黄色葡萄球菌常常耐药。替卡西林加 β-内酰胺酶抑制剂克拉维酸(Timentin),或哌拉西林加他唑巴坦(Zosyn)后,可扩大抗菌谱,包括金黄色葡萄球菌(除 MRSA 外)、脆弱拟杆菌及部分产 β-内酰胺酶的需氧革兰阴性菌。

b. 青霉素的副作用:包括过敏反应(从皮疹到过敏性休克),血小板功能障碍导致出血(替卡西林),盐负荷增加导致容量负荷过多或高钠血症(替卡西林、哌拉西林),间质性肾炎(尤其是萘夫西林),中性粒细胞缺乏(大剂量萘夫西林),发热及中枢神经系统(CNS)毒性。具有青霉素"过敏史"的患者常常没有有关真实过敏反应的确切记录。皮试有助于诊断 β-内酰胺类的真正过敏。对于有严重 β-内酰胺过敏史的患者,如果需要使用 β-内酰胺治疗危及生命的细菌感染,可以进行脱敏治疗。在密切监测下,逐渐增加所需抗生素的静脉注射剂量,以达到快速脱敏。由于可能发生严重并发症,应由经过培训的医师进行脱敏操作。

2. 头孢菌素

a. 抗菌谱

(1)第一代头孢菌素如头孢唑林对很多革兰阳性和部分革兰阴性细菌有效。肠道革兰阴性杆菌如大肠埃希菌、部分克雷伯菌属和口腔革兰阳性厌氧菌常常是敏感的。肠球菌属、耐甲氧西林表皮葡萄球菌(MRSE)及革兰阴性厌氧菌如拟杆菌属对第一代头孢菌素耐药。

(2)与第一代头孢菌素相比,第二代头孢菌素对革兰阴性菌作用更强,而对革兰阳性菌作用稍弱。第二代头孢菌素主要包括两类,一类包括头孢呋辛,对流感嗜血杆菌有效;另一类包括头孢西丁和头孢替坦,对厌氧菌如拟杆菌属有效。

(3)与第二代头孢菌素相比,第三代头孢菌素对革兰阴性杆菌的作用更强,对多数肠道及某些非肠道革兰阴性杆菌(流感嗜血杆菌和奈瑟菌属)有效。肠球菌属、枸橼酸杆菌属和不动杆菌属可产生诱导型 β-内酰胺酶,经常对第三代头孢菌素耐药。头孢他啶对假单胞菌属具有很强的作用,但对革兰阳性菌作用较差。头孢曲松和头孢噻肟对部分革兰阳性菌(不包括肠球菌属、单核细胞增多性李斯特菌、MRSA 或 MRSE)有效,但对假单胞菌属常常无效。第三代头孢菌素对 CNS 具有很好的通透性,常常用于治疗细菌性脑膜炎。

(4)第四代头孢菌素如头孢吡肟对革兰阳性球菌的抗菌谱与头孢曲松相似,但对革兰阴性杆菌的覆盖更广,包括产生可诱导性 β-内酰胺酶的细菌如肠杆菌属和枸橼酸杆菌属。头孢吡肟对部分耐头孢他啶铜绿假单胞菌有效。

b. 头孢菌素的副作用 包括过敏反应(与青霉素过敏的交叉反应为 5%~10%),以及因抑制维生素 K 依赖的凝血因子合成导致的出血(头孢替坦)。

3. 碳青霉烯类 具有广谱抗菌活性。其优点在于能够覆盖革兰阳性、革兰阴性和厌氧菌。应当将碳青霉烯类用于治疗由耐药细菌导致的明确或高度可疑的医院获得性感染。

a. 亚胺培南/西司他丁及美罗培南的抗菌谱相似,对多数革兰阴性杆菌、很多革兰阳性菌和厌氧菌有效。尽管碳青霉烯是抗菌谱最广的 β-内酰胺类抗生素,但仍有部分致病菌产生耐药。耐药的革兰阴性杆菌包括嗜麦芽窄食单胞菌、洋葱伯克霍尔德菌(以前称为洋葱假单胞菌)以及很少数的铜绿假单胞菌、阴沟肠杆菌和黏质沙雷菌。耐药的革兰阳性球菌包括部分肠球菌属、MRSA、棒状杆菌属及拟杆菌属。厄他培南除对假单胞菌属和不动杆菌属的抗菌活性有限外，其抗菌谱与上述碳青霉烯相似。因此，不推荐将厄他培南用于医院获得性感染的经验性治疗，而应当用于敏感致病菌的针对性治疗。厄他培南的优点在于肾功能不全时不需要调整剂量，而且可以每日一次给药。

b. 副作用：包括癫痫和过敏反应。临床试验的安全性资料显示，与亚胺培南/西司他丁相比，美罗培南较少引起癫痫发作。使用厄他培南时癫痫的报道也少于亚胺培南/西司他丁。

4. 单胺类

a. 抗菌谱：氨曲南对很多革兰阴性杆菌有效，但对革兰阳性菌或厌氧菌没有作用。一些非肠道革兰阴性菌包括嗜麦芽窄食单胞菌、不动杆菌属和铜绿假单胞菌可能耐药。

b. 副作用：包括过敏反应。尽管氨曲南也具有 β-内酰胺结构，但与其他 β-内酰胺类仅有很少的交叉反应，因此常用于对 β-内酰胺有轻度过敏反应的患者。由于头孢他啶与氨曲南具有共同的侧链，因此，头孢他啶过敏的患者在理论上也可能对氨曲南有反应；但是，支持这一观点的临床资料极少。

B. **糖肽类抗生素** 包括万古霉素和替考拉宁，能够影响细菌细胞壁的合成。

1. **抗菌谱** 糖肽类对多数革兰阳性菌具有杀菌作用，对高度耐药的葡萄球菌（MRSA 和 MRSE）以及肠球菌属和链球菌属有效。与 β-内酰胺相似，万古霉素对肠球菌属没有杀菌作用，需要与氨基糖苷联合应用以达到协同杀菌作用。

2. **万古霉素的副作用** 包括"红人综合征"、皮疹、耳毒性、肾毒性和中性粒细胞缺乏。"红人综合征"是一种组胺释放综合征，其特点为面、颈和躯干潮红，以及不同程度的低血压。这种反应并非由免疫球蛋白 E 介导的真正的过敏反应。"红人综合征"经常发生，通过增加溶液容积，降低药物剂量，减慢输注速度和（或）预先使用抗组胺药物能够明显减轻或预防。其他副作用罕见。耳毒性常不可逆，并伴随步态异常。

3. **耐万古霉素革兰阳性菌** 耐万古霉素肠球菌（VRE）日益普遍。另外，也出现了耐万古霉素的金黄色葡萄球菌。

C. **利奈唑胺** 是一种噁唑烷酮类抗生素，通过抑制细菌蛋白质合成产生抑菌作用。值得注意的是，利奈唑胺静脉和口服用药的生物利用度相同。

1. 抗菌谱　利奈唑胺对高度耐药的革兰阳性菌包括 MRSA、耐青霉素肺炎球菌及 VRE 有效。

2. 利奈唑胺的副作用　包括头痛、腹泻、舌体变色、血小板缺乏、轻度可逆性贫血、白细胞缺乏、周围神经病变、视神经病变和乳酸酸中毒。由于利奈唑胺能够可逆性抑制单胺氧化酶，因此可能与肾上腺能及 5-羟色胺能药物发生相互作用。有报道同时应用利奈唑胺和增加 5-羟色胺水平药物（如各种抗抑郁药物和部分镇痛药物）的患者可发生 5-羟色胺综合征。

D. 奎奴普丁/达福普汀(synercid)　是链霉杀阳菌素 A 和 B 抗生素的混合物，通过抑制细菌蛋白质的合成发挥作用。

1. 抗菌谱　奎奴普丁/达福普汀对 MRSA、耐甲氧西林凝固酶阴性葡萄球菌、肺炎球菌及多数粪肠球菌有效。屎肠球菌可能耐药。

2. 副作用　包括输注药物部位不适或肿胀、恶心、呕吐、腹泻、皮疹、肌痛、关节痛、胆红素升高、γ-谷胺酰转肽酶升高。奎奴普丁/达福普汀偶尔可引起血清肌酐升高、血小板缺乏及贫血。

3. 奎奴普丁/达福普汀与多种药物可发生相互作用，包括环孢素、卡马西平、钙通道抑制剂、地西泮、咪达唑仑、丙吡胺、利多卡因、甲泼尼龙、阿司咪唑、西沙必利和他汀类药物。

E. 达托霉素　是一种杀菌性环脂肽类抗生素。

1. 抗菌谱　达托霉素对 MRSA、MRSE 及 VRE 有效。

2. 副作用　包括胃肠道反应如恶心、腹泻、便秘以及肌酸磷酸肌酶升高。

3. 达托霉素用于治疗复杂的皮肤软组织感染、金黄色葡萄球菌血行性感染和右心心内膜炎。达托霉素对于左心心内膜炎的疗效尚不明确。达托霉素不能用于肺炎治疗。

4. 达托霉素经过肾脏排泄。因此，肌酐清除率<30ml/min 的患者推荐减少剂量。

F. 氨基糖苷　是杀菌药物，可以影响细菌蛋白质的合成。庆大霉素、妥布霉素和阿米卡星是 ICU 中最常使用的氨基糖苷类抗生素。氨基糖苷有胃肠外和雾化用药两种剂型。

1. 抗菌谱　氨基糖苷对革兰阴性菌有效，与影响细胞壁合成的药物（β-内酰胺、万古霉素）联合使用时，对肠球菌属、葡萄球菌属和草绿色链球菌具有协同效应。多数肠道革兰阴性菌对氨基糖苷敏感。非肠道革兰阴性杆菌（如洋葱伯克霍尔德菌和嗜麦芽窄食单胞菌）常常耐药。对于铜绿假单胞菌感染，建议使用妥布霉素而非庆大霉素。

2. 环境因素以及组织和体液的通透性。在酸性或厌氧条件下（如腹水或脓肿内）氨基糖苷没有活性。组织浓度差异很大。例如，全身应用氨基糖苷时气管支气管分泌物、胆汁、前列腺和 CNS 的通透性很差。

3. 副作用 包括肾毒性，耳毒性，乏力，以及加重神经肌肉阻滞的作用。肾毒性通常较轻，为非少尿性且可逆。肾毒性的危险因素包括高龄，衰弱，既往肾脏功能障碍，低血压，低血容量，以及同时使用其他肾毒性药物。尽管可能导致肾毒性，但在极端情况下（如肠球菌属或假单胞菌属引起的心内膜炎），仍有指征使用氨基糖苷。

4. 用药剂量及药物浓度监测

a. 氨基糖苷药物浓度监测常用于指导治疗。药物峰浓度测定可确定达到杀菌水平，而药物谷浓度测定可保证足够的药物清除，从而避免肾毒性发生。

b. 肾功能不全时需要调整胃肠外应用的氨基糖苷剂量。应当根据肾脏功能损害的程度以及肾脏替代治疗（RRT）的种类进行相应调整。

c. 每日一次给药有一定的优点，包括肾毒性发生较少，最大限度增加浓度依赖性杀菌作用，以及发挥"抗生素后效应"（即使在血药浓度低于最小抑菌浓度时，细菌生长仍受到抑制）。动物实验显示，每日一次给药时肾毒性呈减少趋势。

G. 喹诺酮类（左氧氟沙星，环丙沙星，氧氟沙星） 通过抑制 DNA 合成发挥杀菌作用。喹诺酮的肠道吸收极好，但同时服用铁、锌、抗酸药物、硫糖铝和肠道喂养时可减少肠道吸收。喹诺酮在尿液、前列腺、肾脏、肠道和肺的浓度很高。

1. 抗菌谱 环丙沙星、氧氟沙星和左氧氟沙星主要对需氧革兰阴性杆菌（包括铜绿假单胞菌）有效。左氧氟沙星对部分革兰阳性菌（包括耐青霉素肺炎球菌）也有效，但对厌氧菌效果不确定。左氧氟沙星常与覆盖革兰阳性菌和厌氧菌的药物（如克林霉素）联合使用。左氧氟沙星还对非典型细菌如军团菌属、衣原体属和部分支原体属也有效。喹诺酮可用于很多感染（包括骨和关节感染，复杂性泌尿系感染、细菌性胃肠炎和腹腔内感染）的治疗。

2. 副作用 包括胃肠道不适，神经系统功能障碍（头痛，头晕，意识混乱，幻觉，癫痫）以及过敏反应。

3. 喹诺酮经肝脏 P-450 酶系统代谢，因此常可发生药物相互作用。服用茶碱的患者使用环丙沙星可以导致茶碱中毒。

4. 喹诺酮和肠道喂养 研究显示持续肠道喂养可显著减少喹诺酮的吸收。因此，常推荐在服用喹诺酮前 2 小时至给药后 4 小时停止肠道喂养。

H. **甲硝唑** 通过裂解细菌 DNA 发挥杀菌作用。甲硝唑的胃肠道吸收良好，在肝脏进行代谢。

1. 抗菌谱 甲硝唑仅对厌氧菌有效，常单用于治疗难辨梭状芽胞杆菌结肠炎导致的假膜性肠炎。甲硝唑与其他药物联合使用，可治疗胃肠道病变引起的腹腔或胸部感染以及吸入性肺炎。

2. 副作用 并不常见，包括胃肠道症状（金属味、畏食、呕吐）以及神经系统功能障碍（周围神经病变、癫痫、共济失调、眩晕）

I. **克林霉素** 通过抑制细菌蛋白质合成发挥抑菌作用。克林霉素在胃肠道能够很好吸收，并经肝脏代谢。

1. 抗菌谱 克林霉素对多数厌氧菌及革兰阳性需氧菌有效。耐药细菌包括革兰阴性需氧菌和兼性厌氧菌，肠球菌属，以及部分脆弱拟杆菌。克林霉素可单用或与其他药物联合使用治疗吸入性肺炎，或上消化道病变导致的胸部或腹部感染。

2. 副作用 包括胃肠道不适、皮疹和肝酶升高。克林霉素引起难辨梭状芽胞杆菌结肠炎的可能性最大。

J. **大环内酯类（包括红霉素、克拉霉素和阿奇霉素）** 是抑菌药物，通过抑制细菌蛋白质合成发挥作用。大环内酯在胃肠道吸收良好，经肝脏代谢后通过胆道排泄。

1. 抗菌谱 红霉素对很多革兰阳性菌（特别是链球菌属），军团菌属，单核细胞增多性李斯特菌，肺炎衣原体和肺炎支原体有效。危重病患者应用红霉素的主要适应证为非典型肺炎。阿奇霉素和克拉霉素的抗菌谱与红霉素相似，但对流感嗜血杆菌的抗菌活性更强，且胃肠道副作用少，耐受性较好。

2. 副作用 包括肠道给药时胃肠道不适，静脉给药时静脉炎，耳鸣和一过性耳聋（罕见）。

K. **氯霉素** 抑制蛋白质合成。

1. 抗菌谱 氯霉素对多数革兰阳性及革兰阴性需氧和厌氧菌有效。氯霉素可用于治疗脑膜炎或 VRE 引起的心内膜炎。

2. 限制氯霉素使用的主要副作用为再生障碍性贫血。血液系统副作用包括剂量依赖性骨髓抑制（可逆）到致死性再生障碍性贫血（约为 $1/50\,000\sim1/25\,000$）。其他副作用包括胃肠道不适、过敏反应和视神经炎。

Ⅲ. **抗真菌药**

A. **两性霉素 B** 能够在细胞膜上产生孔洞，从而发挥抗真菌作用。两性霉素 B 可以经静脉或鞘内注射给药，也可以进行膀胱内注射。

第一篇 总 论

1. 抗菌谱 两性霉素 B 是广谱抗真菌药物,对多数念珠菌属包括非白念珠菌(光滑念珠菌和克柔念珠菌)及很多曲霉菌有效。

2. 两性霉素 B 具有多种副作用。发热和寒战最为常见。也可能出现低血压和低氧血症。预先使用对乙酰氨基酚、抗组胺药物、小剂量皮质激素和哌替啶能够降低上述副作用的发生率或严重程度。有时需要降低每日用药剂量以保证持续治疗。使用两性霉素 B 的多数患者可出现一定程度的肾脏功能障碍。严重肾衰竭的危险因素包括同时使用其他肾毒性药物,既往肾脏疾病或肾脏移植,以及合并低血压和(或)低血容量的危重病患者。隔日一次给药以及输注盐水(超过基础液体需要量 1L/d)可能有助于预防或降低肾脏毒性。

3. 目前常使用脂质体两性霉素 B 替代两性霉素 B 的标准剂型以减少肾脏并发症。

B. 三唑类 包括氟康唑和伏立康唑,通过抑制真菌细胞膜甾醇合成发挥作用。能够耐受肠内营养的患者肠道可以很好地吸收氟康唑(≥90%)。氟康唑的 CNS 通透性也很好。伏立康唑的肠道生物利用度很好。

1. 抗菌谱 三唑类对很多念珠菌属(白念珠菌、近平滑念珠菌和热带念珠菌)及新型隐球菌有效,而克柔念珠菌和光滑念珠菌则经常耐药。伏立康唑的抗菌谱更广,对包括曲霉菌在内的真菌有效。氟康唑的适应证包括免疫功能抑制患者深部真菌感染的预防,念珠菌血症的治疗,以及念珠菌属(除克柔念珠菌和多数光滑念珠菌外)引起的深部真菌感染且病情稳定患者的治疗。如果微生物学实验室确认克柔念珠菌和光滑念珠菌对氟康唑敏感,也可使用氟康唑进行治疗。

2. 副作用 包括胃肠道不适,皮疹,头痛,肝细胞酶水平升高,剥脱性皮炎(罕见)及严重的肝脏毒性(罕见)。

3. 严重的药物相互作用包括增强香豆素、苯妥英和环孢素的作用,利福平能够增加氟康唑的药物浓度,与西沙必利联合使用能够导致心电图 QT 间期延长或多型性室性心动过速。

C. 氟胞嘧啶 是一种抗代谢药物,能够抑制真菌蛋白质及 DNA 的合成。氟胞嘧啶与两性霉素 B 联合使用可协同治疗严重的全身性念珠菌病或隐球菌脑膜炎。毒性作用(主要为血液系统)与血药浓度过高有关。

D. 棘白菌素类药物 如卡泊芬净和米卡芬净能够抑制真菌细胞壁的重要成分 β-(1,3)-D-葡聚糖的合成。

1. 抗菌谱 卡泊芬净和米卡芬净对念珠菌属(包括氟康唑耐药的念珠菌)有效。棘白菌素可用于治疗传统药物治疗不耐受或无反应的念珠菌感

染,或两性霉素 B 治疗中发生肾衰竭的高危患者。棘白菌素对曲霉菌也有
效,对于传统抗真菌治疗无效或肾衰竭的高危患者,可使用棘白菌素治疗曲
霉菌感染。米卡芬净对曲霉菌的疗效尚未明确。

2. 副作用　罕见,包括转氨酶升高以及输液部位瘙痒。

Ⅳ. 抗病毒药物

A. 阿昔洛韦(无环鸟苷)　能够抑制病毒 DNA 复制。阿昔洛韦有肠道
及肠外两种剂型。

1. 抗病毒谱　阿昔洛韦对单纯疱疹病毒(HSV)及水痘-带状疱疹病毒
(VZV)有效。口服阿昔洛韦可用于治疗黏膜皮肤的 HSV 感染。胃肠外使
用阿昔洛韦可用于治疗严重感染,如疱疹病毒肺炎或单纯疱疹脑炎。

2. 副作用　包括肾脏功能不全(低血容量或既往肾脏疾病的患者尤其
容易出现)以及神经毒性如意识混乱、震颤和癫痫。

B. 泛昔洛韦(famciclovir)和伐昔洛韦(valacyclovir)　抗病毒谱与阿昔
洛韦相似。这两种药物仅有口服肠道制剂。

C. 更昔洛韦

1. 抗病毒谱　更昔洛韦对 HSV、VZV 和巨细胞病毒(CMV)有效。更
昔洛韦可用于治疗免疫功能抑制患者的 CMV 感染(包括视网膜炎、结肠炎
和肺炎)。更昔洛韦也用于移植患者预防 CMV 感染。

2. 副作用　包括骨髓抑制和肾毒性。

Ⅴ. 免疫功能抑制宿主的感染　免疫功能抑制宿主发生社区获得性感
染、医院获得性感染和机会性感染的危险性增加。需要立即进行干预才能
成功治疗这些感染,但是由于缺乏明确的局灶体征,诊断非常困难。必须对
感染源进行全面检查,包括血、尿和痰培养,并进行胸片检查。导致免疫功
能抑制的原因很多,包括免疫抑制治疗、烧伤、恶性肿瘤、HIV 感染、化疗、
皮质激素和严重营养不良。尽管免疫功能抑制患者感染性并发症的临床表
现差异很大,但肺是最常见的感染部位。

A. 中性粒细胞缺乏患者的感染

1. 中性粒细胞缺乏定义为中性粒细胞计数(ANC)$<500/mm^3$,或$<$
$1000/mm^3$ 且预期 48 小时内降低$>500/mm^3$;重度中性粒细胞缺乏常定义
为 ANC$<100/mm^3$。中性粒细胞缺乏的常见原因为白血病、化疗或骨髓移
植,而少见原因包括药物反应或再生障碍性贫血。细菌尤其是肠道或非肠
道革兰阴性和革兰阳性菌及真菌(念珠菌属、曲霉菌属)能够导致中性粒细
胞缺乏患者的感染。也可能发生严重的病毒感染(HSV、CMV 和 EBV)。

2. 中性粒细胞缺乏患者一旦出现发热,应当考虑与感染有关。

3. 中性粒细胞缺乏发热的治疗

a. 初始治疗应当使用针对革兰阳性与革兰阴性细菌(包括假单胞菌属)的广谱抗生素。抗生素治疗应当持续至少 10 天或直至 ANC 升高超过 500/μl。危重病患者应当采用联合治疗。经验性抗生素治疗应当能够治疗医院获得性耐药菌以及能够对 β-内酰胺快速耐药的细菌(如肠杆菌属和枸橼酸菌属)。可选择的联合用药方案包括一种三代或四代头孢菌素、碳青霉烯或抗假单胞菌青霉素/β-内酰胺酶抑制剂,并加用氨基糖苷或喹诺酮。如果怀疑耐药革兰阳性菌感染,应加用万古霉素。对于病情并不危重的患者,可采用单药治疗。此时可选择一种三代或四代头孢菌素、碳青霉烯或抗假单胞菌青霉素/β-内酰胺酶抑制剂。

b. 如果使用广谱抗生素后发热仍延续 4～7 天,后续治疗应当考虑加用两性霉素 B 或棘白菌素进行抗真菌治疗。

B. 移植患者的感染 移植患者在最初的 6 个月内最容易发生致命性感染。在此期间,患者的免疫功能抑制最强,且暴露于多种医院获得性微生物,而且可能发生同种异体移植排斥反应或移植物抗宿主病(GVHD)。感染可由细菌、真菌、病毒、原虫、寄生虫和分枝杆菌引起。需氧革兰阳性和革兰阴性菌可导致细菌感染。真菌感染常为念珠菌和曲霉菌属引起。一些感染如 CMV 感染可通过移植器官或血液制品输注传播给受体。发热且无局灶表现常常是感染的首发症状。在实体器官移植前后通常进行短疗程的静脉抗生素治疗。患者因素与环境因素可影响抗生素的选择。一些抗生素与免疫抑制药物存在明显的相互作用。喹诺酮、大环内酯、氟康唑、利福平和异烟肼能够增加或降低细胞色素 P-450 系统对环孢素(CSA)的代谢。氨基糖苷、两性霉素 B、万古霉素、喷他脒(pentamidine)和大剂量甲氧苄啶/磺胺甲噁唑能够增加 CSA 的肾脏毒性。因此,使用上述药物的患者应当监测 CSA 血药浓度。

1. 实体器官移植

a. 在移植后的第 1 个月,引起感染的细菌和真菌与其他免疫功能正常的术后患者相同。移植后的早期感染常为医院获得性,多发生在手术部位,或因留置导管或长期气管插管引起。

b. 在移植后 1～6 个月间的感染主要为病毒和机会感染,如卡氏肺囊虫肺炎及曲霉菌病。

c. 6 个月以后发生的感染取决于免疫功能抑制和环境暴露的程度。免疫抑制治疗强度最低患者的感染与正常宿主相似。大剂量免疫抑制剂可使患者容易发生机会致病菌的感染,包括卡氏肺囊虫、单核细胞增多性李斯特菌、烟曲霉和新型隐球菌。既往病毒感染可能进展,并导致受感染器官的损害。CMV 感染能够引起单纯发热、肝炎、肺泡炎、低血压、小肠结肠炎和肾小球肾炎。CNS 感染(常由单核细胞增多性李斯特菌或机会致病菌引起)的表现可能不典型。移植患者出现不明原因的发热或头痛需要进行头颅 CT 和腰穿。由于炎症的典型影像学表现常常并不明显,因此胸部 CT 可能有助于对伴有肺部症状的移植患者进行评估。

2. 骨髓移植　同种异体和自体骨髓移植用于治疗急性和慢性白血病、淋巴瘤、实体肿瘤、多发骨髓瘤和严重再生障碍性贫血。骨髓移植后感染性疾病呈现 3 个阶段:

a. 第 1 个月的特点为既往化疗导致的持续粒细胞缺乏。可发生细菌、真菌和病毒感染。需氧革兰阳性菌包括凝固酶阴性葡萄球菌、草绿色链球菌、金黄色葡萄球菌和棒状杆菌属,以及肠道和非肠道革兰阴性需氧菌和兼性厌氧菌均可引起细菌感染。还可发生 HSV 感染的复燃。对于中性粒细胞缺乏发热的骨髓移植患者,经验性抗生素治疗应当覆盖革兰阴性和革兰阳性菌,同时应当对假单胞菌有效。经验性抗生素通常联合使用 β-内酰胺类(一种抗假单胞头孢菌素与一种抗假单胞青霉素如哌拉西林或美洛西林),或一种抗假单胞 β-内酰胺加万古霉素,或一种碳青霉烯(亚胺培南或美罗培南)加万古霉素。如果使用广谱抗细菌药物后仍持续发热,应考虑覆盖真菌。

b. 从第 1 个月到第 3 个月,患者容易发生病毒感染(CMV),机会感染,以及革兰阳性和革兰阴性菌感染。

c. 晚期感染指第 3 个月以后发生的感染,常累及呼吸道,由呼吸道病毒和带有荚膜的细菌如肺炎球菌和流感嗜血杆菌引起。GVHD 引起的黏膜皮肤损害也使这些患者容易出现皮肤定植菌的感染。

C. 人免疫缺陷病毒(HIV)　抗反转录病毒治疗以及机会感染预防方面的进展使得 HIV 感染患者的生存期延长,ICU 存活率提高。T_4 辅助细胞(CD4)计数能够准确预测 HIV 患者的感染部位与致病微生物,如表 12-4 所示。HIV 感染使患者容易发生机会感染,且对有荚膜细菌(包括肺炎球菌和流感嗜血杆菌)感染的易感性增加。

1. HIV 患者的肺部感染由多种微生物引起。在 CD4 计数正常的患者,肺炎可由社区获得性致病菌引起。随着 CD4 计数的降低,机会感染尤其是卡氏肺囊虫和 CMV 引起肺部感染的可能性相应增加。应当立即对肺炎的病因进行评估,包括诱导痰的检查、深部吸痰,或纤维支气管镜下的肺泡支气管灌洗。根据 CD4 计数以及地域特点,经验性抗生素治疗应当覆盖可能的致病微生物。CD4 在 200～300/µl 以上时,抗生素应当覆盖社区获得性致病菌。CD4 计数小于 200 时,治疗应覆盖卡氏肺囊虫。

2. HIV 患者的 CNS 感染(如脑脓肿、脑膜炎和脑炎)可由多种致病微生物引起,包括细菌、真菌、病毒和寄生虫。如果怀疑存在 CNS 感染,应当进行的检查包括头颅 CT 扫描或 MRI,以及腰穿。等待检查结果回报时应使用经验性抗生素。

表 12-4 HIV 患者 CD4 计数与感染的关系

CD4 细胞计数(/µl)	致病微生物
＞800	社区获得性致病微生物
＜800	结核分枝杆菌(肺)
＜500	念珠菌属,新型隐球菌,荚膜组织胞浆菌,球孢子菌属
＜300	卡氏肺囊虫
＜100	鸟分枝杆菌,结核分枝杆菌(播散),隐孢子虫,巨细胞病毒

(杜 斌 译,翁 利 校)

参考文献

Bochud PY et al. Antimicrobial therapy for patients with severe sepsis and septic shock: an evidence-based review. *Crit Care Med* 2004;32:S495.

Cohen J, Powderly WG. *Infectious diseases*. 2nd ed. New York: Elsevier, 2004.

Cunha BA. Sepsis and septic shock: selection of empiric antimicrobial therapy. *Crit Care Clin* 2008;24:313-334.

David N, Gilbert RC, Moellering GM, et al. *The Sanford guide to antimicrobial therapy*. 38th ed. Vienna, VA: Antimicrobial Therapy, 2008.

Dellinger RP, Levy MM, Carlet JM, et al. Surviving Sepsis Campaign: International guidelines for management of severe sepsis and septic shock: 2008. *Crit Care Med* 2008;36:296-327.

Endo S, Aikawa N, Fujishima S, et al. Usefulness of procalcitonin serum level for the discrimination of severe sepsis from sepsis: a multicenter prospective study. *J Infect Chemother* 2008;14:244-249.

Fishman JA. Infection in solid-organ transplant recipients. *N Engl J Med* 2007;357(25): 2601-2614.

Kumar A, Roberts D, Wood KE, et al. Duration of hypotension before initiation of effective antimicrobial therapy is the critical determinant of survival in human septic shock. *Crit Care Med* 2006;34:1589.

Lawrence KR, Adra M, Gillman PK. Serotonin toxicity associated with the use of linezolid: a review of postmarketing data. *Clin Infect Dis* 2006;42(11):1578–1583.

Mehrotra R, De Gaudio R, Palazzo M. Antibiotic pharmacokinetic and pharmacodynamic considerations in critical illness. *Intensive Care Med* 2004;30:2145–2156.

Rivers E, Nguyen B, Havstad S, et al. Early goal-directed therapy in the treatment of severe sepsis and septic shock. *N Engl J Med* 2001;345:1368–1377.

Schuetz P, Christ-Crain M, Müller B. Biomarkers to improve diagnostic and prognostic accuracy in systemic infections. *Curr Opin Crit Care* 2007;13:578–585.

第 13 章

质量改进与预防

Karsten Bartels and Ulrich Schmidt

Ⅰ. 质量改进和患者安全

A. 改进患者治疗　美国患者仅接受 50% 的推荐治疗。各级医院以及国家层面均开展了改进医疗质量的行动。医疗质量的评价和改进对所有医务人员均至关重要。2005 年通过的联邦赤字削减法案授权 Medicare 和 Medicaid 于 2009 年开始实施基于评价的医疗付费计划。这一计划通过评价和奖励高质量及高效的临床医疗服务,将医疗付费与医疗质量相联系。

B. 医疗质量的评估　用于公开报告的质量评价指标应当既实用且具有科学性。这一直是个难题。特别是在 ICU 中,经常仅有有限的数据指导临床决策。有关某些治疗措施有效性的证据常常受到不断的重复分析,结论也不断改变。例如,一些根据医疗行为付费的医疗保险项目早已推荐围术期使用 β 受体阻滞剂,但进一步证据显示与最初推荐意见相反的结果。

C. 医院医疗方案的设计与实施　为建立、实施和适应治疗改进和患者安全评价,医院应当建立自己的医疗方案。任何质量改进评价体系如要获得成功,都必须成立多学科团队以指导实施过程,并确保所有利益攸关方的支持。以下概要以质量改进的一个常见问题即手卫生为例说明了这一策略。

1. 明确问题　缺乏手卫生导致本可以避免的医院获得性感染。获得手卫生指南当前依从性的基线评价资料。

2. 选择行为改进的各个方面　ICU 医务人员的手卫生行为,通过每次接触患者前后手消毒或洗手率进行评估。

3. 检验改变策略　医务人员宣教,确保容易得到消毒液,医务人员奖金与依从性相联系。

4. 数据评估以确定行为是否改进　监测行为改进措施实施前后进行适当手卫生的比例。

5. 在系统内建立实施改进的计划　成立医院特别小组,制订计划在全系统内实施相似过程。

6. 继续监测效果并进行必要修订　评价改进手卫生对医院获得性感染率的影响。实施 ICU 行为改进评价的策略见图 13-1。

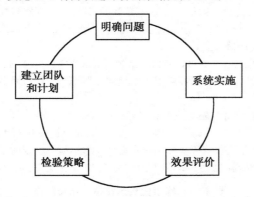

图 13-1　实施 ICU 中行为改进评价策略（逆时针方向自"明确问题"开始）

Ⅱ. **ICU 中的感染控制**　ICU 患者发生医院获得性感染的危险增加。肺炎、泌尿系感染和血行性感染最为常见。宿主因素和环境因素对于医院获得性感染的发生均非常重要。高龄以及免疫功能抑制患者发生感染的危险性显著升高。慢性疾病能够增加某些部位的感染。具有基础肺部疾病的患者更容易发生肺炎，慢性肾脏疾病和糖尿病患者更容易发生泌尿系感染。环境因素能够影响宿主防御机制。抗生素可以改变内源性定植菌落。机械通气时所进行的气道操作为医院内致病菌的入侵创造了条件，同时也影响了支气管分泌物的清除。有创监测还能够破坏皮肤及黏膜的屏障功能。上述宿主防御机制的变化有利于微生物经过医务人员、仪器或通风系统传播至患者。

A. **一般的感染控制**　微生物可以通过接触、飞沫、空气传播的颗粒及污染的物品等各种方式在医院内传播。

1. **接触**　微生物可以通过直接或间接接触发生传播。与间接接触被微生物污染的物品表面相比，经手到体表的传播更为常见。例如，几乎所有的甲氧西林耐药金黄色葡萄球菌（MRSA）都是通过医务人员的手部污染进行传播的。

2. **飞沫**　是直径超过 5μm 的颗粒。飞沫仅仅能够在很短的距离内传播——不超过 3 英尺(1 英尺＝0.3048 米)。飞沫可以通过咳嗽或喷嚏传播。经飞沫传播的微生物包括脑膜炎奈瑟菌、流感嗜血杆菌、肺炎支原体、腺病毒和风疹病毒。

3. 经空气传播的颗粒 比飞沫更小(<5μm),并且能够在空气中停留很长时间。结核(TB)、麻疹、水痘以及播散性水痘-带状疱疹病毒都是通过空气中的颗粒传播的。

4. 污染的物品 通过污染物品造成的传播比较少见。但是,纤维支气管镜和内镜的错误消毒已经造成了铜绿假单胞菌和黏质沙雷菌等微生物的感染。

B. 特殊的感染控制措施能够降低医院获得性感染的风险,并防止致病菌在 ICU 医务人员和患者之间的传播。积极的监测策略可能有助于减少医院获得性感染。疾病控制和预防中心(CDC)根据标准预防措施和基于传播途径的预防措施建立了感染控制体系(表 13-1)。

表 13-1　感染性疾病传播的预防措施

标准预防措施	所有住院患者	洗手和消毒 手套,隔离衣,护目镜 安全处理锐器,安全处理污染物品
空气传播预防措施	结核,麻疹,水痘,水痘-带状疱疹病毒	隔离房间(isolation room) 特殊口罩
飞沫传播预防措施	脑膜炎奈瑟菌,流感嗜血杆菌,风疹,支原体,腺病毒,严重急性呼吸综合征(SARS)	隔离房间(private room) 接触时佩戴口罩
接触传播预防措施	多重耐药细菌	非无菌手套和隔离衣 洗手

1. 标准预防措施适用于所有患者,能够减少患者及医务人员感染的风险。标准预防措施包括以下方面:

a. 手卫生是医院环境下感染性疾病传播的主要因素。应当在每次接触患者前后进行手部消毒。如果发现手部脏了或怀疑污染了难辨梭状芽胞杆菌,应使用肥皂和水洗手。有趣的是,接受专业教育的程度与洗手依从性之间呈负相关关系。

b. 建议对所有 ICU 患者进行各种操作时均应佩戴手套、隔离衣和护目镜。

c. 应当确保将锐器丢弃在特殊设计的安全容器中。根据职业安全和健康管理局(OSHA)的统计,美国医院内每年发生 385 000 例针刺伤及其他锐器伤。经此途径传播的最重要微生物包括人免疫缺陷病毒(HIV)、B 型肝炎病毒(HBV)和 C 型肝炎病毒(HCV)。OSHA 要求所有医疗机构制订并实施相应计划,以减少血源性致病微生物的传播。这些措施包括:

(1)每年对医务人员进行教育,减少血源性致病微生物的传播。

(2)对所有患者进行操作时均需执行标准预防措施。

(3)暴露前预防性进行 B 型肝炎免疫接种。

(4)减少锐器的使用(例如使用预充注射器,密闭采血系统),采用工程学设计的设备(针头、特殊容器等)减少锐器伤的风险

d. 在接触血液、组织或其他体液后,应当用肥皂和水彻底清洗伤口。应当由一名具有职业健康和感染性疾病专业知识的医师对医务人员立即进行评估。评估内容须包括事件的记录。征得同意后,需要对医务人员和患者的血液进行 HBV、HCV 和 HIV 检测。有关暴露后预防的详细内容请见定期更新的 CDC 指南(http://www.cdc.gov/ncidod/dhqp/wrkrProtect_bp.html)。

e. 脏的物品应当放置在特殊的处理袋中。粪便和尿液应当丢弃在卫生间抽水马桶中。

2. 空气传播预防措施适用于疑诊或确诊结核分枝杆菌、水痘和播散性水痘-带状疱疹病毒感染患者。对空气传播预防患者需要使用单独的负压隔离病房。

a. TB 的特殊注意事项

(1)负压房间应当每小时换气 12 次或以上,采用外排气方式,并有过渡区域与病房的其他部分相隔离。

(2)呼吸道防护口罩(N95)用于过滤吸入的空气,其过滤小颗粒(<$1\mu m$)的效率至少为 95%。这些口罩需要与每个人的面部外形相匹配,以保证密闭并防止泄露。接触高危患者的人员应当佩戴呼吸道防护口罩。相反,患者离开隔离房间时应当佩戴外科口罩。外科口罩能够防止分泌物播散到环境中。

(3)终止 TB 隔离。当除外 TB 或经过有效治疗后,可以将患者转移至

普通房间。经过治疗的患者应当有病情改善的临床表现,并且至少 3 次连续痰标本抗酸杆菌检查阴性。

3. 飞沫传播预防措施用于预防通过咳嗽和喷嚏在短距离传播的感染性疾病。应当将患者隔离在单独房间内。如需近距离接触接受飞沫传播预防措施的患者,医务人员或探视者需佩戴外科口罩。

4. 接触传播预防措施能够减少直接接触或间接接触环境表面造成的微生物传播。

a. 适用于抗生素耐药细菌定植或感染患者。

b. 患者应当入住隔离房间(private room)。

c. 医务人员必须佩戴手套,穿好隔离衣,以减少与患者和环境表面的直接接触。

d. 每次接触患者前后必须进行手部消毒。

e. 当患者进入新环境后,应当清洁所有物品表面。

C. 血管内导管相关感染的预防。在美国,中心静脉插管(CVC)相关血行性感染的平均发病率为 5.3 例/1000 导管日。这相当于每年约 80 000 例新发感染病例,经过疾病严重程度校正后,罹患率可高达 35％。每年 CVC 相关血行性感染造成的医疗费用估计为 23 亿美元。因此,导管感染已经成为医院管理机构关注的重点。近期研究证实,实施有关方案可基本清除 CVC 相关血行性感染。推荐措施包括:

1. 对临床医师进行有关控制感染最佳行为的宣教,这是减少 CVC 相关血行性感染计划成功实施的关键。

2. 应当准备配备所有必须物品的中心静脉导管车。

3. 插管部位的选择:主要在颈内静脉、锁骨下静脉和股静脉部位留置中心静脉导管。锁骨下静脉导管感染率最低。如有可能,应避免在成人患者留置股静脉插管。

4. 留置 CVC 时强调严格无菌技术。对医务人员进行培训时应当强调感染控制措施的重要性。操作者必须进行手部消毒。放置中心静脉导管时推荐使用无菌手套、隔离衣、帽子和外科口罩。应当采取完全的无菌隔离铺巾。

5. 采用 2％氯己定水溶液消毒皮肤能够减少中心静脉导管感染。

6. 在放置导管时,一名团队成员应当核对清单,以确保操作符合感染控制要求,并当发现行为不符合要求时(非紧急情况下)有权终止操作。我们医院使用的清单见图 13-2。

中心静脉导管感染的预防列表

MASSACHUSETTS
GENERAL HOSPITAL

目标：减少导管相关的血行感染的危害
人员：一名操作者和一名监督者
内容：确保列表内容的实施和记录
地点：操作地点
时间：所有中心静脉导管穿刺和换管的全过程
如何做：监督者确认操作开始后，及时提醒操作者或指导者不规范的地方并且执行列表要求

角色：
操作者：置管医生
指导者：一个有经验的操作者或在中心静脉置管过程中指导操作者的人
监督者：一个有资质监督操作过程的人，监督消毒是否有不规范的地方，如发现消毒不规范，
监督者则纠正操作者不规范的地方，并要求其重新消毒。需在置管前确认一位监督者。

操作计划					
穿刺部位：	□锁骨下静脉	□颈内静脉	□股静脉	□PICC	□其他(请注明)

	是	否	评论/原因
紧急穿刺	□	□	
单独记录时间	□	□	
单独签署同意书	□	□	

如关键步骤中有任何不符合规范的地方，立即告知操作者，停止操作，直到纠正。如完全纠正再勾选
"是"，如没有完全纠正，则勾选"否"，在原因一栏注明。如有任何项目没有遵照列表要求，需联系主
治医师。

置管关键步骤	是	否	评论/原因
置管前操作者应：			
确定穿刺前手已消毒或用抗菌肥皂洗手	□	□	
用洗必泰消毒来回擦拭穿刺部位30秒，2月龄以下的患者用碘伏不用洗必泰	□	□	
穿刺部位待干30秒	□	□	
操作者戴帽子、口罩，穿无菌隔离衣，戴无菌手套，眼罩	□	□	
助手或监督者戴帽子、口罩及标准预防措施（如可能进入无菌区，则穿无菌隔离衣，戴手套）	□	□	
用无菌技术从头到脚铺巾，儿科患者需进一步评价铺巾的范围	□	□	
穿刺过程中，操作者应：			
保持无菌区域	□	□	
在铺巾去除前冲洗管腔、封堵管口。	□	□	
穿刺结束后，操作者应：			
在贴无菌敷料前如局部有血迹，用消毒剂（洗必泰）清除	□	□	
在病人的管路上贴合适的标有日期的标签（绿色代表如上均为"是"，红色代表≥1项为"否"）	□	□	

日期&时间		病房	
操作者	医生/注册护士	监督者	印

图 13-2　中心静脉导管插管清单

7. 在每日查房时重新评估留置中心静脉通路的需要，应当尽早拔除导管。其他措施包括：

a. 导管的选择：导管材料及涂层能够影响导管感染率。

（1）材料：聚氨酯、特氟隆（Teflon）和硅胶材料制成的导管能够减少细菌附着。因此推荐使用这些材料制作的导管。

(2)涂层

ⅰ. 普通肝素结合能够降低导管相关性血栓的发生,而导管相关性血栓是可能的感染灶之一。肝素结合的导管能够减少导管感染率。

ⅱ. 氯己定/磺胺嘧啶银浸润导管能够明显降低导管细菌定植及导管相关性菌血症。

ⅲ. 米诺环素/利福平浸润导管能够降低导管感染率,且不会导致抗生素耐药的增加。

(3)导管腔的数目:多腔导管的感染率升高。如有可能,推荐使用管腔较少的导管。

b. 应当定期向医疗团队反馈导管相关性血行性感染的数目和发病率。

c. 更换中心静脉导管:常规通过重新穿刺或经导丝更换中心静脉导管不能减少导管感染率。推荐经常对导管感染的可能性进行评估,而不是常规更换导管。

d. 经皮穿刺中心静脉导管(PICC)是通过手臂外周静脉(常在肘窝处)穿刺,最终放置到中心静脉。医院环境中 PICC 的感染率与中心静脉插管相似甚至更高,因此 PICC 的维护和随访非常重要。

D. 导管相关性泌尿系感染的预防　在急性病医院中,每年约发生600 000例泌尿系感染。其中约 1% 的患者发生严重的革兰阴性杆菌感染,致病菌常为多重耐药细菌。与导管相关性感染相似,UTI 被认为是一种能够预防的并发症,今后可能与医疗付费有关。

1. 尿管的留置　只有那些需要频繁监测尿量的患者才应当留置尿管。除留置尿管外,还应当考虑其他方法如避孕套导尿或间断导尿。必须由经过培训的人员在严格无菌条件下放置尿管。对于多数成年患者,14～18Fr的尿管比较适当。较小的尿管感染率低。

2. 导管的维护和拔除　临床医师在对尿管和引流管进行操作前应当洗手并戴手套。应当使用密闭引流系统。若引流系统有破损,泌尿系感染率将增加。应将尿管固定在患者的腿上,以防止尿管移动或受到牵拉。除非尿管经常发生梗阻并需要频繁冲洗,否则不应更换尿管。应避免进行常规冲洗。预防导管相关性泌尿系感染的措施包括:

a. 尽快拔除尿管。每日查房时讨论患者是否需要留置尿管。

b. 使用密闭引流系统。

E. 呼吸机相关肺炎(VAP)的预防　VAP(第 29 章)是 ICU 最常见的医院获得性感染之一,可导致病死率、住院日及医疗费用增加。预防策略的目的在于减少误吸,并防止致病菌在气道和胃肠道的定植。VAP 发病率可以作为实施根据医疗行为付费政策的一项指标。表 13-2 总结了常用的药物及非药物措施及其效果。

表 13-2　呼吸机相关性肺炎(VAP)的预防

措施		推荐
非药物		
体位	半坐位	++
	运动床	+
气道操作	缩短气管插管时间	++
	经口气管插管及使用经口胃管	+
	声门下分泌物吸引	+
	不频繁更换湿化器且不更换呼吸机管路	+
其他	COPD 和心源性肺水肿患者应用无创通气	+
	脱机和肠道喂养的标准化方案	++
药物	低危患者不进行应激性溃疡预防	+
	限制抗生素	+
	使用氯己定进行口腔去污染	++
	DVT 预防	+

1. **体位**

a. 半坐位能够减少误吸及 VAP 的发生。因此推荐可能时应保持患者床头抬高 30°以上。

b. 运动治疗：已经证实改变患者体位能够促进分泌物排出,并减少肺不张。由于证据有限,且费用昂贵,因此我们推荐运动床仅用于活动困难的患者。

2. **气道管理**

a. 气管插管的时间：气管插管是发生 VAP 的前提条件。无创通气(见第 5 章)已经成为气管插管的有效替代方法,尤其对于充血性心力衰竭和慢性阻塞性肺疾病(COPD)患者。随机械通气时间延长,VAP 的发生率也逐渐增加。缩短机械通气时间的措施有可能减少 VAP。

b. 气管插管的途径：推荐采用经口气管插管。留置经鼻气管插管或鼻胃管能够增加鼻窦炎和 VAP。

c. 气管插管涂层：近期研究显示,具有银涂层的气管插管能够降低

VAP。然而,相应研究并未发现病死率存在差异,且气管插管价格昂贵,因此这些气管插管可能仅限于高危患者使用。

d. 声门下引流:多数气管插管患者上呼吸道的分泌物潴留在气管插管套囊上方,从而不断发生微小的误吸。减少上呼吸道分泌物的措施也可能有助于预防 VAP。已经研发出一种特殊的气管插管,这种插管的背部具有一个独立的小孔,可供持续吸引。采用这种气管插管能够减少插管超过 48 小时患者 VAP 的发生率。对于未留置上述插管的患者,推荐对咽后部进行间断吸引。

3. 应激性溃疡的预防 应用 H_2 受体阻滞剂或质子泵抑制剂降低胃内酸度可以增加 VAP 发生率。然而,气管插管患者发生胃肠道出血的危险增加,而且输血是 VAP 的危险因素。因此推荐在这些患者继续应用胃肠道出血的预防措施。

4. 胃肠道细菌定植的预防 口咽部细菌定植是发生 VAP 的主要病理生理原因。

a. 口腔去污染能够有效降低 VAP 发生率。气管插管超过 24 小时的患者口腔局部应用氯己定治疗能够减少 VAP 的发生,因此推荐使用。口腔局部使用抗生素也能够减少 VAP,但可能造成抗生素耐药,因此不推荐普遍使用。

b. 选择性胃肠道去污染(SDD)指局部联合使用不吸收的抗生素以清除胃肠道的致病微生物。研究表明 SDD 能够减少医院获得性肺炎和 ICU 病死率。但是,也有人担心 SDD 可能增加抗生素耐药的产生。因此,SDD 在美国并未得到广泛使用。

5. 抗生素 抗生素的使用通常伴随耐药细菌的增加,从而增加抗生素耐药 VAP 的发生。以下策略能够减少抗生素耐药细菌引起的肺炎。

a. 预防性抗生素:长期使用预防性抗生素能够增加 VAP 的发生;因此,推荐限制预防性抗生素的疗程不超过 24 小时。

b. 抗生素的更换:抗生素的轮替能够减少 VAP 发生。这一措施应当成为更广义的限制耐药细菌感染策略的一部分。

c. 缩短经验性抗生素疗程已被证实能够减少耐药细菌的产生。这种措施能够减少继发性感染包括 VAP 的发生。

Ⅲ. 胃肠道出血的预防 入住 ICU 的多数患者出现胃肠道黏膜损害。有 2%～15% 的危重病患者发生临床显著的胃肠道出血,其病死率很高。机械通气超过 48 小时以及凝血功能障碍是胃肠道出血的主要危险因素。这些患者最可能从预防中获益。对于无气管插管无凝血功能障碍的患者,胃肠道预防可能并无必要。以下措施有助于降低胃肠道出血的发生。

A. 组胺-2(H_2)受体拮抗剂　能够减少组胺对胃酸产生的刺激作用。H_2受体阻滞剂能够减少 ICU 中胃肠道出血的发生。H_2受体阻滞剂有肠道和静脉两种剂型。持续输注能够更好地控制胃 pH。H_2受体阻滞剂可以发生耐药,从而限制了其临床使用。尚不清楚 H_2受体阻滞剂能否增加 VAP 的危险。

B. 质子泵抑制剂(PPIs)　能够灭活氢-钾-ATP 酶泵,从而升高胃液pH(原文有误,译者注)。PPIs 能够有效减少胃肠道出血。与 H_2受体阻滞剂不同,PPIs 不会产生耐药。目前,尚无临床试验比较 PPIs 和雷尼替丁预防胃肠道出血的作用。

C. 肠道喂养　能够减少危重病患者胃肠道出血。作用机制尚不明确。在有胃肠道出血危险的患者,推荐联合应用肠道喂养及药物治疗。

D. 抗酸药物　通过直接中和胃酸降低胃内酸度。这些药物对于危重病患者的疗效尚存在疑问。另外,这些药物需要每 1～2 小时给予较大剂量(30～60ml)。一般情况下,不推荐 ICU 患者使用抗酸药物。

E. 细胞保护药物　硫糖铝(sucralfate)是一种多糖,覆盖在胃黏膜表面发挥黏膜保护作用。在机械通气患者,硫糖铝预防临床严重胃肠道出血的作用不如雷尼替丁(ranitidine)。但是,硫糖铝价格便宜,且不引起 VAP 增加。前列腺素类似物也同样具有细胞保护作用。但是尚无足够的资料支持在危重病患者广泛使用前列腺素类似物。

Ⅳ. **深静脉血栓形成(DVT)和肺栓塞(PE)的预防**　13％～31％的 ICU 患者发生 DVT,且罹患率显著增加。据报道 7％～27％的 ICU 死亡患者存在 PE。

A. 高危患者包括制动或卧床的患者以及重度颅脑外伤(Glasgow 昏迷评分≤8 分)、严重胸腹钝挫伤、骨盆骨折、严重下肢损伤,以及某些烧伤尤其是电击伤。

B. 相对制动患者若具有其他危险因素(既往 DVT 或 PE 病史、肥胖、年龄超过 60 岁、留置股静脉插管、妊娠、肿瘤和心肺储备功能差),如有可能均应进行预防。

C. 危重病患者。所有危重病患者均需接受预防。

D. 预防包括非药物和药物措施

1. 弹力袜和序贯加压靴应常规使用,但其效果有限。增加运动可以减少静脉血液淤滞和 DVT 形成。这些措施通常需要与药物预防联合应用,尤其对于危重病患者,尽管目前尚无研究评价联合预防措施的疗效。出血风险大的危重病患者应当使用序贯加压靴。

2. 对于轻度至中度出血风险的患者,应皮下注射普通肝素(成人5000U 每 12 小时一次,高危患者或体重>100kg 者每 8 小时一次)或低分子肝素(LMWH)。UFH 和 LMWH 均可降低 PE 和 DVT 发生率。

3. 如果存在抗凝禁忌证,应定期进行静脉超声检查以系统筛查 DVT。高危患者通常需要每周进行 2 次检查。

4. 如果不能保证有效监测,可以考虑对高危患者预防性置入下腔静脉滤器。

5. 对于 HIT 患者,可以选用来匹卢定(lepirudin)、阿加曲班(argatroban)或磺达肝素(fondaparinux)作为预防用药。由于阿加曲班经肝脏代谢,因此应避免用于严重肝脏功能不全的患者。来匹卢定经肾脏清除,不应用于肾脏功能障碍患者。磺达肝素是一种人工合成的戊糖,与抗凝血酶结合,从而选择性间接抑制凝血因子 Xa。磺达肝素可用于 HIT 患者静脉血栓栓塞的预防和治疗。肾脏功能障碍患者药物清除半衰期延长。

(杜　斌 译,翁　利 校)

参考文献

Bouza E, Pérez MJ, Muñoz P, Rincón C, Barrio JM, Hortal J. Continuous aspiration of subglottic secretions in the prevention of ventilator-associated pneumonia in the postoperative period of major heart surgery. *Chest* 2008;134(5):938-946.

Craven DE. Preventing ventilator-associated pneumonia in adults: sowing seeds of change. *Chest* 2006;130(1):251-260.

Kantorova I, Svoboda P, Scheer P, et al. Stress ulcer prophylaxis in critically ill patients: a randomized controlled trial. *Hepatogastroenterology* 2004;51(57):757-761.

Kollef M. SMART approaches for reducing nosocomial infections in the ICU. *Chest* 2008;134(2):447-456.

Kollef MH, Afessa B, Anzueto A, et al; NASCENT Investigation Group. Silver-coated endotracheal tubes and incidence of ventilator-associated pneumonia: the NASCENT randomized trial. *JAMA* 2008;300(7):805-813.

Limpus A, Chaboyer W, McDonald E, Thalib L. Mechanical thromboprophylaxis in critically ill patients: a systematic review and meta-analysis. *Am J Crit Care* 2006;15(4):402-410.

McGlynn EA, Asch SM, Adams J, et al. The quality of health care delivered to adults in the United States. *N Engl J Med* 2003;348(26):2635-2645.

Proceedings of the National Sharps Injury Prevention Meeting, September 12, 2005 Crown Plaza Atlanta Airport Hotel, Atlanta GA. Accessed at: http://www.cdc.gov/sharpssafety/pdf/proceedings.pdf.

Pronovost P, Needham D, Berenholtz S, et al. An intervention to decrease catheter-related bloodstream infections in the ICU. *N Engl J Med* 2006;355:2725.

Pronovost PJ, Berenholtz SM, Goeschel CA. Improving the quality of measurement and evaluation in quality improvement efforts. *Am J Med Qual* 2008;23(2):143-146.

第 14 章

ICU 中的伦理及法律问题

Rae Allain and Sharon Brackett

I. 简介 在危重病患者的治疗过程中,必须了解即使接受了最好的治疗,有些患者也终将死亡。由于 ICU 的医疗行为与患者人群不同,病死率差异很大,但是通常至少为 10%。美国死亡的患者中约有 1/5 死于住 ICU 期间或 ICU 住院后,而且 ICU 的死亡患者中,多数在死亡前通常已经决定限制(withhold)或放弃(withdraw)某种形式的治疗。因此,死亡经常成为可以预测的事件,并且在危重病团队、患者家属,甚至患者本人之间就此进行深入讨论。在这种情况下,伦理及临终关怀问题成为首要问题,有时甚至引起矛盾。本章旨在讨论 ICU 中经常出现的伦理及法律问题,并提出避免和解决矛盾的建议。在不同的文化及社会中,风俗、法律、伦理和宗教习俗不尽相同。本章描述在麻省总医院常用的应对方法,旨在引发思考而非提供结论。

II. 治疗决策

A. 我们的社会高度重视患者的自主权(即尊重个人的选择),并将此作为医疗的伦理指导原则。有能力的成年人能够并可以选择接受或拒绝医师提供的治疗方案。如果对患者的判断能力产生质疑,应由精神科医师对患者进行评估,以确定患者是否具有决策能力。这要求患者能够接受并理解医疗信息,了解存在的各种选择,并根据提供的信息及个人价值观选择治疗方案。

B. 知情同意是取得患者对于提供治疗的同意。这一过程包括患者与医务人员之间的谈话,内容涉及介绍根据患者病情应用各种治疗的风险与获益,这是保护患者自主权的手段。理想情况下,应当对以下内容取得知情同意。

1. 操作(如气管插管、机械通气、中心静脉插管、纤维支气管镜)。

2. 治疗(如升压药物、输血、化疗)。

3. 研究 对于危重病患者的相关研究而言,获得知情同意非常困难。

225

由于病情严重或用于减轻痛苦的镇静/镇痛药物的影响,很多患者缺乏决策能力。很多情况下,在必须决定是否入选研究时决策代理人也不在场,尤其当研究涉及紧急治疗措施时。这一问题的实际解决方法是豁免知情同意,美国保护人类受试者联邦法规仅将豁免权限制于某些特殊情况,包括要求参加研究可使受试者"直接受益"。如果研究方案计划入选危重病患者,建议研究者向当地医院伦理委员会咨询以获得进一步的指导。

C. 缺乏决策能力的患者在 ICU 极为常见(见上),对提供符合患者自主权的治疗提出了挑战。

1. 预先指示(advance directive) 指一旦患者不能进行交流时,有关其医疗意愿的说明,在上述情况下非常有帮助。在美国各个州预先指示的格式有所不同。

a. 健康代理人或健康永久授权书:是由患者为失去决策能力的状况提前准备的法律文件。这一文件指定了在这种情况下患者希望负责医疗决策的代理人。如果主要代理人不能或不愿完成上述职能,这种文件通常提供第二选择。理想情况下,患者应当就治疗和生命价值的意愿与代理人进行交流,以便代理人替代患者作出准确的决策。

b. 生前预嘱(living will):是描述在特殊情况下患者接受或拒绝治疗的意愿的相关文件。这些文件反映了患者既往表达的意愿,因此在决策过程中应当加以考虑,但美国各州对于生前预嘱的法律效力有不同规定。根据个人情况不同,这些文件的内容可以从一般性阐述到非常详细。因为患者常常不能准确预测可能发生的健康状况,部分生前预嘱对于当前 ICU 的状况仅有些许帮助。例如,很多文件表明,在持续植物状态(PVS)或医师认为病情没有恢复的希望时,患者不愿继续维持生命支持治疗。然而,PVS 是神经系统损伤的少见预后,"病情没有恢复的希望"需要对预后的判断,而且"有意义的病情恢复"对不同患者的意义也需要主观理解。ICU 医师可能无法提供这一信息。对于生前预嘱的理解最好由与患者最亲密的人进行解释(见 Ⅱ.D)。

c. 越来越多的情况下,司法体系认识到预先指示可能仅通过语言表述,因此在没有书面文件时,患者就医疗决策向家属、亲密朋友或医务人员的叙述可以作为治疗决策的框架。

2. 没有预先指示的情况下,决策的选择包括:

a. 实际代理人常常是患者最近的血亲,在某些情况下也可以是患者信任的朋友。需要提醒代理人应当替代患者作出其具有决策能力时可能作出的决定。

　　b. 如果没有家属或朋友,或他们不能根据患者最佳利益作出决策,最终的解决方法是由法庭指定一名法律监护人。近期一项研究提示,ICU 死亡的患者中属于这种情况者多达 25％,尽管平均仅为 5％。存在上述需求时,患者究竟希望由谁替代他们作出影响生命的决定? 为回答这一问题,一项研究对没有家属的无家可归者进行了调查。结果提示,受试者更愿意由医师而非法庭指定的监护人作出决定。有关这种情况下由何人作出决策并无共识,尽管多个医学专业组织作出了各种推荐意见。一些组织建议由法庭负责决策,而其他组织表示反对,认为负责诊治的医师是最佳的决策人选。如果无决策能力的患者没有预先指示,没有指定代理人,也没有家属或朋友时,ICU 医疗团队应当熟悉医院政策和法律规定。此时可能需要医院伦理委员会参与(见Ⅱ.F 部分)。

　　D. 患者家属的介入

　　1. 与无决策能力患者的家属进行有关治疗的讨论,对于适当的治疗非常关键,最好安排在安静私密的环境中进行,且不应过于匆忙。如果患者仍具有决策能力,如有可能,应请患者参与讨论。医师应当避免在 ICU 内或医院走廊上进行上述谈话,因为在这种环境下医师容易注意力分散,并且违反保密原则,这有可能影响家属对危重病医疗团队的信任,而且违反美国健康保险易移植性和责任性法案(HIPPA)的规定。可以使用 ICU 中患者的单间病房以便患者参与讨论;或者,ICU 附近一间舒适的会议室也是较为理想的谈话场所。

　　2. 参加家属沟通会议的人员应当包括:

　　a. 患者的近亲,包括健康代理人或即将担任代理人的人员。

　　b. 患者的家庭医师,或与其建立了长期信任关系的医师。

　　c. ICU 的主治医师及 ICU 护士。有时,医疗辅助人员(如呼吸治疗师、理疗师或职业治疗师)在场也有帮助。

　　d. 必要时,顾问医师可以提供有关患者病情、治疗选择或预后的相关信息。

　　e. 适当时辅助支持人员,包括社会工作者及牧师。

　　3. ICU 医疗团队应当了解并尊重有关重症和临终治疗的文化差异。

　　4. 在与家属讨论时,应当说明住 ICU 中或住院过程中的错误。在美国医疗体系中这一增加透明度的趋势,其实反映了从既往家长式的医疗方式向新认识过渡的过程,即住院过程中存在很大的可能发生错误,特别对于危重病患者而言。估计数字显示,多达 1/3 的 ICU 患者在病程中受到用药错误的影响。ICU 所涉及的医疗复杂性,包括具有明显风险的操作,每位患者海量数据的收集,医疗团队中包含诸多医务人员等,均可导致错误增加。一旦发生错误,多数专家同意在以下情况下考虑向家属说明:①危害已经发生;②如果认识到错误,经过相似培训的医师可能采取其他的治疗措施。说明的目的在于道歉,诚实,并对患者(和家属)的处境表现同情。观察资料显示,尽管医师有所顾虑,但对待医疗错误的这种方式能够减少医疗差错投诉的风险。在准备说明沟通会时,建议医师寻求本院专家的帮助。有关沟通技巧的正式培训,以及遵循"如何传递噩耗"的原则可能对团队中所有人均有帮助。

5. 复苏时家属是否应当在场尚存在争议,但得到了部分医师和专业组织的支持。"以家属为中心的医疗"寻求在危重病患者经常生活的环境下持续治疗。作为这一行动的一部分,复苏过程中家属在场,可以使患者在生存或死亡的经历中得到家属的支持,有助于家属克服悲痛,并增进家属与医务人员的联系。反对意见包括对参与抢救人员的行为造成危害,影响复苏抢救,并加重对目睹某些可怕复苏措施的家属造成的创伤。家属在场获得成功的关键在于医疗团队所有人员的参与,通过角色扮演或模拟进行预先准备,家属在场前及过程中对家属进行仔细筛查和对家属的支持,以及在事件发生后进行详细说明。研究表明,与医师相比,护士更支持在复苏过程中家属应当在场,美国的医务人员对这一新概念的接受程度存在地区差异。

6. ICU 治疗的目标应当与家属确认。对于许多患者,最明显的目的包括阻止死亡发生,治愈急性疾病,预防及减轻疼痛及痛苦,最终帮助患者恢复到患病前的功能状态。有些患者仅希望能够延缓疾病进程,以获得为期数月或数年的有意义的生活。有时,ICU 治疗的目的是延长患者生命,以待近亲赶到表达最后的敬意或同意器官捐献。

a. 患者的预后对于制订切合实际的治疗目标至关重要。在与家属会面前,医疗团队应当就患者预后进行讨论并达成共识,这一点非常重要。

(1)信息的一致性非常重要。有关患者预后的意见不同只能使家属感到困惑,常常延误治疗决策,增加苦恼,有时甚至导致对医疗团队的敌意。如果会诊专家的意见彼此不一致,ICU 医师或得到家属信任的家庭医师应当承担责任,向家属介绍患者的整体情况。

(2)在与家属讨论的过程中需要耐心。指出患者预后不良将会给家属毁灭性的打击;医师应注意表示同情与理解。应当给予家属充足的时间进行思考并提出问题。通常,第一反应是拒绝接受挚爱亲人的现状。此时,ICU 医师应当温和地重申患者病情,并允许家属表达悲伤之情。接受不良预后可能需要经过数日甚至数周的多次讨论。

(3)可能建议进行有限时间的试验性治疗。例如,对于急性肾衰竭且病情恢复预后不清楚的患者,可以进行短期(如 7 天)的肾脏替代治疗。重要的是在上述试验性治疗结束后,医务人员重新召集家属,讨论治疗反应,确定下一步的行动计划。

b. 在讨论治疗目标的过程中,应当阐明并强调患者的价值观。这需要医务人员认真倾听。可以提出开放式问题,如"对你(你的父亲、你的姐姐等)而言,是什么使得生活最有意义?"如果预后较差,估计患者可能死亡,可以询问"你是否曾目睹家属或朋友去世?"如果回答是"那么哪一部分是好的? 哪一部分是不好的?"这样的问题有助于了解家属既往有关死亡的经历,解决其顾虑。

c. 一旦有关预后的讨论结束,家属可能要求或者医师可能建议限制维持生命的治疗措施,亦称"不复苏"(DNR)。DNR 需要明确当患者处于紧急且危及生命的不稳定状态,需要立即治疗以挽救生命的情况下,应当采取何种治疗措施。此时应当对特异性治疗措施(如突发心脏或呼吸功能衰竭时心肺复苏、气管插管、电除颤以及药物治疗)提出明确意见并记录在案。简单的"DNR"医嘱是不够的,因为对于不同的医务人员,DNR 的含义并不相同。当与家属讨论限制治疗措施时,医师应当根据最佳的临床判断,向家属介绍每项治疗的风险、益处以及预期转归。医师还应当指导家属在决策时内部达成一致,例如,决定要求积极手术治疗,但不接受围术期气管插管和机械通气,这提示部分家属缺乏理解,可能需要针对治疗选择和预期后果进行更长时间的讨论。还应当向家属强调,同意限制治疗措施并非意味着患者已经毫无希望,也不意味着除已经讨论的特异性治疗外,还应限制其他治疗措施。在这种意义上,DNR 一词已被医务人员及家属错误地等同于撤除所有治疗,因此通常认为有不吉利的含义。需要向家属保证,改善患者病情的现有治疗将会继续进行,除非进一步作出限制或放弃治疗的决定(见后)。

d. 最终,需要作出限制或放弃治疗的决定。多数危重病患者没有能力作出这一决定,因此需要代理人的参与。在作出限制治疗的决定时,患者的代理人应当运用代理判断,或者确定患者本人希望接受何种治疗。代理人应当参考有关患者意愿的书面记录,或过去有关临终遗愿的谈话。在进行决策时,代理人应当避免混杂自己的偏好或价值观。如果不了解患者对于临终治疗的意愿,应当依据相对利弊的原则作出决定。在此过程中,需要衡量各项治疗的可能益处及其副作用,最终决定接受或拒绝该项治疗。因此,代理人可能同意应用抗生素,希望肺炎治愈,但是拒绝肺部活检,因为考虑到操作会带来疼痛。限制治疗和放弃治疗之间(包括输液和营养)并不存在伦理或法律上的区别,但是部分家属在心理上更容易接受限制维持生命的治疗。

e. 家属作出放弃或限制治疗决定时,可能是了解患者去世后家属意愿的适宜时机。例如,家属或医务人员可能希望进行尸检以了解和确定死因。也可以提出有关患者或家属器官捐献意愿的问题(见Ⅵ)。尽管在患者仍然存活时讨论这一问题看似有些荒唐,但多数家属希望医务人员坦诚相告,以便对后续事件做好准备。另外,事先进行这种讨论常常较容易,能够避免患者去世时家属受到强烈的悲伤情绪的影响。

7. 如果 ICU 团队认为患者目前的治疗无效(即仅能延长死亡过程),则可以建议放弃治疗以减轻临终患者的痛苦。判定治疗无效非常困难,因为现有技术能够延长多器官功能衰竭患者的生存期,而且很少有医师能够准确判断患者将死于 ICU。在会见家属前,ICU 团队的所有成员应当就进一步治疗的无效性达成共识。同样,医师的耐心与同情心对于患者家属接受这一现实至关重要。如果发生任何矛盾,建议向医院伦理委员会咨询(见Ⅱ. F部分)。

E. 儿科患者需要特殊考虑。从法律上,应由患儿父母作出临终决定。然而,从伦理上,患儿也可以参与作出决定,这取决于患儿的发育水平及其决策能力。如果患者过于年幼无法参与决策,则需要由父母权衡各项治疗的利弊,根据患儿的利益作出决定。在讨论儿科 ICU 患者的临终问题时,儿科 ICU 医师应当注意患儿家庭动力学以及教育方式。

F. 医院伦理委员会通常由接受过医学伦理学培训的医务人员组成。

1. 伦理委员会的目的是就伦理学的两难问题对临床医师进行教育并提出建议,同时寻找伦理冲突的解决办法。伦理委员会对病例进行客观分析,并根据伦理学基本原则指导患者、临床医师及患者家属就治疗过程达成共识。伦理委员会应当:

a. 对每位医务人员、患者及其家属提供帮助。这样就削弱了在医院环境中所造成的不平等,营造了各方意见都得到尊重的气氛。

b. 对某一问题提供答案。应当记录患者病情及预后。

c. 不能代替与家属就临终问题进行的沟通。

2. 在某些情况下,医院政策可能要求伦理委员会提供意见。例如,对于传统“弱势”人群如儿童或没有任何代理决策者的患者,放弃治疗的决定应当得到伦理学专家的帮助。

3. 伦理委员会应当参与制定和实施医院冲突解决规定。这一规定适用于医师与患者和(或)家属之间存在不可调和的分歧,且常规决策机制(如非正式讨论,医患会面,社工、神职人员或伦理学顾问的协助)无效等少见情况。规定应当说明达成一致所需的详细步骤;而当矛盾无法解决时,规定也应介绍处理程序,即如何将患者的医疗工作移交给另一位医师、医疗小组或医院。

Ⅲ. 放弃生命支持治疗的指南

A. 放弃生命支持治疗的目的包括:

1. 增加患者舒适感并尊重患者的意愿。

2. 给患者家属以慰藉。

3. 维持或恢复患者的交流能力。

4. 停止繁重的治疗。

5. 允许死亡的发生。

B. 应当根据姑息治疗及舒适治疗的目标再次核对所有医嘱。可能需要就姑息治疗进行会诊,尤其当患者在 ICU 之外仍需继续治疗时。应当继续进行或进一步加强增加患者舒适感或减轻痛苦、焦虑或躁动的治疗(表14-1)。旨在维持生理稳态或治疗基础疾病的治疗不再具有适应证,应当停止。这些治疗包括 ICU 患者的很多"常规"操作及干预治疗(表 14-2)。应当权衡各项治疗措施的受益及负担情况,以决定是否应当终止该项治疗。终止治疗的确切顺序常依据患者或家属的意愿或患者病情。通常情况下,应当按照循序渐进的过程,在停用升压药、抗生素或肠内营养后再停止机械通气。但是,在患者床旁应当始终有医务人员,特别是有经验的医师,对患者进行一如既往的关心与照顾。应当制订明确的计划监测患者的不适程度,并使用药物进行治疗,同时应当预先将这一计划告知家属。作出放弃生命支持治疗决定的同时,应当加强病情观察及床旁照顾,而并非撤离医务人员。

表 14-1　舒适及姑息治疗措施示例

清除口腔分泌物	解热药物
继续日常护理及清洁措施	非甾体抗炎药
为清醒患者提供食物和水	预防消化道出血
抗惊厥或抗癫痫治疗	止吐药
麻醉药物	空气湿化
镇静药物	

表 14-2　在放弃生命支持治疗过程中可以终止的常规治疗措施示例

为实验室检查而频繁进行的静脉采血

频繁的生命体征测定

外周及中心静脉穿刺置管

影像学检查

积极的胸部理疗及气管内吸痰

伤口的清创术

　　C. 个体情况存在很大差异。每位患者的情况都是独特的。在这一过程中最重要的是患者或其代理人的意愿。必须尊重患者的自主权。其次应当确保患者的舒适及家属的慰藉。应当了解并尊重患者及其家属的文化习惯及信仰。对于每个病例，都应当向家属清楚解释放弃治疗的过程，并对可能发生的情况加以说明。例如，需要解释发绀时皮肤颜色的改变，呼吸功能障碍时分泌物潴留引起的噪声，以及死亡前出现的不规律的呼吸节律等。通常，患者及其家属有关拔除气管插管的愿望很容易满足。但是，对死亡进程的预测以及患者实际病情，决定了应当放弃何种治疗，放弃治疗的速度，以及满足家属要求的能力。预计很快发生死亡时，可能无法满足家属有关拔除气管插管以及与患者沟通和长时间陪伴患者的要求。

　　D. 可以放弃的生命支持治疗包括：

　　1. 升压药物及正性肌力药物　持续的药物性循环功能支持可以终止而不需要逐渐减量。逐渐撤除循环支持无益于维持患者舒适。

　　2. 患者及其家属通常认为体外生命支持治疗是有创的。这些治疗需要保留血管内置管，床旁还需要额外的设备和人员。间断的体外支持（如间断血液透析）可以不再重新开始。持续性肾脏支持（如持续静脉-静脉血液滤过等）也可以停止。停止透析后患者通常不会立即死亡，常常在停止治疗1周后才会死亡。持续循环支持（如心室辅助、体外膜氧合、主动脉内球囊反搏）也可终止，终止上述治疗后患者通常很快死亡。有关拔除血管内装置的决定应当考虑到患者舒适和家属意愿，但也需要考虑未能纠正凝血功能异常导致的出血风险。

　　3. 抗生素及其他治疗性药物　一旦作出终止生命支持治疗的决定，就不再继续"治愈"患者的治疗措施。这些治疗包括肿瘤化疗、放疗，激素以及抗生素。但是，仍可继续某些治疗，如用于口腔卫生的局部抗真菌治疗，或用于治疗的抗生素。

4. 氧疗　避免低氧血症不再是治疗目标,因此可以终止氧疗,使患者重新呼吸空气。即使决定继续维持机械通气,上述措施仍是合理的。如果患者脱离呼吸机,但仍保留人工气道(如气管插管或气管切开),应对空气进行湿化以避免气道及气管内分泌物干燥所引起的刺激。

5. 机械通气　一些研究提示,终止生命支持治疗时,机械通气是最常终止的治疗措施。但是,有些医师更愿意停止除机械通气外的其他治疗(如升压药物),希望患者在接受机械通气的过程中去世。同样,在病程较长时,患者家属可能已经逐渐适应 ICU 的环境,包括监护仪、人工气道和呼吸机。他们可能会担心撤除机械通气或人工气道后,患者将遭受痛苦。此时合理的选择是终止其他生命支持治疗,而继续机械通气或气道支持。然而,从伦理或法律的角度分析,机械通气与其他生命支持治疗(如透析)并无差异,当患者或其代理人认为这些治疗并无意义时即可终止。

a. 可以通过降低吸入氧浓度直至空气,降低呼气末正压,随后缓慢降低呼吸频率逐步撤离机械通气。不同医师逐步撤离机械通气的速度差异很大。撤离过程相对缓慢可能延长死亡过程,从而给家属错误的希望即患者能够存活。

b. 机械通气可以完全停止,并通过 T 管给予湿化空气,或者在撤离呼吸机后拔除气管插管。与逐渐降低机械通气的强度相比,拔除气管插管可能导致患者更快死亡。重要的是,拔除气管插管不会导致患者更加不适,也不增加阿片类药物剂量。每种方法适用于不同的特定情况。患者维持气道通畅的能力,分泌物的多少,患者及其家属的感受,以及麻醉药和神经肌肉阻滞药等混杂因素,都决定了撤离机械通气的具体方法。在撤离机械通气期间,不必进行有创监测、动脉血气分析及氧饱和度测定。

c. 撤离机械通气后患者的死亡时间并不确定,取决于呼吸衰竭的病因和严重程度。通常在撤机后数小时至 1 天内死亡。但是,一些研究发现,在决定终止机械通气后,少数慢性肺疾病患者病情良好,最终存活出院。

6. 营养(肠内或肠外)、液体复苏、输血和静脉输液等治疗的目的都是使患者恢复健康,因此可以终止。可以拔除经鼻或经口胃管。病例报告及对照研究表明,停止肠道营养和静脉输液极少引起患者不适。

E. 药物治疗的适应证

1. 期望患者舒适的措施　临床医师不应因为顾虑可能加速患者死亡,而限制应用使患者舒适的措施。对于在停止生命支持治疗过程中接受大剂量阿片类药物以解除不适的患者,其平均生存时间与未应用阿片类药物的患者基本相同,表明死亡时间的决定因素是基础疾病而并非姑息治疗药物的应用。

2. 治疗标准 在限制和放弃生命支持治疗过程中,镇静药和镇痛药的应用与危重病患者的标准治疗相同。在限制和停止支持治疗时,大多数ICU患者都应用这些药物。当然,有决定能力的患者可以拒绝使用这些药物以保持清醒。对不能受益的患者(如昏迷患者)不应使用上述药物。

F. 特殊适应证

1. 疼痛 患者对疼痛和不适的主诉是治疗的最佳指导。患者通常不能进行有效的交流。疼痛的其他症状和体征如呻吟、多汗、躁动、呼吸急促和心动过速可能有参考价值。

2. 缺氧/呼吸困难 特别在终止氧疗和机械通气支持后,可以预期患者将感到不适,应当按照预先估计的剂量应用抗焦虑药物和阿片类药物。必要时应立即给予额外剂量的药物,并持续输注阿片类药物。临床医师应能够立即并且持续评估患者的舒适度,必要时使用额外的药物。

3. 临终喉鸣 濒临死亡的患者,特别是拔除气管插管的患者,可能会发出嘈杂的、漱口样的呼吸声。尽管这些声音可能伴有呼吸困难的症状,但这些声音更容易使得在场家属感到痛苦。治疗包括改变体位、轻柔的口咽部吸引、使用抗胆碱药物,并帮助家属做好准备。

4. 焦虑 预期生命支持治疗即将终止时,清醒患者会表现不同程度的焦虑。尽管非药物措施能够非常有效地缓解焦虑,但在终止生命支持治疗如机械通气以前,患者有时要求进行深度镇静或使意识消失。尽管深度镇静可能加速死亡,但应当尊重这些要求。

5. 躁动或活动过多 有些患者可能出现非特异性活动。照顾患者的人通常认为这些活动表明患者的不适或痛苦。此时应当增加镇静深度。不应使用神经肌肉阻滞药物,因为这种药物不能解除患者的痛苦。

6. 避免终止的药物 通常,患者在疾病治疗过程中已经使用大量阿片类药物或镇静药物。在终止支持治疗过程中,应将患者个体药物剂量范围作为指导,增加阿片类药物和镇静药物的剂量。当然,不能因为顾虑到停用呼吸机后患者可能出现通气不足,而在停止支持治疗前减少镇静药物或阿片类药物的剂量。

Ⅳ. 药物的选择(见第7章和附录)

A. 在停止生命支持治疗过程中,阿片类药物是治疗疼痛、呼吸困难或呼吸频数的一线药物。用药途径、药物剂量及给药间隔必须个体化。静脉用药是最常用的给药途径,而药物推注能够最迅速地缓解疼痛,此后应当持续静脉输注,必要时可以另外推注药物。常用阿片类药物及剂量的总结见表 14-3。与成人不同,儿童使用阿片类药物的剂量尚未明确。对于婴幼儿,最初推注吗啡后(初始剂量 0.1~0.2mg/kg IV),可以持续输注[10~25μg/(kg·h)]。有时可能需要使用很大剂量以确保完全消除患者的不适。

表 14-3　阿片类药物初始剂量

药名	推注剂量	持续输注剂量
二氢吗啡	0.02mg/kg	—
芬太尼	0.5~1.5μg/kg	2~4μg/(kg·h)
美沙酮	0.1mg/kg	—
哌替啶	0.5~1.0mg/kg	0.5mg/(kg·h)
吗啡	0.05~0.1mg/kg	0.1~0.5mg/(kg·h)

注:上述剂量指无药物耐受患者的初始剂量。药物剂量应根据疗效进行调整,不应顾及最大剂量限制

B. 苯二氮䓬类药物可用于治疗焦虑。常选用劳拉西泮,因为其静脉及口服剂型具有可预测的药效学特点。

C. 当存在谵妄(急性神经错乱状态)或苯二氮䓬及阿片类药物无法控制的躁动时,可以使用氟哌啶醇。一项针对医师的调查表明,几乎 1/4 的医师偶尔应用氟哌啶醇作为终止生命支持治疗时的辅助手段。氟哌啶醇不影响呼吸驱动力。

D. 异丙酚是一种强效催眠药物,可用于镇静或快速诱导意识丧失。这有助于进行操作,并可以迅速达到理想的镇静程度。异丙酚降低血压及呼吸驱动力的作用呈现剂量依赖性。

E. 巴比妥类药物如硫喷妥是一种强效催眠药物,可以迅速导致意识丧失。其药效学特点与异丙酚相似,但是其药代动力学特点却不尽如人意。因此,在大多数 ICU 中,异丙酚已经从根本上取代了短效巴比妥类药物。

F. 抗胆碱药,例如阿托品、异丙托溴铵(ipratropium bromide)和格隆溴铵(glycopyrrolate),可用于减少引起临终喉鸣的口腔和气道内过多的分泌物。由于具有中枢神经系统副作用,一般应避免使用阿托品。格隆溴铵是强效止涎药,可以静脉注射或雾化用药(5~10μg/kg 每 4 小时一次)。东莨菪碱(scopolamine)的优点是具有经皮吸收的剂型。

G. 对于 ICU 的严重急性呼吸功能衰竭患者,有时需要使用神经肌肉

阻滞药（详见第 7 章）以便于进行机械通气。一旦决定放弃支持生命治疗，就不应继续使用神经肌肉阻滞药物。神经肌肉阻滞药物不能增加患者的舒适度，也没有镇痛或镇静作用。使用神经肌肉阻滞药物的患者不能通过交流、运动或呼吸急促表达不适。因此，消除不适所需的阿片类药物和抗焦虑药物的精确剂量难以确定。尽管在撤离机械通气前可以应用药物对抗神经肌肉阻滞剂，但是，有时药效持续时间过长因而不能充分拮抗，或在拮抗后仍存在明显无力。对于不能维持自主呼吸或通畅气道的患者，很多临床医师在拔管时感到不安。此时，医师可能决定不再撤离机械通气，或者在应用大剂量镇静药和阿片类药物以确保患者意识消失后再撤离机械通气。

H. 安乐死在美国的很多州并不合法（见 Ⅷ）。不能将引起死亡作为用药的唯一和明确的目的。这样的药物干预包括使用神经肌肉阻滞药物导致呼吸停止，或使用氯化钾引起心跳停搏。

V. 脑死亡

A. 脑死亡指通过脑功能评估确认死亡，因为这与心脏死亡相区别。从伦理及法律角度，脑死亡等同于死亡，即使其他器官如心脏可能仍有功能。有时，患者及其家属的文化和宗教信仰并不认同脑死亡，因此难以接受这一概念。由于患者已经死亡，医师有责任终止治疗，尽管这可能对患者家属造成很大压力。从我们在麻省总医院的经验来看，患者家属最终能够接受这一概念，尽管这可能需要具有相同文化或宗教背景并受到家属信任的社工或牧师的额外帮助。实际上，诊断脑死亡意味着在获得同意（死亡前患者本人同意，或死亡后家属同意）和医学条件符合的情况下，患者可能成为器官供体。

B. 根据当地认可的指南确定脑死亡诊断。我们的指南详见第 36 章。

Ⅵ. 器官捐献 传统上，大多数器官来源于仍有心跳的脑死亡患者。但是，由于可供移植的器官数目与等待移植的患者数目之间存在巨大的差异，近期心脏死亡供体（DCD）重新引起人们的兴趣。通常，由于疾病本身（如全身性感染）或重要脏器功能衰竭，危重病患者不能成为器官供体。但是，由于有些患者适于作为供体，而且 ICU 死亡患者人数众多，因此 ICU 自然而然成为讨论这一话题的场所。

A. 与器官获取组织（OPO）进行早期联系非常重要。在美国，为了增加器官供体的数量，Medicare 和 Medicaid 服务中心（CMS）规定，医院必须向当地 OPO 汇报所有死亡病例包括濒死患者。另外，当地 OPO 必须参与医师与家属进行有关器官捐献的讨论，研究表明，由富有经验的人员提出有关器官捐献的建议,更容易得到家属的同意。ICU 团队应了解 OPO 在患者死后有关药物(如升压药、利尿剂)、机械通气设置及实验室血液检查方面的要求。器官共享联合网络(UNOS)出版了有关器官供体(包括仍有心跳的供体和 DCD)的简要清单,在以下网站很容易得到(http://www.unos.org/resouces/donorManagement)。

B. 与家属协商器官捐献时必须掌握技巧,并且向当地 OPO 的专业人员咨询。对于 DCD 病例,伦理上要求在医疗代理人或患者家属同意停止生命支持治疗后,方可讨论器官捐献。理想情况下,应在一位已经与患者家属建立良好关系的医师监督下进行讨论。问题可从询问家属患者是否曾经表达过死后对其器官使用的意见开始。自己所爱的人的身体的一部分可能挽救他人性命,并在某种意义上继续着已逝去的生命,很多家属想到此就会感到慰藉。

C. 对器官供体的治疗具有挑战性。经常遇到的生理问题包括低血压、心律失常、低氧血症和尿崩症。为保证器官捐献的成功,ICU 医疗团队需要进行精心的照顾,并遵从器官获得机构的指导。对于 DCD 病例,以确保患者舒适为目标的人文关怀(包括应用阿片类药和遗忘药物)优先于器官保护这一目标。医院应当对 DCD 进行全面的考虑,并最好有书面的治疗方案指导。该方案应明确规定如下内容:

1. 器官供体和受体的医务人员不应重叠,以避免利益冲突。

2. 负责宣布心脏死亡的医师。

3. 心跳停止至宣布死亡的时间间隔,目前在麻省总医院为 5 分钟。

4. 获得同意以及为获取器官应用必需药物(如肝素)的过程。

5. 在患者死亡时允许家属在场(在 ICU 或手术室)。

6. 对于停止生命支持治疗后无存活希望的病例,终止支持治疗后无法获取器官的时间间隔;目前在麻省总医院为 2 小时。

D. 如果医院的器官移植小组将参与器官获取或器官移植,应当与其建立联系,如果供体情况发生任何变化,从而需要加速器官获取,应当迅速通知器官移植小组。

Ⅶ. 支持生存者

A. 在患者死亡过程中以及死亡后,对生存者的支持应当始于 ICU 医护人员与其诚恳、频繁且富于同情心的交流。家属感谢有经验的医务人员的指导,从而帮助他们在患者死亡过程中有所准备,特别是当撤除生命支持治疗后。应当使家属相信已经采取措施保证患者的舒适,并使其理解在死亡过程中有些现象(如喘息)和声音(如咕咕声)是正常的,而且无法完全避免。死亡的环境应尽可能满足患者和家属的期望。

1. 隐私对于有尊严的死亡非常重要。通过封闭 ICU 的隔间,将濒死患者及其家属与 ICU 繁忙的日常工作相分隔,可以达到这一目的。另外,患者或家属可能要求转入病房内的单人房间或医院内的临终关怀病房等待死亡。如果死亡前患者的情况允许转运,应当满足这些要求。

2. 文化背景和个人价值观将决定哪些人员可以守护在临终患者床边。有些患者可能需要一至两名近亲;而其他患者可能有大量亲属在场。此时 ICU 医务人员应当尽力满足这一要求。

a. 社会工作者是了解家属宗教和文化背景,并向医务人员转达家属意愿的重要中介。

b. 死亡时如有牧师在场,许多患者和家属将感到慰藉。因此,可以安排患者的宗教代表或医院牧师在场。

B. 对医务人员的支持也非常重要。医疗团队的成员(特别是实习生和年轻医师)通常会因允许患者死亡而感到不安。在医学院内的授课极少涉及临终状态的内容,医师和护士只能通过实践经验学习。听取医疗小组的报告(第 38 章),以及高年资人员及医院伦理学家的加入都是很有帮助的。

Ⅷ. 法律问题 临床医师如果按照以上步骤与患者及其家属就伦理及临终治疗进行诚恳公开的交流,应该很少需要诉诸法律来解决这类问题。联邦法律已经就临终治疗的一般原则进行了规定,但相关细节可能需要参照本州的法律。因此,建议医师熟悉本州有关临终治疗方面的法律。以下总结了一般的法律原则,在临床医师遇到伦理学和临终治疗问题时可能有所帮助。

A. 进行决策时患者的自主权至关重要。研究反复证明,患者可能拒绝生命支持治疗或其他治疗。

B. 对于没有决策能力的患者而言,预先指示是指导医疗决策的最佳信息来源。因此,很多州都承认患者在其他州作出的预先指示,或承认采用非标准表格表达的预先指示。有关意愿的口头交流也可以作为预先指示。代理人进行替代决策的作用已被证实并得到支持。

C. 人类生存的价值不仅限于生物学存在。因此,代理人可能根据有意义生存的可能性(生存质量)作出放弃治疗的决定。

D. 可以终止曾经提供的治疗。某种生命支持治疗一经使用便不能停止,这种观点并不正确。

E. 临终决定最好由医师、患者和(或)家属共同作出,必要时可寻求医院相关机构（如伦理委员会）的帮助。在大多数情况下，终止治疗并不需要法庭的干预，仅当州法律或医院规定要求时才会申请法庭裁决。这常见于有关缺乏决策能力的患者出现严重且不可调和的矛盾时。

F. 停止输液或营养支持与停止其他生命支持治疗在法律意义上并无不同。除法律决定外，这一立场受到了包括美国医师协会和美国神经病学学院在内的很多医学会的支持。最近，法庭有关 2005 年 Terri Schiavo 病例的裁决也支持上述观点，尽管国会希望进行干预。

G. 临床医师不必进行自己认为无用的治疗。虽然仍存在一定的争议，但这一观点已经得到陪审团的支持。该案例涉及麻省总医院的一名患者，尽管一名家庭成员极力反对，临床医师仍然停止了呼吸机治疗。然而，建议医师寻求各种途径解决矛盾冲突（见 Ⅱ. F. 3 部分），包括在宣布违背家属意愿的意见之前，自己不再参与患者的治疗。

H. 使用药物治疗患者的疼痛或不适，但因导致意想不到的后果而加速死亡（"双重效应"原则），这并不会将处方医师置于犯罪的风险。对于受到顽固性疼痛或痛苦煎熬的濒死患者，法律允许进行终末期镇静（terminal sedation）。

I. 医师辅助死亡仅在俄勒冈州合法。

J. 安乐死目前在美国并不合法。

K. 终止生命支持治疗前并不需要向医院风险管理者咨询。一些医院应当了解，医院风险管理者的职责是保护医院的利益，并不能代表对于患者伦理或临床治疗方面的最佳做法。

L. 对不寻常的或存在疑问的病例，在作出决定前应当听取医院伦理委员会及医院律师的建议。

（杜　斌 译，翁　利 校）

参考文献

Annas GJ. "Culture of life" politics at the bedside—the case of Terri Schiavo. *N Engl J Med* 2005;352:1710–1715.

Bigatello LM, George E, Hurford WE. Ethical considerations for research in critically ill patients. *Crit Care Med* 2003;31:3(suppl):S178–S181.

Bloche MG. Managing conflict at the end of life. *N Engl J Med* 2005;352:2371–2373.

Boyle D, O'Connell D, Platt FW, et al. Disclosing errors and adverse events in the intensive care unit. *Crit Care Med* 2006;34:1532–1537.

McClenathan BM, Torrington KG, Uyehara CFT. Family member presence during cardiopulmonary resuscitation. *Chest* 2002;122:2204–2211.

Meisel A, Snyder L, Quill T. Seven legal barriers to end-of-life care: myths, realities, and grains of truth. *JAMA* 2000;284:2495–2501.

Quill TE. Initiating end-of-life discussions with seriously ill patients: addressing the "elephant in the room." *JAMA* 2000;284:2502–2507.

Sharma BR. Withholding and withdrawing of life support: a medicolegal dilemma. *Am J Forensic Med Pathol* 2004;25:150–155.

Truog RD, Campbell ML, Curtis JR, et al. Recommendations for end-of-life care in the intensive care unit: a consensus statement by the American Academy of Critical Care Medicine. *Crit Care Med* 2008;953–963.

White DB, Curtis JR, Wolf LE, et al. Life support for patients without surrogate decision maker: who decides? *Ann Int Med* 2007;147:34–40.

第 15 章

危重病医学中的循证实践和
基础统计学知识

Ala Nozari, H. Thomas Stelfox, and Edward Bittner

I. **循证医学**(EBM) 定义是指负责、明确、谨慎地将现有的最佳证据用于个体患者的医疗决策。EBM 是最佳研究证据与临床经验及患者个体情况的综合。通过鼓励医师明晰地解释其医疗决策过程,包括决策依据,将有助于提高获得最佳临床预后的机会。要达到所有的医疗决策都有科学证据是不可能的,但了解循证医学的益处和局限性将有助于我们对患者进行最优化的治疗。循证医学的具体实践可以采用四步法(图15-1)。

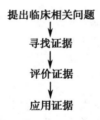

提出临床相关问题

寻找证据

评价证据

应用证据

图 15-1 循证医学方法的应用思路

A. EBM 的实践从提出临床相关问题开始。提出的问题越准确,临床医师就越可能在文献资料中找到合适的答案。每个问题均应明确以下方面:

1. 某种患者或某一问题。

2. 某种干预措施或某种诊断检查(如果相关)。

3. 对照组(如果相关)。

4. 预后。

B. 寻找最佳证据以求获得答案。临床医学领域的两个优秀数据库为 Medline(www.pubmed.gov)和 Cochrane 图书馆(www.cochrane.org)。

C. 对证据进行评价时要考虑以下两个简单问题：

1. 证据是否有效？

2. 结果是否重要？

例如，对系统评估进行评价时，应当确定作者是否努力检索与研究问题相关的所有原始研究报告，是否对这些研究报告进行了严格的评价，以及所得结论是否根据对符合预定质量标准的研究结果的全面总结。无论单一研究抑或 meta 分析，系统评估均应包括所有研究的可信区间(见第Ⅱ.A)。

D. 一旦确定证据有效，我们需要考虑证据结果是否有助于患者的诊疗。根据每个证据的特点考虑下列问题，能够指导证据的评价和临床运用(表 15-1)。

表 15-1 系统评价和运用循证医学的基础指南

研究	证据是否有效？	研究结果是什么？	该结果是否有助于具体诊疗操作？
诊断性	证据是否是独立、采用盲法、与"金标准"比较的研究？样本是否恰当地包括了各种类型的患者？"金标准"诊断方法是否用于所有患者？	是否有似然比值	研究结果在我的患者的临床条件下是否有可重复性和适用性？研究结果会改变我的诊断策略吗？
预后性	样本是否都诊断明确、恰当地包括了各种类型疾病、处于类似的疾病阶段？随诊是否恰当？观察终点是客观标准吗？对于重要的预后因素是否进行了测量和归因分析？	在特定时间段内，估计研究终点发生的可能性的是多少，精确度(即95%可信区间)如何？	研究中的患者与我的患者是否类似？研究结果是否会改变我的治疗处理？我能否采用这个研究结果给患者提供咨询？

研究	证据是否有效？	研究结果是什么？	该结果是否有助于具体诊疗操作？
治疗和预防性	是否用随机的方法对患者进行治疗分组？ 研究结论中是否纳入了所有患者的资料？ 对患者结果进行分析时是否是以原来随机指定的分组为准？（意向性治疗分析） 是否对参与研究患者、医疗人员和研究人员采用了盲法？ 各研究组的基线情况是否有可比性？ 除了需要研究的治疗措施外，不同研究组是否得到相同的治疗？	估计治疗效果的大小和精确度（即 95% 的可信区间）	研究中的患者与我的患者是否类似？ 是否考虑了所有重要的（阳性和阴性）临床结果？ 治疗的益处与其危害和费用相权衡是否值得？
系统综述	是否提出了一个临床焦点问题？ 每篇文献的选择是否有合适的标准？ 重要的研究是否有可能被遗漏？ 是否评价了被选择研究的有效性？ 不同的研究是否得到了类似的结果？	结果如何，精确度如何（即 95% 的可信区间）？	研究中的患者与我的患者是否类似？ 是否考虑了所有重要的（阳性和阴性）临床结果？ 治疗的益处与其危害和费用相权衡是否值得？

研究	证据是否有效?	研究结果是什么?	该结果是否有助于 具体诊疗操作?
临床决策 分析	是否检验了所有重要 的临床决策和结果? 是否有明确、合理的 过程用于分配几率? 是否有明确、合理的 过程用于分配实 效性? 对于证据不确定性 的潜在影响是否进 行了敏感性分析?	某一决策是否会 引起临床诊疗的 重要改变? 用于分析的证据 强度如何? 证据的不确定性 可在多大限度上 改变结果?	该几率估计与我 的患者的临床特 点是否相似? 其实效性是否反 映了我的患者的 价值?
经济分析	是否对不同策略进 行了全面的经济分 析比较? 是否对所有成本和 结果进行了正确的 测量? 是否给不确定性留 出了容许量? 治疗人群的成本和 效果是否与基线风 险因素相关?	每个策略的增量 成本和结果是 多少? 证据的不确定性 是否会改变结果?	我的患者是否可 有相似的临床结 果和成本? 治疗的益处与其 危害和费用相权 衡是否值得?
临床实践 指南	是否清楚地列举了所 有重要观点和结果? 是否有明确、合理的 方法对证据进行鉴 定、选择和组合? 指南是否不断地进 行合理的更新? 指南是否得到同行 认可?	指南的建议是否 有实用性,并与 临床联系紧密? 不确定性和价值 判断的影响如 何?	指南的基本目的 是否与我的目标 一致? 指南的建议是否 适用于我的患 者?

第 15 章 危重病医学中的循证实践和基础统计学知识

1. 诊断研究 根据任何一种症状、体征、实验室检查或上述内容的组合,很少能够完全鉴别患病人群与非患病人群。相反,通常根据"金标准"对疾病作出定义,因此规范地进行评价诊断方法的研究非常重要,它为诊断决策提供了坚实的基础。

2. 预后研究 预后是指对某一疾病结局的预测。预后研究描述了疾病按自身临床规律进展的过程、分期和临床特点。

3. 治疗或预防研究 治疗的选择可能影响疾病进程。并非所有治疗都同样有效,事实上有些治疗反而有害。

4. 系统评估、概述和荟萃分析 系统评估和概述指对医学文献任何形式的总结,荟萃分析指用定量方法总结研究结果的综述。

5. 临床决策分析 临床决策指在权衡各种诊疗措施的利弊后决定下一步诊疗方案。临床决策分析指在临床情况不确定的情况下采用定量方法指导临床决策。

6. 经济分析 经济分析是指从预后和医疗资源利用两方面对各种临床策略进行比较。

7. 临床实践指南是由各专业专家综合医学文献资料制定指导临床实践的实际建议并公开发表。

Ⅱ. 研究设计以及对证据有效性和重要性的评价

A. 定义

1. 偏倚 指系统误差或与真实值之间的偏差。临床研究中通常有两类偏倚,即选择偏倚和信息偏倚。选择偏倚指选择的研究对象缺乏可比性。信息偏倚指信息的获得和报告缺乏可比性。

2. 混杂 指研究变量、结果和第三方因素间的混合影响,其中第三方因素与研究变量有关,并且能够独立影响的发生预后的危险。这一外部因素即称混杂变量。

3. 效应修正 指某个第三变量数值大小对效应强度造成的变化。

4. 共干预 指研究组、对照组或两组均接受干预,共干预是研究方案以外的治疗干预措施,可能影响研究结果。

5. 疗效 指在理想条件下(如临床试验)医疗干预改善健康的程度。

6. 有效性 指在现实条件下医疗干预改善健康的程度。

7. P 值 指无效假设成立时,获得结果至少与实际观察结果相同的几率。换言之,P 值指完全由于偶然因素观察到某一结果或更极端结果的几率。P 值反映了样本量和相关性的强度。习惯上认为,$P \leqslant 0.05$ 具有统计学显著性。

8. 可信区间 指按一定的几率或可信度去估计结果的真实值所在的范围。可信区间提供有关统计学显著性（95％可信区间是 $P = 0.05$ 的补充）和数据变异率的信息。

9. Ⅰ类错误 指拒绝实际为真的无效假设的几率。出现Ⅰ类错误的几率用 α 表示。

10. Ⅱ类错误 指未能拒绝实际不成立的无效假设的几率，出现Ⅱ类错误的几率用 β 表示。研究的把握度是Ⅰ类错误减Ⅱ类错误的几率（译者注：应为 1 减Ⅱ类错误几率）（把握度＝1－β）。

11. 内部效度 是指暴露因素与结果间相关性的有效程度。

12. 外部效度 是指研究结果能够推广到研究以外的人群或临床情况的程度。

B. 流行病学研究 广义上分为两组，即描述性研究和分析性研究。描述性研究用于提出某种假设，而分析性研究用于检验假设。描述性研究主要有三类：病例系列报告、相关性系列研究和横断面研究。分析性研究可分为观察性研究（病例对照研究和队列研究）和试验性研究（干预研究，在医学领域通常被称为临床试验）。

1. 病例报告和病例系列报告记录不常见的医学现象，可能成为发现某一新疾病、某些暴露的不良作用或某一流行病的最早线索。

a. 优点：对提出假设非常有价值。如果病例系列报告的结果不寻常，出人意料，则有可能由其提出某种假设。

b. 局限性

（1）由于缺乏对照组，结果的解释受限制。

（2）不能用于验证是否存在真实的统计学联系。

（3）其结果来自于个人或少数人群的经验。

2. 相关性研究 描述整个人群中关注变量与预后之间的关系。

a. 优点

（1）由于资料信息已经存在，只要极少的资源就可很快地进行研究。

（2）能进行不同地域间的比较。

b. 局限性

（1）由于数据资料集中化程度高（如市、县或州），不能将个体暴露与预后相联系。

（2）不能控制混杂因素。

3. 横断面研究（患病率研究） 评价某一特定时间点个体暴露因素与结果的状态。

a. 优点

(1)暴露因素和结果资料均从观察对象个体获得。

b. 局限性

(1)不能建立暴露和结果之间的时间顺序。

(2)评价普遍性的结果,因此暴露与结果间的任何相关性都可能反映生存的决定因素。

4. 病例对照研究　是一种观察性研究,根据研究个体是否出现某种特定结果进行分组,有特定结果者为病例组,反之为对照组。然后回顾调查两组研究对象是否有某种暴露因素或具有某种特征。

a. 优点

(1)适合对少见结果进行研究。

(2)能够评价多种暴露因素。

(3)节省时间,节约费用。

(4)特别适合研究潜伏期长的疾病。

b. 局限性

(1)不能对结果发生率进行直接估计。

(2)不适合于评价少见暴露。

(3)易受选择偏倚和信息偏倚的影响。

(4)很难建立暴露和结果之间的时间先后顺序。

5. 队列研究是一种观察性研究,研究对象是无疾病个体,根据是否接触某种暴露将其进行分组,然后随诊一段时间(回顾或者前瞻性),观察是否出现关注的结果。

a. 优点

(1)可在暴露和结果之间建立时间顺序。

(2)允许直接估计结果的发生率。

(3)适合于评价少见暴露。

(4)可同时评估多个结果。

(5)尽量减小暴露评价的偏倚。

b. 局限性

(1)前瞻性队列研究有许多可行性问题需要考虑,包括是否能够募集足够的研究对象、能否保证完整的随诊、耗时长、花费大。

(2)回顾性队列研究需要得到足够数量的高质量记录。

(3)难以研究少见的结局。

6. 临床试验通常被认为是临床研究的"金标准",因为研究者可以控制研究对象的暴露状态。在大多数临床试验中,受试对象被随机分配至各暴露组。

a. 优点

(1)提供最强的因果证据。

b. 局限性

(1)伦理因素使得很多干预难以通过临床试验进行评价。

(2)很难找到足够数量的受试者愿意放弃被认为有效的某种治疗,即使尚无证据支持这种观点。

(3)临床试验通常有许多可行性问题需要考虑,包括资源消耗巨大。

(4)试验结果能反映在临床试验条件下某种暴露因素和结果之间的关系(疗效),但并不一定反映实际情况(有效性)。

C. 定量测定

1. 诊断性检查的选择和解释 是一个连续过程,其目标是减小患者诊断的不确定性,直到达到对患者进行治疗或不进行治疗的阈值。只有在得到诊断结果前即考虑患病几率,才可能对结果作出最佳解释。如果患病的验前几率很高,则阳性试验结果能够确诊疾病,但阴性结果却不足以排除疾病。当患病的验前几率很低,则阴性试验结果可以除外疾病,但阳性结果却不足以诊断疾病(表 15-2)。

表 15-2 评价诊断性检查的 2×2 表

试验结果	疾病	
	有病	无病
阳性	真阳性(A)	假阳性(B)
阴性	假阴性(C)	真阴性(D)

a. 敏感性指患者中出现阳性检验结果的比例:

$$A/(A+C)$$

b. 特异性指未患病者出现阴性检验结果的比例:

$$D/(B+D)$$

c. 阳性预期值指检验结果为阳性的患者的比例:

$$A/(A+B)$$

d. 阴性预期值指检验结果为阴性的受试者中未患病的比率:

$$D/(C+D)$$

e. 阳性似然比指检验出现阳性结果时患病的相对比值（译者注：患病人群检查结果阳性比例与未患病人群检查结果阳性比例的比值）：

$$[A/(A+C)]/[B/(B+D)]$$

f. 阴性似然比指检验出现阴性结果时患病的相对比值（译者注：患病人群检查结果阴性比例与未患病人群检查结果阴性的比值）：

$$[C/(A+C)]/[D/(B+D)]$$

g. 验前比指患者进行检验前患病的比数：

（患病可能性）＝（1－未患病可能性）

h. 验后比指患者进行检验后患病的比数：

（验前比数）×（检验结果的似然比）

i. 验后几率指有某种检验结果者最终患病的几率：

（验后比数）/（验后比数＋1）

2. 相关性测定　是用于确定一个变量变化与另一个变量相关程度的描述性统计参数，例如估计暴露及结果的相关性。通常需要计算两组结果发生频率的比率或绝对差值，分别从相对或绝对角度提示一组患者比另一组更容易出现结果的可能性有多大（表 15-3）。

表 15-3　用 2×2 表表示的便于相关性测定计算的数据资料

暴露	结局	
	是	否
是	A	B
否	C	D

a. 相对危险度是指一组患者（如治疗组患者）发生某种结果的可能性相对于另一组（如未治疗组患者）的比值：

$$[A/(A+B)]/[C/(C+D)]$$

b. 相对危险度降低是指两组结果事件发生率减少的相对比例：

（1－相对危险度）

c. 绝对危险度降低是结果事件发生率的绝对差值：

$$[A/(A+B)]-[C/(C+D)]$$

d. 需治疗患者数指为预防一例事件的发生需要治疗的患者数：

1/绝对危险度降低

e. 比数比是指两个研究组暴露或结果（根据研究设计而定）比数的

比值。

$$(A/B)/(C/D)$$

f. 如结果是不希望出现的负面效应,则相对危险度或比数比小于 1.0 表示治疗有益。

3. 证据的级别 有许多不同评价系统用于科学证据强度的分级。虽然对于最佳方法并无一致意见,但普遍认为某些研究方法不易受到偏倚的影响,因而能提供级别更高的科学证据(表 15-4)。医疗研究和质量机构确定了用于评价科学证据强度分级体系的三个重要因素

表 15-4 证据级别

证据强度增加 ↑	随机、对照试验
	全或无病例系列报告[a]
	队列研究
	病例对照研究
	病例系列报告
	专家观点

注:当有不止一项相关研究时,可通过系统评价对证据进行综合,如果入选研究质量很高而且结果一致时非常有价值。

[a]采用新的治疗前所有患者均死亡,而现在有些患者可以存活时,或此前有些患者死亡,而现在无一死亡(如青霉素)时,对新的治疗措施进行严密的科学评价存在困难,这种临床情况即全或无病例系列报告

a. 质量是根据不同研究减少偏倚的程度对其进行质量评定的综合指标。

b. 定量是根据研究数、总样本量或总体把握度对总体效应进行评定的综合指标。

c. 一致性是指采用不同方法的不同研究得到相似结果的程度。

D. 实践指南和推荐意见的分级

1. 有多种系统用于评价临床实践指南和推荐意见的质量。评价系统标准各不相同,采用不同系统时推荐意见也存在很大差异。因此,为减少错误,改进信息交流,促进对于临床实践各种选择的深入了解,需要采用系统的方法对证据质量及推荐意见的强度作出评估。

2. 推荐、评价、建立和评估分级系统(GRADE)是一种循证方法,用于

临床指南中证据质量及推荐意见强度的评价与分级。GRADE 方法首先对证据质量进行评价,然后获益与风险、负担和花费进行权衡,据此形成推荐意见并进行分级。GRADE 系统的重要特点是将"推荐强度"与"证据质量"分别进行分级。

a. 证据质量分为高(A 级)、中(B 级)、低(C 级)和极低(D 级)。证据的质量评定以下列四要素为基础:

(1)研究设计:基本研究设计,概括地分为随机研究和观察性研究。

(2)研究质量:详细的研究方法和实施,例如分配隐藏、盲法及随诊是否正确。

(3)一致性:不同研究对效果估计的相似性。研究间差异的方向、大小及显著性决定了不一致性的重要程度。

(4)直接性:研究对象、干预措施及预后指标与感兴趣的人群或干预的相似程度。

b. 随机试验应为高质量证据,但下列因素可使其证据级别降低,包括研究实施的局限性,研究结果不一致或不精确,间接证据及报告偏倚。

c. 观察性研究为低质量证据,但如果效果非常显著,也可升级为更高级别的证据。任何其他研究的证据级别都很低。

d. 推荐程度分为强推荐(1 级)或弱推荐(2 级)。

(1)对某一干预措施作出强推荐,表明遵循此推荐意见的预期疗效明显超过预期副作用(净获益)。

(2)弱推荐提示遵循此推荐意见的预期疗效可能超过副作用(需权衡利弊),但这种获益并不确定。

Ⅲ. 危重病医学的循证医学

A. 疾病严重度评分系统采用病史、体格检查和诊断性检查等因素,客观地衡量疾病严重程度,并判断预后。目前这些评分系统主要应用于四种情况:临床研究、行为评估、资源分配及指导个体患者的诊疗决策。成人危重病中最常用的评分系统为急性生理和慢性健康评分(APACHE)、简化急性生理评分(SAPS)和死亡几率模型(MPM)。此外,一些器官功能障碍评分现已用于危重病患者。虽然这些评分系统最初主要用于评价器官功能障碍,但器官功能衰竭与患者预后存在明确的相关性。

1. APACHE(Ⅰ~Ⅳ)基于以下假设,即入住 ICU 时疾病严重程度取决于患者的生理储备(年龄及并发症)与常见的急性生理异常程度(入院 24小时内最差值),包括体温、动脉血压、心率和动脉氧合指数等。APACHEⅡ评分可以很方便地登陆以下网址如 http://ww.sfar.org/scores2/a-

pache22. html 进行计算。由于原始模型非常复杂,因此建立了 APACHE Ⅱ系统,并对随后的模型(APACHE Ⅲ 和 APACHE Ⅳ)进行修正以获得更好的鉴别力和预后预测。APACHE Ⅳ 还包括一个单独用于冠脉旁路手术患者的评分体系。

2. SAPS(Ⅰ~Ⅲ)最初是 APACHE Ⅰ 分类系统的简化形式。SAPS Ⅱ有 17 个变量,其临床应用类似于 APACHE Ⅱ。SAPS Ⅲ 包括三部分评分(患者入院前特征、入院时情况以及急性生理指标),以避免仅依靠生理指标的评分系统的严重缺陷。

3. MPM(Ⅰ 和 Ⅱ)是一种统计学模型,利用患者的临床指标预测住院病死率而非疾病严重程度。其优点是此评分简单,且在 ICU 住院期间可对死亡风险进行连续评估。

4. 创伤和修订损伤严重度评分(TRISS)是用于创伤患者的损伤严重程度评分系统,并非针对 ICU 的创伤患者。

5. 多器官功能障碍评分是基于患者呼吸、肾脏、肝脏、心血管、血液和神经系统功能计算的器官功能障碍评分。

6. 序贯器官功能衰竭评估(SOFA)也是一种器官功能障碍评分系统,与 MODS 的不同之处在于对心血管系统的评估还包括了治疗干预。此评分也考虑了器官功能衰竭的严重程度随时间的变化。

B. 重症监护病房特别关注的预后

1. 住院病死率指在住院期间特定人群的死亡率。

2. 28 天病死率指在特定时间段内(通常为 28 天)特定人群的死亡率。

3. 住院时间通常用于评价急性病的持续时间,可进一步分为 ICU 住院日、总住院日及随后康复医院的住院日。

4. 脱离呼吸机天数指患者在特定时间内(如 28 天)在 ICU 存活且未行机械通气的天数。这是一个常用的指标,因为在大多数 ICU 中呼吸衰竭的发生率很高。

(彭劲民 译,杜 斌 校)

参考文献

Boyd CR, Tolson MA, Copes WS. Evaluating trauma care: the TRISS methodology. *J Trauma* 1987;27:370-378.

GRADE Working Group. Grading quality of evidence and strength of recommendations. *BMJ* 2004;328:1490-1498.

Guyatt G, Rennie D. *User's guide to the medical literature: essentials of evidence-based clinical practice.* Chicago: American Medical Association, 2001.

Knaus WA, Draper EA, Wagner DP, et al. APACHE II: a severity of disease classification system. *Crit Care Med* 1985;13:818–829.

Le Gall JR, Lemeshow S, Saulnier F. A new simplified acute physiology score (SAPS II) based on European/North American multicenter study. *JAMA* 1993;270:2957.

Lemeshow S, Teres D, Klar J, et al. Mortality probability models (MPM II) based on an international cohort of intensive care unit patients. *JAMA* 1993;270:2478.

Marshall JC, Cook DJ, Christou NV, et al. Multiple Organ Dysfunction Score: a reliable descriptor of a complex clinical outcome. *Crit Care Med* 1995;23:1638–1652.

Sackett DL, Strauss SE, Richardson WS, et al. *Evidence-based medicine: how to practice and teach EBM.* 2nd ed. Edinburgh: Churchill Livingstone, 2000.

Strand K, Flaatten H. Severity scoring in the ICU: a review. *Acta Anaesthesiol Scand* 2008;52:467–478.

Vincent JL, Moreno R, Takala J, et al. The SOFA (Sepsis-related Organ Failure Assessment) score to describe organ dysfunction/failure. *Intensive Care Med* 1996;22:707–710.

第 16 章

ICU 患者的转运

Emily Apsell and Michael Fitzsimons

越来越多的危重病患者需要在院内转运进行各种诊疗操作,或在院间转运以便接受更高水平的治疗。ICU 医师应当熟悉患者转运的指征、并发症、技术问题以及发表的指南,同时还应了解作为 ICU、手术室及医疗服务的直接提供者所担负的责任。

A. 院内转运指由于不能在患者所在病房安全实施某些诊疗措施,因而需要将患者在同一医院内的不同地点之间进行转运。例如,患者病情过重不能耐受手术,可能会将转运到内镜室或放射科进行其他操作。院间转运指将患者从一家医院转运到另一家医院,以接受更高水平的治疗。院间转运的目的地通常为"转诊中心",员工培训水平更高,能够提供更广泛的医疗服务,或者在某一方面经验丰富。

B. 患者转运的适应证根据病情决定,而院间转运时还与医院具体情况有关。必须充分权衡转运的风险以及可能的获益。

1. 院内转运目的地通常为诊断或治疗部门。ICU 患者一次外出"旅行"有 40% 的可能会改变治疗方案。放射科是最常见的转运目的地。血管造影和腹部 CT 检查最有可能确诊病情而改变治疗。

2. 研究证实,将患者转运至某些内科或外科水平更高的医院,可以降低病死率及罹患率。这称为"区域化"管理。针对围生期、新生儿、创伤、烧伤及脊髓损伤患者实施区域化管理均有益处。转诊中心医师接受更高水平的培训,能够提供更广泛的会诊服务,并有更多的临床研究经验。部分专门治疗可能仅有某些医院有能力提供,如高压氧治疗或机械心脏辅助装置。

a. 妊娠妇女可能因为母亲或新生儿的问题需要转院。与转运病情危重的新生儿相比,在生产前将妊娠妇女转运至三级医院可改善新生儿的预后。妊娠妇女转运需要相应的设备及技术力量,以便应对早产、胎膜早破、先兆子痫、子痫、出血及分娩。通常在转运过程中难以兼顾母亲的气道和盆腔位置。因此根据每个病例的情况决定事宜的转运体位。在转运妊娠妇女的过程中,必须保持子宫左侧位以保证母体的静脉回流。

　　b. 脊髓损伤:脊髓损伤患者早期转运至专科治疗中心能够改善预后,尤其在 12 小时内完成转运时。尽量减少额外的脊柱活动以避免脊髓损伤加重非常重要。

　　c. 危重病患儿以及遗传病患者也应当转运至专科接受治疗。除此以外,由经过专门培训的儿科转运团队进行转运能够改善患儿预后。

　　C. 必须随时权衡转运的风险及可能受益。转运风险包括看似并不重要的并发症如血压下降,直至导致死亡的灾难性事件。高达 70% 的患者可能发生血流动力学和呼吸改变。需要转出 ICU 的患者最终病死率很高,这与疾病严重程度而非转运本身相关。

　　D. 与转运相关的生理学改变和并发症可影响所有器官系统。

　　1. 血流动力学不稳定(高血压或低血压)是转运过程中最常见的不良事件,发生率为 25%～50%。多达半数的转运过程中可出现心律失常。血流动力学改变的原因可分为患者因素或技术因素(表 16-1)。

表 16-1　转运过程中血流动力学不稳定的可能原因

患者因素	技术因素
焦虑	输液中断
疼痛	机械通气
镇静水平	医务人员对输液系统不熟悉
液体再分布	
出血	
病情恶化	
监护中断	
麻醉意外	
椎管内麻醉	

　　2. 高达 86% 的气管插管患者在转运过程中可出现呼吸系统并发症如低氧血症(表 16-2)。转运前需要呼气末正压(PEEP)或较高吸入氧浓度(FiO_2)的患者发生低氧血症的风险更高。必须考虑继发性呼吸系统并发症,包括高碳酸血症对颅高压、肺动脉高压或业已存在的酸中毒的影响。遗

憾的是,意外拔管是危重病患者的常见并发症,而转运则是意外拔管的危险因素。最后,手法通气过度导致肺动态过度充盈和内源性 PEEP(见第 2 章),进而影响静脉回流,导致低血压。

表 16-2 转运过程中可能发生的呼吸并发症

高碳酸血症伴呼吸性酸中毒	气管插管脱出
低碳酸血症伴呼吸性碱中毒	低氧血症
分泌物结痂	胃内容物误吸

3. 将患者从温暖的 ICU 转运至没有保温措施的隔离区域(如放射科)可能导致低体温。此时可能出现病情加重,包括肺血管收缩、凝血异常、心律失常和意识水平减退。儿童和老年人发生低体温的风险最高。

4. 在负责患者治疗的医务人员忙于监测和维持病情稳定的过程中,可能发生其他伤害。中心静脉导管脱出可造成重要药物输注中断,从而引起急性血流动力学不稳定。胸管脱出可能使单纯性气胸转变为张力性气胸。搬动不稳定脊髓损伤或骨折的患者可能加重损伤(见第 36 章)。

E. 转运过程中的并发症可能与仪器设备相关,也可能与医务人员及患者治疗相关。澳大利亚的一项 ICU 事件监测研究发现,在转运过程中发生的事件 39％与仪器相关,61％与人员和治疗相关。多数并发症发生在转运目的地,可能与更换监护仪、药物输注系统、需要断开呼吸管路或转运系统电池电量不足有关。为尽量减少仪器相关的并发症,转运设备必须满足某些最低要求:呼吸机报警应可提示呼吸机管路脱开、氧源不足和气道压力过低;电池应当完全充电;准备好备用抢救用药(如升压药);应携带气道管理设备。

F. 转运前进行患者评估并制订计划,对于确保转运的安全和患者最终获益至关重要。即便是病情最危重的患者也可以安全转运,包括应用体外循环和心室辅助装置的患者。转运全程必须维持相同的监测和支持条件。表 16-3 总结了患者安全转运的 9 项原则。有关创伤评分的研究发现,患者疾病越危重,转运过程中发生不良事件的风险越高。但是,其他有关实验室检查的研究未能发现转运风险的预测指标。需要对每个器官系统进行评估,并针对转运及可能发生的并发症制订专门的计划。

1. 气道 任何转运前必须评估患者气道的稳定性。搬动前必须确认气管插管的位置、功能状态和稳定性。研究显示在转运过程中可以安全进行气管插管;然而,对于某些患者可能需要在转运前进行择期插管(表16-4)。

表 16-3 患者安全转运的原则

1. 有经验的人员	6. 再次评估
2. 适当的设备	7. 转运过程中继续治疗
3. 全面的评估检查	8. 直接交接
4. 严密监测	9. 记录与核对
5. 小心稳定病情	

表 16-4 转运前气管插管的指征

Glasgow 昏迷评分＜9 分	反复癫痫发作或癫痫持续状态
呼吸性酸中毒且即将出现呼吸功能衰竭	面部或大面积烧伤
	急性会厌炎
哮喘持续状态	血管性水肿
休克(感染性、出血性、心源性、神经源性)	过敏反应
	喉部或气管外伤
多发伤	有伤人倾向的患者

2. 转运前必须确认呼吸和通气正常并进行记录。$PaCO_2$ 升高和呼吸性酸中毒提示通气不足,而 PaO_2 下降或低氧血症可能需要 PEEP、提高 FiO_2、改变呼吸机设置或者利尿治疗。单纯性气胸也需要留置胸腔闭式引流管,特别是需要通过飞机进行院间转运时。与手法通气相比,机械通气的优点尚不明确。当已知转运前的设置和参数时,呼吸治疗师、麻醉医师以及经过培训的护士都可以进行安全有效的手法通气。如果患者接受特殊的通气模式或者需要进行远距离转运,转运过程中应当维持机械通气。

3. 转运前即需要循环支持的患者在转运过程中容易发生病情波动。应注意目前升压药和强心药的剂量。应确认转运监护仪运行正常,包括显示、蓄电池寿命足够和系统后备功能。转运过程中负责医疗的医务人员必须熟悉设备的使用和故障排除。根据患者的病情和治疗情况决定并提供恰当的血流动力学监测。无论空中转运抑或地面转运,无创血压监护仪均可能出现差错,因此并不可靠。

4. 在任何搬动前必须评价患者的神经系统状态、镇静水平和镇痛治疗的充分性。转运过程中的并发症(包括高碳酸血症、低碳酸血症、低氧血症和低血压)可影响脑灌注从而导致神经系统预后恶化。必须制订颅内压升高时的治疗计划,包括加强通气、抬高床头、脑脊液引流或使用甘露醇。颅内高压患者通常留置颅内压监测装置。转运途中应避免颅内压监测管路脱开,并确保零点位置正常。需要进行适当的镇痛和镇静治疗以保证患者舒适,因为患者在转运过程中肾上腺素和去甲肾上腺素水平升高。可以使用短效药物如咪达唑仑和芬太尼控制患者躁动及不适,同时不显著增加风险。

5. 需要将患者院内转运进行检查或治疗时,通常需要告知转运的风险并征得知情同意。转运对患者造成的风险与操作风险不同,需要向患者或家属解释。目前的指南建议将转运至其他医院时应获得具有行为能力的患者或其法定代理人的知情同意。根据紧急治疗与积极行动法案(EMTA-LA,1986),单纯因为经济因素而实施的转运是非法的。

6. 当患者转运至其他医院或同一医院的其他科室时,医务人员之间的交流是必要的。当患者的主管人员变更时,即使为暂时性,医务人员之间也需要进行口头交接。这包括医师与医师之间及医师与护士之间的交接。目前尚没有标准化表格,但我们医院实施了某些指南以确保安全交接。正确的转运要求对以下信息进行沟通:患者的身份;主要病情和转运目的;既往用药史;当前用药或输液,以及患者入院前服用的相关药物;过敏史;重要的查体发现和生命体征;重要的实验室检查结果;已进行的操作及其结果;各种管路(如外周静脉通路、动脉导管、中心静脉导管、气管插管、胸腔引流管等,以及置管过程中遇到的任何问题;输液或输血量(大量失血时的失血量);有关抢救的决定,以及途中治疗计划。信息接收方应有机会澄清细节并提问。他们可能要求在转运前建立额外的通路。当患者转至另一医院时,应携带所有相关记录和检查的复印件,以及截至转院时完整的病历总结。当患者在院内转运时,即使为短途检查,也应当携带病历。

G. 设备和监测 转运期间应携带何种设备并无特殊标准。至少应当监测心率、心律、无创血压、脉搏氧饱和度及呼吸频率。根据一般原则,转运设备应当小巧、便携,在移动中能够正常工作。显示器应明亮,报警应易于识别,且应对调节钮进行保护避免意外改变。

1. 所有转运均应携带气道管理设备(见第4章),包括紧急气管插管用品。设备应包括喉镜及各种叶片,不同型号的气管插管,口咽和鼻咽通气道,以及补救用品如导丝(bougie)或喉罩(LMA)。LMA可成功用于转运过程中气管插管失败的病例。近期留置的气管切开管如果发生移位,处理将非常困难,因此必须制订应对这一情况的计划。

2. 必须保证呼吸正常及氧合充分。呼气末二氧化碳监测（见第 2 章）可以确认气管插管的位置正确及存在通气，在颅脑外伤患者转运时很有帮助。与脉搏氧饱和度相比，呼气末二氧化碳监测在搬动过程中不容易出现误差，但所有 ICU 患者在转运时都必须进行脉搏氧饱和度监测。便携呼吸机的优点包括免提，呼吸参数可调整范围较小（适于长途转运），但存在机械故障的风险，而且价格昂贵。

3. 需要持续监测循环状态　转运过程中有创动脉血压监测较无创血压更为准确（见第 1 章）。将患者搬动到转运工具以及抵达目的地后，应将所有有创血流动力学监测重新调零。有创监测的意外脱开可能导致临床决定错误、给药终止、神经血管异常及出血。

H. 转运人员　没有明确标准要求在转运过程中哪些人应当陪同患者。所有危重病转运过程至少应有 2 人陪同。其中一名必须为护士、高级医疗技师或医师，且应该熟练掌握气道管理、静脉输液、心律失常诊断、血流动力学监测和治疗，并熟悉所有监护设备。研究显示，经过特殊培训的 ICU 转运小组可减少不良预后。推荐转运病情不稳定的患者应有医师陪同。若患者接受最高水平的血流动力学支持治疗（如体外膜肺氧合、心室辅助或主动脉球囊反搏），则必须由经过专门培训，熟悉这些设备的人员实施转运。

I. 大多数患者可以通过地面转运安全地转运至另一医院。地面转运的优点包括费用低廉、监护完备及移动迅速。出发一方的医师应该了解转运人员的医疗服务范围。如果转运距离不超过 10 英里，陆路转运很可能要比空中转运快。

J. 空中转运可采用固定翼飞机或旋转翼飞机（直升机）。在转运距离超过 45 英里时，旋转翼飞机通常要比地面转运更为迅速，而固定翼飞机可用于超过 250 英里的长距离转运。空中转运的主要优点为便于长距离转运，而固定翼飞机震动更小，且为医护人员提供更大的操作空间。旋转翼飞机移动更为迅速，可在医院内或医院附近着陆。空中转运过程中患者可能出现某些生理学改变，转运人员对此必须非常熟悉。

1. 高海拔（海拔 5000～8000 英尺）空气中 FiO_2 维持 21%，但大气压的降低使患者容易发生低氧血症。因此，所有经旋转翼或固定翼飞机转运的患者均应接受氧疗。对氧浓度要求较高的患者，提高 PEEP 可能比单纯增加 FiO_2 更有效。固定翼飞机可以在低空飞行以增加氧供，但伴随风险包括湍流增加、速度减慢和燃油效率下降。

2. 气压降低时密闭腔隙中的气体容易膨胀，使患者可能发生多种并发症(表 16-5)。起飞前应放置引流管减压。

表 16-5 高海拔可能加重的情况

气胸	减压病
心包积气	体循环空气栓塞
皮下气肿	胃扩张
气性坏疽	颅腔积气

3. 高空的温度和湿度下降,可能造成低氧血症、分泌物干燥和脱水。

4. 加速、减速和颠簸均可能造成患者疼痛和焦虑,同时可能影响设备的正常功能。

K. 转运过程中严重事件的回顾对于保持和改善转运预后至关重要。严重事件的回顾有助于问题的根本原因分析,其目的在于改进医疗服务而非进行指责。这样能够改进培训,制定指南,并持续改进临床实践。

(胡小芸 译,杜 斌 校)

参考文献

Andrews PJ, Piper IR, Dearden NM, Miller JD. Secondary insults during intrahospital transport of head injured patients. *Lancet* 1990;335:327–330.

Austin PN, Campbell RS, Johanningman JA, et al. Transport ventilators. *Respir Care Clin* 2002;8:119–150.

Beckmann U, Gillies DM, Berenholtz SM, et al. Incidents relating to the intrahospital transfer of critically ill patients. Analysis of the reports submitted to the Australian Incident Monitoring Study in Intensive Care. *Intensive Care Med* 2004;30:1579–1585.

Chang DM. Intensive care air transport: the sky is the limit; or is it? *Crit Care Med* 2001;29:2227–2230.

Diaz MA, Hendey GW, Bivins HG. When is the helicopter faster? A comparison of helicopter and ground ambulance transport times. *J Trauma* 2005;58:148–153.

Fitzsimons M, Sims N. Transport and monitoring of the critically ill patient. In: Longnecker D, Brown D, Newman M, Zapol W, eds. *Principles and practice of anesthesiology*. McGraw-Hill, 2008:1811–1827.

Indek M, Peterson S, Smith J, Brotman S. Risk, cost, and benefit of transporting ICU patients for special studies. *J Trauma* 1988;28:1020–1025.

Insel J, Weissman C, Kemper M, et al. Cardiovascular changes during transport of critically ill and postoperative patients. *Crit Care Med* 1986;14:539–542.

Kanter RK, Tomkins JM. Adverse events during interhospital transport: physiologic deterioration associated with pretransport severity of illness. *Pediatrics* 1989;84:43–48.

Low RB, Martin D, Brown C. Emergency air transport of pregnant patients: the national experience. *J Emerg Med* 1988;41–48.

Sheldon P, Day MW. Sedation issues in transportation of acutely and critically ill patients. *Crit Care Nurs Clin N Am* 2005;205–210.

Smith AF, Pope C, Goodwin D, Mort M. Interprofessional handover and patient safety in anaesthesia: observational study of handovers in the recovery room. *Br J Anaesth* 2008:101:332–337.

Smith I, Fleming S, Cernaianu A. Mishaps during transport from the intensive care unit. *Crit Care Med* 1990;18:278–281.

Szem JW, Hydo LJ, Fischer E, et al. High-risk intrahospital transport of critically ill patients: safety and outcome of the necessary "road trip." *Crit Care Med* 1995;23:1660–1666.

Warren J, Fromm RE, Orr RA, et al. Guidelines for the inter- and intrahospital transport of critically ill patients. *Crit Care Med* 2004;32:256–262.

Waydhas C. Intrahospital transport of critically ill patients. *Crit Care* 1999;3:R83–R89.

Woodward GA, Insoft RM, Pearson-Shaver AL, et al. The state of pediatric interfacility transport: consensus of the second National Pediatric and Neonatal Interfacility Transport Leadership Conference. *Ped Emerg Care* 2002;18:38–43.

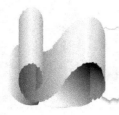

第二篇 各 论

第17章

冠状动脉粥样硬化性心脏病

Corry "Jeb" Kucik and Michael Fitzsimons

I. **介绍** 冠状动脉粥样硬化性心脏病(CAD)是美国成年人发病率和病死率最高的疾病之一。超过6400万的美国人罹患某种心血管疾病如CAD、心力衰竭(HF)、高血压(HTN)、周围血管病和卒中。在美国,这些原因引起接近39%的死亡。约有1/3的急性心肌梗死(MI)患者发病后很快死亡,其中大多数死于院前早期的心律失常。CAD的治疗强调发现高危患者,并对危险因素的干预减少后遗症。CAD的主要危险因素包括HTN、糖尿病(DM)、吸烟、血脂异常(高LDL或低HDL)、年龄(男性>45岁,女性>55岁)、肥胖,高同型半胱氨酸血症、运动量少以及CAD家族史。非洲裔、墨西哥裔及土著美国居民的CAD发病率更高。

A. **定义**

1. **心绞痛** 表现为胸骨后紧缩感、压迫感或疼痛感,在静息状态下、身体或情绪应激时发生,持续时间不超过10分钟。疼痛可放射至后背、下颌、手臂或肩部,以左侧更多。心绞痛提示至少一支心外膜动脉发生狭窄,但不一定有心肌坏死。临床症状还包括恶心、呕吐、出汗及呼吸困难。心绞痛还可见于瓣膜性心脏病、肥厚型心肌病或未经控制的HTN。加拿大心血管学会分类系统将心绞痛分为Ⅰ级(一般体力活动不引起心绞痛)至Ⅳ级(轻微活动或静息时发作心绞痛)。

a. **稳定型心绞痛**:指心绞痛的发作频率、持续时间及缓解因素在几个月内无变化。劳累时症状发作,休息后缓解。病因通常为冠脉内固定的粥样斑块且带有纤维帽。

b. **变异型(Prinzmetal's)心绞痛**:在静息时发作,晨起时病情加重,持续数分钟,并伴有一过性ST段抬高和(或)室性心律失常。运动可诱发变异型心绞痛,原因为没有明显动脉粥样硬化的冠状动脉发生痉挛。吸烟是主要的危险因素。过度通气、低钙血症、可卡因、伪麻黄碱和麻黄碱也与本病有关。

2. 急性冠脉综合征（ACS）　指由于心肌血供不足导致急性心肌缺血的三种情况，包括不稳定型心绞痛、非 ST 段抬高性 MI（NSTEMI）和 ST 段抬高性 MI（STEMI）。

a. 不稳定型心绞痛指近期（2 个月内）发生的心绞痛，发作频率或强度不断增加，且在越来越低的应激水平下甚至静息时均可发作。预后不良，约 10％的患者患有左主干病变，约有 20％的患者 3 个月内发生急性 MI。基础病因包括斑块破裂、血小板聚集、血栓形成以及血管痉挛。

b. NSTEMI 提示存在心肌缺血。典型心绞痛发作时，心电图 ST 段压低或明显的 T 波改变提示为 NSTEMI，并可伴有心肌标志物的升高。NSTEMI 治疗的重点为增加高危心肌的氧供，并降低心肌氧需，从而预防损伤的进展。需要注意的是，没有诊断意义的 ECG 不能除外 MI。

c. STEMI 提示严重且可能不可逆的心肌缺血，伴有相邻两个导联 J 点处新发 ST 段抬高［$V_2 \sim V_3$ 导联男性抬高 0.2mV，女性抬高 0.15mV 和（或）其他导联≥0.1mV］。左束支传导阻滞、左心室肥厚、高钾血症、心包炎、早期复极或起搏心律均可影响诊断。治疗重点为及时恢复再灌注。

3. 非心源性胸痛与冠状动脉缺血无关，但很可能危及生命。必须立即排除主动脉夹层、肺栓塞和气胸。

4. 围术期 MI 是非心脏大手术患者最主要的威胁之一。手术后 MI 患者住院期间死亡风险为 15％～25％，而且 6 个月罹患率和病死率均显著升高。虽然有关围术期 MI 的定义仍存在争议，但 CAD 患者中发病率高达 6％。尽管通常根据三项标准（胸痛、生物标志物水平、ECG 改变）诊断 MI，但围术期 MI 可能被术后疼痛或者止痛治疗所掩盖，因此"没有症状"。因此，对于围术期 MI 需要提高警惕，同时密切关注 ECG 和心肌酶的变化。

B. 病理生理学

1. 心肌氧供-氧需平衡。即使在静息状态下，心肌摄取 O_2 的能力已经达到最大。在活动时，必须增加 O_2 输送才能满足心肌氧需。当氧需超过氧输送时即发生心肌缺血和心肌梗死。

a. 心肌氧供取决于以下因素

（1）冠脉血流取决于舒张早期主动脉根部压力与跨膜压阻力的比值（原文有误，译者注）。由于舒张期跨膜阻力较低，因此这一阶段心肌血流较高。心动过速时舒张期缩短，故可诱发缺血。在活动或应激时，正常的冠状动脉可以通过代偿性扩张使其血流增加 4～5 倍。然而，冠脉狭窄能够影响冠脉扩张能力，从而限制了其下游的氧供。红细胞增多、血液黏滞度增加及镰状细胞贫血等可进一步影响冠脉血流。

(2)氧含量主要取决于血红蛋白(Hgb)水平以及氧饱和度(SaO_2),物理溶解的氧含量影响较小(见第 2 章)。理想的 Hgb 水平尚不明确,但贫血时可通过增加心输出量代偿。

b. 心肌氧需取决于以下因素

(1)室壁张力(T),根据 Laplace 定律:

$$T = PR/2h$$

P 为心室跨膜压,R 为心室半径,h 为室壁厚度。心室跨壁压或心室半径增加均可增加心肌氧需。

(2)心率(HR)增加时心肌收缩力增强,氧需增加。心动过速时舒张期缩短,影响粥样硬化血管的最大灌注量,从而限制了氧供。甲亢、拟交感药物(如可卡因)或焦虑均可增加 HR 和心肌氧需。

(3)心肌收缩力是心肌细胞收缩以对抗负荷的内在特性,与心肌氧需成正比。正性肌力药物(如地高辛、去甲肾上腺素)可以使本已存在缺血风险的心肌细胞的氧需进一步增加。

2. 心肌氧需不平衡的病因　超过 90％的心肌缺血和梗死由动脉粥样硬化引起。因此,多数围术期 MI 的原因是动脉粥样硬化斑块急性破裂,导致冠状动脉发生急性的、不可预测的部分性或完全性阻塞。其他病因还包括冠状动脉痉挛或血栓栓塞、血管炎、创伤、瓣膜性心脏病(例如主动脉瓣狭窄)、肥厚型或扩张型心肌病以及甲状腺功能亢进。

Ⅱ. 心绞痛

A. 询问病史应明确是否存在 CAD 的危险因素(DM、吸烟、HTN、早发冠心病家族史)。应询问胸痛的特点、部位、持续时间、放射部位、加重(情绪紧张、进食或天气寒冷)及缓解因素(休息、药物)。疼痛通常表现为"压迫感"、"沉重感"或"紧缩感",向手臂或下颌部放射。不稳定且性质有变化的胸痛需要与稳定型心绞痛相鉴别。近期发作的严重心绞痛;静息心绞痛;或持续时间、频率或强度加重的心绞痛均属于不稳定型心绞痛,并作为一种 ACS 对待。

B. 体格检查缺乏非特异性。临床可有紧张、焦虑、心动过速、HTN、S_4 奔马律、肺部啰音、黄色瘤或外周动脉粥样硬化的表现。若患者出现肺水肿,新发或较前加重的二尖瓣反流杂音,以及伴有低血压的心绞痛,则很可能发展为非致死性 MI 或死亡。

C. 无创检查

1. 许多缺血患者的静息 ECG 正常。如果 ECG 表现为两个或更多的相邻导联 J 点处 ST 段抬高(其中 $V_1 \sim V_3$ 导联抬高≥0.2mV,其他导联抬高$>$0.1mV),则提示心肌缺血可能进展为心肌梗死。冠脉痉挛引起的心肌缺血同样可表现为 ST 段抬高。ST 段压低或 T 波异常也是 MI 的危险信号。然而,单纯性 J 点抬高可能是健康年轻人的一种正常变异。明显的 Q 波提示存在既往 MI。束支传导阻滞(BBB)或人工起搏器可能影响 ST 段抬高或 T 波异常的判断。间隔 15～20 分钟动态复查 ECG 可以判断缺血是否进展。一般而言,经过治疗后 ECG 改变得以逆转,则高度提示心肌缺血。表 17-1 总结了不同部位心肌缺血的 ECG 表现。

表 17-1 心肌缺血或梗死定位的心电图标准

部位	导联	血管
前壁	$V_2 \sim V_5$	左前降支
前间壁	$V_1 \sim V_2$	左前降支
心尖部	$V_5 \sim V_6$	左前降支
侧壁	I,aVL	回旋支
下壁	II,III,aVF	右冠状动脉
后壁(下侧壁)	$V_1 \sim V_2$ 大 R 波或 V_3 导联 ST 段压低	右冠状动脉[a]
右心室	V_3R,V_4R	右冠状动脉

注:[a]后壁和下侧壁指左心室的同一节段。后壁心肌梗死可能为右冠状动脉或钝缘支病变的结果

2. 运动 ECG 运动负荷试验指当患者在平板或脚踏车上运动时,监测血压和 ECG 变化。运动负荷试验的适应证包括阻塞性 CAD 诊断,可疑或已知 CAD 的风险和预后评估,具有多种危险因素的无症状患者,以及某些再血管化治疗后的情况。每一个运动强度均代表相应增加的氧摄取或代谢当量(METs)。一个 MET 相当于 3.5ml O_2/(kg·min)。出现以下情况时应停止试验:达到最大预期 HR 的 85%～90%,患者要求终止试验,出现心绞痛、严重心律失常、CNS 症状、BP 下降,或出现外周灌注不足的表现。运动试验阳性(即出现 ST 段抬高或压低,运动时 BP 降低,发生严重心律失常,或运动时心绞痛发作)提示 CAD 可能性极大。冠脉狭窄越严重,运动试验诊断阻塞性 CAD 的敏感性越高。对于左主干或三支病变,其敏感性为 86%,特异性为 53%。运动试验阳性的患者应尽快进行心导管检查及再血管化治疗。运动试验的绝对禁忌证包括近期(2 天内)MI,严重主动脉瓣狭窄,症状性 CHF,影响血流动力学的心律失常,急性肺栓塞,以及主动脉夹

层。相对禁忌证包括控制不佳的 HTN(收缩压＞200mmHg,舒张压＞110mmHg),快速或缓慢心律失常,肥厚性心肌病,高度房室传导阻滞,以及由于躯体或精神原因不宜运动者。与高运动强度相比,低运动强度时出现 ECG 改变的意义更重要。

3. 心肌酶　迅速检测生物标记物以帮助确定稳定型或不稳定型心绞痛。起病 6 小时内心肌酶阴性者,如怀疑 ACS,需要每 6～8 小时复查。心肌损伤时(如外伤或梗死),心肌细胞释放各种蛋白如肌酸激酶-MB(CK-MB)、肌钙蛋白和肌红蛋白入血。心肌肌钙蛋白是最准确的标志物。围术期肌钙蛋白的水平尤为重要,因为此时其他原因可以导致 CK-MB 升高,并非反映心肌坏死。

4. 心肌核素灌注显像　可用于稳定型心绞痛患者心肌灌注和功能的评估。

a. 运动心肌灌注显像:[201]铊是一种具有放射活性的钾类似物,存活心肌对[201]铊的摄取量与运动时局部心肌血流量成正比。摄取减少区域与该区域供血的冠脉狭窄程度相关。静息后显像可能显示不摄取任何示踪剂的"固定性缺损",提示为陈旧梗死灶,或显示为重新摄取的"可逆性缺损"区域,提示该部位的心肌有缺血风险。这项检查的敏感性为 85%,特异性为 90%。

b. 运动核素心室造影:静脉注射锝-99m 示踪剂后,心肌蓄积量与血流量成正比,在静息和运动状态下可以获得与心动周期同步的多帧心室图像。节段性室壁运动异常,以及运动时左心室射血分数(LVEF)不增加均提示心肌缺血。

c. 药物负荷灌注显像:腺苷和双嘧达莫是药物负荷显像时常用的冠脉扩张药物。腺苷能够增加无病变冠脉的血流量。双嘧达莫抑制细胞摄取和降解腺苷,从而间接增加无狭窄血管的血流量。由于狭窄区域血管已呈最大限度扩张,因此扩张无病变血管在冠脉显像时可出现不同的血流形态。这两种药物均可诱发心绞痛、头痛或支气管痉挛,因此阻塞性肺病患者用药须谨慎。多巴酚丁胺是一种正性肌力药,可增加 HR、收缩压和心肌收缩力,继而增加冠脉血流。使用多巴酚丁胺后无法扩张的狭窄血管在显像时表现为血流分布不均。

D. 有创检查　冠状动脉造影仍然是定量评价 CAD 病变程度,以及指导经皮冠状动脉介入治疗(PCI;例如血管成形术,支架置入术,动脉斑块旋切术)或冠状动脉旁路手术(CABG)的"金标准"。冠状动脉造影可获取血流动力学参数,了解心脏和冠脉解剖结构,并发现室壁运动异常。管腔内径狭窄超过 70％以上的冠脉阻塞具有临床意义。冠脉造影也可能出现危险；病死率约为 0.5％。

E. 药物治疗　一旦确诊为稳定型心绞痛，应即予以下治疗：

1. 戒烟。

2. 控制血压，目标值为 140/90mmHg 以下。

3. 调整饮食。

4. 医务人员指导下进行体育运动和减轻体重。

5. 阿司匹林（ASA）可导致环氧化酶不可逆性地乙酰化，降低血栓素水平，从而抑制血小板。如无禁忌证，起始剂量为 81～325mg/d。

6. 血管紧张素转化酶（ACE）抑制剂可以降低交感张力，改善 HF 患者生存。所有射血分数小于 40％且无禁忌证的患者均应使用，尤其是同时合并 HTN、DM 或肾脏疾病者。

7. 除非存在禁忌证，否则具有 MI 或 ACS 病史的所有患者均应使用 β 受体阻滞剂。

8. HMG-CoA 还原酶抑制剂（"他汀"）改善血脂水平，延缓动脉粥样硬化的进展和冠脉内钙质的沉积，从而起到稳定动脉粥样斑块的作用。

F. 不稳定型心绞痛的有创治疗包括经皮冠状动脉介入治疗（PCI）。有时需要行紧急 CABG。

Ⅲ. 急性冠状动脉综合征　无论 ACS 是否为不稳定型心绞痛、NSTEMI 抑或 STEMI，治疗目标均为尽可能缩短缺血时间，必要时通过溶栓、PCI 或 CABG 等进行再灌注治疗。

A. 采集病史以鉴别 UA 和 MI。根据临床症状通常难以区分（见 Ⅱ. A）。

B. 体格检查同样难以鉴别 UA 和 MI（见 Ⅱ. B）。

C. 与心绞痛相似，无创检查包括 ECG 和心肌酶。

1. 尽快完善 12 导联心电图以判断有无 STEMI，并评估是否需要立即进行再血管化治疗。休息后可恢复的一过性 ST 段抬高（≥0.05mV）可能提示存在心肌缺血和严重的 CAD 病变。ST 段抬高＜0.05mV、ST 段压低或者 T 波倒置更常见于 NSTEMI 或 UA。ECG 正常不能除外 MI，因为最后确诊为 MI 的患者中多达 6％最初 ECG 正常。动态 ECG 监测较单一检查更准确。

2. 心肌肌钙蛋白 I 或 T 升高（＞99 百分位数）是确诊的最佳生物标志物。如果临床高度怀疑 MI，需要监测第 0、6～9 和 12～24 小时的心肌酶。心肌肌钙蛋白 I 和 T 对于心肌损伤高度特异，但不能提示心肌损伤的机制。

CK-MB 虽然敏感性稍差,但在无法检测肌钙蛋白时可作为一个替代指标。

3. 胸部 X 线有助于发现 MI 的并发症如肺静脉淤血,同时可排除主动脉夹层、肺炎、胸腔积液和气胸。

4. 对于多数 ACS 患者,经胸心脏超声检查(TTE)并非初始诊断手段。如果生物标记物和 ECG 结果不明确,TTE 可能可以发现缺血或 MI 的并发症如节段性室壁运动异常,血栓栓塞事件,瓣膜形态和心室功能改变。如可以进行 TTE 且由经验丰富的操作者完成检查,那么在生物标志物结果回报前这种方便的检查方法能够得到更加完整的临床判断。

D. 急性 MI 的治疗

1. 急性 MI 的一般治疗策略强调最大限度缩短总的缺血时间(从出现症状到开始再灌注治疗)。理想情况下应＜90 分钟。无法进行 PCI 时,治疗 STEMI 应在 30 分钟内开始溶栓治疗。

2. 支持治疗　应开始氧疗,建立静脉通路,常规监测生命体征,并持续监测 ECG。除非发生 HF 或低氧血症(SpO_2＜90%),否则无并发症的 MI 患者通常仅需 2~3 小时氧疗。严重 HF 或心源性休克患者可能需要气管插管和机械通气。实验室检查包括电解质(包括镁)、血脂、全血细胞计数以检测贫血。持续脉搏氧饱和度监测对于评价氧合非常重要,尤其对于 HF 或心源性休克患者。

3. 药物治疗　药物的其他信息可见本书附录。除非存在禁忌证,应使用 β 受体阻滞剂、ASA、抗凝药物、糖蛋白 IIb/IIIa 抑制剂和噻氯吡啶类药物。

a. β 受体阻滞剂能够通过降低 HR 和心肌收缩力减少心肌氧耗。然而,有证据表明 β 受体阻滞剂有可能导致急性 HF 患者病情恶化(表 17-2)。如无禁忌,应常规应用 β 受体阻滞剂。最初每 5 分钟静脉注射美托洛尔 5mg,直至总量达到 15mg。如果患者能够耐受,可改为每 6 小时口服美托洛尔 25~50mg,2 天后逐渐加量至 100mg 每日 2 次口服。卡维地洛起始剂量 6.25mg 每日 2 次,并逐渐加量至不超过 25mg 每日 2 次,能够降低急性 MI 合并左心室功能不全患者的病死率。

表 17-2　ACS 中使用 β 受体阻滞剂的禁忌证

明显的一度房室传导阻滞
任何形式的二度或三度房室传导阻滞
哮喘史
左心功能不全的临床表现
休克的高危患者(如就诊延迟、低血压)

　　b. 在 ACS 治疗中,对于已经应用 β 受体阻滞剂和硝酸酯类的患者,钙通道阻滞剂可以缓解症状,或可用于无法耐受这些药物的患者。可口服硝苯地平 30～90mg。如患者可以耐受,可口服长效钙通道阻滞剂地尔硫䓬(缓释)120～360mg 每日一次,或维拉帕米(缓释)120～480mg 每日一次。

　　c. 硝酸酯类药物增加静脉容量,从而降低前负荷和心脏做功。硝酸酯可扩张心外膜冠状动脉及其侧支循环,同时可抑制血小板聚集。除非存在持续胸痛,否则目前证据并不支持对 MI 患者常规长时间应用硝酸酯类药物。IV 硝酸甘油(NTG)起始剂量为 $10\mu g/min$,并逐渐调整剂量直至症状缓解或 BP 变化。急性 MI 或 HF、大面积前壁心肌梗死、持续缺血或 HTN 患者最初 24～48 小时应使用 NTG。持续性肺水肿、复发性缺血或心绞痛患者可更长时间应用 NTG。理想情况下应在 24 小时内将 IV NTG 改为口服;例如,口服硝酸异山梨酯 5～80mg,每日 2～3 次。低血压或持续心动过缓时不应使用 NTG。

　　d. ACE 抑制剂对于近期 MI 合并左心室功能不全的糖尿病患者有益。

　　e. 镇痛:除非存在禁忌证如低血压或有吗啡不耐受的病史,否则可使用硫酸吗啡(1～5mg IV)进行镇痛和抗焦虑治疗。HR 和 BP 轻度下降可降低心肌氧耗。副作用包括低血压、呼吸抑制、心动过缓或恶心。

　　f. 对于任何 ACS 患者均应考虑抗血小板治疗。根据下一步计划采取保守抑或有创治疗(例如 CABG 或 PCI,两者均可增加出血风险),确定药物选择。

　　(1)如无禁忌证(ASA 过敏或消化道大出血病史),所有患者均应口服 ASA 325mg。ASA 通过不可逆抑制血小板的环氧化酶-1,能够减少血栓素 A_2 的生成和血小板聚集。

　　(2)如存在使用 ASA 的禁忌证,可口服氯吡格雷,负荷剂量为 300mg,维持剂量 75mg/d。如果准备进行有创治疗,需同时给予氯吡格雷和 ASA。

　　(3)在尚未决定保守治疗抑或有创治疗时,可加用糖蛋白 Ⅱb/Ⅲa 抑制剂。

　　g. 进一步抗凝治疗方案同样取决于采用保守治疗抑或有创治疗。可供选择的药物包括普通肝素(UFH)、低分子肝素(LMWH)、凝血酶直接抑制剂(比伐卢定)或 Ⅹa 因子抑制剂(磺达肝癸钠)。

　　(1)UFH 是临床常用药物,但有肝素诱导血小板缺乏(HIT)的风险。起始治疗的目标值为 APTT 相当于正常值的 1.5～2 倍。负荷剂量为 60U/kg,维持剂量 12U/(kg·h)。

　　(2)与 UFH 相比,LMWH 发生 HIT 的风险较低且给药方便。由于对

LMWH 疗效监测的顾虑,而且鱼精蛋白逆转 LMWH 的作用较差,因此限制了 LMWH 在 PCI 患者中的应用。

(3)凝血酶直接抑制剂不存在 HIT 的风险,但出血并发症更多,且不能用鱼精蛋白或 FFP 中和。比伐卢定是一种人工合成的抗凝血酶药物,直接作用于与凝血块结合的凝血酶,半衰期极短(25 分钟)。与 UFH 联合糖蛋白 $IIb/IIIa$ 抑制剂相比,其主要优点为出血发生率较低。

(4)磺达肝癸钠是 Xa 因子抑制剂,与 UFH 和 GP $IIb/IIIa$ 相比出血风险较低。

h. 镁剂可以扩张冠状动脉,抑制血小板活性,抑制心肌自律性,并预防再灌注损伤。对于低镁血症和尖端扭转型室速,应补充镁剂。纠正低镁血症时可静脉补充硫酸镁 2g 30～60 分钟,治疗尖端扭转型室速应静脉注射 1～2g 5 分钟。由于体内镁多数位于细胞内,因此低镁血症患者可能需要多次补充方可达到正常水平。急性 MI 患者不应预防性使用镁剂。

i. ACS 患者可输注胰岛素以维持血糖稳定,目标水平通常为 110～150mg/dl。

j. 即使缺血时间很长,药物或者机械性再灌注治疗也可减少梗死面积,降低病死率,改善心脏功能。损伤逆转后可出现暂时性心肌功能障碍("心肌顿抑")。一般而言,PCI 应在患者就诊 1 小时内进行。如预计时间超过 1 小时,则应选择溶栓治疗。应当采用无创方法对再灌注情况进行评估,包括症状缓解,血流动力学或呼吸恢复稳定,或最初 ST 段抬高恢复 50％以上。

(1)溶栓仅用于至少两个相邻导联 ST 段抬高＞0.1mV 时。在起病后 6 小时内进行溶栓治疗疗效最佳,尽管在起病后 12 小时溶栓仍可获益。发病后 12～24 小时就诊但症状仍持续存在的患者也可进行溶栓治疗。治疗有效表现为抬高的 ST 段回落和胸部不适缓解。若溶栓 60～90 分钟后临床症状及 ST 段抬高仍不缓解,应行紧急冠状动脉造影,可能需要 PCI 治疗。无 ST 抬高或无新发 BBB,或 MI 合并 HF 或心源性休克时不应进行溶栓治疗。表 17-3 对常用溶栓药物进行了比较。溶栓治疗的绝对禁忌证为既往颅内出血,脑血管畸形或颅内肿瘤,可疑主动脉夹层,活动性出血或 3 个月内发生的严重脑外伤或缺血性卒中(不包括 3 小时内发生的 CVA)。相对禁忌证包括已知出血体质,同时抗凝治疗,近期外伤(2～4 周),长时间心肺复苏(＞10 分钟),近期大手术(＜3 周),近期内出血(2～4 周),严重 HTN(收缩压＞180/110mmHg),其他颅内病变,不可压迫的血管穿刺部位,妊娠,活动性消化性溃疡,既往应用链激酶或茴香酰化纤溶酶原链激酶激活剂复合物(APSAC)(5 天～2 年)。链激酶或 APSAC 溶栓失败者需要再次治疗应选择组织纤溶酶原激活剂。存在溶栓禁忌证的患者应考虑 PCI 治疗。

　　ⅰ.链激酶:是 α 溶血性链球菌产生的一种细菌蛋白质。链激酶可激活与血栓相关的游离纤溶酶原,引发非特异性全身纤溶状态。链激酶可使病死率降低 18%。副作用为低血压和过敏反应。

　　ⅱ.组织纤溶酶原激活物(tPA):是一种重组的天然蛋白质。tPA 能够增加纤溶酶与纤维蛋白的结合,对血栓具有相对性选择性纤溶作用,而不引起全身纤溶亢进。与肝素联用时,早期再灌注率略高于其他药物。与链激酶相比,tPA 较少引起需要输血的严重出血,改善生存率的作用更明显(每治疗 1000 人多挽救 10 人)。

　　ⅲ.茴香酰化纤溶酶原链激酶激活物复合物(APSAC)(依米那酶或复合纤溶酶链激酶)的特点介于链激酶和 tPA 之间(表 17-3)。

表 17-3　溶栓药物的比较

	tPA	链激酶	APSAC
半衰期	6 分钟	20 分钟	100 分钟
剂量	100mg[a]	150 万单位	30 单位
用药	90 分钟	60 分钟	5 分钟
纤维蛋白选择性	是	否	部分
动脉再通率[b]	79%	40%	63%
ICH	0.6%	0.3%	0.6%
挽救生命/治疗 1000 例	35	25	25
抗原性	无	有	有
低血压	无	有	有
需要肝素	是	否	否

　　注:tPA,组织纤溶酶原激活物;APSAC,茴香酰化纤溶酶原链激酶激活物复合物;ICH,颅内出血。

　　[a]15mg 推注,然后 30 分钟内给予 0.75mg/kg(最大剂量 50mg),然后 60 分钟内给予 0.5mg/kg(最大剂量 35mg),总剂量为 100mg,总用药时间 90 分钟。

　　[b]治疗后 90 分钟动脉再通率

（2）PCI 和支架已经取代了经皮腔内冠状动脉成形术，因为与单独血管成形术相比，斑块旋切和支架可进一步提高血管通畅率。与 CABG 相比，PCI 除避免开胸手术以及相关并发症外，神经系统后遗症也明显降低。实施 PCI 的最大障碍在于人员和设备的配备，美国仅有 20％的医院能够开展 PCI。减少冠脉再阻塞的 PCI 辅助治疗包括 IV 肝素，ASA，噻氯匹定，以及 GP Ⅱb/Ⅲa 抑制剂。PCI 治疗中 LMWH 与 UFH 的比较目前尚无定论。糖蛋白Ⅱb/Ⅲa 抑制剂（如阿昔单抗）有助于降低病死率，减少 MI 再次发作以及急诊再血管化治疗的发生率。

（3）急诊手术再灌注治疗适用于以下患者：冠状动脉结构适宜手术且药物治疗失败，但无法进行 PCI；PCI 失败；持续缺血，血流动力学不稳定或心源性休克；合并手术可以纠正的 MI 并发症（例如严重二尖瓣反流或室间隔缺损）；或严重左主干或三支病变引起致命性心律失常。急诊 CABG 的病死率较高。

k. 等待 PCI 或 CABG 的患者如果低 CO 对强心药物治疗反应不佳，或合并顽固性肺淤血，可采用主动脉内球囊反搏（IABP）。IABP 的作用包括增加舒张压（增加冠脉血流灌注），降低收缩压（减少射血阻力）。

Ⅳ. 心肌梗死的并发症

A. **复发性缺血和梗死**　MI 后胸痛的常见病因包括心包炎、缺血和再梗死。多达 58％的患者经过再灌注治疗后早期出现心绞痛复发。经过 10 天的溶栓和 ASA 有 3％～4％的患者发生再梗。再梗患者容易发生心源性休克和致死性心律失常。初始治疗应当对药物治疗进行优化，以及重复溶栓或 PCI。药物或 PCI 治疗失败或不适宜的患者可考虑急诊 CABG。药物治疗无效的活动性缺血患者在等待冠状动脉造影期间可能需要 IABP。

B. **机械性并发症**

1. 二尖瓣反流（MR）　通常继发于乳头肌断裂，多发生于梗死后 3～5 天，常见于下后壁 MI。临床表现包括肺水肿、低血压、心源性休克，以及新出现的心尖部收缩期杂音。肺动脉楔压波形可出现大 V 波。心脏超声检查显示乳头肌断裂和二尖瓣反流。治疗包括降低后负荷，应用正性肌力药物，等待急诊手术修补期间行 IABP。单纯药物治疗最初 24 小时病死率高达 75％。

2. 室间隔缺损（VSD）　多见于前壁心肌梗死后 3～5 天。临床表现包括新出现的全收缩期杂音伴收缩期震颤，以及心源性休克。心脏超声检查可发现室间隔缺损。右心房和右心室血标本 SaO_2 升高可确诊心室内分流。治疗包括降低后负荷，应用正性肌力药物及 IABP。血流动力学稳定的患者可能不需要立即进行手术修补,但心源性休克患者若不及时手术,病死率高达90%。

3. 心室游离壁破裂　约占围梗死期死亡的10%。危险因素包括MI后持续HTN,大面积透壁MI,溶栓时间较晚,女性,高龄,应用糖皮质激素或非甾体抗炎药。心室游离壁破裂多见于MI后最初2周内,发病高峰为梗死后3~6天。胸痛复发、急性HF和循环衰竭提示游离壁破裂。患者可迅速死亡,病死率很高。根据心脏超声检查确诊。在急诊手术修补前,需要进行扩容、心脏压塞减压,以及IABP。

4. 室壁瘤　多由于梗死心室壁变薄所致,表现为瘢痕组织向外突出,伴有HF、恶性心律失常和体循环栓塞。ECG可有明显的持续ST段抬高,确诊依靠心脏超声检查。需要进行抗凝治疗,尤其对于室壁瘤腔内血栓的患者。可能需要手术修补心室结构。

5. 心包炎　是由于心肌坏死累及至心外膜所致,约25%的患者在MI后数周内出现。临床表现为胸膜性胸痛或体位性不适感,疼痛可放射至左肩或肩胛,心包摩擦音,ECG显示广泛的J点抬高,ST段弓背向下抬高,PR段压低呈镜像改变,心脏超声检查发现明显的心包积液。治疗可用ASA 160~325mg每日一次,必要时可加至650mg每4~6小时一次。应避免使用吲哚美辛、布洛芬和糖皮质激素,因为这些药物可加重梗死部位的心肌变薄,甚至诱发心室壁破裂。

C. 心律失常　在MI患者极为常见,包括室性期前收缩、心动过缓、房颤、房室传导阻滞、室颤、室速和室性自主心律。病因可能是多方面的,包括HF、缺血、折返心律、再灌注、酸中毒、电解质紊乱(例如低钾血症、低镁血症、细胞内高钙血症)、低氧血症、低血压、药物作用,以及交感肾上腺系统和迷走神经系统反射增强。针对这些因素应立即进行治疗。第19章详细讨论了各种心律失常及其治疗。

D. 心衰和心源性休克　MI后心源性休克的发生率约为7.5%,病死率极高。发生心源性休克时,约有40%的心肌丧失收缩功能。原因包括VSD、急性MR、心脏压塞以及右心衰。治疗包括应用升压药进行血流动力学支持,IABP和立即再血管化治疗。

E. 高血压　增加心肌氧需,可加重心肌缺血。MI后HTN的原因包括既往HTN,HF,以及疼痛和焦虑引起儿茶酚胺增加。治疗包括充分抗心绞痛治疗、镇痛、抗焦虑、IV NTG、β受体阻滞剂和ACE抑制剂。上述药物治疗有禁忌证者可考虑使用钙通道阻滞剂(维拉帕米和地尔硫䓬)。严重HTN时可能需要硝普钠治疗。

Ⅴ. 围术期心肌缺血和梗死

A. 定义、发病率及临床意义　随着心血管疾病内科与外科治疗手段的进步,更多患者生存时间和生活质量得以改善。然而,与既往相比,更多CAD 或者相关危险因素(高龄、HTN、DM、HF、活动耐量下降以及肾脏疾病)患者需要接受心脏或非心脏手术,而且这一数字还将不断升高。手术和麻醉的常见危险因素(疼痛、心动过速、HTN、交感张力增加、冠状动脉痉挛、低氧血症、贫血、寒战、高凝倾向)均使这些患者出现围术期心肌缺血和MI 的风险更高。在每年 2700 万例非心脏手术患者中,约有 100 万患者发生某种形式的围术期心脏并发症,造成每年医疗费用增加 200 亿美元。对于既往 CAD 的患者,约有 6％发生围术期 MI。术后 MI 患者住院病死率为15％～25％,6 个月的罹患率和病死率均明显增加。

B. 围术期的监测及诊断　一般情况下,MI 诊断主要依靠病史(见Ⅰ. A.1 和Ⅱ. A 部分),生物标记物升高(见Ⅲ. C.2 部分)和 ECG 的特征性改变(见Ⅲ. C.1 部分)。然而,术后疼痛及镇痛技术可能导致围术期 MI"没有临床症状"。由于围术期 MI 多发生在手术当天或术后第 2 天,因此应格外重视术后早期 ECG 改变和心肌酶水平的诊断意义。对于围术期 MI 应保持高度警惕,尤其既往 ECG 异常的人群(例如心律失常,束支传导阻滞,左心室肥厚,起搏心律)。将每日 ECG 与基线情况进行对比,是一种符合成本效益比的监测方案。生物标记物主要用于确诊而非监测,而且心肌酶升高可能为手术(如 CABG)的直接后果。当怀疑不良心脏事件时,经胸壁和经食管心脏超声检查(见第 3 章)是非常好的检查手段,因为节段性室壁运动异常可能先于 ECG 改变和生物标记物升高。

C. 预防策略　手术应激和麻醉可以诱发各种各样生理和生化改变,从而影响术后治疗的效果。

1. β 受体阻滞剂　现有证据支持高危患者(包括年龄超过 65 岁,合并CAD、HTN、DM、吸烟或高胆固醇血症;或有 CAD 家族史)围术期应用 β 受体阻滞剂,以减少心血管并发症。β 受体阻滞剂应持续使用直至手术当天上午。没有使用 β 受体阻滞剂的患者可静脉注射美托洛尔 5mg,除非 HR<60 次/分或 SBP<110mmHg。在手术室或术后恢复室也可使用美托洛尔以维持 HR 50～80 次/分。手术结束后,应恢复长期 β 受体阻滞剂治疗,高危患者开始口服美托洛尔 25mg 每日 2 次,至少 2 周。禁忌证包括支气管痉挛,有症状的 HF,三度房室传导阻滞,既往 β 受体阻滞剂治疗不良反应史。

2. 镇痛　患者可能罹患手术后疼痛或缺血性疼痛,但由于镇静、气管插管或镇痛等措施的影响,患者可能无法表述。手术疼痛可引起心动过速、HTN、交感神经兴奋和冠状动脉收缩,以上表现在影响心肌氧供的同时增加心肌氧耗。充分的镇静和镇痛(包括阿片类、苯二氮䓬类、丙泊酚或局麻药物)是术后治疗的重要组成部分,能够改善心脏预后。非甾体抗炎药(NSAIDs)如酮咯酸同时具有镇痛和抗血小板的作用。可乐定是一种 α_2 受体激动剂,可抑制突触前去甲肾上腺素的释放,改善 HR、BP 及血栓形成。

3. 携氧能力 术中或术后过多失血或大量静脉输液可分别导致真性贫血或稀释性贫血。两种情况均可导致高危心肌氧输送下降。应根据患者和手术操作情况采用个体化治疗,同时应考虑氧合障碍导致并发症的风险。尽管不应设定输血的绝对阈值,但应谨慎输液和输血,使血细胞比容维持在 25%～30%。

4. 体温调节 麻醉后体温调节紊乱可引起肌肉震颤,增加氧需。低体温还可以影响术后止血。除非存在禁忌证,否则应通过各种方法(减少不必要的暴露,空气加温装置,静脉输液或血制品加温)维持正常体温。对于气管插管且机械通气的患者,使用非去极化肌松剂可预防肌肉震颤。

5. 控制血糖 手术应激可使原有 DM 或糖耐量异常加重。高血糖可加重内皮功能不全。应输注胰岛素或按比例调整胰岛素用量,以维持血糖在 110～150mg/dl 这一目标水平。

6. 抗凝 手术可诱发保护性高凝状态,这一高凝状态对 CAD 患者是有害的。纤溶活性减低,血小板计数和功能增加,以及纤维蛋白原和凝血因子水平升高,均可导致冠脉内血栓形成。ASA、NSAIDs 和 α_2 受体激动剂均可用于预防血栓并发症。

D. 治疗

1. 一旦怀疑围术期 MI,应当请心脏内科医师与手术团队会诊,必要时还应请联系心脏外科医师,因为有可能需要 PCI 或 CABG 实现再灌注(见 Ⅲ.D.3.j 部分)。由于患者近期内接受过手术,因此禁忌溶栓治疗。

2. 支持性治疗手段包括持续 ECG、生物标记物及有创监测,同时也应包括"预防策略"部分(见 Ⅴ.C 部分)中提到的其他措施。这些措施可改善术后心脏并发症患者的预后。

3. 应根据临床情况的改变调整当前用药(讨论见第 Ⅱ.E,第 Ⅲ.D.3 和第 Ⅴ.C 部分)。如果尚未开始药物治疗,无禁忌证时可开始使用 ASA、β 受体阻滞剂、ACE 抑制剂及他汀类药物。而且,由于患者近期内接受手术,不宜选择溶栓治疗。

4. 上文提到,应考虑有创治疗策略如 PCI 或 CABG。IABP 有助于改善冠脉血流,尽管在合并血管病变患者放置 IABP 可能存在困难。

(叶益聪 译,杜　斌　校)

参考文献

Antman EM, Anbe DT, Armstrong bates ER, et al. ACC/AHA guidelines for the management of patients with ST-elevation myocardial infarction—executive summary: a report of the American College of Cardiology/American Heart Association Task Force on Practice Guidelines (Writing Committee to Revise the 1999 Guidelines for the Management of Patients with Acute Myocardial Infarction). *Circulation* 2004;110;588–636.

Antman EM, Hand M, Armstrong PW, Bates ER, et al. 2007 Focused update of the ACC/AHA 2004 guidelines for the management of patients with ST-elevation myocardial infarction. A report of the American College of Cardiology/American Heart Association Task Force on Practice Guidelines. *Circulation* 2008;117:296–329.

Auerbach AD, Goldman L. β-blockers and reduction of cardiac events in noncardiac surgery scientific review. *JAMA* 2002;287:1435–1444.

Butterworth J, Furberg CD. Improving cardiac outcomes after noncardiac surgery. *Anesth Analg* 2003;97:613–615.

Devereaux PJ, Goldman L, Yusuf S, et al. Surveillance and prevention of major perioperative ischemic cardiac vents in patients undergoing noncardiac surgery: a review. *CMAJ* 2005;173:779–788.

Eagle KA, Guyton RA, Davidoff R, et al. ACC/AHA 2004 guideline update for coronary artery bypass graft surgery: a report of the American College of Cardiology/American Heart Association Task Force on Practice Guidelines (Committee to Update the 1999 Guidelines for Coronary Artery Bypass Graft Surgery). *Circulation* 2004;110:340–437.

Fraker TD, Fihn SD, Gibbons RJ, Abrams J, et al. 2007 Chronic angina focused update of the ACC/AHA 2002 guidelines for the management of patients with chronic stable angina. *J Am Coll Cardiol* 2007;50:2264–2276.

Landesberg G. The pathophysiology of perioperative myocardial ischemia: facts and perspectives. *J Cardiothorac Vasc Anesth* 2003;17:90–100.

Lubbrook GL, Webb RK, Currie M, Watterson LM. Crisis management during anaesthesia: myocardial ischaemia and infarction. *Qual Saf Health Care* 2005;14:e13.

Podgoreanu MV, White WD, Morris RW, Mathew JP, et al. Inflammatory gene polymorphisms and risk of perioperative myocardial infarction after cardiac surgery. *Circulation* 2006;114:I275–I281.

Priebe HJ. Perioperative myocardial infarction—aetiology and prevention. *Br J Anaesth* 2005;95:3–19.

Thygesen K, Alpert JS, White HD. Universal definition of myocardial infarction. *Circulation* 2007;116:2634–2653.

第18章

瓣膜性心脏病

Jonathan Bloom and Theodore Alston

每个心脏瓣膜都可以发生功能不全。便携式心脏超声检查技术的进步使得我们能够对瓣膜功能进行定量评估,从而有助于危重病患者的治疗。

I. 主动脉狭窄(AS) 通常为瓣膜狭窄,但也可以是瓣上或瓣下狭窄。风湿性心脏病、先天性二叶式主动脉瓣以及老年性变性都是 AS 的主要原因。

A. 病理生理学

1. 随着瓣膜口缩小,心脏通过增加产生的压力维持每搏输出量。这导致左心室(LV)向心性肥厚。严重的 AS 最终导致左心室功能不全及肺水肿、心肌缺血或突发性致死性心律失常。

2. AS 患者可能出现很多并发症:

a. 心腔内压力升高压迫心内膜下层,并影响灌注。缺血可能难以治疗。尽管后负荷增加,但仍需要高的主动脉内压力才能维持充分的冠脉灌注。

b. 左心室收缩压和舒张压升高能够使心室壁张力增加,从而提高心肌氧需。

c. 心动过速或室上性心律失常可能降低每搏输出量,从而造成缺血。正常情况下,心房收缩提供全部每搏输出量的 20%~25%。在严重 AS 病例,心房的贡献增加到 30%~40%。因此,正常的心房收缩对于 AS 患者的心脏功能非常重要。

d. 全身血管阻力(SVR)的下降能够导致低血压以及缺血的发生,由于狭窄瓣膜相对固定,心脏不能发挥代偿功能,因此低血压很难纠正。然而,可能与直觉不符的是,通过谨慎调节硝普钠的剂量,有时能够改善心输出量。

B. 体征、症状和诊断

1. AS 可能多年没有临床症状。出现临床症状通常提示病情严重。

AS 患者如果出现心绞痛、晕厥和充血性心力衰竭三联症,提示如不进行治疗,预期生存不足 5 年。

2. 心绞痛可由同时合并的冠状动脉粥样硬化性心脏病引起,也可仅由 AS 造成。

3. 提示 AS 的体格检查包括:

a. 可闻及响亮的收缩期杂音,以心底部最明显并放射至颈部。

b. 心尖搏动强。

c. 颈动脉搏动上升缓慢

4. 通过心脏超声检查或心导管可以评估 AS 的程度(图 18-1)。狭窄可以分为轻微、轻度、中度或重度。成年人正常的主动脉面积(AVA)为 $2.5 \sim 3.5 cm^2$。重度狭窄指 AVA 小于 $0.7 cm^2$ 或平均收缩压差超过 50mmHg。

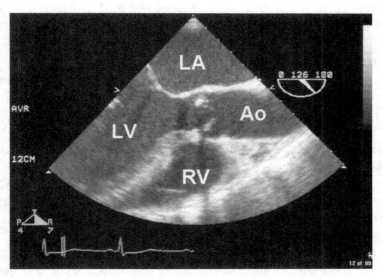

图 18-1　经食管心脏超声检查显示主动脉瓣狭窄。右心室(RV)、左心房(LA)、左心室(LV)和主动脉(Ao)均做了标记。Mark S. Adams RDCS 提供

C. 血流动力学改变

1. 体循环动脉血压波形的上升速度通常较缓慢。压力波形上升波切迹出现较低,且通常没有重搏切迹。

2. AS 时因左心室舒张末压力升高导致肺动脉楔压(PAOP)增加。随

着疾病进展,出现心房肥厚,二尖瓣环增宽,造成二尖瓣反流,形成明显的
v 波。

D. 治疗

1. 低血压必须立即进行治疗。主动脉根部血压低于心内膜下压力所
引起的缺血可以诱发恶性循环,造成进一步缺血、心律失常和血流动力学不
稳定。由于心肌增厚以及瓣膜面积较小,因此心肺复苏无效。

2. 心律失常能够迅速导致血流动力学不稳定,且药物治疗无效。肥厚
的左心室高度依赖心房收缩以保证足够的充盈。患者对心动过速和心动过
缓的耐受性很差。心动过速使得心脏没有足够的时间保证适当的舒张期充
盈。心动过缓可能造成心脏过度扩张,或不能提供适当灌注所需的足够血
流。心脏抑制药物(β 受体阻滞剂、钙通道阻滞剂)以及心脏刺激性药物(阿
托品、多巴胺)应谨慎使用。节性心律的耐受性极差。阿托品(0.4mg)可使
缓慢的节性心律转复为正常的窦性心律。可能需要进行心房起搏。

3. 如果需要,应当谨慎使用硝酸甘油,因为可能需要较高的静脉压以
维持每搏输出量。

4. 肺动脉导管(PAC)有助于指导液体平衡和监测心脏做功。放置
PAC 可能诱发心律失常。具有起搏功能的 PAC 可能有用。

5. 重度 AS 患者可能需要使用强心药物。去甲肾上腺素同时具有强心
和血管收缩作用,可能有所帮助。米力农和多巴酚丁胺可能有益,但这两种
药物能够降低全身血管阻力(SVR),从而过度降低主动脉根部压力。β 受
体激动剂具有导致快速性心律失常的风险。

E. 主动脉瓣置换术或主动脉瓣分离术后的治疗　尽管主动脉瓣置换
或修补术后每搏输出量增加,左心室舒张末压力降低,但左心室肥厚仍可持
续存在数月。维持足够的冠状动脉灌注以及窦性心律非常重要。在肥厚心
肌恢复接近正常状态后,心内膜下压力增加将不会造成严重影响。

F. 肥厚型梗阻性心肌病(HOCM)　与 AS 不同,HOCM 造成左心室
(LV)前向血流的动态梗阻。主动脉下区域的大块心肌导致左心室流出道
梗阻。心动过速、β 受体激动和充盈容积减少能够加重流出道的动态梗阻。
治疗包括维持较慢的心率以保证更长的舒张期充盈,保证充足的血管内容
量,以及维持足够的主动脉根部压力(通常可应用去氧肾上腺素)。HOCM
患者容易发生致死性室性心律失常。

Ⅱ. 主动脉反流(AR)　可为急性或慢性。病因包括风湿热、梅毒性主
动脉炎、细菌性心内膜炎、主动脉夹层、创伤(常为胸部钝性伤)以及先天性
异常。

A. 病理生理学

1. AR 的代偿性反应为交感张力增加,引起心动过速及心肌收缩力增加。如果上述反应不足以代偿,最终将发生充血性心力衰竭(CHF)。在急性 AR 时,左心室没有充足的时间通过离心性肥厚(心室腔增大,心肌厚度增加)完成重塑。左心室舒张末压力(LVEDP)和容积(LVEDV)迅速增加。另外,体循环舒张压下降能够降低冠状动脉灌注压,导致缺血。

2. 在慢性 AR 时,LVEDV 升高导致心肌离心性肥厚。尽管 LVEDV 增加,但因左心室大小和肌肉量的改变,LVEDP 变化很小。因此,在数年内心脏功能可能维持正常。一般而言,如果反流分数小于 40%,心脏功能仍可接近正常。当反流分数超过 60%,常出现临床症状。LVEDP 超过 20mmHg 提示代偿不良。

B. 体征、症状和诊断

1. 急性 AR 常表现为 CHF、心绞痛和心动过速。慢性 AR 可能数年没有临床症状。当出现症状(呼吸困难、心悸、乏力或心绞痛)时,若不行瓣膜置换,平均生存时间约为 5 年。

2. 提示 AR 的体格检查包括:

a. 动脉血压脉压增加。

b. 外周脉搏很强。

c. Quincke 脉搏(压迫甲床可见毛细血管搏动)。

d. 胸骨左缘递减型舒张期杂音。

e. Austin-Flint 杂音(反流血流撞击二尖瓣前叶造成的心尖部隆隆样舒张期杂音)。

f. 心尖搏动最强处向左下方移位。

3. AR 程度取决于血流动力学状态(即后负荷、心率、心肌收缩力)。根据反流束的宽度和高度,心脏超声分级系统将 AR 分为重度、中度、轻度和轻微(图 18-2)。液体流束在通过狭窄小孔后可产生水力缩窄,牛顿将其缩窄流束的宽度称为缩流断面,在重度 AR 患者,这一缩流断面大于 6mm。重度 AR 时,多普勒检查发现降主动脉全舒张期反向血流。

C. 血流动力学改变

1. 体循环动脉压脉压增加,因每搏输出量较大,血压上升迅速。

2. 因血液迅速流入左心室,动脉血压波形迅速下降。

3. 由于左心室容量负荷过多并伴有二尖瓣反流,PAOP 可出现明显的 v 波。由于主动脉反流造成二尖瓣过早关闭,因此 PAOP 可能低估 LVEDP。

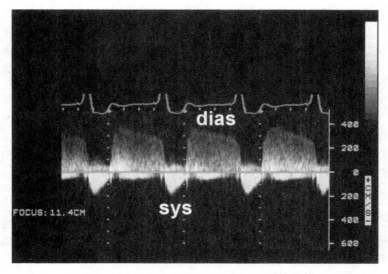

图 18-2 主动脉瓣反流时多普勒检查显示舒张期（dias）血流方向。前向血流显示为向下的波形。反向的反流射流（正向波）速度超过收缩期（sys）前向血流（负向波）。Mark S. Adams RDCS 提供

D. 治疗

1. 降低后负荷，加快心率（以缩短充盈时间从而降低 LVEDV）以及应用强心药物是紧急治疗的关键。可能需要急诊手术治疗。

2. 心脏超声检查可用于指导治疗。心脏超声的影像学可反映反流束、心肌收缩状态以及左心室充盈的动态变化。

3. 多巴酚丁胺常常是 AR 患者治疗的首选强心药物。多巴酚丁胺能够增加心肌收缩力，降低外周血管阻力，维持相对快的心率。米力农也有强心作用，并能够降低后负荷，但较少导致心率加快。

E. AR 患者主动脉瓣修补或置换术后的治疗

1. 由于长期 AR 患者心脏增大，因此足够的心肌充盈对于良好的心脏功能非常重要。

2. 手术后可能需要强心药物。

3. AR 患者进行瓣膜置换前禁忌使用主动脉内球囊反搏（IABP）。IABP 能够增加主动脉舒张压，从而加重反流。但是，瓣膜置换后 IABP 可进行支持治疗。

Ⅲ. 二尖瓣狭窄(MS)

A. 病理生理学 风湿热导致瓣膜叶边缘瘢痕形成及钙化,最终导致瓣叶联合处纤维化。风湿性心脏病患者可数年没有临床症状。当出现症状时,第一年内死亡的几率为 20%。老年性钙化是 MS 的另一发病机制,可起始于瓣膜环的钙化。

B. 体征、症状和诊断

1. 常在运动或其他心输出量增高的情况下首次出现临床症状。不活动的患者可因心房扩张导致房颤或房扑。

2. 患者主诉呼吸困难、心悸、乏力、胸痛和阵发性夜间性呼吸困难。一些患者因左肺动脉或左心房扩张压迫左侧喉返神经,导致声音嘶哑。患者还可因肺静脉压升高出现咯血。

3. 房颤患者可能因舒张期充盈时间缩短及左房压(LAP)升高诱发 CHF。

4. 心脏超声检查可以确诊 MS(图 18-3)。二尖瓣面积(MVA)与压力减半时间(PHT)呈负相关,PHT 是经瓣膜的多普勒峰流速降低 30% 所需的时间。MVA(cm²)等于 220 除以 PHT(毫秒)。PHT 大于 220 毫秒提示重度狭窄(MVA<1cm²)。

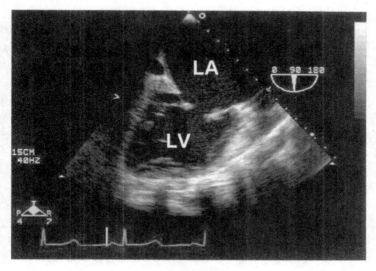

图 18-3 经食管心脏超声检查显示二尖瓣狭窄。左心房(LA)和左心室(LV)均有标记。Mark S. Adams RDCS 提供

5. 提示 MS 的体格检查包括：

a. 听诊发现响亮的 S_1 心音。

b. 收缩前或舒张中期隆隆样杂音。

c. 明显的颈静脉 a 波。

C. 通过心脏超声检查或血管造影评价 MS 的程度。

1. 正常二尖瓣面积为 $4.0 \sim 6.0 cm^2$。

2. 中度 MS($1.5 \sim 2.5 cm^2$)患者经常仅有心脏做功增加的症状。临床症状(呼吸困难,乏力)与 LAP 升高有关。

3. 重度 MS 指瓣膜面积小于 $1.0 cm^2$。重度 MS 患者静息时常无症状,但对运动的耐受性极差。肺血管内压力增加能够诱发肺水肿。

D. 血流动力学改变

1. PAOP 升高,可能无法准确反映 LVEDP。

2. 如果为正常窦性心律,则 PAOP 波形将显示较大的 a 波。由于 MS 常常伴有一定程度的二尖瓣反流,因此可能出现较大 v 波。

3. 肺高压较常见。由于肺动脉的压力增高而顺应性减低,因此 PAC 球囊充气时 PA 破裂的危险性增加。严重肺动脉高压能够导致右心室功能衰竭(肺心病)。

E. 治疗

1. 充足的前负荷对于良好的心脏功能至关重要。经过二尖瓣的血流依赖于左房压的升高。但是,这需要与 MS 患者发生 CHF 的可能性进行权衡。没有适用于所有患者的 PAOP 数值。对于每位患者,评价前负荷适当的指标包括器官灌注、氧合以及 CHF 的体征和症状。

2. 较慢的心率有助于左心室充盈。因为经过 MV 的血流发生于舒张期,因此过快的心率不能保证适当充盈所需的时间。但是,心率过慢可能降低心输出量,必须将这两种可能性进行权衡。治疗目标为维持足够器官灌注且没有 CHF 的心率。

3. 如果需要进行 AV 起搏,长 PR 间期(0.2 秒)可以保证有更多的时间供血流经过二尖瓣。

4. MS 患者可能需要强心治疗。因为地高辛同时具有负性变时作用以及正性肌力作用,因此常用于 MS 患者。如果需要更积极的强心治疗,可使用没有正性变时作用的药物(如米力农)。

5. 影响血流动力学的室上性心律失常(即引起血压下降)必须积极治疗,常使用心脏电复律。很多医师建议开始即使用高能量(即单相波 200J,或等效能量的双相波)。二尖瓣狭窄时心肺复苏常常无效。

6. 经皮球囊瓣膜成形术能够明显缓解狭窄,而且不需要术后抗凝。接受瓣膜成形术的最佳患者应没有左心房血栓,轻度或无二尖瓣反流(MR),而且有关瓣叶固定性、瓣膜增厚、瓣下增厚及瓣膜钙化的心脏超声评分较低。球囊瓣膜成形术后 MR 不但不会改善,而且存在出现重度 MR 的风险。

F. 二尖瓣置换或分离术后的治疗

1. 手术后常需要增加前负荷。每搏输出量、PAOP 和 TEE 可用于指导输液治疗。

2. 降低后负荷能够改善手术后血流动力学,尽管手术前因狭窄相对固定,降低后负荷无效。

3. 心室充盈长期不足可引起左心室功能不全,因此瓣膜修补或置换后可能需要进行强心治疗。

4. 慢性房颤常见于长期 MS 患者。使用胺碘酮或超速起搏可能有益。

5. 如果在 MV 修补或置换后血压突然下降,应当考虑到房室破裂或(瓣膜置换后)瓣膜处于关闭位置等罕见情况。上述两种情况都是需要床旁进行手术的急诊情况。

Ⅳ. 二尖瓣反流

A. 病理生理学 MR 的病因可分为风湿性与非风湿性。

1. 风湿性 MR 常与 MS 同时发生。与 MS 相似,无症状期可持续数年。

2. 非风湿性 MR 可由乳头肌功能不全(常见于后间隔或前间隔缺血或梗死)、细菌性心内膜炎或腱索断裂引起。

3. 急性 MR 见于血流经二尖瓣突然回流入左心房。这将导致心房容量负荷突然增加,引起肺血管压力升高,常发生 CHF。交感神经张力增加的代偿反应导致心动过速及心肌收缩力增强。左心室容积增加可引起二尖瓣瓣环扩大,加重反流量。由于心肌氧需增加(因交感神经张力增加)以及 LVEDV 增加,可发生心肌缺血。

4. 慢性 MR 与急性 MR 不同,慢性 MR 时左心室有充足的时间对容量负荷增加进行代偿。适应性变化包括左心室离心性肥厚,导致心脏扩张,在 LVEDV 显著增加时仍维持相对恒定的 LVEDP。左心房扩大,并维持正常压力。在代偿过程晚期,左心室扩张可能导致二尖瓣瓣环扩大,从而加重 MR。左心室射血分数常维持正常,但是前向血流减少。当反流分数超过 60%,充血性心力衰竭的可能性显著增加。射血分数降低(<50%)提示左

心室功能衰竭。在慢性 MR 终末期，肺血管压力增加能够诱发右心室（RV）功能衰竭（肺心病）。

B. 体征、症状和诊断

1. 急性 MR 常表现为突发呼吸困难、乏力或急性 CHF。患者可能因房颤出现心悸。一些患者出现胸痛。慢性 MR 可能数年没有临床症状，一旦发病，通常提示病情迅速恶化。患者可能出现呼吸困难，乏力、CHF 或房颤。

2. 体格检查有助于 MR 的诊断。提示 MR 的体格检查包括：

a. 心尖搏动过强，伴或不伴心尖抬举或震颤。

b. 全收缩期杂音，在心尖部听诊最强（可能放射至左侧腋窝）。

c. 极少情况下可闻及收缩中期隆隆样杂音。

3. 根据血流动力学状态（即后负荷、心率和心肌收缩力）对 MR 进行分级。心脏超声检查评估 MR 时，很多医师根据反流束的宽度和高度，将 MR 分为重度、中度、轻度和轻微（图 18-4）。

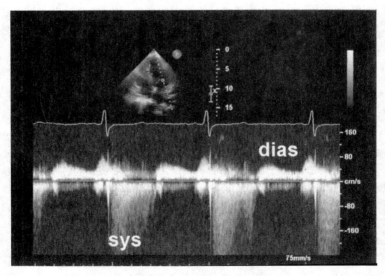

图 18-4　二尖瓣反流时多普勒检查显示收缩期（sys）血流反向。前向血流显示为向上的波形（朝向扇区顶端的超声探头）。反向的反流射流（负向波）速度超过舒张期（dias）前向血流（正向波）。Mark S. Adams RDCS 提供

4. 心脏超声检查　二维心脏超声检查可能发现连枷样的瓣叶或破裂的乳头肌。在重度 MR,多普勒能够发现肺静脉舒张期反向血流。如果检查时 MR 的反流束没有朝向肺静脉,则不能观察到反向血流。彩色反流流到达左心房后壁或占 LA 的 40% 以上时提示为重度 MR。反流束基底的狭窄部分为缩流断面。缩流断面宽度超过 6.5mm 时,提示为重度反流。LA 直径可能增加到 5.5cm 以上。

C. 血流动力学改变

1. PAOP 波形的特点为巨大的 v 波。v 波大小受到 LA 和肺血管顺应性的影响,可能无法反映反流量。

2. 巨大的 v 波使得 PAOP 与 PAP 波形难以区分。当 PA 球囊充气得到 PAOP 波形时,压力波形峰值较体循环动脉压波形向右侧移位,这一表现很有价值。

D. 治疗

1. 心率应维持在正常到正常高限。心率减慢能够导致左心室容量负荷增加。

2. 维持充足的左心室前负荷,必须与左心室容量过多导致二尖瓣瓣环扩大使反流恶化的危险性相权衡。

3. 常需要降低后负荷。外周血管阻力下降能够使每搏输出量的前向射血增加。对于冠心病合并 MR 患者,硝酸甘油是合理的治疗药物,能够扩张冠状动脉并降低后负荷。也可使用钙通道阻滞剂。

4. 强心药物能够增加前向血流。多巴酚丁胺和米力农能够增加心肌收缩力,并降低后负荷。

5. 重度 MR 病例可发生肺高压,引起右心衰竭。对于较为虚弱的患者,需要谨慎避免 PA 压力进一步升高(即避免缺氧,高碳酸血症和酸中毒)。前列腺素 E_1、前列环素或吸入一氧化氮对右心衰竭患者有益。主动脉内球囊反搏可能挽救患者生命。

E. 二尖瓣反流的瓣膜修补或置换术后的治疗

1. MR 修补术后,全部的每搏输出量射入主动脉。后负荷增加可能导致左心室功能衰竭。

2. 常需要强心治疗。对于严重病例,可能需要使用主动脉内球囊反搏增加前向血流和冠状动脉灌注。

3. 术后患者难以耐受房颤。应尽一切努力维持正常窦性心律。可能需要使用抗心律失常药物(如胺碘酮)或进行超速心房起搏。

4. 经食管心脏超声检查可用于确定瓣膜功能及左心室功能。

V. 三尖瓣狭窄

A. **病理生理学** 与前述瓣膜病变相比,三尖瓣狭窄(TS)较为罕见。TS 患者常伴有 MS。三尖瓣狭窄最常由风湿热、类癌综合征、系统性红斑狼疮或心内膜纤维弹性组织增生引起。无症状期通常较长。随 TS 逐渐加重,经过瓣膜的血流相应减少,右心房增大,压力升高。房性快速性心律失常常见。

B. **体征、症状和诊断**

1. TS 能引起外周水肿、颈静脉怒张、腹水、肝肿大和肝功能障碍,上述异常均继发于右房压升高。与 MS 和 AS 相似,活动后乏力可能是首发症状。另外,患者也可能因室上性快速性心律失常而首先表现为心悸。

2. 提示 TS 的体格检查包括:

a. 全收缩期杂音,在胸骨左缘听诊最明显。吸气相杂音常常更响亮。

b. 右心室隆起。

c. 其他瓣膜异常所伴随的杂音。

d. 严重病例出现肝脏搏动,腹水以及外周发绀。

3. 三尖瓣的正常面积为 $7\sim9cm^2$。瓣膜面积下降到 $1.5cm^2$ 为明显的三尖瓣狭窄。三尖瓣正常的压差为 $1mmHg$。压差 $3mmHg$ 为中度狭窄,而压差 $5mmHg$ 为重度狭窄。

C. **血流动力学改变**

1. 中心静脉压(CVP)波形可见大的 a 波。这是由于在瓣膜口阻力很高的情况下右心房收缩造成的结果。

2. 由于体循环容量负荷过多,中心静脉压升高。

D. **治疗**

1. 较慢的正常心率对于保证右心室充足的舒张期充盈非常重要。

2. 快速性心律失常能够降低心输出量,增加中心静脉压。

3. 充足的前负荷对于前向血流极为关键。但是,必须注意不能造成右房过度充盈,否则会引起右房过度牵张,导致室上性快速性心律失常。

4. 尽管降低右心室后负荷以及增加心肌收缩力不能直接影响 TS 的程度,但是,这些措施有助于维持心输出量。

E. **三尖瓣狭窄的瓣膜置换或修补术后的治疗**

1. 患者可能因右心室长期充盈不足而存在右心功能不全。可能需要降低后负荷以及进行强心治疗。

2. 避免肺动脉压升高是关键。前列环素、前列腺素 E_1 或吸入一氧化氮可能降低 PA 压力,从而降低右心室后负荷。

3. 应避免快速性心律失常。可能需要使用抗心律失常药物如胺碘酮。

4. 由于存在人工瓣膜,因此通常不使用 PA 导管。对于置入非组织瓣膜的患者,如果需要 PAC,应在手术中放置。另外,还可以在手术中放置 LA 导管。

Ⅵ. 三尖瓣反流(TR)

A. 病理生理学

1. TR 通常伴随其他瓣膜病变,如 MS 或 AS。在极少情况下,心内膜炎、胸部创伤或类癌综合征可引起孤立的 TR。

2. TR 导致心房容量负荷过多,以及体循环静脉系统内压力升高。孤立的 TR 通常能够很好耐受。当瓣膜异常或左心室功能不全引起肺动脉高压进而造成 TR 时,患者的代偿能力很差。

B. 体征、症状和诊断

1. RA 容量负荷增加能够使心房扩大,引起房颤。

2. 提示 TR 的体格检查包括:

a. S_3 奔马律(吸气相更明显)

b. 收缩期杂音在吸气相增强。

c. P_2 心音增强。

3. 多普勒检查发现肝静脉收缩期血流反向提示为重度 TR。心脏超声检查可能发现瓣环直径超过 4cm,或反流束超过右房面积的 30%。

C. 血流动力学改变

1. TR 时中心静脉压可能正常或升高。

2. CVP 波形可能表现巨大的 v 波,由右心室收缩期大的反流射血引起。v 波的大小部分不仅反映了反流量,而且还受到右心房顺应性的影响。

D. 治疗

1. 快速心率有助于减少外周充血和右心室容量负荷过多,同时能够增加右心室前向血流。

2. 房颤常见。如能维持窦性心律,血流动力学指标几乎总能改善。

3. 充分的前负荷对于前向血流非常关键。右心室充盈减少能够严重影响心输出量。

4. 尽量降低肺血管阻力(即避免低氧血症、高血压和酸中毒)有助于维持前向血流。

5. 右心室衰竭的强心治疗对 TR 有效。多巴酚丁胺和米力农能够增加心肌收缩力,但不会明显增加 PA 压力。降低 PA 压力的药物(如前列

腺素 E_1、前列环素和吸入一氧化氮）与强心药物联合应用时可能有帮助。

E. TR 的三尖瓣置换或修补术后的治疗

1. 由于 TR 得到纠正后不再限制右心室压力，因此三尖瓣修补后右心室压力负荷急性增加。可能出现右心室功能不全，从而需要强心药物治疗。

Ⅶ. **肺动脉瓣膜疾病**

A. 先天性肺动脉瓣狭窄可表现为右心功能衰竭。获得性肺动脉瓣狭窄罕见。

B. 只要右心室功能良好，患者对肺动脉瓣反流的耐受性较好。获得性肺动脉瓣反流可因感染性心内膜炎或风湿性心脏病引起。对于心内膜炎继发的肺动脉瓣反流，手术治疗包括切除受累瓣膜，而不使用人工瓣膜进行置换。

Ⅷ. **心内膜炎**　菌血症可发生于天然瓣膜或人工瓣膜。细菌性心内膜炎可造成内膜细胞化生，细胞间连接中断。胶原纤维消失，造成大的空腔。局限性增生导致瓣膜赘生物形成，心脏超声检查常常可以发现。赘生物可能造成瓣膜反流表现。心内膜炎能够导致乳头肌断裂，引起突发性重度二尖瓣功能不全。感染性心内膜炎的微生物学、临床表现、并发症、诊断和治疗详见第 28 章。

Ⅸ. 针对细菌性心内膜炎的抗生素预防。有创操作、手术和牙科操作后的一过性菌血症可以引起瓣膜的心内膜炎。血行性传播的细菌能够附着在破坏的或异常的组织上。由于缺乏数据来证实抗生素预防治疗的有效性，自 2005 年起，这方面的建议出现越来越多的争议。2007 年美国心脏学会发布其最新的指南，建议仅在高危患者（既往心内膜炎史，人工心脏瓣膜，未修复或未完全修复的发绀型先天性心脏病，6 个月内使用人工材料修补的先天性心脏病，心脏移植的瓣膜病患者）在涉及牙龈，牙根尖周或口腔黏膜破溃部位的所有牙科治疗操作及需要进行切除或活检呼吸道黏膜的侵入性呼吸道操作时使用预防性抗生素。不建议单纯基于感染性心内膜炎的风险增加或泌尿生殖道、消化道操作而预防性使用抗生素。经食管心脏超声检查并不引起菌血症。根据过敏史及给药途径的不同，可选择的牙科操作抗感染方案包括：氨苄西林、阿莫西林、头孢曲松、头孢氨苄、克林霉素、阿奇霉素、克拉霉素。

（叶益聪 译，杜　斌 校）

参考文献

Abaci A, Oguzhan A, Unal S, et al. Application of the vena contracta method for the calculation of the mitral valve area in mitral stenosis. *Cardiology* 2002;98:50–59.

Buffington CW, Nystrom EUM. Neither the accuracy nor the precision of thermal dilution cardiac output measurements is altered by acute tricuspid regurgitation in pigs. *Anesth Analg* 2004;98:884–890.

Khot UN, Novaro GM, Popovic GC, et al. Nitroprusside in critically ill patients with left ventricular dysfunction and aortic stenosis. *N Engl J Med* 2003;348:1756–1763.

Krishnagopalan S, Kumar A, Parrillo JE, et al. Myocardial dysfunction in the patient with sepsis. *Curr Opin Crit Care* 2002;8:376–388.

Levine RA, Vlahakes GJ, Lefebvre X, et al. Papillary muscle displacement causes systolic anterior motion of the mitral valve. Experimental validation and insights into the mechanism of subaortic obstruction. *Circulation* 1995;91:1189–1195.

Oh JK, Seward JB, Tajik AJ. *The echo manual.* 2nd ed. Philadelphia: Lippincott Williams & Wilkins, 1999.

Palacios IF, Sanchez PL, Harrell LC, et al. Which patients benefit from percutaneous mitral balloon valvuloplasty? Prevalvuloplasty and postvalvuloplasty variables that predict long-term outcome. *Circulation* 2002;105:1465–1471.

Quere JP, Tribouilloy C, Enriquez-Sarano M. Vena contracta width measurement: theoretic basis and usefulness in the assessment of valvular regurgitation severity. *Curr Cardiol Rep* 2003;5:110–115.

Wison W et al. Prevention of infective endocarditis: guidelines from the American Heart Association: a guideline from the American Heart Association Rheumatic Fever, Endocarditis, and Kawasaki Disease Committee, Council on Cardiovascular Disease in the Young, and the Council on clinical Cardiology, Council on Cardiovascular Surgery and Anesthesia, and the Quality of Care and Outcomes Research Interdisciplinary Working Group. *Circulation* 2007;116(15):1736–1754.

Yoerger DM, Weyman AE. Hypertrophic obstructive cardiomyopathy: mechanism of obstruction and response to therapy. *Rev Cardiovasc Med* 2003;4:199–215.

第 19 章

心律失常

Cosmin Gauran and Jagmeet Singh

Ⅰ. 流行病学

A. 危重病患者经常发生室上性及室性心律失常。其中,室上性心律失常更为常见。

B. 在所有围术期的心律失常中,由于手术后房颤(AF)的发生率最高(10%~65%)且罹患率很高,因此研究最为深入。

Ⅱ. 临床意义 围术期心律失常患者病死率增加,心脏及非心脏(主要为神经系统和肺)罹患率升高,医疗资源的使用也显著增加,包括 ICU 住院日、再次入住 ICU 以及总住院日增加。

Ⅲ. 分类 心律失常可分为稳定性及不稳定性。

A. 不稳定性心律失常指合并心律失常的血流动力学不稳定(低血压、心肌缺血、充血性心力衰竭等)或脑灌注不足(晕厥、意识状态改变)。

B. 稳定性心律失常还可以根据以下因素进一步划分:

1. 心率(慢性心律失常与快速性心律失常)。

2. 有无 P 波。

3. P 波与 QRS 波的关系。

4. QRS 波的宽度(窄与宽)

5. QRS 波的规则性(规则与不规则)。

Ⅳ. 慢性心律失常

A. 分类

1. 窦房结功能异常

a. 指慢性心律失常患者的窦房结受累,包括窦性心动过缓、窦性停搏和快慢综合征。

b. 危险因素包括高龄和结构性心脏病。

c. 经常伴有恶性病程,表现为窦房结功能进行性障碍。

d. 在美国是置入永久起搏器的最常见原因之一。

2. 房室(AV)结功能障碍

a. 一度房室传导阻滞

(1)特征为 PR 间期超过 200 毫秒(正常为 120～200 毫秒)。

(2)通常为良性病程,除非伴随另一种传导性疾病或 AV 同步异常。

b. 二度房室传导阻滞

(1)Mobitz Ⅰ 型(Wenckebach)

ⅰ. 特征为 PR 间期进行性增宽,随后出现未传导的 P 波(即未传导的房性收缩)。

ⅱ. 病变通常位于房室结高位。

(2)Mobitz Ⅱ 型

ⅰ. 特征为固定的正常 PR 间期,伴有阵发出现的未传导 P 波。

ⅱ. 病变通常位于房室结低位或希氏束。

(3)如果 2∶1 传导的房室传导阻滞,则无法鉴别 Mobitz Ⅰ 型和 Ⅱ 型。这一点非常重要,因为 Mobitz Ⅱ 型房室传导阻滞发展为完全性心脏阻滞的危险更高。

c. 三度房室传导阻滞(完全性心脏阻滞)

(1)P 波未经房室结传导,出现完全性房室分离。

(2)可伴随结性或室性逸搏。

(3)存在结性逸搏(典型心率 40～50 次/分)提示病变位于房室结高位。存在室性逸搏(典型心率 30～40 次/分)提示病变位于传导通路低位。

d. 分支阻滞

(1)传导系统由窦房(SA)结、房室结、希氏束和左右束支组成。左束支又分为前分支和后分支。

(2)双分支阻滞指右束支传导阻滞(RBBB)伴有左前分支阻滞或左后分支阻滞。

(3)三分支阻滞指双分支阻滞伴一度房室传导阻滞。

B. 慢性心律失常的发病机制可以分为内源性和外源性

1. 危重病患者常见的内源性病因包括退行性窦房结功能不全和缺血/梗死。

a. 窦房结和房室结主要由右侧冠状动脉供血。

b. His-Purkinje 系统主要由左侧冠状动脉供血。

c. 因此,右冠脉疾病常伴随窦房结或房室结差异性传导,而左冠脉疾病常伴有束支传导阻滞。

2. 危重病患者常见的外源性病因包括神经心源性病因（如气管插管或气管内吸痰引起的迷走反射，手术后或与感染或炎症反应相关的交感/副交感张力失衡）、药物、低体温、电解质紊乱、感染（心内膜炎/心肌炎）及创伤（如因瓣膜手术或放置中心静脉导管导致的医源性损伤）。留置肺动脉导管时引起 RBBB 的发生率估计为 3%。因此，推荐在既往有左束支传导阻滞（LBBB）患者留置肺动脉导管时，应准备心室起搏的设备。

C. 治疗选择包括

1. 纠正基础疾病。

2. 如果患者病情"稳定"可观察。

3. 临时或永久起搏。

a. 起搏方式包括心外膜、经静脉（直接或经肺动脉导管）、经食管以及经皮起搏。经静脉路径为首选且更为实用。

b. 经食管起搏通常仅允许心房夺获。因此，这种方式不应用于房室差异性传导患者。

c. 经皮起搏允许心室夺获。房室同步性丧失可伴有低血压。清醒患者采用这种起搏方式可引起明显不适。

d. 危重病患者的阈值受到多种因素的影响，包括心肌缺血或梗死，低体温，电解质紊乱，药物和除颤/电复律。

e. 心室功能受到抑制的血流动力学不稳定患者最好使用双腔（生理性 AV）起搏。最近的研究提示，生理性起搏的优点在于能够降低心律失常发展为 AF 的危险，减少因充血性心衰导致的住院，并改善生活质量评分。

Ⅴ. **快速性心律失常**

A. 发病机制与既往疾病（缺血、瘢痕等）、诱发因素（期前收缩、交感张力高等）以及加重因素（心房牵拉、创伤等）。

B. 分类

1. 窄 QRS 波，节律规整

a. 窦性心动过速。

b. 窦房结折返。

（1）P 波形态与窦性 P 波相似，心率通常不超过 160 次/分。

（2）与窦性心动过速的区别在于突然发生和突然停止，提示存在折返通路。常因心房期外刺激发病。

（3）钙通道阻滞剂治疗有效。

c. 异位房性心动过速（AT）

（1）心房异位灶自主性增强，可以超速抑制窦房结，导致异位 AT。心房节律规则，通常在 100～200 次/分。根据是否合并房室结传导阻滞，心室率可有所不同。

（2）P 波形态取决于异位病灶的部位。PR 间期依赖于心率，QRS 波形态受正常传导或差异性传导的影响。

（3）房性心动过速的常见原因包括交感张力增加、肺部疾病、冠心病、缺氧和电解质紊乱。阵发性房性心动过速伴阻滞的最常见原因之一为地高辛中毒。

（4）治疗应针对病因　控制心率的药物如 β 受体阻滞剂和钙通道阻滞剂可用于减慢心室率。危重病患者通常交感神经张力较高，此时地高辛的疗效较差。其他药物如普鲁卡因胺、索他洛尔和胺碘酮可用于治疗顽固性心动过速。药物治疗无效、禁忌或患者拒绝时可进行导管消融。鉴别窦性心动过速和异位房性心动过速非常重要。对于窦性心动过速而言，应当处理原发病因而非治疗心律失常；而心律失常治疗对于异位房性心动过速更有效。

d. 心房扑动

（1）最常见的类型为Ⅰ型房扑，右心房内有向逆时针方向移动的折返环路。

（2）心房率通常为 300 次/分伴 2∶1 房室传导阻滞，心室率 150 次/分。典型的房扑呈现锯齿样波形（图 19-1）。

（3）治疗与 AF 相似（见 V. B. b）。病情不稳定时可考虑进行直流（DC）电转复。

ⅰ. 房扑时抗凝治疗的作用尚未明确。然而，由于常常合并 AF，因此应考虑进行抗凝。

ⅱ. 在某些情况下（如置入起搏器）可尝试超速起搏终止房扑。对于典型和非典型房扑也可尝试采用射频导管消融进行治疗。

e. 房室结折返性心动过速（AVNRT）

（1）典型

ⅰ. 沿顺行支缓慢下传，随后沿逆行支迅速上传（图 19-2）。

ⅱ. 影响心房和心室激动时间，常使 P 波混在 QRS 波之内（图 19-3）。逆行 P 波通常使 V_1 导联出现"假性 R 波"。

（2）不典型

ⅰ. 沿顺行支迅速下传，随后沿逆行支缓慢上传。

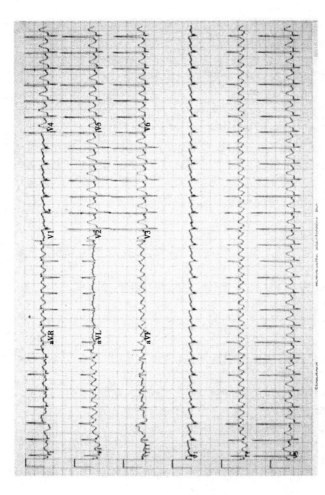

图 19-1 典型房扑的 12 导联心电图。锯齿形 P 波，心室率 150 次/分

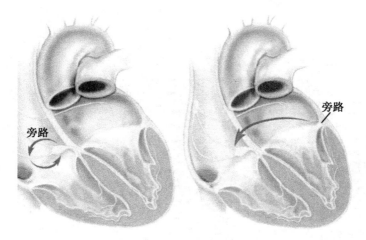

图 19-2　房室结折返性心动过速（AVNRT，左图）和房室折返性心动过速（AVRT，右图）的示意图。左图显示左侧室壁存在旁路

ⅱ. 影响心房和心室激动时间，使 P 波通常在 QRS 波以前。但是，由于房室结上行导致心房除极（而非正常的窦房结下行），不典型 AVNRT 常伴下壁导联 P 波倒置。

f. 顺行性传导房室折返心动过速（AVRT）

（1）折返环路包括房室结以及心室壁的旁路（图 19-2）。

（2）由于折返环路的顺行支累及房室结和 His-Purkinje 系统（与 Ⅴ. B. 3. b 中描述的逆行性 AVRT 不同），因此造成窄 QRS 波节律。

（3）突然起病常提示为 AVNRT 或 AVRT。

（4）Valsalva 动作或颈动脉按摩可用于诊断和（或）治疗房室结依赖性心动过速。

g. Wolf-Parkinson-White（WPW）综合征（预激综合征）

（1）心电图（ECG）的预激表现（PR 间期缩短及 delta 波）可能提示存在旁路（图 19-4）。

（2）房室结阻滞伴 WPW 综合征可能加速沿旁路的快传导，从而诱发室性心动过速/室颤。因此，当使用影响结性传导的药物治疗可能伴有预激综合征的心动过速时，应准备电转复/除颤。

h. 房室交界性心动过速

（1）因房室结的自主性增强引起，特点为心率 60～120 次/分。

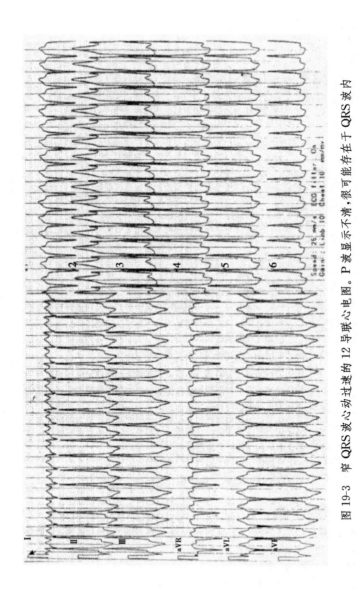

图 19-3 窄 QRS 波心动过速的 12 导联心电图。P 波显示不清，很可能存在于 QRS 波内

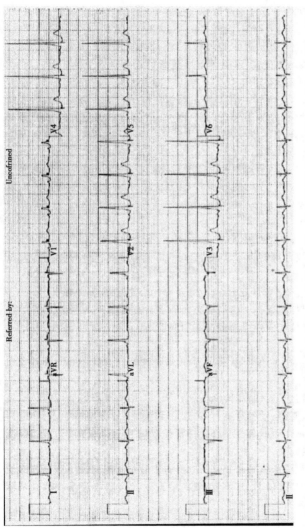

图 19-4　Wolf-Parkinson-White 综合征的 12 导联心电图。可见短 PR 间期以及正向 delta 波（$V_2 \sim V_5$ 导联显示最佳）。Ⅲ 和 aVF 导联可见负向 delta 波

（2）诱发因素包括地高辛中毒、儿茶酚胺水平升高、心肌炎、电解质紊乱和创伤（心脏手术后）。

（3）特征性 ECG 显示下壁导联出现逆行 P 波。尽管 QRS 波通常很窄，但有时因同时合并差异性传导导致 QRS 波变宽。

（4）与吸入麻醉药时发生的等频性房室分离相似，某些情况下可出现交界性心动过速伴窦房结和房室结竞争性激活引起的房室分离。此时，P 波与 QRS 波之间的关系不固定。

（5）典型情况下，AV 交界性心动过速为良性及自限性病变。治疗包括针对诱发因素治疗和（或）停用诱发药物。心房超速起搏可能抑制交界病灶，并使窦房结重新控制传导，AV 同步正常。苯妥英、利多卡因和 β 肾上腺能拮抗剂可能也有帮助。

i. 发病率：在一般人群的室上性心动过速中，AVNRT 的发生率（50%～60%）高于 AVRT（30%～40%）和房性心动过速（10%）。危重病患者中房性心动过速相对常见。

2. 窄 QRS 波，节律不齐

a. 多源性房性心动过速（MAT）

（1）窄 QRS 波不规则心动过速，同一导联上可见至少 3 种不同的 P 波及 PR 间期不等。

（2）节律相似但心率小于 100 次/分时称为心房起搏点游走。

（3）常见于慢性阻塞性肺疾病或充血性心力衰竭患者。

（4）治疗与异位性房性心动过速相似（见 V. B. 1. c）。

b. AF

（1）报道术后 AF 的发生率为 10%～65%，近期大样本 meta 分析显示发生率为 26.5%。

（2）危险因素包括男性、高龄、既往 AF 病史、结构性心脏病、高血压、慢性阻塞性肺疾病、肥胖、手术种类（即心脏瓣膜手术、冠脉搭桥手术、胸外科手术等）、停用药物（β 受体阻滞剂、血管紧张素转换酶抑制剂、非甾体抗炎药）以及长期机械通气。

（3）心房创伤、牵张或缺血导致的心房肌细胞传导速度或不应期改变可引起手术后 AF（见第 40 章）。缺氧、电解质紊乱或交感神经系统活性增强可能诱发 AF。

（4）近期研究还显示，肺静脉远端或右心房内（罕见）病灶的激活在 AF 发病中起重要作用。

（5）然而，AF 发病机制中最终的共同通路为心房内形成多通路折返环路。

（6）围术期使用 β 受体阻滞剂、索他洛尔及口服或胃肠外胺碘酮，能够显著减少手术后 AF 的发生率（50％～75％）。

（7）分类

ⅰ．孤立性 AF 指不伴有结构性心脏病或高血压的 AF。在年龄不足 60 岁的患者中，孤立性 AF 预后良好。

ⅱ．复发性或阵发性 AF。

ⅲ．持续性 AF 特点为 AF 持续超过 1 周。

（8）超过 50％的 AF 发作可在 24 小时内自行转复为窦性心律。24 小时后，自行转复为窦性心律的可能显著降低。持续 AF 自行转复的比例可忽略不计。

（9）治疗包括电复律或药物治疗。

ⅰ．电复律

（a）患者病情不稳定时可进行同步电复律。

（b）电复律初始采用 50J，必要时增加（当前的双相波设备 150J，较老的单相波设备 360J）。应使用最小能量以减少心肌损伤。

（c）电复律疗效不佳的危险因素包括交感张力高，病情危重，左房大以及慢性心律失常病史。

ⅱ．AF 特异性药物治疗可包括 3 个方面。

（a）抗凝。

（b）心率控制。

（c）节律控制。

ⅲ．对于病情稳定的患者，如果 AF 持续时间不超过 48 小时，可进行节律控制，不需要进行抗凝。

ⅳ．对于 AF 持续超过 48 小时的患者，单纯进行心脏复律而不抗凝，可增加血栓栓塞性并发症的危险。

ⅴ．对于 AF 持续时间不详或超过 48 小时的患者，若计划进行择期复律，现有证据支持以下任一治疗策略：

（a）经食管心脏超声检查除外心房血栓形成，全身肝素治疗使部分凝血活酶时间（APTT）相当于对照的 1.5～2.5 倍，心脏复律后进行华法林治疗使国际标准化比值（INR）维持 2～3 持续 3～4 周。

（b）心脏复律前华法林治疗使 INR 维持 2～3 持续 3～4 周，复律后仍使用华法林维持相同 INR 3～4 周。

ⅵ．对于特殊人群而言，节律控制是否优于心率控制尚存在争议。

（a）对于复发性或持续性 AF 的老年患者,心率控制的效果并不比节律控制差。近期对照研究提示,对于复发性或阵发性 AF 的老年患者,心率控制可能优于节律控制。ICU 中新发 AF 常常继发于诱发因素,治疗应当个体化。这种情况下应当控制心率抑或节律,应当根据基础临床情况以及心脏情况决定。例如,如果存在抗凝禁忌证和(或)患者出现低血压,因而不能耐受影响窦房结的药物,则最好选择控制节律。

vii. 现有证据提示,持续或复发性 AF 患者若抗凝不充分(INR＜2)或停止抗凝,可出现脑血栓栓塞性并发症。多数栓塞性脑卒中的栓子来源于左心耳。当前的临床试验中采用器械阻塞左心耳,如证实有效,可使具有禁忌证的患者免于抗凝治疗。

viii. 可使用减慢房室传导的药物控制心率。常用药物包括 β 受体阻滞剂、钙通道阻滞剂和地高辛(表 19-1)。

表 19-1　房颤时控制心率的常用药物

药物	类型	剂量
美托洛尔	β 受体阻滞剂	5mg IV 超过 2min;必要时可重复
普萘洛尔	β 受体阻滞剂	1mg IV 超过 1min
维拉帕米	钙通道阻滞剂	5～10mg 超过 2min;30 分钟内可重复给药
地尔硫䓬	钙通道阻滞剂	负荷量:0.25mg/kg(或 20mg)IV 超过 2min;15min 后可重复给药 0.35mg/kg(25mg)。持续输注:5～10mg/h;每次增加 5mg/h 直至 15mg/h,维持 24h
地高辛	Na^+-K^+-ATP 酶泵抑制剂	0.5mg IV,然后每 6 小时 0.25mg 共 2 剂,直至最大 1mg 作为最初负荷量

ix. 急性药物复律

（a）药物复律的时机以及血栓栓塞的危险与电复律相似。

（b）很多种类的抗心律失常药物可用于电复律禁忌时的急性复律。对于多数抗心律失常药物,应密切监测 QT 间期延长以及药物导致的心律失常如尖端逆转性室速。多数抗心律失常药物同时具有负性肌力作用,因此需要监测低血压和心力衰竭等表现。

ⅹ.常用药物包括:

(a)胺碘酮:静脉负荷剂量为 150mg 超过 10 分钟注射,随后以 1mg/min 持续输注 6 小时,然后以 0.5mg/min 持续输注 18 小时。心律失常复发时可重复给予负荷剂量 150mg。与胺碘酮相比,决奈达隆(dronedarone)是一种副作用更少的新药,近期研究显示口服决奈达隆可以有效治疗 AF。

(b)普鲁卡因胺:以小于 50mg/min 的速度静脉注射,剂量为 15mg/kg。另外,也可肠道给药 500～750mg,随后每日 4 次给药。

(c)伊布利特(ibutilide):剂量 1mg,超过 10 分钟静脉注射,必要时重复一次。建议预先使用硫酸镁。

(d)氟卡尼(flecainide):肠道使用负荷剂量 300mg,随后 50～150mg 每日 2 次。禁忌用于冠心病患者。

(e)普罗帕酮(propafenone):肠道使用负荷剂量 600mg,随后 150～300mg 每日 3 次。

(f)索他洛尔:肠道用药 80～240mg,每日 2 次。

(g)多非利特(dofetilide):根据 QT 间期及肾脏功能使用,肠道剂量 125～500μg,每日 2 次。

(h)盐酸维纳卡兰(vernakalant hydrochloride):这是一种新型静脉药物,不久将用于 AF 的紧急复律。盐酸维纳卡兰是一种心房选择性药物,发生室性心律失常的危险很低。

(i)药物联合治疗:尽管联合用药(如普罗帕酮和伊布利特)增加药物复律的可能,但出现室性心律失常的危险也相应增加,因此与电复律相比并无益处。

ⅺ.长期治疗

(a)应使用钙通道阻滞剂、β受体阻滞剂或地高辛控制心率,同时需要进行长期抗凝治疗。

(b)使用前述任何一种药物控制节律。

3. 宽 QRS 波,节律规则

a. 室性心动过速(VT)

(1)VT 指连续 3 次或更多的室性来源的 QRS 波,且心率超过 110 次/分。

(2)VT 可能为非持续性(持续时间＜30 秒)或持续性(持续时间＞30 秒)。根据形态,VT 可分为单形性即 QRS 形态一致,以及多形性即 QRS 形态存在差异。一般而言,多形性 VT 较单形性 VT 预后更差。结构正常的心脏对于右心室或左心室流出道来源的单形性 VT 耐受性较好(图 19-5),经常进行保守治疗。

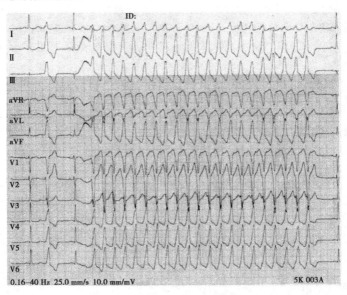

图 19-5 12 导联心电图显示源于右心室流出道的单形性室性心动过速。典型特征为左束支传导阻滞样的形态、房室分离表现以及下壁导联(Ⅱ、Ⅲ 和 aVF)电轴下偏

(3)血流动力学的后果与基础心脏功能、并发症、起源的腔室以及 VT 率有关。

(4)危险因素包括冠心病伴既往瘢痕形成、急性缺血、非缺血性心肌病、心肌炎、药物导致的心律失常、浸润性疾病、电解质紊乱以及心肌毒素。

(5)治疗

ⅰ.不稳定 VT 应立即进行同步 DC 电复律(见第 14 章)。

ⅱ.稳定 VT 应使用药物治疗。

(a)应当根据左心室功能选择抗心律失常药物。

(b)心脏功能正常的患者应使用利多卡因、普鲁卡因胺或胺碘酮治疗(剂量见 Ⅴ.B.2.c)。利多卡因的初始负荷量为 50～100mg,随后以 1～

4mg/min 维持。

(c)心室功能抑制的患者可使用利多卡因和胺碘酮治疗。另外,也可以尝试紧急电复律。

(d)对于部分复发性 VT 患者(MMVT,见图 19-4),可使用逐渐加量的 β 受体阻滞剂进行自主神经阻断。由于静脉艾司洛尔可以进行滴定治疗,因而在 ICU 经常使用。顽固性病例可能需要根治性治疗如导管消融(表 19-2)。

表 19-2　心律失常的导管消融治疗成功率

心律失常	成功率(%)
WPW 或 AVRT	90+
房室结折返	95+
房颤	
房室结消融	95+
肺静脉隔离	75
典型房扑	90
房性心动过速	80
室性心动过速	
正常心脏	95
结构性心脏病	70

注:WPW,Wolf-Parkinson-White 综合征;AVRT,房室折返心动过速

Ⅲ. 长期治疗策略及抗心律失常药物的选择依赖于心脏情况(缺血性与非缺血性)、诱发因素、肾脏功能、运动试验、心脏功能以及动态心电图监测。

b. 逆行传导 AV 折返心动过速(AVRT)

(1)折返通路的顺行支累及心室旁路,逆行支累及 His-Purkinje 系统(与 V. B. l. f 中描述的顺行传导 AVRT 不同)。

(2)通常伴有预激综合征如 WPW 综合征。

(3)预激综合征患者使用影响房室结传导的药物治疗 AF 应非常谨慎。房室结传导阻滞可通过促进旁路向下的传导反常增加心室率。

c. 加速性室性自主心律(AIVR)

(1)AIVR 是一种源于终末 His-Purkinje 系统的异常性自主节律。

(2)危险因素包括急性缺血、洋地黄中毒和心肌炎。

(3)ECG 表现为单形性、宽 QRS 波,心率 60～90 次/分。可见逆行性 P 波伴房室分离及窦性夺获。

(4)AIVR 患者除依赖于 AV 同步以保证足够的心输出量外,通常为良性、自限性病程。对于有临床症状的患者,治疗(房性超速起搏,异丙肾上腺素或阿托品)目的在于增加窦房结节律,以超速抑制异位心室灶。

d. SVT 伴差异性传导

(1)在确定宽 QRS 波为室上性抑或室性来源时,若既往存在束支传导阻滞或心率依赖性差异性传导,则容易引起混淆。

(2)以下情况支持为 VT:

ⅰ. 结构性心脏病病史。

ⅱ. 既往 ECG 无传导疾病的证据。

ⅲ. 房室分离表现:中心静脉压波形出现大炮 a 波,ECG 显示融合波或夺获波,食管 ECG 显示心房活动有节律但分离。

ⅳ. 室性心动过速的其他心电图表现包括:

(a)心前区导联 QRS 波均为正向波。

(b)LBBB 伴电轴右偏,QRS 轴<−90°或>180°。

(c)QRS 波持续时间超过 140 毫秒伴 RBBB,或 QRS 波持续时间超过 160 毫秒伴 LBBB。

(3)对于危重病患者,当存在疑问时,治疗宽 QRS 波心动过速时应非常谨慎,应假设心动过速为室性来源。

4. 宽 QRS 波,节律不规则

a. 心室纤颤(VF,见第 34 章)

(1)立即开始基础生命支持治疗(BLS)。

(2)药物治疗

ⅰ. 肾上腺素 1mg 静脉推注仍是最重要的药物治疗。目前证据不支持使用大剂量肾上腺素。

ⅱ. 血管加压素 40U 静脉单次使用,既可作为一线治疗药物,也可在肾上腺素后使用。

ⅲ. 院外心搏骤停试验资料支持静脉一次推注 300mg 胺碘酮。

ⅳ. 目前证据及推荐意见不支持常规使用利多卡因。

(3)电治疗

ⅰ.除颤:每5个BLS循环应进行一次150J双相波除颤(也可使用较老的单相波设备300J、360J和360J进行除颤)。

ⅱ.自动置入性心脏除颤器(AICD)

(a)目前证据支持将AICD用于缺血性心肌病(左心室射血分数<35%~40%)患者猝死的一级和二级预防。

(b)具有猝死危险的肥厚性梗阻性心肌病患者可能得益于置入AICD。

(c)近期资料支持在非缺血性扩张性心肌病及心力衰竭患者预防性使用AICD。

b.尖端扭转型室速(TDP)

(1)通常伴长QT间期(图7-4)。

ⅰ.尽管TDP的绝对阈值尚未明确,但几乎所有TDP病例的校正QT间期均超过500毫秒。

ⅱ.QT间期延长可由多种药物(表19-3)、电解质紊乱(低镁血症、低钾血症、低钙血症)和其他相关疾病(心肌缺血、甲状腺功能减低、厌食/饥饿、HIV感染、颅内病变、低体温)引起。

表19-3 引起QT间期延长和(或)尖端扭转室速的药物

抗心律失常药物	
——Ⅲ类(所有药物均有TdP报道)	索他洛尔(sotalol)
	胺碘酮(amiodarone)
	伊布利特(ibutilide)
	阿莫兰特(almokalant)
——非Ⅲ类	
钠通道阻滞剂	奎尼丁(quinidine)
	丙吡胺(disopyramide)
	普鲁卡因胺(procainamide)
	恩卡尼(encainide),氟卡尼(flecainide)
其他心血管药物,利尿药	多巴酚丁胺(dobutamine)
	氧烯洛尔(oxprenolol)
	阿米洛利(amiloride)

非心血管药物	
神经镇静药	氯丙嗪（chlorpromazine），奋乃静（羟哌氯丙嗪）（perphenazine）
	氟哌啶醇（haloperidol），氟哌利多（droperidol）
	利培酮（risperidone）
	硫利达嗪（thioridazine）
抗抑郁药	阿米替林（amitriptyline）
	西酞普兰（citalopram）
	氟西汀（fluoxetine）
	丙米嗪（imipramine）
H$_1$抗组胺药物	特非那定（terfenadine）
	苯海拉明（diphenhydramine）
	异丙嗪（promethazine）
	羟嗪（hydroxyzine）
抗疟疾药物	氯喹（chloroquine）
抗生素	红霉素（erythromycin）
	克拉霉素（clarithromycin）
	酮康唑（ketoconazole）
	左氧氟沙星（levofloxacin）
	金刚烷胺（amantidine）
	喷他脒（pentamidine）
5-羟色胺拮抗剂	酮色林（ketanserin）
抗肿瘤药物	他克莫司（tacrolimus）
	多柔比星（adriamycin）
	他莫昔芬（tamoxifen）
	氟尿嘧啶（5-fluorouracil）

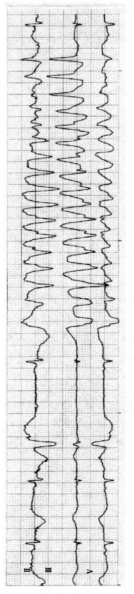

图 19-6　低钾血症诱发的 QT 间期延长及尖端扭转性室速的心电图。

ⅲ．TDP 的发生通常伴室性周期呈短-长-短序列（根据 RR 间期测定）。

ⅳ．有时，TDP 可在 QT 间期没有明显延长时出现。这些患者的 QT 间期绝对值并不延长，而仅表现为 QT 间期时间的相对改变，仍有助于预测心律失常的发生。

（2）ECG 特征性表现是连续的 QRS 波与 T 波，表现为围绕一个轴线的脉动波（图 19-6）。

（3）治疗

ⅰ．电复律/除颤

ⅱ．治疗合并的任何诱发因素，停用已知延长 QT 间期的药物（表 19-3）。

ⅲ．低镁血症时静脉给予硫酸镁 1～2g。

ⅳ．使用临时起搏进行超速起搏，或输注异丙肾上腺素缩短 QT 间期，从而降低室性周期呈短-长-短序列的可能性。

Ⅴ．TDP 复发危险较高却无明确可逆病因的患者可能得益于预防性 AICD 置入。

Ⅵ．射频消融（RFA）

A. 对于多数室上性及室性心律失常而言，RFA 是一种择期的根治措施。

B. 在很多情况下，RFA 已经成为室上性心律失常包括 AVNRT、AVRT、房扑和局灶性房性心动过速的一线治疗。RFA 仍然是 AF 和室性心动过速的二线治疗。

C. RFA 可在局部麻醉药物清醒镇静下实施。留置 3～5 根经静脉导管，有时需要留置动脉或穿通间隔导管。需进行诊断性评估，包括诱发心律失常，确定可能机制以及评估电激动标测图（activation map）。此后立即经导管电极施加电流对目标进行消融治疗。操作结束后，应对心律失常进行再次评估。

D. RFA 的成功率见表 19-2。

（杜　斌 译，翁　利 校）

推荐阅读

American College of Cardiologists, American Heart Association, European Society of cardiologists (ACC/AHAESC) 2006 guidelines for the management of the patients with atrial fibrillation. *Circulation* 2006;114:e257–e354.[c4]

Amar D. Perioperative atrial tachyarrhythmias. *Anesthesiology* 2002;97:1618–1623.

Bakhtiary F et al. Impact of high thoracic epidural anesthesia on incidence of perioperative atrial fibrillation in off-pump coronary bypass grafting: a prospective randomised study. *J Thorac Cardiovasc Surg* 2007;134:460–464.

Dimarco JP. Implantable cardioverter-defibrillators. *N Engl J Med* 2003;349:1836–1847.

Lamas GA et al. Ventricular pacing or dual-chamber pacing for sinus-node dysfunction. *N Engl J Med* 2002;346:1854–1862.

Mangrum JM, Dimarco JP. The evaluation and management of bradycardia. *N Engl J Med* 2000;342:703–709.

Opolski A et al. Rate control vs rhythm control in patients with nonvalvular persistent atrial fibrillation: the results of the Polish How to Treat Chronic Atrial Fibrillation (HOT CAFE) Study. *Chest* 2004;126:476–486.

Scott NB et al. A prospective randomized study of the potential benefits of thoracic epidural anesthesia and analgesia in patients undergoing coronary bypass artery grafting. *Anesth Analg* 2001;93:528–535.

Sick P et al. Initial worldwide experience with the WATCHMAN left appendage system for stroke prevention in atrial fibrillation. *J Am Coll Cardiol* 2007;49;13:1490–1495.

Singh B et al. Dronedarone for maintenance of sinus rhythm in atrial fibrillation or flutter. *N Engl J Med* 2007;357:987–989.

Stone KR, McPherson CA. Assessment and management of patients with pacemakers and implantable cardioverter defibrillators. *Crit Care Med* 2004;(4 suppl):S155–S165.

The AFFIRM Trial Investigators. A comparison of rate control and rhythm control in patients with atrial fibrillation. *N Engl J Med* 2002;347:1825–1833.

Zebis L et al. Practical regimen for amiodarone use in preventing postoperative atrial fibrillation. *Ann Thorac Surg* 2007;83:1326–1331.

第20章

急性呼吸窘迫综合征

Kathrin Allen and Luca Bigatello

I. **虽然对急性肺损伤(ALI)和急性呼吸窘迫综合征(ARDS)病理生理**学过程的认识已有很大进展,但在治疗策略上仍以支持治疗为主。然而,近期随机临床试验证实,适当的机械通气能避免 ALI/ARDS 患者出现进一步肺损伤并且能提高其生存率。

II. **流行病学**

A. 定义(表 20-1) ARDS 是指由多种病因引起的急性呼吸衰竭综合征,其特点为非心源性肺水肿、低氧血症和弥漫性肺实质实变。ALI 是这一综合征的临床早期阶段,低氧血症程度较轻。鉴别这一综合征的早期阶段,其目的在于针对更广泛的患者人群并在严重肺损伤发生前实施并验证各种治疗措施。

B. 病因 表 20-2 列举了 ALI/ARDS 的常见原因。感染性肺炎、吸入性肺炎和肺挫伤是常见的肺内原因。腹腔感染、急性胰腺炎和多发创伤是常见的肺外原因。无论病因的解剖部位源于何处,肺都是靶器官,但是肺损伤的影像学表现存在很大差异。图 20-1 显示了两名不同患者胸部 CT 的典型表现。继发于急性胰腺炎的 ARDS 患者胸部 CT(图 20-1B)显示为弥漫性、几乎均一性的实变影;继发于支气管肺炎的 ARDS(图 20-1A)则表现为主要集中于下肺的致密实变影。尽管从病理生理学角度没有证据表明这是两种不同的综合征,但其呼吸力学特征的确存在差异,从而可能影响治疗策略的选择(详见VI.B 和VI.C)。

C. 发病率 最近来自美国一个县 21 家医院的一项队列研究结果显示,ALI/ARDS 的发病率较既往预计值更高,且对美国的医疗卫生产生重大影响。ALI 的发病率为 79 例/(10 万·年),ARDS 为 59 例/(10 万·年)。ALI/ARDS 对医疗卫生的影响不仅在于很高的病死率,还由于 ARDS 存活者常有复杂的并发症,需要长时间的康复治疗且无法工作。

D. ARDS 患者的存活取决于很多因素,包括急性情况(原发病类型及严重程度、并存损伤、其他器官功能衰竭)和既往健康状况(年龄和并发症)。总体而言,近5～10年期间,ALI/ARDS患者的病死率有所减低,为30%～40%。与ARDS不良预后明确相关的因素包括高龄和全身性感染。另外,创伤患者预后较好,这类ARDS患者存活几率较高,因此有理由采取更长期的积极治疗。

　　E. 恢复　年轻患者并发症少,存活率较高,同时ARDS的恢复更快。离开ICU后最初3～6个月内,患者的肺功能逐渐改善,恢复至正常水平的70%左右,使得这些患者能够恢复正常的工作和生活。但是,ARDS的后果并不仅限于呼吸系统。在ICU经历长时间机械通气的患者容易发生长期的肌肉萎缩和无力,与健康相关的生活质量较差,记忆、认知和注意力都有一定程度的损害。

表 20-1　急性肺损伤(ALI)和急性呼吸窘迫综合征(ARDS)定义

急性起病的呼吸窘迫
低氧血症
ALI:$PaO_2/FiO_2 \leqslant 300mmHg$
ARDS:$PaO_2/FiO_2 \leqslant 200mmHg$
胸片呈双侧肺实变
无心源性肺水肿的临床证据

　　注:ALI:急性肺损伤;ARDS:急性呼吸窘迫综合征;FiO_2:吸入氧浓度;PaO_2:动脉氧分压

表 20-2　急性呼吸窘迫综合征的常见病因

直接肺损伤	误吸和其他化学性肺炎
	感染性肺炎
	肺挫伤,胸部贯通伤
远隔脏器损伤	炎症、坏死、缺血再灌注损伤
	全身性感染:腹腔内感染、菌血症、真菌血症、脑膜炎
	多发创伤、烧伤
	休克
	急性胰腺炎

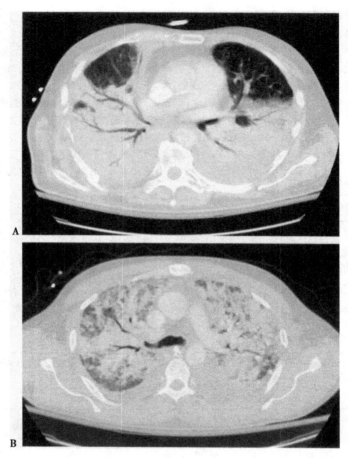

图 20-1　两名 ARDS 患者的胸部 CT。A. 继发于支气管肺炎的 ARDS，表现为以下肺为主的致密实变影。B. 继发于急性胰腺炎的 ARDS，表现为弥漫的、几乎均一分布的肺实变

Ⅲ. 发病机制

A. ARDS 主要是一种炎症现象。无论病因部位在何处，原发病变均触发了全身炎症反应，从而对肺和其他器官造成损伤。另外，在包括正压通气导致的机械应力［呼吸机诱发肺损伤（VILI）；详见下文］等多种因素的共同

影响下,肺部自身的炎症反应增强。活化白细胞所释放的炎症介质进一步扩大局部和全身的损伤,引发多器官功能衰竭。

B. VILI 指由于机械通气引起的直接肺损伤,可由几种机制所致。

1. 容量或压力过大时可引起肺泡过度膨胀,从而发生吸气末肺损伤。过大的跨肺压会引起肉眼可见(气胸、纵隔气肿、气腹)或细胞水平的损伤,导致炎症反应和疾病加重。ARDS 患者正常通气的肺组织减少,因此给予"正常"潮气量会导致 VILI。

2. 呼气末肺损伤　指在呼吸周期中肺泡的反复开放和塌陷。肺泡反复开放时产生的剪切力引起上皮细胞损伤。呼气末正压(PEEP)能在呼气末保持肺泡开放,减少损伤。

3. 氧中毒　过高的吸入氧浓度会产生细胞毒性自由基,损伤上皮细胞。高的吸入氧浓度还能引起吸收性肺不张。虽然安全的吸入氧浓度水平不确定,但尽量维持在 60% 以下是合理的。

Ⅳ. 肺脏对于急性、非肿瘤性损伤呈现相似的反应,其病理学表现称为弥漫性肺泡损伤(DAD)。主要特征如下:

A. 急性肺泡损伤　初始损伤同时累及肺泡毛细血管膜的内皮侧和上皮侧。这对于从气道及肺血管综合征的角度理解 ARDS 的病变发展极为重要。初期上皮细胞损伤的程度可影响 ARDS 的最终进程。代谢极为活跃的Ⅱ型肺泡上皮细胞损伤尤为重要。这些细胞能够产生表面活性物质,通过液体转运消除水肿,并分化为扁平的肺泡壁Ⅰ型上皮细胞。Ⅱ型肺泡上皮细胞的损伤促进了全身炎症反应,并影响其后高度纤维增殖反应的程度。

B. 渗出期　间质和肺泡水肿是由内皮损伤而非静水压增高引起。渗出物包含血浆蛋白、白细胞和红细胞、血小板及凝血因子,最终沿肺泡壁形成透明膜。原有的表面活性物质失活,并产生异常的表面活性物质。肺泡水肿、实变和萎陷导致低氧血症和肺顺应性下降。

C. 肺血管病变　组织损伤和凝血瀑布反应激活可导致肺泡出血和小动脉血栓形成。随后的血管重塑可使得部分肺血管床闭塞。血管横截面积缩小、缩血管物质和低氧性肺血管收缩(HPV)能引起中度肺动脉高压,从而促进肺水肿的发生。

D. 纤维增殖期　7～10 天内,炎症浸润即呈现慢性特征,以巨噬细胞和单核细胞为主,最后为成纤维细胞。胶原沉积修复初始病变时导致气腔闭陷和间质纤维化。纤维增殖程度差异较大,可能与初始病变的严重程度有关(见Ⅳ. A)。

Ⅴ. **生理学** 低氧血症和肺顺应性降低是 ARDS 的主要特征。

A. ALI/ARDS 的低氧血症是由肺泡水肿、实变和萎陷引起。当不同区域肺组织的通气减少或完全停止时,部分或完全未氧合的血液与氧合的血液相混合。导致 ARDS 患者低氧血症的主要决定因素是肺内真性分流(即无通气)而非通气/血流(V/Q)不匹配(即低通气),因此,只有通过无通气的肺泡复张才能提高动脉氧分压(PaO_2)。HPV 的生理反应能减少低通气肺泡的血流,从而部分缓解 ARDS 的低氧血症。炎症期局部产生的扩血管物质如类前列腺素和一氧化氮(NO)能够抑制 HPV。血管扩张药物如硝酸甘油和硝普钠也可以减轻 HPV。

B. 肺血流量减少、血管闭塞、气道过度扩张和低血容量可使 V/Q 比值升高,产生真性无效腔(即无灌注)。无效腔与潮气量比值增加会阻碍二氧化碳的清除,导致二氧化碳潴留和呼吸性酸中毒。ALI/ARDS 早期出现无效腔通气比例增高与病死率增高相关。

C. 肺顺应性降低 在 ARDS 早期,弥漫性肺泡水肿、实变和萎陷导致肺顺应性降低。由于这种病变分布并不均一,因此早期 ARDS 的顺应性下降实际上反映了各个肺区域各种呼吸力学特性的平均值。图 20-1 的两个 CT 扫描表明,ALI/ARDS 患者的肺顺应性可以由完全不同的病变分布造成,从而需要选择不同的通气治疗策略(见 Ⅵ)。

D. 胸壁 由胸廓和腹部组成。胸壁顺应性下降可见于骨骼畸形、病态肥胖、腹水、腹腔间隔室综合征、躯干高度水肿、胸壁环状烧伤和胸带束缚过紧。腹胀在外科患者很常见。重要的是应当认识到,胸壁顺应性下降也会引起跨肺压(即肺泡扩张压力)下降,这些患者需要更高的平台压才能保证足够的肺容积改变。胸腔内压可以通过食管气囊估测;估测胸腔内压有助于区分肺和胸壁的呼吸力学特性。测定呼吸顺应性有助于监测病情进展,以及评价呼吸机参数改变的疗效。床旁测定肺和胸壁顺应性的方法详见第3章。

Ⅵ. **ARDS 的治疗**

A. 一般措施 ALI/ARDS 应该被视为全身炎症损伤的一部分,它有特定的病因,常伴有其他重要脏器功能的衰竭。

1. 即便呼吸功能衰竭成为主要临床表现,仍需强调基础疾病的诊断和治疗。外科患者重要的早期干预措施包括脓肿的引流、坏死组织清除、骨折固定以及烧伤组织的移植。

2. 血流动力学治疗 谨慎的限液措施可减轻肺水肿,改善气体交换和呼吸力学特性。ARDS 协作网[(ARDS-Net)是由联邦政府资助的多个医学中心,进行临床研究以提高 ALI/ARDS 生存率]最近一项研究结果显示,保守的液体治疗能改善肺功能,缩短机械通气及 ICU 住院时间。

3. **感染的治疗**　如有可能,应该根据细菌培养结果进行针对性抗生素治疗。必须权衡预防性使用广谱抗生素与可能造成的药物毒性反应以及选择耐药细菌的风险(见第 12、13、29 章)。医院获得性肺炎(见第 12、28 章)在急性呼吸衰竭的患者中很常见,并伴随病死率的增加。进行熟练的气道管理和采取减少误吸的措施(各种感染控制措施、抬高床头、保持良好的口腔卫生、胃肠减压)能够减少医院获得性肺炎的发生。

4. **营养支持**　由于 ICU 住院日较长,应早期开始营养支持。通常优先考虑肠内营养(见第 11 章)。

5. **其他器官系统功能的支持治疗**　这是 ALI/ARDS 治疗不可分割的一部分。危重病患者可能并发血流动力学不稳定、急性肾衰竭、胃肠道出血、凝血功能异常以及神经肌肉病变。对这些问题的处理将在相关章节讨论。

B. **机械通气**

1. 当前的机械通气策略以小潮气量(V_T)和中等水平 PEEP 为基础。

a. V_T 过大和肺泡压力过高可造成肺损伤。呼吸机诱发肺损伤(VILI,见Ⅲ.B)可以加重初始的肺泡损伤,从而对 ALI/ARDS 患者的预后产生不利影响。图 20-2 显示了我们 ICU 中一名发生 VILI 患者的床旁胸片(A 图)和胸部 CT(B 图)。但是,在多数情况下 VILI 无法通过 X 线片或 CT 扫描发现,由于机械通气造成的气胸、纵隔气肿和其他典型的肺创伤表现很少见。

b. 近期一项多中心临床试验(ARDS-*Net*)表明,对 ALI/ARDS 患者采取保护性肺通气策略,即小潮气量(6ml/kg 理想体重)和低气道压力(吸气末平台压小于 30cmH₂O)可以提高生存率。

c. 一些后续的小样本研究已经证实了上述结论。

2. 基于现有证据,建议以下步骤:

a. 限制 V_T,理想为 6ml/kg。如果在肌松状态下患者吸气末平台压(见第 3 章)小于 25～30cmH₂O,若存在人机配合不协调,或者存在酸中毒,可以允许潮气量稍高。如果采用小潮气量引起明显的酸中毒,则首先增加呼吸频率,目标是使动脉血气 pH 接近 7.30(主观确定的数值)(见Ⅵ.B.3.d)。

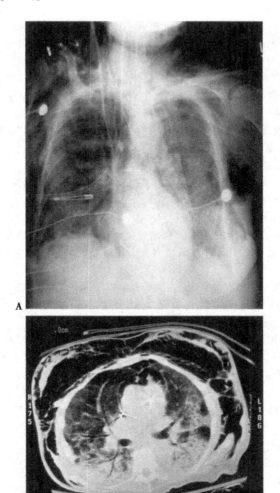

图 20-2 一名早期急性 ARDS 及呼吸机诱发肺损伤患者的床旁胸片(A)和胸部 CT(B)。注意两种影像的形态学表现存在明显的差异。CT 可见实变区域分布不均一,主要集中在肺的重力依赖区域。此外,尚可见大面积的皮下气肿、支气管周围和心包积气以及胸膜下分隔状气肿

b. 采用合理的 PEEP 以优化呼吸力学,即防止呼气末肺泡萎陷(见Ⅲ. B. 2),使肺泡复张减少肺内分流。由于可复张的肺组织差别极大,因此无法精确设定理想 PEEP 水平。最近两项比较 ALI/ARDS 低水平 PEEP 与中等水平 PEEP 的研究显示,应用中等水平 PEEP 改善肺复张的策略可改善肺功能,缩短机械通气时间,降低低氧血症的病死率。在床旁确定改变 PEEP 对肺容积影响的一个简单方法是在完全控制通气下,维持 PEEP 以上的压力不变,同时逐步增加 PEEP(PEEP 试验)。如果 V_T 增加或维持不变,则提示新的 PEEP 水平能够使肺组织复张,同时尚未造成已复张肺组织的过度膨胀。

c. 肺组织的进一步复张:塌陷肺泡开放所需压力可能比常用的 PEEP 水平高数倍。而且,小 V_T 通气亦容易导致肺泡塌陷。因此,小 V_T 和低气道压力的肺保护性通气策略还包括肺复张的其他措施,即在有限时间内使用更高的气道压力。肺复张有以下两种主要方法:

(1)控制性肺膨胀以高于肺泡开放压力的水平(如 40~60cmH$_2$O)维持 30~60 秒,可以使大部分 ALI/ARDS 患者 PaO$_2$ 增加。这一效果是一过性的,但可以通过增加 PEEP 水平维持。但是,控制性肺膨胀可能引起血流动力学状态不稳定和肺损伤。因此,控制性肺膨胀应当由有经验的医师进行操作,并需要持续监测动脉血压,并仅用于因肺泡塌陷导致低氧血症的患者。

(2)叹气指在设定 V_T 或压力的基础上间断进行的深呼吸。尽管叹气并非新的概念,但是当前的呼吸功能提供更为多样化的叹气参数选择。进行叹气的简单方法是在压力支持通气过程中,加入一次设定压力水平和吸气时间的压力控制通气。

(3)尽管肺复张的即刻效果非常明显,但除对气体交换的一过性效应外,尚无证据表明肺复张具有其他优点。对于肺组织可复张的患者采用肺复张可能有益,但对其他患者可引起肺泡过度膨胀及血流动力学不稳定。我们建议在进行肺复张前仔细权衡利弊,并且考虑到 ARDS 的肺并不需要在任何时间均完全复张。

d. 动脉二氧化碳分压(PaCO$_2$)控制:采用小 V_T 可能会引起低通气。可以通过增加呼吸频率和(或)临时使用缓冲液(如碳酸氢钠或氨丁三醇)避免 pH<7.2 的急性酸血症。另一方面,只要能维持 pH 在代偿范围,PaCO$_2$ 缓慢升高并不一定有害。这种策略称为"允许性高碳酸血症",是限制呼吸机相关急性肺损伤的方法之一。实验研究显示,高碳酸性酸中毒对避免容积伤可能有益处。考虑到现有证据,为避免 VILI 而采用允许性高碳酸血症的

策略是安全的,但是具体使用时仍应个体化。允许性高碳酸血症的禁忌证包括高颅压、右心功能衰竭和持续恶化的酸血症。

3. 通气模式 机械通气的基本概念以及最常用通气模式的原理详见第 5 章。这里我们将讲述机械通气在 ALI/ARDS 患者中的应用。

a. 压力控制与容量控制通气:压力控制通气的益处包括吸气流速高且可变,这可改善患者触发通气时人机同步;在吸气早期即可达到设定的气道压力;与同等水平设置的容量控制模式相比,可提供更高的平均气道压力。更高的平均气道压能促进肺泡复张,增加 PaO₂。然而,现在的呼吸机即使在容量控制模式下也能提供类似于压力控制的流量波形。此外,容量控制总能保证一定的每分通气量,这在某些患者可能是很需要的。因此,当使用一台现代化的呼吸机时,选择压力控制还是容量控制模式不再是影响患者预后的因素,而更多是个人偏好。

b. 指令通气与自主通气

(1)指令通气能通过产生复杂并常常是"非生理"的流量波形提供高水平的肺泡压力,从而改善气体交换。例如,延长吸气时间可以使肺泡复张并改善 PaO₂,但有自主呼吸的患者通常无法耐受。因此,较高支持水平的指令通气可能需要深度镇静和神经肌肉阻滞(见Ⅵ.B.5.a)。

(2)相反,维持一定程度自主呼吸活动对患者可能有益。自主呼吸时膈肌用力增加,这样能够使充气压力作用于肺底(因为肺底部容积大且膨胀不佳),从而改善气体交换。此外,长时间急性呼吸功能衰竭后呼吸肌无力及萎缩极为普遍,维持呼吸肌运动能够减轻呼吸肌无力和萎缩的程度(见Ⅱ.E)。

c. "双水平"模式:包括能够提供两个水平气道压力并允许各种自主呼吸的通气模式。气道压力释放通气(APRV)是双水平模式的一种,气道压力在高水平维持数秒后短暂释放到较低水平产生呼气。在两个压力水平均允许自主呼吸,但由于高压力水平持续时间长,因此自主呼吸主要在高压力水平进行。自主呼吸可增加每分通气量而不增加气道高压。自主呼吸可以改善通气血流比失衡。APRV 对 ALI/ARDS 患者是否有明确的益处仍在研究中。

d. 高频通气(HFV)和高频振荡(HFO)通气:是以很高的频率和设定的平均气道压给非常小的潮气量。这种通气方式的好处在于能在较低的气道压力下保证气体交换,从而减少呼吸机诱发肺损伤。但是,可能发生呼气气流受限,导致内源性 PEEP 升高。目前在成人患者应用 HFV 和 HFO 还很有限,许多临床试验正在进行中。

e. 压力控制反比通气（PCIRV）通过延长吸气时间（增加 I：E）增加平均气道压。因此，在较低的肺泡压下 PaO_2 得以提高。PCIRV 的常见副作用包括内源性 PEEP，心输出量下降，以及对镇静的需求增加。

4. 其他策略

a. 镇静和神经肌肉阻滞能通过改善人机同步，并提供较高水平的呼吸支持改善气体交换。多数临床医师仅在通气及氧合最为困难的病例应用神经肌肉阻滞剂（见第 7 章）。使用神经肌肉阻滞剂，尤其是类固醇激素类药物，可引起长期肌无力及危重病多发性神经病（见第 32 章）。

b. 俯卧位通气：一半以上的 ARDS 患者在转为俯卧位通气后，PaO_2 可显著增加，并在俯卧位通气过程中维持，恢复仰卧位后 PaO_2 会以不同速度下降。患者一次能够保持俯卧位数小时，需要进行护理、体格检查和减轻皮肤受压时再转为仰卧位。有经验者进行俯卧位通气时并发症很少，主要与翻身过程中出现静脉管路、插管（气管插管）、监护装置的脱落有关。极少情况下，错误体位可能造成皮肤压疮和神经损伤。俯卧位时可能出现暂时的血流动力学不稳定，因此对病情不稳定的患者进行俯卧位通气的风险较大。我们推荐对俯卧位通气患者进行完全镇静，并常使用神经肌肉阻滞剂以方便操作。俯卧位通气改善 ARDS 患者气体交换的机制尚未完全清楚。尽管重力因素可使气体重新分布到原来萎陷的背部区域，但这并不能解释俯卧位的作用可以在一段时间内持续存在的现象。也可能是俯卧位改变了胸壁的形态和力学特性，从而使气体由通气良好的腹侧肺区域转向以前萎陷的背部区域。如果后一种解释是正确的，那么在仰卧位通气时简单地用沙袋压在胸壁前部，就可以改善气体交换。有时，这种方法改善氧合的效果非常明显且高度一致。对于俯卧位通气风险较大的患者，我们在其每侧胸壁各放置 1 个重 2.5 磅的沙袋（见前面的讨论）。

C. 其他治疗选择

1. 吸入一氧化氮（NO） 可缓解大多数 ARDS 患者的肺动脉高压并提高 PaO_2。遗憾的是，这种作用仅为一过性，多数情况下不能显著改变通气治疗。目前，ARDS 患者吸入 NO 的最佳适应证是作为复杂治疗前的过渡治疗措施，用于重度低氧血症患者初期稳定病情。

2. 体外膜肺氧合（ECMO） 可以暂时替代经肺呼吸，使得损伤严重的肺能够得到休息和恢复。成人体外气体交换技术的适应证有限，仅在少数高度专业化的医疗中心才有条件使用。

3. 皮质激素 由于 ARDS 的病程包括持续性炎症和肺实质细胞增生，因此希望皮质激素可能改变这种病程。最初，一些小样本单中心研究显示大剂量皮质激素治疗能使晚期 ARDS 获益。然而，近期一项多中心研究表明，除增加 PaO_2 和可能改善肺顺应性这些已知的生理作用外，皮质激素并无其他益处。对 ARDS 发病超过 13 天的患者应用甲泼尼龙不能改善总体生存率，而且可能增加风险。基于这一研究，不推荐在 ARDS 患者常规使用皮质激素。

（彭劲民 译，杜 斌 校）

参考文献

ARDS Clinical Trials Network (ARDS-Net, National Heart, Lung and Blood Institute). Ventilation with lower tidal volumes as compared with traditional tidal volumes for acute lung injury and the acute respiratory distress syndrome. "ARMA Trial". *N Engl J Med* 2000;342: 1301–1308.

ARDS-Net. Comparison of two fluid-management strategies in acute lung injury. *N Engl J Med* 2006;354:2564.

ARDS-Net. Efficacy and safety of corticosteroids for persistent acute respiratory distress syndrome. *N Engl J Med* 2006;354:1671.

Artigas A, Bernard G, Claret J, et al. The American-European consensus conference on ARDS, Part 2. *Am J Respir Crit Care Med* 1998;157:1332–1347.

Bernard GR, Artigas A, Brigham KL, et al. The American-European consensus conference on ARDS, Part 1. *Am J Respir Crit Care Med* 1994;149:818–824.

Dreyfuss D, Saumon G. Ventilator-induced lung injury. *Am J Respir Crit Care Med* 1998;157: 294–323.

Gattinoni L, Caironi P, Massimo C, et al. Lung recruitment in patients with acute respiratory distress syndrome. *N Engl J Med* 2006;354:1775.

Herridge MS, Cheung AM, Tansey CM, et al. One-year outcomes of survivors of the acute respiratory distress syndrome. *N Engl J Med* 2003;348:683–693.

Hess D, Bigatello LM. The chest wall in acute lung injury/acute respiratory distress syndrome. *Curr Opin Crit Care* 2008;14:94.

Meade M, Cook D, Guyatt G, et al. Ventilation strategy using low tidal volumes, recruitment maneuvers, and high positive end-expiratory pressure for acute lung injury and acute respiratory distress syndrome. *JAMA* 2008;299(6):637.

Mercat A, Richard J, Vielle B, et al. Positive end-expiratory pressure setting in adults with acute lung injury and acute respiratory distress syndrome. *JAMA* 2008;299(6):646.

Rubenfeld GD, Caldwell E, Peabody E, et al. Incidence and outcomes of acute lung injury. *N Engl J Med* 2005;353:1685.

Stapleton RD, Wang BM, Hudson LD, et al. Causes and timing of death in patients with ARDS. *Chest* 2005;128:525–532.

Ware LB, Matthay MA. The acute respiratory distress syndrome. *N Engl J Med* 2000;342: 1334–1349.

第21章

慢性阻塞性肺病和哮喘

Robert Owens and Fiona Gibbons

Ⅰ. 引言 慢性阻塞性肺病（COPD）急性加重患者或哮喘患者病情轻重不一。本章为需要在 ICU 接受治疗的病情稳定或不稳定的中重度阻塞性肺病患者提供诊治指南。

A. 下列定义将每种疾病均作为相对独立的病种。事实上，尽管这些疾病存在相对单纯的形式，但通常有一定程度的重叠。因此，很多临床表现和治疗方法相似。然而，COPD 和哮喘在某些方面存在很大的差异（如细胞反应、炎症介质、可逆程度等），因此需要分别讲述。

1. COPD 是一种可以预防和治疗的疾病，其特征为气流受限且不完全可逆。COPD 患者的气流受限通常进行性加重，且伴有害气体或颗粒导致的肺部异常炎症反应有关。COPD 气流受限的原因包括小气道疾病（阻塞性支气管炎）和肺实质破坏（肺气肿）。阻塞性支气管炎和肺气肿的程度因人而异。

a. 肺气肿的解剖学定义为终末细支气管远端气腔（肺泡）的持久性破坏性增大，且伴有气腔壁的破坏。

b. 慢性支气管炎这一名词包括在既往 COPD 的定义而非目前定义中。慢性支气管炎定义为每年发作咳嗽咳痰至少 3 个月，至少连续发作 2 年。慢性支气管炎是临床常用名词，但并不能反映气流受限对 COPD 患者发病率和病死率的重要影响。尽管咳嗽咳痰可在发生气流受限前出现，但也有一些患者出现气流受限时并无慢性咳嗽咳痰的症状。

2. 哮喘 是气道的一种慢性炎症状态，由中性粒细胞、嗜酸性粒细胞、淋巴细胞和肥大细胞等炎性细胞浸润及其介质引起。这种慢性炎症同时伴有气道高反应性，导致反复发作的喘鸣、气促、胸部发紧及咳嗽。哮喘发作时伴有广泛但程度不一的气流阻塞，常可自行缓解或在治疗后逆转。在某些患者，慢性气道炎症可导致气道结构的永久性改变，如基底膜下纤维化，黏膜过度分泌，上皮细胞损伤，平滑肌增生及新生血管形成。

3. 气流阻塞 是哮喘和 COPD 的共同特征。对于哮喘而言,气流受限通常为间断和可逆的,而 COPD 的气流受限是持续进展的。然而,哮喘患者长期暴露于有害物质如香烟中,也可出现持续性气道阻塞。此外,长期哮喘本身就可能导致持续性气流受限。在哮喘患者,支气管扩张剂或皮质激素治疗常可改善气道梗阻,而 COPD 患者的治疗反应较差。在哮喘患者,细胞炎症反应主要以 $CD4^+$ 淋巴细胞和嗜酸性粒细胞为主。而在 COPD,$CD8^+$ 淋巴细胞、巨噬细胞和中性粒细胞的作用更为重要。然而,一些重症哮喘患者也可表现中性粒细胞浸润气道,一些 COPD 患者可能表现出哮喘的特点,如肥大细胞和嗜酸性粒细胞的气道浸润。

B. 流行病学

1. 在世界范围内 COPD 是首要的罹患率和病死率原因之一,约有 2.1 亿人受累。男性和女性患病率相同。据世界卫生组织(WHO)报告,2005 年超过 300 万人死于 COPD,相当于全球死亡人数的 5%。几乎 90% 的 COPD 死亡发生在中低收入国家。如果不对危险因素如吸烟进行干预,预计未来 10 年死于 COPD 的总人数增加将超过 30%。发病率和病死率周报(MMWR)报道,2000 年共有 726 000 人因 COPD 住院,119 000 人死于 COPD。

2. 全球约有 3 亿人口受哮喘困扰,美国的哮喘患者为 2 千万。哮喘是儿童最常见的慢性疾病。全世界各国均可发生哮喘,与国家的发达程度无关,但大多数哮喘相关死亡发生在中低收入国家。2004 年,以哮喘作为首要诊断的出院患者达 497 100 人。2004 年哮喘所致的死亡人数为 3816。

Ⅱ. ICU 评估

A. 病史 通过对急性发病的阻塞性肺疾病患者采集病史,从而鉴别需要机械通气、气管插管和(或)死亡的高危患者。

1. 对于哮喘患者,已经明确的急性发作期死亡的危险因素包括:

■ 既往严重的急性加重(如因哮喘入住 ICU 或气管插管)。

■ 既往 1 年内因哮喘住院 2 次或更多。

■ 既往 1 年内因哮喘到急诊就诊 3 次或更多。

■ 既往 1 个月内因哮喘住院或到急诊就诊。

■ 每月使用的短效 β 受体激动剂(SABA)超过 2 支。

■ 难以理解的哮喘症状或急性加重的严重程度。

a. 哮喘症状突然出现(<6 小时)的患者气管插管和(或)死亡的风险更大。

2. 气管插管的病史、既往 5 年内因哮喘住院的病史以及体格检查发现奇脉等证实能够预测住院时间,同样也可以作为疾病严重程度的反映。遗憾的是,即使没有上述危险因素,仍不能排除疾病危及生命的可能性。

3. 应当总结既往曾诱发喘息或加重哮喘的药物如阿司匹林、非甾体抗炎药或 β 受体阻滞剂。

4. 与哮喘患者相比,COPD 患者通常年纪更大,并发症更多。COPD 急性加重患者死亡的危险因素包括:

- 高龄。
- FEV_1 基础值较低。
- 心脏疾患。
- APACHE Ⅱ 评分高。

对于那些入住 ICU 的患者,可根据既往气管插管史,长期应用皮质激素预测住院病死率,而且住院病死率与血清白蛋白水平成反比。

a. 复习患者病历可能发现慢性 CO_2 潴留(慢性呼吸性酸中毒)的证据,这有助于解读血气分析结果。

b. 如果发现既往困难插管的病史,可以使我们有时间准备必要的资源。

5. 对于哮喘或者 COPD 急性加重患者,病史中的感染症状(发热、咳嗽、痰液改变和病患接触史)有助于指导治疗。COPD 患者若没有这些常见症状或其他感染表现,可能提示肺栓塞是病情恶化的原因。

B. 体格检查 与病史相似,体格检查的重点在于发现呼吸功能衰竭的表现及对机械通气的需求。

1. 随呼吸窘迫的逐渐恶化,哮喘或 COPD 患者的很多体格检查发现呈进行性加重,但在呼吸骤停前的瞬间可能表现正常(表 21-1)。例如,随呼吸窘迫的恶化,哮鸣通常逐渐加重,但哮鸣消失可能提示因进行性梗阻或呼吸肌无力导致气体运动消失。在呼吸肌无力时,一系列典型表现提示发生呼吸性酸血症:呼吸频率加快,随后出现呼吸时腹部和胸廓呼吸交替(交替呼吸),吸气时腹部反常地内向运动(反常呼吸),最终出现 $PaCO_2$ 升高伴有每分通气量和呼吸频率下降,呼吸性酸血症恶化。

2. 胸部听诊可以发现导致呼吸窘迫的其他原因,如肺炎或气胸,同时有助于指导治疗。哮喘和 COPD 患者因气道梗阻和(或)支气管痉挛,体格检查时可发现哮鸣音。哮鸣音消失可能是不良预兆。自主呼吸患者出现干啰音提示存在大量气道分泌物。爆裂音可能提示为心源性哮喘。吸气相喉鸣提示上气道梗阻。

3. 如果时间允许,在气管插管前应进行头颈部检查,尤其应当注意解剖学特征,这将有助于气管插管。检查可能发现鼻息肉(提示对阿司匹林和其他非甾体抗炎药过敏,这可能妨碍经鼻气管插管)或既往气管切开的瘢痕。

表 21-1 哮喘发作的症状和体格检查发现

	轻度	中度	重度	濒临呼吸停止
症状				
气短	步行时气短,可平卧	静息时气短(婴儿——哭声轻微短促,喂养困难),喜坐位	静息时气短(婴儿——坐起,拒绝进食)	
谈话方式	成句	短语	单词	
精神状态	可表现躁动	通常躁动	通常躁动	昏睡或昏迷
体征				
呼吸频率	增快	增快,通常>30 次/分。清醒儿童的呼吸频率:		
		年龄	正常频率	
		<2 个月	<60 次/分	
		2~12 个月	<50 次/分	
		1~5 岁	<40 次/分	
		6~8 岁	<30 次/分	
辅助呼吸肌参与呼吸运动;胸骨上凹陷	常无	常见	通常	胸腹矛盾运动
喘鸣音	中度,常见于呼气末	响亮,呼气相全程	常响亮;吸气呼气相均有	喘鸣音消失
脉率	<100 次/分	100~120 次/分	>120 次/分	心动过缓
		儿童正常脉率:		
		年龄	正常脉率	
		2~12 个月	<160 次/分	
		1~2 岁	<120 次/分	
		2~8 岁	<110 次/分	

	轻度	中度	重度	濒临呼吸停止
奇脉	无,<10mmHg	可能存在,10～25mmHg	常存在,>25mmHg(成人)20～40mmHg(儿童)	奇脉消失提示呼吸肌疲劳
功能状态评估				
PEF 相当于预计值或个人最高值的百分数	≥70%	约 40%～69%,或疗效持续<2 小时	<40%	<25%。注:在特别严重的病例可以不进行 PEF 检查
PaO_2(吸空气时)和(或)	正常(常不需要检查)	≥60mmHg(常不需要检查)	<60mmHg:可有发绀	
$PaCO_2$	<42mmHg(常不需要检查)	<42mmHg(常不需要检查)	>42mmHg:可出现呼吸功能衰竭	
海平面 SaO_2(吸空气时)	>95%(常不需要检查)	90%～95%(常不需要检查)	<90%与成人和青少年相比,儿童更容易发生高碳酸血症(低通气)	

注:$PaCO_2$,二氧化碳分压;PaO_2,氧分压;PEF,呼气峰流量;SaO_2,氧饱和度。

一些指标但并非所有指标可用于急性加重期的病情分级。这些指标多数缺乏系统性研究,特别是指标之间彼此相关。因此,这些指标仅能作为一般指导

C. 实验室和影像学检查

1. 动脉血气和 pH 测定很有帮助。但是,应谨慎解读检查结果。

a. 在哮喘急性加重期,最初的呼吸窘迫可能导致过度通气。随着病情加重或患者的疲劳,$PaCO_2$ 水平会增加。因此,$PaCO_2$ 达到 40mmHg 可能提示严重的梗阻或即将发生的呼吸功能衰竭。

b. COPD 患者的 $PaCO_2$ 可能长期升高,因此不应作为临床决策的依据。相反,pH 的改变对于急性呼吸性酸中毒的评价更有帮助。此外,还可以动态监测 $PaCO_2$ 水平的变化。

c. 静脉 pH 通常与动脉 pH 相关。但是,静脉和动脉 PCO_2 差异较大。静脉 $PCO_2 > 45mmHg$ 是提示动脉高碳酸血症的敏感指标。

2. 除常规实验室检查外,应用茶碱的患者还要测定茶碱浓度。

3. 胸部 X 线检查有助于肺炎或者其他并发症如气胸的诊断,还可发现引起喘息的其他病因如充血性心力衰竭。

4. 心电图(ECG)可能表现为电轴右偏,R 波演变不良及右心充盈张力增加。ECG 有助于评价老年患者的室上性心动过速,后者可能由呼吸窘迫导致,也可能是应用支气管扩张剂或皮质激素的结果。

a. COPD 常并发多源性房性心动过速(MAT),治疗重点在于逆转呼吸窘迫。MAT 也可能提示不良预后。必要时应使用 β 受体阻滞剂、钙通道拮抗剂、胺碘酮和镁剂以控制心率和心律。不应使用电转复和地高辛。

5. 急性期的呼气峰流量(PEF)可用于评价哮喘发作的严重程度以及治疗反应。

Ⅲ. ICU 治疗 尽管病理生理学不尽相同,但 ICU 对于哮喘和 COPD 的处理非常相似。

A. 阻塞性肺疾病的患者一般应予氧疗。

1. 经常有人对于合并慢性呼吸性酸中毒的肺气肿患者接受氧疗有所顾虑。这种担心缘于氧疗可能消除低氧血症对呼吸驱动力的刺激作用,从而导致每分通气量下降,引起高碳酸血症性呼吸功能衰竭。一般而言,呼吸驱动的抑制在此时影响不大,研究发现氧疗时每分通气量变化很小或者没有改变。

a. 氧疗能够逆转通气不足肺组织中正常的缺氧性肺血管保护性收缩。在氧疗过程中,血管收缩得以逆转,通气不足肺组织中血流增加,导致通气血流比例失调。

b. 氧疗还可能通过 Haldane 效应引起高碳酸血症。Haldane 效应指随血红蛋白氧饱和度增加,血红蛋白与 CO_2 结合相应减少。当 PaO_2 增加时,血红蛋白优先与氧结合并释放二氧化碳。尽管总 CO_2 含量没有改变,但 $PaCO_2$ 升高。

2. 为尽量减少氧疗的副作用,应设定氧流量维持动脉血氧分压 $55\sim 60mmHg$(氧饱和度 88%~92%)。

B. Heliox(氦氧混合气)是氦气和氧气的混合物(通常为 80：20 或 70：30),其密度要低于氧气或空气。

1. 在湍流的情况下,密度较低的气体流速更快。低密度气体更倾向于形成层流,其效率优于湍流。

2. Heliox 可用于阻塞性肺病患者以增加气流,减少肺过度膨胀并降低呼吸功。但是尚缺乏高质量的证据支持。尽管小样本研究通常发现 Heliox 有一定治疗作用,但大多数 meta 分析结果并不支持在哮喘或 COPD 患者常规应用 Heliox。然而,有时 Heliox 可用于避免气管插管。

C. 哮喘或 COPD 急性加重患者通常没有指征进行胸部物理治疗。

D. 无创正压通气(NPPV) 越来越多的证据支持对于适当选择的患者进行 NPPV 治疗。NPPV 能够增加肺泡通气量并降低呼吸功。NPPV 的两个重要禁忌证包括患者不能自行清除分泌物和不能保护气道。

1. COPD 患者发生急性呼吸功能衰竭,$PaCO_2 > 45mmHg$ 时,NPPV 可以使气管插管率和病死率降低约 50%。

2. 急性哮喘发作者应用 NIV 尚缺乏充分的研究。一项 meta 分析未能证实哮喘患者应用 NPPV 的益处。

3. 对应用 NPPV 的患者必须进行严密监测。一种观点认为 NPPV 可能延迟气管插管。在 NPPV 治疗 30~60 分钟后,应评价患者病情改善抑或恶化。

E. 呼吸功能衰竭和意识丧失患者需要进行气管插管和机械通气。通常需要根据临床情况决定气管插管的时机,包括呼吸功增加、患者呼吸疲劳、意识状态改变、NPPV 治疗失败、血流动力学不稳定、高碳酸血症和低氧血症等。

1. 气管插管后低血压在这类患者中较常见,原因包括：
- 呼吸道丢失增加造成的脱水。
- 肺心病患者对前负荷的依赖。
- 高碳酸血症恶化
- 内源性 PEEP 造成体循环回心血量减少,特别易出现在预氧合过程中。

在气管插管前输液可降低低血压的风险,必要时可应用缩血管药物。

F. 机械通气的目标是维持适当氧合(SpO_2 88%~92%)和通气。呼吸机的调整需要在维持适当的 $PaCO_2$ 和避免肺过度膨胀之间取得一定妥协。阻塞性肺疾病患者气道阻力增加和内源性 PEEP(内源性呼气末正压)是机械通气过程中需要考虑的主要问题。

1. 内源性 PEEP 可以通过定性或定量方法进行评估：

- 患者的吸气力量不能触发呼吸机。
- 在下一次呼吸开始前呼气气流不能恢复到 0。
- 可以通过食管测压或呼气末暂停定量测定内源性 PEEP。

2. 内源性 PEEP 可以导致人机不协调、通气血流比值失衡、血流动力学不稳定和气压伤。

3. 降低内源性 PEEP 的策略

a. 治疗导致气流阻塞的基础疾病（激素、支气管扩张剂）。

b. 缩短吸气时间（从而延长呼气时间）在降低内源性 PEEP 的同时不显著影响每分通气量。

c. 降低每分通气量。降低呼吸频率或潮气量可以减少每分通气量。这些调整可以导致"允许性高碳酸血症"或"控制性低通气"。推荐的呼吸频率为 10～15 次/分，潮气量为 6～8ml/kg 理想体重。

d. 可以通过镇静、镇痛和退热治疗尽量减少 CO_2 产量，从而降低对每分通气量的需求。

e. 有时可能需要通过深度镇静以降低或消除患者的呼吸驱动力。

(1)丙泊酚因同时具有支气管扩张作用而常作为首选。必要时可加用苯二氮䓬类和阿片类以降低呼吸驱动力。

(2)在应用皮质激素时，联合使用神经肌肉阻滞剂可增加肌病的风险，所以应尽可能避免。已经证实肌病的发生呈剂量依赖性，因此如必须应用神经肌肉阻滞剂，应采用静脉推注，避免持续输注。

f. 通过设置 PEEP 对抗内源性 PEEP 可能改善人机同步。在某些情况下，通过提高呼吸机设置的 PEEP 水平能够减少肺的过度膨胀。当使用 PEEP 对抗内源性 PEEP 时应注意避免加重过度膨胀，从而引起吸气平台压力升高。

4. 呼吸机的初始设定（图 21-1）

a. 压力控制通气与容量控制通气。没有数据显示压力控制通气或容量控制通气何种更为优越。

(1)压力控制通气的优点为限制过度膨胀，但在内源性 PEEP 增加时可能导致潮气量下降及通气不足。

(2)容量控制通气能够保证每分通气量，但在内源性 PEEP 增加时易导致过度膨胀。

b. 推荐的潮气量设置为 6～8ml/kg 理想体重。

c. 设置较低的呼吸频率（10～15 次/分）以延长呼气时间。

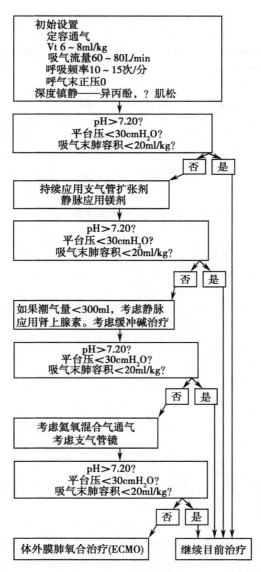

图 21-1　呼吸机初始设置及建议治疗流程。请注意允许合并轻到中度的酸中毒

d. 吸气气流应设置为固定流量而非减速气流,应设置较高的吸气流量以缩短吸气时间,延长呼气时间。

e. 可应用 PEEP 以对抗内源性 PEEP,但需要通过监测平台压和内源性 PEEP 避免过度膨胀。

Ⅳ. 药物治疗

A. 支气管扩张剂　COPD 和哮喘患者气道阻力轻度改善即可使患者明显受益。因此,支气管扩张剂是此类疾病急性加重期最主要的治疗。

1. 抗胆碱能药物　具有直接的支气管扩张作用。COPD 患者的支气管痉挛常发生于受副交感神经支配的大气道,因此吸入抗胆碱能药物对 COPD 患者常常有效。短效抗胆碱能药物包括异丙托溴铵和格隆溴铵(表 21-2)。

表 21-2　常用吸入型抗胆碱能药物

药物	商品名	剂型规格	成人初始剂量	用药间隔(小时)
异丙托溴铵	爱全乐(Atrovent)	MDI(21μg)雾化剂(0.2mg/ml)	2 喷 2.5ml (500μg)	4～6 6～8
沙丁胺醇/异丙托溴铵	可必特(Combivent)	120μg 沙丁胺醇/21μg 异丙托溴铵	1～2 喷	每天 4 次
沙丁胺醇/异丙托溴铵	DuoNeb	3ml 中含 3mg 沙丁胺醇/0.5mg 异丙托溴铵	3ml	4
噻托溴铵	思力华(Spiriva)	DPI(18μg/胶囊)	1 粒胶囊	24

注:成人初始剂量指自主呼吸患者。气管插管患者可能需要增加剂量。

MDI,定量吸入剂;DPI,干粉吸入装置

a. 异丙托溴铵可产生快速的支气管扩张作用(15 分钟内),很可能是通过竞争性抑制支气管平滑肌的胆碱能受体(在与细胞膜结合的受体部位拮抗乙酰胆碱的作用),从而阻断迷走神经介导的支气管收缩作用。

b. 尽管 SABA 是哮喘急性加重的首选用药,对于应用 β 受体激动剂出现明显副作用,或有严重冠脉疾病需要避免加快心率的患者,可以使用异丙

托溴铵。

c. 近期的一项 meta 分析显示,联合应用异丙托溴铵与 β 受体激动剂可以显著改善肺功能,并减少住院。气道梗阻严重的患者疗效更为明显。但是,对于住院患者联合应用异丙托溴铵与沙丁胺醇并无益处。

2. 拟交感神经药　β₂ 受体激动剂通过环磷酸腺苷(camp)介导的支气管平滑肌松弛作用扩张支气管。

a. 急性期应使用短效制剂如沙丁胺醇(表 21-3)。

b. β 受体激动剂常通过吸入给药,也可以通过静脉给药。

c. 一项 meta 分析比较了急性哮喘时持续或间断应用 β 受体激动剂的疗效。研究显示,持续应用 β 受体激动剂可降低住院率,肺功能改善程度虽小,却具有统计学差异。持续应用 β 受体激动剂对于严重气道阻塞患者的疗效最为显著。

d. 其他措施失败时可使用肾上腺素(通过持续输注、雾化吸入、皮下注射或肌注给药)(表 21-3)。静脉输注肾上腺素非常安全,但医师必须意识到老年患者出现心律失常和其他副作用的风险。此外,没有证实全身应用肾上腺素优于吸入治疗。

3. 长效支气管扩张剂

a. 长效支气管扩张剂噻托溴铵可用于 COPD 稳定期的治疗,但缺乏在 COPD 急性加重期的研究。尚缺乏长期治疗哮喘的研究,该药也未被 FDA 批准用于治疗哮喘。

b. 长效 β 受体激动剂(如沙美特罗和福莫特罗)起效缓慢(30 分钟),因此不能用于治疗急性支气管痉挛,但可用于慢性哮喘和 COPD 的治疗。

4. 雾化与吸入比较:雾化用药应使用喷雾剂抑或吸入器仍存在争议。

a. 对于轻中度病情加重患者,可以在经过培训的人员指导下使用定量吸入器(MDI)及带有活瓣的吸纳器,或使用喷雾剂,均具有充分的支气管扩张作用。

b. 对于手和呼吸配合不佳的患者,使用吸纳器能够改善 MDI 的效果。吸纳器还能够减少药物在咽部的沉积,这对于激素类药物非常重要。

c. 很多患者在病情加重期难以正确使用 MDI。因此,对于因年龄、烦躁或发作严重而不能有效使用 MDI 的患者,雾化吸入是优先的选择。

d. 干粉吸入器(DPI)的产品越来越多。与 MDI 相同,患者应当接受正确使用 DPI 的技术指导(表 21-4)。

表 21-3 常用 β_2 受体激动剂

药物	商品名	剂型规格	成人初始剂量	用药间隔（小时）
沙丁胺醇	Proventil HFA	MDI(108μg)	2 喷	4～6
	Proair HFA	MDI(108μg)	2 喷	4～6
	万托林（Ventolin HFA）	MDI(108μg)	2 喷	4～6
	AccuNeb	0.083% 3ml	2.5mg(1 支)	4～6
	Generic	5mg/ml(0.5%) 20ml	2.5mg (0.5ml)	4～6
左旋沙丁胺醇	Xopenex	MDI(45μg)	2 喷	4～6
		3ml 中含 0.31、0.63、1.25mg	0.63～1.25mg	6～8
福莫特罗	Foradil	DPI(12μg/胶囊)	1 粒胶囊	12
	Perforomist	20μg/2ml	20μg	12
酒石酸福莫特罗	Brovana	15μg/2ml	15μg	12
吡布特罗	吡布特罗（Maxair）（呼吸驱动）	MDI(200μg)	2 喷	4～6
消旋肾上腺素	VapoNefrin	雾化剂(2.25%)	0.25～0.5ml	3～4
肾上腺素	肾上腺素	1:1000 溶液	0.1～0.5mg 皮下注射	20 分钟～4 小时
		0.25～2μg/min 静脉输注		持续输注
特布他林	仿制		0.25～0.5mg 皮下注射	间隔 15～30 分钟×2 次

注：成人初始剂量指自主呼吸患者。气管插管患者可能需要增加剂量。

MDI，定量吸入剂；DPI，干粉吸入装置

表 21-4 吸入激素

药物	商品名	剂型规格	成人初始剂量	用药间隔（小时）
倍氯米松	倍氯美松双丙酸酯气雾吸入器（QVAR）	40μg 80μg	40～320μg	12
氟替卡松	Flovent	HFA（44、110、220μg） 干粉吸入剂（50μg）	88～880μg 100～1000μg	12
糠酸莫米他松	Asmanex	DPI（220μg）	220～880μg	每日一次或每12小时一次
沙美特罗-氟替卡松	阿德维（Advair）	DPI（50μg沙美特罗＋100μg，250μg或500μg氟替卡松）	1吸	12
		MDI（21μg沙美特罗＋45μg、115μg或230μg氟替卡松）	2喷	12
布地奈德/福莫特罗	信必可（Symbicort）	MDI（4.5μg福莫特罗＋80μg或160μg布地奈德）	2喷	12
曲安西龙	Azmacort	MDI（75μg）	2喷 4喷	6～8 12
氟尼缩松	氟尼缩松气雾吸入剂（Aerobid）	MDI（250μg）	2～4喷	12
布地奈德	普米克（Pulmicort）	DPI（90,180μg）令舒（0.25、0.5、1.0mg/ml）	360～720μg	12

注：成人初始剂量指自主呼吸患者。气管插管患者可能需要增加剂量。

MDI，定量吸入剂；DPI，干粉吸入装置。

译者注：HFA——氢氟烷，这里指环索奈德，一种使用氢氟烷作为推进剂的微粉气溶胶制剂定量吸入装置

B. 黄嘌呤 是作用较弱的支气管扩张剂。

1. 特异的药物包括茶碱和氨茶碱(重量的 80% 为茶碱)(表 21-5)。

表 21-5 甲基黄嘌呤

药物	剂型规格	成人初始剂量	用药间隔
茶碱	负荷剂量 4.6mg/kg 理想体重,30min 静脉输液	0.4mg/(kg·h)静脉最大剂量 900mg/d	持续输注
氨茶碱	负荷剂量 5.7mg/kg 理想体重,30min 静脉输液	0.5mg/(kg·h)静脉最大剂量 1125mg/d	持续输注

注:上述剂量适用于年龄在 16～60 岁未曾使用茶碱的非吸烟患者。过去 24 小时内用过茶碱或年龄超过 60 岁的患者需要调整剂量

2. 这类药物能够改善呼吸驱动力和呼吸肌功能,但这一作用尚存在争议,且疗效甚微。

3. 这些药物的作用机制复杂多样,尚未明确。可能的作用机制包括非特异性抑制磷酸二酯酶以增加细胞内 cAMP 含量,阻断腺苷,激活组蛋白去乙酰化酶和内源性儿茶酚胺释放等。

4. 不推荐使用这些药物治疗急性哮喘发作。

5. 这些药物对于 COPD 的治疗作用还存在争议。用于治疗 COPD 时,黄嘌呤类药物在 ICU 中采用静脉给药(给或不给负荷剂量),其半衰期 3～4 小时。右心功能衰竭以及合用某些药物的患者,黄嘌呤类药物半衰期显著延长。

6. 黄嘌呤类药物可引起胃肠道反应(如恶心)以及更严重的毒性反应(如心律失常或癫痫)。

7. 黄嘌呤类药物用途有限。使用过程中需要严密监测临床表现和血药浓度,并据此调整剂量,保持血清茶碱浓度<20μg/dl。目前,在短效支气管扩张剂疗效不佳时,可考虑将黄嘌呤类作为二线用药。

C. 皮质激素 这类药物可以减轻气道炎症,降低气道反应性,减少黏膜分泌物和水肿,其作用机制复杂,尚未完全明确。皮质激素可提高 β 肾上腺素能反应性,并松弛支气管平滑肌。

1. 在哮喘急性加重期,常有必要全身应用皮质激素。

a. 对于中度(呼吸困难影响或限制日常活动,PEF 为预期值或个人最佳值的 40%～69%)至重度(平静或说话时呼吸困难,PEF<预期值或个人

最佳值的 40%)发作患者,有指征口服皮质激素。只要胃肠道通过时间和吸收未受影响,口服泼尼松与静脉甲泼尼龙的疗效相同。

b. 对于致命性哮喘发作患者(呼吸困难不能说话,PEF<预期值或个人最佳值的 25%),常需要静脉应用皮质激素。对于因急性哮喘到急诊就诊的患者,早期(到医院 1 小时以内)全身应用皮质激素可显著降低入院率。急诊就诊前未曾全身使用皮质激素以及哮喘特别严重的患者疗效更显著。

c. 激素的推荐剂量为泼尼松或甲泼尼龙 40~80mg/d,一天一次或分两次给药,直至 PEF 达到预期值或个人最佳值的 70%。更大剂量皮质激素治疗严重哮喘发作并无好处。

2. COPD 急性加重患者最初 72 小时内口服或者静脉激素可降低治疗失败率,改善肺功能、低氧血症和呼吸困难症状。

a. 没有确切的推荐剂量。大剂量可伴有显著的副作用风险,如高血糖。通常,口服泼尼松 30~40mg/d,疗程 7~10 天,安全且有效。

D. 抗生素　病毒和细菌感染均可能是 COPD 急性加重的诱因。最常见的病原菌包括流感嗜血杆菌、肺炎球菌和卡他莫拉菌。

1. COPD 急性加重患者若出现呼吸困难加重、痰量增多或脓痰增多,或发作严重需要有创或无创机械通气,应进行抗生素治疗。

2. 除非患者出现发热、脓痰或细菌性鼻窦炎或肺炎的表现,否则不推荐急性哮喘加重患者常规应用抗生素。

E. 化痰药物　如雾化吸入乙酰半胱氨酸或高张盐水,不推荐常规用于哮喘或 COPD 急性加重的治疗。由于化痰药物可诱发支气管痉挛,故应谨慎用药,并与吸入 β_2 受体激动剂联合使用。

F. 白三烯受体拮抗剂(扎鲁司特和孟鲁司特)与合成抑制剂(齐留通)常用于慢性哮喘的维持治疗。口服后药物起效相对迅速,在急性哮喘的治疗中可能有优势。

1. 一项研究对于中重度急性哮喘发作到急诊就诊的患者,比较了在标准治疗的基础上加用孟鲁司特或安慰剂的疗效。与安慰剂治疗组相比,孟鲁司特治疗组 FEV_1 改善持续达 2 小时,且 β 受体激动剂用量更少,治疗失败率更低。

2. 尽管一些研究提示上述药物治疗有效,但目前尚缺乏足够资料推荐这类药物作为急性哮喘或 COPD 治疗的辅助用药。

G. 硫酸镁　是一种钙通道阻断剂,在体外和体内均具有松弛平滑肌的作用。这引起了人们对于采用镁剂作为急诊室治疗急性哮喘辅助用药的兴趣。

1. 在重症急性哮喘患者,硫酸镁可改善 PEF 和 FEV_1,并减少住院。

2. 吸入硫酸镁与 β 受体激动剂合用可以改善严重哮喘患者的肺功能,但还需要进一步研究证实。

3. 对于致命性哮喘发作患者,或经过 1 小时强化保守治疗病情仍然危重者,可考虑应用静脉硫酸镁治疗(表 21-6)。

表 21-6　镁剂

药物	成人初始剂量	用药间隔(小时)
硫酸镁	2g 20 分钟内静脉输注	一次

(胡小芸 译,杜　斌 校)

参考文献

Aubier M, Murciano D, Milic-Emili J, et al. Effects of the administration of O_2 on ventilation and blood gases in patients with chronic obstructive pulmonary disease during acute respiratory failure. *Am Rev Respir Dis* 1980;122:747–754.

Behbehani NA, Al-Mane F, D'yachkova Y. Myopathy following mechanical ventilation for acute severe asthma: the role of muscle relaxants and corticosteroids. *Chest* 1999;115: 1627–1631.

Caramez MP, Borges JB, Tucci MR, et al. Paradoxical responses to positive end-expiratory pressure in patients with airway obstruction during controlled ventilation. *Crit Care Med* 2005;33:1519–1528.

Carmargo CA Jr, Spooner CH, Rowe BH. Continuous verus intermittent beta-agonists for acute asthma. *Cochrane Database Syst Rev* 2003;(4):Art. No.:CD001115. DOI:10.1002/ 14651858.CD001115.

Carmargo Jr CA, Smithline HA, Malice MP, et al. A randomized controlled trial of intravenous montelukast in acute asthma. *Am J Respir Crit Care Med* 2003;167:528–533.

Colebourn CL, Barber V, Young JD. Use of helium-oxygen mixture in adult patients presenting with exacerbations of asthma and chronic obstructive pulmonary disease: a systematic review. *Anaesthesia* 2007;62:34–42.

Expert Panel Report 3. Guidelines for the Diagnosis and Management of Asthma, National Heart Lung and Blood Institute, National Asthma Education and Prevention Program, 2007. Available from: www.nhlbi.nih.gov/guidelines/asthma/asthgdln.htm.

Global Strategy for Asthma Management and Prevention, Global Initiative for Asthma (GINA) 2007. Available from: http://www.ginasthma.org.

Global Strategy for the Diagnosis, Management and Prevention of COPD, Global Initiative for Chronic Obstructive Lung Disease (GOLD) 2007. Available from: http://www.goldcopd.org.

Medoff BD. Invasive and noninvasive ventilation in patients with asthma. *Respir Care* 2008;53:740–750.

Oddo M, Feihl F, Schaller MD, Perret C. Management of mechanical ventilation in acute severe asthma: practical aspects. *Intensive Care Med* 2006;32:501–510.

Ram FS, Picot J, Lightowler J, Wedzicha JA. Non-invasive positive pressure ventilation for treatment of respiratory failure due to exacerbations of chronic obstructive pulmonary disease. *Cochrane Database Syst Rev* 200;(3).

Rodrigo G, Rodrigo C, et al. A meta-analysis of the effects of ipratropium bromide in adults with acute asthma. *Am J Med* 1999;107:363–370.

Rowe BH, Bretzlaff JA, Bourdon C, et al. Magnesium sulfate for treating exacerbations of acute asthma in the emergency department. *Cochrane Database Syst Rev* 2000;(2):CD001490.

Soroksky A, Stav D, Shpirer I. A pilot prospective, randomized, placebo-controlled trial of bilevel positive airway pressure in acute asthmatic attack. *Chest* 2003;123:1018–1025.

第22章

肺栓塞和深静脉血栓形成

B. Taylor Thompson

Ⅰ. **概述**　由于深静脉系统血栓引起的肺血管床栓塞的临床表现不特异,因而常常难以诊断。据估计美国每年有 500 000 例肺栓塞发病,每 1000 名住院患者中就有将近 20 例罹患非致命性肺栓塞。抗凝药物治疗能预防进一步血栓形成,从而使病死率从 30%～40%降低至 2%～8%。有关危重病患者肺栓塞和深静脉血栓形成(DVT)的研究不多,但有研究表明即使进行预防也有约 13%的危重病患者发生 DVT。

Ⅱ. **自然史**

A. **深静脉血栓(DVT)**　通常来源于下肢,偶尔也来自盆腔静脉、肾静脉、上肢静脉和右心。多数栓子起源于小腿的比目鱼肌静脉近瓣膜尖或分叉处。小腿静脉的血栓可自溶,很少引起肺栓塞。20%～30%的血栓发展至腘静脉、股静脉或髂静脉(所谓的近端深静脉血栓),另外还有 10%～20%的 DVT 并没有累及小腿静脉而直接源于大腿深静脉。

B. **肺栓塞(PE)**　一旦大的血栓进入肺循环,就可能在肺动脉或叶动脉分叉处造成栓塞,引起急性右心室(RV)扩张和功能障碍,从而引起左心室充盈不足及低血压。较小的血栓可造成远端小动脉或微动脉的栓塞。肺下叶动脉比上叶更容易受累,作出诊断时常常已经存在多发栓塞。只有 10%～20%的血栓导致肺梗死,通常见于既往有心肺疾病的患者。

Ⅲ. **发生深静脉血栓和肺栓塞的危险因素**

A. 既往有血栓栓塞病史。

B. 促进血液淤滞的因素如制动超过 48 小时、充血性心力衰竭或全麻手术。

C. 血管内皮损伤,如下肢手术或创伤。

D. 高凝状态如遗传性易栓症(如凝血 V 因子 Leiden 突变或凝血酶原基因突变)或获得性易栓症(如狼疮抗凝物以及抗磷脂抗体)。

E. **恶性肿瘤**　无已知危险因素却发生 DVT 或 PE 的患者约有 15%同时患有潜伏期恶性肿瘤,常在 2 年内确诊。

F. 脊髓损伤　脊髓损伤患者在发生瘫痪后的 3 个月内约 38%发生 DVT,PE 患病率约为 5%。

G. 肝素诱导的血小板减少症(HIT)　在发生 HIT 而停用肝素的患者中,有 38%~76%随后发生 DVT 和(或)PE。

H. 妊娠或口服避孕药,尤其合并遗传性易栓症。

Ⅳ. 临床表现

A. 症状和体征

1. DVT　许多下肢静脉血栓形成患者没有临床症状,可能是由于血管尚未完全阻塞或有侧支循环建立。有症状的血栓形成患者常出现腓肠肌疼痛、水肿、静脉充盈或被动足部背屈时疼痛(Homan 征)。这些症状和体征不具特异性。对有 DVT 症状的门诊患者进行的前瞻性研究显示,只有 1/3 的患者经过客观检查确诊 DVT。对于有下肢症状提示有 DVT 但静脉造影正常的患者,应该考虑肌肉骨骼损伤、贝克囊肿(Baker's cyst)、慢性淋巴管炎或静脉瓣功能不全等常见问题。

2. PE　尸检结果显示很多 PE 没有临床症状。当临床表现明显时,其症状和体征主要决定于血栓的大小。小到中等大小的血栓引起的症状包括呼吸困难、胸痛和咳嗽。在大多数患者可见到呼吸急促和心动过速。39℃以下的轻度发热很常见,不到 5%的患者可出现肺部哮鸣音。如果发生肺梗死,则可出现咯血、胸膜痛和胸膜摩擦音。大的血栓常引起晕厥先兆、心动过速和低血压,并伴随右心室功能障碍征象,如右心室抬举性搏动、右心室第三心音或三尖瓣反流性杂音。如果大面积 PE 是低血压唯一的原因,则中心静脉压将会升高。

B. 血流动力学表现　发生 PE 后,心输出量多为正常,但在大面积 PE 出现低血压的患者每搏输出量降低,而代偿性心动过速常不足以维持心输出量。此时,右心室舒张压和右房平均压通常升高。肺动脉压升高,但与血栓大小的相关性较差,有时即使发生大面积 PE,肺动脉压也是正常的。

C. 鉴别诊断　较小 PE 的表现可能与气胸、过度通气、哮喘、心肌梗死、充血性心力衰竭、胸膜痛和浆膜炎症状相似。如果出现肺梗死,临床表现可类似肺炎、黏液或肿瘤引起的支气管阻塞或胸腔积液。大面积 PE 的鉴别诊断包括右心室梗死、心脏压塞和静脉气体栓塞。

Ⅴ. 诊断

A. 心电图　小到中等大小 PE 患者的心电图(ECG)经常表现异常,但缺乏特异性。23%的次大面积 PE 和 6%的大面积 PE 患者 ECG 可以正常。

B. 胸部影像学　即使没有肺梗死,大多数 PE 患者的胸部 X 线也会出现异常,包括一侧膈肌抬高、肺不张和渗出。梗死的影像学表现是以胸膜为底边、尖部凸向肺门的浸润影。

C. DVT 的无创检查　与静脉血管造影相比,加压彩色血流超声多普勒(指静脉超声)对于检测近端 DVT 有很高的敏感性(89%～100%)和特异性(89%～100%),对于诊断小腿静脉血栓的敏感性和特异性稍差。静脉超声也有助于检测贝克囊肿。静脉超声用于检测无症状的高危人群时敏感性明显下降(仅 33%)。与静脉超声相比,阻抗体积描记法(IPG)的诊断敏感性也较高,而且费用较低,但特异性稍差。IPG 在检测小腿静脉血栓时不够准确。

D. D-二聚体　PE 患者的血清中常可检出 D-二聚体,但没有诊断意义。但是,如果定量 ELISA 或乳胶凝集半定量测定 D-二聚体值低于500ng/ml 的阴性预期值很高,在验前几率为中或低度的 PE 患者足以排除肺栓塞的诊断。但是,由于危重症时纤维素的形成和消耗,D-二聚体低于500ng/ml 的情况并不常见,从而限制了 D-二聚体除外 PE 诊断的意义。

E. HIT 抗体　对于应用任何肝素制剂治疗的患者,若血小板计数下降至基础值的 50% 以下或绝对值低于 100 000/μl 时,都需要进行 HIT 检测。在等待 HIT 检测结果时应该停用肝素。

F. 肺核素成像法　通过注射核素标记的白蛋白大聚合物或微粒可以进行肺灌注扫描。扫描的敏感性很高,阴性结果基本可排除 PE。但是肺灌注扫描的结果也缺乏特异性。由于低氧可以引起肺小动脉收缩,因此灌注缺损尤其是非节段性灌注缺损可能继发于通气异常而非血栓造成的血流阻塞。灌注扫描在肺不张、哮喘、慢性气道阻塞和其他原因引起的局部低通气时均可异常。在气管插管或意识障碍的患者肺扫描图像的质量不高,故其应用价值有限,已被螺旋 CT 血管成像替代。

G. 螺旋 CT 血管成像(图 22-1)　增强螺旋 CT 扫描对诊断肺段及以上血管内血栓的敏感性较高。此外,还能发现能够解释患者临床表现的其他肺部病变。对螺旋 CT 结果的解读要求阅片者具有丰富的经验,尤其是当注射造影剂和获得图像的时机不佳时,这在危重病患者非常普遍。PI-OPED II 研究是系统评价 CT 扫描对 PE 诊断的准确性的最大规模的研究,其结果显示 83% 的 PE 患者螺旋 CT 结果为阳性(敏感性),96% 的非 PE 患者的螺旋 CT 结果为阴性(特异性)。CT 静脉成像(在增强的静脉期静脉成像)可将敏感性提高至 90%,特异性保持在 95%。如果 PE 的临床风险低,螺旋 CT 结果为阴性,则不需要进一步检查。但是,如果螺旋 CT 结果与临床怀疑不一致,则需行进一步检查。

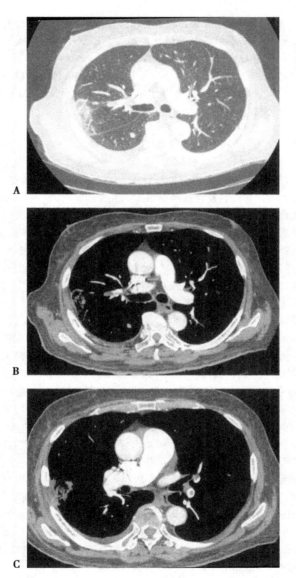

图 22-1　急性血栓栓塞患者的胸部 CT。图 A(肺窗)显示右上叶梗死。图 B 显示右上叶和右下叶段动脉急性血栓栓塞。图 C 显示左下叶和舌叶动脉急性血栓栓塞

H. 肺血管造影 尽管无创检查有很多优点,但仍有一部分患者需要进行肺血管造影以明确诊断或除外 PE。肺血管造影的死亡率低于 0.5%,并发症约 5%,通常与留置导管和造影剂反应有关。

I. 磁共振血管造影(MRA) MRA 具有很高的敏感性和特异性。急诊无法进行 MRA 检查,以及在扫描过程中无法监护病情不稳定患者,使得 MRA 的应用受到限制。

Ⅵ. 治疗

A. 复苏 由于 PE 引起通气/灌注比改变可早期导致低氧血症。在此阶段,吸氧通常能恢复动脉氧分压。但是对于卵圆孔未闭或房间隔缺损的患者,大面积 PE 可引起心内分流。对于 PE 后的顽固低氧血症,临床医师需警惕有无上述情况及反常性动脉栓塞。在 PE 晚期(24～48 小时后),由于表面活性物质功能障碍导致的肺不张以及不常见的肺梗死和出血引起肺内分流及更顽固的低氧血症。低血压的患者需谨慎地进行容量复苏,因为当主动脉舒张压和右冠状动脉血流减低时,液体复苏增加右心室容量会增加右心室室壁张力及右心室氧耗。最终的结果是右心室缺血和休克加重。建议以超过 500～1000ml 的等张晶体溶液进行液体复苏。对于容量复苏无效的低血压需要静脉使用升压药物,但尚没有随机临床试验。初始治疗可使用去甲肾上腺素。对于顽固性低血压患者可加用多巴酚丁胺,以达到额外的强心作用及可能的肺血管扩张作用。除血栓引起血管床的机械性梗阻外,PE 后肺血管阻力升高的部分原因在于血管收缩。对于有指征并准备行血栓切除术的患者,可考虑吸入 NO 改善血流动力学指标。

B. 普通肝素 对于无抗凝禁忌的患者,一旦怀疑 PE 即应尽快应用普通肝素或低分子肝素(LMWH)抗凝。多数血流动力学稳定的 PE 患者首选 LMWH 抗凝治疗。但是,如果没有抗凝禁忌,大面积 PE 患者、在 ICU 需接受多种操作或手术治疗的 PE 患者以及合并肾衰竭的 PE 患者,初始治疗时应使用普通肝素。

1. 剂量 持续静脉输注普通肝素是目前大多数 DVT 或 PE 患者的标准治疗方案。对于多数患者,静脉推注 75U/kg 负荷剂量后,以 18U/(kg·h)持续静脉滴注。24 小时内应使部分活化凝血酶时间(APTT)达到实验室正常对照的 1.5～2.5 倍,相当于血浆肝素水平 0.2～0.4U/ml。在抗凝治疗中出现的致命性复发多发生于诊断后 1 周内。如 APTT 未达治疗范围,DVT 复发或进展的风险增加 10 倍。

2. 疗程 肝素治疗大面积 PE 的疗程至少为 5～7 天,其中 5 天与华法林重叠。

3. 并发症　出血是肝素治疗的主要并发症,其发生率为自治疗第一天起每天增加 1%。肝素还可引起合并或不合并血栓形成的血小板缺乏(3%～4%)。

4. 禁忌证　肝素治疗的绝对禁忌证包括颅内出血或肿瘤、活动性胃肠道出血、腹膜后出血、增殖性视网膜病变伴出血、肝素相关性血小板缺乏及恶性心包炎。已知出血体质和近期手术史为相对禁忌证。

C. 低分子肝素(LMWH)　通常皮下注射,与普通肝素相比,其量效关系更为确定,使用时不需要进行监测。低分子肝素的疗效与普通肝素相同,安全性更佳。值得注意的是,应用低分子肝素或肝素类药物的患者在脊髓或硬膜外麻醉和腰穿后可能出现脊髓或硬膜外血肿。留置硬膜外导管或同时使用其他影响止血的药物的患者发生硬膜外血肿的风险增加。

D. 直接凝血酶抑制剂　来匹卢定(lepirudin)和阿加曲班(argatroban)是直接凝血酶抑制剂,可用于治疗合并 HIT 的血栓形成。阿加曲班的剂量为 $0.5\mu g/(kg \cdot min)$ 静脉滴注,逐步调整剂量使得稳态 APTT 为基础值的 1.5～3.0 倍(不超过 100 秒)。由于阿加曲班能导致国际标准化比值(INR)假性增高,因此联合应用华法林时 INR 到达 4.0 后方可停用阿加曲班。4 小时内复查 INR 以确定华法林已达治疗剂量。来匹卢定的用法是静脉负荷剂量 0.4mg/kg,维持剂量 0.15mg/(kg·h),直到 APTT 稳定于基础值的 1.5～3.0 倍。来匹卢定不会造成假性 INR 升高。

E. 口服抗凝药

1. 起效　香豆素的抗栓作用是基于凝血酶原(Ⅱ因子)的消耗,而凝血酶原大约需要 5 天才能降低至有效的抗血栓形成水平(约为正常的 20%),因此在急性期不应单用香豆素。

2. 监测　大多数患者的治疗目标值是使 INR 达到 2.5。

3. 疗程　对于小腿静脉血栓形成患者应用香豆素充分抗凝 6 周。近端 DVT 和 PE 患者推荐抗凝 3～6 个月。特发性静脉血栓形成患者即使在香豆素治疗 6 个月后也可能复发(2 年发生率达 27%),因此抗凝 6～12 个月比较合理。对于反复发生血栓栓塞或虽为首次发病但伴有不可逆危险因素(如肿瘤、因子Ⅴ Leiden 纯合子携带者、抗凝脂抗体综合征)的患者应考虑终身抗凝。

F. 溶栓治疗

1. 适应证　近端 DVT 和大面积肺栓塞(引起血流动力学不稳定的栓塞)可以采用溶栓治疗。如果心脏超声检查提示急性栓塞时右心室功能不全,同时伴有生物学标记物提示右心室受损(肌钙蛋白)和劳损(BNP),一些作者推荐进行溶栓治疗。但是,上述治疗策略能否在可接受的风险效益比范围内改善患者的短期或长期预后,尚有待随机研究的证实。由于肝素治疗的病死率与溶栓治疗相似但并发症更少,因此,我们主张只对有血流动力学不稳定的急性大面积 PE 患者进行溶栓治疗。此时我们按照 FDA 的推荐意见,使用阿替普酶 100mg,静脉输注 2 小时。

2. DVT 溶栓治疗的目的是完全、迅速地去除血栓,保留静脉瓣膜功能,减少静脉炎后并发症。与肝素相比,链激酶溶栓治疗的严重静脉炎后并发症(如水肿、疼痛和溃疡)的发生率稍低,但差别不大。PE 溶栓治疗目的是加速凝血块溶解、降低肺动脉压力、改善右心室功能及提高生存率。大规模前瞻研究显示,与肝素治疗相比,溶栓并不能减少病死率。但是,最近一项关于组织纤溶酶原激活剂(tPA)的小样本研究发现,溶栓治疗能够提高生存率,尽管这项研究中的肝素用量较小。溶栓治疗有助于 PE 恢复后的肺功能改善,而最近的一项长期随访研究亦提示溶栓治疗 7 年后运动耐量改善。

3. 禁忌证　绝对禁忌证包括颅内出血,颅内出血风险极大,或其他部位大出血。相对禁忌证是近期(10 天内)手术或外伤。

4. 并发症　出血并发症与凝血指标相关性差,在进行有创操作时明显增加。考虑进行溶栓的患者应尽可能选择远端血管进行操作。使用链激酶溶栓者多达 1/3 有轻度发热,少数有过敏反应,通常表现为荨麻疹、瘙痒或颜面潮红。约 10% 的患者出现低血压,因而限制了链激酶在病情不稳定患者的使用。

G. 下腔静脉滤器　如果抗凝治疗为绝对禁忌,或在充分抗凝后反复发生栓塞,则应置入下腔静脉滤器,以防止来自下肢或盆腔静脉的血栓造成进一步栓塞。目前已有可拆除式下腔静脉滤器。这是一种很有前景的治疗方法,因为在置入腔静脉滤器后新发或复发 DVT 的风险显著增加。根据滤器种类不同,可在置入后 2 周到 3 个月间进行拆除。有关滤器的疗效和长期转归还有待更多的资料证实。

H. 肺血栓清除术　对于大面积 PE 行急诊肺血栓清除术的作用尚不明确。死于 PE 的患者 80% 在发病第一小时内死亡。在如此短的时间内几乎不可能进行肺血栓清除术。术中死亡率非常高(急诊手术时达 57%,半急诊手术时为 25%)。目前尚无随机对照研究比较肺血栓清除术与溶栓治疗的效果。在不适合取栓手术时,可以考虑进行经静脉导管取栓或经导管血栓破碎术。对于少数血栓负荷较大及右心室功能不全的 PE 患者,采用新的肺血栓清除技术治疗病死率仅为 11%,但是这些技术在危重病患者的应用尚需进一步研究。

(彭劲民 译,杜　斌 校)

参考文献

Aklog L, Williams CS, Byrne JG, et al. Acute pulmonary embolectomy: a contemporary approach. *Circulation* 2002;105:1416–1419.

Anderson FA, Spender FA. Risk factors for venous thromboembolism. *Circulation* 2003;107: 9–16.

Brender E. Use of emboli-blocking filters increases, but rigorous data are lacking. *JAMA* 2006;295:989.

Dauphine C, Omari B. Pulmonary embolectomy for acute massive pulmonary embolism. *Ann Thorac Surg* 2005;79:1240.

Decousus H, Leizorovicz A, Parent F, et al. A clinical trial of vena caval filters in the prevention of pulmonary embolism in patients with proximal deep-vein thrombosis. *N Engl J Med* 1998;338:409–415.

de Gregorio MA, Gamboa P, Gimeno MJ, et al. The Gunther Tulip retrievable filter: prolonged temporary filtration by repositioning within the inferior vena cava. *J Vasc Interv Radiol* 2003;14:1259–1265.

Ghignone M, Girling L, Prewitt RM. Volume expansion versus norepinephrine in treatment of a low cardiac output complicating an acute increase in right ventricular afterload in dogs. *Anesthesiology* 1984;60:132.

Gulba DC, Schmid C, Borst HG, et al. Medical compared with surgical treatment for massive pulmonary embolism. *Lancet* 1994;343:576–577.

Horlander KT, Leeper KV. Troponin levels as a guide to treatment of pulmonary embolism. *Curr Opin Pulm Med* 2003;9:374.

Jardin F, Genevray B, Brun-Ney D, Margairaz A. Dobutamine: a hemodynamic evaluation in pulmonary embolism shock. *Crit Care Med* 1985;13:1009.

Kanne JP, Lalani TA, et al. Role of computed tomography and magnetic resonance imaging for deep venous thrombosis and pulmonary embolism. *Circulation* 2004;109:I15–I21.

Kucher N, Goldhaber SZ. Management of massive pulmonary embolism. *Circulation* 2005; 112:e28.

Koning R, Cribier A, Gerber L, et al. A new treatment for severe pulmonary embolism: percutaneous rheolytic thrombectomy. *Circulation* 1997;96:2498–2500.

Kostantinides S, Geibel A, Heusel G, et al. Heparin plus alteplase compared with heparin alone in patients with submassive pulmonary embolism. *N Engl J Med* 2002;347:1143–1150.

Meyer G, Tamisier D, Sors H, et al. Pulmonary embolectomy: a 20-year experience at one center. *Ann Thorac Surg* 1991;51:232–236.

Mismetti P, Rivron-Guillot K, Quenet S, et al. A prospective long-term study of 220 patients with a retrievable vena cava filter for secondary prevention of venous thromboembolism. *Chest* 2007;131:223.

Rocha AT, Tapson VF. Venous thromboembolism in intensive care. *Clin Chest Med* 2003;24: 103–122.

Sohne M, Ten Wolde M, Boomsma F, et al. Brain natriuretic peptide in hemodynamically stable acute pulmonary embolism. *J Thromb Haemost* 2006;4:552.

Stein PD, Fowler SE, Goodman LR, et al. Multidetector computed tomography for acute pulmonary embolism. *N Engl J Med* 2006;354:2317.

Tapson VF. Acute pulmonary embolism. *N Engl J Med* 2008;358:1037.

Tapson VF, Carroll BA, Davidson BL, et al. The diagnostic approach to acute venous thromboembolism: a clinical practice guideline. *Am J Respir Crit Care Med* 1999;160:1043–1066.

Velmahos GC, Vassiliu P, Wilcox A, et al. Spiral computed tomography for the diagnosis of pulmonary embolism in critically ill surgical patients: a comparison with pulmonary angiography. *Arch Surg* 2001;136:505–511.

Wells PS, Anderson DR, Rodger M, et al. Evaluation of D-dimer in the diagnosis of suspected deep-vein thrombosis. *N Engl J Med* 2003;349:1227–1235.

Wood KE. Major pulmonary embolism: review of a pathophysiologic approach to the golden hour of hemodynamically significant pulmonary embolism. *Chest* 2002;121:877–905.

第23章

机械通气的撤离

Bishr Haydar and Jean Kwo

Ⅰ. 长期气管插管和机械通气伴有明显的并发症,病死率显著增加,因此,一旦导致患者需要进行机械通气的疾病稳定并开始好转,应尽快停止机械通气。

A. 再次插管会使肺炎的风险增加 8 倍,病死率增加 6~12 倍。

B. 5%~15% 的再插管率表明在长期插管和再次插管的风险之间取得适当平衡。

Ⅱ. 定义

A. 撤离(weaning) 指逐渐撤除机械通气。

B. 脱机(discontinuation) 指停止通气支持。很多患者可以不经过逐渐撤离而直接成功脱机。

C. 拔管(extubation) 指拔除气管插管。

D. 拔除套管(decannulation) 指拔除气切套管。

E. 呼吸机依赖(ventilator dependence) 指需要机械通气超过 24 小时,或者或脱机努力失败。

Ⅲ. 呼吸机依赖 呼吸机依赖常常是多种因素造成的,最重要的是明确导致呼吸机依赖的所有可能原因。

A. 导致呼吸机依赖的呼吸道问题包括呼吸肌肌力不足,呼吸肌负荷过高,或两者不匹配。呼吸肌肌力和呼吸负荷不匹配的患者进行自主呼吸试验(SBT)时常出现浅快呼吸。

1. 呼吸负荷(见第 4 章)取决于呼吸系统的力学特征(阻力和顺应性)以及呼吸驱动力(通过每分通气量估计)。

a. 气道阻力(R_{aw})产生的原因包括支气管收缩、气道炎症或气道分泌物。R_{aw} 升高可应用支气管扩张剂,清除分泌物和皮质激素进行治疗。

(1)气道阻塞患者的动态肺过度充气(内源性呼气末正压或 auto-PEEP,见第 4 章)可增加呼吸负荷,也是引起呼吸机依赖的重要因素。

b. 在某一潮气量下,肺和胸廓充盈并达到稳定状态所需压力取决于呼吸系统顺应性(C_{RS})。

(1)肺水肿、肺实变、感染或纤维化可引起肺顺应性下降。

(2)胸廓异常或腹腔内病变可造成胸廓顺应性下降。

c. 每分通气量(V_E)正常值应小于 10L/min。当二氧化碳产量($\dot{V}CO_2$)增加(如全身性感染或急性烧伤时)或无效腔(V_D)增加时,为维持 $PaCO_2$ 正常,V_E 也会增加。

2. 呼吸肌肌力不足

a. 代谢因素包括营养、电解质失衡和激素可能影响呼吸肌功能。

(1)充分的营养支持是防止呼吸肌蛋白分解代谢和肌力下降的必要条件。

ⅰ. 过度喂养,特别是碳水化合物过多,可使 CO_2 产生更多,从而增加 V_E 的需求。

(2)电解质失衡可影响呼吸肌功能。

ⅰ. 磷缺乏与肌无力和脱机失败有关。

ⅱ. 镁缺乏亦与肌无力有关。

(3)激素因素如严重甲状腺功能减低可导致膈肌无力,呼吸驱动力下降(即高碳酸血症和缺氧的反应下降)。

ⅰ. 胰岛素、胰高血糖素和肾上腺皮质激素对于调节呼吸肌的最佳功能十分重要——其在呼吸机依赖中的具体作用尚不清楚。

3. 镇静和催眠药物　经常用于治疗焦虑、烦躁、疼痛和人机不同步。临床上经常持续输注镇静药物以维持恒定的镇静深度,保证患者的舒适。

a. 在开始 SBT 前,应调整镇静药物剂量,使患者夜间入睡,而在白天尽量保持清醒和合作。

b. 制订镇静和镇痛治疗方案有助于缩短机械通气时间。

c. 将每日唤醒与 SBT 相结合有助于加速脱机过程。

4. 神经系统疾病　例如脑干卒中、中枢性呼吸暂停或隐性癫痫可降低脑干呼吸中枢的中枢驱动力。

5. 脱机困难　患者常表现危重病多发神经病(CIP)和危重病肌病(CIM)(见第 35 章)。

a. CIP 多见于以下患者,包括全身性感染、多器官功能衰竭、呼吸功能衰竭、长期制动、皮质激素治疗或全身炎症反应综合征(SIRS)。CIP 可导致感觉运动神经功能障碍。

b. 上述疾病也可导致 CIM,常常有合用神经肌肉阻滞剂的病史。CIM 伴有肌肉萎缩和肌肉兴奋性下降。

6. 心脏储备功能下降患者的心血管疾病可影响脱机。

a. 从正压通气向自主呼吸过渡时,患者胸腔内压下降,静脉回心血量增加,可能使得心肌功能障碍患者的心脏负荷过多,进而导致急性充血性心力衰竭。

b. 脱机过程可能伴有心率和血压上升,并可发生心律失常。上述表现在冠心病患者可诱发缺血和心肌功能障碍。

7. 心理因素(如对丧失生命支持治疗的恐惧)可能是呼吸机依赖的重要因素。与患者和家属经常交流并使其树立信心可有效缓解紧张情绪。

8. 由于临床指标不能准确预测患者是否适合脱机,因此临床医师可能不自觉地延长机械通气时间。制订脱机方案可以避免这种情况(图23-1)。

a. 由护士执行的脱机方案系根据镇静深度评分或唤醒患者能力对镇静药物剂量进行调整,这样能够缩短机械通气时间及 ICU 住院日。

b. 由呼吸治疗师和护士执行的脱机方案包括每日筛查继之 SBT,有助于早期发现适合脱机的患者。

(1)多项随机对照临床试验显示,使用这些方案可以缩短机械通气时间,减少机械通气并发症,并降低 ICU 费用。

Ⅳ. 评估脱机可能性

A. 在评估脱机可能性之前,应首先对一些简单指标进行评价。

1. 有证据表明导致呼吸功能衰竭和机械通气的原发病缓解。

2. 充分的气体交换,包括充分氧合(PEEP$<$8cmH$_2$O 且 FiO$_2$$<$50% 时,PaO$_2$$>$60mmHg)和足够的通气(pH$\geqslant$7.25)。

3. 患者血流动力学稳定,没有活动性心肌缺血的证据,且不需要大剂量血管活性药物支持。

4. 患者能自主吸气。

a. 调整镇静药物剂量,保证患者在脱机过程中神志清楚,能够合作。

B. 脱机参数是评价患者能否成功维持自主呼吸的客观指标。绝大多数参数仅能反映呼吸系统某一方面的情况,因此预测脱机成功的价值有限。

1. V$_E$$>$15L/min 是持续呼吸机依赖的合理但较差的预测指标。

2. 浅快呼吸指数(RSBI)指自主呼吸开始后 1 分钟内呼吸频率除以潮气量的结果。

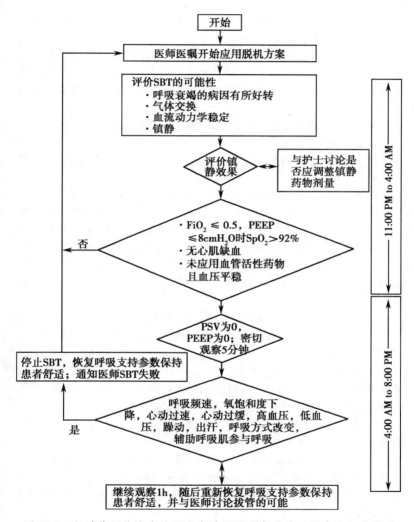

图 23-1　经过修订的麻省总医院内科 ICU 脱机方案。注意这一方案的特点：①强调呼吸治疗师、护士和医师之间的合作；②接到医师的医嘱后,其他人员负责实施；③强调了床旁评估和 SBT；④在早上查房前完成评估工作,查房时可以决定是否拔管

　　a. RBSI>105(即浅快呼吸)可用于预测持续呼吸机依赖,但并无证据证实 RBSI 可以缩短机械通气时间。

　　3. 最大吸气负压($P_i$max 或 MIP),也称为 NIF,是反映呼吸肌力量的指标。MIP 测定长时间气道闭合时患者吸气产生的负压,并不需要患者的配合。$P_i$max<$-30cmH_2O$ 曾用于预测成功脱机,但实际价值有限。

　　4. $P_{0.1}$是气道闭合时吸气开始 0.1 秒后测定的气道闭合压。$P_{0.1}$是反映呼吸驱动力的一个指标。

　　a. 较高的呼吸驱动力($P_{0.1}$在-4和$-10cmH_2O$之间)提示持续的呼吸机依赖。

　　b. 测定 $P_{0.1}$常需要特殊设备,但在某些呼吸机上也可直接测定。

　　5. 呼吸功指数(见第 4 章)一般仅限于研究应用,在用于预测脱机之前尚需进一步研究。由于呼吸功能衰竭常为多因素,单一指标对脱机的预测较差。因此,根据前一部分提到的内容对患者进行综合评价对于预测脱机非常重要。SBT 在一段限定时间内将通气支持大幅度降低或者停止,以评估者自主呼吸的力量,是预测脱机成功与否的最佳指标。

Ⅴ. 呼吸支持策略:呼吸机模式和脱机(另见第 7 章)

　　A. 尚无证据表明,通过逐步降低通气支持逐渐增加呼吸系统负荷,可以加速脱机过程。

　　B. 新的呼吸模式包括成比例辅助通气及适应性支持通气等(见第 7 章),随着患者吸气力量的增强,能够通过计算机控制自动降低通气支持,但尚无证据显示这些新的呼吸模式比 SBT 更优越。

　　C. 应用压力支持通气(PSV)时,可逐渐降低吸气压力辅助,直至患者可自主呼吸而不需要呼吸机支持(通常压力支持<$10cmH_2O$)。

　　D. 应用同步间歇指令通气(SIMV)时,可逐渐减少指令通气次数,直至患者可自主呼吸而不需要呼吸机支持(通常指令通气少于 4 次/分)。一些研究表明,使用 SIMV 脱机效果不如 PSV,可能延长机械通气时间。

　　E. SBT 是评价没有呼吸机支持时患者呼吸情况的最好指标。与迄今报告的其他所有脱机指标相比,SBT 能够更准确地预测在没有呼吸机支持时患者自主呼吸的能力。能够耐受 30~120 分钟 SBT 的大多数患者能够成功脱机。由于呼吸肌负荷过大的不良后果发生较早,因此在 SBT 最初的数分钟内应密切监测。

F. 未发现任何新的通气模式在改善脱机预后方面优于 SBT。

Ⅵ. 实施 SBT 有多种方式

A. 经 T 管或气管切开面罩进行 SBT 是文献中最常使用的方法。对于老式呼吸机,自主呼吸时可能造成呼吸系统阻力增加,但新型呼吸机不存在这一问题。

B. 在呼吸机上也可进行 SBT。此时可继续应用呼吸机的监测功能(如潮气量,呼吸频率,每分通气量,窒息报警)。

1. 呼吸机的 PSV 0/PEEP 0 设置可模拟 T 管试验。

2. 较低水平的 PSV(5~7cmH$_2$O)是可以接受的,且对 SBT 的结果影响很小。如果考虑到气管插管的阻力时,可以采用这一方法。

3. 低水平的持续气道正压(CPAP)(5cmH$_2$O)对于很多患者都是可以接受的。

a. 采用 CPAP 进行 SBT 有助于内源性 PEEP 的患者触发吸气,但可能掩盖拔管后患者自主呼吸能力的不足。

b. 对于左心室功能不全患者,采用 CPAP 进行 SBT 可能不会降低心脏前负荷。这样,拔管后可能很快出现急性心源性肺水肿。

4. 管路补偿是新型呼吸机所具有的功能(见第 7 章)。应用这种模式时,呼吸机可自动增加吸气压以克服气管插管或气管切开管的阻力。

C. SBT 的持续时间

1. 文献中最常见的 SBT 持续时间为 120 分钟。

2. 进一步延长 SBT 的时间(>120 分钟)并无益处,且增加脱机失败的可能性。

3. 与 120 分钟 SBT 相比,30 分钟 SBT 对脱机的预测作用相似。由于大多数患者 SBT 失败均发生在 SBT 开始后的早期,因此 30~60 分钟 SBT 通常已足够。

D. 如何识别 SBT 失败

1. 进行 SBT 时应对患者进行密切监测,如果出现 SBT 失败的临床表现应迅速恢复通气支持。

2. 没有任何一项指标能够提示 SBT 是否成功,而需要根据一组生理和临床指标判断 SBT 的耐受性(表 23-1)。

3. 常用的客观指标包括在试验过程中维持可以接受的气体交换,血流动力学稳定,以及通气方式稳定。

4. 主观指标包括意识状况、不适、出汗和呼吸做功增加的表现。

表 23-1　决定自主呼吸试验耐受性的标准

客观标准	
气体交换	pH>7.32；↑ $PaCO_2$ ≤10mmHg；PaO_2 ≥50～60mmHg；SpO_2 ≥85%～90%
血流动力学	HR<120～140 次/分或变化≤20%；SBP<180～200mmHg 且>90mmHg；SBP 变化≤20%
呼吸方式	RR≤30～35 次/分或变化≤50%
主观指标	
意识状态	无新发或过度嗜睡、焦虑、烦躁
不适	无新发或加重的呼吸困难
出汗	无出汗
呼吸做功增加	无辅助呼吸肌参与呼吸，无胸腹矛盾运动

E. SBT 失败后的呼吸机设置

1. 在寻找 SBT 失败原因的同时，应调整呼吸机参数消除患者疲劳，保持患者舒适。

2. 在调整呼吸机设置时，医师应考虑到患者的吸气努力，触发呼吸机的难易程度，对吸气流量的需求以及内源性 PEEP 等因素。

F. 我们使用 SBT 进行脱机的方法见图 23-2。这个方案要求在 SBT 全程对患者进行密切监测，尤其是最初 2 分钟应持续评估呼吸功能不全和呼吸窘迫的主观和客观指标。若判断 SBT 失败，可暂时提高呼吸支持条件，因为患者可能因 SBT 导致呼吸肌无力或主观上的呼吸窘迫。

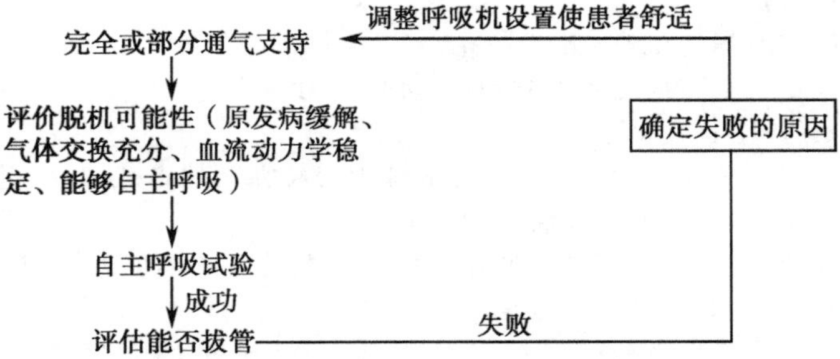

图 23-2　不依赖于脱机参数或通气模式的简单脱机方案

Ⅶ. SBT 失败的原因与最初导致机械通气的原因相似。

A. 最常见的情况是原发病需要进一步缓解。

B. 应详细评价其他原因包括动态肺过度充气、心脏疾病和心肌缺血，以及危重病神经病/肌病。

C. 对于气管切开患者，如果从较低的支持水平脱机仍失败，或脱离正压通气后迅速出现呼吸窘迫，应当考虑到气管切开管移位。支气管镜检查常常发现气管后壁膜部造成气管切开管的阻塞。一项研究发现气管切开管移位的发生率为 10%，且导致机械通气时间延长 10 天。

D. 一旦导致 SBT 失败的原因得到纠正，应重复 SBT。

E. 每日一次 SBT 即已足够，除非导致 SBT 失败的原因得以迅速纠正。

Ⅷ. 拔管　一旦患者成功完成 SBT，医师需要评价患者是否仍需要人工气道。

A. 拔管前应评价患者保护气道的能力

1. 气管插管有助于清除气道分泌物，因此咳嗽较差、大量分泌物、意识障碍及神经系统显著异常的患者拔管可能会失败。

2. 为评价患者清除气道分泌物的能力，在吸痰时可观察患者咳嗽的质量，有无过多的分泌物，以及吸痰的频率（如不到每 2 小时一次）。

3. 白卡片试验是将一张白色卡片放在距气管插管口 1～2cm 处，嘱患者将分泌物咳到卡片上。不能完成该试验的患者拔管可能会失败。

4. 咳嗽峰流量较低（<60L/min）时拔管失败率增加 5 倍，且病死率相应增加。

5. 如果预计患者保护气道的能力不能恢复，应在脱机之前进行气管切开。

B. 上气道水肿可导致拔管失败

1. 最常见于长期机械通气、小气道（女性、儿童）、创伤、反复插管或插管损伤。

2. 将气管插管套囊放气进行漏气试验，能够发现上气道梗阻的高危患者。

a. 套囊放气后出现漏气提示没有明显的上气道水肿。

b. 除上气道水肿外，其他因素也可以造成没有漏气，因此对拔管后喉鸣的预测价值不大。

3. 计划拔管前 12 小时静脉应用皮质激素可降低拔管失败和再次插管的风险。

4. 出现拔管后喉鸣的患者可用肾上腺素和（或）激素雾化治疗。

a. Heliox 可用于暂时改善上气道气流。

b. 经面罩进行 CPAP 可能有助于撑开气道。

c. Heliox 和 CPAP 仅能治疗喉鸣的症状,并不能减轻上气道水肿。

5. 患者的合作是成功拔管的重要因素

a. 理想情况下,患者应清醒,感觉舒适并能遵嘱咳嗽。

b. 谨慎应用镇静药物和镇痛药物有助于达到这一目标。

Ⅸ. 无创正压通气(NPPV)在围拔管期的作用

A. 拔管后 NPPV

1. 某些患者特别是 SBT 失败的 COPD 患者,可考虑拔管后进行 NPPV。

2. 对于某些经过仔细选择的患者在拔管后应用 NPPV 支持,可缩短机械通气时间,减少医院获得性肺炎,缩短 ICU 住院日,改善生存率。

B. 计划拔管后患者如发生呼吸功能衰竭,现有证据并不支持将 NPPV 作为挽救治疗措施,而且可能有害。

Ⅹ. 长期机械通气患者的处理

A. 多达 20% 的内科 ICU 患者需要长期机械通气(定义为每日机械通气>6 小时,持续>21 天)。

B. 长期机械通气的危险因素包括基础肺病、胸廓创伤、神经肌肉疾病,以及多器官功能衰竭或术后并发症导致的长期住院。

C. 长期机械通气患者的呼吸机设置

1. 长期机械通气的病因经常是多方面的,不同患者之间的差别很大。

2. 长期机械通气患者的治疗方案必须个体化。

3. 这些患者的问题不可能在 24 小时内好转,因此每日进行 SBT 评价脱机可能的意义有限。

4. 这些患者采用逐渐降低呼吸机支持的脱机方案可能获益。

a. 当患者的呼吸支持水平低于某个预设的阈值(由临床医师或根据脱机方案决定)后,可每日进行 SBT 并逐渐延长时间。

D. 由于长期危重病造成患者极度衰弱,因此这些患者的问题往往需要特别关注。

1. 多学科(包括医师、护士、呼吸治疗师、物理治疗师和发声治疗师)的治疗模式可能对患者有所帮助。

2. 需要密切注意营养状况,提供足够的热量和蛋白质,同时避免过度喂养。

3. 物理治疗可加强肌肉力量,防止肌肉挛缩,提高患者功能状态。

4. 由于气管插管时间较长,这些患者常有吞咽功能障碍,因此需要接受发声训练。

5. 由于部分患者及其家属可能会改变其治疗预期,因此对部分患者采取姑息治疗可能更有帮助。

E. 长期脱机病房专注于长期机械通气患者的治疗和脱机,有助于 ICU 患者安全有效地脱离机械通气。

1. 这类病房针对病情复杂的患者设计了结构化的治疗方案,不仅有医师经常进行密切监测,而且护士也具备机械通气患者护理的经验。

2. 这类病房对于血流动力学稳定,且需要强化治疗的并发症得到缓解的患者更为适合。

3. 由于配备的医护人员较少,因此这类病房的医疗费用较低。这类病房可以作为急性病长期治疗医院独立存在,从而为区域内的多家医院提供服务,或者作为医院内的病房行使职能。

F. 有些患者可能终身需要机械通气支持

1. 应当建立家庭呼吸支持治疗计划。

2. 长期脱机医院的资料显示,除非有证据表明患者罹患不可逆疾患(如高位颈髓损伤、肌萎缩侧索硬化),呼吸功能衰竭患者可能需要数月才能脱机。

Ⅺ. 拔除套管是指拔除气切套管

A. 气管切开手术有利于提高患者舒适度,方便说话,改善口腔护理,并降低气道阻力。气管切开还能促进脱机。

B. 尚不明确气管切开的理想时机。一项 meta 分析显示,在气管插管 7 天内进行气管切开能够缩短机械通气时间和 ICU 住院日,然而对病死率并无影响。

C. 拔除套管的时机

1. 拔除气管切开套管 48～72 小时内气管造口可能闭合,一旦发生呼吸衰竭,再次置入套管将非常困难。

2. 需要系统评价患者是否能够拔除套管。

a. 停止机械通气后患者的呼吸状况应稳定。

b. 患者应能自主保护气道。

(1)可将气管切开管套囊放气,并观察有无误吸。

(2)可将少许蓝色染料注入口腔,定期经气管切开套管吸痰。若气管造口处或吸痰管内出现蓝色,提示患者有误吸风险。

c. 气道解剖结构异常如肉芽肿形成、气道狭窄及声带损伤是长期气管插管的并发症。

d. 可将气管切开管套囊放气,并堵住气管切开管开口,以便观察气道是否通畅。

(1)将成年患者 7 或 8 号气管切开管开口阻塞后,若患者仍能通过气管切开管周围空隙正常呼吸,提示呼吸肌功能相对完好,自身气道通畅,可耐受拔除套管。

(2)若堵住气管切开管开口后患者不能自主呼吸,应进行纤维支气管镜检查,观察气管切开管上下有无气道病变。

e. 对于因神经肌肉病变或 COPD 影响通气储备功能的患者,可以采用逐渐更换更细的气管切开管并阻塞开口的方法。

(1)如果患者可经阻塞开口的较细气管切开管周围进行呼吸并清除分泌物,则可能拔除套管。

(2)患者有时仅有中等量的气道分泌物,但由于气管切开影响分泌物的清除,因而造成拔管困难。此时可以留置气管切开管封堵器。

XII. 成功脱机能够改善患者预后 一篇综述发现,在专门病房成功脱机可以使病死率降低 7 倍。急性病的疾病严重程度(如 APACHE III 评分)、多种并发症以及住院前功能状态较差是预后不佳的预测因素。

(胡小芸 译,杜 斌 校)

参考文献

Bigatello LM, Stelfox HT, Berra L, et al. Outcomes of patients undergoing prolonged mechanical ventilation after critical illness. *Crit Care Med* 2007;35:2491–2497.

Brochard L, Rauss A, Benito S, et al. Comparison of three methods of gradual withdrawal from ventilatory support during weaning from mechanical ventilation. *Am J Respir Crit Care Med* 1994;150:896–903.

Ely EW, Meade MO, Haponik EF, et al. Mechanical ventilator weaning protocols driven by non-physician health-care professionals: evidence-based clinical practice guidelines. *Chest* 2001;120:454S–463S.

Epstein SK. Decision to extubate. *Intensive Care Med* 2002;28:535–546.

Esteban A, Alia I, Gordo F, et al. Extubation outcome after spontaneous breathing trials with T-tube or pressure support ventilation. *Am J Respir Crit Care Med* 1997;156:459–465.

Esteban A, Frutos F, Tobin MJ, et al. A comparison of four methods of weaning patients from mechanical ventilation. *N Engl J Med* 1995;332:345–350.

Esteban A, Frutos-Vivar F, Ferguson ND, et al. Noninvasive positive-pressure ventilation for respiratory failure after extubation. *N Engl J Med* 2004;350:2452–2460.

Ferrer M, Esquinas A, Arancibia F, et al. Noninvasive ventilation during persistent weaning failure: a randomized controlled trial. *Am J Respir Crit Care Med* 2003;168:70–76.

Francois B, Bellissant E, Gissot V, et al. 12-h pretreatment with methylprednisolone versus placebo for prevention of postextubation laryngeal oedema: a randomized double-blind trial. *Lancet* 2007;369:1083–1089.

Griffiths J, Barber VS, Morgan L, et al. Systematic review and meta-analysis of studies of the timing of tracheostomy in adult patients undergoing artificial ventilation. *BMJ* 2005;330:1243–1248.

Hurford WE, Favorito F. Association of myocardial ischemia with failure to wean from mechanical ventilation. *Crit Care Med* 1995;23:1475–1480.

Keenan SP, Powers C, McCormack DG, et al. Noninvasive positive-pressure ventilation for postextubation respiratory distress: a randomized controlled trial. *JAMA* 2002;287:3238–3244.

MacIntyre NR, Cook DJ, Ely EW Jr, et al. Evidence-based guidelines for weaning and discontinuing ventilatory support. *Chest* 2001;120:375S–395S.

MacIntyre NR, Epstein SK, Carson S, Scheinhorn D, Christopher K, Muldoon S. A NAMDRC Consensus Conference. *Chest* 2005;128:3937–3954.

Meade M, Guyatt G, Cook D, et al. Predicting success in weaning from mechanical ventilation. *Chest* 2001;120:400S–424S.

Petter AH, Chiolero RL, Cassina T, et al. Automatic "Respirator/Weaning" with adaptive support ventilation: the effect on duration of endotracheal intubation and patient management. *Anesth Analg* 2003;97:1743–1750.

Schmidt U, Hess D, Kwo J, et al. Tracheostomy tube malposition in patients admitted to a respiratory acute care unit following prolonged ventilation. *Chest* 2008;134:288–294.

Schweickert WD, Gehlbach BK, Pohlman AS, et al. Daily interruption of sedative infusions and complications of critical illness in mechanically ventilated patients. *Crit Care Med* 2004; 32:1272–1276.

Smina M, Salam A, Khamiees M, et al. Cough peak flows and extubation outcomes. *Chest* 2003;124:262–268.

第24章

急性肾损伤

Beverly Newhouse

Ⅰ. 定义和分期

A. "急性肾损伤"(AKI)已取代了"急性肾衰竭",用于定义肾小球滤过率(GFR)由轻度下降到严重肾功能障碍需行肾脏替代治疗(RRT)之间的过程。

B. 最近引入 RIFLE 标准对 AKI 进行定义和分类。RIFLE 是疾病严重程度逐步递增的 3 个单词和 2 种预后的缩写——危险(risk,R)、损伤(injury,I)、衰竭(failure,F)、丧失(loss,L)和终末期肾病(end-stage renal disease,E)。RIFLE 具体分期见表 24-1。

表 24-1 AKI 的 RIFLE 分期

	肌酐或 GFR 标准	尿量标准
R＝危险	Cr＞1.5×基线值 或 GFR 下降＜基线的 25%	UOP＜0.5ml/(kg・h)×6h
I＝损伤	Cr＞2×基线值 或 GFR 下降＜基线的 50%	UOP＜0.5ml/(kg・h)×12h
F＝衰竭	Cr＞3×基线值 或 GFR 下降＜基线的 75% 或 Cr≥4mg/dl 或急性升高≥0.5mg/dl	UOP＜0.3ml/(kg・h)×24h 或 12h 无尿
L＝丧失 E＝终末 期肾病	衰竭标准持续＞4 周但＜3 个月 衰竭标准＞3 个月	

注:GFR,肾小球滤过率;Cr,肌酐;UOP,尿量;

Ⅱ. 流行病学

A. 根据定义约有 20％的住院患者以及高达 65％的危重症患者发生不同程度的 AKI。根据 RIFLE 标准,危重症患者中约有 35％可达衰竭(F)标准。

B. AKI 是危重症患者病死率的独立预测因素,AKI 相关的病死率为 15％～60％。既往有心肌梗死的患者,AKI 是出现心血管并发症的主要危险因素。

C. 随 RIFLE 分期加重,住院日和病死率增加。

D. 合并 AKI 存活的患者,多数 30 天内能脱离透析,肾功能恢复。

Ⅲ. 危险因素

A. ICU 患者发生 AKI 的危险因素包括:年龄＞65 岁、感染、心衰、呼吸衰竭、肝病、淋巴瘤或白血病。最主要的因素是感染,其次是低血压、静脉应用造影剂。

B. 围术期发生 AKI 的危险因素有:主动脉阻断时间延长、急诊手术非择期手术、基础肌酐清除率＜47ml/min、糖尿病、大剂量静脉应用造影剂(＞100ml)。

Ⅳ. 病因学和病理生理学

A. 传统上 AKI 按病因分为肾前性、肾性、肾后性,见表 24-2。这种分类有利于理解 AKI 的病理生理机制,但很少是单因素致病。多数发生 AKI 的住院患者有 2 种或以上病因。

表 24-2 ICU 患者 AKI 的病因

肾前性	肾性	肾后性
血管内容量不足	急性肾小管坏死	上尿路梗阻
• 胃肠道液体丢失	• 缺血	• 肾结石
呕吐	• 肾毒性	• 血肿
腹泻	药物	• 主动脉瘤
肠外瘘	静脉应用造影剂	• 肿瘤
• 经肾丢失	横纹肌溶解	
利尿	大量溶血	
• 烧伤	溶瘤综合征	
• 失血		

续表

肾前性	肾性	肾后性
• 液体重新分布		
"第三间隙"体液丢失		
胰腺炎		
肝硬化		
肾脏灌注压下降	急性间质性肾炎	下尿路梗阻
• 休克	• 药物	• 尿道狭窄
感染性休克	• 感染相关	• 血肿
• 扩血管药	• 系统性疾病	• 良性前列腺增生
• 入球小动脉收缩	SLE	• 神经源性膀胱
• 出球小动脉舒张	• 恶性肿瘤	• 尿管位置不良
		• 肿瘤
心输出量下降	急性肾小球肾炎	
• 充血性心衰	• 感染后	
• 心肌梗死	• 系统性血管炎	
	• TTP/HUS	
	• 急进性肾小球肾炎	
	血管	
	• 动脉粥样硬化栓塞性疾病	
	• 肾动脉/静脉血栓形成	
	• 肾动脉夹层	
	• 恶性高血压	
	肝肾综合征	
	腹腔高压	

1. 肾前性　由各种原因导致的肾灌注不足引起。如低血压、低血容量、心衰、肾动脉疾病或血流分布异常等。

a. 肾脏低灌注激活多种神经体液反应以维持肾脏灌注压和 GFR。

b. 交感神经、肾素-血管紧张素系统激活引起出球小动脉收缩。

c. 前列腺素、缓激肽系统、一氧化氮等激活和直接的肌源性因素引起入球小动脉舒张。

d. 当肾脏灌注压下降超过自身调节维持足够 GFR 的代偿能力时就会出现少尿。

2. 肾性损伤　持续肾脏低灌注时,肾前性氮质血症会进展至肾性损伤。肾性损伤是由急性肾小管坏死(ATN)、间质性肾炎、栓塞性疾病、肾小球肾炎、血管炎、肾小管疾病等导致的肾实质损伤。危重症患者发生肾性损伤的原因主要是缺血、肾毒性损伤。

a. ATN 是急性肾性肾损伤最主要的原因,由缺血(50%)、肾毒性(35%)或多种原因引起。

(1)缺血性 ATN 是由于肾脏低灌注时间延长,包括肾前性氮质血症时间延长。

(2)肾毒性 ATN 由内源性(如肌红蛋白、血红蛋白)或外源性(如氨基糖苷、造影剂)毒素引起。

b. ATN 的病理生理机制包括:

(1)肾内血管收缩导致肾皮质、外层髓质血流减少。

(2)小管细胞损伤涉及顶端刷状缘消失、极性消失和细胞间紧密连接的破坏。

(3)白细胞浸润。

(4)再灌注损伤。

c. ATN 分期

(1)初期:肾损伤后即开始,此时肾小管损伤尚未发生,尚可预防。

(2)持续期:从肾小管损伤开始,开始出现 GFR 下降。这一期可持续数天到数周不等,尿量变化大。

(3)恢复期:这一期细胞再生使得肾小管完整性和功能恢复,GFR 增加,肾功能恢复到或接近基线水平。

3. 肾后性损伤　是由尿路梗阻引起。尿路梗阻可发生在输尿管、膀胱或尿道水平,导致肾积水。完全梗阻可致无尿,不全梗阻对尿量的影响不定。

a. 通过水、盐持续重吸收、集合系统的扩张(导致肾小管内压力下降)

和肾脏血流动力学的改变,GFR 得以维持。

b. 梗阻解除后由于潴留的水、盐的清除,以及梗阻过程中出现的肾小管损害可发生梗阻后利尿。

c. 上尿路梗阻需放输尿管支架或经皮肾造瘘解除梗阻,下尿路梗阻需行膀胱导尿,或经尿道、经皮导尿。

d. 肾功能的恢复取决于梗阻持续时间。梗阻不足 1 周时,肾脏功能有望完全恢复,如果梗阻超过 12 周,肾脏功能恢复可能性极小。

Ⅴ. AKI 的预防

A. 减少脱水、维持足够的循环血量和肾脏灌注,减少肾毒性物质的暴露。

B. 研究发现如下措施有助于预防 AKI:

1. 静脉应用造影剂的患者用 0.9% 氯化钠水化预防造影剂肾病。一项随机对照试验显示,应用造影剂前输注碳酸氢钠 3ml/(kg·h)持续 1 小时,之后输注 1ml/(kg·h)连续 6 小时,对预防 AKI 有益。然而,近期的冠脉造影患者的试验并未证实如上结果,在这些冠造患者中碳酸氢钠并不优于盐水。

2. 造影剂肾病高危的患者,口服 N-乙酰半胱氨酸(NAC)600mg 或 1200mg 每日 2 次×2 天,加水化(对单纯水化)。一项研究显示 NAC+碳酸氢钠静脉输入优于 NAC+氯化钠。

3. 与高渗造影剂相比,用低渗(如碘普罗胺,607mOsm/kg)或等渗造影剂(如碘克沙醇 290mOsm/kg)。已有肾损害的患者获益最大。

4. 应用非离子的造影剂。

5. 每日 1 剂氨基糖苷,避免多剂。

6. 与标准剂型相比,用脂质体两性霉素 B。

C. 关于预防 AKI 的下列干预措施效果的研究结论不一致或尚缺乏证据。

1. 非诺多泮 是选择性多巴胺受体-1 的激动剂,可以使血管舒张。研究显示可以增加肾脏血流和肌酐清除率,但预后无明显改善,甚至因低血压和肾脏灌注压下降可能有害。

2. 甘露醇 用甘露醇水化未发现 AKI 发病率降低。

3. 一项临床试验显示,合并肾功能不全的患者做冠脉介入前后行预防性的持续静脉-静脉血液滤过(CVVH)肾脏替代治疗,可降低造影剂相关的AKI 发病率。因 RRT 相关费用高,在得到广泛认可前尚需更多资料。

4. 利钠肽用于静脉应用造影剂的患者。心房利钠肽(ANP)增加 GFR,

利钠利尿,但对于预防 AKI 和无透析生存时间,研究结果是矛盾的。ANP还可降低血管紧张素Ⅱ,导致全身血管阻力下降和血压下降。

D. 多项研究显示采用如下措施预防 AKI 无效或有害。

1. 输入小剂量多巴胺。

2. 袢利尿剂。

3. 给将接受神经钙蛋白抑制剂等免疫抑制剂的肾移植的患者应用钙通道阻滞剂。

Ⅵ. 评价及预后

A. 追问病史明确基础肾功能、危险因素、诱发事件。

B. 查体明确血管内容量状态,评价是高容量负荷(如颈静脉充盈)还是低血容量(如心动过速、低血压)。因为体征可能并不能可靠反映血管内容量状态,需要有创监测如中心静脉压、肺动脉楔压和每搏输出量监测协助判断(见第1章)。

C. 肾功能评价　肾脏的 2 项生理功能可以客观评价:尿的生成和代谢废物的排泄。

1. 尿的生成　在 ICU 中可以通过尿量变化高度敏感地反映肾脏血流动力学变化。尿量变化没有特异性,除非尿量显著减少或无尿时,预示 AKI的少尿或无尿。反过来,出现 AKI 时也可以尿量正常。

2. 代谢废物的排泄　GFR 是传统的肾功能量化的指标。需要指出的是肾脏生理功能正常时,GFR 变化可以很大。GFR 很难准确测量,尤其是危重患者。

a. GFR 的实验室指标

(1)尿素氮(BUN)与 GFR 的相关性很差,它是一种高度非特异的肾功能的指标。当蛋白负荷增加、激素治疗、四环素类、消化道出血、高代谢状态时,BUN 就会升高。相反,严重肝病或营养不良时 BUN 会降低。

(2)血肌酐(Cr)在评价肾功能时也不特异,但与 GFR 的变化轻微相关。对肾功正常的患者,Cr 是评估 GFR 相对合理的指标,对 AKI 进展的患者则不准确。血肌酐较基础肌酐水平的变化对于诊断 AKI 比肌酐绝对值更有意义。肌酐的产生有赖于肌容量,在恶病质的患者,肌酐水平相对低。某些药物如西咪替丁、甲氧苄啶和甲基多巴可以使肌酐水平假性升高。

(3)目前测 GFR 的"金标准"是 24 小时肌酐清除率。但这种方法也不能准确的提示 GFR,因为当肌酐排泄超过了滤过负荷,就会高估肌酐清除率。准确评价 GFR 需测菊粉清除率,但是临床可行性低。

3. 肾功能/肾损伤的新的生物标记物包括血浆中性粒细胞明胶酶相关

载脂蛋白、血浆半胱氨酸蛋白酶抑制剂 C、尿中性粒细胞明胶酶相关载脂蛋白、尿白介素-18 和肾损伤分子-1。仍需进一步研究这些标记物，我们希望通过测量如上标记物可以早期诊断、预防、治疗 AKI。

　　D. 尿的评估

　　1. 尿常规和尿成分分析简单易行，可提供重要的诊断信息（表 24-3）。

表 24-3　尿的诊断性分析和指标

	肾前性	肾性	肾后性
尿试纸检查	0 或微量蛋白	少量至中等量蛋白，血红蛋白，白细胞	0 或微量蛋白，红细胞和白细胞
尿沉渣	少量透明管型	颗粒和细胞管型*	可有结晶和细胞管型
血清 BUN/Cr	20	10	10
尿渗透压	＞500	＜350	＜350
尿钠	＜20	＞30	
尿 Cr/血清 Cr	＞40	＜20	＜20
尿 BUN/血清 BUN	＞8	＜3	＜3
FENa	＜1％	＞1％	＞1％
FEUr	＜35％	＞50％	

　　注：FENa，钠排泄率，FENa＝（尿 Na/尿 Cr）/（血清 Na/血清 Cr）％，Cr，肌酐；

　　FEUr，尿素的排泄率

　　* 管型的成分取决于肾衰竭的病因

　　2. 尿成分分析

　　a. 肾前性肾损伤的尿可以反映肾脏的水、盐平衡机制是正常的。机体努力增加血管内容量，导致血 BUN/Cr 比值升高，尿渗透压升高，尿钠排泄率降低（FENa＜1％）。FENa 可以反映尿和血浆中钠、肌酐的比值：

　　FENa＝（尿钠/尿肌酐）/（血钠/血肌酐）％

　　b. 肾小管功能受损时尿浓缩功能下降，出现低渗尿，典型 FENa≥1％。

　　3. 尿成分分析的具体局限性

　　a. 既往肾脏病可能会影响水、盐的稳态，使得解读尿电解质有困难。

合并慢性肾病、肾上腺功能不全和脑耗盐综合征的患者其 FENa 可能＞
1％,即使容量缺乏。

　　b. 利尿剂影响肾小管的重吸收,24 小时内尿成分分析结果的判读都会
受影响。

　　c. 尿路梗阻,急性肾小球肾炎和肾脏栓塞时,GFR 下降,肾小管功能正
常,会出现高渗尿。

　　4. 尿常规

　　a. 蛋白尿常见于肾小球损伤,亦可见于肾小管损伤。肾小球损伤时尿
中出现大量蛋白,试纸法示尿蛋白 3～4＋。肾小管损伤时影响对滤过的少
量蛋白的重吸收,出现少量蛋白尿,1～2＋。

　　b. 尿常规血红素阳性,尿沉渣中无红细胞,提示为血红蛋白尿或肌红
蛋白尿。

　　c. 尿沉渣镜检可以发现 AKI 的病理生理机制。小管管型间接提示肾
损伤正在进展。

　　(1)透明管型无细胞,见于肾前性氮质血症,也可以见于正常人。

　　(2)颗粒管型有变性的肾小管上皮细胞,见于缺血或肾毒性损伤
的 ATN。

　　(3)色素管型见于血红蛋白或肌红蛋白导致的 AKI。

　　(4)白细胞管型提示炎症进展,见于肾盂肾炎或急性间质性肾炎。

　　(5)红细胞管型提示肾小球损伤如肾小球肾炎。

　　E. 影像学

　　1. 影像学常用于除外可逆的尿路梗阻、创伤、血管受压。图像重建有
助于诊断和评价其他类型的 AKI。

　　a. 泌尿系超声:对评价肾后性梗阻(发现结石)最有价值,而且病情不
平稳的患者可行床旁检查。疾病早期(如时间短结石尚未形成)、低血容量、
腹膜后疾病导致的梗阻,假阴性率可达 10％,

　　(1)超声的用途已经扩展,目前用于评价肾实质是否有小管坏死、囊肿
和其他病理改变。彩色多普勒用于评价肾脏灌注和除外栓塞或梗阻。

　　b. 腹部 CT:当超声结果不确定时腹部 CT 更敏感。CT 可以看到更详
细的肾脏、膀胱、输尿管集合系统的解剖信息。

　　c. 肾盂造影:顺行和逆行肾盂造影可用于尿路梗阻的具体定位、引流。

　　d. 核医学扫描:核医学扫描用放射性核素评价肾脏功能。肾图用于评
价 GFR、有效肾脏血流或全部肾灌注。

　　e. MRI:肾脏 MRI 既可评价肾脏解剖又可评价其功能,能显示浸润性

的肾病变,评价肾功的改变,揭示梗阻或炎症。目前有研究正在进行,将评价不同的 MRI 层面对诊断 AKI 的意义。ICU 医师必须知道肾源性系统性纤维化(NSF),该病常见于慢性肾病的患者静脉应用含钆造影剂后,出现进行性的皮肤、结缔组织纤维化,导致关节挛缩、活动障碍、关节畸形,还可有心、肺、肾、中枢神经系统纤维化等表现。目前改变无特效治疗,进行性恶化,可致死。正因为如此,美国 FDA 警示大家 GFR 15～60ml/min 或正接受透析的患者慎用含钆的造影剂,上述患者如已应用含钆的造影剂可考虑立即透析。

f. 血管造影:用于评价肾动静脉的完整性。

g. 肾活检:通常不需要,因为通过病史、体格检查、无创检查就能发现肾损伤的病因。肾性 AKI 的病因如果不是缺血或肾毒性因素或移植肾失功则有指征做肾活检。活检率很低。

Ⅶ. 特殊病因

A. 药物相关 AKI

1. ACEI 和 ARB

a. 血管紧张素 Ⅱ 是强效的出球小动脉收缩剂,肾脏低灌注时可维持肾小球灌注压和 GFR。

b. ACEI 抑制血管紧张素 Ⅱ 的生成,ARB 阻断其受体,使得球内压下降,降低蛋白尿,减缓糖尿病肾病的进展。抑制或阻断血管紧张素 Ⅱ 可使全身血管阻力下降,可用于高血压或心衰的治疗。

c. 球内压的下降在肾脏低灌注时会增加罹患 AKI 的风险。双侧肾动脉狭窄、休克、血管内容量不足的患者尤其敏感。

d. ACEI 或 ARB 诱发 AKI 的其他危险因素包括高龄、心功能下降,同时应用利尿剂、肝硬化、慢性肾病、环氧化酶抑制剂、环孢素、他克莫司。

2. 非甾体抗炎药(NSAIDs)

a. NSAIDs 分为非选择性的 COX-1 和选择性的 COX-2 环氧化酶抑制剂,均影响前列腺素前体的合成。COX-1 和 COX-2 主要在肾脏生成,其中血管舒张性前列腺素对于维持正常的肾内血流动力学非常重要。

b. 多数情况下,肾功正常的患者应用 NSAIDS 发生 AKI 的风险很低。然而在肾脏低灌注时,危重患者相对常见,NSAIDS 抑制前列腺素的产生,从而抑制前列腺素的扩血管作用,会进一步减少肾脏血流,加重肾损伤。

c. 常见的非选择性 COX 抑制剂有布洛芬、阿司匹林、酮洛酸氨丁三醇(痛力克)和吲哚美辛。最容易导致肾损害的 NSAIDS 是吲哚美辛,最低的是阿司匹林。

d. 尽管最初人们认为选择性 COX-2 抑制剂没有肾毒性,但最近的资料显示它们的肾毒性与非选择性 COX 抑制剂类似。而且,其中几种药物因为潜在的心血管毒性已退出市场。

e. NSAIDS 诱发 AKI 的危险因素包括:

(1)高龄。

(2)充血性心衰(CHF)。

(3)同时应用其他肾毒性药物,如氨基糖苷类、ACEI 或 ARB。

(4)肝病晚期。

(5)动脉粥样硬化性血管病变。

(6)慢性肾脏疾病。

3. 神经钙蛋白抑制剂(CNIs)

a. CNIs 包括免疫抑制剂环孢素和他克莫司,用于肾移植的治疗。自20 世纪 80 年代上市,这些药已显著改善了同种异体移植物和患者的生存率,但因为潜在的肾毒性其应用经常受限。

b. CNIs 诱发的 AKI 可致 GFR 下降、高钾血症、高血压、肾小管酸中毒(RTA)、钠潴留、尿量减少。通常药物减量后这种综合征可以得到控制,偶尔也会进展为不可逆的慢性肾病。

4. 氨基糖苷类(AGs)

a. 这些药在 ICU 用于严重的革兰阴性菌感染的控制,尽管有肾毒性和耳毒性。

b. AGs 不被代谢,而且仅经肾小球滤过排出。病理生理学改变为近端肾小管细胞毒性。AGs 诱发的 AKI 为非少尿型,表现为尿浓缩功能下降,FENa>1%,尿镁丢失。预后通常良好,停药后多数患者肾功能可以恢复到基线水平或接近基线水平。偶尔需要支持性肾脏替代治疗,尤其是合并其他肾损伤因素致 AKI 加重时。

c. 危险因素包括氨基糖苷的剂型、累积剂量、用药时间、给药频率、既往肾功能不全或肾灌注下降。

d. 应用 AGs 的患者中 10%～20% 出现 AKI。新霉素毒性最大,链霉素毒性最低,庆大霉素、妥布霉素、阿米卡星居中。

e. 唯一明确的降低 AGs 诱发的 AKI 的方法就是每日一次给药法。其他建议包括补钙,应用钙通道阻滞剂、抗氧化剂等尚需进一步研究。

f. 肾功能不稳定的患者是否常规监测 AGs 血药浓度仍有争论。传统上建议监测谷浓度,然而谷浓度与中毒剂量之间的关系变异很大,而且尽管严密监测、维持血药浓度在可接受的指南范围内仍可出现肾毒性。

5. 两性霉素 B

a. **两性霉素 B 用于真菌感染的治疗,肾毒性发病率高。应用两性霉素 B 的患者约有 80% 出现某种程度的肾损伤。**

b. **病理生理学改变为直接肾脏毒性和肾小球前血管收缩导致的多级肾小管损伤(包括近端肾小管、髓袢升支和集合系统),可致 I 型(远端)肾小管酸中毒和钠、钾、镁的丢失。**

c. **危险因素包括大剂量、长疗程、既往肾脏疾患、低钾血症、低血容量及同时使用其他肾毒性药物。**

d. **其他替代药物的出现已使两性霉素 B 的用量显著减少。如果必须使用,可先静脉注射负荷量的盐溶液,然后缓慢输注,或用肾毒性低的剂型如脂质体两性霉素 B 或两性霉素 B 胶体溶液以预防肾损伤。**

6. 万古霉素

a. 万古霉素用于治疗耐甲氧西林的金黄色葡萄球菌(MRSA)的感染。

b. 应用万古霉素的患者中有 6%～30% 的患者出现 AKI。然而,被报道的大多数病例合并其他肾损伤危险因素,目前缺乏万古霉素独立导致肾毒性的临床证据。万古霉素诱发肾损伤的机制尚不明确。

7. 与急性间质性肾炎相关的药物

a. **药物诱发的急性间质性肾炎是肾小管和间质的炎症反应,由对某种药物多是 β-内酰胺类和磺胺类的超敏反应诱发。**

b. **尽管涉及的药物很多,但导致 AIN 的最常见药物包括青霉素、头孢菌素、磺胺类(包括袢利尿剂和噻嗪类利尿剂)、喹诺酮类、苯妥英、利福平、别嘌醇、西咪替丁、奥美拉唑和 NSAIDs(伴有蛋白尿的 AIN)。**

c. **急性间质性肾炎常发生于用药后的 1～2 周,表现为发热、皮疹、关节痛、嗜红细胞,嗜酸性粒细胞尿、血尿、脓尿。尽管经常强调嗜酸性粒细胞增多对于 AIN 诊断的重要性,资料显示其敏感性很低,特异性较高。AIN 的特异性表现依然是肾脏活检发现炎性渗出。**

d. **治疗包括停用一切可疑药物及支持治疗。大多数病例 ATN 可逆转,患者的肾脏功能通常可缓慢恢复到基线水平。尽管激素常用于该病且能促进肾功恢复,但资料显示激素治疗 AIN 仍有争议。**

e. **需要指出的是急性间质性肾炎可以继发于细菌或病毒感染,或全身性疾病如狼疮或结节病。**

8. 其他药物

a. **静脉免疫球蛋白(IVIG)在 ICU 中用于免疫介导的肾损伤的治疗,IVIG 相关的肾毒性多见于既往有肾衰竭的高龄患者。**

　　b. 羟乙基淀粉经常用于危重患者扩容,肾损伤表现为渗透性肾病。

　　c. 抗反转录病毒药已显著提高了 HIV 患者的存活率,但个案报道描述了与之应用相关的肾病,多见于蛋白酶抑制剂印地那韦和反转录酶替诺福韦。

　　B. 腹腔间隔室综合征(ACS,见第 9 章)

　　1. ACS 是腹腔高压导致的多病因综合征。ACS 的病因包括创伤、胰腺炎、腹腔内或腹膜后出血以及肠缺血。原发 ACS 见于创伤后出血、内脏水肿。继发 ACS 见于大量液体复苏导致腹水形成和内脏水肿。

　　2. 可以用胃内压或膀胱内压反映腹腔内压。腹内压的正常范围是<5～7mmHg,可接受的上限为 12mmHg。

　　3. 影响血流动力学的原因是使前负荷下降(减少静脉回流)、后负荷增加、顺应性改变导致氧输送下降。ACS 的临床表现包括低血容量性休克、AKI、胸腔内压增加的呼吸衰竭、颅内压升高和急性肝衰竭。

　　4. 肾损伤源于多种因素共同影响,包括低灌注、腹腔高压时神经体液反应引起的肾内血流动力学异常以及肾静脉压升高。膀胱压力大于 15mmHg 时常出现少尿;膀胱压力超过 25～30mmHg 时出现无尿。ACS 通常不造成输尿管梗阻。

　　5. ACS 的治疗是腹腔减压。如果腹腔高压持续时间不长,减压后肾脏功能通常短期内就能恢复。

　　C. 感染性 AKI

　　1. 全身性感染是危重症患者发生 AKI 最常见的原因,占 50％以上。

　　2. 感染性 AKI 指同时具备 RIFLE 标准和 sepsis 标准,并且除外其他非感染的导致 AKI 的因素。感染性 AKI 病死率很高,因 AKI 严重程度不同病死率 20％～57％不等。

　　3. 病理生理机制主要与肾脏血流减少、血管收缩、缺血和 ATN 有关。近期较多资料描述肾血管扩张、充血、再灌注损伤和肾小管细胞凋亡。

　　4. 感染性 AKI 时尿常规对提示诊断、预后价值不大。新近出现的 AKI 生物标记物更有临床价值,但目前尚需进一步验证。

　　D. 造影剂相关 AKI

　　1. 因诊断和治疗的需要越来越多的患者应用静脉含碘造影剂。

　　2. 造影相关的 AKI 指静脉应用含碘造影剂后出现少尿伴 Cr 升高≥0.3mg/dl。典型表现为,应用造影剂后 24～48 小时内 Cr 急剧升高,4～5 天达到高峰,7～10 天肾功能恢复到接近基线水平。

　　3. 明确的造影剂相关的 AKI 的危险因素包括:慢性肾脏疾病、糖尿病、容量不足、心衰、血流动力学不稳定、同时应用其他肾毒性药物。渗透压、离子性、造影剂的量都是重要的危险因素。动脉内应用造影剂比静脉应用发生 AKI 的风险更高。

4. 病理机制包括直接肾小管毒性、肾内血管收缩和自由基介导的损伤。

5. 预防造影剂诱发的 AKI 的策略已在第 V 部分阐述

E. 缺血性 AKI

1. 缺血性肾损伤主要源于低灌注,如心衰、低血容量性休克,亦可见于血压和血容量相对正常时。

2. 血压正常或高血压的缺血性肾损伤包括血栓栓塞、肾动脉粥样硬化狭窄、高血压危象、高钙血症导致的血管收缩。

3. 缺血性损伤常被其他 AKI 诱因加重如感染或药物的肾毒性。

F. 动脉粥样硬化栓塞性疾病

1. 动脉粥样硬化斑块的胆固醇结晶脱落,随后附着于肾脏小动脉和小动脉分支,导致炎症、缺血性肾损伤。

2. 继发于动脉粥样硬化栓塞性疾病的 AKI 常见于血管造影或手术治疗主动脉疾病的患者,常与造影剂相关的肾损伤合并出现。

3. 动脉粥样硬化栓塞性疾病的临床症状和体征取决于栓子的分布。典型的综合征包括网状青斑、下肢远端缺血表现即蓝趾综合征。其他表现包括神经缺失征、冠脉缺血、肠缺血和横纹肌溶解。特征性表现是组织活检示血管内或皮损内(最为常见)发现双凹形胆固醇结晶。尽管病程中可以出现嗜酸性粒细胞增多、嗜酸性粒细胞尿和蛋白尿,但敏感性和特异性均较差。

4. 通常是亚急性起病,诱因后 6～8 周内肾功能进行性恶化。与造影剂相关的 AKI 不同,尽管经过一段时期的恶化后肾脏功能能够改善,但很少恢复到基线水平。

5. 治疗主要是支持治疗。激素治疗增加病死率。动脉粥样硬化性栓塞的病死率高达 80%,但这只是最严重的病例的结果。

G. 小血管炎

1. 其他血管病因包括:抗磷脂抗体综合征、硬皮病、结节性多动脉炎(PAN)、溶血性尿毒综合征(HUS)和血栓性血小板减少性紫癜(TTP)。

H. 肾小球肾炎

1. 肾小球疾病包括感染后(链球菌感染后等)、原发性免疫介导或血管炎性疾病(狼疮、Wegener 肉芽肿等)。急进型肾小球肾炎(RPGN)越来越成为老年人肾性 AKI 的重要原因。

Ⅰ. 肝肾综合征(HRS)

1. 肝肾综合征　指严重肝功能不全基础上发生的 AKI。

2. 病理生理机制　包括小动脉舒张(尤其是内脏血管床)、组织学正常的肾脏血管收缩。肝病晚期有效循环血容量减少,神经内分泌介质(血管紧张素、血管加压素、一氧化氮等)激活,使肾脏血管强烈收缩。

3. 肝肾综合征分为 2 型

a. Ⅰ型:指肾脏功能急剧恶化(不足 2 周内血清 Cr 增加至＞2.5mg/dl 或 Cr 清除率下降 50％或＜20ml/min)。通常见于肝脏疾病终末期,且有明确的诱发事件,如大量放腹水、自发性细菌性腹膜炎或胃肠道出血。预后极差,中位生存期约 2 周,3 个月内病死率＞90％。

b. Ⅱ型:指发病比较隐匿,肾功能中度恶化,病情进展缓慢。预后好于Ⅰ型 HRS,中位生存期约为 6 个月。

c. 肝肾综合征:是除外性诊断,脏器功能检测显示肾前性氮质血症,但对容量反应很差。尿沉渣常阴性。

d. 治疗:主要是支持治疗。肾脏血管扩张剂治疗无获益。但是,近期有研究提示,肠系膜血管收缩剂(米多君、奥曲肽、血管加压素类似物特利加压素和鸟氨酸加压素)以及抗氧化剂 NAC 可能对某些患者有益。经颈静脉肝内门体静脉分流术(TIPS)对无法接受肝脏移植的 HRS 患者也有益。血液透析的作用仍有争议。

e. 肝移植是最后的治疗方法。移植后肾脏功能通常可完全恢复。

J. 横纹肌溶解

1. 横纹肌溶解是指骨骼肌分解后将肌红蛋白、CK、电解质等释放入血。

2. 横纹肌溶解的原因包括:创伤、烧伤、挤压伤、缺血、肌肉过度使用、长期肌制动、药物、毒素、肌病、代谢紊乱。

3. 诊断依靠 CPK 升高,通常超过正常上限的 5 倍。特征性表现为酱油色尿,尿潜血阳性,尿沉渣镜检无红细胞(提示为血红蛋白尿)、高钾血症、高磷血症、高尿酸血症、低钙血症、高 AG 代酸。

4. 并发症包括 AKI(当 CPK＞5000U/L)、间隔室综合征、电解质紊乱、心律失常、肝衰、DIC。

5. 病理生理机制包括低血容量(液体进入损伤的肌肉)、肾内血管收缩、直接肾小管毒性和肾小管内管型形成。

6. 横纹肌溶解后预防 AKI 的重要方法是大量盐水水化以增加尿量冲

刷。甘露醇和碳酸氢钠常用于利尿和碱化尿液。试验性的研究显示这些方法可能有保护作用,但临床研究显示大量液体复苏基础上应用如上药物并无获益。

7. 治疗 主要是支持治疗。损伤初期补钙应谨慎,仅在出现症状性低钙血症或高钾血症时才用钙剂。因为在恢复期间,组织释放钙常导致高钙血症。如果出现 AKI,必要时需行肾脏替代治疗。

Ⅷ. AKI 的治疗 AKI 的治疗目标包括:

■ 避免进一步肾损伤。

■ 治疗和降低并发症,如容量高负荷和电解质紊乱。

■ 使肾功恢复,降低对慢性血液透析的需求。

A. 药物治疗

1. 没有哪种药物可以治疗 AKI。

2. 小剂量输注[0.03~0.1μg/(kg·min)]多巴胺、非诺多泮能增加肾脏血流量,且在主动脉交替阻断对全身血流动力学无明显影响时,能降低主动脉阻断对肾皮质血流动力学的影响。然而没有对照试验证实这些观察。

3. 尽管众所周知,与少尿性肾衰相比,非少尿性肾衰的预后更好,但是,没有证据说明用利尿剂使少尿性肾衰转变为非少尿性肾衰就能改善预后。事实上,有些研究显示大剂量袢利尿剂可能使 AKI 预后更差。

4. 心房利钠肽(ANP)使 GFR 增加,使肾素、血管紧张素Ⅱ、醛固酮减少,导致利尿、高尿钠。一项小样本的随机研究发现输注 ANP 可以改善无透析患者的生存率,但大样本研究显示 ANP 对生存率无影响或使生存率更低。因此,目前的证据不支持用 ANP 治疗 AKI。

5. 在缺血性 AKI 的模型中胰岛素样生长因子 1(IGF-1)可加速肾脏的恢复。然而,人类临床试验发现 IGF-1 对肾功恢复、肾脏替代治疗的需求、病死率均无任何益处。

6. 正在研究中的有治疗 AKI 潜力的药物包括抗凋亡剂/抗坏死剂、抗炎药、抗感染药、生长因子、肾血管扩张药。

B. 肾脏替代治疗(RRT) 常用于治疗 ICU 中的 AKI 患者。

1. 传统的肾脏替代治疗的指征

a. 容量高负荷,利尿无效。

b. 高钾血症,药物治疗无效。

c. 代谢性酸中毒,药物治疗无效。

d. 可透析清除的药物或毒素中毒。

e. 进行性加重的氮质血症,尤其出现尿毒症症状(如脑病、心包炎、出血等)。

2. **间断血液透析(IHD)**　是通过半透膜两侧的血液和透析液中的浓度梯度清除溶质(图 24-1)。对于血流动力学稳定的患者,IHD 灵活、高效,尽管最适的血液透析频率尚未确定。

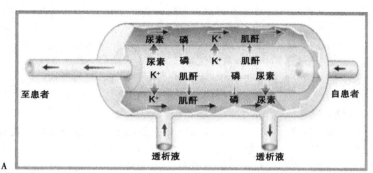

图 24-1　A. 血液透析的溶质清除是以弥散的方式由高浓度侧(患者血液)透过半透膜向低浓度侧(透析液)移动。B. 血液滤过(用于 CV-VH)的溶质清除以对流的方式由静水压高的一侧(患者的血液)通过半透膜向静水压低(滤器)的一侧移动

a. IHD 需要在股静脉、颈内静脉或锁骨下静脉建立血管通路。

b. 紧急情况可以通过周期性冲洗滤器避免抗凝。

c. IHD 的并发症包括低血压、心律失常、出血和导管感染。溶质清除过快可导致透析失衡综合征,出现意识不清和其他意识状态改变。

d. 与非生物相容性膜相比,人工合成的生物相容性膜可以促进肾脏恢复,也增加病死率。

3. 持续静脉-静脉血液滤过(CVVH) 是血流动力学不稳定时最常用的模式,因为它可以更均匀的控制液体的转移、血压更平稳、24小时溶质清除率更高。与 IHD 相比,有颅高压或脑水肿风险的患者 CVVH 可能更适宜。首先需权衡 CVVH 的相对风险和获益。

a. 血管通路与 IHD 相同。

b. 可以用肝素或枸橼酸进行局部抗凝,对肝素诱导的血小板减少(HIT)的危重患者可用阿加曲班抗凝。

c. 溶质的清除是在半透膜两侧的压力梯度下通过对流实现(图 24-1)。CVVH 的效率取决于每小时超滤量。之后可通过补充置换液达到理想的每小时的平衡。

d. 高分解代谢的患者可能需要更高的超滤率以有效控制氮质血症。超滤的对流清除可以加弥散,这种 CVVH 称为 CVVHDF。

e. 几项单中心的随机对照试验显示大剂量血液透析可以改善预后。尽管这些结论已被一项大样本多中心试验驳斥,但大剂量的 CVVH 仍可能是有益处的。

f. CVVH 的并发症

(1)用枸橼酸抗凝时可能出现枸橼酸中毒,特别是肝病患者。枸橼酸中毒的特点包括血清钙正常、离子钙降低、阴离子间隙增加及代谢性酸中毒加重。

(2)出血,需要暂停抗凝剂。

(3)也可能发生滤器或管路凝血,导致血滤中断,更换管路时可能导致体外回路中的血丢失。

(4)可能出现药物过量或不足,尤其是抗生素,因为接受 CVVH 时很多药物的清除率不明。

(5)其他并发症包括感染、出血、代谢性碱中毒(因为肝脏将枸橼酸转换成碳酸氢根)、低磷血症,尤其是长期血滤的患者。

4. 持续低效血液透析(SLED) 是对 IHD 的调整,减慢血流速、透析液流速使血流动力学更稳定。血流速下降使溶质清除效率下降,但可以通过延长透析时间得以弥补。为了避免低血压,达到足够的溶质清除和容量控制,SLED 通常需要每天做 8~12 小时。SLED 技术上比 CVVH 简单,避免了使用置换液。

5. 腹膜透析(PD) 原理是把腹膜当做天然的半透膜,通过弥散清除溶质。外科危重患者因大多数人没有足够的腹膜面积进行物质交换、腹胀、导管渗漏、感染等,PD 应用很受限。

Ⅸ. AKI 并发症的治疗

A. 容量负荷过重(见第 8 章)

1. AKI 患者不能通过排尿量入为出,可能导致容量负荷过重。

2. 降低容量负荷过重的风险和治疗容量负荷重的措施包括:

a. 诱导利尿:当少尿对利尿剂有反应时,液体管理就可以保证。强迫性利尿仅在少数情况下有益,如横纹肌溶解和溶瘤综合征,但绝不能容量复苏前使用。需要强调的是尽管利尿剂可以治疗容量高负荷,但没有证据表明利尿剂对治疗 AKI 有价值。

b. 尽量减少外源性液体摄入

(1)使用低流量持续冲洗系统或输液泵。

(2)根据溶解度或安全范围浓缩药物。

(3)避免任何不必要的液体摄入(如可行时把药物改为肠道剂型)。

c. 无尿患者或保守治疗失败时,需要进行肾脏替代治疗。

B. 代谢性酸中毒(见第 8 章)

1. 代谢性酸中毒时,常因有机酸潴留导致阴离子间隙增加。

2. 正常情况下,有机酸产生速度为 $1mEq/(kg \cdot d)$。但是,分解代谢时有机酸的产生明显增加,血清碳酸氢根以超过每日 $2mEq/L$ 的速度降低。

3. 通常不需要治疗,过度积极地纠正酸中毒可能诱发代谢性碱中毒和急性低钙血症。

4. 当严重酸中毒时(pH<7.2),可临时使用碳酸氢钠维持 pH 在正常范围。如果肺泡通气量下降导致患者清除二氧化碳的能力下降,可使用其他非碳酸氢盐的缓冲对(如氨基丁三醇或 THAM)。但是这些化合物可能有其他不尽如人意的副作用,如呼吸抑制、低血糖、低血压。

5. 当酸负荷很高,或容量负荷过重或高钠血症限制了碳酸氢钠的使用时,需考虑透析。

C. 电解质紊乱(见第 8 章)

1. 高钾血症

a. 治疗取决于高钾血症的程度和 ECG 改变的严重程度。出现 QRS 波增宽是立即静脉补钙、碳酸氢钠、葡萄糖加胰岛素的指征。较不明显的改变如 T 波高尖可以采用起效较慢的离子交换树脂进行治疗。

b. 特异性治疗指南

(1)于 2~5 分钟以上静脉给予葡萄糖酸钙(15~30mg/kg IV)或氯化钙(5~10mg/kg IV)。

(2)碳酸氢钠 50~100mEq IV 可部分纠正酸中毒,并使钾向细胞内重新分布。机械通气患者通过过度通气造成呼吸性碱中毒,可以达到同样效果。

(3)葡萄糖加胰岛素。5分钟内静脉给予1～2安瓿50%的葡萄糖溶液加10单位常规胰岛素。数分钟内钾将向细胞内重新分布。

(4)聚磺苯乙烯(降钾树脂)是一种通过胃肠道使用的钠-钾离子交换树脂,可直接从体内清除钾。聚磺苯乙烯(25～50g加入20%山梨醇溶液100ml)可以口服或保留灌肠。由于清除钾的速度较慢,因而不能作为危及生命的高钾血症的唯一治疗措施。

(5)肾脏替代治疗用于紧急治疗危及生命的高钾血症。对于紧急治疗高钾血症IHD比CVVH更为有效。

2. 低钠血症　最常见于抗利尿激素(ADH)的过度分泌,也可因浓缩机制受损造成。这两种情况的一线治疗均为限液(<800ml/d)。可能需要输注生理盐水和使用祥利尿剂。

3. 高镁血症　很少见于肾衰竭,除非补充镁剂。

4. 高磷血症　常见于AKI。虽然磷没有毒性作用,但过量使血清钙浓度降低。磷酸盐显著升高如溶瘤综合征,可造成转移性钙化。能够与磷结合的抗酸剂(氢氧化铝凝胶)常用于降低血磷水平,并维持血钙在正常范围内。也可使用含钙的磷酸盐结合剂如醋酸钙以及不含钙的磷酸盐结合剂如司维拉姆。过度使用抗酸剂可以导致低磷血症。

D. 贫血　AKI患者发生贫血原因很多。红细胞生成素(EP)由肾脏产生,能够刺激骨髓内的红细胞生成。EPO缺乏很可能造成了AKI时的贫血。EPO常规用于慢性肾衰竭患者。

E. 尿毒症脑病

1. 临床表现从震颤、肌阵挛、扑翼样震颤、症状明显的癫痫发作,到昏睡、定向力障碍和昏迷。

2. 透析通常能改善尿毒症脑病。

3. 其他很多代谢紊乱及药物作用也可以引起危重病患者的脑病。

F. 药物清除下降　很多药物由肾脏清除,包括多种抗生素、神经肌肉阻滞剂以及可能具有毒性的药物如氨基糖苷和地高辛。肾功能障碍时,需要调整经肾脏排泄的药物剂量。需要记住,在AKI早期,血清肌酐浓度并不完全反映GFR的下降。

G. 尿毒症性心包炎　病因不明,可能并发急性心脏压塞和感染性心包炎。应当每天检查是否有心包摩擦音。如果发生不能解释的心血管功能失代偿,需要考虑急性心脏压塞的可能。心包炎是紧急透析治疗的指征。

H. 出血异常　见于肾衰竭患者,继发于血小板功能异常。出血问题的治疗见第 26 章。

I. 感染性并发症　是导致多数 AKI 患者死亡的原因。尿毒症削弱了患者抗感染的能力,并掩盖了感染常见临床表现。

J. 营养支持(见第 11 章)　是合并 AKI 的危重病患者的重要辅助治疗。

1. AKI 时的营养支持治疗受到多种因素的限制,如容量限制的需要,以及考虑到补充蛋白质能够产生额外的含氮废物。

2. 碳水化合物有节氮效应。给予必需氨基酸制剂时,补充碳水化合物不会致血清尿素氮显著上升。

3. 条件允许时首选胃肠营养。

4. 持续肾脏替代治疗允许增加喂养量,而不需要顾虑容量负荷过多。肾脏替代治疗在清除废物的同时,也能够清除营养物质。葡萄糖常与置换液一起输入,也需要增加氨基酸溶液以补偿治疗时的丢失。

(秦君平 译,杜　斌 校)

参考文献

Aspelin P, Aubry P, Fransson SG, et al; Nephrotoxicity in High-Risk Patients Study of Iso-Osmolar and Low-Osmolar Non-Ionic Contrast Media Study Investigators. Nephrotoxic effects in high-risk patients undergoing angiography. *N Engl J Med* 2003;348(6):491–499.

Bagshaw SM, Langenberg C, Bellomo R. Urinary biochemistry and microscopy in septic acute renal failure: a systematic review. *Am J Kidney Dis* 2006;48(5):695–705.

Bell M, Granath F, et al; Swedish Intensive Care Nephrology Group (SWING). Continuous renal replacement therapy is associated with less chronic renal failure than intermittent haemodialysis after acute renal failure. *Intensive Care Med* 2007;33(5):773–780.

Bellomo R, Ronco C, Kellum JA, et al; The Second International Consensus Conference of the Acute Dialysis Quality Initiative (ADQI) Group. Acute renal failure: definition, outcome measures, animal models, fluid therapy and information technology needs. *Crit Care* 2004;8:R204–R212.

Fabrizi F, Martin P, Messa P. Recent advances in the management of hepato-renal syndrome (HRS). *Acta Clin Belg Suppl* 2007;(2):393–396.

Forni LB, Hilton PJ. Continuous hemofiltration in the treatment of acute renal failure. *N Engl J Med* 1997;336:1303–1309.

Huerta-Alardín AL, Varon J, Marik PE. Bench-to-bedside review: rhabdomyolysis—an overview for clinicians. *Crit Care* 2005;9(2):158–169.

Marenzi G, Marana I, Lauri G, et al. The prevention of radiocontrast-agent-induced nephropathy by hemofiltration. *N Engl J Med* 2003;349(14):1333–1340.

Merten GJ, Burgess WP, Gray LV, et al. Prevention of contrast-induced nephropathy with sodium bicarbonate: a randomized controlled trial. *JAMA* 2004;291(19):2328–2334.

Ostermann M, Chang RW. Acute kidney injury in the intensive care unit according to RIFLE. *Crit Care Med* 2007;35(8):1837–1843.

Palevsky PM, Zhang JH, O'Connor TZ, et al; VA/NIH Acute Renal Failure Trial Network. Intensity of renal support in critically ill patients with acute kidney injury. *N Engl J Med*

2008;359(1):7-20.

Pannu N, Nadim MK. An overview of drug-induced acute kidney injury. *Crit Care Med* 2008;36(4 suppl):S216-S223.

Parikh CR, Devarajan P. New biomarkers of acute kidney injury. *Crit Care Med* 2008;36(4 suppl):S159-S165.

Prins JM, Weverling GJ, de Blok K, et al. Validation and nephrotoxicity of a simplified once-daily aminoglycoside dosing schedule and guidelines for monitoring therapy. *Antimicrob Agents Chemother* 1996;40(11):2494-9249.

Ronco C, Bellomo R, Homel P, et al. Effects of different doses in continuous veno-venous haemofiltration on outcomes of acute renal failure: a prospective randomised trial. *Lancet* 2000;356(9223):26-30.

Schortgen F, Lacherade JC, Bruneel F, et al. Effects of hydroxyethyl starch and gelatin on renal function in severe sepsis: a multicentre randomised study. *Lancet* 2001;357(9260):911-356.

Uchino S, Bellomo R, Kellum JA, et al; Beginning and Ending Supportive Therapy for the Kidney (BEST Kidney) Investigators Writing Committee. Patient and kidney survival by dialysis modality in critically ill patients with acute kidney injury. *Int J Artif Organs* 2007;30:281-292.

Uchino S, Kellum JA, Bellomo R, et al. Acute renal failure in critically ill patients: a multinational, multicenter study. *JAMA* 2005;294:813-818.

Vinsonneau C, Camus C, Combes A, et al; Hemodiafe Study Group. Continuous venovenous haemodiafiltration versus intermittent haemodialysis for acute renal failure in patients with multiple-organ dysfunction syndrome: a multicentre randomised trial. *Lancet* 2006;368(9533):379-385.

第25章

肝功能异常

Daniel Johnson and William Benedetto

Ⅰ. ICU 中肝功能异常非常普遍。肝功能异常的严重程度从转氨酶轻度升高到暴发性肝功能衰竭均可发生。肝功能异常的非特异性症状包括右上腹痛、恶心、消化不良、瘙痒、乏力以及意识模糊,而接受镇静治疗且有并发症的危重病患者以及术后患者可能有相似表现,在这些患者上述肝功能异常的症状可能并不明显。合并肝硬化、脾大和腹水的已知肝脏疾病患者在手术后或疾病加重时应收入 ICU 病房。

Ⅱ. **急性肝功能衰竭**

A. 美国每年约 2000 名患者罹患急性肝功能衰竭(ALF,也称暴发性肝功能衰竭),表现为急性肝病伴肝性脑病及凝血功能障碍。根据出现肝病首发症状(如黄疸)到发生肝性脑病的时间间隔,ALF 可进一步分为超急性(0~7 天),急性(8~28 天)和亚急性(29 天~12 周)。与超急性或急性 ALF 相比,亚急性 ALF 患者未进行肝脏移植的情况下短期生存期更短。

B. ALF 的病因 最常见的病因为对乙酰氨基酚过量、特异质药物反应、病毒性肝炎及原因不明。患者的总体生存率很低。

1. 药物/化学物质/毒素

a. 在美国和英国,对乙酰氨基酚是最常见的药物过量原因,且常与自杀有关。对乙酰氨基酚过量合并乙醇中毒时,肝毒性增加。

b. 可导致 ALF 的其他药物包括四氯化碳、蘑菇毒素(如毒鹅膏)、异烟肼、丙戊酸、氟烷、苯妥英、胺碘酮、乙醇以及二亚甲基双氧苯丙胺(迷幻药)。

2. 病毒感染

a. 乙型肝炎病毒(合并或不合并丁肝)以及甲肝是导致 ALF 的常见原因。在亚洲、非洲、中东以及中美洲,妊娠期间感染戊肝后发生 ALF 风险极大,而在美国戊肝感染罕见。丙肝一般不会诱发 ALF。

b. ALF 少见病因包括 EB 病毒、巨细胞病毒、单纯疱疹病毒以及水痘-带状疱疹病毒感染。

3. ALF 的病因还包括肝脏缺血和长时间全身缺氧。心衰、布-加综合征或创伤导致的肝脏淤血,以及肿瘤阻塞肝动脉供血或门静脉均可引起肝脏缺血。

4. 其他病因包括 Reye 综合征、妊娠期急性脂肪肝(± HELLP)、Wilson 病、口服避孕药以及中暑。

C. 并发症

1. 脑水肿是 ALF 的首要死因。肝功能衰竭患者发展至 4 期脑病(表 25-1)时,有 75%~80% 出现脑水肿伴或不伴颅内压升高。局灶性神经系统体征并不常见,一旦出现则提示颅内出血或早期脑疝。发生脑水肿的理论包括大脑自身调节机制障碍,血-脑屏障功能障碍,以及细胞内渗透分子蓄积。

表 25-1 肝性脑病的临床分期

1 期	行为改变,睡眠障碍,书写改变,吐词不清
2 期	困倦,定向力障碍、不安,腱反射亢进,肌张力增加,阵挛
3 期	嗜睡但能够唤醒,明显神志不清,语言混乱,反射亢进,瞳孔缩小
4 期	昏迷,瞳孔扩大,低反射或无反射,对疼痛刺激无反应

2. ALF 患者心血管改变包括血管扩张,全身血管阻力下降,低血压,心动过速,心输出量增加及动静脉分流。鉴别诊断必须考虑全身性感染。

3. 呼吸系统改变可伴或不伴缺氧,多继发于低通气、过度通气、肺不张、胸腔积液、误吸、肺内分流以及肺水肿。

4. 凝血障碍可继发于凝血因子产生减少和(或)病理性纤溶。常见血小板缺乏和血小板功能不全。

5. 大约一半的 ALF 患者出现肾衰竭,常见原因为肝肾综合征(HRS)。第 V 部分将详细讨论肾衰竭与肝脏疾病。

6. 可出现多种电解质和酸碱平衡障碍,包括:

a. 呼吸性碱中毒:中枢性高通气所致。

b. 代谢性酸中毒是对乙酰氨基酚中毒的表现,或在肝脏不能充分代谢乳酸时是乳酸酸中毒的晚期表现。

c. 低钾血症是呼吸性碱中毒时肾脏的代偿反应。

d. 由于自由水清除减少导致低钠血症。

e. 继发于甘露醇治疗后脱水的高钠血症。

f. 由于糖原动员、糖原异生和胰岛素代谢导致的低血糖。

D. 治疗

1. 呼吸功能衰竭或无法维持气道(因肝性脑病)时应行气管插管和机械通气。

2. 颅内压监测、注意维持足够的脑灌注压以及脑水肿的治疗将在第 10 章讨论。

3. 心血管系统的稳定依赖于维持正常的血容量，还常常需要升压药物治疗。通常需要进行有创血流动力学监测。

4. 在没有活动性出血的情况下输注凝血因子或血小板尚存在争议，但在有创操作前或留置 ICP 监测时则有指征。

5. 常需要进行肾脏替代治疗。与间断血液透析相比，持续血液滤过的耐受性通常更好。血液滤过中使用枸橼酸时若代谢性酸中毒加重，常提示肝病已进入终末期。

6. 应使用 H_2-受体阻滞剂或质子泵抑制剂预防消化道溃疡。

7. 在重症 ALF 病程早期应考虑请肝移植团队会诊。

E. ALF 患者的肝移植

1. 适应证　ALF 患者可选择进行原位肝移植。此时，ICU 医师和肝移植团队需要准确预测单纯通过内科治疗肝脏能否恢复，或患者需要通过早期移植改善预后，这一决策具有极大的挑战性。King's College 的肝移植标准（表 25-2）是最常应用的评价工具，能够反复、迅速且经济地评价肝脏功能，预测患者是否需要接受肝脏移植。一些肝病学家主张，所有 ALF 患者一经确诊，即应列入肝移植名单，有供体时需要再次进行病情评估。

表 25-2　King's College 有关急性肝功能衰竭的肝移植标准

对乙酰氨基酚中毒
动脉 pH<7.3，无论肝性脑病分级如何
或同时存在下列情况：
脑病Ⅲ或Ⅳ级
凝血酶原时间>35 秒
血肌酐>3.4mg/dl
非对乙酰氨基酚中毒患者
INR>7.7，无论肝性脑病分级如何
或符合下列任意三条：
年龄<10 岁或>40 岁
病因为丙型病毒性肝炎，氟烷性肝炎，或特异质药物反应
脑病出现前黄疸时间>7 天
凝血酶原时间>25 秒
血胆红素>18mg/dl

2. 肝移植的禁忌证 包括全身性感染、急性呼吸窘迫综合征以及治疗无效的脑水肿。相对禁忌证包括快速进展的血流动力学不稳定且需要加强升压药物治疗，某些精神异常病史（如依从性差、自杀企图），已知肝外肿瘤以及高龄。

3. 体外肝脏支持系统与肾脏替代治疗相似，可以作为肝移植前的过渡治疗。这些治疗的应用经验非常有限。一项早期 meta 分析表明，肝脏支持治疗对慢性肝功能衰竭急性加重有效，但是对 ALF 并无显著效果。

Ⅲ. 肝脏手术的术后并发症

A. 出血

1. 术中止血不充分。要预计到出血的可能。在手术中根据肝脏解剖结构进行节段切除，以及应用氩光束凝血技术，减少了术中和术后失血。与肝叶切除相比，肝脏楔形切除的新鲜创面更大，术后出血量更多。

2. 凝血功能障碍（见第 26 章）可继发于大量输血造成的稀释，凝血因子补充不足，低体温，纤溶亢进或残余肝组织产生的凝血因子减少。根据临床情况和实验室检查，输注新鲜冰冻血浆、血小板和冷沉淀等纠正凝血功能障碍。

3. 治疗

a. 根据需要输注晶体液、胶体液和血液制品，恢复正常血容量。

b. 通过升温设备恢复正常体温。

c. 如果上述措施不能维持血细胞比容或血流动力学稳定，应怀疑持续出血的可能，需要采取外科干预治疗。也可进行肝血管造影和栓塞。

B. 发热 可能是血肿或坏死组织吸收的结果，也可能是感染、腹膜炎或脓肿形成的表现。

C. 胆管漏可形成胆汁积液。此时应保留原有引流管，或留置新的引流管。胆瘘通常可在 3 周内自行闭合。

D. 肝假性动脉瘤 指肝血管损伤后出现假性动脉瘤；这是肝脏创伤后可能出现的晚期并发症；临床表现为贫血、白细胞升高和腹痛。首选为治疗性栓塞。

E. 肝内或肝周脓肿 如果同时伴有结肠或胰腺损伤，大量血肿或者胆汁积液，以及开放式引流，则形成脓肿的风险显著增加。术后长时间发热，伴白细胞升高和右上腹持续疼痛，需要警惕肝内或肝周脓肿。治疗包括静脉抗生素，以及放射介入或手术引流。

F. 术后肝功能衰竭 如果肝脏相对正常（如切除转移病变或腺瘤的肝脏手术），患者一般可以耐受 80% 的肝组织切除。下列情况容易出现并发症：

1. 残余肝组织太少，难以维持肝脏全部功能。

2. 肝脏血流改变导致肝脏缺血。

Ⅳ. 非肝脏手术后的肝功能异常

A. 病因

1. 感染（如病毒性肝炎、慢性肝炎急性加重、全身性感染）。

2. 继发于低血压、充血性心衰或肝动脉结扎或损伤造成的肝脏缺血。

3. 缺氧。

4. 药物和毒素（见Ⅵ）。

5. 胆管阻塞或损伤。

6. 胰腺炎。

7. 继发于血肿、输血或溶血的胆红素升高。

B. 既往肝脏疾病使得肝脏更容易发生围术期应激。

C. 治疗 见Ⅱ.D。

Ⅴ. 慢性肝病 肝硬化被认为是各种不同的慢性肝脏疾病不可逆的共同通路。肝细胞坏死和结缔组织结构破坏导致了肝实质不规则结节样再生，广泛纤维化以及肝血管扭曲。

A. 最常见的病因包括酒精性肝病（西方国家最常见）以及乙型或丙型病毒性肝炎后的慢性肝病（慢性丙型肝炎感染约 20% 发展为肝硬化）。肝硬化的其他病因见表 25-3。

表 25-3 肝硬化的其他病因

原发性胆汁性肝硬化	T 细胞介导的胆管损伤
胆汁性肝硬化	胆道长期梗阻
原发性硬化性胆管炎	与炎性肠病密切相关
代谢性疾病	血色病，Wilson 病，糖原累积症，α-1 抗胰蛋白酶缺乏
药物相关毒性	如甲氨蝶呤、异烟肼、甲基多巴
寄生虫感染	如棘球蚴感染、血吸虫病
非酒精性脂肪肝	
长期充血性心力衰竭	
自身免疫性肝炎	

B. 门静脉高压和食管-胃底静脉曲张出血 虽然存在其他病因(布-加综合征、门静脉血栓形成),但肝硬化是导致门静脉高压最常见的原因。肝硬化可引起门体静脉系统侧支循环和静脉曲张形成,引起出血风险。

1. 食管曲张静脉出血(见第 27 章)表现为呕血、黑便和便血。诊断必须经食管胃镜证实,因为出血常可来自胃溃疡或十二指肠溃疡,或因 Mallory-Weiss 综合征引起。

2. 内镜下硬化剂治疗和静脉曲张套扎术常用于治疗食管静脉曲张和食管出血。手术成功率很高,而且可以在食管胃镜确诊后立即进行。

3. 预防性应用非选择性 β 肾上腺能受体阻滞剂(如普萘洛尔)可以降低出血的风险,尽管并不影响病死率。普萘洛尔通过收缩内脏血管(β_2 受体阻滞)和减少心输出量(β_1 受体阻滞)减少门脉血流。

4. 血管加压素能够降低门脉系统及其侧支循环的血流和压力。尽管可用于治疗静脉曲张引起的急性出血,但并未发现血管加压素能够降低病死率。输注速度为 0.1～0.4U/min(注意这一剂量较治疗感染性休克时建议的血管加压素剂量高 10 倍)。副作用包括心肌缺血、胃肠道缺血、急性肾衰竭和低钠血症。血管加压素渗漏后可以引起组织坏死,因此只能通过中心静脉给药。同时滴注硝酸甘油可以减少血管加压素的副作用。

5. 生长抑素是体内产生的多肽类激素,在超过生理剂量时具有血管收缩作用,能够有效减少急性出血。与血管加压素相比,生长抑素的副作用报道较少。奥曲肽是合成的生长抑素类似物,但是半衰期更长。通常剂量为 25～50μg/h。

6. 球囊压迫仅推荐用于内科治疗或硬化剂治疗/曲张静脉结扎治疗无效时(见第 27 章)。

7. 急诊分流手术和外科结扎仅在最后的情况下应用。经颈静脉肝内门体静脉分流术(TIPS)采用经皮放置的可扩张金属支架,在肝内形成直接的门腔静脉通道。这些操作的并发症发生率很高,只用于多次硬化治疗后仍然反复出血的患者。

C. 肝性脑病由多种因素引起。肝功能衰竭时,肝脏清除具有脑毒性物质(如氨、硫醇和短链脂肪酸)能力下降。实验证据表明,受损的肝脏无法产生维持大脑正常功能的某些物质。肝性脑病患者脑组织中分离出一些苯二氮䓬样化合物,同时氟马西尼能够部分拮抗肝性脑病,这提示 γ-氨基丁酸(GABA)受体通路可能发生改变。

1. 肝性脑病主要为临床诊断。血氨水平与肝性脑病的严重程度并不相关。与 ALF 相反,慢性肝性脑病很少伴有颅内压升高。

2. 治疗

a. 尽可能消除诱发因素(如胃肠道出血或感染)。留置鼻胃管记录并引流上消化道出血(如果存在),而且还可以通过胃管给药。

b. 乳果糖是一种双糖,可被结肠细菌降解成酸。酸性环境可使氨转化为胺盐,胺盐无法通过结肠黏膜,因此经粪便排出体外。这一作用可以降低血氨水平,从而改善患者的神志状况。常用初始剂量为20ml/h,口服或者经鼻胃管给药,直至出现腹泻。然后逐渐调整乳果糖剂量,保持每天3～4次软便。乳果糖还可以作为灌肠剂(50%乳果糖300ml和水700ml,每天3次,每次保留30～60分钟)。副作用包括低钾血症、脱水和高钠血症。

c. 口服或经鼻胃管给予新霉素1g每6小时一次也有帮助。起效后剂量减为每日1～2g。病情改善的机制可能为减少肠道菌群(与氨)和(或)降低肠道吸收。

D. 门脉高压、低白蛋白血症和液体潴留引起腹水。腹水量超过500ml时可出现临床症状,包括腹胀、两侧腹部膨隆、脐部外翻、移动性浊音和液波震颤。超声检查可明确诊断。诊断性腹穿可以排除引起腹水的其他原因。腹水可分为漏出性和渗出性。

1. 液体穿过肝血窦和肠道毛细血管产生移动,同时门脉高压引起静水压升高,均可形成漏出性腹水。在门脉高压引起的漏出性腹水中,总蛋白量一般低于2.5g/dl,血浆腹水白蛋白梯度(SAAG)常大于1g/dl。除肝硬化外,引起漏出性腹水的其他原因包括充血性心衰、下腔静脉闭塞、布-加综合征和Meigs综合征。

2. 渗出性腹水继发于液体经腹膜的渗出,在门脉高压患者并不常见。在渗出性腹水中(门脉压力正常),蛋白总量超过2.5g/dl,SAAG往往小于1g/dl。引起渗出性腹水的原因包括肿瘤(如腹膜肉瘤)、腹膜感染(如结核、化脓性腹膜炎)、乳糜性腹水、胰腺炎和肾源性腹水。

3. 经腹穿取得的腹水标本须送检细胞计数和分类、白蛋白、总蛋白、葡萄糖、革兰染色、细菌培养(血培养瓶)、淀粉酶、乳酸脱氢酶、癌胚抗原和甘油三酯。应同时送检血清白蛋白以计算SAAG。

4. 肝硬化腹水治疗的关键是限盐饮食,每天钠盐的摄入量限制在11mmol以内,以形成负钠平衡并减少腹水潴留。必要时可加用利尿剂。肝硬化时液体潴留的原因之一为继发性高醛固酮血症,因此螺内酯是首选的利尿剂。如有必要可谨慎加用其他利尿药物。过度利尿可导致低血容量,并引起氮质血症和低血压。通过监测每日体重评价治疗效果。每日体重下降不应超过 0.5～1.0kg。内科治疗无效的患者可能需要反复腹穿。应当定期监测血、尿电解质，特别是在利尿剂治疗期间。

E. 脾大可引起血小板缺乏或全血细胞缺乏，但很少需要治疗。

F. 自发性细菌性腹膜炎（SBP）指在没有原发性腹腔内病灶的情况下出现的腹水感染（见第 28 章）。

1. 症状和体征　可非常轻微，也可表现为非常严重腹痛伴反跳痛、发热、寒战、恶心和呕吐。由于患者可以没有临床症状，因此对腹水患者进行评价时推荐行诊断性腹穿。胃肠道出血常伴随出现菌血症，使得肝硬化患者发生 SBP 的风险很高。腹水感染最重要的来源为胃肠道、泌尿系、肺炎和内镜操作。90％以上的 SBP 由单一病原体引起。最常分离的致病菌为肠道革兰阴性菌（70％），其次革兰阳性球菌（肺炎球菌，肠球菌和葡萄球菌）约占 20％，厌氧菌约为 5％。SBP 发生多种病原菌感染非常罕见，此时要注意筛查肠道穿孔。

2. 治疗　未经治疗的 SBP 病死率很高，因此，采集腹水标本后应立即开始抗生素治疗。可以使用的治疗方案包括：

a. 非抗假单胞菌属第三代头孢菌素，如头孢噻肟 2g 静点每 8～12 小时一次或头孢曲松。

b. 一种 β-内酰胺类抗生素（如氨苄西林）加用氨基糖苷类。

c. 如果怀疑耐甲氧西林金黄色葡萄球菌（MRSA），应当加用万古霉素。

3. 预防　因胃肠道出血住院的肝硬化患者可预防性应用头孢噻肟。为防止 SBP 复发，可以考虑预防性应用喹诺酮或复方磺胺甲噁唑，特别是准备接受肝移植的患者。

G. 肝肺综合征　肝硬化时肺内血管的病理性扩张造成肺内血流右向左的分流增加。站立时呼吸困难和低氧血症加重，平卧时改善。通过心脏超声造影检查或放射性标记的多聚白蛋白可以确诊。低氧血症的程度差异较大，而且氧疗后病情改善情况不一。有报道肝移植后低氧血症可部分或完全改善。

H. 肝肾综合征（HRS）　特点为肝硬化合并腹水的患者出现不明原因的肾脏功能恶化、钠潴留和少尿。肾衰竭的原因在于肾脏血管异常收缩，引起肾血流灌注下降，肾小球滤过率降低。肾脏没有明显的形态学异常。临床体征常包括少尿、氮质血症、高钾血症和低钠血症（因水的排泄障碍）。必须排除引起肾衰的其他原因，包括肾前性氮质血症，急性肾小管坏死和肾小球肾炎（见第 24 章）。HRS 时，尿沉渣结果并无异常，但是有明显的钠潴留。

尿钠一般低于 5mmol/L,低于肾前性氮质血症患者,且扩容治疗无反应。HRS 的治疗往往无效,病死率很高。尽管曾经尝试采用 TIPS 和小动脉收缩药物治疗,但收效甚微。肝移植是唯一有效的治疗。

I. 肝病分级　Child-Turcotte-Pugh 分级(表 25-4)最初用于评估手术患者的手术风险,也可用于评价肝硬化患者的疾病严重程度。

表 25-4　Child-Turcotte-Pugh 分级

	分级评分		
	1	2	3
肝性脑病	无	1 级和 2 级	3 级和 4 级
腹水	无	少量～中量	大量
胆红素(mg/dl)	<2.0	2～3	>3.0
胆红素(mg/dl),如为原发性胆汁性肝硬化	<4	4～10	>10
白蛋白(g/dl)	>3.5	2.8～3.5	<2.8
PT(超过正常对照秒数)	1～4	4～6	>6

注:将 5 个项目中每一项的得分相加计算出总分:A 级,5～6 分;B 级,7～9 分;C级,10～15 分。随评分升高,肝硬化患者的病死率显著增加。Child A 级患者一年病死率为 0～10%,B 级为 20%～30%,C 级为 50%～60%。PT,凝血酶原时间

Ⅵ. 药物性肝病

A. 肝脏是绝大多数药物代谢的关键器官。肝脏能够将药物转化成亲水性更强的化合物(生物转化),然后从肾脏和胆汁排泄。对于多数病例,肝脏毒性并非由原型药物而是其代谢产物引起。

B. 肝脏毒性分为直接肝脏毒性反应和特异质反应。

1. 直接肝脏毒素对肝脏的损伤呈剂量依赖性,可在肝小叶的特定部位造成特征性的肝细胞坏死。肝脏毒素包括对乙酰氨基酚、乙醇、化疗药物、四氯化碳以及某些重金属。

2. 多数药物性肝病患者为特异质反应,特异质反应不可预测,即使药物在正常治疗范围内也可发生。组织学表现为弥漫性肝脏损害和(或)胆汁淤积,常伴有明显的炎症反应。患者可能出现皮疹、发热、嗜酸性粒细胞增多和血清病。在某些情况下,可出现针对细胞色素 P-450 和其他微粒体酶的自身抗体。导致特异质反应的药物包括异烟肼、氯丙嗪、丹曲林、酮康唑、

苯妥英、阿莫西林-克拉维酸以及呋喃妥因。

3. 对于直接肝脏毒素的易感性个体差异非常大。同时具有宿主因素和（或）环境因素时可以发生一些特异质反应。影响直接和特异质肝脏毒性反应的因素包括酶的基因多态性、药物间相互作用、年龄、饮酒史和肥胖。

C. 诊断依据某种药物暴露史（一般在首次给药90天内发生反应），但是在ICU内非常困难，因为患者往往使用多种药物。通过临床和实验室检查支持诊断。必须排除引起肝功能障碍的其他原因。

D. 一些药物伴有特征性的组织学损伤，而其他药物引起肝脏损害的组织学表现差异较大，或有相当程度的重叠。肝活检的结果往往并不能得出明确结论。表25-5列举了一些药物相关性肝脏损害的例子。然而，几乎所有药物都可能损害肝脏。

表 25-5　药物诱发肝病的分类

病变种类	举例	说明
急性病毒性肝炎样反应	双氯芬酸，氟烷，异氟烷，异烟肼，甲基多巴，苯妥英	病死率远高于病毒性肝炎；严重情况下出现桥接坏死的病理表现
带状坏死	对乙酰氨基酚，四氯化碳	剂量依赖性；炎症反应可以忽略不计；病变主要局限在一个小叶区
脂肪性肝炎，酒精性肝炎样反应	胺碘酮，哌克昔林，硝苯地平，丙戊酸	组织学上可见炎症、非炎症以及合并胆管结构破坏
脂肪性肝炎，小泡性	阿司匹林，四环素，齐多夫定	
胆汁淤积	血管紧张素转换酶抑制剂，卡马西平，氯丙嗪，西咪替丁，复方磺胺甲噁唑，右丙氧芬，红霉素，雌激素，氟氯西林，氟哌啶醇，磺胺，三环类抗抑郁药物	

续表

病变种类	举例	说明
肉芽肿性肝炎	别嘌醇,地尔硫䓬,奎尼丁,苯妥英,普鲁卡因胺,磺胺	肉芽肿内组织细胞和嗜酸性粒细胞提示超敏反应
静脉闭塞性疾病	化疗药物	病变具有剂量依赖性
慢性肝炎	胺碘酮,阿司匹林,双氯芬酸,异烟肼,甲基多巴,苯妥英,呋喃妥因,曲唑酮	持续应用药物后出现;多数病例停药后肝炎可以缓解
腺瘤,肝细胞癌	雌激素,合成代谢类激素	

Ⅶ. 完全肠外营养(TPN)与肝病

A. 脂肪变性("脂肪肝")　肠外营养可能会出现累及肝脏的并发症。随着 TPN 时间延长,血清转氨酶和胆红素水平进行性升高。成人肝脏相应的组织病理学表现为脂肪肝(即大泡和小泡性脂肪变性)。脂肪肝往往无任何症状,一般为良性病变(见第 9 章)。

B. 胆汁淤积　胆囊收缩素(CCK)是肠道分泌的一种激素,主要在食物刺激后释放。TPN 使得肠道维持在空腹状态,从而减少 CCK 的释放。因此,胆囊排空减慢,促进胆汁淤积。超声检查能够鉴别无石性和结石性胆囊炎。

(李　骥译,杜　斌校)

参考文献

Caraceni P, Van Thiel DH. Acute liver failure. *Lancet* 1995;345:163–169.

Christenson E, Schlichting P, Fauerholdt L, et al. Prognostic value of Child-Turcotte criteria in medically treated cirrhosis. *Hepatology* 1984;4:430–435.

Kjaergard L, Lise L, Liu J, et al. Artificial and bioartificial support systems for acute and acute-on-chronic liver failure: a systematic review. *JAMA* 2003;289:217–222.

Lee WM. Acute liver failure. *N Engl J Med* 1993;329(25):1862–1872.

Lee WM. Drug-induced hepatotoxicity. *N Engl J Med* 2003;349:474–485.

McCormick PA. Improving prognosis in hepatorenal syndrome. *Gut* 2000;47:166–167.

Menon KVN, Kamath PS. Managing the complications of cirrhosis. *Mayo Clin Proc* 2000;75:501–509.

O'Grady JG, Alexander GJ, Hayllar KM, et al. Early indicators of prognosis in fulminant hepatic failure. *Gastroenterology* 1989;97:439–445.

O'Grady JG, Schalm SW, Williams R. Acute liver failure: redefining the syndromes. *Lancet* 1993;342:273–275.

Ostapowicz G, Fontana RJ, Schiodt FV, et al. Results of a prospective study of acute liver failure at 17 tertiary care centers in the United States. *Ann Intern Med* 2002;137(12):947–954.

Patzer JF. Advances in bioartificial liver assist devices. *Ann N Y Acad Sci* 2001;944:320–333.

Polson J, Lee WM. AASLD position paper: the management of acute liver failure. *Hepatology* 2005;41:1179–1197.

Schiff E, Sorrell MF, Maddrey W, eds. *Schiff's diseases of the liver*. 9th ed. Philadelphia: Lippincott, Williams & Wilkins, 2003.

Shellman R, Fulkerson W, DeLong E, et al. Prognosis of patients with cirrhosis and chronic liver disease admitted to the medical intensive care unit. *Crit Care Med* 1988;16:671–678.

Sherlock S, Dooley J. *Diseases of the liver and biliary system*. 10th ed. Oxford: Blackwell Science, 1997.

第26章

出凝血疾病及高凝状态

Lorenzo Berra and Rae Allain

I. 患者凝血状况的实验室评估

对于一个其他方面正常的患者临床出现显著出血最重要的线索是相关病史,因此需要额外关注先前的手术出血、牙龈出血、容易挫伤、鼻出血或月经量增多。有许多实验可用于检查患者的出凝血情况,但没有哪个单一检查能够完全反映整个出凝血系统。

A. 部分凝血活酶时间/活化部分凝血活酶时间(PTT 或 APTT) 是在血样中加入颗粒物质分以激活内源性凝血途径来检测凝血功能。PTT的正常值随实验室所用试剂的不同而不同,并且要求内源性出凝血系统中凝血因子水平正常。PTT 对凝血因子数量减少及使用肝素抗凝较为敏感;当循环中存在抗凝物(如狼疮抗凝物或抗Ⅷ因子抗体)时 PTT 也将延长。临床医师需谨记 PTT 异常并不一定与临床出血相关。除非患者存在活动性出血,否则有 PTT 异常的手术患者并不总是需要积极纠正。近期的研究关注"PTT 波形"(图 26-1)记录 PTT 反应时血液凝固过程的透光度变化波形。在弥散性血管内凝血(DIC)合并全身性感染患者早期即出现 PTT 波形异常呈双相波,并且可用它来预测死亡率;但 PTT 波形只能由检测凝血块的实验员通过肉眼监测来完成。

B. 凝血酶原时间(PT) 测定的是外源性凝血系统,通过在血样中加入凝血活酶试剂来测定。PT 及 PTT 均受凝血因子Ⅴ、凝血因子Ⅹ、凝血酶原及纤维蛋白原的影响,而 PT 对缺乏Ⅶ因子尤其敏感,在缺乏凝血因子Ⅷ、Ⅸ、Ⅺ、Ⅻ、前激肽释放酶和高分子量激肽原时 PT 正常。国际标准化比值(INR)使 PT 值标准化,从而允许不同实验室的 PT 值或者同一实验室在不同时间测定的 PT 值可以相互比较;华法林抗凝患者需监测 INR 值以指导抗凝。虽然 INR 通常用于评估肝病患者的凝血异常(如 MELD 评分),但由于肝脏疾病同时影响维生素 K 依赖及非维生素 K 依赖的凝血因子,因此INR 对此类患者可能并不适用。

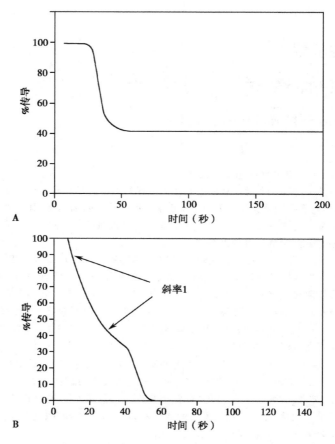

图 26-1　正常(图 A)及异常(图 B)PTT 波形

C. **活化凝血时间(ACT)**　是通过在血样中加入硅藻土或者白陶土激活内源性凝血途径所获得的修正全血凝血时间。ACT 是凝血块形成所需时间,正常 ACT 值依赖于检测设备,故需由机构来标准化。ACT 通常用于急性情况下(如心肺分流)即时监测肝素抗凝。

D. **出血时间(BT)**　是监测血小板功能的一种粗略手段。因其可重复性差、难以有效预测手术过程中的止血或出血风险,故目前已不用于常规术前检测。

E. 纤维蛋白原　纤维蛋白原在大出血(见第 35 章)或 DIC 患者中因过度消耗而缺乏。纤维蛋白原正常值为 150～400mg/dl。它是一种急相期反应物,在术后、创伤或炎症患者中通常升高。对于引起出血的大型外科手术或在大量输液的情况下,应通过输注新鲜冰冻血浆(FFP)或冷沉淀以维持纤维蛋白原大于 100mg/dl。

F. 纤维蛋白(原)降解产物(FDP)　是纤溶酶作用于纤维蛋白原或者纤维蛋白单体形成的肽段,可通过血清分析测定,对诊断原发纤维蛋白溶解或者 DIC 有帮助。FDP 可通过影响纤维蛋白单体多聚化及血小板功能来调控凝血/纤溶系统。重症肝病患者因无法有效清除循环中的 FDPs,其水平通常升高。

G. D-二聚体(D-Dimer)　是纤溶酶消化交联纤维蛋白(凝血块)时产生的特殊片段。D-二聚体可通过血清分析检测,在静脉血栓栓塞、恶性肿瘤、妊娠、DIC 及术后患者等多种情况下均可升高。

H. 凝血因子分析是定量检测单个凝血因子活性的特定检查。凝血因子分析多在临床表现无法解释的凝血异常,且补充凝血因子后仍不能改善的情况下进行,通常是在临床病理或血液科医师会诊时进行检测。凝血因子分析常用于确诊血友病 A 或 B。

I. 抗Ⅹa因子分析　治疗剂量的低分子肝素(低分子肝素)和磺达肝素一般不延长或只是轻度延长 PTT,因此,当使用实验室检测来监测这些药物的抗凝水平时,需要进行抗Ⅹa因子分析。此外,在某些情况下 PTT 无法用于监测普通肝素,比如狼疮抗凝物或某些凝血因子缺乏(如ⅩⅡ因子缺乏)可延长 PTT 基线值和(或)在加用肝素后 PTT 更为延长,在此情况下,可用抗Ⅹa因子分析来监测普通肝素抗凝情况。

J. 血栓弹力图(TEG)　TEG 因能提供凝血系统全方面实时、动态的信息而在手术室中被普遍使用。操作中,将少量全血放入加热过的振荡杯中,杯中连接有一根导线,随着凝血块形成,检测到导线上力矩的变化并转化成电信号,再由计算机转化为线图即为 TEG(图 26-2)。不同凝血异常疾病具有不同特征的线图(如凝血因子缺乏、纤溶亢进),从而指导临床诊断及治疗。

Ⅱ.　危重患者常见的凝血异常

A. 弥散性血管内凝血(DIC)　是指凝血系统的异常性、弥漫系统性激活,其临床表现多样,可从轻微无症状至重度伴大量出血、血栓和多脏器衰竭。DIC 有许多潜在原因(表 26-1),当多种细胞类型暴露于炎性细胞因子时将表达组织因子,从而激活凝血系统,这被认为是 DIC 共同的发病机制。因此,休克和重症感染时内皮细胞损伤伴胶原暴露可能是引起 DIC 的原因。类似的,由于脑组织内存在大量促凝血酶原激酶,所以 DIC 在广泛头颅损伤时很常见。

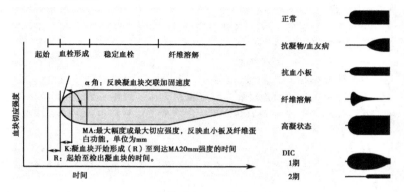

图 26-2　血栓弹力图及其特征性波形

表 26-1　弥散性血管内凝血的病因

急性病因	慢性病因
全身性感染	恶性肿瘤(血液肿瘤或实体瘤)
休克	肝脏疾病
创伤	血管异常
颅脑损伤	主动脉瘤
挤压伤	主动脉夹层
大面积烧伤	腹腔静脉分流术
体外循环	主动脉球囊反搏
妊娠并发症	
胎盘早剥	
羊水栓塞	
感染性流产	
脂肪栓塞或胆固醇栓塞	
严重肝功能衰竭	
严重中毒或免疫反应	
蛇咬伤	
溶血性输血反应	

1. 机制 DIC 病理生理学机制涉及凝血酶生成过多导致整个血管内纤维蛋白形成、血小板活化、纤维蛋白溶解及凝血因子大量消耗。

2. 临床表现 包括皮肤瘀点、瘀斑、穿刺部位出血及手术切口出血。虽然 DIC 的出血表现在临床最为明显，但弥漫性微血管及大血管血栓形成也很常见，且治疗困难，常因重要脏器缺血而危及生命。

3. 实验室特征 DIC 患者均有 D-二聚体升高，提示纤溶酶引起的纤维蛋白降解增多；大部分患者有 PT 及 PTT 延长；FDP 水平升高非特异性表现，因为 FDP 可能是纤维蛋白原生成纤维蛋白时产生，也可能源自纤溶酶导致的纤维蛋白原的降解。PTT 波形(见 I. A,图 26-1)的异常可能先于 PTT 延长，从而更早提示存在 DIC；PTT 波形比 D-二聚体具有更好的诊断特异性，后者通常在危重患者中都有升高；PTT 波形也优于纤维蛋白原，因为纤维蛋白原是种急相期反应蛋白，所以在危重患者早期就有升高。对于使用机器分析的实验室(无法行 PTT 波形测定)来说，纤维蛋白原水平及血小板计数的动态下降往往是 DIC 的特征性表现。约 50% DIC 患者的外周血涂片检查可发现破碎红细胞，这是由于红细胞通过血管内纤维蛋白网被剪切破坏所致。

4. 治疗

a. DIC 的主要治疗是治疗促发原因。

b. 可输注适当的血制品以纠正出血。纤维蛋白原水平应维持在 $50 \sim 100 mg/dl$ 以上。出血患者如果血小板低于 $50\ 000/mm^3$,应输注血小板；不出血患者可将输血小板的阈值降至 $10\ 000 \sim 20\ 000/mm^3$。

c. DIC 药物治疗存在争议，但就 DIC 发病的病理生理机制而言抗凝治疗可能有益。低分子肝素在慢性 DIC 合并血栓的患者中有效；而在合并感染的患者中采用组织因子抑制剂及抗凝血酶Ⅲ治疗的试验尚未获得降低死亡率的结论。

d. DIC 时使用抗纤溶药物(如氨基己酸)有一定的理论依据，但有引起弥漫性血管内血栓的风险。当 DIC 相关出血在输血后仍无法纠正，或重症监护科大夫考虑使用抗纤溶药物时，通常推荐请血液科会诊讨论。

B. 慢性肝病 除了由内皮细胞生成的Ⅷ因子及 vW 因子外，其余凝血因子均由肝脏合成。肝功能异常患者可能存在凝血因子生成减少和活化因子清除减少，但是许多患者仍对维生素 K 治疗有效(见Ⅱ.C)，因此应接受维生素 K 治疗。对维生素 K 治疗无效且需立即纠正凝血异常的患者，需要输注 FFP 直到 PT 充分反应(INR 1.5)或者出血停止。血小板减少也常见于肝病患者，这是由于脾脏扣留血小板所致，可输注血小板以纠正异常。

　　C. 维生素 K 缺乏者可应用维生素 K 2.5～25mg 皮下注射(IH) 每日一次或者 10mg IH 每日一次共 3 天,静脉应用维生素 K 可稍快地纠正 PT,但在罕见情况下有引起过敏的风险,如需静脉使用则需非常缓慢地输注。

　　D. 氮质血症 尽管对血液透析,尿毒症患者仍然存在血小板功能的异常,并可在肾衰患者中引起严重出血,尤其是术后或者创伤患者。尿毒症出血患者的治疗包括:

　　1. 血液透析 是主要的治疗,应在急诊手术前或者有创操作前进行。同时应寻找并纠正其他合并存在的凝血异常,例如维生素 K 缺乏。

　　2. 静脉使用去氨加压素(DDAVP) 可促使内皮细胞释放Ⅷ:vWF 多聚体,剂量为 0.3mg/kg 在 15～30 分钟缓慢输注以避免低血压。

　　3. 纠正贫血 在急性情况下,应输注浓缩红细胞直至血红蛋白达到 10mg/dl 左右。其机制被认为与血液流变学特征相关,高浓度的血细胞比容倾向于将血小板推向血流外层,更接近血管壁,从而在血管损伤部位发生血小板的活化、黏附。如果是尿毒症出血的预防或长期治疗,建议加用促红细胞生成素。

　　4. 输注冷沉淀 10U 每隔 12 小时一次直至出血停止(详见第 35 章)。

　　5. 共价雌激素 起效慢于 DDAVP,但作用时间更长(4～7 天),具体机制不清,使用剂量为 0.6mg/(kg·d)静脉注射或者 50mg/d 口服,总疗程 4～7 天。

　　E. 大量输血将在第 35 章讨论。

　　Ⅲ. 危重患者常见的止血异常

　　A. 出血性疾病

　　1. 血友病 A 和血友病 B 分别是Ⅷ因子及Ⅸ因子异常的少见先天性疾病。

　　a. 临床特点:有适当病史、PTT 延长而 PT 正常者需怀疑血友病诊断。

　　b. 血友病患者血小板功能正常,故初期可形成凝血块,但由于无法维持凝血块,因此出血会再发。

　　c. 治疗包括冻干Ⅷ因子、重组Ⅶa 因子、浓缩Ⅸ因子、FFP、冷沉淀及去氨加压素。在严重出血的患者中推荐血液科会诊。

　　2. vWD(血管性血友病,vWF 综合征)与 vW 因子(vWF)异常相关,vWF 是由具有多功能的巨核细胞及内皮细胞产生的糖蛋白。它在血小板与胶原黏附的过程中起锚接作用,在凝血块形成中使血小板交连,同时保护及稳定Ⅷ因子。vWD 多是常染色体显性遗传的疾病,但显性率变化不一。治疗包括 DDAVP 和(或)冷沉淀。如果无冷沉淀,也可使用 FFP。获得性 vWD 可应用大剂量 IVIG[1g/(kg·d)共 2 日]。

3. 其他引起患者出血的少见的凝血因子缺乏疾病包括缺乏纤维蛋白原、Ⅱ因子（凝血素）、Ⅴ因子、Ⅶ因子、Ⅹ因子、Ⅺ因子及Ⅷ因子等，需输注浓缩凝血因子或血制品替代治疗，需在血液科专科医师指导下进行。

B. 凝血功能异常

1. 先天性高凝状态　易发生凝血，从而导致血栓形成及并发的危重病。许多特殊检查可指导诊断及治疗，而患者通常需终身抗凝。由于许多异常通过基因传递，因此化验结果不仅影响患者本人，而且影响其他家庭成员。对于表现为静脉血栓栓塞的患者，需筛查Ⅴ因子 Leiden 突变（活化蛋白 C 抵抗）、凝血酶Ⅲ缺陷、蛋白 C 和蛋白 S 缺乏、抗磷脂抗体及同型半胱氨酸血症。具体检查需根据患者及家属相关病史决定。但在急性病程中，由于急性相反应物的存在使得许多化验结果均不可靠。因此，当怀疑合并先天性高凝状态时建议请血液科会诊指导。

2. 获得性高凝状态　例如手术、妊娠、创伤等均可引起高凝状态，其原因是多因素的。手术患者的围术期制动可导致血流淤滞；此外，手术和创伤引起系统反应，最为明显的是包括纤维蛋白原、Ⅷ因子及 α-1 抗胰蛋白酶在内的急性相反应物水平增高，而纤溶蛋白及凝血抑制物则减少，同时血小板活化及聚集功能增强。上述机制导致手术及创伤患者的高凝状态，需要积极预防血栓栓塞事件（见第 13 章）。预防措施包括气动加压靴、早期下地活动以及药物治疗（如肝素、低分子肝素、磺达肝素、华法林及直接凝血酶抑制剂）。

3. 肝素诱导血小板减少症（HIT）　有两种类型：

a. HIT　Ⅰ型：是一种常见的非免疫介导的现象，表现为肝素治疗后 5 天内出现的良性血小板下降。血小板计数很少低于 $100\ 000/mm^3$，5 天左右可恢复正常。HIT Ⅰ型不需要中断肝素治疗，也没有血栓形成的危险。

b. HIT　Ⅱ型：也就是下文提到的 HIT，是一种由抗肝素-血小板因子Ⅳ（PF4）复合物的 IgG 抗体所激发的免疫介导的血小板减少症。肝素-PF4 复合物作为抗原与血小板上的 Fc 受体结合，从而激活血小板并导致血小板聚集及更多 PF4 释放，最终导致血小板减少、血小板聚集及动脉/静脉血栓风险（图 26-3）。另外，HIT 抗体可与内皮细胞表面的 PF4 复合物结合，导致内皮细胞损伤、组织因子表达及高凝状态。

（1）HIT 疾病谱的最好描述是"冰山模型"（图 26-4）。也就是说相当数量的患者暴露于肝素后可产生肝素-PF4 复合物的抗体；其中一部分出现血小板聚集及血小板下降，更少的一部分出现血管血栓。数据表明高达 50%

的心脏手术患者及 15% 骨科手术患者使用普通肝素后 ELISA 法可检出 HIT 抗体；这些患者中分别有大约 1% 及 3% 患者表现为临床 HIT 伴血栓形成。牛源肝素所致 HIT 风险大于猪源肝素，低分子肝素可明显减少 HIT 发生率。磺达肝素及直接凝血酶抑制物不会引起 HIT。

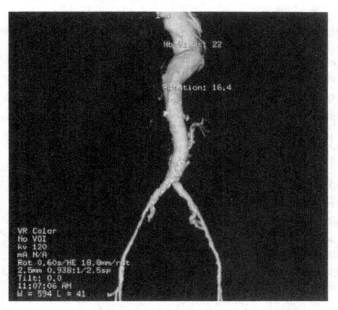

图 26-3　腹盆腔螺旋增强 CT 血管造影。主动脉三维重建
显示腹腔干、肠系膜上动脉和右侧肾动脉人工血管无显影

（2）HIT 的诊断：血小板计数较基线下降 50% 以上者需怀疑 HIT，通常在肝素暴露后 5～14 天内开始出现下降，但如果患者既往曾暴露于肝素并已经存在循环抗体，则发病可能更快。以往暴露于肝素的形式多种多样，包括皮下注射预防剂量肝素、肝素预充管路、中心导管内的肝素涂层（如肺动脉导管）等。无法解释的肝素抗药反应、肝素抗凝抵抗以及停用肝素后血小板恢复正常的情况均需考虑 HIT 可能。如果有适当的临床表现，则用 ELISA 法检测相关抗体即可很容易地诊断 HIT。由于 ELISA 法特异性不高，因此血小板聚集功能检测如 5-羟色胺释放试验可助确诊，但由于开展该项检查的中心不多，因此临床使用受限。

（3）HIT 中血小板计数谷值的中位数为 50 000/mm³。尽管血小板计数下降，但 HIT 本质为血小板激活、聚集及促凝效应瀑布，最终导致血栓。

（4）疑诊或确诊 HIT 治疗包括：①停止所有肝素暴露，包括停用肝素预充管路、移除肝素涂层的导管；②开始其他抗凝治疗，常用直接凝血酶抑制剂（如阿加曲班、来匹卢定）；表 26-2 为 HIT 药物治疗的剂量。预防性输注血小板属于禁忌，通常也无必要，因为血栓引起的临床问题远远大于出血。特别强调非肝素药物替代抗凝的重要性，因为 50%～75% 的 HIT 患者合并血栓并发症，其中 10%～20% 为致死性。

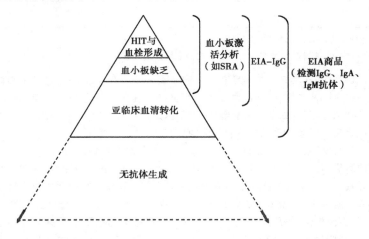

患者人群	ELISA 抗体检测	血小板激活/功能检测(SRA)阳性	血小板缺乏	HIT 与血栓形成
心脏直视手术后	50%	20%	2%	1%
骨科手术后——未分组分肝素（UFH）	15%	10%	5%	3%
骨科手术后——低分子肝素（LMWH）	8%	3%	1%	0.5%
ICU 患者	<1%	<1%	41%～54%	—

图 26-4　HIT 的冰山模型。注意检测 HIT 抗体的实验室方法诊断特异性差异极大，因此有可能过度诊断 HIT（假阳性）

表 26-2 治疗肝素诱发血小板缺乏(HIT)的药物剂量指南

药 物	初始剂量	剂量调整	说 明
阿加曲班	[a]0.1μg/(kg·min)	PTT 目标为基础值的 1.5~3.0 倍	肝功能障碍患者慎用
来匹卢定	负荷量 0.2mg/kg 输注剂量 0.1mg/(kg·h)	PTT 目标为基础值的 1.5~2.0 倍	仅在血栓危及生命或肢体时给予静脉负荷量。肾功能不全时考虑应用阿加曲班

注:PTT,部分凝血活酶时间

[a]这一小剂量范围推荐用于多器官功能衰竭的危重病患者

(5)HIT 引起的血栓位于静脉(DVT 或 PE)多于动脉,但数据显示心血管病患者中两者倒置,动脉血栓事件为静脉的 8 倍。严重动脉粥样硬化或者近期动脉创伤(如动脉放置导管)的部位尤其容易发生血栓事件。动脉血栓可表现为肠系膜动脉或下肢动脉缺血、卒中或心肌梗死。

(6)HIT 抗凝时间目前尚无共识,多数专家推荐至少 6 周,直到 ELISA 法检测抗体阴性为止。口服抗凝剂不应该用于 HIT 急性期治疗,应在血小板计数大于 100 000/mm³ 后再开始使用。开始口服华法林时需要与直接凝血酶抑制剂重叠,因为华法林在充分抑制凝血酶原之前会先降低蛋白 C 水平,从而使机体在短时间内处于高凝状态。因此未与抗凝剂重叠就开始使用华法林有可能激发静脉型下肢坏疽。建议参考 HIT 指南中有关转换为口服抗凝药物的部分,或者咨询血液科专科医师。

C. **镰刀形细胞贫血症(SCD)** 镰刀形细胞贫血症在非洲裔美国人群中发生率约为 1%,是由于血红蛋白 β 链 N 末端的第六个氨基酸残基由缬氨酸替代了正常的谷氨酸所致,发生这种替代的纯合子(包括镰刀形细胞贫血与 β 地中海性贫血的双重杂合子)可出现临床症状。

1. **临床表现** 异常的血红蛋白在某些情况(如低氧、低温、酸中毒或脱水)下可能多聚化并可导致镰形变。镰形红细胞可引起微循环阻塞,从而导致组织缺血及梗死。典型的镰形细胞危象表现为剧烈的胸痛或腹痛、发热、心动过速、白细胞增多及血尿。红细胞寿命明显缩短至 12 天左右(正常 120 天),导致贫血及髓外造血。新生儿在出生头几个月内因其血红蛋白持续为 HbF 而避免了发生镰形细胞危象。有镰状细胞特征的患者通常没有临床症状。

2.围术期处理　围术期通常需输血以减少 HbS 的相对比例。以往指南建议在大手术前输注红细胞以保证血红蛋白电泳法测定的血红蛋白 70%以上为 HbA。近期这一指南遭到质疑,不再推荐给无症状患者常规术前输血。围术期护理的目标应是避免增加镰形细胞风险的情况,如低氧、酸中毒、脱水或低体温等。近期对诱发血管内溶血病理瀑布的理解为可能的治疗干预提供了新的目标,包括吸入性 NO、精氨酸、亚硝酸钠、磷酸二酯酶-5 抑制剂、吸入性 CO、烟酸及内皮素受体阻断剂。

Ⅳ.**抗凝治疗**　抗凝治疗的指征包括深静脉血栓、肺栓塞、房颤或重度心室功能不全患者的心脏内血栓,以及血管移植物血栓的预防或治疗(见第 18 章、19 章、22 章和 39 章)。肾脏替代治疗(透析或血滤)、体外循环或心脏支持(主动脉内球囊反搏)的患者可能也需要抗凝治疗。

A.**肝素**(见附录)　是一种来自牛肺或猪肠的天然抗凝剂,通过加强抗凝血酶Ⅲ的效果而起作用。结构上,肝素是由不同成分的黏多糖组成的混合物,分子量从 3000~30 000Da。仅有 1/3 的肝素分子含有重复性戊糖葡糖胺序列,这一重复序列对与抗凝血酶 Ⅲ 的结合是必需的。肝素-抗凝血酶Ⅲ复合物灭活凝血瀑布中的数个因子,但最重要的是凝血酶(Ⅱ因子)和 X 因子。抑制凝血酶比抑制 X 因子需要更长的肝素链。为达到充分抗凝,比如在治疗深静脉血栓或肺栓塞时,肝素可通过持续静脉输注给药。美国胸科医师学会 2008 年抗凝和溶栓治疗指南推荐肝素初始给静脉负荷量(80U/kg 或 5000U),之后持续输注[起始剂量 18U/(kg·h)或 1300U/h],调整剂量以维持 APTT 为基线的 1.5~2 倍。每 6 小时测定 PTT 值,直至抗凝达到稳态,治疗性 PTT 值应在用药后 24 小时内达到。肝素半衰期短(大约 90 分钟),停止肝素输注后 2~4 小时通常可逆转其抗凝效果。如果需要更快逆转,可使用自然存在的拮抗物鱼精蛋白,剂量为每 100U 残留在患者体内的肝素予 1mg 鱼精蛋白;应该缓慢给药,因为不良反应(如高血压、肺高压、过敏反应)常见。机构范围的肝素草案促进了安全而有效的抗凝应用。

1.**肝素抵抗**　通常见于危重患者,是由于循环内急相期反应物与肝素非特异性结合并限制其抗凝效果所致。这种快速耐受可通过增加药物剂量来克服。危重患者的抗凝血酶Ⅲ水平可能缺乏,也会导致肝素失效。如果抗凝血酶Ⅲ水平很低,可通过给予抗凝血酶Ⅲ浓缩物或 FFP 来补充抗凝血酶Ⅲ,从而恢复肝素疗效。需要强调的是,在对肝素的快速抗药反应进行鉴别诊断时始终应考虑到 HIT 可能。

2. 用于预防深静脉血栓时，肝素可皮下小剂量给药。通常剂量是5000U IH，每 8 小时或每 12 小时一次。这个剂量通常不会延长 PTT 值。

B. 抗 Ⅹa 因子抑制剂

1. 低分子肝素（LMWH）　通常是将肝素分离成 2000～10 000Da 获得。这些更低分子量分子的大部分无法与抗凝血酶或凝血酶交联，因此主要通过抑制 Ⅹ 因子发挥抗凝作用。低分子肝素治疗一般不延长 PTT，因此通常不需要实验室抗凝监测。如果需要，可通过测定抗 Ⅹa 水平评估抗凝疗效。

a. 优点：某些高危患者（包括择期髋关节或膝关节置换，或骨折后髋关节置换）进行深静脉血栓预防时，低分子肝素优于普通肝素。研究结果同样支持低分子肝素在创伤和脊髓损伤患者中的优势。与普通肝素比较，低分子肝素较少与急相期反应物非特异性结合，因此具有更好的剂量-反应相关性。低分子肝素具有更好的疗效可预测性，从而降低或消除了实验室监测的必要性。低分子肝素抗凝可能比标准肝素更少出现出血并发症。最后，HIT 发生率在低分子肝素中低于普通肝素。

b. 低分子肝素的缺点：包括半衰期长达 4 小时，鱼精蛋白无法完全逆转，通过肾脏清除，以及价格较贵。

c. 低分子肝素有数种商用产品，这几种产品的平均分子量及抗 Ⅹa 活性略有差别。低分子肝素可以静脉给药，但由于具有优秀的生物学活性以及较长的半衰期，因此也可皮下给药。深静脉血栓的预防剂量分别是：依诺肝素 30mg IH 下每 12 小时一次，达肝素 2500～5000 抗 Ⅹa U IH 每日一次。深静脉血栓的治疗剂量分别是：依诺肝素 1mg/kg IH 每 12 小时一次，达肝素 100U/kg IH 每 12 小时一次。

d. 磺达肝素具有戊糖分子结构，通过与抗凝血酶结合并诱导构象改变以增加抗凝血酶与 Ⅹa 因子的亲和力，从而选择性抑制 Ⅹa 因子。磺达肝素通过皮下给药，具有更长的半衰期（14～16 小时），并且具有可预测的抗凝疗效。预防剂量（每日 2.5mg）一般不延长 PT 或 PTT，因此通常不需要实验室监测抗凝疗效。对于危重患者，此药既可用于深静脉血栓的预防，也可用于治疗。磺达肝素与血小板或 PF4 没有相互影响，因此与肝素不同，不会引起 HIT。所以，接受磺达肝素抗凝治疗的患者不推荐监测血小板计数。危重患者使用磺达肝素的缺点包括药物的不可逆性和老年及肾功能不全患者药物清除率降低。

e. 依达肝素是磺达肝素的长效类似物，每周一次皮下注射，目前仍在临床试验研究中。在预防卒中的疗效上，依达肝素不差于维生素 K 拮抗剂,并且不会显著增加临床相关出血风险。

f. 口服类药物利伐沙班、艾吡沙班和雷扎沙班是新近出现的仍在研究中的Ⅹa因子抑制剂,仍未被 FDA 批准。初步研究表明此类抗凝药物用于血栓栓塞疾病的预防和治疗是相对安全且有效的。

C. 维生素 K 拮抗剂　华法林(香豆素)抑制维生素 K 环氧化物还原酶,导致维生素 K 缺乏,从而防止了Ⅱ、Ⅶ、Ⅸ和Ⅹ因子的肝脏羧化作用以及蛋白 C、蛋白 S 的活化。华法林的半衰期大约为 35 小时,需要数天时间方可逆转。如果需要迅速逆转华法林的抗凝作用,可输注 FFP(5～15ml/kg)以补充活化因子。维生素 K(2.5～25mg 静脉或皮下)同样可用于逆转华法林,但其起效需要 6 小时或更长时间。华法林可肠内或肠外每日一次给药,一般需要 3～4 天方能出现抗凝效果,而要达到稳态至少需要一周。通过测定 INR 来指导治疗(见Ⅰ.B)。对于维生素 K 缺乏的患者用药剂量需谨慎,以避免过度抗凝和可能的出血并发症。

D. 直接凝血酶抑制剂(DTIs)　独立于辅助因子(比如抗凝血酶Ⅲ)起作用以抑制循环凝血酶与血栓结合的凝血酶,因此抑制血栓增大。这些药物用于治疗 HIT,或用于预防有危险因素的血栓患者出现 HIT。可通过延长 ACT 或 PTT 至治疗范围(表 26-2)以指导直接凝血酶抑制剂用量。此类药物无可逆药物。

1. 来匹卢定最初源自水蛭唾液腺,可用于治疗 HIT。该药半衰期短暂(80 分钟),停药后抗凝作用能很快逆转。来匹卢定通过肾脏排泄,由于存在出血风险,因此肾衰患者应避免使用此药或者调整剂量后使用。

2. 比伐卢定是水蛭素的类似物,具有更短暂的半衰期(25 分钟),通过静脉输注,用于经皮冠脉介入治疗。散在的报道表明可用于 HIT 患者的治疗,虽然未经批准,但是已经成功运用于合并 HIT 的心肺分流患者。

3. 阿加曲班是人工合成的源自精氨酸的小分子,其半衰期是 40 分钟,停药后可相对快速的逆转抗凝效果。阿加曲班已被 FDA 批准用于治疗合并血栓的 HIT 患者,以及用于预防 HIT 患者出现血栓。阿加曲班经过肝胆分泌,因此肝功能异常的患者需要调整剂量。此药会延长 INR,当患者由肠外抗凝转换为肠内抗凝时将使华法林抗凝评估复杂化。阿加曲班比重组水蛭素具有更强的药代动力学预测性,并且因为即使在中度肾衰的患者也能可靠地分泌,因此在危重患者中具有更好的安全性。此外,阿加曲班可透过血-脑屏障,因此可用于缺血性或血栓性卒中的治疗。

4. 口服直接凝血酶抑制剂正在发展和研究中。在一个全髋关节置换后预防深静脉血栓的随机研究中,达比加群具有与依诺肝素一样的疗效。

E. 血小板抑制剂可用于降低动脉血管异常（如颈动脉狭窄）、人工心脏瓣膜或近期的侵袭性动脉操作（比如经皮冠脉介入或支架置入）患者的血栓栓塞事件。阿司匹林和非甾体抗炎药（NSAIDs）通过干扰环氧化酶路径抑制血小板聚集。阿司匹林在血小板的整个生存周期内永久性抑制此路径。由于循环内血小板的半衰期大约为 4 天，服用阿司匹林后血小板功能恢复正常至少需要 10 天时间。其他 NSAIDs 药物可逆性抑制环氧合酶路径，其疗效在停药后 3 天内即可消失。噻氯匹定和氯吡格雷是抑制 ADP 介导血小板聚集的口服抗血小板药物，通常用于经皮冠脉介入治疗。静脉用糖蛋白 Ⅱb/Ⅲα 受体抑制剂阿昔单抗和依替巴肽是与介导聚集的关键血小板受体相互结合的药物，从而阻断纤维蛋白原、vW 因子和其他黏附分子与血小板的结合，进而抑制血小板聚集，从而达到抗凝效果。两种药物均可用于急性冠脉综合征或经皮冠脉介入的治疗。虽然血小板功能通常在阿昔单抗给药一次后 48 小时内即可恢复，但其在给药后 15 天内持续在循环内与血小板结合。依替巴肽具有可逆的抗血小板效果，大约在停止输注后 4 小时左右即可恢复正常。由于存在出血风险，大手术或创伤后 6 周内是使用糖蛋白 Ⅱb/Ⅲα 受体抑制剂的禁忌。输注血小板可立即逆转血小板抑制，但即使如此也只能部分逆转其效果（见第 25 章）。

F. 溶栓药物通过将纤溶酶原转化为溶解纤维蛋白凝块的纤溶酶而起到溶解血栓的作用，主要用于逆转血栓形成和使血管再通。这些药物用于治疗冠状动脉、脑动脉、肺动脉和周边动脉的急性闭塞，一般合用肝素以防止再闭塞。组织纤溶酶原激活物（tPA）、链激酶和尿激酶这三种溶栓药物常常用于临床，每一种在药代动力学与副作用方面略有差异。三者中任一种均可引起低纤维蛋白原血症，因此具有较大的出血风险，一般禁用于围术期。如果溶栓治疗后需要急诊手术，可通过使用氨基己酸或氨甲环酸（见 Ⅴ.A）来逆转疗效。此外，可通过输注冷沉淀或 FFP 来恢复纤维蛋白原水平（见第 35 章）。

Ⅴ. 止血药物

A. 赖氨酸类似物——氨基己酸和氨甲环酸　赖氨酸类似物氨基己酸和氨甲环酸抑制内源性的降解纤维蛋白凝块的纤溶过程。它们代替纤维蛋白结合于纤溶酶原，减少纤溶酶原向纤溶酶的转化，并且防止纤溶酶与纤维蛋白原或纤维蛋白单体的结合。氨基己酸用于血友病患者牙科手术的预防，防止前列腺手术出血和降低过度纤溶（比如正位肝移植术中）患者的出血。由于心肺分流会发动纤溶过程，氨基己酸已经用于心脏手术以减少术后出血，但其对输血需求的影响仍不确定。使用剂量为 1 小时内静脉予

10g负荷量,之后1～2g/h。已经有个案报道了氨基己酸引起血栓的风险,但这一点尚未被临床试验充分证明。尽管如此,因为凝血瀑布的正常功能涉及促凝与抗凝的平衡,当未抑制的凝血块可能为灾难性的情况下(比如DIC),几乎不推荐使用氨基己酸,当要使用时必须在专家指导下使用。

B. DDAVP增加内皮细胞释放vW因子、Ⅷ因子和纤溶酶原激活剂,因此可应用于特定出血疾病,包括血友病A(Ⅷ因子缺乏)、经典的vWD和尿毒症出血(见Ⅱ段)。

C. 抑肽酶是丝氨酸蛋白酶的抑制剂,用于减少心脏手术和伴有出血的大手术(包括正位肝脏移植)术中的出血丢失。根据在心脏病患者中的研究,此药物增加死亡风险,因此已经在2007年撤出市场。

(冯 俊 译,杜 斌 校)

参考文献

Bousser MG, Bouthier J, et al. Comparison of idraparinux with vitamin K antagonists for prevention of thromboembolism in patients with atrial fibrillation: a randomised, open-label, non-inferiority trial. *Lancet* 2008;371:315–321.

Buller HR, Cohen AT, et al. Extended prophylaxis of venous thromboembolism with idraparinux. *N Engl J Med* 2007;357:1105–1112.

Eriksson BI, Dahl OE, et al. Dabigatran etexilate versus enoxaparin for prevention of venous thromboembolism after total hip replacement: a randomised, double-blind, non-inferiority trial. *Lancet* 2007;370:949–956.

Ganter MT, Hofer CK. Coagulation monitoring: current techniques and clinical use of viscoelastic point-of-care coagulation devices. *Anesth Analg* 2008;106:1366–1375.

Hirsh J, Guyatt G, et al; American College of Chest Physicians. Antithrombotic and thrombolytic therapy: American College of Chest Physicians Evidence-Based Clinical Practice Guidelines (8th Edition). *Chest* 2008;133:110S–112S.

Kato JG; Gladwin TM. Evolution of novel small-molecule therapeutics targeting sickle cell vasculopathy. *JAMA* 2008;300:2638–2646.

Lassen MR, Ageno W, et al. Rivaroxaban versus enoxaparin for thromboprophylaxis after total knee arthroplasty. *N Engl J Med* 2008;358:2776–2786.

Napolitano L, Warkentin T, et al. Heparin-induced thrombocytopenia in the critical care setting: diagnosis and management. *Crit Care Med* 2006;34:2898–2911.

O'Connell NM, Perry DJ, et al. Recombinant FVIIa in the management of uncontrolled hemorrhage. *Transfusion* 2003;43:1711–1716.

Schneewiss S, Seeger JD, et al. Aprotinin during coronary-artery bypass grafting and risk of death. *N Engl J Med* 2008;358:771–783.

Warkentin TE, Greinacher A, et al. Treatment and prevention of heparin-induced thrombocytopenia: American College of Chest Physicians Evidence-Based Clinical Practice Guidelines (8th Edition). *Chest* 2008;133:340S–380S.

第 27 章

胃肠道疾病

Eugene Fukudome and Jean Kwo

Ⅰ. 患者可能由于消化道(GI)疾病收入重症监护病房(ICU),如急性胰腺炎、穿孔和消化道出血,或胃肠大手术后。另外,在治疗其他疾病的过程中,危重病患者也可因多器官系统功能障碍发生胃肠疾病。本章将首先阐述 ICU 中对于可疑胃肠疾病的评估,然后重点讨论常见胃肠疾病的诊治。

Ⅱ. **可疑胃肠疾病的评估**　危重病患者住院期间可能发生新的胃肠疾病。在 ICU 新发胃肠疾病的诊断具有挑战性,因为这些患者无法用语言表述症状,而且临床表现也不典型。非特异性临床表现如神志改变、发热、白细胞增高、低血压或尿量减少可能是腹部疾病的唯一表现。体格检查也并不可靠,而且患者病情不稳定难以外出进行诊断检查。因此,ICU 患者临床病情发生变化时,临床医师必须对未诊断的胃肠疾病保持高度警惕性。

A. 提示胃肠疾病的症状体征很多,包括腹痛、胸痛、出血(呕血、黑便、直肠出血)、呕吐、大便习惯改变以及不耐受管饲等。

B. 初始评估包括判断有无腹部压痛和腹胀、发热、心动过速、低血压和(或)对血管升压药需求的变化。必须确定鼻胃管和腹腔引流管位置正确且引流通畅。实验室检查包括全血细胞计数(CBC)、血生化、肝功能(LFTs)以及淀粉酶有助于病情评估。

C. 对于实质脏器移植患者,或因慢性炎症性或自身免疫性疾病接受免疫抑制治疗的患者,应当保持高度警惕。这些长期免疫功能抑制者出现胃肠疾病时可能没有临床症状或体征。

D. 在初始评估的基础上,常需要进一步的诊断性检查及操作以明确诊断。床旁平片可发现气腹、肠梗阻,或确定肠腔置管位置是否正确(图 27-1)。然而,为明确诊断往往需要更复杂的检查。必须权衡诊断性检查的风险与预期获益。危重病患者发生造影剂肾病、呼吸机相关性肺炎以及气道

和血流动力学并发症的风险较高,进行常规检查如腹部 CT 扫描时在转运
至放射科的过程中上述风险更高。ICU 中常用的诊断措施及其优缺点总结
见表 27-1。

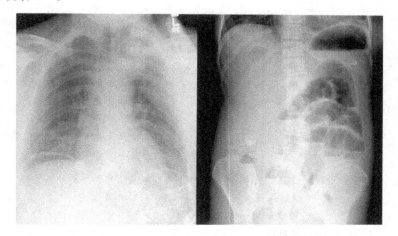

图 27-1　胸部平片显示气腹(左),腹平片显示小肠梗阻和鼻胃管位置(右)

表 27-1　ICU 中急性胃肠道疾病的诊断措施

检查方法	优点	缺点
X 线平片	● 便携快速 ● 判断是否存在游离气体 ● 确定导管位置(鼻胃管,幽门后)	● 特异性差 ● 各种管道、监护仪、导线及其他 ICU 装置相互重叠造成图像干扰
超声检查	● 便携 ● 评估胆囊和胆道系统 ● 可在引导下操作(穿刺、胆汁引流)	● 图像质量与操作者相关 ● 肠道充气会干扰图像
CT	● 确诊多种类型的腹腔内病变 ● CT 血管造影可评价肠系膜血管情况	● 患者需转运出 ICU ● 首选检查需要使用静脉注射造影剂,可导致造影剂肾病及过敏反应

检查方法	优点	缺点
MRI	● 诊断胆石症的无创检查措施	● 患者需转运出 ICU ● 耗时 ● 需要患者配合
血管造影	● 可用于肠系膜缺血性疾病、消化道出血以及创伤后腹腔/盆腔出血的诊断与治疗	● 患者需转运出 ICU ● 需要静脉注射造影剂 ● 血管损伤风险(动脉穿刺部位损伤,假性动脉瘤,血肿,出血,动脉夹层,以及血栓斑块栓塞)
核医学检查	● HIDA 扫描有助于确诊可疑的胆道疾病如胆囊炎 ● 锝扫描能确定活动性消化道出血	● 从不作为首选的诊断检查 ● 患者需转运出 ICU ● ICU 中应用价值有限
内镜	● 诊断及治疗 ● 可行床旁 EGD 和结肠镜 ● 胆管炎时 ERCP 可挽救生命	● 需要镇静 ● 结肠镜需要进行肠道准备肠道穿孔风险较小 ● ERCP 可引起胰腺炎
床旁腹腔镜	● 一些报告(小样本病例报告)显示,直视下操作有助于明确无石性胆囊炎和肠系膜血管缺血的诊断 ● 可能避免进行非治疗性的腹腔手术	● 有创 ● 存在检查盲区(腹膜后) ● 患者必须接受机械通气及镇静 ● 在 ICU 中作为诊断措施的意义尚有待进一步研究

Ⅲ. 消化道出血是 ICU 的常见病(表 27-2)。根据出血部位分为上消化道出血(Treitz 韧带近端)或下消化道出血。危险因素包括肝病、酗酒、尿毒症、憩室炎、消化性溃疡以及服用多种药物包括非甾体抗炎药(NSAIDs)、抗血小板药以及抗凝药。

表 27-2　消化道出血的病因

上消化道来源	下消化道来源
静脉曲张出血	憩室
·食管、胃、十二指肠	·小肠、结肠
食管黏膜撕裂（Mallory-Weiss tears）	炎症性肠病
消化性溃疡	肠系膜缺血包括缺血性结肠炎
·胃、十二指肠	感染性结肠炎
胃炎及黏膜糜烂	恶性肿瘤
恶性肿瘤	血管发育不良
Dieulafoy 病变	·结肠、小肠
动脉小肠瘘	痔疮
·动脉瘤破裂或溃疡	
·主动脉术后	
憩室（十二指肠）	
血管发育不良（十二指肠）	
胆道出血	
胰腺出血	

A. 症状体征包括休克、呕血、呕吐咖啡样物、黑便、便血，以及伴便隐血阳性的血细胞比容下降。

B. 根据患者失血速度及血流动力学稳定性，初始评估可能需要与病情稳定同时进行。

1. 采集病史需要注意消化道出血的危险因素、既往腹部手术以及重要的并发症。

2. 体格检查应当重视终末器官灌注的评价。某些体检发现如肝病特征性皮肤改变可能提示基础病因。

3. 应当进行实验室检查，包括 CBC、凝血和血生化。最初的血红蛋白水平往往不能反映急性失血的程度。

C. 病情稳定有赖于保持气道通畅，血流动力学稳定以及严密的病情监测。意识状态改变且大量呕血的患者需要气管插管。应当保证足够的外周静脉通路。休克患者需要留置中心静脉插管、动脉插管及尿管。等待输血过程中应输注等张晶体液进行初始复苏治疗。应当纠正严重凝血功能障碍

（见第 26 章）。

D. 出血的定位

1. 经鼻胃管很容易进行胃灌洗，有助于判断出血部位，如果灌洗液清亮且有胆汁颜色，则出血来源不可能是胃、十二指肠以及胆道胰腺。

2. 内镜

a. 怀疑上消化道出血时的诊断性检查为食管胃十二指肠内镜检查（EGD），90%～95%的病例可明确诊断。通常情况下，一旦发现确切出血部位，可立即进行内镜下治疗；然而，如果有大量血液和凝血块，内镜检查将非常困难。

b. 根据各项研究人群的不同，有 53%～97%的下消化道出血患者经结肠镜检查可明确诊断。经过肠道准备后行结肠镜检查能增加诊断的准确性和可视性。尽管结肠穿孔等并发症罕见，但对于危重患者、老年患者以及免疫功能抑制患者仍需保持高度警惕。

3. 若内镜无法明确出血部位，需行血管造影。

a. 仅当持续出血（速度 0.5～1ml/min，约每天失血 3U）时，血管造影才能显示出血部位。

b. 血管造影可指导内镜或手术治疗，或通过栓塞或选择性动脉内输注血管紧张素进行治疗。

c. 血管造影的并发症包括造影剂肾病，血管壁斑块脱落造成远端栓塞，以及穿刺部位局部的并发症。

4. 核素显像需要使用两种示踪剂之一，即 ^{99m} 锝硫胶体（^{99m} Tc-SC）和 ^{99m} 锝标记的红细胞（^{99m} Tc-RBC）。^{99m} Tc-SC 可立即使用，但可被肝脏和脾脏摄取，当出血位于邻近结构时将影响结果的判读。^{99m} Tc-RBC 不被肝脏或脾脏摄取，但需要提前制备。

a. ^{99m} Tc 标记的核素显像敏感性高，可明确持续出血。但是，确定准确出血部位的特异性尚存在争议。

b. ICU 中的应用价值有限，但可能适用于内镜无法定位且血流动力学稳定的下消化道出血患者。

5. 血流动力学稳定的患者也可以行胶囊内镜检查明确有无小肠出血。

E. 消化道出血常见病因的特异性治疗

1. 上消化道出血

a. 静脉曲张破裂出血：可能来源于食管、胃或十二指肠，病因常为肝硬化及门脉高压。脾静脉血栓也可导致胃静脉曲张。

（1）预后主要与基础肝脏疾病严重程度相关。一次静脉曲张出血的病死率为 10%～70%，6 个月内再次出血的风险为 70%。

(2)早期内镜诊断和治疗非常关键。已知食管静脉曲张的患者 30％～50％上消化道出血为其他来源。内镜下套扎曲张静脉或硬化剂治疗对于 80％～90％的病例可以成功止血。

(3)内镜治疗不能有效控制食管或胃底静脉曲张破裂出血时可采用球囊压迫。因为有组织坏死的风险，必须在 24～48 小时内进行气囊放气，并再次尝试行内镜下套扎或硬化剂治疗。

(4)在内镜治疗或球囊压迫同时应当进行内科治疗。可使用生长抑素及其人工合成类似物奥曲肽，以及血管加压素。

(5)出血停止，患者病情稳定后，应开始使用非选择性 β 受体阻滞剂(普萘洛尔或纳多洛尔)。这些药物能够降低再出血风险，并改善预后。

(6)经颈内静脉肝内门体分流术(TIPS)可将门脉压力差降至＜15mmHg，从而在多达 90％的顽固性静脉曲张出血病例成功止血。操作时采用经颈静脉入路，在肝内门脉分支与肝静脉间放置支架。并发症包括支架堵塞、肝功能衰竭加速，以及肝性脑病。

(7)顽固性出血的手术治疗包括脾肾分流及门腔分流。通常应在决定不实施肝脏移植后进行手术。

(8)脾静脉血栓形成导致胃底静脉曲张出血的患者可行脾切除术。

b. 食管贲门黏膜撕裂综合征(Mallory-Weiss syndrome)：指胃食管(GE)交界处 2cm 以内的黏膜撕裂，很可能为呕吐时压力增加导致。大多数患者可自行止血，再出血率不足 10％。但是，Mallory-Weiss 撕裂导致的活动性出血最好行内镜止血治疗。

c. 消化性溃疡：可表现为十二指肠溃疡或胃溃疡。

(1)EGD 是首选的诊疗措施。内镜下溃疡的表现有预后意义。若溃疡伴动脉喷射样出血或病灶处可见血管，再出血风险较高(50％～100％)。溃疡表面附着凝血块，或溃疡表现为红色或黑色斑点时再出血风险中等，而基底部干净的溃疡再出血风险最低(＜5％)。某些情况下需要重复 EGD。在顽固性病例，报道 80％～88％可通过动脉栓塞止血。血流动力学不稳定的患者如无法止血，可能需要接受手术治疗。

(2)采用质子泵抑制剂(PPIs)进行抑酸治疗已经成为溃疡病治疗的重要内容。急性出血时应持续静脉输注 PPIs，或每日两次推注。然后可过渡为口服治疗方案。与组胺受体(H_2)抑制剂相比，PPIs 的抑酸效果更持久。

(3)如果存在幽门螺杆菌感染(见Ⅳ.B.2)，应进行清除细菌治疗，有利于降低再出血风险。

(4)除消化性溃疡外，恶性肿瘤也可引起黏膜溃疡。观察内镜下表现并行活检有助于明确诊断。

d. 应激性溃疡:也称应激相关性糜烂综合征、糜烂性胃炎,或出血性胃炎,可导致 $1\%\sim7\%$ 的 ICU 患者发生上消化道出血。危重病患者胃黏膜灌注不足及胃酸增多可能在发病机制中起作用。

(1)内镜下可见到胃黏膜糜烂。

(2)PPIs 治疗如上所述。应当除外幽门螺杆菌感染。极个别情况下,需要进行选择性血管栓塞(常为胃左动脉)。手术治疗适用于严重顽固性出血患者。

e. 主动脉肠瘘:指消化道(最常见为远端十二指肠)与主动脉(原发性)或主动脉的移植血管(继发性)之间相互交通。继发性主动脉肠瘘更为常见,在主动脉重建术后发生率为 $0.6\%\sim1.5\%$。患者最初表现为少量"预兆性"出血,随后发生大出血。患者可能合并移植血管感染。及时准确的诊断有赖于对本病的高度警惕。

内镜下很少能发现移植主动脉溃破。CT 扫描是可供选择的诊断方法,在移植血管处可发现血肿或空气,一旦确诊,应进行急诊手术探查。对于没有感染的患者,可置入血管内支架。

f. Dieulafoy 病:指异常增粗的动脉自黏膜表面突起,最常见于胃(胃底或胃体)。黏膜表面无溃疡。患者可有大出血,内镜治疗后仍有 15% 的患者再次出血。一旦发生再出血,可行手术缝扎或血管切除。

g. 十二指肠憩室:是上消化道出血的罕见病因。可行内镜检查明确诊断。十二指肠憩室出血需要外科手术切除。

h. 血管发育异常:可发生于全消化道的各个部分,并导致活跃性出血。内镜检查能够发现并进行治疗。内科保守治疗仍继续出血可考虑手术切除。

i. 如果胰腺假性囊肿侵蚀邻近血管可导致胰腺出血,进而引起上消化道消化道出血。

j. 胆道出血:可发生于外伤、临床操作如肝活检、胆道支架置入、恶性肿瘤、胆石症或血管侵蚀破入胆管。

2. 下消化道出血(Treitz 韧带以下) 约占所有消化道出血的 25%,病死率 $2\%\sim4\%$。

a. 肠系膜缺血可累及小肠或结肠,可表现为下消化道出血。肠缺血的详细讨论见后(见Ⅳ.F.1)。

b. 两次 EGD 及一次结肠镜检查阴性时应怀疑小肠出血。

(1)血管发育异常是 Treitz 韧带和回盲瓣之间消化道出血最常见的病因。其他病因包括肿瘤、炎性肠病、Meckel 憩室、NSAID 诱发性溃疡以及

Dieulafoy 病。

(2)诊断比较困难,但通过推进式小肠镜(可检查空肠)或胶囊内镜检查,50%~70%的患者可确诊。若出血量较大,核素显像和血管造影也有助于诊断。

(3)小肠出血的治疗主要针对于基础疾病。

c. 憩室出血:占结肠出血的 20%。当直小血管破裂进入邻近的憩室腔即发生出血。出血通常为自限性,但 14%~53%的患者可再次出血。结肠镜可确定出血部位,但治疗极为困难。血管造影也有助于明确出血部位,且可能有治疗作用。如果持续出血且血流动力学不稳定,则需急诊手术切除。如果反复发生憩室出血,可考虑择期行局部结肠切除术。

d. 结肠血管发育异常:在 60 岁以上的患者更常见。大多数病灶位于升结肠,且多为多发病变。结肠镜和血管造影对于诊断和治疗非常有帮助,上述治疗措施失败时考虑结肠切除。

e. 结直肠肿瘤(腺癌以及息肉):可表现为急性下消化道出血,尽管慢性或隐匿失血或小细胞性贫血更为常见。应采取包括手术切除在内的多方面综合治疗措施。息肉切除术后出血可在内镜下止血治疗。

f. 痔疮和其他良性肛门直肠病变:占急性便血的 10%。门静脉高压患者的严重痔疮出血可以致死,因此应采取积极治疗,可能需要行门体分流术。

g. 结肠炎:原因包括缺血性、感染性或炎性肠病(克罗恩病或溃疡性结肠炎),临床表现为血便、便血或黑便。结肠镜下多表现为弥漫性黏膜炎症。炎性肠病的治疗最好在消化科医师指导下进行,包括补液、肠道休息和糖皮质激素治疗。缺血性和感染性肠炎详见Ⅳ.F.1 及Ⅳ.F.4。

Ⅳ. 器官特异性病变

A. 食管

1. 食管破裂　大多为医源性,可见于上消化道内镜操作,留置 NG 管,球囊压迫出血的曲张静脉,留置气管插管,或经食管心脏超声检查后。解剖异常如有 Zenker 憩室时容易发生食管穿孔。穿孔可发生在颈段、胸段或腹腔段食管,分别导致颈部脓肿、纵隔炎以及腹膜炎。

a. 诊断:患者可表现为疼痛,发热,皮下捻发音,白细胞增高,纵隔气肿或胸腔积液。消化道增强造影检查、CT 扫描或食管镜可用于确诊并确定食管穿孔部位。

b. 治疗:十分紧急,包括广谱抗生素、引流和抑制胃酸。部分患者在引流的同时可行一期修补。绝大多数患者需要长期禁食,因此应当通过鼻饲进行营养支持。

2. 食管自发穿孔 又称 Boerhaave 综合征,没有明显诱因,或继发于呃逆、呕吐、钝性伤、举重或分娩。诱因包括反流性食管炎、食管感染、消化性溃疡病以及酗酒。

3. 吞服异物和腐蚀性物质可造成食管损伤。

a. 吞服异物(最常见的是大块食物)可表现为吞咽困难,吞咽疼痛,胸痛,或气道阻塞。2cm 以下的钝性物体可顺利通过消化道,而 6cm 以上的物体可造成食管或十二指肠梗阻。大多数不能自由通过的异物可经内镜取出——这需要尽早进行以尽量减少食管壁因压迫性坏死发生的穿孔。

b. 服用酸(pH<2)和碱(pH>12)可造成严重烧伤。吞服后呕吐可使食管受到腐蚀性物质的第二次损伤。

(1)初始治疗包括仔细评估气道。口腔内灼伤、悬雍垂水肿以及吞咽唾液困难常提示需要保护气道。随着损伤逐渐发展,应当对气道进行持续评估。患者可能因纵隔炎症而需要大量复苏。胸片和腹平片有助于评价是否穿孔。胃灌洗、诱导呕吐或药用炭(活性炭)治疗无效。

(2)早期内镜检查虽然有争议,但有助于明确损伤程度。后期可行内镜检查评估及治疗食管狭窄。

B. 胃

1. 有关应激性溃疡的内容见Ⅲ. E. 1。

2. 消化性溃疡病(PUD)指胃和十二指肠溃疡。危险因素包括幽门螺杆菌感染,使用 NSAIDs 和阿司匹林。临床表现包括腹痛、上消化道出血、梗阻以及穿孔引起的腹膜炎。

a. 内镜下活检进行组织学检查、培养、尿素酶检测以及聚合酶链反应可诊断幽门螺杆菌感染。

b. 由于幽门螺杆菌感染与消化性溃疡、胃癌和胃淋巴瘤相关,因此大多数患者需要接受治疗。一线方案包括一个 PPI 加两种抗生素如阿莫西林＋克拉霉素(一线治疗),阿莫西林＋甲硝唑(大环内酯类过敏者),或甲硝唑＋克拉霉素(青霉素过敏者)。

c. PUD 的并发症包括上消化道出血(见Ⅲ. E. 1)、穿孔和梗阻。穿孔需要腹腔镜或开腹手术治疗。

C. 胰腺

1. 急性胰腺炎

a. 病因:最常见的病因为饮酒和胆石症(共占 70%～80%)。其他病因包括胆汁反流、造影剂反流、高钙血症、高脂血症及创伤等。

b. 发病机制:急性胰腺炎的发病机制与胰酶激活释放有关,可造成胰腺实质的自身消化,并引起炎症、微血管损伤以及坏死。活化的胰酶可以经循环达到远隔脏器,激活补体和凝血级联反应,导致血管扩张以及内皮损伤。全身并发症包括休克、急性肺损伤和急性呼吸窘迫综合征(ALI/ARDS),以及急性肾衰竭。

c. 症状:急性胰腺炎症状包括严重上腹部疼痛,向后背部放射,伴恶心、呕吐及发热。

d. 诊断:有赖于病史,体格检查,血清淀粉酶或脂肪酶升高,腹部 CT 可见胰腺炎症、水肿或坏死(图 27-2)。

e. 预后:大多数患者预后较好,其病情较轻且呈自限性。10％～20％的患者可发生重症急性胰腺炎,即伴有器官功能障碍的急性胰腺炎且需要入 ICU 治疗。评价急性胰腺炎病情严重程度的方法有很多种,其中以 Ranson 评分系统最常用(表 27-3)。

表 27-3　急性胰腺炎预后的 Ranson 标准

入院时

- 年龄＞55 岁
- 白细胞计数＞16×10^9/L
- 血糖＞200mg/dl
- 血清乳酸脱氢酶(LDH)＞350U/L
- 血谷草转氨酶(SGOT,AST)＞250U/L

最初 48 小时内

- 血细胞比容下降＞10％
- 血尿素氮(BUN)升高＞5mg/dl
- 血钙＜8mg/dl
- 动脉氧分压(PaO_2)＜60mmHg
- 碱缺乏＞4mEq/L
- 估计液体丢失量＞6L

符合诊断标准数	预期病死率
＜3	＜1％
3 或 4	15％
5 或 6	40％
7 或 8	90％

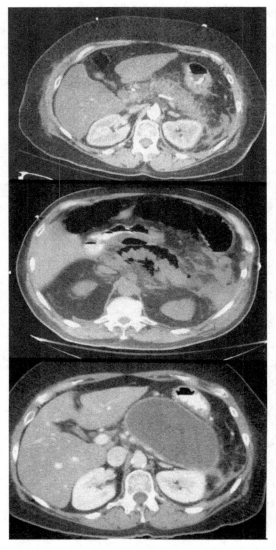

图 27-2 急性胰腺炎。轴向 CT 影像显示：急性胰腺炎伴明显的胰腺炎症（上）；胰腺坏死伴胰腺周围气体（中），以及急性发作后数周内发生的胰腺假性囊肿（下）

f. 临床病程

(1)病程早期表现为局部炎症,腹膜后液体积聚,以及全身炎症反应,严重者可出现多器官功能衰竭。

i. 初始治疗以支持为主。应当积极补液并补充电解质。鼻胃管减压有助于减轻恶心,但不会缩短病程。可能需要镇痛、氧疗、有创监测、机械通气及强心药物。

ii. 预防性抗生素不推荐用于轻型急性胰腺炎,用于重症胰腺炎尚有争议。如果胰腺坏死面积较大(≥30%),既往常规应用抗生素,但近期临床研究结果并不支持。

iii. 应当进行营养支持治疗。一些临床试验表明,一旦初始复苏阶段结束,应尽快经鼻空肠管进行早期肠内营养。若患者不能够耐受足量的肠内营养,可予完全胃肠外营养(TPN)。

iv. 轻型胆源性胰腺炎患者应行胆囊切除术以预防复发。对于急性重症胆源性胰腺炎患者,治疗方式及时机选择应当个体化。如果患者病情严重无法耐受胆囊切除手术,则应行 ERCP 及乳头切开术。

(2)重症急性胰腺炎后期多表现为局部并发症,可迁延数周甚至数月。

i. 患者病情无明显改善或临床恶化时,需警惕胰腺坏死(图 27-2)。起病最初 2～3 天不发生胰腺坏死。胰腺坏死程度与增强 CT 显示无血供的胰腺组织密切相关。截至第 2 周,坏死组织感染非常普遍(30%～50%)。若出现新发脏器功能衰竭、发热以及白细胞增高,应在 CT 引导下立即进行坏死组织穿刺。革兰染色及培养有助于确诊胰腺坏死组织感染。胰腺坏死组织感染应进行抗生素治疗,并进行外科清创。早期清创可能无法彻底,往往需要二次手术。手术清创的理想时机为病程的第 21～27 天。对于无菌性胰腺坏死患者的治疗尚存在争议。

ii. 胰腺假性囊肿(图 27-2)为包裹性腹腔积液,其中富含胰酶,多在急性胰腺炎病程第 4～6 周时形成。胰腺假性囊肿通常与胰腺导管交通。小的无症状胰腺假性囊肿可长期随诊观察。

(a)较大(>6cm)或有症状的假性囊肿可经内镜或手术引流。

(b)假性囊肿的并发症包括破入腹腔致胰源性腹水,破入胸腔致胰腺胸膜瘘,侵蚀邻近血管可导致上消化道出血,压迫腹腔内器官,并发感染形成脓肿。

iii. 由于脾动脉与发生炎症的胰腺毗邻,因此脾动脉假性动脉瘤最为多见。脾动脉假性动脉瘤的出血率高达 75%,可破入假性囊肿或腹腔内。一旦出血需要立即血管介入或外科手术治疗。

iv. 可出现脾静脉血栓形成,晚期引起门脉高压。如果发生静脉曲张出血,需要进行脾切除。肠系膜血管血栓形成导致肠缺血者罕见。

D. 胆道系统

1. 急性无石性胆囊炎(AAC)　是没有胆囊结石的情况下发生的胆囊炎症性疾病。诱发因素包括危重症、创伤、全身性感染、烧伤、低血压、TPN、动脉粥样硬化和糖尿病。

a. 发病机制:AAC 的发病机制为多因素,与胆囊的化学损伤和缺血损伤有关。病理标本显示胆囊微循环梗阻或障碍,可能与炎症及凝血级联反应的不当激活有关。

b. 诊断:需要临床医师高度警惕,因为发热可能是唯一的临床症状。其他症状和体征包括右上腹或中上腹疼痛,恶心/呕吐,新近出现肠内营养不耐受。实验室检查仅限于白细胞升高和 LFT 异常。超声和 CT 有助于确诊。

(1)超声可在床旁进行。有诊断价值的发现包括胆囊壁厚度>3.5mm,胆囊扩张>5cm,胆囊内胆泥或气体,胆囊周围积液,黏膜脱落,以及胆囊壁内气体或水肿。然而,超声诊断 AAC 的敏感性仅有 30%。

(2)当诊断不明确且需要除外其他腹腔内病变时,CT 扫描可能有帮助(图 27-3)。

(3)HIDA 是另一种确诊方法。如胆囊未充盈则可确诊。

c. 治疗:包括抗生素治疗和胆囊切除术(若患者能耐受手术),或行经皮胆囊置管引流术。

2. 胆管炎　是胆管系统的感染,常伴发感染性休克,将在第 29 章详述。

E. 脾脏　患者可能因腹部钝器伤后脾撕裂或破裂入住 ICU 治疗。ICU 中常见的其他脾脏病变包括脾大、脾梗死或脾脓肿。脾梗死多见于因门脉高压或血液系统疾病(如白血病、镰刀细胞疾病、真性红细胞增多或高凝状态)引起脾大的患者。感染直接播散或血行性种植可引起,常需行脾切除术,因此,需要警惕心内膜炎的可能。接受脾切除术的患者应接种肺炎球菌、流血嗜血杆菌和脑膜炎双球菌疫苗,而且需要对免疫抑制状态以及是否需要再次接种进行评估。

F. 肠道

1. 肠缺血　可为急性或慢性,可累及小肠或大肠。

a. 急性肠系膜缺血(AMI):多因动脉(栓塞、血栓形成或主动脉夹层)或静脉阻塞所致。AMI 也可以为非闭塞性病变,而是因低灌注、血管收缩或血管痉挛导致。

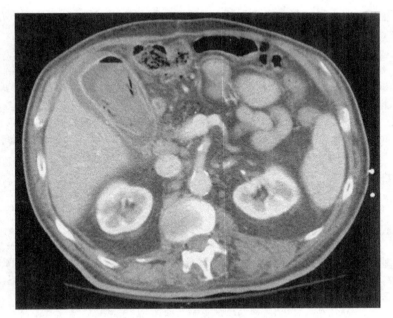

图 27-3　急性无石性胆囊炎(AAC)。轴向 CT 显示了 AAC 的某些常见表现,包括胆囊壁强化、胆囊增大、胆囊周围积液以及胆囊内积气

(1)AMI 通常表现为与体格检查结果不平行的严重腹痛。其他体征包括突然不耐受肠内营养、恶心、呕吐、发热、肠道出血、腹胀和意识改变。

(2)早期实验室检查常见白细胞升高和代谢性酸中毒,后期可出现乳酸和淀粉酶升高。

(3)腹部影像学可显示肠梗阻。CT 扫描可见肠壁增厚。肠缺血后期出现门静脉内气体以及肠积气,常提示肠梗死。CT 血管造影可显示动脉闭塞的部位。传统的血管造影也可用于确诊并可进行治疗。多普勒超声可用于评估腹腔干近端及肠系膜上动脉(SMA)血流。然而,水肿的肠管可影响超声检查的诊断。

(4)急性肠系膜缺血应当立即治疗,目的在于恢复肠道血流以避免肠梗死。患者应当接受容量复苏,纠正低血压,广谱抗生素和鼻胃管引流。排除主动脉夹层所致肠系膜缺血后,应当全身抗凝。根据缺血的原因,患者可能需要接受手术或血管内操作进行血管再通,或严密监测。12～24 小时内可能需要进行第二次手术评价肠道是否存活。

i. SMA 血栓栓塞占所有 AMI 的 50%。栓子来源于左心房、左心室及心脏瓣膜。SMA 的解剖学特点（管腔粗，与主动脉间角度小）导致其容易发生栓塞。周围未闭塞动脉的血管收缩可进一步加重肠道低灌注。治疗包括积极复苏和抗凝。动脉内注射罂粟碱可恢复肠道活力。在评价肠道活力前，应进行剖腹探查取栓术。

ii. SMA 血栓形成多为急性，常见于动脉粥样硬化引起慢性肠缺血患者。腹部钝性伤也是危险因素之一，可能与内皮损伤有关。与 SMA 血栓栓塞相同，动脉内注射罂粟碱能够改善肠道活力。手术进行血管再通常需要切除血栓或血管搭桥。

iii. 肠系膜动脉发生血管痉挛可造成非闭塞性肠系膜缺血，占 AMI 的 20%～30%。升压药物、利尿剂、可卡因、心律失常和休克等均导致发病。治疗包括抗凝、血管扩张药物以及停用致病药物。

iv. 肠系膜静脉血栓形成是肠缺血的少见原因。危险因素包括遗传性或获得性高凝状态、腹部创伤、门脉高压、胰腺炎以及脾切除术。确诊依靠 CT 扫描。采用全身抗凝治疗（肝素后应用华法林）。仅当怀疑肠梗死时行开腹手术。

b. 缺血性结肠炎：是肠系膜缺血的一种类型，主要累及结肠分水岭区域（结肠脾曲及直肠乙状结肠交界区）。缺血性结肠炎多在动脉粥样硬化症的基础上并发低血压时出现，其他原因包括血栓栓塞、血管炎、高凝状态、血管痉挛以及主动脉手术时误扎肠系膜下动脉（IMA）。

（1）若患者出现轻度左下腹绞痛，常伴有少量下消化道出血、腹泻、腹胀、恶心和呕吐，应当疑诊缺血性结肠炎。其他体征和症状包括发热，白细胞增多，触诊时腹部轻度压痛。通过 CT 扫描或内镜确诊。

（2）大多数患者经过肠道休息、液体复苏和广谱抗生素等支持治疗后于数日或数周内好转。结肠切除的适应证包括腹膜炎，结肠穿孔，以及内科充分治疗后病情恶化。远期并发症为慢性结肠炎和结肠狭窄。

2. 无动力性或麻痹性肠梗阻　指肠道动力改变导致肠腔内容物无法通过。肠梗阻可累及整个消化道或局限性节段。

a. 病因：肠麻痹有很多诱因。腹部手术后如无明显并发症，小肠动力通常在 24 小时内恢复。胃动力在 48 小时内恢复，结肠动力在 3～5 天内恢复。

b. 诊断：根据临床表现及影像学检查确诊。患者可出现恶心/呕吐、腹胀、不能耐受肠内营养，以及弥漫性腹部不适。腹平片显示消化道受累部位肠腔内积气。有时需行造影检查以除外机械性梗阻。

c. 肠麻痹的并发症:取决于胃肠受累部分。严重的肠麻痹可导致腹腔内压升高,甚至引起腹腔间隔室综合征。肠梗阻可引起细菌过度繁殖,肠内容物反流进入胃,因此容易造成误吸。肠壁水肿引起的液体潴留可影响肠道微循环。结肠扩张可导致肠缺血、坏死以及穿孔。盲肠直径超过 12cm 时穿孔风险增加,尽管盲肠直径较小时也有穿孔的报道。慢性结肠扩张患者在结肠直径较大时也能耐受。

d. 治疗:支持治疗为主,包括补充液体和电解质,以及鼻胃管引流。应当确定肠麻痹的可能病因并予以纠正(表 27-4)。如果患者能够耐受,含膳食纤维的肠内营养或少量的肠内营养可促进胃肠动力。应鼓励患者下床活动。甲氧氯普胺、红霉素以及新斯的明等药物的疗效并不确定。

表 27-4　肠麻痹的病因

手术后
腹腔内或腹膜后病变
● 炎症,感染
● 出血
● 肠缺血
● 肠壁水肿(可因大量补液所致)
● 腹水
全身性感染
创伤
尿毒症
交感神经兴奋
电解质紊乱
药物
● 儿茶酚胺
● 钙通道拮抗剂
● 麻醉药
● 抗胆碱能药物
● 吩噻嗪类药物
● β受体阻滞剂

（1）新斯的明（2～2.5mg 静脉注射大于 3 分钟）能成功治疗约 80% 的 Ogilvie 综合征患者。使用时应密切监测是否出现心动过缓。

（2）如果保守治疗措施失败或可能发生穿孔，有指征行结肠镜或手术减压。

3. 肠梗阻的体征和症状与肠麻痹相似。腹平片（图 27-1）及 CT（图 27-4）可确诊。

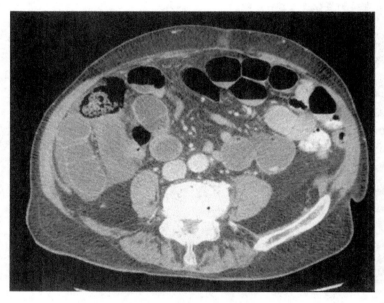

图 27-4　小肠梗阻。轴向 CT 显示多处小肠袢扩张，符合肠梗阻表现

a. 大多数小肠梗阻（SBO）由肠粘连引起。其他病因包括腹壁疝和内疝、肿瘤、异物以及胆石。部分 SBO 患者经非手术治疗后病情好转，治疗包括补充液体和电解质，以及鼻胃管引流。如果患者出现发热、白细胞升高、持续腹痛及腹部压痛，则需行剖腹探查术。完全性 SBO 发生肠缺血、坏死及穿孔的风险极高，需行手术治疗。

b. 大肠梗阻（LBO）常因恶性肿瘤引起，病情隐匿。其他原因包括乙状结肠或盲肠扭转（图 27-5）、憩室狭窄以及粪便阻塞。大肠阻塞通常需手术治疗。乙状结肠扭转可行灌肠或结肠镜减压。

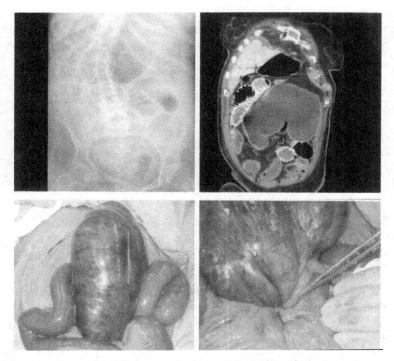

图 27-5 盲肠扭转。腹平片（左上）以及冠状位 CT（右上）可见
盲肠扭转。术中照片显示扩张的缺血盲肠（左下），以及扭转的
位置（右下）

4. 肠腔的液体摄入与胃肠液体吸收不匹配时发生腹泻。

a. 正常情况下，每日经口服或肠道分泌进入肠腔的液体量为 9～10L。
其中大部分被小肠吸收，剩下的 1～1.5L 被近端结肠吸收，其余 100ml 随粪
便排出体外。

b. 肠道对水的吸收受渗透压梯度、钠的主动和被动转运等因素影响。
胃肠动力和上皮黏膜完整性的改变可显著影响水分的吸收。

c. 危重患者腹泻的常见病因包括感染、肠内营养、药物、缺血性结肠
炎、粪便嵌塞、肠瘘、胰腺功能不全以及低蛋白血症。

(1)ICU 中的感染性腹泻最常见于抗生素治疗后难辨梭状芽胞杆菌
感染。

i. 临床表现从无症状的白细胞增多，到严重结肠炎和中毒性巨结肠。

ii. 难辨梭状芽胞杆菌毒素检测的敏感性不超过 90%，因此，如果临床怀疑难辨梭状芽胞杆菌感染，应对 3 份不同的粪便标本进行检测。治疗药物为甲硝唑或口服万古霉素，讨论见第 29 章。

(2)肠内营养引起的腹泻为排除性诊断。营养成分吸收不良可造成渗透性腹泻，停止喂养后常可好转。营养不良和低白蛋白血症也可引起吸收不良。

i. 粪便渗透压间隙＞70mOsm 提示为渗透性腹泻。渗透压间隙指粪便实测渗透压与预计渗透压的差值，后者等于 $2\times([Na^+]+[K^+])$，计算方法与血清渗透压一样。

ii. 肠内营养相关性腹泻的治疗方法包括减慢鼻饲速度，稀释鼻饲营养，改变配方，或暂时停止肠内营养。肠内营养不应含有乳糖。某些患者可使用含肽膳食，富含纤维素膳食，或要素膳食以减少脂肪和食物残渣。

(3)肠石嵌顿可引起反常性腹泻，原因在于粪便刺激减弱，黏液分泌，以及肛门直肠感觉受损。

(4)肠肝循环改变导致结肠内胆酸增加，从而引起液体分泌增加。可见于回肠疾病，脂肪酸吸收不良，以及肠道菌群改变。

d. 腹泻的治疗包括补充丢失的液体和电解质，并治疗基础病因。排除感染性病因后，可使用止泻药物改善症状，如地芬诺酯(地芬诺酯每日 4 次，每次 5mg，症状控制后减少剂量)和阿托品，洛哌丁胺(易蒙停 4~16mg/d)，次水杨酸铋(每片 262mg，最大量每日 8 片,)，以及除味樟脑对氯酚(每次 0.3~1ml，每 2~6 小时一次，至总量每日 6ml)。

5. 多达 83% 的 ICU 患者患有便秘。一些研究显示，便秘与 ICU 住院日延长、感染性并发症、肺部并发症以及病死率升高相关。

a. ICU 患者便秘的原因尚不完全清楚。促炎介质、灌注不足、脱水、制动以及药物(升压药物及阿片类药物)均是可能的病因。

b. 相应给予肠道药物，包括大便软化剂(多库酯钠)、膨松剂(甲基纤维素及蚤草)、刺激药物(蓖麻油、番泻叶)、润滑剂(矿物油)以及渗透性药物(乳果糖、镁)，并调整剂量避免便秘。

(李　骥译，杜　斌校)

参考文献

Batke M, Cappell MS. Adynamic ileus and acute colonic pseudo-obstruction. *Med Clin North Am* 2008;92:649-670.

Cheatham ML, Malbrain ML, Kirkpatrick A, et al. Results from the International Conference of Experts on intra-abdominal hypertension and abdominal compartment syndrome. II. Recommendations. *Intensive Care Med* 2007;33:951-962.

Chey WD, Wong BC; Practice Parameters Committee of the American College of Gastroenterology. American College of Gastroenterology guideline on the management of *Helicobacter pylori* infection. *Am J Gastroenterol* 2007;102:1808-1825.

Crandall M, West MA. Evaluation of the abdomen in the critically ill patient: opening the black box. *Curr Opin Crit Care* 2006;12:333-339.

Dellinger EP, Tellado JM, Soto NE, et al. Early antibiotic treatment for severe acute necrotizing pancreatitis. A randomized, double blind, placebo-controlled study. *Ann Surg* 2007;245: 674-683.

Haney JC, Pappas TN. Necrotizing pancreatitis: diagnosis and management. *Surg Clin North Am* 2007;87:1431-1446.

Heinrich S, Schafer M, Rousson V, Clavien P. Evidence-based treatment of acute pancreatitis. *Ann Surg* 2006;243:154-168.

Jaramillo EJ, Treviño JM, Berghoff KR, et al. Bedside diagnostic laparoscopy in the intensive care unit: a 13-year experience. *JSLS* 2006;10:155-159.

Maerz L, Kaplan LJ. Abdominal compartment syndrome. *Crit Care Med* 2008;36:S212-S215.

Proctor DD. Critical issues in digestive diseases. *Clin Chest Med* 2003;24:623-632.

Raju GS, Gerson L, Das A, et al; American Gastroenterological Association. American Gastroenterological Association (AGA) Institute technical review on obscure gastrointestinal bleeding. *Gastroenterology* 2007;133:1697-1717.

Ramasamy K, Gumaste VV. Corrosive ingestion in adults. *J Clin Gastroenterol* 2003;37:119-124.

Stewart D, Waxman K. Management of postoperative ileus. *Am J Ther* 2007;14:561-566.

Villatoro E, Bassi C, Larvin M. Antibiotic therapy for prophylaxis against infection of pancreatic necrosis in acute pancreatitis. *Cochrane Database Syst Rev* 2006Oct 18;(4):CD002941.

第28章

内分泌疾病和血糖控制

Steven Russell and B. Taylor Thompson

Ⅰ. 糖代谢,胰岛素抵抗和胰岛素缺乏

A. 正常血糖动力学模型　空腹状态下,正常人血糖(BG)应在 70～110mg/dl。即使在进餐后,虽然有大量葡萄糖吸收入血,血糖也应在 200mg/dl 以下。正常人进餐后,约有 150g 葡萄糖(超过血液稳态浓度的 30 倍)在数小时内进入血液循环并被储存。门诊患者餐后血糖水平升高 2 倍(超过 200mg/dl),即可诊断糖尿病(DM)。

B. 内分泌对血糖的控制　胰腺 β 细胞能根据 BG 水平分泌胰岛素,直接进入门脉循环。葡萄糖在肝脏和肌肉转化为糖原储存,在脂肪组织转化为甘油三酯储存。空腹状态下,胰腺 α 细胞能分泌胰高血糖素,促进糖原储备分解,并将葡萄糖释放入血。胰高血糖素也是对抗低血糖的一线防御机制。

C. 胰岛素抵抗和胰岛素缺乏　胰岛素与细胞表面的受体结合,刺激葡萄糖摄取,促进细胞生长和存活。在胰岛素抵抗如 2 型 DM 或危重病时,需要更高水平的胰岛素才能保证同样程度的葡萄糖摄取。受体后信号通路受到拮抗调节激素胰高血糖素、肾上腺素、去甲肾上腺素、皮质醇和生长激素,以及炎症细胞因子和细胞内游离脂肪酸的影响。这些拮抗调节激素还能刺激糖原分解,促使氨基酸转化为葡萄糖,以及从脂肪中释放脂肪酸。在胰岛素抵抗状态下,若胰腺 β 细胞不能增加足够的胰岛素生成,则将出现胰岛素相对缺乏导致高血糖。细胞因子的毒性和高血糖本身可以造成 β 细胞功能衰竭,并在胰岛素抵抗的基础上出现胰岛素绝对缺乏。

Ⅱ. 危重病时的高血糖

A. 病理生理学　既往没有 DM 的危重病患者由于细胞因子和应激激素(如皮质醇、胰高血糖素和肾上腺能激素)水平升高,经常出现胰岛素抵抗和高血糖。糖皮质激素和拟交感药物的使用、增加营养以代偿分解代谢状态,以及静脉输注葡萄糖都能引起高血糖。在相同的热量摄入情况

下,既往有 DM 的危重病患者往往需要更大剂量的胰岛素才能维持血糖正常。

B. **高血糖及其预后**　高血糖是反映疾病严重程度的重要指标,高血糖患者预后不佳,如卒中后梗死面积增加,心肌梗死后心功能下降,心脏手术后伤口并发症增多,病死率升高。遗憾的是,尚不清楚控制高血糖的措施是否能够改善预后,以及哪种危重病患者可从中获益。

C. **强化胰岛素治疗(IIT)**　2001 年以来,已经进行了一系列临床试验,旨在检验 ICU 患者严格控制 BG 的疗效。这些试验使用静脉胰岛素严格控制 BG 使其达到或接近正常水平,与传统的 BG 控制水平相比范围更窄。这一措施能够使外科 ICU 患者住院病死率降低约 34%,同时减少急性肾衰、血行性感染、危重病多发神经病变的发病率,缩短机械通气时间和 ICU 住院时间。基于上述发现,IIT 成为多数 ICU 中的标准治疗,而且也得到专业学会指南的推荐。但是,并非所有研究均能证实 IIT 的益处,反而显示严重低血糖的发生率极高。近年来,旨在检验 IIT 效果的两项多中心临床试验因为治疗无效或可能的危害(低血糖),在完成入选前被迫终止。另一项临床试验发现,与较高血糖目标水平(140~180mg/dl)相比,通过 IIT 将血糖控制在正常范围(80~110mg/dl)时患者病死率轻度增高。造成大规模临床对照试验结果如此明显差异的原因尚不完全明确。可能的混杂因素包括不同的 BG 目标水平、内科与外科患者比例、摄入总热量的差别及其途径(肠内与肠外)。

D. **IIT 的风险**　IIT 最主要的危险为低血糖。在各项 IIT 临床试验中,研究人群中 5%~19% 发生严重低血糖(BG<40mg/dl),在某些病例,严重低血糖是 IIT 治疗患者死亡的独立危险因素。由于大脑依赖葡萄糖供能,因此严重低血糖能导致严重的神经系统损害。低血糖对其他器官系统的影响尚未明确,但是胰岛素过多导致的低血糖也会降低作为心脏能量来源的游离脂肪酸水平。在危重病状态下,心脏负荷明显增加,上述改变可能造成影响。低血糖造成的后果可能抵消 IIT 的部分或全部疗效。ICU 中低血糖最常见的原因是终止营养摄入时未能停止胰岛素输注。这种情况可能发生于喂养管阻塞、TPN 或静脉葡萄糖液体输注结束,或管路意外拔除等。当喂养中断时,BG 水平迅速降低,需要医务人员高度警觉。若中断肠内喂养或 TPN,应立即开始输注 10% 葡萄糖溶液,并降低胰岛素输注速度以预防低血糖(见第 11 章)。

E. **IIT 的实施**　为降低低血糖风险并充分控制 BG,多数 ICU 指南要求每 1~2 小时床旁测定 BG,尽管这需要每天多达 2 小时的护理时间。由于

IIT 临床试验的结果并不一致,因此更宽的血糖控制范围可能在保持疗效的同时,减少低血糖的风险。拯救全身性感染行动最近发布的国际指南得到了许多危重病医学会的支持(见第 30 章),该指南建议在实施 IIT 时应注意以下要点:

1. 在病情稳定后,应使用静脉胰岛素控制高血糖。

2. 采用经过证实的方案治疗高血糖,推荐控制 BG 目标范围 110～150mg/dl。

3. 所有接受静脉胰岛素输注的患者必须保证葡萄糖摄入,需每 1～2 小时监测血糖一次。BG 稳定后,可每 4 小时测定血糖。

4. 采用毛细血管血床旁测定 BG 可能高估 BG 水平,因此若测定 BG 结果较低,应留取全血或血浆复查。

F. 胰岛素剂量的计算方法 采用 IV 胰岛素控制 BG 的最佳方案尚未达成共识,因此临床上有很多治疗方案。至少两种计算机决策工具(http://www.glucotec.com/glucommander/safe_insulin_administration.asp 和 http://www.hospira.com/Products/endotool.aspx)得到了 FDA 的批准,在网络上还能得到一项 IIT 试验中使用的方案(https://studies.thegeorgeinstitute.org/nice/docs/algorithm.pdf)。已有研究试图建立 ICU 血糖调控的自动"闭环系统",以改进 BG 控制的质量及安全性。若这一系统应用于临床,可能有助于进行研究以解决有关 IIT 的很多不确定问题。危重病患者的 BG 控制可能需要非常大剂量的胰岛素。胰岛素输注速度超过 10U/h 并不少见,某些危重病患者胰岛素输注速度可能超过 50U/h。

G. IIT 方案的适当应用 IIT 方案并不适用于所有高血糖患者。IIT 方案将 BG 控制作为唯一目标,通常当血糖水平接近目标范围下限时将暂停胰岛素输注。这些方案不适用于 1 型 DM 患者,因为 1 型 DM 患者需要基础水平的胰岛素抑制脂肪分解和酮体产生。IIT 方案也不适于治疗糖尿病酮症酸中毒(DKA)或高渗性高血糖状态(HHS),此时治疗的主要目标分别为纠正阴离子间隙和血清渗透压(见下文)。

H. 静脉胰岛素过渡为皮下注射(IH)胰岛素 IIT 治疗转变为 IH 胰岛素时需十分谨慎。应当在停止静脉胰岛素输注前至少 2 小时给予首剂 IH 长效胰岛素类似物(常用 NPH 胰岛素,每日 2 次)。长效胰岛素类似物每日剂量(若用 NPH 则每日 2 次)应至少为过去 24 小时静脉输注胰岛素总量的一半。其余的胰岛素剂量可按比例给予短效或速效胰岛素(如门冬胰岛素、赖脯胰岛素或格鲁辛胰岛素)。若不使用长效胰岛素,仅按比例给予胰岛素可能不足以有效控制 BG,引起复发性高血糖。应每日调整长效胰岛素的剂量。一个实用原则是将前一日按比例给予的胰岛素的半量改为当日的基础胰岛素,并重复这一过程直至所有或多数血糖水平在目标范围。与此相反,如发生低血糖,则应立即减少基础胰岛素剂量,除非是在推注大剂量胰岛素纠正高血糖后发生。无论是否进食,所有 1 型 DM 患者均需使用基础胰岛素以预防 DKA。根据使用的基础胰岛素剂型以及血糖控制水平不同,入院时应适当减少家用基础胰岛素剂量。

Ⅲ. 糖尿病酮症酸中毒(DKA)

A. **病理生理学**　DKA 时常合并拮抗调节激素或炎症细胞因子增加,此时胰岛素的绝对或相对缺乏引起 BG 升高、脂肪分解、脂肪酸分解产生酮体、代谢性酸中毒、高渗状态、容量缺乏和电解质紊乱。尽管总体钾缺乏,但由于胰岛素是细胞摄取钾的重要介质,因此高钾血症非常普遍。糖尿能引起渗透性利尿,并伴随大量钾和磷从尿中丢失。水的丢失超过钠的丢失,从而引起脱水和容量不足。前列腺素水平增高能导致外周血管阻力降低、恶心、呕吐和腹痛。

B. **DKA 的临床表现**　DKA 可表现为多饮、多尿、多食、体重下降、呕吐、腹痛、脱水、乏力、意识不清或昏迷。体格检查可发现皮肤弹性差、肠梗阻、Kussmaul 呼吸(呼吸很深但不伴呼吸频数)、心动过速、低血压、呼出气有烂苹果味、呕吐咖啡色物(出血性胃炎)、神志状态改变、休克甚至昏迷。尽管患者容量严重缺乏,但外周仍可温暖且灌注良好。DKA 可在 24 小时内迅速进展。

C. **DKA 的诱因**　错误停用胰岛素或将胰岛素减量、胰岛素失效或危重病增加胰岛素需求等情况下,可发生 DKA。1 型 DM 患者更容易出现DKA,但 2 型 DM 患者在病情极为严重或初始发病时也可以罹患 DKA。对于所有合并糖尿病的危重病患者,均应考虑 DKA 的可能。有些药物也可以诱发 DKA。DKA 的部分病因见表 28-1。

D. **DKA 的诊断**　诊断需要血清酮体水平升高,阴离子间隙>12mEq/L $[AG=Na-(Cl+HCO_3^-)]$,血糖>250mg/dl,pH<7.3,血清碳酸氢根<18mEq/L,尿中有中到大量的酮体。如果患者能够通过饮水补充容量和水的丢失,那么在排泄酮体和钠盐的同时潴留氯,因此患者表现为高氯性代谢性酸中毒。患者自己或其他人应用额外胰岛素治疗 DKA,能够降低 BG<200mg/dl,但并不清除酮体,从而引起"正常血糖的 DKA"。常常需要同时输注葡萄糖和胰岛素以减少酮体。阴离子间隙增加的代谢性酸中毒的鉴别诊断见表 28-2。高血糖急症的诊断和治疗总结见图 28-1。

表 28-1 糖尿病酮症酸中毒的原因

- 忘记胰岛素治疗,错误降低胰岛素剂量,使用变性胰岛素(胰岛素暴露于热源)

- 感染/全身性感染

- 梗死
  - 心肌梗死,肠缺血,脑卒中

- 内分泌系统疾病
  - 嗜铬细胞瘤
  - 肢端肥大症
  - 甲状腺毒症
  - 胰高血糖素瘤
  - 胰腺切除术后

- 药物
  - 酗酒(DKA 可与酒精性酮症酸中毒相混淆)
  - 非典型抗精神病药物——奥氮平、氯氮平、利培酮
  - 抗钙调磷酸酶药物——FK506
  - HIV 蛋白酶抑制剂
  - α-干扰素/利巴韦林
  - 皮质激素
  - 拟交感药物(可卡因、特布他林、多巴酚丁胺)
  - 喷他脒
  - 噻嗪类利尿剂

- 其他
  - 胰腺炎(减少胰岛素分泌,介导胰岛素抵抗)
  - 手术
  - 创伤
  - 妊娠
  - 饮食异常

表 28-2　阴离子间隙升高性酸中毒的鉴别诊断

- 饥饿性酮症——碳酸氢根很少＜18mmol/L,无高血糖
- 酒精性酮症——血糖常＜250mg/dl,可能出现低血糖
- 乳酸酸中毒——血乳酸
- 肾衰竭——BUN 和 Cr(注意根据测定方法的不同,乙酰醋酸可能假性升高 Cr 测定值)
- 水杨酸中毒——水杨酸水平
- 甲醇——甲醇水平
- 乙二醇中毒——尿中草酸钙和马尿酸结晶
- 摄入三聚乙醛——常有高氯血症,呼吸中特殊气味

E. **血清酮体的测定**　血清酮体的传统测定方法如亚硝酸盐试验最初可能低估酮体水平。DKA 治疗过程中,血液中难以检测的 β-羟基丁酸转化为较易检测的乙酰醋酸,因此测定的酮体水平会升高。所以,血清酮体水平仅用于 DKA 的诊断,但是不适用于疗效观察。

F. **DKA 的治疗目标与病因寻找**　维持血糖正常不足以治疗 DKA。治疗的主要目标为纠正低血容量,纠正血钾水平并补充钾储备,降低阴离子间隙,以及寻找并治疗 DKA 的基础病因。即使怀疑因遗忘胰岛素用药发生DKA,仍需对 DKA 的其他原因进行仔细鉴别。DKA 患者常有某些实验室检查结果异常,可能掩盖基础病因。DKA 患者淀粉酶和脂肪酶升高若不足3 倍,不足以诊断胰腺炎。白细胞升高且 PMN 增加可能与应激有关(与血液中酮体水平相关),或继发于感染。肌酐水平常因低血容量升高(伴BUN/Cr 比值升高),但酮体也会影响肌酐测定结果。肝酶也可以升高。若没有其他病因,在 DKA 治疗后上述所有异常应当缓解。

G. **容量缺乏**　DKA 患者典型的容量不足相当于体重的 10%。进行补液时,最初应输注 2 L 的 NS,输注速度 500ml/h。在初始的水化治疗后,假设校正后血钠正常或升高(考虑到血糖水平),输液应改为 1/2NS。降低输液速度,目标为最初 12 小时纠正容量缺乏的一半,随后 12 小时补充另外一半容量。输液速度过快可能稀释碳酸氢盐从而延误纠正酸中毒。容量补充速度过快还可引起儿童发生脑水肿,甚至导致死亡。在成人患者,阴离子间隙增加的酸中毒经过治疗后可以出现高氯性代谢性酸中毒,而过量输注 NS能够延缓高氯性代谢性酸中毒的纠正。无尿的终末期肾病患者属于例外情况,由于高血糖无法产生渗透性利尿作用,因此这些患者可能需要很少甚至不需要静脉输液。

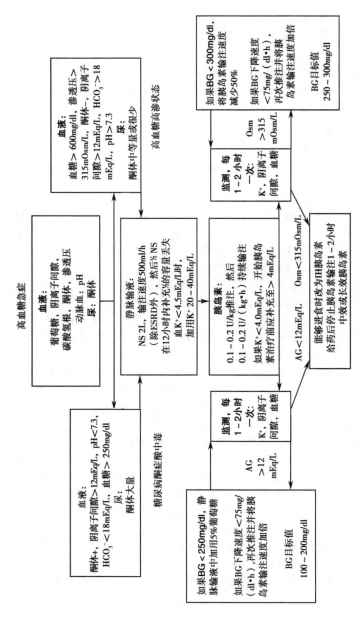

图 28-1 高血糖急症的诊断和治疗。诊断并不要求满足所有条件——诊断 DKA 的要点包括血血酮体增高和阴离子增高阴离子间隙>12mEq/L,HHS诊断要点包括 BG>600mg/dl 且 Osm>315mOsm/L

高血糖急症

血液:
葡萄糖,阴离子间隙,
碳酸氢根,酮体,渗透压
动脉血:pH
尿:
酮体

糖尿病酮症酸中毒

酮体+,阴离子间隙>12mEq/L,pH<7.3,
HCO₃⁻<18mEq/L,血糖>250mg/dl
尿:
酮体大量

血液:
葡萄糖>600mg/dl,渗透压>
315mOsm/L,酮体—,阴离子
间隙>12mEq/L,HCO₃⁻>18
mEq/L,pH>7.3
尿:
酮体中等量或很少

高血糖高渗状态

静脉输液:
NS 2L,输注速度500ml/h,然后½NS
(除ESRD外),在12小时内补充½的容量丢失
血K⁺<4.5mEq/L时,
加用K⁺ 20~40mEq/L。

胰岛素:
0.1~0.2 U/kg维注,然后
0.1~0.2 U/(kg•h)持续输注
如果K⁺<4.0mEq/L,开始胰岛
素治疗前应补充至>4mEq/L

监测,每
1~2小时
一次:
K⁺,阴离子
间隙,血糖

AG
>12
mEq/L

监测,每
1~2小时
一次:
K⁺,阴离子
间隙,血糖

Osm
>315
mOsm/L

AG<12mEq/L   Osm<315mOsm/L

能够进食时改为IH胰岛素
给药后停止胰岛素输注1~2小时
中效或长效胰岛素

如果BG<250mg/dl,静
脉输液中加用5%葡萄糖

如果BG下降速度<75mg/
(dl•h),再次维注并将胰
岛素输注速度加倍

BG目标值
100~200mg/dl

如果BG<300mg/dl,
将胰岛素输注速度
减少50%

如果BG下降速度
<75mg/(dl•h),
再次维注并将胰
岛素输注速度加倍

BG目标值
250~300mg/dl

H. 钾的补充 几乎所有 DKA 患者均有钾的缺乏(除少尿或无尿患者外),通常缺钾 3～5mEq/kg 体重,且需要积极补充。尽管总体钾严重缺乏,但由于细胞内向细胞外液转移,造成最初血钾水平常常升高。胰岛素资料能够降低血钾水平。当血钾为 4.5mEq/L 或更低时,IVF 应按照 20～40mEq/L 加入钾。治疗过程中,应严密监测血钾变化,积极纠正低钾血症,必要时应行心电监护。若患者发病时已存在低钾血症,应当在胰岛素治疗前将钾补充至正常低限,以避免出现严重低钾血症和致死性心律失常。

I. 胰岛素治疗 静脉胰岛素初始负荷剂量为 0.1～0.2U/kg(或 10U),随后持续静脉输注约 0.1U/(kg·h)(或 10U/h)。胰岛素通常可稀释至 1U/ml。若胰岛素浓度较低,胰岛素可能附着在输液袋或静脉输液管路上造成大量丢失。管路中的滤器也会结合并消耗胰岛素。胰岛素治疗和输液的综合作用常可导致血糖水平以 75～100mg/(dl·h)的速度下降。若 BG 下降速度小于 75mg/(dl·h),胰岛素剂量应加倍。若 BG 下降速度仍缓慢,应考虑改用一瓶新的胰岛素。

J. 纠正阴离子间隙 治疗终点为纠正阴离子间隙(<12mEq/L)和酸中毒(pH>7.3,碳酸氢根>18mEq/L)。若血糖下降至 250mg/dl 以下,但阴离子间隙仍未降低,静脉输液可加用 5% 葡萄糖(如 D5 1/2NS 输注速度 100cm³/h),胰岛素剂量也应该降低至 0.05～0.1U/(kg·h)(或 5U/h)。胰岛素剂量应根据需要进行调整,使血糖维持在 100～200mg/dl,直至阴离子间隙正常。酮体测定结果不应用于确定治疗终点。只要阴离子间隙正常,并无必要清除酮体血症和酮尿。积极输注盐水进行水化的常见后果是阴离子间隙正常的高氯性酸中毒。此时不需要特殊治疗,若患者肾功能正常,数日内经过肾脏排泄氯化铵能够自行纠正酸中毒。

K. 磷和碳酸盐 DKA 患者的血磷经常正常或增高,但治疗后会降低。仅当血磷水平低于 1.0mEq/L 且出现符合低磷血症的临床表现时,才有指征补磷。上述临床表现包括溶血性贫血,血小板功能不全伴皮下出血,横纹肌溶解,脑病,癫痫,心衰,呼吸肌或者骨骼肌无力。pH>6.9 的患者补充碳酸氢盐并无益处。胰岛素治疗可使酮体被 TCA 循环利用,并产生碳酸氢盐。过多的碳酸氢盐可增加钾的需求,增加肝脏内酮体生成,并延缓脑内酸中毒的纠正。

L. DKA 的并发症 DKA 最严重的并发症为脑水肿,多达 1% 的 DKA 患儿会出现脑水肿,但成人患者罕见。在成人患者,脑水肿作为 DKA 的并发症是除外诊断,应谨慎评价引起神志改变的其他原因。

M. 患者能够进食后,应开始从静脉到皮下胰岛素的过渡(见Ⅱ.H)。在停止胰岛素输注前1~2小时应当给予长效胰岛素(NPH,甘精胰岛素或地特胰岛素),或持续皮下输注胰岛素。对于无并发症的DKA病例(如暂停胰岛素),如果在家中血糖控制情况较好(根据HgbA1c判断),则可以重新开始使用家中的治疗方案。强烈推荐在早晨或夜间过渡为SC胰岛素,从而保证顺利过渡到患者常用胰岛素方案。

Ⅳ. 高渗性高血糖综合征(HHS)

A. **病理生理学**　较低剂量的胰岛素即能抑制脂肪分解和酮体生成。与1型DM患者相比,2型DM患者常能产生足够的胰岛素预防酮体过度生成。若没有酮症时出现严重高血糖,则称为HHS或高渗性非酮症昏迷(HONKC)。HHS患者BG水平远高于DKA,常可超过1000mg/dl。血pH和碳酸氢盐水平正常,酮体检测为阴性。HHS和DKA均表现为高渗透压、多尿、多饮、容量缺乏和总体钾缺乏,尽管治疗前血钾水平多正常甚至升高。这两种综合征是同一疾病的不同表现,某些患者兼有这两种综合征的特点。因为HHS患者高血糖和高渗状态的程度更为严重,因此包括反应迟缓和昏迷等神志状态的改变更常见。HHS患者还能出现癫痫或神经系统局灶体征,多达50%的HHS患者出现昏迷。与DKA相同,合并少尿性肾衰竭的患者临床表现不同。尽管血糖水平很高,但血钠水平往往代偿性下降,因此高渗状态并不严重,神经系统并发症较少。

B. **诊断**　HHS的诊断标准包括严重高血糖(>600mg/dl,常>1000mg/dl),高渗状态但无阴离子间隙增高性酸中毒。HHS与DKA是同一疾病的不同表现,某些HHS患者有轻度酮症,而某些DKA患者也有较典型DKA更为严重的高渗状态。图28-1总结了高血糖急症的诊断和治疗。

C. **治疗**　与DKA相同,静脉补液和胰岛素治疗是HHS治疗的最重要措施,但是胰岛素治疗的目标不同。HHS患者的补液原则与DKA相似,但由于渗透压极高,液体需求更高。胰岛素治疗也相似,初始负荷剂量为0.1~0.2U/kg,持续输注速度约为0.1~0.2U/(kg·h)。此外,治疗目标是维持血糖水平在合理范围内,血浆渗透压正常,而并非纠正阴离子间隙。多数DKA患者对胰岛素很敏感,但是很多HHS患者都存在严重的胰岛素抵抗。治疗HHS时可能需要更大剂量的胰岛素。一旦BG下降至300mg/dl以下,胰岛素输注速度可降低50%。通过调整胰岛素输注速度,维持血糖在250~300mg/dl直至血浆渗透压<315mOsm/L。与DKA患者相同,HHS患者也应补钾,采用1/2NS进行补液,其中钾的浓度为20~40mEq/L。

Ⅴ. 正常肾上腺的生理学和肾上腺皮质功能不全的病理生理学

A. 肾上腺的功能解剖 肾上腺由皮质和髓质组成,皮质分泌性激素、醛固酮和糖皮质激素(主要为皮质醇),髓质分泌肾上腺能激素(主要为肾上腺素)。"肾上腺皮质功能不全"通常指皮质醇(可单独存在)和醛固酮(几乎总伴随皮质醇缺乏)缺乏。

B. 肾上腺激素分泌的调节(图 28-2) 下丘脑分泌促肾上腺皮质激素释放激素(CRH)能刺激垂体产生促肾上腺皮质激素(ACTH),后者刺激肾上腺产生皮质醇。皮质醇反馈性抑制 CRH 和 ACTH 的释放,从而形成闭环调控。肾上腺皮质损伤(原发性肾上腺皮质功能不全伴 ACTH 升高)或垂体下丘脑损伤(继发性或中枢性肾上腺皮质功能不全伴 ACTH 水平降低或"不适当"正常)都可以引起皮质醇缺乏。原发性肾上腺皮质功能不全常伴有醛固酮缺乏,但中枢性肾上腺皮质功能不全仅限于皮质醇产生缺乏,因为醛固酮的产生不依赖于 ACTH。

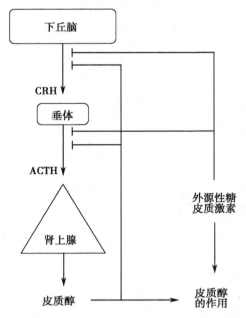

图 28-2 肾上腺激素分泌的调节。箭头指向为正作用、生成或转化。以短线终止的直线提示抑制

C. 肾上腺皮质功能不全的后果　皮质醇缺乏非常危险,能够引起循环功能衰竭伴顽固低血压,如果不进行糖皮质激素替代治疗,患者可在数小时或数日内死亡。糖皮质激素缺乏的症状和体征包括恶心、呕吐、食欲缺乏、体重下降和消耗、乏力、低钠血症和嗜酸性粒细胞增多等。若高度怀疑糖皮质激素缺乏,应立即开始治疗;如果检查结果显示肾上腺功能正常,则可以停止治疗。

D. "功能性"肾上腺皮质功能不全　危重病患者可能存在皮质醇分泌的"相对性"或"功能性"缺乏,但是对此尚存在争议,且缺乏公认的诊断标准。肾上腺皮质功能不全可能由抑制皮质醇生成的药物引起,特别是酮康唑或依托咪酯。加速皮质醇代谢的药物如苯妥英、巴比妥类和利福平,也能够使储备功能有限的患者发生肾上腺皮质功能不全。肾上腺皮质功能不全最常见的原因是外源性糖皮质激素(或具有糖皮质激素活性的药物如醋酸甲地孕酮)反馈性抑制 ACTH 的产生,进而引起肾上腺分泌皮质醇的细胞发生萎缩。医源性肾上腺皮质功能不全的完全恢复需要数月甚至数年的时间。导致肾上腺皮质功能不全的常见病因见表 28-3。

表 28-3　肾上腺皮质功能不全的鉴别诊断

原发性肾上腺皮质功能不全	继发性肾上腺皮质功能不全
● 出血性梗死	● 医源性
○ 全身性感染	○ 糖皮质激素
○ 肾上腺静脉血栓形成	○ 醋酸甲地孕酮(糖皮质激素活性)
○ 抗凝	● 肿瘤或其他占位性病变
○ 凝血功能障碍	○ 垂体腺瘤
○ 血小板缺乏	○ 转移
○ 高凝状态	○ 淋巴瘤
○ 创伤	○ 原发性脑肿瘤或脑膜瘤
○ 术后	○ Rathke 囊
○ 严重应激	○ 空泡蝶鞍
● 肿瘤转移/淋巴瘤	● 垂体卒中
● 自身免疫	○ Sheehan 综合征(产后出血)
○ Addison 病	● 浸润性疾病

○ 多腺体自身免疫综合征 I 和 II	○ 血色病
● 感染性疾病	○ 组织细胞增多症
○ 播散性真菌感染（组织胞浆菌病）	○ 结核
○ 结核	
○ HIV（CMV，MAI，隐球菌）	
● 浸润性疾病	
● 医源性	
○ 酮康唑	
○ 依托咪酯	
○ 美替拉酮	
○ 舒拉明	

E. 醛固酮缺乏　醛固酮的产生受到肾素-血管紧张素系统的调节。醛固酮最重要的作用是促进肾脏对钠的潴留。醛固酮缺乏能导致钠的消耗、低血容量及低血压。短期醛固酮缺乏可以增加钠水摄入，但是长期醛固酮缺乏需要使用具有醛固酮受体激动剂活性的药物（如氟氢可的松）进行治疗。醛固酮缺乏最常见的原因是肾上腺损伤，常同时合并糖皮质激素缺乏。除影响肾素-醛固酮轴的药物外，单纯的醛固酮缺乏较为少见。

VI. 肾上腺皮质功能不全

A. 危重病肾上腺皮质功能不全的诊断　与门诊患者相比，危重病患者的肾上腺皮质功能不全诊断更为困难。生理应激状态下，皮质醇分泌常常增加，而危重病可能暴露既往的亚临床肾上腺皮质功能不全。危重病还可能引起皮质醇产生或反应的功能性缺乏。应用糖皮质激素后危重病患者的病情改善，并不意味着肾上腺皮质功能的下降。从概念上区分肾上腺皮质功能不全的治疗和糖皮质激素的药理作用非常重要，因为糖皮质激素可能通过肾上腺皮质功能以外的其他作用改善临床预后。相关文献中有时可能混淆了这两个概念。

B. 总皮质醇和游离皮质醇　皮质醇测定的常用方法是测定总皮质醇，但游离皮质醇才具有激素的生理作用。危重病常伴有皮质醇结合蛋白水平下降，因此总皮质醇水平降低，而游离皮质醇并无改变，从而误诊为肾上腺皮质功能不全。因此,尚不清除根据总皮质醇测定结果诊断的"相对性"肾上腺皮质功能不全,是否有助于筛选适于糖皮质激素治疗的患者。遗憾的是,游离皮质醇测定并不普遍。

C. 选择患者进行肾上腺皮质功能不全检查 肾上腺皮质功能不全如果不及时治疗,后果将会非常严重,因此在 ICU 中应该对此保持高度警惕。严重的皮质醇缺乏能够降低对升压药物的反应,因此对于积极输液和升压药物治疗后仍表现低血压的患者,应当评价肾上腺皮质功能不全的可能。糖皮质激素治疗后的医源性肾上腺皮质功能不全可能持续很长时间,因此对于所有使用糖皮质激素的患者(如过去一年内每日泼尼松剂量大于 5mg,疗程超过 3 周)应当考虑这一诊断。对于已知合并肾上腺、垂体或下丘脑病变的危重病患者,均应除外肾上腺皮质功能不全。肾上腺皮质功能不全可引起低钠血症,因此在诊断 SIADH(抗利尿激素分泌不当综合征)之前应当除外肾上腺皮质功能不全。

D. ACTH 刺激试验 皮质醇缺乏的主要检查为 ACTH 刺激试验。在留取血液标本测定皮质醇和 ACTH 后,IV 或 IM 人工合成 ACTH。应在 60～90 分钟后留取血标本测定第二次皮质醇。这一试验不能确定下丘脑-垂体-肾上腺轴能否产生足够的皮质醇;仅能够测定肾上腺皮质对外源性 ACTH 的反应性。在近期发生的中枢性肾上腺皮质功能不全患者,尽管基础皮质醇水平可能较低,但肾上腺皮质尚未萎缩,因此刺激后皮质醇的反应可以正常。

1. 刺激试验所使用的 ACTH 剂量尚存在争议。经典试验使用 IV 250mg ACTH。一些研究建议使用小剂量(如 1mg)以发现更多可能受益于糖皮质激素治疗的患者,但尚不明确是否所有检查结果阳性的患者都具有皮质醇缺乏,因而需要接受替代治疗。

2. 肾上腺皮质功能不全的诊断标准 激素后糖皮质激素水平通常有所升高,所以危重病患者基础血浆皮质醇水平很低($<3\mu g/dl$)时可诊断肾上腺皮质功能不全。若基础皮质醇为中等水平($<10\mu g/dl$),则提示存在肾上腺皮质功能不全,但在皮质醇结合球蛋白(CBG)较低时可能引起误导,因为此时游离皮质醇水平升高。基础(未刺激)皮质醇$>18\mu g/dl$ 时,多数患者可除外肾上腺皮质功能不全,而基础皮质醇水平$<3\mu g/dl$ 时可以诊断肾上腺皮质功能不全。当基础皮质醇水平为 $3\sim18\mu g/dl$ 之间时,若 ACTH 刺激后皮质醇升高$<9\mu g/dl$,提示糖皮质激素治疗有益。口服雌激素和肝脏炎症时皮质醇结合球蛋白升高,此时皮质醇$>18\mu g/dl$ 也不能除外肾上腺皮质功能不全。

E. 治疗　理想情况下,应当在经验性治疗前留取皮质醇和 ACTH 标本。若可以得到 ACTH,应当立即给药,否则应在给予 ACTH 前留取第二份标本(仅测定皮质醇)。在以上任何情况下,地塞米松(1~2mg IV 每 8~12 小时一次)经验性治疗均不会影响 ACTH 刺激试验的结果。一旦留取了 ACTH 刺激后皮质醇标本,即应开始使用氢化可的松。氢化可的松具有糖皮质激素和盐皮质激素功能,每日总剂量 300mg,每 6 或 8 小时给药,除非怀疑原发性肾上腺皮质功能不全。需要指出的是,有关糖皮质激素的适宜"应激"剂量仍存在争议。目前通常使用的剂量其糖皮质激素作用超过正常肾上腺在危重病状态下产生的皮质醇。随着临床情况的改善,糖皮质激素剂量应该逐渐减量。尚无可靠的试验用于确定适当的替代治疗激素,因此需要经验性调整药物剂量。氢化可的松的剂量不应低于已知肾上腺皮质功能不全住院患者的替代剂量以下(口服 50~60mg,分为 2 次口服,大致相当于健康状态下替代治疗的 2 倍),直至后续检查显示肾上腺皮质功能正常。等效剂量为泼尼松每日清晨 10~15mg,或地塞米松每日 1.5~2.5mg。对于原发性肾上腺皮质功能不全患者,每日剂量小于 50mg 的氢化可的松不能提供足够的盐皮质激素活性,而泼尼松和地塞米松均没有盐皮质激素活性。需要盐皮质激素替代治疗的患者应当口服氟氢可的松,每日剂量 0.1~0.2mg。

F. 确定肾上腺皮质功能不全的原因　一旦诊断肾上腺皮质功能不全,开始经验性糖皮质激素治疗前,应当留取 ACTH 样本,以便确定肾上腺皮质功能不全的原因。ACTH 升高提示原发性肾上腺皮质功能不全,而 ACTH 降低或"正常"则符合中枢性肾上腺皮质功能不全。如果检查提示原发性皮质醇不足(ACTH 升高),应行肾上腺的影像学检查(通常为 CT)以确定是否存在转移性、炎症性或浸润性病变。对于中枢性皮质醇缺乏,应当进行垂体和下丘脑的影像学检查。垂体 MRI 为首选,因为 CT 只能除外体积较大的肿瘤或较大量的出血。肾上腺皮质功能不全的鉴别诊断见表 28-3。

G. 垂体卒中　垂体卒中为垂体占位病变内出血或梗死而引发的临床综合征。极少数肾上腺皮质功能不全由垂体卒中引起,但在 ICU 需要引起高度重视,因为这是一种真正的内分泌急症。在严重生理应激情况下,垂体卒中能够引起突发的严重肾上腺皮质功能不全,如果不及时治疗,患者可能死亡。此外,占位效应对周围结构包括视神经、第Ⅲ和Ⅵ对脑神经的影响可以导致永久性视力障碍或失明。病例报告提示,对于未经诊断的垂体肿瘤患者,ICU 的常见情况和治疗(包括抗凝或抗血小板治疗,凝血功能障碍,血小板缺乏,肾衰竭,溶栓,高血压,低血压和颅脑损伤)都可引起垂体卒中。因此,肾上腺皮质功能不全的鉴别诊断应当考虑垂体卒中的可能。遗憾的是,卒中的临床表现(头痛,视力障碍)在危重病患者可能被掩盖,因此影像学检查是主要的诊断方法。非增强头颅 CT 虽不能准确发现垂体瘤出血或梗死,但对于超过 1cm 的垂体瘤(多数垂体卒中)较为敏感。如果发现占位病变,可通过 MRI 判断出血或梗死。垂体卒中时应使用大剂量糖皮质激素,并迅速进行手术减压,以改善神经系统预后。

Ⅶ. Cushing 综合征

A. **诊断**　Cushing 综合征指皮质醇生成过多以及皮质醇分泌的正常昼夜节律消失。危重病时的正常反应为皮质醇生成大量增加,且失去正常的昼夜节。因此,Cushing 综合征常用的筛查试验(测定尿中总皮质醇或夜间皮质醇异常分泌)在 ICU 并不适用。若出现典型的体型改变应疑诊 Cushing 综合征,但最为特异的体征包括锁骨上和颈背部脂肪垫增大,宽大(> 1cm)紫纹(非粉色),以及近端肢体无力。Cushing 综合征可能引起高血压,但很少引起高血压危象。若怀疑 Cushing 综合征,应立即请内分泌会诊,但是极少在 ICU 开始针对 Cushing 综合征的治疗,除非皮质醇增多症本身是致病的主要原因。

B. **治疗**　Cushing 综合征常需要外科治疗,包括切除垂体 ACTH 瘤、肾上腺肿瘤或(极少情况下)异位 ACTH 分泌瘤。常用的姑息治疗包括使用用酮康唑或其他抑制皮质醇合成的药物。由于存在引起肾上腺皮质危象的危险,因此很少在 ICU 开始治疗,而应等待急性病缓解后再行治疗。

Ⅷ. 嗜铬细胞瘤和副神经节瘤

A. **诊断**　嗜铬细胞瘤或副神经节瘤是一类来源于神经嵴的肿瘤,儿茶酚胺[去甲肾上腺素、肾上腺素和(或)多巴胺]分泌量的变化非常大。这些肿瘤常源于肾上腺髓质或沿主动脉分布的交感神经节(直至颈动脉分叉处)。典型的临床表现为发作性心悸、头痛和面色苍白,常伴高血压,但持续性高血压并不少见。危重病时正常的生理反应为儿茶酚胺(及其代谢产物)产生增加,此时释放的儿茶酚胺与嗜铬细胞瘤时相同。尚不清楚住院患者及 ICU 患者上述激素的"正常"范围。因此,对于多数疑诊嗜铬细胞瘤患者,适当的策略是待其急性病缓解后再行相关诊断性检查。在某些情况下,如高血压或血压急剧变化且在肾上腺或沿主动脉或颈部血管发现占位病变时,可进行经验性治疗。偶然发现的肾上腺占位病变中约 5% 为嗜铬细胞瘤。若不适合进行生化检查,还可使用 MRI 或特殊检查如间碘苄胍

(MIBG)扫描帮助诊断。

B. 治疗　所有儿茶酚胺分泌性肿瘤患者均需进行手术准备。即使从外部触摸肿瘤也可能引发危象,因此仅当经过慎重考虑,准备好适当的监测(动脉血压监测)及治疗措施(如静脉注射硝普钠)后,才能对肿瘤进行操作(即使为诊断性操作)。嗜铬细胞瘤的病因治疗主要为手术切除,但是,术前准备所使用的方法同样可作为保守治疗的措施使用,直至确诊或其他内科问题得到解决。常用药物为酚苄明,能够抑制肿瘤分泌的儿茶酚胺引起的血管收缩。嗜铬细胞瘤常伴有强烈的血管收缩以及容量减少,而酚苄明介导的血管扩张可引起低血压。因此,应用酚苄明的同时必须进行补液治疗。在 ICU 密切监测动脉血压的情况下,酚苄明剂量可迅速调整至 40mg,每日 2 次。此外,还可以在手术前即开始持续静脉输注钙通道阻滞剂,持续至肿瘤切除后。

C. 嗜铬细胞瘤的术后处理　手术切除嗜铬细胞瘤后,可以停用酚苄明。随着酚苄明血管扩张作用逐渐消失,可能出现自发利尿。对于术前使用钙通道阻滞剂的患者,由于长期收缩的血管在手术后扩张,因此需要补充容量以预防低血压。术后即刻还可出现低血糖,所以术后当日应定期监测血糖。

Ⅸ. 甲状腺功能和疾病

A. 病理生理学(图 28-3)　甲状腺激素有两种,即含四个碘原子的甲状腺素(T_4)和含三个碘原子的三碘甲腺原氨酸(T_3)。T_3 和 T_4 都由甲状腺产生,并与甲状腺球蛋白相结合。甲状腺激素的产生和释放均受到垂体分泌的促甲状腺素(TSH)调控。TSH 能刺激甲状腺球蛋白分解释放 T_3 和 T_4,并促使部分 T_4 在释放入血之前转化为 T_3。TSH 的分泌受到下丘脑释放的促甲状腺激素释放激素(TRH)的调控。TRH 和 TSH 的分泌受甲状腺素的负反馈调节,从而形成一个反馈调节环路。甲状腺激素通过广泛分布的 T_3 受体发挥作用。T_4 自身作用较弱,主要作为激素前体。一些 T_3 由甲状腺直接释放,但是大部分 T_3 由 T_4 在其他组织中脱碘酶(Ⅰ型和Ⅱ型)的作用下转化生成。在Ⅲ型脱碘酶的作用下,T_4 也可以转化为反 T_3(rT_3)。rT_3 含有 3 个碘原子,但构象不同,没有甲状腺激素活性。ICU 的多种常见因素能够抑制甲状腺外的其他组织在脱碘酶作用下产生 T_3,这些因素包括营养不良、糖尿病(胰岛素抵抗或相对性胰岛素缺乏)、游离脂肪酸高、炎症因子、各种疾病、多种药物如 β 受体阻滞剂和胺碘酮。高热量摄入和葡萄糖加胰岛素能够增加有活性 T_3 的产生,而疾病本身可以增加 T_4 向无活性 rT_3 的转化。

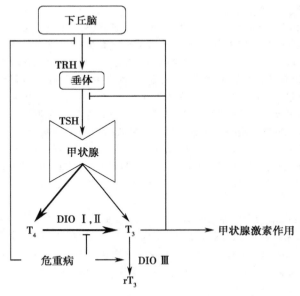

图 28-3 甲状腺激素分泌的调节与活性。箭头指向为正向作用、生成或转化。以短线终止的直线为抑制作用。TRH：促甲状腺激素释放激素；TSH：促甲状腺激素；T_4：甲状腺素；T_3：三碘甲腺原氨酸；rT_3：反 T_3（失活）；DIO Ⅰ、Ⅱ、Ⅲ：脱碘酶 Ⅰ、Ⅱ、Ⅲ

B. **甲状腺激素功能以及甲状腺功能异常的症状和体征** 甲状腺激素是机体代谢率和蛋白合成及分解率的重要调节激素。甲状腺激素增加心肌收缩力和心率，促进动脉舒张，降低全身血管阻力。甲状腺功能亢进伴心动过速、收缩压升高、脉压增加、高心排量心功能衰竭、房颤风险增高以及心肌缺血等表现。甲状腺功能减退表现为心动过缓和高血压，并可诱发基础心脏疾病患者发生充血性心力衰竭。甲状腺功能亢进和减退均可出现肌病，从而引起呼吸肌乏力，导致通气不足。甲状腺功能亢进患者氧耗和 CO_2 产量增加，若合并通气不足将导致病情恶化。甲状腺激素能促进胃肠蠕动；甲状腺功能减退可出现便秘，甲状腺功能亢进可表现为大便次数增加或腹泻伴吸收不良。甲状腺激素对于自由水的清除非常重要，因此甲状腺功能减退出现低钠血症。所以，在诊断抗利尿激素异常分泌综合征（SIADH）之前应除外甲状腺功能减退。许多药物和内源性激素的代谢受甲状腺激素的调节。甲状腺功能减退时清除率减慢,药物剂量应当减少,甲状腺功能亢进时清除率加快,药物剂量需要增加。甲状腺激素促进皮质醇清除,因此肾上腺皮质功能不全患者应用甲状腺激素治疗甲状腺功能减退时,能够诱发肾上腺皮质危象。甲状腺功能减退时很多组织中发生基质黏多糖蓄积,导致皮肤和毛发粗糙,舌体增大,声音嘶哑和非可凹性水肿。Graves 病是甲状腺功能亢进的最常见病因,可引起球后脂肪组织自身免疫性浸润,以及眼部自身免疫性病变,导致眼部炎症和突眼症。

Ⅹ. 危重病时的甲状腺功能

A. 非甲状腺性病态综合征　与门诊患者不同,住院患者尤其是危重病患者的 TSH 水平可以引起误导。许多药物和激素能影响 TSH 分泌。多巴胺可抑制 TSH,多巴胺拮抗剂如甲氧氯普胺可刺激 TSH 分泌。糖皮质激素水平升高,无论是应激引起的内源性升高抑或糖皮质激素治疗引起的外源性升高,都能抑制 TRH 和 TSH。危重病时低 TSH、低 T_3 和低 T_4 非常普遍,因此 ICU 中甲状腺功能检查结果正常并不常见,仅属于例外情况。这一综合征曾被称为"甲状腺功能正常的病态综合征(euthyroid-sick syndrome)",但是目前认为,危重病患者因 TRH 和 TSH 降低,实际上表现为甲状腺功能减退。疾病状态下甲状腺功能异常综合征目前命名为"非甲状腺性病态综合征(nonthyroidal illness syndrome,NTIS)"。尽管不再认为"甲状腺功能正常",但是现有证据提示针对危重病患者的 NTIS 进行治疗无益反而有害,这可能由于相对性甲状腺功能减退能够降低分解代谢,从而起到保护作用。

B. 在 ICU 何时进行甲状腺功能检查　因为危重病时 NTIS 非常普遍,所以除非高度怀疑甲状腺功能障碍,否则对住院患者不应进行甲状腺功能检查。如果住院前已使用 T_4 治疗,通常可不改变 T_4 剂量。回顾危重病起病前的 TSH 水平,有助于确定 T_4 剂量是否合适。若胃肠道吸收不良,可静脉应用左甲状腺素代替口服左甲状腺素,考虑到静脉途径生物利用度提高,药物剂量相应减少 20%。对于危重病发病前即接受甲状腺功能亢进治疗的患者,不应改变药物剂量,除非有证据表明出现毒性作用。应当确认在住院前甲状腺功能亢进是否得到有效控制,所有甲状腺功能亢进的危重病患者应当请内分泌科会诊。

C. 危重病患者甲状腺功能障碍的实验室诊断　对于既往没有甲状腺功能障碍但高度怀疑新发或未诊断甲状腺功能障碍的患者,甲状腺功能的诊断非常困难。这种情况下,单纯的 TSH 数值并无意义。NTIS 时 TSH 水平一般正常或降低,而在 NTIS 恢复阶段由于系统寻求新的平衡,TSH

水平可以升高。应当全面检查甲状腺功能包括 TSH、总 T_4、游离 T_4（或游离甲状腺素指数）和 T_3。应当将 TSH 结果与 T_4 和 T_3 水平综合考虑,同时还结合临床表现。在进行甲状腺实验室检查前,应当根据临床表现预先判断患者可能具有何种甲状腺功能障碍（甲状腺功能亢进或甲状腺功能减退）。

　　D. 低 TSH 的解释　　NTIS 时 TSH 正常或偏低。单纯 TSH 降低并不意味患者罹患甲状腺功能亢进,或确定应当减少甲状腺激素的剂量。如果 TSH 水平较低且根据临床表现疑诊甲状腺功能亢进,血清 T_3 水平有助于诊断。NTIS 患者的 T_3 水平通常降低或在正常低限,而甲状腺功能亢进患者 T_3 水平升高或在正常高限。如果采用当前的高灵敏方法仍无法检测到患者的 TSH,则患者很有可能罹患甲状腺功能亢进,T_3 水平升高或在正常高限支持上述诊断。如果疑诊中枢性甲状腺功能减退（因下丘脑或垂体病变导致 TSH 缺乏）且 TSH 正常或偏低,血清 rT_3 水平有助于诊断。NTIS 患者 rT_3 水平大多升高,但严重中枢性甲状腺功能减退患者常降低。

　　E. 高 TSH 的解释　　NTIS 患者恢复期常有 TSH 升高,但很少超过 $20mU/L$。危重病患者 TSH 升高常提示因甲状腺激素合成或分泌障碍引起的原发性甲状腺功能减退。T_3 水平降低或在正常低限支持甲状腺功能减退的诊断。

　　F. T_4 水平的解释　　T_4 与血清蛋白相结合,特别是甲状腺结合球蛋白,但也能够与转甲状腺素蛋白、白蛋白和脂蛋白结合;仅有微量 T_4 呈游离状态。危重病患者常出现血清蛋白水平下降或血清蛋白改变,从而降低 T_4 结合能力与总 T_4 水平。因此,大约半数 ICU 患者总 T_4 水平降低。根据结合蛋白减少的程度,游离甲状腺素指数可能正常或降低。游离 T_4 的"直接"测定受到药物或循环中多种物质如游离脂肪酸的影响。如果危重病患者总 T_4 水平、游离甲状腺素指数或直接游离 T_4 水平升高,则支持甲状腺功能亢进的诊断。如果测定危重病患者的直接游离 T_4 水平,则应同时测定总 T_4 水平,从而提高发现游离 T_4 假性升高的可能性。总 T_4 水平、游离甲状腺素指数或直接游离 T_4 水平降低或正常,通常并无意义。多数疾病能够降低甲状腺激素结合蛋白水平,例外情况包括肝炎和肝癌,此时甲状腺结合蛋白和总 T_4 水平异常升高。

　　Ⅺ. ICU 患者甲状腺功能障碍的治疗

　　A. 甲状腺功能减退的治疗　　尽管 NTIS 可能是一种相对性甲状腺功能减退状态,但甲状腺激素治疗并不能改善危重病患者或术后患者的预后。这可能由于在分解代谢时轻度甲状腺功能减退具有保护作用。既往存在甲状腺功能减退的患者不应改变其原来的甲状腺激素剂量。新诊断的甲状腺功能减退应采用 T_4 治疗,初始剂量应根据体重计算。经肠道补充的 T_4 替代剂量约为每日 $1.6\mu g/kg$,尽管个体所需剂量差异极大。在老年患者和较为虚弱的患者,或存在诱发心脏缺血或房颤风险的患者,应从较低剂量开始。服用 T_4 时应与其他药物分开,应当暂停胃肠营养,直至胃残余量很少时再给予甲状腺激素,而且应在停止胃肠营养 30 分钟后用药。如果上述措施无法实施(如患者接受胰岛素治疗),或患者不能耐受肠内营养,可以静脉用药。此时因生物利用度增加,药物剂量应减少 20%。改变药物剂量后至少需要 6 周时间,T_4 和 TSH 才能达到新的平衡。因此,如果根据此前的测定结果更改药物剂量,需要格外谨慎。除黏液水肿性昏迷外,通常不使用 T_3 治疗甲状腺功能减退。

B. **甲状腺功能亢进的治疗** 由于抗甲状腺药物具有明显的毒性,而且药物(如胺碘酮)或造影剂含有的碘负荷量较大,常能影响甲状腺功能,需要改变治疗,因此在发生危重病前已经接受治疗的甲状腺功能亢进患者应由内分泌科医师进行监测。如果怀疑患者罹患甲状腺功能亢进,需要请内分泌科会诊以明确诊断并监测治疗。甲状腺激素可以增加许多组织中 β 肾上腺能受体数目,因而引起甲状腺功能亢进的很多症状。针对甲状腺功能亢进的治疗常需应用 β 受体阻滞剂以拮抗 β 肾上腺能作用。普萘洛尔和美托洛尔均可静脉用药,还可抑制脱碘酶活性减少 T_4 向 T_3 的转化。其他治疗应由内分泌科医师决定。治疗方案包括硫代酰胺类抗甲状腺药物如甲巯咪唑(疗效更强)和丙硫氧嘧啶(PTU,药效较弱)。这些药物能阻断甲状腺激素的产生,但不能阻断已合成的甲状腺激素的释放,因此硫代酰胺类药物本身的即刻效应很弱。但是,一旦硫代酰胺类药物阻断了甲状腺激素的合成,即可使用大剂量碘阻断甲状腺释放 T_3 和 T_4。若没有首先使用硫代酰胺类药物阻断甲状腺激素的合成,那么碘将被转化为新的甲状腺激素,从而导致病情加重。

Ⅻ. 黏液水肿性昏迷

A. **临床表现** 甲状腺功能极度减退的临床表现包括神志改变(多为昏睡但偶见精神病;真正的昏迷罕见)、低体温、心动过缓、低血压、低通气、低钠血症和低血糖。所有这些表现均可在使用甲状腺激素后纠正。若甲状腺功能减退患者既往未行治疗或治疗不充分,一旦在疾病、寒冷环境或镇静药物等应激情况下即可出现黏液水肿性昏迷的急性发作。病死率高达 40%,年龄和心血管疾病是死亡的高危因素。由于甲状腺激素的半衰期很长(约为 1 周),因此重症甲状腺功能减退患者停用甲状腺激素,也不会很快发生黏液水肿性昏迷。

B. 诊断和治疗　　只有非常严重的甲状腺功能减退才会出现黏液水肿性昏迷,因此这些患者 TSH 往往极高。但中枢性甲状腺功能减退患者是例外,TSH 可以正常或偏低。真正的黏液水肿性昏迷患者病死率很高,甲状腺激素治疗可降低病死率。所以,若高度怀疑黏液水肿性昏迷,不应等待实验室检查结果而立即开始治疗。然而,必须在治疗前留取标本进行确证试验。黏液水肿性昏迷可合并肾上腺皮质功能不全,原因包括内分泌腺自身免疫综合征或垂体功能障碍。肾上腺皮质功能不全患者应用甲状腺激素可能引起肾上腺皮质危象。因此,在进行甲状腺功能检查时应当进行 ACTH 刺激试验,而且必须在甲状腺激素治疗开始前给予应激剂量的糖皮质激素。若 ACTH 刺激试验提示肾上腺皮质储备功能完好,可停用糖皮质激素。黏液水肿性昏迷的适当治疗方法尚存在争议,不同机构或推荐单独使用 T_3,或推荐单独使用 T_4,或推荐联合应用两种激素。黏液水肿性昏迷的治疗应当在内分泌科医师的指导下开始,药物剂量需根据体重及心脏受累情况确定。支持治疗包括被动保温、容量复苏、升压药物、通气支持和静脉应用葡萄糖。针对诱发病因的治疗非常关键。

XIII. 甲亢危象

A. 临床表现和诊断标准　　甲亢危象是重度甲状腺功能亢进综合征,临床症状和体征非常明显,常见于已罹患甲状腺功能亢进患者病情急性加重时。由于甲亢危象仅根据病情严重程度进行诊断(一旦生化指标确诊为甲状腺功能亢进),因此诊断标准包括评分的计算。出现高热、心动过速、严重充血性心衰、房颤、意识改变(癫痫或昏迷评分较高)以及消化道症状(包括腹泻、呕吐、腹痛和黄疸)时评分更高。如果病史中存在可能引起甲亢危象的事件(如药物或静脉应用造影剂引起的碘负荷增加、甲状腺手术、创伤、感染或任何其他严重应激包括非甲状腺手术)也将加分。

B. 治疗　　包括支持治疗以及使用药物针对甲状腺激素的过度作用、产生和释放。初始治疗包括静脉使用 β 受体阻滞剂,并根据心动过速的控制情况调整药物剂量。给予应激剂量糖皮质激素(氢化可的松 100mg IV 每 8 小时一次)以减少 T_4 在脱碘酶的作用下转化为 T_3,并确保在甲亢危象时不因糖皮质激素迅速代谢导致肾上腺皮质功能不全。与病情较轻的甲状腺功能减退的治疗相似,应给予硫代酰胺类药物(如甲巯咪唑和丙硫氧嘧啶)以减少甲状腺激素的产生,随后还应使用碘剂抑制甲状腺激素的释放,当然药物剂量应当更大。支持性治疗包括积极治疗高热,液体复苏,房颤时心室率的控制,以及诱发因素的诊断和治疗。

XIV. 类癌综合征

A. 类癌的生理学 引起类癌综合征的肿瘤（类癌肿瘤）最常见于支气管和胃肠道。肝脏能够灭活类癌肿瘤的多数产物，所以，如果没有肝脏转移，胃肠道肿瘤通常不会引起类癌综合征的症状。肺部肿瘤产生的类癌产物能够直接进入体循环，因此即使没有转移也可引起类癌综合征的临床症状。但是肺癌较原发消化道肿瘤少见。类癌肿瘤可分泌多种产物包括5-羟色胺、组胺、激肽和前列腺素等。较为少见但在 ICU 有临床意义的类癌产物包括去甲肾上腺素、多巴胺、促胃液素、胰高血糖素、ACTH 和生长激素。几乎所有类癌肿瘤均可摄取并代谢色氨酸。多数情况下，色氨酸可转化为5-羟色胺，然后代谢为5-羟吲哚醋酸（5-HIAA）。但部分病例不产生5-羟色胺，主要代谢产物为5-HIAA 和组胺。类癌肿瘤产生的5-HIAA 可以在血液或尿中检测。

B. 类癌综合征的临床表现 由于5-羟色胺、激肽和组胺的大量产生，最常见的临床表现包括分泌性腹泻、皮肤阵发性潮红和瘙痒等。大量腹泻可导致容量丢失和吸收不良。外周血管扩张能导致低血压和心动过速。类癌综合征的发作通常为自发性，持续时间不足30分钟。但是，药物（特别是麻醉药物）或碰触肿瘤时可引起潮红发作，这种"类癌危象"可持续数小时，并伴有严重低血压、支气管收缩、心律失常甚至死亡。潮红发作时可伴有支气管痉挛，尤其在支气管类癌时。β 受体激动剂（沙丁胺醇除外）能诱发血管扩张和低血压。高水平的5-羟色胺能导致心脏瓣膜异常，通常表现为右心瓣膜纤维性增厚，并常引起三尖瓣反流和（或）肺动脉瓣狭窄或反流。色氨酸缺乏（转化为5-羟色胺和5-HIAA）可引起蛋白质合成障碍，进而导致肌肉消耗，同时还可出现烟酸缺乏，引起明显的糙皮病（皮肤粗糙，舌炎，口角炎，以及意识改变）。

C. 诊断 类癌综合征患者尿5-HIAA 水平高于正常上限10倍。很多药物（如对乙酰氨基酚、苯巴比妥和麻黄碱）和食物都能够引起5-HIAA 假性增高。ACTH、左旋多巴、单胺氧化酶抑制剂、吩塞嗪、ASA 和肝素可引起5-HIAA 假阴性结果。即使没有干扰因素的影响，支气管和胃类癌患者尿5-HIAA 也可正常。这些情况下，测定血嗜铬粒蛋白 A 和5-羟色胺可能有帮助。在 ICU 中，使用肾上腺素后若出现面色潮红或低血压，应注意类癌综合征的可能。

D. 治疗 类癌综合征的治疗为手术切除肿瘤。然而，由于多数典型类癌综合征患者罹患胃部类癌且伴肝脏转移，因此不可能进行手术治疗。奥曲肽能够有效治疗面色潮红和腹泻。奥曲肽还可用于预防类癌引起的心脏

第二篇　各　论

瓣膜病变的进展。奥曲肽还能预防麻醉和手术引起的类癌危象。尿5-HIAA水平可用于监测疗效。哮喘可用沙丁胺醇进行治疗。类癌危象时低血压的治疗不同于常规，因为儿茶酚胺能够加重危象，并进一步降低血压。低血压可静脉注射奥曲肽（300μg 静脉推注后以 150μg/h 维持输注）和液体复苏进行治疗。使用拟交感药物治疗后血压反常下降应当考虑类癌综合征的可能。

XV. 钙稳态的调节

A. **胃摄取钙以及肾脏排泄钙**　通常情况下，钙的摄入和排泄维持平衡。每日摄入钙 1000mg 时，其中 200mg 经胃肠道吸收，经尿排泄相同量的钙。所有的钙均经过肾小球滤过，但绝大多数被主动重吸收，因此肾小球滤过的钙仅有极少量排出。甲状旁腺素（PTH）脆嫩胃肠道对钙磷的吸收，以及骨骼释放钙和磷。除直接作用于肠道外，PTH 还能激活维生素 D 为1,25-二羟维生素 D，进而促进肠道对钙磷的吸收。PTH 还能够促进肾脏对钙的重吸收和磷的排泄。PTH 升高的综合作用为升高血清钙以及降低血清磷。肾脏重吸收钙多发生于近端肾小管，同时伴随钠的重吸收。钠缺乏（脱水）时钙的重吸收增加，而输注盐水能够促进钙的排泄。Henle 袢升支粗段可重吸收少量的钙，袢利尿剂能抑制这种作用。最后，远曲小管也能在 PTH 调控下重吸收小部分钙。肾功能下降在高钙血症综合征中起重要作用。

B. **血液和骨骼中的钙平衡**　总体钙中仅有极少（约 1%）在细胞内和细胞外液。其余部分（约 1kg）和磷共同以羟基磷灰石结晶的形式沉积在骨骼中。若骨骼的重吸收与骨矿化不成比例，大量的钙就会进入血液循环。血钙和骨钙的平衡受到 PTH 的调控，但机械性应激也能促进骨骼形成。若患者长期制动，钙平衡将以骨骼的重吸收为主，卧床患者可出现高钙血症。

XVI. 高钙血症的原因

A. **原发性甲状旁腺功能亢进症（原发性甲旁亢）**　这一综合征主要由良性甲状旁腺肿瘤引起。这也是门诊高钙血症患者最常见的原因。甲状旁腺肿瘤对周围钙的浓度敏感性降低，因此需要更高的钙浓度才能完全抑制PTH。达到新的平衡时血清钙升高，但 PTH 水平并未完全受到抑制。

B. **继发性甲状旁腺功能亢进症（肾性骨营养不良）**　肾功能不全时排泄磷的能力下降。与低钙相似，血磷升高可刺激 PTH 的分泌。PTH 能够促进钙在胃肠道的吸收以及从骨骼的释放。使用含钙的磷结合剂可加重高钙血症。尽管合并高钙血症，但 PTH 并不升高，反而处于不适当的高水平（"正常"）。

452

C. 三发性甲状旁腺功能亢进症　长期继发性甲状旁腺功能亢进症可能造成甲状旁腺在一定程度上不受钙的反馈性调节。一旦出现这种情况，即使通过透析或磷结合剂控制血磷水平，但仍然不能抑制 PTH 的生成。其结果就是在高钙血症时 PTH 处于不适当的高（"不适当的正常"）水平。

D. 恶性肿瘤的高钙血症　高钙血症可见于较大的溶骨性病变，但更多见于肿瘤释放 PTH 相关蛋白（PTHrP）的情况。PTHrP 进入血液循环，作用与 PTH 相似。PTHrP 常见于多发性骨髓瘤、乳腺癌、肺癌和鳞癌，但也见于很多种类的肿瘤。甲状旁腺产生的 PTH 能够被高钙抑制，且通常无法测出。

E. 乳-碱综合征　肾脏排泄钙受到碱性尿的抑制。当钙和碱的摄入同时增加时（常合并至少轻度的肾衰竭），可能出现高钙血症。高钙血症可进一步降低 GFR，并形成恶性循环。乳-碱综合征得名于患者饮用大量牛奶和（或）服用碳酸钙抗酸药物治疗胃炎或消化性溃疡可发病。PTH 受到抑制且常常无法测出。

F. 维生素 D 过多　维生素 D 在肝脏转化为 25-羟维生素 D 的过程不受调控。但是在肾脏转化为具有活性的 1,25-二羟维生素 D 受到 PTH 的调节。在肉芽肿性疾病包括结节病、结核以及真菌感染时，巨噬细胞可以产生过量的 1,25-二羟维生素 D，促进胃肠道过度吸收钙。一些血液系统恶性肿瘤也能够产生 1,25-二羟维生素 D。

G. 长期制动　长期卧床时骨骼不需要负重，在骨骼代谢较快时骨形成不再与骨吸收维持平衡（见 XV.B）。释放入血的钙大量增加，导致高钙血症。若 PTH 能够适当调节且肾功能正常，长期制动本身并不会造成高钙血症。除非甲状旁腺功能亢进是骨代谢增加的原因，否则 PTH 应当完全被抑制。全身性感染时细胞因子水平升高，也会促进骨代谢。

H. Paget 骨病　骨骼吸收和不规则成骨形成的局限性斑是 Paget 骨病的特点。因为骨吸收和骨形成均增加，所以 Paget 骨病通常不引起高钙血症。但是，长期制动能导致突然发生的高钙血症。Paget 骨病在 50 岁以上人群中发病率约 3%。

I. 药物和食物　过量摄入维生素 D 和其代谢产物（如 1,25-二羟维生素 D）能导致高钙血症。引起高钙血症的其他药物包括维生素 A（增加骨骼代谢）、锂（增加 PTH 分泌）、茶碱（增加骨骼代谢）和噻嗪类利尿剂（减少钙排泄）。

J. 其他内分泌疾病　引起高钙血症的非甲状旁腺内分泌疾病包括甲状腺功能亢进（增加骨骼代谢）、肾上腺皮质功能不全（减少钙排泄）以及嗜铬细胞瘤(分泌 PTHrP)。

K. **甲状旁腺癌**　甲状旁腺肿瘤组织对于钙的抑制作用高度抵抗。PTH 和钙水平均极度升高。确诊时甲状旁腺癌常已转移,因此钙的调控极为困难。

L. **家族性低尿钙性高钙血症(FHH)**　在这种相对常见的临床综合征患者,由于钙敏感受体发生突变,使钙抑制 PTH 产生的调定点高于正常。血钙通常轻度升高,但尿钙降低或正常,而甲状旁腺功能亢进症尿钙通常升高。PTH 水平正常或轻度升高。该病和轻度原发性甲状旁腺功能亢进症较难鉴别。本病为常染色体显性遗传,所以家族史或测定家属的血钙应有帮助。本病病情并不进展,血钙水平终生恒定。既往血钙水平非常有帮助。本病不需治疗。

M. **重叠综合征**　危重病患者常因多种原因发生高钙血症,骨骼释放钙大量增加,尿钙排出减少,可引起高钙血症。例如,除非制动导致骨钙释放显著增加,否则轻度原发性甲状旁腺功能亢进不会引起高钙血症。即便在上述情况下,如果肾脏功能正常,也不会引起高钙血症。但如果肾功能异常,可出现严重高钙血症。与此相似,细胞因子水平升高可能促进骨代谢,若同时合并长期卧床以及肾功能不全,则可导致高钙血症。

XVII. 高钙血症的诊断

A. **严重高钙血症的症状和体征**　包括多尿、腹痛、恶心、呕吐、便秘、头痛、意识改变、嗜睡、乏力和抑郁。也可出现反射减弱、高血压和心动过缓。在 ICU 中,高钙血症主要通过实验室检查诊断。

B. **血清钙的检测**　约有 50% 的血清钙为游离状态的离子钙,约 40% 与白蛋白结合,10% 与阴离子结合。血清总钙水平可以根据血清白蛋白水平校正[校正 Ca^{2+} = 总 Ca^{2+} + 0.8×(正常白蛋白−患者白蛋白)],但校正结果并不完全可靠。推荐直接测定离子钙,并据此决定诊断和治疗。

C. **高钙血症的鉴别诊断**　开始治疗前留取标本进行适当的实验室检查非常关键。高钙血症尽管是急症,但并未紧迫到没有时间在治疗开始前留取血标本的程度。无论采用何种措施,血钙水平一旦正常,即很难确诊。对于钙调控系统而言,高钙血症如同"应激试验",一旦应激因素去除,多数诊断手段并无价值。例如,仅当血钙异常时 PTH 升高才提示"异常"。当血钙正常或偏低时,PTH 升高可能仅仅是机体稳态对于钙排泄增加和(或)钙摄入或吸收减少的正常反应。初始检查应包括游离钙或总钙、白蛋白、血磷、BUN 和肌酐以及 PTH。

D. **PTH 依赖性高钙血症**　即使当 PTH 引起高钙血症时,血清 PTH 通常不会升高。而且,在高钙血症时 PTH 处于"不适当的正常"水平。可发现 PTH 明显升高,但极高的 PTH 水平很罕见,提示存在甲状旁腺癌。高钙血症时只要能够测到 PTH,即提示由甲状旁腺功能亢进引起。根据肾脏功能和病史可以鉴别原发性甲状旁腺功能亢进症与继发性和三发性甲状旁腺功能亢进症。如果诊断为原发性甲状旁腺功能亢进症,可待危重病缓解后再确定是否存在甲状旁腺腺瘤。

E. PTH 非依赖性高钙血症　如果血 PTH 不能测到,既往史和用药史可能提供重要线索。其他实验室检查应包括 PTHrP(恶性肿瘤引起的高钙血症)、25-羟维生素 D(怀疑摄食导致)、1,25-二羟维生素 D(肉芽肿性疾病)和甲状腺功能检查(TSH,游离 T_4、T_3)。ACTH 刺激试验和(或)清晨皮质醇水平可用于除外肾上腺皮质功能不全。Paget 骨病时碱性磷酸酶显著升高,而引起骨代谢增加的其他疾病(如甲状腺功能亢进)碱性磷酸酶升高不会如此明显。应进行骨骼平片检查以确定骨转移或 Paget 骨病。乳-碱综合征可伴有碱中毒和肾功能不全,而且可有特殊的用药史。

XVIII. 高钙血症的治疗

A. 促进肾脏钙排泄　钙可自由滤过进入尿液,但多数随钠一起被主动重吸收。对于容量缺乏患者,在输注生理盐水时增加钠负荷能够有效降低血钙水平。多数患者的治疗目标为保证充分水化,尽管输液治疗可能引起容量负荷过度和水肿。此时可能需要使用袢利尿剂(如呋塞米),但同时也促进钙排泄。由于脱水能够加重高钙血症,因此在输液前不应使用袢利尿剂。联合使用盐水和呋塞米进行强制利尿已经不作为高钙血症的一线治疗。肾衰竭时,需要使用低钙透析液进行肾脏替代治疗(透析或持续血液滤过)以纠正高钙血症。对于肾脏功能正常或中度异常的患者,血液透析可用于严重高钙血症的急诊治疗。

B. 抑制骨钙释放　降钙素能抑制骨钙重吸收以及肾脏对钙的重吸收。使用降钙素治疗(4~8U/kg 皮下注射每 6 小时一次)常常在数小时内有效降低血钙水平。联合应用降钙素和盐水水化是高钙血症最适当的一线治疗。经过数日的降钙素治疗后患者常常发生快速耐受,因此仅限于高钙血症的急性期治疗。单用降钙素时,如果发生快速耐受将出现反弹性高钙血症。在降钙素治疗和盐水水化的同时,需要治疗基础疾病或使用双膦酸盐。双膦酸盐能够沉积到骨组织并抑制骨钙释放。帕米二膦酸盐和唑来膦酸钠可静脉应用。帕米二膦酸盐剂量为 60~90mg,静脉输注时间需大于 4 小时。唑来膦酸钠 4mg 静脉输注 15 分钟。两种药物的作用峰值在 48~72 小时。治疗恶性肿瘤引起的高钙血症时需要使用上述药物,但其他情况下应谨慎使用,因为药物疗效可持续数年。在骨代谢率高的状态下,双膦酸盐能够抑制骨的流失,但也能延缓骨重建。某些临床情况如维生素 D 缺乏时,双膦酸盐药物可以引起低钙血症。当高钙血症的病因在短时间内不能逆转(恶性肿瘤),或病因直接导致高钙血症(Paget 骨病)时,应使用双膦酸盐。当原发病因可逆(如乳-碱综合征),或能够进行直接治疗(如甲状腺功能亢进或肉芽肿性疾病),不应使用双膦酸盐。肾衰竭是双膦酸盐的相对禁忌证。糖皮质激素与双膦酸盐联合应用可治疗溶骨性疾病引起的高钙血症。

C. 抑制 PTH 和活化维生素 D 的产生　西那卡塞特能够增加甲状旁腺细胞中钙敏感受体对细胞外钙的敏感性。西那卡塞特可通过降低 PTH 分泌和血钙水平治疗 PTH 依赖性高钙血症。西那卡塞特被批准用于治疗继发性甲状旁腺功能亢进症和甲状旁腺癌。临床上还可使用西那卡塞特治疗原发性甲状旁腺功能亢进。西那卡塞特不能治疗 PTH 非依赖性高钙血症。糖皮质激素可用于治疗肉芽肿性疾病引起的高钙血症,但若在活检前应用可能掩盖病理诊断。

(陈　适 译,杜　斌 校)

参考文献

Arafah BM. Hypothalamic pituitary adrenal function during critical illness: limitations of current assessment methods. *J Clin Endocrinol Metab* 2006;91:3725–3745.

Baird TA, Parsons MW, Phanh T, et al. Persistent poststroke hyperglycemia is independently associated with infarct expansion and worse clinical outcome. *Stroke* 2003;34:2208–2214.

Beall DP, Henslee HB, Webb HR, Scofield RH. Milk-alkali syndrome: a historical review and description of the modern version of the syndrome. *Am J Med Sci* 2006;331:233–242.

Bendelow J, Apps E, Jones LE, Poston GJ. Carcinoid syndrome. *Eur J Surg Oncol* 2008;34:289–296.

Brunkhorst FM, Engel C, Bloos F, et al. Intensive insulin therapy and pentastarch resuscitation in severe sepsis. *N Engl J Med* 2008;358:125–139.

Devos P, Preiser J, Melot C. Impact of tight glucose control by intensive insulin therapy on ICU mortality and the rate of hypoglycaemia: final results of the Glucontrol study. *Intensive Care Med* 2007;33:S189.

Dickstein G. On the term "relative adrenal insufficiency"–or what do we really measure with adrenal stimulation tests? *J Clin Endocrinol Metab* 2005;90:4973–4974.

Fietsam R Jr, Bassett J, Glover JL. Complications of coronary artery surgery in diabetic patients. *Am Surg* 1991;57:551–557.

Grinspoon SK, Biller BM. Clinical review 62: laboratory assessment of adrenal insufficiency. *J Clin Endocrinol Metab* 1994;79:923–931.

Hamrahian AH, Oseni TS, Arafah BM. Measurements of serum free cortisol in critically ill patients. *N Engl J Med* 2004;350:1629–1638.

Ilias I, Pacak K. Current approaches and recommended algorithm for the diagnostic localization of pheochromocytoma. *J Clin Endocrinol Metab* 2004;89:479–491.

Jacobs TP, Bilezikian JP. Clinical review: rare causes of hypercalcemia. *J Clin Endocrinol Metab* 2005;90:6316–6322.

Kitabchi AE, Umpierrez GE, Murphy MB, et al. Hyperglycemic crises in diabetes. *Diabetes Care* 2004;27(suppl 1):S94–S102.

Krinsley JS, Grover A. Severe hypoglycemia in critically ill patients: risk factors and outcomes. *Crit Care Med* 2007;35:2262–2267.

Kwaku MP, Burman KD. Myxedema coma. *J Intensive Care Med* 2007;22:224–231.

LeGrand SB, Leskuski D, Zama I. Narrative review: furosemide for hypercalcemia: an unproven yet common practice. *Ann Intern Med* 2008;149:259–263.

Lumachi F, Brunello A, Roma A, Basso U. Medical treatment of malignancy-associated hypercalcemia. *Curr Med Chem* 2008;15:415–421.

Mebis L, Debaveye Y, Visser TJ, Van den Berghe G. Changes within the thyroid axis during the course of critical illness. *Endocrinol Metab Clin North Am* 2006;35:807–821.

Meijering S, Corstjens AM, Tulleken JE, et al. Towards a feasible algorithm for tight glycaemic control in critically ill patients: a systematic review of the literature. *Crit Care* 2006;10:R19.

Mesotten D, Vanhorebeek I, Van den Berghe G. The altered adrenal axis and treatment with glucocorticoids during critical illness. *Nat Clin Pract Endocrinol Metab* 2008;4:496–505.

Mundy GR, Edwards JR. PTH-related peptide (PTHrP) in hypercalcemia. *J Am Soc Nephrol* 2008;19:672–675.

Nayak B, Burman K. Thyrotoxicosis and thyroid storm. *Endocrinol Metab Clin North Am* 2006;35:663–686.

Nayak B, Hodak SP. Hyperthyroidism. *Endocrinol Metab Clin North Am* 2007;36:617–656.

NICE-SUGAR Study Investigators. Intensive versus conventional glucose control in critically ill patients. *N Engl J Med* 2009;360:1283–1297.

Pacak K. Preoperative management of the pheochromocytoma patient. *J Clin Endocrinol Metab* 2007;92:4069–4079.

Shepard MM, Smith JW III. Hypercalcemia. *Am J Med Sci* 2007;334:381–385.

Van den Berghe G, Wilmer A, Hermans G, et al. Intensive insulin therapy in the medical ICU. *N Engl J Med* 2006;354:449–461.

Van den Berghe G, Wouters P, Weekers F, et al. Intensive insulin therapy in critically ill patients. *N Engl J Med* 2001;345:1359–1367.

Wiener RS, Wiener DC, Larson RJ. Benefits and risks of tight glucose control in critically ill adults: a meta-analysis. *JAMA* 2008;300:933–944.

Wilson M, Weinreb J, Hoo GW. Intensive insulin therapy in critical care: a review of 12 protocols. *Diabetes Care* 2007;30:1005–1011.

Wisneski LA. Salmon calcitonin in the acute management of hypercalcemia. *Calcif Tissue Int* 1990;46(suppl):S26–S30.

Young WF Jr. Adrenal causes of hypertension: pheochromocytoma and primary aldosteronism. *Rev Endocr Metab Disord* 2007;8:309–320.

第 29 章

感染性疾病——专论

Aranya Bagchi and Judith Hellman

本章内容涉及危重病患者可能罹患的各种感染,重点包括临床表现、微生物学及诊治策略。有关抗生素、免疫功能受损患者感染的内容请参考本书第 12 章,有关全身性感染的内容请参考本书第 30 章。如无特别说明,推荐的抗生素治疗方案指感染的初始经验治疗。得到培养结果后应当据此对治疗进行相应调整。由于危重病患者感染性并发症的复杂性,有时需要感染科医师会诊。此外,本章提及的微生物名称及缩写可参阅第 12 章。

Ⅰ. 胸部感染

A. 社区获得性肺炎(CAP) 是院外获得的下呼吸道感染。虽然 CAP 的总体病死率较低,但 ICU 中 CAP 患者的病死率很高。不良预后的危险因素包括高龄、合并的慢性疾病(如心脏疾病,肺部疾病,糖尿病)、免疫功能抑制和肿瘤。入院时的临床表现也可用于判断预后。呼吸频数、低血压、发热、神志改变、白细胞(WBC)计数升高或降低、低氧血症,多肺叶或肺外受累者病死率高。

1. 微生物学 肺炎球菌是最常见的致病菌。流感嗜血杆菌,其他革兰阴性杆菌如肺炎克雷伯杆菌、铜绿假单胞菌(特别是肺部基础病患者),革兰阳性球菌如金黄色葡萄球菌,非典型病原体如嗜肺军团菌、肺炎支原体、肺炎衣原体和病毒也可引起 CAP。在慢性阻塞性肺病和慢性支气管炎患者,卡他莫拉菌也可引起 CAP。免疫功能抑制患者的肺炎可由传统致病菌以及机会性感染病原体引起。

2. 诊断 根据致病微生物和患者基础情况的不同,胸片表现有所不同。浸润影可为单叶或多叶,严重低血容量患者最初的胸片表现可能不明显。如有可能,应鉴定病原微生物。痰标本的革兰染色应显示一个低倍视野中白细胞数大于 25 个,上皮细胞数小于 10 个。根据收集良好标本中的细菌数量和形态,可以推测致病微生物。某些情况下,需要通过支气管镜获得足够的痰标本。痰培养有助于鉴定致病菌并确定抗生素敏感性。血培养也有助于鉴定致病菌。如果肺炎合并明显的胸腔积液，胸腔积液可以行革兰染色、培养、pH、乳酸脱氢酶、糖和蛋白浓度检查。血清学检查有助于诊断非典型病原体。痰或尿中可检测嗜肺军团菌抗原。

3. 治疗　CAP 的初始治疗常为经验性，根据患者情况以及痰的革兰染色结果决定。早期使用抗生素能够改善预后。根据临床表现不能可靠预测致病菌，而且致病菌常常无法确定。抗生素耐药可能影响抗生素的选择（如肺炎球菌可能对青霉素耐药）。早期广谱经验性抗生素治疗应当覆盖典型和非典型致病菌。应当根据培养和血清学检查结果对抗生素进行调整。ICU 重症患者的经验性治疗方案应当包括：

a. 一种三代或四代头孢菌素如头孢噻肟、头孢曲松或头孢吡肟加一种静脉大环内酯如阿奇霉素。

b. 一种三代或四代头孢菌素加一种喹诺酮如左氧氟沙星。

c. 一种 β-内酰胺/β-内酰胺酶抑制剂如氨苄西林/舒巴坦加静脉应用大环内酯或喹诺酮。

d. 如果可能为假单胞菌感染，使用一种 β-内酰胺/β-内酰胺酶抑制剂如哌拉西林/他唑巴坦，或碳青霉烯类如亚胺培南和美罗培南加静脉应用大环内酯或喹诺酮。

B. 医院获得性肺炎(HAP)　常见于手术后和创伤患者，在所有医院获得性感染中病死率最高。呼吸机相关性肺炎（VAP）是 HAP 的一种，在气管插管 48 小时后发病。气管插管患者有 9%～27% 发生 VAP，且与未发生 VAP 患者相比病死率增加一倍。不同研究报告 VAP 的归因病死率差异很大，估计在 33%～50%。细菌可从各种途径进入肺内，包括口咽分泌物或食管胃内容物的误吸，空气飞沫的吸入，其他部位的血源性播散，或通过细菌定植的医务人员或污染的仪器设备的直接种植等。

1. 微生物学　引起医院获得性肺炎的微生物与 CAP 差异很大。常为多种病原体感染。常见的致病菌包括需氧革兰阴性杆菌如铜绿假单胞菌、大肠埃希菌、肺炎克雷伯杆菌和不动菌属。在美国，MRSA 所致的感染日益普遍，特别是糖尿病患者和脑外伤患者。其他致病菌包括肠道革兰阴性杆菌如变形杆菌属和肠杆菌属，以及革兰阳性球菌如肠球菌属。抗生素耐药细菌非常普遍。多重耐药（MDR）感染的危险因素包括住院时间≥5 天，既往 90 天内使用抗生素，某家医院或病房中抗生素耐药率较高，以及免疫抑制疾病或免疫抑制治疗。

2. **诊断** VAP 的诊断可能比较困难,因为危重病患者许多常见情况(例如全身性感染、ARDS、CHF、肺不张、血栓栓塞性疾病、肺出血等)与可能有类似的临床表现。诊断 VAP 最准确的临床标准包括影像学显示新发浸润影或原有浸润影进行性加重,同时伴有下列 3 条临床特征中的至少 2 条:发热＞38℃,白细胞升高或降低,脓性气道分泌物。进行性加重的低氧血症是诊断 VAP 的必要条件,但并非充分和特异条件。符合上述标准的患者应考虑进行经验性抗生素治疗。在应用首剂抗生素前,应留取血培养及下呼吸道分泌物培养。至于是否应当通过有创方法获得痰标本,以及定量培养是否有助于诊断 VAP,目前仍存在争议。对于所有采样技术而言,即使在留取标本前短期使用抗生素,痰培养的敏感性也会下降。现有证据表明,与气管内吸取物的非定量培养相比,肺泡支气管灌洗液(BAL)的定量培养并不能改善预后。支气管镜检查及定量细菌培养要求具有临床和微生物学的专业技术,应据此决定采用何种方法。

a. 痰标本(通过有创或无创方法获得)通常进行非定量培养。多数人认为,患者咳出的痰或经气管内盲目吸引获得的标本进行培养,不能可靠地确诊肺炎或确定致病菌。但是,培养得到的细菌中很可能包括致病菌,药敏结果有助于了解抗生素耐药情况。

b. 使用保护性毛刷和(或)支气管肺泡灌洗(BAL)等有创方法可以得到下呼吸道标本进行定量培养。定量培养能够更可靠地诊断感染及鉴定病原菌。保护性毛刷细菌浓度大于 10^3 菌落形成单位/ml 或 BAL 浓度大于 10^4 或 10^5 菌落形成单位/ml 可以诊断肺炎。这些标本还可用于明确病原体。若 72 小时之内未使用过新的抗生素,下呼吸道标本细菌培养阴性可以除外细菌性肺炎(尽管军团菌肺炎仍有可能)。遗憾的是,上述操作为有创性,留取标本缺乏统一标准,而且因细菌计数较少不能诊断早期肺炎,这些因素限制了上述检查的应用。

3. **预防** VAP 的预防对于降低 ICU 病死率和罹患率至关重要,在第 12 章中讨论。

4. **治疗**(图 29-1) VAP 的治疗原则包括早期、正确、足量的经验性抗生素治疗,然后根据细菌培养结果及治疗反应进行降阶梯治疗,并将疗程缩短至最小有效剂量。根据单位情况选择广谱抗生素方案,可将错误的初始治疗降低至＜10%。

a. 住院早期发生(＜5 天)的无并发症的轻中度感染(即没有呼吸功能衰竭、血流动力学不稳定或其他器官损伤表现),通常使用一种抗生素如第三代或第四代头孢菌素或碳青霉烯类进行治疗,青霉素过敏者可使用喹诺酮。大量研究表明,正确的单药治疗安全有效,能够减少耐药菌感染的危险。如果可能存在厌氧菌感染,可选用 β-内酰胺/β-内酰胺酶抑制剂如氨苄西林/舒巴坦或替卡西林/克拉维酸进行单药治疗。另外,克林霉素或甲硝唑也可与 β-内酰胺或喹诺酮联合应用以覆盖厌氧菌。

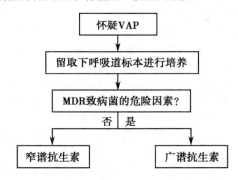

图 29-1　VAP 诊治的临床路径。VAP,呼吸机相关肺炎

　　b. 重症 HAP(即呼吸功能衰竭、血流动力学不稳定、肺外器官受累)应采用抗生素联合治疗。住院晚期发生的轻中度肺炎,或有严重并发症患者或近期使用抗生素患者发生肺炎,也应考虑进行联合治疗。上述情况下,铜绿假单胞菌,其他多重耐药肠道革兰阴性杆菌如肠杆菌属、克雷伯菌属和(或)耐甲氧西林金黄色葡萄球菌(MRSA)引起肺炎的可能性增加。一般而言,抗生素联合治疗应包括上述推荐经验性单药治疗的任一药物,并加用喹诺酮或一种氨基糖苷类抗生素。怀疑 MRSA 肺炎时可加用利奈唑胺或万古霉素。一些数据提示,利奈唑胺治疗预后优于万古霉素,尤其是肾功能减退患者。不动杆菌属感染应用碳青霉烯、舒巴坦(氨苄西林-舒巴坦联合治疗)或吸入性黏菌素(多黏菌素)治疗。铜绿假单胞菌肺炎推荐进行抗生素联合治疗。全身抗生素治疗无效的 MDR 革兰阴性杆菌肺炎可考虑吸入氨基糖苷类或多黏菌素治疗。

　　C. 肺脓肿　肺实质破坏形成大的含有液体空腔即肺脓肿。肺脓肿最常见的诱发因素为吸入性肺炎,其次为牙周病和牙龈炎。支气管扩张、肺梗死、菌栓和菌血症也可导致肺脓肿。

　　1. 微生物学　引起吸入性肺炎以及肺脓肿的细菌取决于误吸发生于院外抑或住院患者。医院获得性吸入性肺炎由厌氧菌、革兰阳性球菌如金

461

黄色葡萄球菌,以及革兰阴性杆菌如铜绿假单胞菌和肺炎克雷伯杆菌引起。感染经血源性播散后形成的肺脓肿多位于外周,呈多灶性病变,以金黄色葡萄球菌最为多见。这种情况下,厌氧菌和革兰阴性杆菌也可引起肺脓肿。结核分枝杆菌、奴卡菌、阿米巴和真菌是肺脓肿的少见原因。

2. 诊断 肺脓肿的诊断依据胸片或胸部 CT。咯出的痰培养结果并不可靠。应使用保护性毛刷或 BAL 收集标本。

3. 治疗 除某些例外情况,可见的误吸很少需要抗生素治疗。例外情况包括患者胃内有肠道菌群定植(如小肠梗阻患者),以及患者胃内细菌定植且严重免疫功能抑制。肺脓肿需要长期抗生素治疗(2～4 个月)。根据培养结果选择抗生素。体位引流是治疗的重要组成部分,支气管镜也有助于引流或清除异物。有时需要手术切除肺脓肿;然而,手术并非一线治疗措施。肺脓肿的并发症包括脓胸、支气管胸膜瘘和支气管扩张。

D. 脓胸 通常来源于肺内感染如肺脓肿和肺炎,但也可由肺外部位如创伤和胸部手术引起。

1. 微生物学 脓胸最常见的致病菌为金黄色葡萄球菌。肠道和非肠道革兰阴性杆菌、革兰阳性细菌、厌氧菌、真菌和结核分枝杆菌也可导致脓胸。

2. 诊断 诊断通过胸腔积液的直接检查,包括 pH、总蛋白、红细胞(RBC)、白细胞(WBC)计数及分类、革兰染色和细菌培养(厌氧和需氧),以及真菌涂片和培养。怀疑结核分枝杆菌感染时可行抗酸杆菌涂片和培养。

3. 治疗 脓胸应联合应用抗生素及胸腔引流管引流。有时,可能需要对脓肿囊进行开放引流或剥除手术。

E. 纵隔炎 源于食管自发破裂、食管吻合口瘘、创伤、心胸外科手术、头颈部感染和牙科操作。

1. 微生物学 没有累及食管的心胸外科手术后的纵隔炎通常为单一细菌感染,以革兰阳性菌最为常见,尽管革兰阴性菌和真菌也可引起纵隔炎。头颈部感染或食管破裂导致的纵隔炎通常由多种微生物引起,包括混合性厌氧菌(消化球菌属、消化链球菌属、梭状杆菌属和拟杆菌属)、革兰阳性菌、肠道和非肠道革兰阴性菌和真菌(白色念珠菌、光滑念珠菌)。

2. 诊断 胸痛可为首发症状。其他表现包括发热及其他全身症状,头颈部捻发音和水肿,以及全身性感染。胸片或 CT 可见纵隔增宽,胸腔积液,皮下或纵隔气肿。

3. 治疗 应立即进行,多数病例应当联合应用抗生素及外科处理,包括感染灶的引流、清创、切除或修补。某些情况下,局限性食管破裂或微小穿孔可以采取内科治疗。初始应使用广谱经验性抗生素。然后根据术中培养结果调整抗生素。治疗源于头颈部的纵隔炎（包括食管破裂）时，抗生素应覆盖厌氧菌、革兰阳性需氧菌、革兰阴性需氧菌和兼性厌氧菌。联合应用青霉素或克林霉素以及针对革兰阴性菌的药物（如第三代头孢菌素或喹诺酮）有效。甲硝唑也可以充分覆盖厌氧菌。广谱 β-内酰胺抗生素如替卡西林/克拉维酸或碳青霉烯如亚胺培南/西司他丁或美罗培南也能够保证早期充分覆盖致病菌。手术后纵隔炎的经验性抗生素应包括抗葡萄球菌药物如奈夫西林或万古霉素（用于 MRSA 或青霉素过敏患者）。

Ⅱ. 腹腔内感染　常来源于胃肠道。感染也可来自泌尿生殖系统的接触传播，或通过血行性或淋巴管的播散，也可来自外部（创伤或手术）。感染通常为多种细菌，包括肠道革兰阴性杆菌（大肠埃希菌、克雷伯菌属、肠杆菌属、变形杆菌属）、铜绿假单胞菌、需氧革兰阳性球菌（肠球菌属和链球菌属），以及革兰阳性及阴性厌氧菌（梭状芽胞杆菌属、拟杆菌属、梭菌属和消化链球菌属）。腹腔内感染的治疗根据原因和感染部位而定。

A. 腹腔和盆腔的微生物

1. 胃肠道　通常，从胃到小肠到结肠细菌浓度逐渐增加。胃和近端小肠的细菌包括链球菌属、乳酸杆菌属和厌氧菌如消化链球菌属，但一般没有拟杆菌属。在远端小肠和结肠，肠道革兰阴性杆菌如大肠埃希菌及革兰阴性厌氧菌如拟杆菌属的浓度逐渐增加。结肠的细菌包括肠道革兰阴性杆菌、革兰阳性菌如肠球菌和乳酸杆菌，以及厌氧菌如拟杆菌属，梭状芽胞杆菌属和消化链球菌属。多种因素可以影响消化道菌群的数量和种类，导致细菌浓度增加及种类改变如耐药细菌（包括非肠道菌株如铜绿假单胞菌）。这些因素还包括：

a. pH（抗酸剂，H_2 受体阻滞剂）。

b. 抗生素。

c. 胃肠道运动障碍。

d. 小肠梗阻，麻痹性肠梗阻，局灶性肠炎。

e. 肠道切除或肠道短路手术。

f. 发生感染前住院或护理院居住史。

2. 生殖道菌群　包括革兰阳性需氧菌如链球菌属、乳酸杆菌属、葡萄球菌属和厌氧菌如消化链球菌属、梭状芽胞杆菌属和拟杆菌属。

B. 腹膜炎　腹膜感染可为自发性，或继发于腹腔脏器穿孔，或为外源性因素引起（创伤或有异物如腹膜透析管）。

1. 自发性细菌性腹膜炎（SBP）　发生于易感人群，如因慢性肝病或充血性心力衰竭导致腹水的患者。目前认为自发性腹膜炎系细菌经血源性或淋巴管播散，或肠道细菌通过肠壁移位引起。SBP 的症状和体征包括发热、腹痛、胃肠道运动不良、肝功能恶化/肝性脑病和肾衰竭。但是，SBP 患者可以没有症状，或者症状很轻微。

a. 微生物学：通常 SBP 由一种微生物引起。肠道革兰阴性菌及非肠球菌链球菌最为常见。有时肠球菌也可引起 SBP。厌氧菌很少引起 SBP。出现厌氧菌和混合菌群感染提示可能为继发性腹膜炎。

b. 诊断：如果怀疑 SBP，在使用抗生素前应进行诊断性腹穿。腹水标本至少应送检细胞计数、革兰染色和培养。若多形核白细胞（PMN）计数大于 250 则高度提示 SBP。若腹水为血性，应根据 RBC 计数对 PMN 计数进行校正，即每 250 个 RBC 减去 1 个 WBC。即使细胞计数结果符合 SBP 特点，腹水培养也常为阴性。使用血培养瓶（厌氧和需氧）进行腹水培养可以提高阳性率。同时应行血培养。

c. 治疗：如果腹水 PMN 计数大于 250 个/mm³，应在得到培养结果前开始经验性抗生素治疗。得到培养和药敏结果后，需要相应调整抗生素。可能的经验性抗生素方案包括：

(1)头孢噻肟是 SBP 的主要治疗药物。大剂量（2g 每 4 小时一次）用于治疗危及生命的 SBP。

(2)β-内酰胺/β-内酰胺酶抑制剂如氨苄西林/舒巴坦、哌拉西林/他唑巴坦或替卡西林/克拉维酸。

(3)头孢曲松。

(4)厄他培南。

(5)如果怀疑为耐药肠道革兰阴性菌感染，可以考虑使用亚胺培南、美罗培南或喹诺酮。

2. 继发性腹膜炎 常源于实质脏器穿孔或坏死，或胆道和女性生殖道的化脓性感染。

a. 诊断：多借助于腹平片和扫描结果（如 CT、磁共振成像、超声检查）。可能需要进行剖腹探查手术以诊断或治疗腹膜炎病灶。

b. 治疗：需要明确和控制感染灶。治疗常需要进行手术或放置引流管，并联合应用广谱抗生素覆盖革兰阴性菌、革兰阳性菌和厌氧菌。了解本地的细菌耐药情况可以影响经验性抗生素的最终选择。

(1)住院极早期发生的腹膜炎，患者近期未应用抗生素，且未住在长期护理机构，则耐药细菌感染的可能性很小。可能的抗生素方案如下：

i. β-内酰胺/β-内酰胺酶抑制剂如氨苄西林/舒巴坦。

ii. 第三代头孢菌素（头孢噻肟、头孢曲松）加抗厌氧菌药物（克林霉素或甲硝唑）。

iii. 碳青霉烯类抗生素。

iv. 喹诺酮加抗厌氧菌药物（克林霉素或甲硝唑）。

v. 传统的"三联抗生素"即氨苄西林、庆大霉素和甲硝唑。

vi. 氨苄西林、左氧氟沙星和甲硝唑。

（2）住院或住在长期护理机构期间发生的腹膜炎，或近期接受抗生素治疗的患者发生的腹膜炎，可能由耐药细菌引起。

i. 碳青霉烯类单药治疗（亚胺培南/西司他丁或美罗培南）。

ii. 第三代或第四代头孢菌素（如怀疑假单胞菌属感染，可选用头孢他啶或头孢吡肟）加抗厌氧菌药物。如果怀疑假单胞菌属或肠杆菌属感染，应考虑加用喹诺酮。如果使用头孢他啶，应加用另一种抗革兰阳性菌的药物。

iii. 患者对 β-内酰胺过敏或怀疑假单胞菌属感染时，可选用同时有抗需氧革兰阳性菌和抗厌氧菌作用的药物（克林霉素）和喹诺酮。

iv. 怀疑 MRSA 感染时，可在上述抗生素治疗方案中加用万古霉素或利奈唑胺。

C. **腹腔脓肿**　继发性腹膜炎后细菌持续存在，或腹腔外感染经血源性播散可引起腹腔脓肿。腹腔脓肿可引起发热、腹膜炎、全身性感染和多器官功能障碍综合征。

1. 微生物学　脓肿培养的常见细菌为拟杆菌属（特别是脆弱拟杆菌）、革兰阴性和革兰阳性菌如肠球菌属和金黄色葡萄球菌。

2. 诊断　CT 常用于脓肿的诊断和定位。超声检查可在床旁进行，尤其有助于诊断右上腹、肾和盆腔脓肿。铟标记的 WBC 和镓扫描有时有助于脓肿定位，但特异性较差，需要更确切的检查进行验证。偶尔需要进行剖腹探查以明确诊断。

3. 治疗　腹腔脓肿的治疗包括引流和抗生素。引流方法（CT 或超声引导下经皮穿刺或手术引流）取决于多种因素，包括脓肿部位，脓肿是否伴有穿孔或坏死，以及是否分隔而难以通过一根导管引流。通常可根据培养结果指导抗生素的选择。进行初始经验性抗生素治疗时，可选择前述治疗住院患者继发性腹膜炎的联合抗生素方案之一。头孢他啶或头孢吡肟具有抗铜绿假单胞菌活性，因此优于头孢曲松。

D. 肝胆系统感染

1. 胆道梗阻或胆管操作引起胆囊炎，累及胆囊（GB）和胆囊管。

a. 并发症：包括 GB 穿孔伴继发性腹膜炎，胆囊管梗阻造成的 GB 积脓，以及可引起革兰阴性菌感染的气肿性胆囊炎。

b. 微生物学：致病菌包括肠道革兰阴性杆菌如大肠埃希菌、克雷伯菌属、变形杆菌属和肠杆菌属，革兰阳性菌如肠球菌属，以及厌氧菌如梭状芽孢菌属和拟杆菌属。气肿性胆囊炎由梭状芽孢菌属和革兰阴性菌引起。

c. 诊断：腹部超声检查可以发现胆囊结石，GB 壁增厚，胆囊扩张或胆囊周围积液。

d. 治疗：包括抗生素和手术。手术时机取决于多种因素。当出现上述急性胆囊炎的严重并发症时，应考虑急诊手术。有时需要延迟手术，以待患者病情稳定，或治疗严重的内科情况。治疗胆囊炎所选择的抗生素与继发性腹膜炎相似。

2. 胆管炎　通常由胆总管（CBD）部分或完全性梗阻引起。

a. 诊断：典型临床表现为黄疸、发热、寒战和胆绞痛。血培养常阳性。

b. 治疗：治疗方式根据 CBD 为部分或完全性梗阻而有所不同。CBD 部分梗阻可导致非化脓性胆管炎，通常对抗生素治疗反应良好。CBD 完全性梗阻引起化脓性胆管炎，由于胆道压力造成积脓、菌血症和感染性休克，应尽早联合抗生素以及手术或内镜减压。胆管炎的抗生素治疗方案与继发性腹膜炎相似。

3. 肝脓肿　脓肿可以为单发或多发。临床表现包括发热、白细胞增多、右上腹疼痛甚至全身性感染。肝脓肿可因局部感染或血源性扩散引起。最常见的感染源为胆道。

a. 微生物学：致病菌与感染源有关。

（1）胆道：革兰阴性菌和肠球菌属。

（2）腹膜感染：革兰阳性菌、革兰阴性菌和厌氧菌。

（3）血源播散：通常为单一致病菌如金黄色葡萄球菌或链球菌属。也可发生念珠菌脓肿。

b. 诊断：通常根据 CT 和超声检查结果作出诊断。

c. 治疗：包括引流和抗生素。初始抗生素的选择与感染源有关。来源于胆道和腹膜的脓肿所使用的抗生素应针对初始感染的致病菌。血源性播散引起的脓肿需要覆盖革兰阳性菌。

E. 脾脓肿　罕见，若未经治疗，病死率极高。脾脓肿常由血行性播散引起，也可来源于脾外伤或邻近感染的播散。如发现脾脓肿，应注意除外细菌性心内膜炎。

1. 微生物学　培养最常分离的致病菌为链球菌属，其次为金黄色葡萄球菌和沙门菌属,极少数情况下,厌氧菌也可引起脾脓肿。

2. 诊断 出现左上腹疼痛,发热,白细胞升高及左侧胸腔积液时,应考虑脾脓肿的诊断。

3. 治疗 脾脓肿常通过脾切除术和抗生素进行治疗。

F. 难辨梭状芽胞杆菌相关腹泻(CDAD) 是抗生素治疗的并发症,是由于难辨梭状芽胞杆菌过度繁殖所造成的。难辨梭状芽胞杆菌是一种厌氧的革兰阳性产芽胞杆菌,产生的毒素能够损伤肠道。正常人群的带菌率为1%~3%,而接受抗生素治疗者的带菌率为 20%。尽管克林霉素、头孢菌素和氨苄西林是最常见的诱因,但几乎所有抗生素包括万古霉素和甲硝唑均可引起 CDAD。从 2000 年起,一种高毒力菌株(NAP1/027)在美国、加拿大、欧洲和日本引起了严重 CDAD 流行。其中部分与喹诺酮类使用增多相关。抗生素能够改变正常菌群,从而为难辨梭状芽胞杆菌从孢子转化为增殖体提供了环境,促进细菌繁殖并释放毒素。危险因素包括在过去 8 周内使用抗生素,高龄和住院治疗。住院超过 72 小时且接受抗生素治疗的患者若发生医院获得性腹泻,除非证实为其他原因,否则应首先考虑 CDAD。临床表现包括水样便和(或)血便,腹部绞痛,中毒性巨结肠,肠穿孔和腹膜炎。可有明显的白细胞升高,有时可超过 50 000/μl。

1. 诊断 难辨梭状杆菌毒素细胞毒性检测是最佳检测方法,一项临床试验提示敏感性 98%,特异性 99%。但是,该试验技术要求较高,检查时间需 24~72 小时,因此尚未常规应用。ELISA 法测定毒素 A 和毒素 B 是目前最常用的方法。这些方法的敏感性较低(75%~85%),需重复测定 3 次。与细胞毒性检测相比,最新的 ELISA 法敏感性>90%,特异性为 100%,但是很多医院不能进行此项检测。大便培养难辨梭状杆菌并无帮助。暴发性CDAD 的 CT 影像学检查常显示结肠壁增厚,结肠周围索条样改变伴"手风琴征"(使用肠道造影剂时),或"双晕/靶样征"(使用静脉造影剂时)。如果血清学检查不能确诊,在乙状结肠镜和(或)结肠镜下看到"假膜"有助于诊断。

2. 治疗 如有可能,应停用致病的抗生素。若临床高度疑诊,在送检大便标本后即应开始经验性治疗。药物治疗方案见表 29-1。治疗常需持续10~14 天。若患者有休克或脏器功能衰竭表现,或经足量药物治疗后 24~72 小时仍无改善,则应请外科会诊。外科手术可行开腹结肠切除及末端回肠切除术。试验性治疗方案包括使用阴离子交换树脂 Tolevamer、抗生素(硝唑尼特、雷莫拉宁、Difimicin 和利福昔明)、静脉用免疫球蛋白,以及针对毒素 A 和 B 的单克隆抗体。复发性 CDAD 的治疗首选万古霉素。此外,也可以考虑使用益生菌如乳酸杆菌属、酿酒酵母菌属或使用健康人的粪便,以重建肠道菌落。免疫功能抑制患者应谨慎使用益生菌,因为曾有酿酒酵母菌真菌血症的报道。

表 29-1　难辨梭状芽胞杆菌相关腹泻(CDAD)的药物治疗

严重程度	治疗
初发/轻度 CDAD	甲硝唑 PO 250mg 每 6 小时一次或 500mg 每 8 小时一次
严重 CDAD[a]	万古霉素 PO 125～500mg 每 6 小时一次
有并发症的 CDAD(肠梗阻/中毒性巨结肠)	万古霉素 PO/NGT 或灌肠[b],同时静脉使用甲硝唑

注:[a]严重 CDAD 的诊断标准包括 WBC 计数＞15 000/ml,血清肌酐水平上升＞50％,低白蛋白血症,严重腹泻,以及体温＞38.3℃

[b]万古霉素灌肠——将 500mg 万古霉素溶于 100ml 生理盐水中,然后经 Foley 导管(18G,30cm^{3}球囊)注入直肠。将导管夹闭 1 小时,后拔除 Foley 导管。每 6 小时重复一次。静脉应用万古霉素无效

Ⅲ. 伤口感染　多种因素可影响伤口感染的发生及其严重程度。耐药细菌引起手术后伤口感染的发生率随术前住院日增加而相应增加。预防措施能够有效预防手术伤口感染。

A. **手术伤口的分类**

1. 清洁伤口　手术没有进入带有细菌的内部器官。
2. 清洁-污染伤口　择期手术进入脏器,但没有内容物外溢。
3. 污染伤口　器官内容物外溢,但没有形成脓液。
4. 感染伤口　器官内容物外溢,且形成脓液。

B. **微生物学**　致病菌反映了感染来源,并受到近期抗生素治疗、术前住院时间延长以及合并疾病的影响。清洁手术伤口感染常由金黄色葡萄球菌、凝固酶阴性葡萄球菌和链球菌属引起。术后最初 48 小时发生的严重伤口感染可能由梭状芽胞杆菌或 A 群链球菌(化脓性链球菌)引起。污染伤口感染反映了污染的来源(呼吸道,消化道,泌尿生殖道)。

C. **临床表现和诊断**　伤口感染的严重程度不同,从皮肤和皮下组织的浅表感染,到累及深部筋膜和(或)肌肉的深部严重感染。浅表伤口感染最常见的表现为红斑、热和肿胀。发热的表现各异。

D. 预防　发现并治疗其他部位的感染,缩短术前住院时间,正确的手术操作技术,以及对患者和术者进行充分的术前刷洗消毒是预防伤口感染的重要措施。尽管对于没有置入异物的清洁手术的推荐意见不尽相同,但是,对于置入异物的清洁手术,以及进入空腔脏器的所有操作,或脏器内容物溢出的所有手术,均应常规给予预防性抗生素。预防性抗生素应该在手术切口前30分钟内使用,清洁或清洁-污染手术应在术后24小时内停用,以减少耐药细菌定植的危险。对于污染或感染伤口通常应当给予更长疗程的抗生素。根据手术部位和种类、术前住院时间和近期抗生素使用情况选择预防性抗生素。许多医院制定了预防性抗生素的相关指南。

E. 治疗

1. 浅表伤口轻度感染的治疗包括拆除缝线,开放伤口引流积液。

2. 严重伤口感染通常采用静脉抗生素结合手术清创进行治疗。以无菌方式获得的组织和引流液培养可用于指导抗生素治疗。根据不同情况选择初始经验性抗生素。第一代头孢菌素可用于无并发症的术后伤口感染。β-内酰胺过敏者可选用克林霉素。怀疑MRSA感染时,可给予万古霉素、利奈唑胺或达托霉素。来源于消化道、泌尿生殖道(GU)和呼吸道的感染应覆盖革兰阴性菌。

F. 坏死性软组织感染　坏死性筋膜炎和肌坏死(梭状芽胞杆菌及非梭状芽胞杆菌)是累及筋膜和皮下组织(坏死性筋膜炎)以及肌肉(肌坏死)的致命性深部感染。这种感染很容易迅速播散,并在感染早期引起严重全身中毒表现。坏死性软组织感染的病死率很高,尤其当外科或内科治疗延误时。

1. 微生物学

a. 坏死性筋膜炎:链球菌属是伤口最常分离出来的致病菌。也可以发生厌氧菌、肠道革兰阴性菌和链球菌属的混合感染。

b. 肌坏死:梭状芽胞杆菌性肌坏死(气性坏疽)是由梭状芽胞杆菌属引起的严重暴发性骨骼肌感染。细菌释放的外毒素在梭状芽胞杆菌肌坏死的发病中起重要作用。非梭状芽胞杆菌性肌坏死通常为链球菌属、肠道革兰阴性菌(大肠埃希菌、肺炎克雷伯杆菌、肠杆菌属等)和厌氧菌的混合感染。

2. 诊断　早期特点包括与局部外在表现不相符合的疼痛以及全身中毒反应。软组织内的气体可以产生捻发音。

3. 治疗

a. 清创:及时诊断并立即进行手术探查和清创至关重要。经常检查伤口非常关键,常需要重复进行手术清创。

b. 根据临床表现及可能的感染源选择抗生素。术中伤口标本的革兰染色可用于指导最初的抗生素治疗。经验性治疗应当广谱,覆盖链球菌属、葡萄球菌属、肠道革兰阴性菌和厌氧菌。由于克林霉素是一种细菌蛋白质合成抑制剂,因此一些医师在治疗可疑产生外毒素的坏死性软组织感染时加用克林霉素,以减少外毒素的产生。

c. 对于厌氧菌导致的坏死性软组织感染,高压氧的作用尚不清楚。

Ⅳ. 泌尿系感染　泌尿系感染(UTI)的严重程度差异很大。尿道炎和膀胱炎通常可在门诊治疗,而肾盂肾炎、肾脓肿或肾周脓肿可能导致感染性休克。UTI 是最常见的医院获得性感染,占住院患者革兰阴性菌菌血症的30％。泌尿系统真菌感染在Ⅷ中讨论。

A. **易感因素**　留置导尿管,泌尿系神经或结构异常,以及泌尿系结石。ICU 中 UTI 的预防在第 12 章中讨论。

B. **微生物学**　细菌通常经尿道进入泌尿系,并向近端扩散。因此,引起上尿路和下尿路感染的真菌相同。有时,血行性播散(特别是金黄色葡萄球菌)或邻近腹腔感染的播散也可导致上尿路感染(特别是肾周和肾脓肿)。尿液培养最常见的细菌为革兰阴性杆菌包括大肠埃希菌、克雷伯菌属和变形杆菌属,有时肠杆菌属、沙雷菌属和假单胞菌属也可引起导管相关性感染。革兰阳性菌包括腐生葡萄球菌、肠球菌属和金黄色葡萄球菌有时也会致病。沙眼衣原体、淋病奈瑟菌、滴虫、念珠菌属和单纯疱疹病毒(HSV)也可引起尿道炎。

C. **诊断**　尿沉渣白细胞计数结合尿培养有助于鉴别定植和真正的感染。尿沉渣还有助于鉴别上尿路或下尿路感染。WBC 管型提示感染累及肾脏或肾小管。尿培养结果对抗生素的选择很重要。

D. **特殊的泌尿系感染**

1. **膀胱炎**　是膀胱的感染,表现为尿痛、尿频、尿混浊或血尿,以及尿道和耻骨上区局限性压痛。更为严重的症状如高热、恶心和呕吐提示肾脏受累。

2. **急性肾盂肾炎**　是肾实质和肾盂的化脓性感染。其表现为肋膈角压痛、高热、寒战、恶心、呕吐和腹泻。实验室检查提示白细胞增多、脓尿合并白细胞管型,偶有血尿。未经离心的尿标本革兰染色常可见到细菌。由于相当多的肾盂肾炎患者同时合并结构异常,因此应考虑对泌尿系统进行评估。治疗包括抗生素以及去除和纠正感染源。并发症包括肾乳头坏死、尿浓缩功能障碍、尿路梗阻和全身性感染。

3. 肾脓肿和肾周脓肿　少见,通常由膀胱和尿道的逆行感染引起。主要危险因素包括肾结石、泌尿系结构异常、泌尿系创伤或手术以及糖尿病。最常见的致病菌为大肠埃希菌、克雷伯菌属和变形杆菌属。念珠菌属也可引起肾和肾周脓肿。肾和肾周脓肿可有发热、白细胞增多和疼痛(侧腹部、腹股沟、腹部)等非特异性表现。尿培养可能为阴性,特别是当患者已使用抗生素后。诊断通过腹部超声或 CT 检查。治疗包括引流与抗生素。

4. 前列腺炎　是 ICU 的少见感染,可继发于留置导尿管。症状和体征包括发热、寒战和尿痛,前列腺增大且有压痛,触诊质软。应采取抗生素治疗,可能时拔除导尿管。

E. 泌尿系感染的治疗　在得到培养结果前,应开始经验性广谱抗生素治疗以覆盖可能的致病菌。通常应用喹诺酮或第三或第四代头孢菌素。可能为假单胞菌属感染时,可选择头孢他啶或头孢吡肟。怀疑肠球菌属感染时,可联合使用氨苄西林和氨基糖苷类。少数情况下,亚胺培南/西司他丁可用于治疗耐药细菌感染。

V. 血管内导管相关性感染　可局限于插管部位(插管部位感染)或为播散性感染(导管相关性血行性感染)。多数导管相关性感染由中心静脉插管(中心静脉导管和肺动脉导管)引起。导管相关性血行性感染(BSI)的危险因素包括完全胃肠外营养(TPN)(增加真菌感染风险)和长时间置管。最常见的表现为发热,插管部位常没有感染的局灶表现。针对插管部位感染或不能解释的发热需要评估导管感染的可能。

A. 微生物学　最常见的致病菌为凝固酶阴性葡萄球菌,其次为金黄色葡萄球菌。各种革兰阴性及其他革兰阳性菌也可引起导管相关性感染。约10%的导管相关性 BSI 由念珠菌属引起。

B. 导管相关感染的预防在第 13 章中详细讨论。

C. 治疗

1. 拔除导管　各个医院针对可疑导管相关感染的治疗方案有所不同。可能发生导管相关感染时,一些医院或 ICU 主张在其他部位重新放置导管。其他人则常规经导丝更换导管,并行定量培养。经导丝更换导管时,如果血培养或导管尖端培养阳性,应当拔除重新放置的导管,并在其他部位重新置管。如果高度怀疑导管是发热或感染并发症的来源,应当立即更换插管部位,同时进行血培养。

2. 抗生素　应根据临床情况和培养结果选择抗生素。有全身感染表现或血培养初步结果显示为革兰阳性菌时,应选用万古霉素进行经验性治疗。通常加用另一种抗生素以覆盖革兰阴性菌,或协同治疗肠球菌属感染。

根据致病菌鉴定结果进一步调整治疗方案。对于无并发症的导管相关性菌血症,抗生素疗程通常为 7～14 天(血培养阳性为金黄色葡萄球菌时疗程为 14 天)。真菌感染需要更长疗程,尤其是免疫功能抑制患者。

Ⅵ. 感染性心内膜炎(IE)　微生物侵袭心内膜引起 IE。IE 通常累及心瓣膜,但也可发生于室间隔和室壁。天然瓣膜(NVE)和人工瓣膜(PVE)都可以发生 IE。瓣膜置换术后 2 个月内的 PVE(早期 PVE)来源于手术过程中瓣膜上定植的细菌,通常为葡萄球菌属引起。晚期 PVE 与 NVE 相似。微生物可通过操作过程中(消化道、GU 和牙科操作,支气管镜,气管插管)的直接接种或从其他感染灶(如肺炎或牙周脓肿)进入血液。急性 IE 的特点为急性起病,病情迅速进展。亚急性 IE 的特点为隐匿起病,病情进展较慢。

A. **易感因素**　包括心脏异常(如风湿性心脏病和瓣膜退行性病变)及静脉吸毒。既往正常的心脏也可发生心内膜炎。血管内装置如中心静脉导管、起搏器导线、血液透析造瘘和人工瓣膜均增加 IE 的危险。

B. **微生物学**　IE 常由细菌引起,但真菌、病毒和立克次体也可引起 IE。

1. **革兰阳性菌**　链球菌属是最常见的致病菌,尤其是草绿色链球菌(如血链球菌,变形链球菌和中间链球菌)。肠球菌属也可导致心内膜炎,特别是在接受 GU 操作的老年人或静脉吸毒者。葡萄球菌属,特别是金黄色葡萄球菌,也常引起 IE。金黄色葡萄球菌心内膜炎通常较为严重,可并发心肌和瓣环脓肿、栓塞和转移病变[如肺、中枢神经系统(CNS)和脾脓肿]。如果致病菌为牛链球菌,应立即对消化道疾病如结肠癌进行检查。

2. **革兰阴性菌较少引起 IE**　静脉吸毒者和人工瓣膜患者更容易发生感染。革兰阴性菌引起的 IE 通常较为严重,起病急,病死率高。异常瓣膜的特征性 NVE 由一组称为 HACEK 的细菌(嗜血杆菌属、放线共生放线杆菌、人心杆菌、侵蚀艾肯菌和金氏菌属)引起,特点为亚急性病程,赘生物较大,栓塞事件多见。

C. **诊断**

1. **体格检查**　可发现心脏杂音,瘀点,甲床下裂片形出血,视网膜出血(Roth 斑),指垫处红色或紫色结节(Osler 结节),手掌或足底扁平红斑(Janeway 病变)。

2. **血培养**　对诊断 IE 仅中度敏感。怀疑 IE 时,应在最初 24 小时内留取多次(≥3 次)血培养。少数情况下,血培养为阴性,特别是胞内病原体如立克次体、厌氧菌、HACEK 和真菌引起 IE 时。分离某些病原体需要特殊培养基。

3. **心脏超声检查** 是诊断和治疗 IE 的重要手段。与经食管心脏超声检查(TEE)相比,经胸心脏超声检查(TTE)敏感性较差,特别是接受机械通气的患者。心脏超声检查可用于随访赘生物的进展,发现并随访并发症如瓣膜功能不全、瓣环或心肌脓肿、心包积液和心衰。

D. 治疗

1. **抗生素** 治疗 IE 需要使用长疗程的杀菌性抗生素。对于急性细菌性心内膜炎,可能需要在确诊前开始抗生素治疗。然而,应用首剂抗生素前应留取血培养。

a. 经验性治疗:亚急性 NVE 的治疗有时可以在得到血培养结果以后开始。

(1)经验性治疗适应证

i. 病情危重且高度怀疑心内膜炎。

ii. 可能为心内膜炎,且即将接受心脏手术。

iii. 血培养阳性。

iv. 诊断似乎明确时(如出现发热及其他符合 IE 的临床表现,且心脏超声检查发现赘生物)。

v. 怀疑 PVE。

(2)急性 NVE 的初始经验性治疗应覆盖链球菌属、肠球菌属和葡萄球菌属。可选择的抗生素方案包括:

i. 氨苄西林或青霉素加奈夫西林加氨基糖苷(庆大霉素)。

ii. 万古霉素加氨基糖苷(庆大霉素)。肠球菌感染需联合应用氨苄西林或万古霉素加氨基糖苷,因为氨苄西林和万古霉素对肠球菌属仅有抑菌作用。

(3)早期或晚期 PVE 的初始经验性治疗

i. 万古霉素加氨基糖苷(庆大霉素)加利福平。

b. 后续抗生素治疗需要根据血培养结果确定。测定最小抑菌浓度(MIC)和最小杀菌浓度(MBC)对决定适当的抗生素方案极为重要。治疗过程中应留取血培养,以确认菌血症已被清除。菌血症未能清除提示可能有脓肿形成。

2. **手术** 可能需要进行瓣膜置换术或瓣膜切除术(三尖瓣)。手术适应证根据受累瓣膜有所不同,包括严重及顽固性心衰、瓣膜梗阻、真菌性心内膜炎、人工瓣不稳定,适当的抗生素治疗不能清除菌血症。复发性 IE,感染扩散到心肌或瓣膜周围,出现 2 次或 2 次以上的栓塞事件,以及人工瓣膜周围漏也应考虑手术。

E. 感染性心内膜炎的并发症

1. 心脏

a. 瓣膜功能不全和心衰。心衰是 IE 患者最常见的死亡原因。

b. 心肌和瓣膜周围脓肿。

c. 瓣周脓肿扩散导致的心脏传导阻滞。

d. 梗阻。极少数情况下,较大的赘生物可能导致梗阻,尤其是真菌感染时。

e. 化脓性心包炎常见于葡萄球菌属引起的 IE。

2. 心脏外

a. 免疫复合物疾病:能够损伤远隔脏器如肾脏。

b. 栓塞事件:可导致缺血和梗死。栓塞部位可形成脓肿。左侧心内膜炎容易导致肾、脑、脾和心脏栓塞,而右侧心内膜炎容易导致肺栓塞。

c. 真菌性动脉瘤:由血管局部感染伴血管扩张引起。CNS 的真菌性动脉瘤可表现为致命性蛛网膜下腔出血或脑内出血。真菌性动脉瘤也见于CNS 以外的脏器。

d. 神经系统并发症:中毒性脑病、脑膜炎、脑炎、脑脓肿、卒中(梗死或出血)、蛛网膜下腔或脑内出血。

e. 肾衰竭。

f. 全身性感染。

Ⅶ. 各种感染

A. **鼻窦炎**　面部创伤以及留置经鼻气管插管和(或)经鼻胃管使 ICU患者容易发生鼻窦炎。

1. 微生物学　鼻窦炎常由革兰阴性杆菌、金黄色葡萄球菌和厌氧菌引起。

2. 诊断　非常困难。很多专家建议进行面部和鼻窦的 CT 检查。鼻窦细针穿刺可以提供有价值的细菌学资料,特别是可能发生耐药菌感染的长时间住院患者。

3. 治疗　常根据不明原因发热、留置经鼻插管或头颈部外伤史,以及鼻腔脓性分泌物等临床表现开始治疗。治疗包括拔除经鼻插管以改善阻塞的鼻窦流出道引流,鼻部湿化及减轻充血,以及针对可能致病菌的抗生素。很少需要手术引流。

B. CNS 感染

1. 脑膜炎　一般情况下,感染仅限于蛛网膜下腔和脑室,而不累及脑实质,但有时也合并脑脓肿。细菌性脑膜炎可能来源于血行性播散,外伤或手术后的直接感染,邻近结构感染的播散(如脑和硬膜外脓肿破裂进入蛛网膜下腔)。

a. 微生物学:很多病原体均可引起脑膜炎。社区获得性致病菌包括肺炎球菌,流感嗜血杆菌,脑膜炎奈瑟菌和产单核细胞李斯特菌。外伤、神经外科手术或菌血症时可发生肠道或非肠道革兰阴性菌和金黄色葡萄球菌引起的脑膜炎。其他部位感染如肺炎、鼻窦炎和心内膜炎可发生金黄色葡萄球菌脑膜炎。与 CSF 分流相关的脑膜炎通常由表皮葡萄球菌引起。

b. 诊断:收集 CSF 检查糖、蛋白、细胞计数与分类、革兰染色及细菌培养非常重要。根据其他宿主因素如免疫功能抑制,可能需要进行 CSF 的其他特殊检查如隐球菌抗原检测、性传播疾病研究实验室乳胶试剂检测、细菌抗原检测、真菌涂片及培养。怀疑有脑水肿时,应在腰穿前行头颅 CT 检查。开始抗生素治疗前需留取血培养。

c. 治疗:应当根据临床情况以及各种抗生素对 CNS 的通透性选择抗生素。细菌性脑膜炎时 CNS 的宿主防御机制受到损害,因此必须使用杀菌性抗生素。社区获得性耐青霉素致病菌的出现使得抗生素治疗更多选用非抗假单胞菌的第三代头孢菌素如 CNS 通透性良好的头孢曲松。如果考虑对 β-内酰胺类抗生素耐药,应加用万古霉素。产单核细胞李斯特菌脑膜炎应选用青霉素或氨苄西林治疗。若患者对青霉素过敏,可使用复方磺胺甲噁唑,并可与氨基糖苷联用。革兰阴性菌脑膜炎常选用第三代头孢菌素治疗。如怀疑铜绿假单胞菌或其他耐药革兰阴性菌感染,应考虑使用头孢他啶、头孢吡肟或美罗培南。使用头孢他啶时,若有革兰阳性菌感染可能,需加用相应药物。如可能为 MRSA 时,需选用万古霉素。金黄色葡萄球菌脑膜炎通常用奈夫西林治疗,青霉素过敏者或 MRSA 感染时可用万古霉素。

2. 硬膜旁脓肿　包括硬膜外和硬膜下脓肿。硬膜外脓肿多发生于脊椎,而硬膜下脓肿多见于头部。硬膜旁脓肿可源于外伤、神经外科手术、硬膜旁间隙操作(如留置硬膜外导管)、周围感染的局部扩散(如鼻窦或椎旁区域),或远隔部位感染的血行播散。硬膜旁脓肿可以迅速进展,造成神经结构的不可逆损害。因此,尽快诊断并开始治疗至关重要。脓肿引流对微生物诊断以及治疗非常关键。

a. 微生物学:硬膜下脓肿的致病菌与感染源有关。感染可由肺炎球菌、葡萄球菌属、流感嗜血杆菌、肠道革兰阴性菌和厌氧菌引起。金黄色葡萄球菌是硬膜外脓肿最常见的致病菌。肠道革兰阴性菌也可以引起硬膜外脓肿,尤其是泌尿系感染或椎体手术后患者。

b. 诊断:脊柱局部的剧烈疼痛是硬膜外脓肿最常见的首发症状。CT扫描有助于硬膜下脓肿的诊断与定位。磁共振成像可作为硬膜外脓肿的诊断性检查。CT 和脊髓造影也有帮助。

c. 治疗:包括抗生素和引流。根据各种情况下最可能的致病菌进行初始抗生素治疗,然后根据培养结果进行调整。金黄色葡萄球菌可用奈夫西林治疗,青霉素过敏或致病菌为 MRSA 时,可用万古霉素或利奈唑胺。革兰阴性菌感染通常选用第三代或第四代头孢菌素(如为铜绿假单胞菌感染应选用抗假单胞菌药物)。

Ⅷ. 真菌感染　真菌既可为机会致病菌,偶尔也可作为毒力很强的致病菌,引起多种不同的综合征,从浅表的皮肤黏膜感染到累及内脏的全身性感染。

A. 念珠菌

1. 念珠菌属是外科和内科 ICU 中最常见的机会性真菌感染。医院获得性念珠菌感染的发生率迅速增加,目前念珠菌属已经是血培养分离的最常见致病菌之一。

2. 危险因素包括广谱抗生素治疗、留置各种装置(尿管、腹腔引流管和血管内导管)、免疫功能抑制(HIV 感染、移植、血液系统肿瘤、化疗、中性粒细胞缺乏和烧伤)以及 TPN。

3. 临床表现

a. 念珠菌尿可为感染,也可能反映了留置导尿管引起的定植。念珠菌尿提示需要注意真菌球、肾盂肾炎或念珠菌血症的可能。

b. 皮肤黏膜感染包括口咽部念珠菌病、食管炎、消化道念珠菌病、外阴阴道炎和擦烂。

c. 念珠菌血症的特征为血培养阳性,并可扩散到其他脏器。念珠菌血症的病死率极高,尤其是光滑念珠菌。血培养阳性患者需要严密观察血管内留置导管和(或)深部器官感染。应进行导管尖端的定量培养。

d. 播散性或深部念珠菌病。深部器官感染可能来源于血行播散,邻近感染灶的直接扩散或局部种植。由于血培养常为阴性,诊断可能非常困难。浅表培养阳性(如尿、痰和伤口)可能仅提示定植或污染,尚无诊断性血清学检查。对于具有前述危险因素的患者应提高警惕。播散性感染的确诊标准包括感染组织或腹水培养阳性、烧伤伤口的组织学浸润以及眼内炎。提示标准包括间隔至少 24 小时的两次血培养阳性,其中一次阳性血培养应在拔除血管导管至少 24 小时后留取,以及适当人群有 3 处或 3 处以上部位定植。

（1）肝脾念珠菌感染在血液系统肿瘤患者最为常见。出现以下表现提示存在肝脾念珠菌感染：右上腹痛，发热，碱性磷酸酶升高，腹部超声或 CT 显示多发"牛眼"样病变，尽管肝脏也可正常。通过肝脏活检可以确诊。

（2）念珠菌腹膜炎由胃肠穿孔，或腹膜透析导管感染引起。

（3）心脏念珠菌病包括心肌炎、心包炎和心内膜炎。瓣膜赘生物可以很大，大的栓塞事件常见且病情严重。

（4）肾脏念珠菌病可源于膀胱逆行感染，导致真菌球和肾乳头坏死，或源于血行播散导致肾盂肾炎和脓肿形成。

（5）眼部念珠菌病可能致盲。

（6）播散性念珠菌病的其他部位包括 CNS 和肌肉骨骼系统。

4. 念珠菌感染的治疗　仅有少数对照研究确定最佳治疗模式。抗真菌治疗应根据培养结果进行调整，特别需要注意是否存在耐氟康唑的致病菌。

a. 念珠菌尿可用两性霉素 B 或制霉菌素膀胱冲洗或口服氟康唑治疗。应当根据鉴定菌株（光滑念珠菌通常对氟康唑耐药）以及肾脏受累的可能性选择抗真菌药物。由于导尿管经常有大量真菌附着，因此推荐更换留置的导尿管。

b. 皮肤黏膜念珠菌的治疗最初可局部用药如制霉菌素、克霉唑或酮康唑。如局部用药效果不佳，可给予口服氟康唑。

c. 念珠菌血症应用全身抗真菌药物进行治疗。应更换静脉或动脉导管置管部位，并将导管尖端进行培养。经隧道放置的中心静脉导管可以保留，除非抗生素治疗无法控制真菌血症。根据患者临床总体情况和分离的真菌，选择抗真菌药物（氟康唑、两性霉素 B 或卡泊芬净）。光滑念珠菌和克柔念珠菌通常对氟康唑耐药。两性霉素和棘白菌素类，包括卡泊芬净和米卡芬净，可用于治疗严重感染。对于病情不稳定的患者，通常首选两性霉素和棘白菌素而非氟康唑。

d. 播散性念珠菌病需要联合治疗，包括全身性抗真菌药物，感染灶的引流或清创，拔除血管内导管，有时需要去除感染的瓣膜和其他异物。尽管已有共识对腹腔生长的念珠菌属（即不仅是腹腔引流）需要进行治疗，但究竟选择两性霉素、棘白菌素类（卡泊芬净和米卡芬净）抑或氟康唑仍有争议。肝脾念珠菌感染的治疗也存在同样问题。氟康唑治疗反应不佳的病例需要更换抗真菌药。治疗严重的眼内炎应使用两性霉素 B。

B. 在免疫功能低下的 ICU 患者曲霉菌可以引起深部机会感染。定植和感染的鉴别可能非常困难。感染的诊断需根据血清学检查、组织病理和培养。痰培养阳性不一定提示曲霉菌感染,培养阴性也不能排除诊断。因此,取得肺组织活检有助于诊断,尽管临床上常常难以实现。

1. 临床表现从局限性肺部疾病到播散性疾病。

a. 浸润性肺部感染发生于免疫功能低下患者,表现为发热和肺部浸润。病理检查可见梗死和出血。曲霉菌侵蚀血管壁时可有肺血栓形成。诊断根据肺组织的直接检查。在局限性浸润患者中,相当一部分同时合并播散性感染。

b. 曲霉菌感染浸润血管,因此可播散至多个器官。CNS、肺、肝和心肌可形成脓肿。也可发生 Budd-Chiari 综合征和心肌梗死。

c. 其他肺部表现

(1)肺上叶的空洞内,尤其是肺大泡和陈旧结核性空洞内,可形成曲霉菌球。患者可有咳嗽、咯血(可能危及生命)、发热和呼吸困难。

(2)过敏性支气管肺曲霉菌病可引起发作性哮喘症状,常见于慢性哮喘和囊性纤维化患者。影像学表现从节段性浸润到一过性非节段性浸润。痰和血液中可见嗜酸性粒细胞。

2. 曲霉菌病的治疗

a. 播散性感染和侵入性肺部感染静脉使用两性霉素 B 或伏立康唑治疗。某些病例可联合使用两性霉素和伏立康唑治疗播散性感染。棘白菌素类也可用于治疗两性霉素 B 反应不佳或不能耐受的深部曲霉菌病。全身抗真菌治疗无效时可进行手术切除。

b. 局限性肺部表现

(1)曲霉菌球:反复咯血是手术指征。激素治疗可能有效。与支持治疗相比,全身使用两性霉素 B 不能改善预后。

(2)过敏性支气管肺曲霉菌的治疗包括全身性激素(吸入激素无效),有时可使用吸入性抗真菌药物。长期激素治疗的效果并未证实。

Ⅸ. 病毒感染

A. 巨细胞病毒(CMV)是免疫功能低下患者感染的重要病因。在实体器官移植和骨髓移植患者是最常见的感染。血清阴性患者可发生原发性感染,而潜伏感染激活或血清阳性宿主发生再次感染时为继发性感染。免疫功能正常宿主的原发性感染通常没有症状,尽管极少数情况下病情非常严重。CMV 感染的诊断根据检测到病毒成分或 CMV 抗体滴度升高。

1. 免疫功能低下患者 CMV 感染的临床表现

a. 自限性发热:常见。

b. 间质性肺炎：CMV 肺炎如导致呼吸功能衰竭而需要机械通气，病死率极高。

c. CMV 肝炎：通常病情较轻，但也可以很严重，尤其在肝移植患者。

d. 消化道：腹泻，消化道出血。

e. 视网膜炎。

2. 治疗 CMV 感染的治疗非常困难，停止抗病毒药物后感染迅速复发。更昔洛韦和膦甲酸钠均可用于治疗 AIDS 患者的 CMV 视网膜炎。更昔洛韦也用于器官移植受体的 CMV 感染。不能耐受更昔洛韦的 CMV 患者可选用膦甲酸钠。危及生命的 CMV 感染（如 CMV 肺炎）可以静脉联合使用更昔洛韦和大剂量 CMV 免疫球蛋白。骨髓移植受体发生肺炎后使用超免疫球蛋白能够改善预后。

B. 单纯疱疹病毒(HSV)Ⅰ型和Ⅱ型

1. HSV 感染的临床表现

a. 皮肤黏膜和生殖器病变。

b. 呼吸道感染

(1)气管支气管炎。

(2)HSV 肺炎通常发生在衰弱或免疫功能低下患者。

c. 眼部感染：如睑炎、结膜炎、角膜炎、角膜溃疡和失明。

d. 食管炎。

e. 脑炎，脑膜炎。

2. 播散性 HSV 感染常见于极度衰弱或免疫功能低下患者，但有时也可发生于妊娠期。临床表现包括坏死性肝炎、肺炎、血行播散引起的皮肤病变、发热、低血压、弥散性血管内凝血和 CNS 受累。

3. 诊断 对病变处刮取物进行 Wright 和 Giemsa 染色或 Papanicolaou 染色有助诊断，但敏感性较差，也无法区分 HSV 和水痘-带状疱疹病毒(VZV)感染。其他诊断检查包括病毒培养、组织或皮肤活检的组织学检查，以及病毒抗原的 DNA 或蛋白染色。HSV 脑炎的诊断依靠脑活检。

4. 治疗

a. 重症 HSV 感染，包括 CNS 感染、肺炎和播散性 HSV，可采用静脉应用阿昔洛韦治疗。膦甲酸钠可用于治疗阿昔洛韦耐药的 HSV。

b. 黏膜、皮肤和生殖器感染可使用阿昔洛韦、膦甲酸钠或缬昔洛韦治疗。尽管正常宿主通常不需要治疗，但若病情危重或患者极度衰弱，即使不符合免疫功能低下的标准，也应进行治疗。

c. 眼部感染可局部用药如阿昔洛韦，同时请眼科医师会诊。

C. ICU 内的水痘-带状疱疹病毒（VZV）感染可为原发性感染（水痘）或感染复燃（带状疱疹），病情可较轻，也可为致命性感染。

1. 成人原发性 VZV 感染可引起严重的全身表现及肺部受累（导致呼吸衰竭）。免疫功能低下患者更易发生严重全身性疾病，累及肺、肾、CNS 和肝脏。

2. 带状疱疹常表现为感觉神经节中 VZV 复燃引起的皮肤感染。极少数情况下，复燃的带状疱疹可导致 CNS 疾病如脑炎和脑血管炎。

3. 治疗　静脉应用阿昔洛韦用于治疗免疫功能低下或免疫功能正常宿主的严重 VZV 感染（肺炎、脑炎）。

X. 新发传染性疾病和生物恐怖病原体　新出现的传染病指那些在人群中新发生的或者既往已经存在，但发病率迅速升高或者流行范围扩大的疾病。新发传染病可分类为新出现的（SARS、禽流感 A）、复发或者再燃的（人猴痘、登革热），以及人为出现的（生物恐怖病原体，如炭疽）。细菌性动物源性肺炎并非新发传染病，放在此处仅为方便讨论。

A. 动物源性肺炎［包括严重急性呼吸综合征（SARS）和禽流感 A（H5N1）］的致病病原体寄主为人以外的其他生物。这些肺炎较为少见，诊断主要根据接触史。

1. 微生物学　导致动物源性肺炎的细菌包括引起鹦鹉热的鹦鹉热支原体（接触鹦鹉及其他相近鸟类），引起 Q 热的伯纳特立克次体（来自绵羊和临产的猫），以及引起兔热病的土拉热弗朗西丝菌（来自兔、鹿和斑虻叮咬）。引起动物源性肺炎的病毒包括 SARS 相关性冠状病毒（SARS-CoV），即 SARS 的假设病原体，和人禽流感 A（H5N1）病毒。尽管动物源性感染患者的总体预后通常良好，但某些动物源性疾病可出现严重并发症乃至死亡。

2. 诊断　由于动物源性病原体难以生长而且非常危险，诊断多依靠血清学检查。SARS 可以通过病毒分离、RT-PCR 或血清学检测进行诊断。另外应进行血清学检查除外 A 型流感病毒以及军团菌属和土拉热弗朗西丝菌，这些病原体可引起 SARS 的流感样表现。禽流感可通过病毒分离，或者鉴定 H5 特异性 RNA 确诊。

3. 治疗

a. 动物源性细菌感染：推荐使用多西环素或喹诺酮长期治疗（2～5 周）动物源性细菌感染。

b. SARS：治疗手段有限，主要为支持性治疗。尚无具有可靠抗 SARS-CoV 活性的抗病毒药物。利巴韦林和奥司他韦的疗效有限。进行研究的其他药物包括皮质激素、干扰素-β、聚乙二醇干扰素-α 和甘草甜素（甘草根提取物）。

　　c. 禽流感 A(H5N1)：除支持治疗外，疑似禽流感患者推荐口服奥司他韦（成年人 75～150mg，2 次/天，共 5～10 天）。最近的病毒分离株对金刚烷胺和金刚乙胺均耐药，即这两种药均无效。最新的神经氨酸酶抑制剂（扎那米韦和帕拉米韦）仍在研究当中。

　　B. 生物恐怖病原体是一组细菌或病毒，可引起人群发生危及生命的综合征。引起急性肺炎的已知或可疑病原体包括吸入性炭疽、兔热病肺炎和肺型鼠疫。生物恐怖病原体在第 38 章中将详细讨论。

（周佳鑫 译，杜　斌 校）

参考文献

American Thoracic Society, Infectious Diseases Society of America. Guidelines for the management of adults with hospital-acquired, ventilator-associated and healthcare-associated pneumonia. *Am J Respir Crit Care Med* 2005;171:388–416.

Cohen J, Powderly WG. *Infectious diseases.* 2nd ed. New York: Elsevier, 2004.

Darling RG, Catlett CL, Huebner KD, et al. Threats in bioterrorism. I. CDC category A agents. *Emerg Med Clin North Am* 2002;20:273–309.

David N, Gilbert RC, Moellering GM, et al. *The Sanford guide to antimicrobial therapy.* 38th ed. Vienna, VA: Antimicrobial Therapy, 2008.

Gerding DN, Muto CA, Owens RC. Treatment of *Clostridium difficile* infection. *Clin Infect Dis* 2008;46 (suppl 1):S32–S42.

Mandell LA, Wunderink RG, Anzueto A, et al. Infectious Diseases Society of America/American Thoracic Society consensus guidelines on the management of community-acquired pneumonia in adults. *Clin Infect Dis* 2007;44 (suppl 2):S27–S72.

Morens DM, Folkers GK, Fauci AS. The challenge of emerging and re-emerging infectious diseases. *Nature* 2004;430:242–249.

Mylonakis E, Calderwood SB. Infective endocarditis in adults. *N Engl J Med* 2001;345:1318–1330.

O'Grady NP, Alexander M, Dellinger EP, et al. Guidelines for the prevention of intravascular catheter-related infections. Centers for Disease Control and Prevention. *MMWR Recomm Rep* 2002;51(RR-10):1–29.

Pappas PG, Rex JH, Sobel JD, et al. Guidelines for treatment of candidiasis. *Clin Infect Dis* 2004;38:161–189.

第 30 章

全身性感染的非抗生素治疗

Anahat Dhillon and Edward Bittner

　　全身性感染和感染性休克是 ICU 患者罹患率和病死率的重要病因，28 天病死率超过 30％。全球有数百万人罹患全身性感染，每天 1400 名患者死亡。全身性感染的高病死率、存活者的生活质量以及经济负担都使得全身性感染成为重要的健康问题。全身性感染包括从轻度炎症反应到多器官功能衰竭的一系列疾病。早期发现和早期治疗以防止疾病进展对改善预后至关重要。

　　Ⅰ. 定义

　　A. 全身炎症反应综合征(SIRS)　各种病因激活固有免疫应答导致的临床全身表现。感染或非感染因素(如手术、烧伤、胰腺炎等)均可诱发 SIRS。满足以下 2 条或 2 条以上标准即可诊断 SIRS：

　　1. **体温**　>38℃或<36℃。

　　2. **心动过速**　心率>90 次/分。

　　3. **呼吸频数**　呼吸频率>20 次/分或 $PaCO_2$<30mmHg 或机械通气。

　　4. **白细胞增多**(WBC>$12×10^9$/L)，白细胞缺乏(WBC<$4×10^9$/L)，或杆状核细胞>10％。

　　B. 全身性感染　存在感染的证据或高度怀疑存在感染。支持全身性感染的其他表现包括：

　　1. 乳酸升高。

　　2. 血浆 C 反应蛋白升高。

　　3. 降钙素原升高。

　　4. 低血压。

　　5. 心脏指数>$3.5L/(min·m^2)$。

　　6. 中心静脉氧饱和度>70％。

　　7. 器官功能障碍的证据如低氧血症、少尿或高胆红素血症。

　　C. 严重全身性感染　全身性感染伴有器官低灌注或器官功能障碍的

证据。器官功能障碍的早期表现包括低氧血症、少尿、血小板缺乏、高胆红素血症、意识改变、乳酸盐＞2mmol/L 及心功能不全。

　　D. 感染性休克　全身性感染且充分液体复苏后仍存在持续低血压。

　　E. 多器官功能障碍综合征(MODS)　1 个以上器官功能障碍需要进行干预。例如 ARDS 的通气支持以及肾衰竭的透析治疗。

　　Ⅱ. 病理生理学　全身性感染是一种异质性综合征,不同患者、不同病因以及不同时间的临床表现各不相同。各种反应受到很多因素的影响,包括微生物毒力、接种量、并发症、年龄和遗传。因此,不难理解全身性感染的发病机制千变万化,难以阐明。

　　A. 细菌因素　所有微生物(包括革兰阳性和革兰阴性细菌、真菌、病毒和寄生虫)都具有某些结构成分与宿主免疫反应发生相互作用。例如,革兰阴性菌的内毒素[脂多糖(LPS)]是导致革兰阴性菌感染很多临床表现的重要介质。革兰阳性菌可以释放外毒素,如中毒性休克综合征毒素。这些毒素的临床重要意义在于其无法被抗生素直接中和,从而加重某些感染的早期损害。

　　B. 宿主因素

　　1. 宿主对感染的反应对于机体恢复非常重要。固有免疫应答的初始阶段为宿主细胞识别微生物的典型结构成分(例如 LPS)。宿主分子 Toll样受体(TLR)能够识别特异性细菌结构,从而触发多种炎症瀑布反应,因此可以作为治疗目标。

　　2. 促炎症反应(适应性免疫)受细胞因子[如肿瘤坏死因子(TNF-α)、白介素-6(IL-6)和 IL-1β]介导。在促炎症反应初始阶段的不同时间,宿主分泌的逆调节细胞因子和促炎症拮抗剂均可引起抗炎症反应。宿主对微生物的免疫反应不足,这种免疫麻痹状态可以导致感染后的罹患率和病死率。

　　C. 细胞损伤　氧合及灌注异常导致的氧输送不足可能是导致全身性感染和危重病时不能产生 ATP 的部分原因。另外,线粒体功能障碍引起细胞病性缺氧,这是造成细胞氧分压与较低的 ATP 水平不相匹配的重要机制。

　　D. 遗传学　孪生儿研究提示,基因多态性可以影响全身性感染时的细胞因子反应以及病死率。

　　E. 凝血瀑布反应　炎症反应是一种促凝状态。严重感染通过相同介质激活炎症和凝血反应。这些介质之一,即活化蛋白 C,已经成功用于全身性感染的治疗(见Ⅴ)。

　　F. 上皮细胞和内皮细胞功能障碍　全身炎症反应的不良后果可导致

上皮细胞功能障碍,进而影响细胞屏障功能,导致通透性增加,成为全身性感染相关 MODS 的最后通路。内皮细胞在全身炎症反应以及维持凝血和抗凝平衡中的作用非常重要。凝血和抗凝失衡可以引起微循环血栓形成,从而导致微循环障碍和组织氧输送不足。而且,内皮细胞在募集炎症细胞至感染和炎症部位起着非常积极的作用。

Ⅲ. **临床表现** 全身性感染的早期表现包括心动过速、过度通气、发热和定向力障碍。晚期表现可以累及任一或所有器官系统。多器官功能衰竭的病死率极高。

A. **心血管** 心动过速和低血压常见,且最初可能由血管扩张和血管内低血容量造成。全身性感染诱发的心肌功能抑制可以发生在病程的早期或晚期,是导致低血压的原因之一。

B. **呼吸** 全身性感染早期常见过度通气。氧合不良和继发于肺泡毛细血管渗漏。急性肺损伤和急性呼吸窘迫综合征是严重全身性感染的常见并发症。

C. **肾脏** 少尿性肾功能不全可继发于低血压、灌注障碍或低血容量造成的肾前性因素。对于肾脏的直接损伤可以引起急性肾小管坏死。少尿可以发展为急性肾衰竭从而需要进行肾脏替代治疗。

D. **中枢神经系统** 全身性感染诱发脑病的临床表现包括轻度糊涂、谵妄和昏迷。

E. **肝脏** 胆汁淤积常见。炎症介质导致胆小管功能障碍,引起高胆红素血症。继发于缺血的转氨酶升高可以较轻,也可能很严重。

F. **代谢** 儿茶酚胺抑制胰岛素释放,并增加糖原异生。患者可以表现为高血糖或低血糖。

G. **血液** 消耗性凝血病、血小板扣留和血小板破坏常见。

Ⅳ. **全身性感染的标志物** 根据怀疑感染以及全身炎症反应的临床表现可以诊断全身性感染。这些临床表现对于全身性感染的敏感性和特异性均不高,因此全身性感染的生化标志物成为研究热点,以达到早期确诊的目的。正在研究多种细胞因子、肽、受体和急性期反应物作为理想标志物的可能性。以下是已经过深入研究且应用于临床的部分标志物:

A. C 反应蛋白是炎症期肝细胞释放的一种急性期蛋白。C 反应蛋白的检测价格低廉,结果提示是否存在炎症。缺点包括缺乏特异性,达峰时间较长,且与炎症反应的严重程度并不相关。

B. 细胞因子(如 IL-6 和 IL-8)的产生是宿主对炎症的主要反应。这些细胞因子是全身炎症反应高度敏感的标志物,但是细胞因子水平差异很大,且与炎症反应的严重程度无关,血浆半衰期较短。IL-6 和 IL-8 的水平可用于中性粒细胞缺乏发热的感染和非感染原因的鉴别诊断,以及新生儿全身性感染的早期诊断。

C. 降钙素原(PCT)是降钙素的前肽,半衰期较长。PCT 水平升高对于诊断严重全身性感染和器官功能障碍具有高度特异性。非感染性因素导致炎症反应时 PCT 亦升高,但血浆水平低于严重全身性感染时的 PCT 水平。PCT 还可用于鉴别 SIRS 的感染与非感染性因素。PCT 有助于监测疗效。

Ⅴ. 治疗 欧洲危重病医学会、国际全身性感染论坛和美国危重病医学会共同开展了拯救全身性感染行动,以改进全身性感染的诊断和治疗。上述学术组织制定了循证医学指南,为临床医师提供了很好的指导。可在以下网站查询最新指南:www. survivingsepsis. org。

全身性感染和感染性休克的主要治疗是病因的早期诊断和治疗。因此,必须尽快开始寻找并治疗可能的感染源。

A. 诊断

1. 培养 采用无菌技术留取 2 套血培养。如果刚刚留置中心静脉插管,可以在置管过程中且去除铺巾前,从中心静脉插管留取血培养。根据临床情况,留取尿液、痰、脑脊液或其他体液培养。

2. 影像学检查 如果患者病情稳定,应进行进一步影像学检查如 CT 扫描,以确定可能的感染灶。对于病情不稳定的患者,床旁超声检查可能有助于诊断。

B. 应当在留取血培养且确定感染灶后 1 小时内,尽快开始静脉广谱抗生素治疗(图 30-1)。理想情况下,应当在开始抗生素治疗前留取所有培养。然而,如果无法立即留取培养,则不应延误抗生素治疗,因为开始治疗每延误 1 小时,全身性感染病死率均会增加。应当根据怀疑的感染灶及致病菌选择最初的抗生素(见第 29 章)。24~48 小时后得到培养和药敏结果,应当根据这些结果调整抗生素。由于可能选择耐药细菌,因此不推荐长期使用广谱抗生素。

C. 感染灶控制 如果通过影像学检查或体格检查确定感染灶,应考虑进行干预治疗(例如,手术或经皮穿刺)。治疗的选择取决于患者病情是否稳定,现有的治疗手段以及感染部位。例如,开放性脓肿可以通过经皮穿刺引流,但是坏死性筋膜炎则需要手术清创。唯一的例外是坏死性胰腺炎的早期感染控制手术,因为延迟手术对患者有益。

D. 血流动力学支持 感染性休克的典型表现为低血容量/分布性休克状态,低血管张力及高心输出量。然而,患者还可表现毒素介导的心肌功能障碍,以及血流分布异常伴周围血管功能障碍导致细胞缺血。因此,对于全身性感染患者的支持治疗应当包括液体治疗、升压药物和强心药物已维持组织灌注。

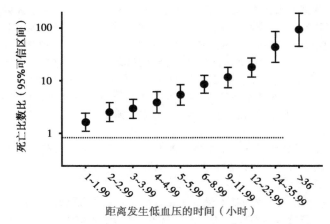

图 30-1 延误有效抗生素治疗的死亡风险(表示为校正后的死亡比数比)。直条代表95%可信区间。与发生低血压后第1个小时相比,低血压后第2个小时开始有效抗生素治疗,死亡危险已经显著增加。而且,直至低血压后>36小时,死亡危险持续增加

1. 早期目标指导治疗(图 30-2) 早期优化血流动力学和液体治疗,以维持氧输送和氧需的平衡,对于全身性感染患者的治疗非常重要。近期临床试验显示,在急诊科开始的早期积极目标指导治疗能够降低病死率。根据这些资料作出了许多推断,很多医院已经对所有重症全身性感染患者制订了早期治疗方案。首先应当确定反映全身和局部组织灌注的复苏治疗目标,并制订到这些目标的合理策略。由于尚未证实任何单一指标能够成为充分的或更好的复苏终点,因此采用了一组复苏目标,包括:

a. 目标平均动脉压(MAP)>65mmHg 常常作为复苏治疗的初始终点。根据患者基础血压水平,上述目标可能有所改变。慢性高血压患者常常需要设置更高的血压目标。

b. 中心静脉压(CVP)初始目标为未机械通气患者 8~12mmHg,机械通气患者 12~15mmHg。心室顺应性不佳或肺动脉高压患者有时更高的CVP以保证足够的充盈。

c. 尿量目标>0.5ml/(kg·h)。

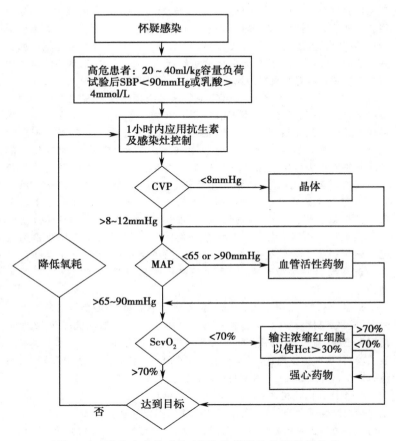

图 30-2 严重全身性感染/感染性休克的早期目标指导
治疗(EGDT)的治疗方案

d. 中心静脉血氧饱和度(ScvO₂)＞70％。ScvO₂或混合静脉血氧饱和度(SvO₂)作为反映全身组织灌注的指标。处于休克状态的患者,SvO₂较ScvO₂低 5％～7％。

e. 血清乳酸水平及碱缺失也可用于反映全身灌注。治疗目标是使得乳酸恢复正常,并纠正碱缺失。

2. 血流动力学治疗应当强调恢复血管内容量和组织灌注。

a. 液体治疗:患者最初可能需要大量静脉输液以弥补第三间隙丢失。

尚无证据显示用于复苏的液体选择能够导致临床预后的显著差异。无论使用晶体液抑或胶体液,应根据 CVP、ScvO₂ 和尿量决定治疗目标。如果输液治疗不能改善上述指标,则需要减慢输液速度并开始其他治疗。根据患者并发症的情况,可以考虑输血以维持血红蛋白 10g/dl。羟乙基淀粉可能增加全身性感染患者肾衰竭的风险,因此不推荐使用。

b. 升压药物:可能需要使用升压药物以维持重要器官的灌注。理想情况下,应当在纠正低血容量后使用升压药物。但是,常常有必要在病程早期开始升压药物治疗以防止出现致命性低血压。升压药物的选择通常取决于每名患者的血流动力学状况(第 6 章)。一般情况下,最初使用的升压药物包括去甲肾上腺素或多巴胺。与多巴胺相比,去甲肾上腺素较少引起心动过速,且血管收缩作用更强。肾上腺素作为二线药物,用于对去甲肾上腺素反应不佳的患者。感染性休克患者的血管加压素水平低于预期值。因此,使用小剂量血管加压素(0.01~0.04U/min)治疗全身性感染成为研究热点。尽管感染性休克时使用的血管加压素剂量远不能对冠脉或内脏血流造成影响,但仍应密切监测上述并发症。尽管缺乏高级别证据的支持,血管加压素仍普遍作为去甲肾上腺素的辅助治疗。

c. 强心药物:若出现充盈压升高,心输出量下降,中心静脉血氧饱和度降低,或心脏超声检查显示射血分数较低,提示存在心肌功能障碍,此时可使用多巴酚丁胺。虽然多巴酚丁胺可引起快速性心律失常,但因其具有半衰期较短,易于调整剂量,所以较米力农使用更为普遍。心输出量监测常与静脉血氧饱和度相结合,用于调整强心药物剂量。

3. 重组人活化蛋白 C(APC)　可用于治疗严重全身性感染患者。APC是一种内源性蛋白质,对全身性感染伴随的凝血和炎症瀑布反应具有调控作用。一项随机对照临床试验显示,APC 治疗可使病死率降低 6%。死亡风险最高(例如 APACHE Ⅱ 评分超过 25)和超过 1 个器官功能衰竭的患者疗效更显著。

a. 很多医院制定了 APC 应用指南。麻省总医院的指南包括严重全身性感染伴:①满足 3 条或 3 条以上 SIRS 标准;②全身性感染诱导的 2 个或 2个以上器官系统功能衰竭的急性期(不足 24 小时)。

b. APC 治疗的禁忌证包括过敏、活动性内出血、近期出血性脑卒中(3个月内)、颅内或脊髓手术、脑疝、颅内肿瘤或占位病变、留置硬膜外导管,以及有致命性出血风险的创伤或手术(表 30-1)。

c. 剂量:APC 持续静脉输注 24μg/(kg·h),疗程 96 小时。

表 30-1　严重全身性感染患者使用活化蛋白 C(APC)的禁忌证

如果患者符合以下任一情况,则不应使用 APC。

- 近期手术(30 天内)及单一器官功能衰竭

- APACHE Ⅱ <25

- 12 小时内手术

- 血小板缺乏≤30 000/mm³

- 8 小时内需要治疗剂量的抗凝血酶药物(如肝素>15 000U/d,凝血酶直接抑制剂,磺达肝素 5mg 或更多)以治疗血栓,12 小时内使用超过预防剂量的 LMWH

- 3 天内接受全身溶栓治疗,3 天内使用 ASA>650mg/d,7 天内使用糖蛋白Ⅱb/Ⅲa 拮抗剂,4 天内使用华法林,或 4 天内使用氯吡格雷或噻氯匹定

- 国际标准化比值(INR)>4.5

- 术后出血表现

- 临床明显的活动性消化道出血

- 中枢神经系统占位病变,3 个月内脑卒中,AVM 病史,大脑动脉瘤,颅内手术,或严重颅脑创伤需要住院治疗病史

- 肝硬化(食管胃底静脉曲张、门脉高压或 Child C 级病史)

- 新留置肾盂引流管或经皮穿刺后发生出血并发症,如留置股静脉插管后 Hb 下降或胁部血肿

- 不能解释的意识改变或神经系统体格检查的变化,未能进行 CT 扫描除外占位病变或 CNS 出血

- 疾病终末期,不进行积极治疗

- 入选有关影响凝血瀑布反应的药物临床试验

- 肺、脾或肝挫裂伤

- 开始 rhAPC 治疗 12 小时内留置硬膜外导管

- 仅当儿科感染科医师同意或治疗恶性疟时可用于儿科患者

- 患者体重超过 227kg(需要决定剂量调整)

d. 监测/副作用/药物清除：出血是 APC 最主要的副作用，应对密切监测患者的出血征象。停止输注后 2 小时内血浆水平即检测不到。如果需要进行手术、经皮穿刺或留置硬膜外导管，可在操作前 2 小时停用 APC。经皮穿刺操作后 1 小时，手术、腰穿或拔除硬膜外导管后 12 小时，若止血充分，可重新开始应用 APC。禁忌同时使用足量肝素和 APC。对于接受肾脏替代治疗的患者，如有可能，应选择无肝素透析。如果发生凝血，可使用最低剂量的肝素。

4. 皮质激素 外源性激素治疗全身性感染的作用尚存在争议。一项多中心、随机、对照临床试验入选了升压药物治疗无反应的感染性休克患者。研究结果显示，相对性肾上腺皮质功能不全患者应用皮质激素，休克逆转显著增加，病死率明显降低。但是，近期另一项有关所有全身性感染患者的研究表明，尽管使用皮质激素后感染性休克更快缓解，但病死率并无改变。由于皮质激素的已知副作用（如感染和肌病发生率增加），及其影响病死率的结果相互矛盾，因此限制了皮质激素的应用。

a. 患者选择：如果患者血压对输液治疗无反应，且使用大剂量升压药物或升压药物剂量逐渐增加，可静脉使用氢化可的松。不推荐使用 ACTH 刺激试验鉴别可能的获益者。

b. 推荐剂量为氢化可的松 50mg 每 6 小时一次。更大剂量的皮质激素可能有害，因此不应用于感染性休克的治疗。

c. 疗程为 7 天，或可能更短。一旦患者不再需要升压药物，应尽快停用皮质激素。尚不清楚皮质激素是否需要逐渐减量。短疗程的激素治疗通常不需要减量。

5. 其他支持治疗

a. 通气：20%～40% 的严重全身性感染患者可能发生某种程度的 ALI/ARDS。肺保护性通气策略推荐目标潮气量 $6cm^3/kg$，平台压 < $30cmH_2O$，且实施允许性高碳酸血症及谨慎的输液策略（第 20 章）。在严重全身性感染复苏治疗早期应当考虑上述治疗策略。对于已经发生急性肺损伤的患者，常规留置肺动脉导管未能显示任何益处，因此不推荐使用。另外，如果患者没有组织低灌注的表现，推荐采用限制输液的治疗策略，以缩短机械通气时间和 ICU 住院日，同时也不增加肾衰竭或病死率。对所有机械通气患者应当采用脱机方案，且应常规进行自主呼吸试验以评价拔管的可能性。

b. 血糖控制：感染性休克患者若出现高血糖，或血糖水平大幅度波动且有严重低血糖，提示预后不佳（第 28 章）。目前推荐严重全身性感染患者

将血糖水平维持在 $110\sim150\mathrm{mg/dl}$。这可能需要静脉使用胰岛素,并每小时进行床旁检测。接受胰岛素输注的患者应当同时使用葡萄糖以避免发生低血糖。由于指血血糖测定可能高估血糖水平,因此当指血血糖测定结果为极值时,应当根据血浆葡萄糖水平对床旁血糖检测结果进行确认。

　　c. 推荐采用预定镇静目标及每日唤醒的镇静方案,这样可以缩短一般ICU 患者的机械通气时间和 ICU 住院日(见第 7 章)。

　　d. 血液制品输注:一旦组织低灌注得以缓解,且患者没有输血的其他指征(如心肌缺血或急性出血),应输注红细胞以维持成年患者 $7.0\sim9.0\mathrm{g/dl}$ 的血红蛋白目标水平。不推荐使用促红细胞生成素治疗感染相关贫血,除非患者有使用促红细胞生成素的其他指征。不推荐新鲜冰冻血浆和其他成分输血治疗用于纠正实验室凝血指标异常,除非有出血的临床表现或准备进行有创操作。

　　e. 预防:全身性感染患者应当接受呼吸机相关性肺炎、深静脉血栓和应激性溃疡的预防(第 13 章)。

　　f. 治疗目标:应当同危重病患者或其委托人讨论治疗目标,并根据临床情况重新进行沟通。

(杜　斌 译,翁　利 校)

参考文献

Angus DC et al. Epidemiology of severe sepsis in the United States: analysis of incidence, outcome and associated costs of care. *Crit Care Med* 2001;29:1303–1310.

Annane D, Sebille V, Charpentier C, et al. Effect of treatment with low doses of hydrocortisone and fludrocortisone on mortality in patients with septic shock. *JAMA* 2002;288:862–871.

Bernard GR, Vincent JL, Laterre PF, et al. Efficacy and safety of recombinant human activated protein C for severe sepsis. *N Engl J Med* 2001;344:699–709.

Dellinger RP, Levy MM, Carlet JM, et al. Surviving Sepsis Campaign: international guidelines for management of severe sepsis and septic shock: 2008. *Crit Care Med* 2008;36:296–327.

Hotchkiss RS, Karl IE. The pathophysiology and treatment of sepsis. *N Engl J Med* 2003;348:138–150.

Kumar A, Roberts D, Wood KE, et al. Duration of hypotension before initiation of effective antimicrobial therapy is the critical determinant of survival in human septic shock. *Crit Care Med* 2006;34:1589–1596.

Otero R, Nguyen B, Huang DT, et al. Early goal-directed therapy in severe sepsis and septic shock revisited: concepts, controversies, and contemporary findings. *Chest* 2006;130:1579–1595.

Reinhart K et al. Markers of sepsis diagnosis: what is useful? *Crit Care Clin* 2006;22:503–519.

Rivers E, Nyugen B, Havstad S, et al. Early goal-directed therapy in the treatment of severe sepsis and septic shock. *N Engl J Med* 2001;345:1368–1377.

Sprung CL, Annane D, Keh D, et al. Hydrocortisone therapy for patients with septic shock. *N Engl J Med* 2008;358:111–124.

第31章

卒中、癫痫和脑病

Dorothea Strozyk and Lee Schwamm

非创伤性急性脑功能障碍既可以是患者就诊的原因,也可以是合并的基础疾病,或在内科或围术期治疗中的并发症。多数病因需要采取紧急的特异性干预措施,因此,了解急性脑功能障碍非常重要。常见病因包括缺血性卒中、脑内出血(ICH)、硬膜下出血、蛛网膜下腔出血(SAH)、癫痫和脑病(感染性,炎症性,低血压或高血压性,或中毒性/代谢性)。神经系统检查对于鉴别局灶性或全身性病变非常关键,有助于确定可能的病因。

Ⅰ. **卒中** 指因脑缺血、出血或静脉阻塞引起的急性发病的局灶性神经系统异常或觉醒水平障碍。治疗目标在于恢复足够的脑血流,并防止继发性脑损伤。

A. **急性缺血性卒中** 由急性血管闭塞引起。临床症状常包括急性发病的视力丧失,一侧肢体无力或麻木,共济失调,不能解释的跌倒,构音障碍或失语。原位血栓形成可能发生于小的穿通血管(如腔隙性卒中)或大血管(如动脉粥样硬化性狭窄,动脉夹层)的病变节段,来自近端部位(如心脏、主动脉或颈动脉)的血栓可能阻塞大的脑动脉或其远端分支。

1. **腔隙性脑卒中** 多发生于糖尿病和慢性高血压患者。临床可以没有表现,或表现为单纯的运动性偏瘫,单纯的感觉丧失或各种综合征(如构音障碍手笨拙综合征、震颤性轻偏瘫)。下行致密白质束或脑干灰质核受损,常可导致广泛且明显的神经系统异常。然而,腔隙性卒中的预后优于大动脉区域卒中。但是,由于这些患者转化为出血的风险较低,很多医院主张除了对多数病情轻微的腔隙性卒中患者外均应使用静脉溶栓治疗。因为最初的小血管临床综合征有时可能是累及终末血管的大动脉血栓形成的后果,因此具有急性缺血症状的所有患者均应紧急进行脑血管影像学检查,以明确大血管是否通畅[如计算机断层血管造影、磁共振血管造影(MRA)、超声检查或传统的血管造影]。这些影像学检查不应延误有适应证患者使用重组组织型纤溶酶原激活剂(tPA,阿替普酶)的静脉溶栓治疗。

2. **大动脉阻塞** 可分为前循环(颈内动脉及其分支)和后循环(椎基底动脉及其分支)病变。这些卒中出现脑肿胀和出血的风险很高。"缺血性半暗带"指脑供血不足但通过迅速恢复正常血流能够挽救的脑区域。尽管缺血区域中心可能在患者就诊前已经受到不可逆的损伤,但迅速采取干预措施仍有可能挽救其周围的缺血性半暗带区域。

a. **大脑中动脉(MCA)阻塞**:表现为对侧面部和肢体无力,偏盲,眼和头偏向病变侧("看向病变")。其他表现包括优势半球卒中时的失语、非优势半球卒中时的忽略综合征(患者"忽略"身体的左侧,周围事物或神经系统异常本身),以及不同程度的下肢无力(根据 MCA 主干受累程度即白质或基底节受累范围)。仅限于 MCA 分支受累可引起上述综合征的部分临床表现,下肢肌力常不受累。

b. **大脑前动脉(ACA)阻塞**:较少见,可仅仅表现为下肢无力。如果双侧 ACA 受累,则可能发生主动性下降(意志丧失)。

c. **边缘区域或"分水岭"梗死**:超过一支主要脑血管供血的远端区域脑血流不足时,可能导致边缘区域或"分水岭"梗死。这通常见于严重持续性低血压(如心搏骤停),或者一侧或双侧颈动脉发生严重的动脉粥样硬化性狭窄时。由于最常见的受累区域为运动区以下的白质(ACA/MCA 边缘区域),因此典型表现为近端上肢或下肢无力,但远端肌力仍保留,即所谓"桶中人(person in a barrel)"表现。

d. **后循环梗死**:累及脑干、小脑、丘脑、枕叶和颞叶内侧。患者可以表现双侧肢体无力或感觉异常,脑神经功能障碍[感觉和(或)运动],共济失调,恶心呕吐,视野缺陷,或意识水平下降甚至昏迷。基底动脉主干阻塞可导致上述综合征的所有表现(full-blown syndrome),而动脉分支阻塞仅引起部分临床表现。因为颅后窝空间有限,小脑卒中引起的水肿及占位效应可能导致向上或向下的小脑幕疝,从而危及生命(见小脑出血部分)。

3. **临床表现** 类似卒中的情况包括癫痫、偏头痛、中毒性-代谢性异常以及淀粉样变。弥散加权 MR 显像可以确定伴缺血的细胞内肿胀(即细胞毒性水肿)区域,从而有助于鉴别脑梗死与类似卒中的临床情况。

a. 尽管复杂部分发作的临床表现可能与卒中相似,尤其当语言受累时,但发作后神经系统异常(Todd 现象)包括无力、感觉丧失或癫痫后失语持续数小时或数日,可能掩盖所有局灶性神经系统异常。

b. 偏头痛的先兆表现可能包括局灶性神经系统异常如无力、麻木或失语,即使没有头痛时也可出现("不伴头痛的典型先兆")。复发性偏头痛患者发生真正缺血性卒中的风险增加。如果患者临床症状持续存在,且表现与典型的偏头痛先兆相似,或除典型先兆表现外伴有新发局灶体征,应对卒中的可能性进行评估。

c. 中毒性-代谢性病变如低血糖或高血糖、低钠血症、缺氧或中毒,可以导致局灶性或全身性神经系统异常。所有患者均应进行实验室检查包括电解质。隐性感染可加重陈旧性卒中的表现,并掩盖新发或复发卒中的症状。

d. 淀粉样血管病患者可能表现为一过性神经系统功能异常,伴显微镜下出血,提示一过性脑缺血(TIA)。MR 显像梯度回波序列很容易确定含铁血黄素沉积部位,有助于诊断脑淀粉样血管病。

4. 病因 缺血性卒中的重要病因包括心脏和动脉血栓栓塞,颅内和颅外动脉粥样硬化,心内膜炎,反常性栓塞,动脉夹层,血管炎,以及遗传性或获得性高凝状态。颈动脉或椎动脉夹层可能自发出现,也可见于创伤后或结缔组织病(如纤维肌性发育不良)。夹层可通过轴向 T_1 脂肪抑制 MR 显像或血管造影诊断。血管炎可见于原发性中枢神经系统(CNS)疾病或全身性综合征如系统性红斑狼疮(SLE)或结节性多动脉炎。高凝状态可继发于凝血因子失衡(蛋白 C、蛋白 S 或抗凝血酶Ⅲ缺乏)或自身免疫(抗磷脂抗体)。镰状细胞病也可导致局灶性脑动脉阻塞。对年轻的卒中患者进行评估时,需要特别注意夹层、高凝状态、自身免疫综合征和血红蛋白病的可能。

5. 应当对起病 3 小时内就诊的所有患者进行静脉溶栓治疗的紧急评估。这包括准确的神经系统评估,CT 或 MR 影像检查以除外出血和早期缺血性改变,实验室检查以排除类似卒中的其他病因,凝血指标(血小板,凝血酶原时间,活化部分凝血活酶时间),心电图,以及符合急性缺血性改变的病史/影像。可能的情况下,回波平面 MR 及弥散和灌注加权成像或功能性 CT 能够进一步显示血管解剖和组织损伤(图 31-1)。另外,超声检查能够对颈动脉分叉处、颈椎动脉和颅内动脉分支进行迅速且反复的神经血管评估。专科医院还能够通过血管内途径实现再灌注,包括动脉内溶栓、机械取栓或血管成形。即使超过了静脉应用 tPA 的 3 小时治疗窗口期,以上措施也可能有效,从而将治疗窗延长到 8 小时(前循环),甚至可能长达 24 小时(后循环)。批准用于治疗急性缺血性卒中的唯一药物是 tPA。将静脉应用 tPA 的治疗窗延长至 3 小时以上,主要的目标人群为具有缺血性半暗带的患者,即不可逆损伤的梗死灶周围严重低灌注但组织可能存活的区域。半暗带的影像学特点为灌注加权 MRI(PWI)与弥散加权 MRI(DWI)不匹配。多达 80% 的患者发病

3 小时内可表现上述特点,尽管上述特点随时间迅速消失。高级 CT 技术也能评价与 MRI 相似的灌注指标,目前已用于临床试验和临床实践中确定灌注和弥散的不匹配。请访问 http://www.acutestroke.com 见麻省总医院急性卒中治疗方案,并访问 http://www.stroke-center.org 了解已经完成和正在进行的脑血管疾病临床试验。

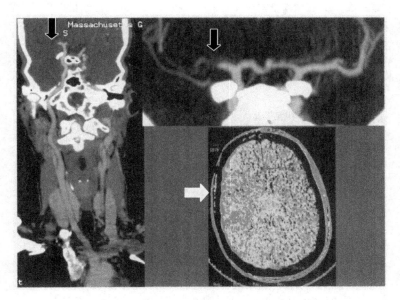

图 31-1 一名 28 岁女性患者的 CT 血管造影三维重建影像。患者因卵圆孔未闭导致的反常性血栓栓塞引起右侧 MCA 完全阻塞。最初的影像显示从主动脉弓到 ICA 远端分叉的重建影像。第二个影像是 MCA 主干阻塞部位的放大图像。第三个影像是 CT 灌注显像,显示阻塞动脉区域右侧大脑半球灌注异常

6. 亚急性评估应当鉴别病因,并确定卒中复发的风险。采用振动生理盐水对比心脏超声可以排除心脏内血栓,并评价左心室大小和功能,左心房大小,二尖瓣和主动脉瓣疾病,以及右向左分流。对于心脏内分流包括卵圆孔未闭(PFO)的全面评估必须使右心房完全显影,且有右房压升高导致分流的生理学证据。经食管超声检查对于发现左心房血栓和主动脉弓动脉粥样硬化性疾病更加敏感。24 小时 Holter 监测可能发现阵发性房颤。尤其

对于年轻患者,应当更加积极地寻找卒中病因,包括评估先天性或获得性高凝综合征。

7.传统观点认为,TIA多为突然发病,有局灶性神经系统异常,持续时间不超过24小时,且多为血管性因素引起(图31-2)。由于缺血症状一旦持续超过数小时,影像学检查(DWI)几乎总能发现梗死的证据,而且有时症状持续仅数分钟,影像学检查即可显示梗死,因此上述定义已经很少应用。鉴于上述原因,即使患者仅有一过性缺血性损伤的症状,也应当对缺血性卒中的可能性进行评估。近期资料提示,约5%的TIA患者48小时内发生卒中,10%的TIA患者3个月内发生卒中。因此,需要对TIA患者进行紧急的评估,以评价脑血管情况,确定缺血复发的危险因素,并开始降低卒中风险的治疗。

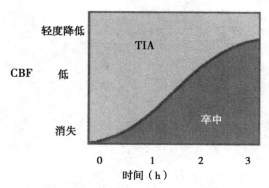

图31-2　脑缺血与脑血流减少的程度和缺血持续时间的关系。患者可以耐受数小时的脑血流轻度减少,不致引起梗死,而脑血管迅速下降的耐受时间不超过1小时

8.**急性期治疗**　如果明确发病时间不超过3小时,且头颅CT排除颅内出血或陈旧卒中,则神经系统异常持续不缓解且临床诊断缺血性卒中的所有患者均有静脉使用tPA的适应证。60分钟内输注0.9mg/kg(最大剂量90mg),其中总剂量的10%作为初始静脉负荷剂量在1分钟内输注。静脉使用tPA的禁忌证见表31-1。静脉使用tPA后24小时内不应使用阿司匹林、肝素或华法林。严重卒中患者[国立卫生研究院卒中评分(NIHSS)>20;表31-2]使用tPA后出血风险较高;然而,由于这些患者预后较差,很多医院仍主张溶栓治疗。近端动脉阻塞时静脉使用tPA不容易使血管再通,且更容易导致严重的临床后果。

表 31-1 麻省总医院(MGH)静脉使用 tPA 治疗成人
急性缺血性卒中的入选和排除标准

入选标准

- 明显的神经系统异常预期可能导致长期功能障碍

- 非增强 CT 显示无出血或无新发梗死灶

- 急性缺血性卒中症状,且患者既往健康,发病时间明确,距离使用
  rt-PA 不超过 3 小时

禁忌证

- SBP 超过 185mmHg 或 DBP 超过 110mmHg(尽管已应用降压措施)

- CT 检查显示出血(颅内出血,蛛网膜下腔出血)或大面积梗死表现

- 血小板不足 100 000/mm³,应用肝素后 PTT 超过 40 秒,或 PT 超
  过 15 秒或 INR 大于 1.7,或已知出血倾向

- 近期手术或创伤史(15 天内)

- 发病时有癫痫表现(伴发作后异常)

- 急性内出血(22 天内)

- 近期颅内或脊柱手术、颅脑创伤或卒中(3 个月内)

- 颅内出血或脑动脉瘤或血管畸形或脑肿瘤病史

- 怀疑蛛网膜下腔出血

警告(可能导致不良预后的情况)

- 卒中程度很轻

- 病情迅速改善

- 卒中严重程度——病情过重(如 NIHSS>22)(很多医院并不单纯
  根据 NIHSS 评分过高排除患者)

- 血糖低于 50 或超过 400mg/dl

- 预期存活时间不超过 1 年或严重并发症或入院时 CMO

- 出血风险增加

  - 亚急性细菌性心内膜炎

续表

- 凝血异常包括继发于严重肝脏或肾脏疾病的凝血异常

- 糖尿病出血性视网膜病变,或其他出血性眼病

- 感染性血栓性静脉炎或严重感染部位 AV 导管阻塞

- 目前使用口服抗凝药物如华法林钠

○ 因妊娠导致出血风险增加

○ 高龄(出血风险增加)

○ 已知的左心血栓

注:CT,计算机断层扫描;NIHSS,国立卫生研究院卒中评分;INR,国际标准化比值;tPA,组织型纤溶酶原激活剂;CMO,仅进行姑息治疗

表 31-2 国立卫生研究院卒中评分(NIHSS)

NIH 卒中评分项目 (附简短评分说明)	评分定义	评分 (0～42)
1a. 意识丧失	0＝清醒,反应敏锐	
	1＝轻度刺激可以唤醒	
	2＝仅疼痛刺激可以唤醒	
	3＝仅有反射活动或不能唤醒	
1b. 问题——询问患者年龄和月份。回答必须正确	0＝回答均正确	
	1＝仅一项回答正确(或构音障碍,气管插管,外语)	
	2＝回答均不正确	
1c. 指令——睁眼/闭眼,非瘫痪手握拳和张手(其他一步动作指令或模拟OK 手势)	0＝都正确(如果受到肌无力影响 OK 手势)	
	1＝正确完成一项指令	
	2＝都不正确	
2. 最佳凝视——眼球自主水平运动或玩偶眼	0＝正常	
	1＝部分凝视麻痹,单眼或双眼凝视异常	
	2＝眼球强制性偏斜或完全麻痹且不能被眼头运动克服	

NIH卒中评分项目 (附简短评分说明)	评分定义	评分 (0～42)
3. 视野——必要时采用视觉威胁法。如果仅为单眼,应记录好眼视野评分	0＝正常 1＝部分偏盲,象限盲,消失 2＝完全偏盲 3＝双侧偏盲或全盲	
4. 面瘫——如果木僵,可检查疼痛时面部表情的对称性	0＝正常 1＝轻度瘫痪,鼻唇沟变平,微笑时不对称 2＝部分瘫痪(下面部) 3＝完全瘫痪(上下面部)	
5. 上肢运动——上肢伸展90°(坐位)或45°(卧位)持续10秒。鼓励患者作出最佳努力。分别对双上肢评分	0＝上肢坚持10秒钟无下垂 1＝上肢下垂未触及床面 2＝能够对抗部分重力,但不能坚持 3＝不能对抗重力,但仅有轻微运动 4＝没有任何运动 X＝因截肢、关节融合、骨折等不能评价	L R
6. 下肢运动——抬高下肢30°(卧位)持续5秒。分别对双下肢评分	0＝下肢坚持5秒钟无下垂 1＝下肢下垂未触及床面 2＝能够对抗部分重力,但不能坚持 3＝不能对抗重力,但仅有轻微运动 4＝没有任何运动 X＝因截肢、关节融合、骨折等不能评价	L R
7. 肢体共济失调——检查指鼻试验,跟膝胫试验,仅当共济失调与瘫痪明显不成比例时进行评分	0＝无共济失调 1＝上肢或下肢共济失调 2＝上肢和下肢共济失调 X＝因截肢、关节融合、骨折等不能评价	L R

NIH卒中评分项目 (附简短评分说明)	评分定义	评分 (0～42)
8. 感觉——使用安全针。如果木僵，应检查面部表情或屈曲反应。仅针对卒中相关的感觉丧失进行评分	0＝正常 1＝轻中度单侧感觉丧失，但患者触觉仍存在（或失语，意识障碍） 2＝感觉完全丧失，患者触觉不存在。昏迷，双侧感觉丧失	
9. 最佳语言——描述图画，命名物品，阅读语句。可采用重复、书写或实体觉	0＝正常 1＝轻中度失语（理解困难但仍可部分理解） 2＝严重失语（几乎没有信息交流） 3＝哑，完全失语，昏迷。不能完成一步指令性动作	
10. 构音障碍——阅读单词表	0＝正常 1＝轻中度；发声不清但仍可理解 2＝重度；无法理解或哑 X＝气管插管或机械性障碍	
11. 忽视症——同时用双手触摸患者，在双侧视野内显示手指，询问感觉缺失，左手	0＝正常（单纯视觉丧失） 1＝对任何一种形式（视觉，听觉，感觉，空间觉或身体部位）的同时双重刺激的忽视或消失 2＝超过一种形式的严重忽视	

　　a. FDA批准在发病8小时内使用治疗急性卒中的机械性取栓设备。适应证包括发现大血管阻塞且在发病8小时内采用设备可以治疗。可能获益的患者为具有明显的神经系统病变且不可逆的缺血病灶不超过MCA供血区域的1/3或不超过100cm³（图31-3）。

　　b. 动脉内溶栓治疗（tPA，尿激酶）：适用于明确大动脉阻塞且发病时间

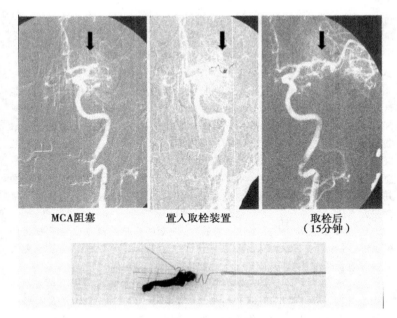

MCA阻塞   置入取栓装置   取栓后（15分钟）

图 31-3 血管造影显示左侧大脑中动脉阻塞，取栓装置展开，以及血管再通的情况。下图显示残留的血栓。患者完全康复，数日后出院

超过静脉应用 tPA 的 3 小时治疗窗，或根据推荐意见或当地治疗方案不适用静脉应用 tPA 治疗的患者。尿激酶治疗剂量可达 125 万单位，动脉内 tPA 剂量 22mg，同时机械性破坏血栓以使近端动脉再通恢复功能。

c. 尽管没有明确的证据显示持续静脉输注普通肝素对急性卒中的治疗有益，但有时仍用于不适于溶栓治疗的患者，且基底动脉狭窄、椎动脉颈内或硬膜外段夹层、神经系统症状波动（fluctuating deficits）或有临床症状的颈动脉重度狭窄且不伴有 MCA 大面积梗死的患者也可考虑使用。肝素治疗必须权衡出血并发症的风险。每 6 小时监测 APTT，并根据监测结果调整肝素剂量。由于肝素和 APTT 检测的个体差异极大，因此应当将 APTT 维持在能够达到治疗性抗凝的范围（相当于抑制 Ⅹa 因子活性 0.3～0.7IU/ml），而非仅仅维持在正常值的 1.5～2.5 倍。初始肝素负荷剂量可能增加出血风险，仅用于神经系统症状波动（fluctuating deficits）或急性基底动脉血栓形成患者。尽管长期抗凝减少房颤患者卒中复发的风险，但对于大面积梗死患者，抗凝治疗常常推迟数日或数周以减少出血的

风险。肝素治疗中病情恶化的患者必须立即进行影像学检查以除外出血。

d. 不能接受溶栓治疗的患者应考虑抗血小板治疗。不适于溶栓或抗凝治疗的急性卒中患者可使用阿司匹林 160～1300mg/d。其他抗血小板药物如静脉应用阿昔单抗（abciximab）或依替巴肽（eptifibatide）用于治疗急性缺血性卒中正处于研究阶段。阿司匹林常用于预防继发性卒中，每日剂量为 50～325mg，有关预防冠脉事件的指南推荐每日最低剂量 75mg。联合使用阿司匹林（25mg）和缓释双嘧达莫（dipyridamole）（200mg）进行二级预防的效果优于单独使用阿司匹林。氯吡格雷（clopidogrel）是另一种抗血小板药物，也能够有效降低脑血管事件复发的风险。由于增加大出血并发症的风险，目前并不推荐使用两种抗血小板药物进行卒中的二级预防。

e. 若卒中患者合并重度颈动脉狭窄、远端的小梗死灶及大面积脑组织受累时，可考虑进行颈动脉的紧急血管重建。卒中面积较大时，血管重建可能伴随隐性再灌注损伤，应延迟数周或数月进行。

f. 对于某些大血管狭窄患者，使用去氧肾上腺素实施药物诱导高血压可能改善神经系统功能，挽救仍有活力的脑组织，其机制可能与挽救半暗带有关。早期研究提示，诱导性高血压对于无心脏并发症（如心绞痛或充血性心力衰竭）的患者是安全的。新近批准的装置能够部分阻塞主动脉，通过增加侧支血流改善脑灌注。目前正在进行研究证实这一装置对于急性卒中的疗效。

9. **亚急性治疗** 应避免低血容量和低钠血症，使用等张溶液维持血管内容量。应当积极控制发热，因为即使体温轻度升高也能够造成预后恶化。卒中发病后 2～5 天脑肿胀达到高峰，应开始高颅压（ICP）的标准治疗（见第 10 章和第 36 章）。大面积半球或小脑梗死时，减压手术可能挽救生命，改善临床预后。

B. **原发性脑出血（ICH）** 颅内出血的鉴别诊断包括 ICH、硬膜外和硬膜下出血、SAH（后文单独介绍）、静脉窦血栓形成（见后文介绍），以及罕见的单纯脑室内出血。尽管有时可能需要先进的影像学检查（讨论见后），但常可通过非增强 CT 扫描进行最初的鉴别诊断。ICH 最常见的部位包括基底节、丘脑、脑白质、脑桥和脑叶皮层表面，但 8%～10% 的 ICH 发生在小脑。长期高血压是最常见的病因（75%），尽管还存在其他病因，包括动脉瘤、创伤、血管畸形、淀粉样血管病、凝血功能障碍、肿瘤、拟交感药物、感染性血栓和血管炎。肿瘤转移，特别是腺癌和黑色素瘤，可表现为 ICH 或脑肿胀。原发性 ICH 应与缺血性梗死后出血相鉴别,后者系缺血性卒中发生瘀斑性出血或占位性血肿。

1. 临床综合征 ICH 常表现为头疼、恶心、呕吐,以及与缺血性卒中相似的局灶性神经系统体征。与缺血性卒中相比,临床症状的发生发展可能更为缓慢,或呈现急性及毁灭性的特点。ICH 患者通常收缩压升高。对于基础血压正常的患者,其血压常在发病第一周内恢复正常;而慢性高血压患者常需积极使用多种药物治疗控制血压。与其他皮层出血不同,脑出血可迅速导致死亡。

a. 小脑幕上 ICH 的临床症状可提示出血部位。若发生再次出血或血管源性水肿或脑积水,临床症状常常恶化,觉醒状态下降。大面积脑出血患者多死于小脑幕裂孔疝。

b. 中线幕下出血仅表现为站立、行走及有时在坐位时失去平衡。由于睁眼时平衡感已经出现障碍,因此无法评价 Romberg 征。如果没有对步态进行观察,可能无法发现这一病变,直至出现继发于脑肿胀的其他表现。大脑半球外侧病变常引起病变对侧症状。患者主诉肢体运动不协调,表现为共济失调且向病变侧跌倒,指鼻试验辨距不良,快速交替运动不准确,意向性震颤(接近目标时加重),以及眼球震颤(注视病变侧时加重)。语言障碍可能表现为构音障碍(模糊)或爆炸式语言。

2. 如果怀疑患者罹患 ICH,急性评估应当包括脑影像学检查,CT 和 MR 的敏感性均很高。另外,应进行毒理学筛查、PT、APTT 和血小板检查,并除外恶性肿瘤表现。出血量与临床预后密切相关,根据非增强头颅 CT 可以很容易估计。估计出血量时采用"ABC/2"法,其中 A 为一个切面出血的最大直径,B 为垂直于上述切面的出血直径,C 为有出血表现的轴向 CT 层数乘以层厚度(cm)。初始 CT 显示实质出血量$>60cm^3$且格拉斯哥昏迷评分(GCS)$\leqslant 8$ 分的患者 30 天病死率为 90%,而出血量$<30cm^3$且 GCS$\geqslant 9$ 分者 30 天病死率为 20%。FUNC 评分是近期得到验证的一种临床评价工具,能够帮助临床医师在患者入院时预测 90 天的功能独立性(http://www. massgeneral. org/stupstroke/funcCalculator. aspx)。亚急性评估应当通过影像学和病史确定病因。MR 显像可以发现既往隐性出血部位,并在脑叶 ICH 患者提示淀粉样血管病的诊断。少数情况下,动脉瘤出血可导致脑实质内血肿,临床表现类似 ICH。所有可疑病例均可进行传统的增强血管造影或 CTA 检查。根据临床和影像学表现能够判断预后。小脑病变直径不足 2cm 或小脑受累表现呈自限性特点的患者通常预后较好,而病变达 3cm 或进行性嗜睡患者若不接受治疗,临床预后不佳,

20％的患者病变直径超过 3cm，即使接受治疗预后仍然较差。皮层 ICH 患者预后也与血肿大小密切相关。但是，需要注意的是，大面积 ICH 死亡的最常见原因是撤除支持性治疗，因此大面积 ICH 长期康复的预后不甚清楚。

3. 急性期治疗主要为支持性治疗，控制血压，逆转凝血功能障碍，某些患者需要 ICP 监测或手术干预。为纠正 PT 延长，可静脉给予维生素 K10mg，以 1mg/min 速度输注，同时快速输注新鲜冰冻血浆（FFP）；鱼精蛋白用于纠正 APTT。血小板不足 $100 \times 10^9/L$ 的患者应输注血小板；尿毒症或药物性（如阿司匹林）血小板功能异常患者可考虑使用去氨加压素（desmopressin）。降低收缩压至 160/90mmHg 的目标水平对于防止再出血非常重要；如果 SBP＞200mmHg 或 MAP＞150mmHg，应当持续静脉输注药物积极降低血压，同时建议每 5 分钟监测血压水平。如果 SBP＞180mmHg 或 MAP＞130mmHg，且有证据或怀疑 ICP 升高，可考虑进行 ICP 监测，并间断或持续 IV 用药降低血压，维持脑灌注压＞60～80mmHg。若出现病情恶化伴 BP 下降，应当立即对目前的血压控制策略进行再次评估。首选 β 受体阻滞剂如拉贝洛尔控制血压，同时还具有抗心律失常作用；相反，硝酸酯类药物可能通过扩张脑血管反常性增加 ICP。如果需要进一步降低血压，可静脉使用钙通道拮抗剂如尼卡地平。应当早期请神经外科会诊，尤其对于小脑出血直径≥2cm 者。清除脑叶或基底节 ICH 可能挽救生命。手术方法包括开颅和立体定位引流。脑室内注射 tPA 也能够改善 ICH 破入脑室患者的预后。近期报告显示，ICH 后应用重组活化Ⅶa 因子能够减少血肿扩大，但不能改善 90 天的病死率或严重功能障碍。尽管未能显示临床疗效，但重组活化Ⅶa 因子临床试验提示需要进行更为深入的研究。患者可能发生梗阻性或交通性脑积水，通常需要进行脑室外引流，尽管可能不需要留置永久性脑室转流（图 31-4）。皮质激素对于 ICH 治疗无益，除非血管源性水肿导致病情进一步恶化。对于癫痫患者，若血肿已累及皮层，或癫痫本身可能导致严重后果（如顽固性 ICP 升高，凝血功能障碍，不稳定骨折）时，应进行抗惊厥治疗。

4. 一旦怀疑接受溶栓治疗的急性卒中患者发生 ICH，应立即进行头颅 CT 检查，并请神经外科和血液科会诊。同时需要检查 PT、APTT、全血细胞计数（CBC）、D-二聚体和纤维蛋白原。诊断明确的有临床表现的脑内血肿治疗包括输注 FFP2U 以补充凝血因子 V 和Ⅷ，输注冷沉淀 20U 以补充纤维蛋白原，以及输注血小板 6 U。肝素治疗患者应静脉推注鱼精蛋白，根据既往 4 小时内使用的普通肝素每 100U 对应 1mg 鱼精蛋白确定治疗剂量。如果使用抗凝剂量的低分子肝素,可给予最大剂量(50mg)的鱼精蛋白。每小时重复上述实验室检查,直至出血得到控制。如果上述措施未能控制出血,可1小时内静脉给予氨基己酸5mg。

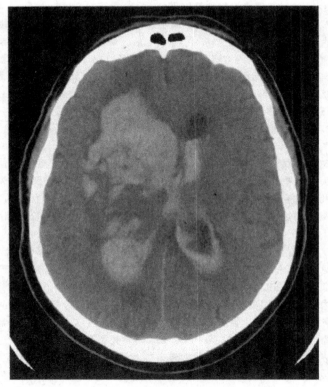

图 31-4 头颅非增强 CT 显示右侧脑内大量出血破入侧
脑室,同时合并早期梗阻性脑积水需要进行脑室引流术

C. 脑静脉血栓形成(CVT) 最常见的发病部位包括矢状窦、横窦或直窦(常称为静脉窦血栓形成),尽管血栓栓子可能延伸至 Galen 静脉或颈内静脉。较小的皮层静脉也可发生血栓,也可有海绵窦血栓形成。CVT 可见于感染、肿瘤、创伤、低血容量、凝血功能异常、全身炎症性疾病、口服避孕药物、妊娠和产褥期。即使采取积极的诊断措施进行评估,仍有近 25% 的病例为特发性。

1. 临床综合征 包括 ICP 升高的体征如头痛、恶心和呕吐,常在长时间平卧后表现更为明显。血管源性水肿或静脉梗死可引起局灶性神经系统体征或癫痫。若不进行血管重建,知觉改变可以发展到昏迷。如果未考虑到诊断,则常被忽略直至发生静脉出血。

2. 急性期评估 需要依据影像学检查。增强 CT 可能显示多达 30%的患者上矢状窦有充盈缺损和中空区(空白三角征),高达 60%的患者表现为实质异常提示静脉回流障碍。增强 CT 还可以发现 ICP 升高引起脑室缩小,或静脉高压引起脑镰和脑幕增强。CT 或 MR 静脉造影可以提高诊断的敏感性。如果 MR 检查无法确诊,可经股动脉行血管造影。腰穿可能发现颅压升高,蛋白和红细胞较多,且有淋巴细胞增多。

3. 急性期治疗 早期开始急性期治疗是有效的,若不进行治疗,病情恢复的可能性较小。持续静脉输注普通肝素,调整剂量维持 APTT 60~80 秒,直至患者病情稳定或改善。即使存在出血表现也应使用肝素。对于某些广泛血栓形成或病情迅速恶化的病例,有经验的医院可以采用局部药物注射行经静脉溶栓治疗,或机械性破坏血栓的措施。必须采取措施控制 ICP 升高并预防癫痫,同时避免加重血栓的因素(如脱水)。

D. 蛛网膜下腔出血(SAH) 可为创伤性或非创伤性。非创伤性 SAH 最常见于脑动脉瘤破裂。大多数动脉瘤来自颈动脉循环,最常见于 ACA,后交通动脉或 MCA 少见。后循环动脉瘤常位于基底动脉尖端,或椎动脉硬膜内段夹层形成的假性动脉瘤破裂引起。动脉瘤可为先天性,也可继发于动脉粥样硬化,极少数情况下可继发于感染(真菌)或血栓。脑动脉瘤破裂后血液进入蛛网膜下腔,最初 24 小时内病死率高达 30%。原发性脑损伤的表现差异极大,病情可从非常轻微直至危及生命。典型表现为突发意识丧失。多达 30%的未经治疗的动脉瘤患者在最初 28 天内再次发生出血,病死率 70%。高血压、吸入性肺炎、神经源性肺水肿、癫痫、梗阻性脑积水或血管痉挛导致的缺血可引起继发性脑损伤。动态进行神经系统检查以及脑影像学检查能够发现提示上述并发症的临床症状,但需要其他诊断技术鉴别血管痉挛。

1. 临床综合征 患者主诉"有生以来最严重的头痛",应当怀疑 SAH 的可能。SAH 常伴有恶心、呕吐、感觉改变,以及局灶性脑神经异常(尤其是第Ⅲ对脑神经麻痹)。患者有出血的先兆表现即血液尚局限于动脉瘤壁而未发生真正的 SAH 时即可出现头痛。临床评分有助于评价预后(表 31-3)和血管痉挛(表 31-4)的危险。

表 31-3 根据手术风险对颅内动脉瘤患者进行分类（Hunt 和 Hess 分类系统）

分级	特点
I	无症状或轻微头痛和轻度颈项强直
II	中至重度头痛，颈项强直，除脑神经麻痹外无其他神经系统异常
III	嗜睡，意识混沌，轻度局灶性神经系统异常
IV	木僵，中度至重度偏瘫，可能出现早期去大脑强直，植物状态
V	深昏迷，去大脑强直，濒死状态

注：在最初的分类中，还有另外一个分级指合并严重的健康问题如肺、心脏、肝脏或肾脏并发症。目前，很多医院对于并发症并不增加分级

表 31-4 根据血管痉挛进行的蛛网膜下腔出血分类（Fisher 分类系统）

分组[a]	计算机断层扫描显示的蛛网膜下腔出血特征
1	未见蛛网膜下腔出血，或薄层弥漫性出血
2	弥漫性出血，血块小于 3mm×5[b]mm（轴面）或小于 1mm（垂直层）
3	血块大于 3mm×5mm（轴面）或大于 1mm（垂直层）
4	脑内或脑室内出血，未见蛛网膜下腔出血或仅发现少量弥漫性蛛网膜下腔出血

注：[a]Fisher 系统并非指血管痉挛风险进行性加重，仅用于分组。仅有第 3 组（而非第 4 组）伴有严重症状性血管痉挛的危险（＞95％）。大脑基底池局部血栓合并脑内出血的患者仍属于第 3 组。

[b]这种方法最初根据 SAH 后 24 小时且于手术前进行的影像学检查，采用手工方法对冲印的胶片进行测量。当前对于破裂的动脉瘤采取早期手术干预的策略，因此初始 CT 的表现可能并不可靠，分组所要求的血块准确厚度尚有待评估

2. 急性期评估 CT 扫描是 SAH 最佳的初始评估措施，约 95％的病例可确诊 SAH。怀疑 SAH 但 CT 结果阴性患者应进行腰穿检查。CSF 变黄是其中有陈旧出血的征象，但需要至少 4 小时后才能出现。如果怀疑 SAH，应紧急进行血管造影。少数 SAH 病例血管造影结果正常。多数病例需要影像学复查，应当警惕受到血肿压迫的颅底动静脉瘘和动脉瘤。

MR 或 CTA 也可能发现动脉瘤,有助于制订手术方案。随着手术及麻醉技术的进步,通过血管造影检查实现动脉瘤早期定位,以及早期进行针对性动脉瘤修补能够明显改善患者预后。有些人顾虑血管造影本身可能导致动脉瘤再次出血,这种观点并不正确。

3. 后续评估　经股动脉血管造影仍然是诊断血管痉挛的"金标准";然而,这种检查为有创性,因此可能带来危险。血管痉挛可发生于任何时间,但多见于动脉瘤破裂后 4~14 天。多数医院应用经颅多普勒超声对颅底进行检查,以期在出现症状前发现脑血管狭窄。通过对 CT 扫描中 Willis 动脉环周围区域积血情况的评估,可以预测患者发生明显血管痉挛的风险(Fisher 分组 1~4,见表 31-4)。这种方法最初由 CM Fisher 及其同事报告。他们根据 SAH 后 24 小时且于手术前进行的影像学检查,采用手工方法对冲印胶片进行测量。当前对于动脉瘤破裂采取早期手术干预的策略,因此初始的 CT 表现可能并不可靠,分组所要求的血块准确厚度尚有待评估。

4. 急性期治疗　包括确切闭塞动脉瘤(手术夹闭或血管内治疗),以及预防延迟性脑缺血损害。在动脉瘤得到处理前应严格控制动脉收缩压(<140mmHg)。应紧急行外科手术和(或)血管内治疗;治疗措施的选择取决于动脉瘤部位、解剖、患者并发症、手术或血管内治疗的危险,以及操作者的经验。应用钙通道阻滞剂,尼莫地平,60mg 每 4 小时一次口服,疗程 21 天,使缺血症状罹患率从 33% 降低至 22%。另外,动脉瘤致 SAH 后 72 小时内持续输注硫酸镁,能够使延迟性缺血性并发症降低 34%。若排除镁剂治疗的所有禁忌证,处理动脉瘤后即可以开始输注,疗程 14 天,只要患者能够耐受,应维持血镁浓度 3~4.5mEq/L。进一步治疗应注重提高脑血流和氧利用,以尽可能减轻血管痉挛导致的临床并发症。这通常需要通过诱导性高血压、高血容量以及维持适当的携氧能力,从而维持高动力状态。利钠因子的释放将导致脑耗盐和血容量丢失,引起血清渗透压降低和尿渗透压升高。治疗脑耗盐应静脉输注盐水(包括 0.9% 生理盐水或高张盐水溶液)以补充血容量。限制容量适用于抗利尿激素(ADH)异常分泌综合征(SIADH)。脑耗盐患者若限制容量,可迅速导致低血容量、低血压,以及血管痉挛区域远端的血流减少,应当加以避免。口服 NaCl 片剂和盐皮质激素(氟氢可的松 0.1mg,口服每日 2 次)也具有治疗作用。通常在生理盐水的基础上应用白蛋白(5% 白蛋白 250ml,每 6~8 小时一次),维持中心静脉压 8~12mmHg。对于 Fisher 第 3 组出血或有血管痉挛证据的患者,应输血并将血红蛋白浓度至少维持在 9.0g/dl;其目的是在脑灌注不足区域维持携氧能

力和血液黏滞度的适当平衡。近期有关其他临床情况的研究针对输血的益处提出了质疑。对于脑血管痉挛的患者,应用α-肾上腺素能受体激动剂(如去氧肾上腺素)诱导高血压,能够安全有效地逆转脑血流减少继发的缺血症状。SAH后出现的高儿茶酚胺状态可诱发心肌顿抑和急性心力衰竭;上述情况虽然常常能够完全逆转,但仍可能造成持续数日的全心运动减退。当同时需要接受诱导性高血压时,其中部分患者应接受有创血流动力学监测,并应用正性肌力药物如去甲肾上腺素或多巴酚丁胺。对于难治性血管痉挛或不能耐受诱导性高血压的患者,可动脉内应用血管扩张剂(如尼卡地平)或采用球囊扩张血管成形术,以缓解脑缺血。尽管出现并发症的风险增加,但由于能够减少严重缺血性事件的发生,上述治疗已经成为主要的治疗措施。米力农是一种磷酸二酯酶抑制剂,同时具有血管扩张及强心作用。米力农可以通过动脉输注到受累脑组织,随后进行持续静脉输注。尚未对米力农进行广泛深入研究,但初步结果显示,米力农能够增加血管直径,同时维持血压稳定。新的多通道脑监护仪(包括脑组织氧合及脑微透析导管)可提供血管痉挛的早期预警指标,并帮助指导适当的治疗措施。预防性抗惊厥治疗的证据有限,但在发病最初2周可能有所帮助,尤其当癫痫可导致病情恶化时(例如ICP明显升高的患者)。SAH患者应用皮质激素并无益处。

Ⅱ. 超过10%的患者在ICU治疗期间发生癫痫。重复出现的强直阵挛发作很容易发现,必须立即进行处理;未经控制的全身性癫痫持续时间一旦超过60分钟,神经元损伤的风险及病死率将显著升高。相反,非抽搐性癫痫常常被忽视;约有8%的昏迷患者尽管没有癫痫的外在表现,但证实存在非抽搐性癫痫。即使对于单次发作的癫痫,也应立即寻找病因,并纠正诱发因素和(或)进行癫痫预防。癫痫持续状态(持续时间超过5分钟,或癫痫发作一次以上,且意识状态未恢复)属内科急症。表31-5总结了ICU中癫痫的常见病因。

A. 临床综合征 癫痫可分为多种亚型。ICU最为常见的亚型为全身性强直阵挛发作、部分复杂发作,以及上述亚型不缓解(癫痫持续状态)。全身性强直阵挛发作时,患者表现为僵硬,继而肢体抽搐,意识丧失,生命体征通常呈高动力状态。危重病患者出现的微小抽搐常被忽略;应对患者进行仔细观察,可能发现肢体和面部明显有节律的微小动作,常提示癫痫发作。部分复杂发作表现为反应性降低,意识并不完全丧失。这类患者可能伴有刻板型肢体动作(如咀嚼、眨眼、吞咽),但并非节律性肢体抽动。

表 31-5　ICU 中癫痫的常见病因

神经系统疾病	危重症的并发症
神经血管性	缺氧
缺血或出血性卒中	药物/物质中毒
血管畸形	药物/物质撤除
肿瘤	抗惊厥药
原发	巴比妥类
转移	苯二氮䓬类
感染	乙醇
脓肿	发热(发热性抽搐)
脑膜炎	感染
脑炎	代谢异常
炎症性疾病	低钠血症
血管炎	低钙血症
急性弥漫性脑脊髓炎	低磷血症
创伤	低血糖
原发性癫痫	肾/肝功能异常
遗传性中枢神经系统代谢紊乱	外科手术操作(开颅术)

　　B. 类似癫痫的其他临床表现包括良性病变(肌阵挛、肌纤维自发性收缩、震颤、强直)和潜在危险性病变(脑干缺血、寒战、代谢性脑病)。例如,突发性双侧上肢和下肢体态异常伴眼球运动障碍常见于急性基底动脉阻塞患者。当怀疑患者存在癫痫时,应请神经科会诊,并进行脑电图(EEG)检查。长期视频-EEG 监测有助于发现亚临床型癫痫,危重病患者若表现为无法解释的意识状态改变时可以考虑进行检查。

　　C. **急性期评估**　包括明确诊断和鉴别可能的病因。由于多数病例运动表现非常典型,因而不需要 EEG 检查。所有患者均应进行实验室筛查,包括 CBC、电解质、血尿素氮(BUN)、肌酐、血糖、Ca、Mg、PO_4、肝功能检查(包括 NH_3)、抗癫痫药物血浓度、血和尿液的毒理学筛查,必要时还需进行妊娠试验和动脉血气分析。一旦癫痫得到控制后,可能需要进行 CT 扫描和腰穿以明确病因诊断。体格检查时应注意是否存在隐性颅脑创伤、药物滥用、发热、假性脑膜炎和糖尿病的表现。一定要查看患者的医学警示腕带或钱包中的相关信息，并尽可能联系家属或邻居以明确既往病史和癫痫史。非抽搐型癫痫持续状态仅能依靠 EEG 诊断。EEG 显示三相波形提示代谢性脑病。在没有 EEG 监测的情况下，长效肌松药物不能用于未控制癫痫的初始治疗，除非无法进行有效的机械通气。

D. **急性期治疗**　包括采用适当程度的治疗措施尽可能早期安全终止癫痫发作。多数患者不需要治疗，一次发作后可自行恢复。部分患者需要应用苯二氮䓬和苯妥英，且不需要气管插管，而有些重症患者则需要接受巴比妥麻醉。根据既定方案进行治疗是最佳方法，能够确保患者及时接受治疗，一旦病情稳定，应立即进行全面评估。表 31-6 总结了标准治疗方案。

E. 对于仍处于癫痫发作状态的患者，负荷剂量后 20 分钟应当监测苯妥英药物浓度，以确定苯妥英维持剂量适当。治疗癫痫持续状态时，未经校正的血药浓度目标为 $20\sim30\mu g/ml$。一旦癫痫得到控制，苯妥英维持剂量为 $300\sim400mg/d$，目标血药浓度 $10\sim20\mu g/ml$。由于苯妥英的蛋白结合率较高，且主要经肾脏排泄，因此，一旦急性发作得到控制，必须根据低白蛋白血症或急性肾衰竭校正血药浓度：对于低白蛋白患者，苯妥英血药浓度（校正后）＝苯妥英浓度（测定值）/[(0.2×白蛋白)＋0.1]，对于低蛋白血症合并急性肾衰竭患者，苯妥英血药浓度（校正后）＝苯妥英浓度（测定值）/[(0.1×白蛋白)＋0.1]。近期，FDA 批准静脉注射左乙拉西坦（levetiracetam）作为成年癫痫患者部分性癫痫发作的辅助治疗。当患者无法口服药物时，也可使用静脉注射左乙拉西坦。尽管尚未批准用于治疗癫痫持续状态，但部分医院将静脉注射左乙拉西坦作为癫痫持续状态治疗方案中的药物选择。

Ⅲ. 脑病

A. CNS 的中毒性/代谢性损害是导致 ICU 认知障碍常见的可逆性原因，但应当作为排除诊断。常见病因包括：药物作用；电解质、水、血糖或尿素失衡；急性肾功能或肝功能衰竭；睡眠障碍；以及精神障碍。治疗多为支持性，可能时应停用诱发药物。无论是否伴有肝功能异常的表现，血氨升高均可导致重度脑病和 ICP 升高，且口服乳果糖以及降低氮（蛋白质）摄入量常常反应较好。Wernicke 脑病继发于维生素 B_1 缺乏（常见于酗酒者，有时可见于重度节食者或营养迅速减少的其他患者），可表现为共济失调，眼球运动麻痹，眼球震颤，感情淡漠或意识混乱。治疗包括静脉注射维生素 B_1 100mg，疗程至少 5 天。

表 31-6 癫痫持续状态的治疗方案

0～2 分钟	评估基础生命支持
	● 开始氧疗;监测氧饱和度
	● 开始实施癫痫的预防措施(如放置床栏保护垫)
	● 获得癫痫病史
	● 检查颅脑创伤或毒物摄入/注射的证据
	● 送检尿和血液毒理学检查、电解质、血尿素氮、肌酐、血糖、Ca、Mg、渗透压、抗癫痫药物血浓度
	● 考虑预防性用药(如苯妥英)
2～5 分钟	若未能终止癫痫发作,或终止后复发
	● 静脉给予劳拉西泮 2mg,每 2 分钟重复,直至剂量达到 0.1mg/kg
	● 无法立即得到劳拉西泮时,可使用地西泮 10～20mg 或咪达唑仑 2～5mg 替代
	● 静脉给予苯妥英负荷量 20mg/kg,注射速度≥50mg/min
	● 苯妥英静脉注射可导致心动过缓、低血压、心血管衰竭,因此必须进行监测
	● 对于正在应用苯妥英的癫痫患者,在等待血药浓度结果时可给予 10mg/kg
	● 磷苯妥英可作为苯妥英的替代用药,剂量为 20mg/kg 苯妥英等效剂量(PE),注射速度≤150mg PE/min
	● 静脉注射生理盐水,静脉注射维生素 B_1 100mg,若血糖<60mg/dl,静脉注射葡萄糖 25～50g
	● 应用对乙酰氨基酚和冰袋控制体温
	● 气管插管以维持气道通畅
	● 动脉血气分析
6～30 分钟	● 监测心电图、气道;每 60 秒监测血压
	● 对于持续性运动型癫痫,在苯妥英负荷治疗阶段,每 15 分钟重复给予苯二氮䓬类药物

	● 确定可能的病理生理学机制
31~50 分钟	● 静脉注射苯巴比妥 10~20mg/kg,速度≤70mg/min
	● 治疗方案达到这一阶段,多数患者需要气管插管和机械通气
	● 紧急进行 EEG 持续监测,请专科会诊
>50 分钟	● 静脉注射苯巴比妥 3~5mg/kg,诱导暴发抑制;对于多数成年患者,15 分钟内推注苯巴比妥 400mg,继而每 15~30 分钟推注 100mg,直至出现暴发抑制,之后以 0.3~9.0mg/(kg·h)的速度维持暴发抑制
	■ 替代用药包括: 咪达唑仑(血压不稳定时应用)0.2mg/kg 缓慢静脉注射,然后以 0.1~2.0mg/(kg·h)的速度输注,以终止癫痫的脑电活动和临床表现;或异丙酚负荷剂量 2mg/kg,维持剂量 2~10mg/(kg·h),或维持 EEG 暴发抑制 静脉注射丙戊酸盐负荷剂量 15mg/kg 可作为辅助用药
	● 静脉输注抗癫痫药物时,应间断降低输注速度,以观察受到抑制的 EEG 波形;若发生脑电静息("直线"),应降低药物剂量直至出现暴发波
	● 准备 α 受体激动剂(如去氧肾上腺素)以治疗可能的低血压

注:EEG,脑电图

B. 高血压脑病 继发于重度持续性高血压或相对性高血压伴自身调节机制障碍。病程早期,因血-脑屏障受到破坏和血管源性脑水肿,常引起可逆性症状;持续性高血压时,可发生脑出血和不可逆的损害。由于急性血压升高多见于很多类型的脑损伤,此时降压治疗可能是有害的(例如缺血性卒中、颅脑创伤),因此准确诊断非常关键。临床表现多样,包括头痛、偏盲、意识障碍、癫痫和昏迷。病情恢复的可能性取决于治疗前损伤的严重程度。头部 CT 检查并不敏感,可表现为双侧优势区后部皮层下低密度病灶。MR 显像可见位于后部的 T_2 相表观弥散系数高信号,病变累及弥漫性皮层下白质、皮层灰质和小脑;梯度回波序列成像常显示显微镜下点状出血。有关高血压危象的治疗见第 6 章。多数高血压脑病患者有慢性高血压病史。这将使脑血管自身调节的血压范围上移。

C. 感染性/炎症性

1. 病毒性脑炎 疗效最佳的病毒性脑炎为急性单纯疱疹感染(仅次于 HIV,是第 2 位常见的病毒感染)。患者表现头痛、发热、癫痫或认知功能障碍。发病早期,CSF 中淋巴细胞增多($5 \sim 500/mm^3$),葡萄糖正常,蛋白轻度增高,然后发生出血性坏死,表现为血性 CSF。EEG 表现为周期性高电压慢波特征性暴发,MR 显示颞叶和额叶下部受累。CSF 聚合酶链反应(PCR)高度敏感,尽管也可出现假阳性,尤其在 CSF白细胞增多时。由于阿昔洛韦($10mg/kg$ 每 8 小时一次)可降低病死率和罹患率,因此所有疑诊患者均应使用。其他类型的病毒性脑炎(包括人疱疹病毒 6 和 7,Epstein-Barr 病毒,巨细胞病毒,水痘-带状疱疹病毒)对特异性抗病毒治疗反应较好。节肢动物病毒引发的脑炎(如东方马脑炎、加利福尼亚脑炎、圣路易斯脑炎)使用阿昔洛韦治疗无效,但临床表现相似。除头痛、发热和脑病外,西尼罗病毒脑炎还表现为下肢轻瘫。上述所有脑病均表现血管源性水肿、癫痫和 ICP 增高,患者应在ICU 中密切监测。

2. 细菌性脑膜炎 必须立即得到诊断和治疗,尽管早期临床表现不易与病毒性脑脊髓膜炎相鉴别。急性起病的头痛、脑膜刺激征(颈项强直、畏光)、发热和感觉异常,提示急性细菌性脑膜炎的诊断。有关脑膜炎的病因、诊断和治疗,可见第 28 章。

3. 急性弥漫性脑脊髓炎(ADEM)和急性出血性脑白质炎(AHL) 这些感染通常在病毒性疾病或支原体肺炎之后发生,表现为脑脱髓鞘(ADEM)或出血(AHL)以及恶性脑水肿。初期表现为各种局灶性体征,但迅速出现脑病、木僵和昏迷。早期脑 MR 可见典型的脱髓鞘、水肿和(或)广泛的点状出血,且 CSF 蛋白含量明显升高。应静脉给予大剂量甲泼尼龙及支持治疗。ADEM 的预后优于 AHL。

4. 其他感染性和炎症性疾病 肉芽肿性疾病如结节病,以及真菌感染、分枝杆菌感染和蛋白感染(蛋白酶传染性因子)也可影响 CNS,引起脑病。典型的影像学和 CSF 检查有助于诊断,但常需要进行组织活检以确诊更为罕见的病因。

(杜 斌译,翁 利校)

参考文献

Albers GW, Amarenco P, Easton JD, et al. Antithrombotic and thrombolytic therapy for ischemic stroke: the Seventh ACCP Conference on Antithrombotic and Thrombolytic Therapy. *Chest* 2004;126:483S–512S.

Bousser MG. Cerebral venous thrombosis: diagnosis and management. *J Neurol* 2000;247: 252–258.

Broderick J, Connolly S, Feldmann E, et al. Guidelines for the management of spontaneous intracerebral hemorrhage in adults: 2007 update: a guideline from the American Heart Association/American Stroke Association Stroke Council, High Blood Pressure Research Council, and the Quality of Care and Outcomes in Research Interdisciplinary Working Group. *Stroke* 2007;38:2001–2023.

Davis SM, Donnan GA, Parsons MW, et al. Effects of alteplase beyond 3 hours after stroke in the Echoplanar Imaging Thrombolytic Evaluation Trial (EPITHET): a placebo-controlled randomised trial. *Lancet Neurol* 2008;7:299–309.

de Gans J, van de Beek D. Dexamethasone in adults with bacterial meningitis. *N Engl J Med* 2002;347:1549–1556.

Fisher CM, Kistler JP, Davis JM. Relation of cerebral vasospasm to subarachnoid hemorrhage visualized by computerized tomographic scanning. *Neurosurgery* 1980;6:1–9.

Johnston SC, Gress DR, Browner WS, et al. Short-term prognosis after emergency department diagnosis of TIA. *JAMA* 2000;284:2901–2906.

Kidwell CS, Alger JR, Saver JL. Beyond mismatch: evolving paradigms in imaging the ischemic penumbra with multimodal magnetic resonance imaging. *Stroke* 2003;34:2729–2735.

Mayberg MR, Batjer HH, Dacey R, et al. Guidelines for the management of aneurysmal subarachnoid hemorrhage. A statement for healthcare professionals from a special writing group of the Stroke Council, American Heart Association. *Stroke* 1994;25:2315–2328.

Rordorf G, Koroshetz WJ, Ezzeddine MA, et al. A pilot study of drug-induced hypertension for treatment of acute stroke. *Neurology* 2001;56:1210–1213.

Rost NS, Smith EE, Chang Y, et al. Prediction of functional outcome in patients with primary intracerebral hemorrhage. The FUNC score. *Stroke* 2008;39:7.

Shneker BF, Fountain NB. Assessment of acute morbidity and mortality in nonconvulsive status epilepticus. *Neurology* 2003;61:1066–1073.

van Gijn J, Rinkel GJ. Subarachnoid haemorrhage: diagnosis, causes and management. *Brain* 2001;124:249–278.

Varelas PN, Mirski MA. Seizures in the adult intensive care unit. *J Neurosurg Anesthesiol* 2001;13:163–175.

第 32 章

急性无力

David Greer and Edward George

Ⅰ. 简介

A. 重症监护病房(ICU)中的急性无力可由影响中枢神经系统(CNS)、周围神经系统或肌肉的疾病引起。仔细采集病史往往能够发现潜在的病因,并为正确诊断提供线索。病史应包括近期出现的神经疾病症状、外伤、目前的用药、是否酗酒或使用毒品、旅游史、是否受毒虫(蛇)蜇咬或神经毒素暴露史,以及伴发的感觉异常或自主神经症状。

B. 查体发现的局灶或偏侧体征提示 CNS 病因,包括脑血管事件(缺血或出血)、局部脓肿或脑炎、颅脑创伤或脑干病变。

C. 脑干损伤可引起肢体对称性无力,体格检查的关键是进行详细的脑神经检查(瞳孔对光反射、角膜反射和眼球运动)。脑桥中央脱髓鞘病变也可引起对称性无力,且眼球运动明显异常。脑干病变常常引起意识水平的下降。

D. 根据颈髓损伤的水平和程度,初期可出现四肢软瘫、反射消失和感觉缺失。后期可出现反射亢进、尿潴留、肠蠕动下降。

E. 原则上,肌病主要引起近端肌肉无力,深部腱反射(DTRs)和感觉相对正常。神经病变多引起远端无力、感觉缺失、自主神经异常以及DTRs减弱。在 ICU 中,危重病神经病和肌病往往并存。神经肌肉接头疾病早期常影响呼吸肌,并可以影响头颅肌肉(尤其是眼球运动)和近端(肢体)肌肉。

F. 实验室检查包括血常规及嗜酸性粒细胞计数、血沉(有助于诊断血管炎和肌炎),肝功能检查、血尿素氮、肌酐、尿常规、电解质、钙、镁、磷和肌酸磷酸激酶(CPK)。某些情况下需要进行其他检查,包括血乳酸水平,以及针对潜在结缔组织病(如 SLE 或 RA)或炎性疾病[如重症肌无力、吉兰-巴雷综合征(GBS)]的抗体检查。若患者有呼吸系统症状,还需进行胸部影像学检查,除发现肺内病变外,还可能提示导致无力的可能原因(如胸腺增大伴重症肌无力,肺内肿块合并副肿瘤综合征等)。如果考虑 GBS,应进行腰穿检查。肌电图及神经传导检查(EMG/NCS)有助于确诊,有时还需要进行神经和(或)肌肉活检。

Ⅱ. CNS 病因

A. 缺血性或出血性卒中见第 31 章。对于突然出现的神经症状和体征需要立即进行评估。患者的意识状态可能受到影响,取决于卒中的范围及部位(如脑干或脑室系统)。患者病情稳定以后,进一步检查的首要措施为神经系统的影像学检查。非增强 CT 除外颅内出血,必要时进行 CT 血管造影和 CT 灌注成像。

B. 原发性脑干病变除缺血性和出血性卒中外,还包括脑桥中央脱髓鞘病变,主要见于持续 48 小时以上的低渗状态(特别是低钠血症)快速纠正时。患者可出现意识障碍,表现为意识混乱直至昏迷。上肢麻痹较下肢更为常见,常出现第Ⅵ对脑神经麻痹和强直。其他眼部异常包括瞳孔缩小或散大、凝视麻痹和眼球震颤。导致脑桥异常反应的可能原因在于脑桥少突细胞与富含血管的灰质非常接近,因而特别容易受到血管源性水肿以及血管内渗出的髓鞘毒性物质损害。还可出现脑桥外脱髓鞘病变,其他受累部位包括中脑、基底节、小脑白质、大脑皮质深部和邻近白质组织。诊断主要依赖于磁共振成像(MRI)。EMG/NCS 一般正常。没有特异性治疗,病变广泛者预后不佳。

C. 发热、意识障碍、脑膜刺激征、神经系统定位体征或抽搐患者应考虑脑炎或脑脓肿。治疗应针对病原微生物(细菌、病毒或真菌)。对于较大且有分隔的病灶或药物(抗生素)治疗无反应的病变,应当采取手术治疗。

Ⅲ. 肌病

A. 急性肌肉疾病引起的近端肌无力较远端更为明显,DTRs 和感觉正常。慢性期患者可出现肌肉萎缩或远端肌无力。病因包括应用类固醇类药物、酗酒、制动、结缔组织病(多发性肌炎、皮肌炎)、感染(旋毛虫病)、中毒(应用肌松药物过量、神经镇静药物、重金属/毒物中毒)和代谢(高钾血症或低钾血症)因素。EMG/NCS 以及肌活检常用于明确诊断。

B. **危重病肌病**(critical illness myopathy)　可见于全身性感染、应用神经肌肉阻滞剂和皮质激素。神经病理特征包括纤维大小异常、萎缩、纤维成角、中心细胞核、镶边空泡、脂肪变性、纤维化和单纤维坏死。其他表现包括粗肌丝肌病(thick-filament myopathy)(见于因严重哮喘或器官移植应用皮质激素的患者，无论是否联合应用神经肌肉阻滞剂）及坏死性肌病，后者血清 CPK 显著升高。除尽早消除致病因素外，上述肌病尚无有效的特异性治疗。可行肌肉活检以除外炎性肌病。根据临床表现可以鉴别危重病肌病和危重病多发神经病（critical illness polyneuropathy，CIP）。CIP除累及近端和远端神经损伤外，还表现为 DTRs 消失。另外，还可以根据病程进展的特点和症状持续时间鉴别肌病和多发神经病变。CIP 常为自限性，可迅速完全恢复。但是，危重病肌病的临床症状和持续时间更为严重。危重病肌病的恢复期较长，发病 1 年后仍可明显的生理异常和生活质量下降。确诊需要 EMG/NCS 和肌肉活检。当然，CIP 和肌病可同时存在于同一名患者，因而临床表现各异，预后与肌肉和神经损害的程度相关。

C. 急性横纹肌溶解发生于创伤性挤压伤、药物过量、中毒、严重代谢异常和感染。患者出现肌肉肿胀和疼痛，伴局部或弥漫性肌无力。骨骼肌发生破坏，细胞内物质渗漏引起继发性器官损害。血清 CPK 显著升高，同时可有白细胞增多、高钾血症、高尿酸血症、低钙或高钙血症、高磷血症、乳酸酸中毒、血小板缺乏和弥散性血管内凝血（DIC）。治疗主要是水化，尿量目标应超过 2ml/kg 体重。为尽量减少肌红蛋白尿造成的肾脏损害，可在静脉液体中加用碳酸氢钠碱化尿液。如果 CPK 浓度大于 5000～6000U/L，尿 pH 目标应大于 6.5。在酸中毒、低容量血症和（或）基础肾脏疾病的情况下，治疗阈值可以降低。治疗的主要目标是控制肾衰竭（可能需要临时血液透析治疗）、纠正代谢异常和 DIC。

D. 抗精神病药物恶性综合征是一种少见疾病，多发生于应用抗精神病药后（也可见于非典型抗精神病药、甲氧氯普胺和选择性 5-羟色胺再摄取抑制剂）。临床表现为重度肌肉强直、高热和自主神经功能障碍。患者往往有白细胞和 CPK 升高，可能由于多巴胺突然受到深度阻滞引起，年轻男性发生脱水时尤其易感。治疗包括停止使用诱发药物，水化，采取退热措施，并给予溴隐亭（2.5～7.5mg，每日 3 次）和丹曲林（1～10mg/kg 静脉给药或50～600mg/d 分次口服）。

Ⅳ. 神经病变 包括轴突病变或脱髓鞘病变。ICU 中神经病变的原因包括 CIP、GBS、代谢异常（糖尿病、卟啉病、低磷血症和酗酒）、维生素 B_{12} 缺乏、感染（莱姆病）、内分泌疾病（甲状腺功能减低）以及毒素（白喉、砷剂、铊、贝类中毒）。创伤可导致神经系统局灶病变。常见的神经根综合征见表 32-1。

表 32-1　常见的神经根病变综合征

损伤节段	神经根	疼痛/触痛	感觉缺失	无力	反射消失
$C_{4\sim5}$	C_5	颈,肩,上肢	肩	三角肌,肱二头肌,冈下肌	肱二头肌反射
$C_{5\sim6}$	C_6	颈,肩,侧臂,前臂桡侧,拇指,示指	侧臂,前臂桡侧,拇指,示指	肱二头肌,肱桡肌,回旋肌	肱二头肌反射,肱桡肌反射
$C_{6\sim7}$	C_7	颈,侧臂,环指至示指	前臂桡侧,示指,中指	肱三头肌,尺侧腕伸肌	肱三头肌反射
$C_7\sim T_1$	C_8	前臂尺侧,手	尺侧,环指,小指	手内部肌肉,腕伸肌,指深屈肌	指屈反射
$L_{3\sim4}$	L_4	大腿前部,胫骨内侧	大腿前内侧及胫骨,足内侧	股四头肌	膝反射
$L_{4\sim5}$	L_5	大腿侧面及小腿,足背,蹞趾	小腿外侧面及蹞趾	蹞长伸肌±足背伸,内翻及外翻	无
$L_5\sim S_1$	S_1	大腿后侧,小腿后外侧,足侧面	小腿后外侧,足侧面及脚底,小趾	腓肠肌±足外翻	跟腱反射

　　A. 危重多发神经病(CIP)　主要发生在病情危重的老年患者,常见于全身性感染。CIP 为自限病程,如果基础危重病症能够得到治疗,患者常恢复良好。其他危险因素包括机械通气时间、高渗状态、胃肠外营养、使用非去极化神经肌肉阻滞剂,以及入院时疾病严重程度。临床检查可发现明显的运动和感觉异常,伴四肢软瘫和肌肉萎缩。DTRs 常常减弱。EMG/NCS 显示远端轴突感觉运动多神经病变,近端和远端肌肉出现纤颤和正尖波,面

部肌肉受累较轻。活检显示大部分轴索变性,近端和远端肌肉去神经萎缩。CIP 患者不能应用琥珀胆碱,否则可能出现高钾血症导致心搏骤停。治疗措施包括支持治疗、基础疾病治疗以及长期物理治疗。

B. 吉兰-巴雷综合征(急性炎症性脱髓鞘多发性神经病)是一种急性/亚急性脱髓鞘性炎症性神经病变,临床存在多种不同表现,包括运动感觉GBS、单纯运动 GBS、Miller-Fisher 综合征(MFS)、延髓性麻痹变异和原发性轴突性 GBS。发病率为 1~2/10 万成人。GBS 常因感染性疾病诱发,包括空肠弯曲菌、巨细胞病毒和单纯疱疹病毒,以及上呼吸道感染。手术及免疫接种也可诱发 GBS。发病过程包括补体激活,引起周围神经系统髓鞘破坏。15%的患者有轴突受累,最常见于弯曲菌感染,且预后很差,难以完全恢复。

1. 临床表现 游走性对称性肌无力、感觉迟钝和反射减弱。MFS 表现为共济失调、眼肌麻痹和反射减弱,无明显四肢无力。

2. 辅助检查 包括脑脊液(CSF)分析和 EMG/NCS。CSF 蛋白明显升高,细胞计数正常(蛋白细胞分离),但是发病第一周内蛋白可能正常。如果CSF 脑脊液细胞数显著升高(>20 个细胞),则需检测 HIV 感染和莱姆病。EMG/NCS 的典型表现包括运动神经传导阻滞、远端传导时间延长和神经传导减慢。早期的重要表现为 F 波延长、离散或消失,提示神经根脱髓鞘。抗体检测可区别不同类型的 GBS。神经系统影像学检查对于 GBS 典型病例帮助不大,但增强 MRI 检查可见脊柱神经根强化。

3. 治疗 应强调并发症的支持治疗,特别是呼吸功能衰竭和自主神经功能异常。气管插管的适应证包括潮气量低于 15ml/kg,最大吸气负压小于 30mmHg,临床有疲劳的表现。早期脑神经受累的患者更容易出现误吸及自主神经功能异常。严重面肌无力的患者不能确保面罩的密闭性,因而难以行床旁肺功能检查。对于严重无力患者,尤其是延髓麻痹患者应考虑早期气管切开。脱机的应激可以使自主神经功能持续异常的患者出现血压剧烈波动和心律失常,因此应推迟拔管。自主神经功能异常的典型表现为血压迅速的大幅波动,但是其他原因如全身性感染、肺动脉栓塞、静脉血液淤滞和电解质紊乱也可造成 GBS 患者的低血压。患者对升压药物和静脉降压药物高度敏感,低血压的最佳治疗措施为快速输液及维持 Trendelenburg 体位(头低脚高位)。由于自主神经功能紊乱常为一过性和自限性,因此 ICU 医师应耐心观察。血管活性药物应当使用小剂量,需要根据半衰期选择药物。心律失常通常并不严重,但可出现窦性心动过缓、窦性停搏及房室传导阻滞;气管插管或吸痰时可出现快速性心律失常,如室上性心动过速或室性心动过速。发生完全性心脏传导阻滞可放置临时起搏器。其他治疗包括控制疼痛(控制神经性疼痛药物、非甾体抗炎药和麻醉药物常常有效)，预防深静脉血栓，以及夹板疗法预防肌肉挛缩。

4. GBS 的特异性治疗　包括血浆交换(PE)及静脉免疫球蛋白(IVIg)。血浆交换治疗的相对禁忌证包括全身性感染、6 个月以内发生的心肌梗死、严重的自主神经功能异常以及活动性出血。副作用包括血管迷走反应、低血容量、过敏、溶血、血肿形成、低钙血症、血小板缺乏、低体温和低钾血症。标准治疗要求每次血浆交换的交换量为 2~4L，持续时间 90~120 分钟，补充 5％白蛋白，隔日 1 次共进行 5 次。输注 IVIg 不需要放置中心静脉导管，费用较血浆交换低，而且不会造成血流动力学的不稳定。副作用包括无菌性脑膜炎、过敏(特别是 IgA 缺乏的患者)、急性肾衰竭和血栓栓塞事件(包括缺血性脑卒中)。部分研究表明，IVIg 治疗比血浆交换治疗的复发率高。IVIg 的剂量为 0.4g/(kg·d)，连续应用 5 天。皮质激素对 GBS 的治疗无效。

V. 神经肌肉接头　神经冲动的传导会受到各种因素的影响，如肌无力综合征、肉毒杆菌中毒、高镁血症、有机磷中毒、神经毒素(如沙林)和麻醉药物的延续作用。

A. 重症肌无力　是一种自身免疫性疾病。约 80％的患者体内存在乙酰胆碱受体抗体，可引起突触间隙的破坏。重症肌无力的发病率为 14 例/10 万成人。各个年龄阶段的人群均可发病，其中以 30~50 岁的女性和 60~80 岁的男性发病率最高。典型的重症肌无力在发病最初的三年内症状逐渐加重，期间病情可有短暂的自行缓解。常见体征包括眼延髓麻痹、上睑下垂、咀嚼无力、近端肢体无力以及进行性呼吸功能衰竭。肌无力危象表现为疾病的急剧恶化，特别是呼吸系统症状，多因病毒感染、外科手术、分娩或应用加重病情的药物等因素诱发。需要早期评价患者的延髓功能，以决定是否需要择期气管插管。胆碱能药物过量时可出现胆碱能危象，同样也可以表现为呼吸功能失代偿。症状包括大量唾液分泌、支气管分泌物黏稠、肌肉颤动、腹部绞痛、腹泻和瞳孔缩小(肌无力患者通常瞳孔散大)。

B. 重症肌无力的诊断主要根据 EMG/NCS、自身抗体检查及滕喜隆试验。滕喜隆试验必须在 ICU 或急诊室进行。症状改善的指标包括眼睛持续向上凝视时间延长、上睑下垂或肢体某一肌肉或肌群的肌力改善。用量为 10mg/ml 的滕喜隆溶液 1ml。先给予 0.1ml(1mg)作为试验剂量，等待 30 秒观察有无蕈毒碱的作用。剩余药物在 1 分钟内推注。滕喜隆起效很快(30 秒)，作用时间短(2~20 分钟)。若肌无力情况明确改善，则认为试验阳性。如果发生腹部绞痛、支气管痉挛、呕吐或心动过缓，应静脉予以阿托品 0.5mg。如果持续心动过缓且伴低血压，可追加 1mg 阿托品。如需鉴别肌无力危象和胆碱能危象，可给予小剂量（1mg）滕喜隆；若患者没有肌无力，试验中症状无变化或者发生恶化。

C. EMG/NCS 检查应在停用抗胆碱酯酶药物 12 小时以后进行。在检测肌肉最大自主收缩前后，使用表面电极以 2～5Hz 的频率进行反复刺激。与第 1 次刺激相比，若第 4 次超强刺激后肌肉复合动作电位（CMAP）波幅下降≥15%，则试验结果异常。单纤维 EMG 是诊断 MG 高度敏感且特异的方法，但对技术要求较高。除乙酰胆碱受体抗体外，抗体检测还应包括抗肌肉特异性激酶（MuSK）抗体。

D. 所有肌无力患者均需进行胸部 CT 或 MRI 检查，以明确是否有胸腺瘤或胸腺增大。如果发现胸腺瘤，则有绝对指征进行手术切除，除非患者无法耐受手术。接受胸腺切除术的患者术前应进行血浆交换。很多肌无力患者行胸腺切除术能使病情缓解。

E. 重症肌无力的治疗包括维持病情稳定，尤其是呼吸状况的稳定。有呼吸系统症状的患者需要在 ICU 监护，床旁 PFT 不能预测是否需要机械通气；患者病情可以迅速恶化。如果潮气量低于 15ml/kg 或不足预期值的 25%，提示即将出现呼吸功能衰竭。特异性治疗包括免疫调节治疗和抗胆碱酯酶药物。血浆交换的标准治疗方案为每次交换量 2～4L，持续 90～120 分钟，补充 5% 白蛋白，隔日进行血浆交换共进行 5 次。IVIg 的剂量为 0.4g/(kg·d)，连续应用 5 天。通常在急性期应用皮质激素，但在治疗数日后方能起效，而且可加重某些临床表现，因此不应单独使用。溴吡斯的明也可用于急性期治疗，但由于存在呼吸系统副作用如增加气道分泌物，因此限制其在未行气管插管患者的应用。

F. 能够加重肌无力症状的药物包括抗生素（克林霉素、氨基糖苷、四环素、庆大霉素、杆菌肽、甲氧苄啶/磺胺甲噁唑）、激素（促肾上腺皮质激素、甲状腺激素、口服避孕药）、心血管药物（奎尼丁、普萘洛尔、普鲁卡因胺、普拉洛尔、利多卡因、维拉帕米、硝苯地平、地尔硫䓬）、抗精神病药物（氯丙嗪、丙嗪、苯乙肼、锂、地西泮）、抗惊厥药物（苯妥英、三甲双酮、卡马西平）、肌松剂和各种其他药物（青霉胺、氯喹）。

G. 重症肌无力的鉴别诊断包括 Lambert-Eaton 肌无力综合征（可能为潜在恶性肿瘤的初始表现），先天性肌无力综合征，Graves 病，肉毒杆菌中毒，进行性眼外肌麻痹以及颅内占位病变。Lamber-Eaton 综合征是一种影响突触前乙酰胆碱释放的副肿瘤综合征。与重症肌无力不同，Lambert-Eaton 综合征可出现自主神经和感觉异常，EMG 提示对于高频重复刺激后肌力进行性改善。重症肌无力与吉兰-巴雷综合征的比较见表 32-2。

表 32-2　吉兰-巴雷综合征与重症肌无力的比较

	GBS	MG
上升性肌无力	＋＋＋	－
眼球运动异常	－（可见于 Miller Fisher 综合征）	＋＋＋
感觉异常表现	＋＋＋	＝
疼痛	＋＋＋（尤其是背痛）	－
自主神经功能异常	＋＋＋	－
反射减退	＋＋＋	±
特异性抗体检测	＋＋＋	＋＋＋
激素治疗反应	－	＋＋＋
免疫调节	＋＋＋	＋＋＋
EMG/NCS	传导阻滞	重复刺激时反应呈下降趋势
	F 波和 H 波消失	单纤维肌电图可诊断

注：EMG，肌电图；GBS，吉兰-巴雷综合征；NCS，神经传导检测

（周建芳 译，杜　斌 校）

参考文献

Berrouschot J, Baumann I, Kalischewski P, et al. Therapy of myasthenic crisis. *Crit Care Med* 1997;25:1228–1235.

Cosi V, Versino M. Guillain-Barré syndrome. *Neurol Sci* 2006;27:S47–S51.

De Jonghe B, Sharshar T, Lefaucher JP, et al. Paresis acquired in the intensive care unit: a prospective multicenter study. *JAMA* 2002;288:2859–2867.

Deem S, Lee CM, Curtis JR. Acquired neuromuscular disorders in the intensive care unit. *Am J Respir Crit Care Med* 2003;168:735–739.

Dhand UK. Clinical approach to the weak patient in the intensive care unit. *Respir Care* 2006;51:1024–1040.

Fulgham JR, Wijdicks EFM. Guillain-Barré syndrome. *Crit Care Clin* 1997;13:1–15.

Grand'Maison F. Methods of testing neuromuscular transmission in the intensive care unit. *Can J Neurol Sci* 1998;25:S36–S39.

Greer DM. Intensive care management of neurological emergencies. In: Layon AJ, ed. *A textbook of neurointensive care*. Philadelphia: WB Saunders, 2004:397–436.

Herridge MS, Cheung AM, Tansey CM, et al. One-year outcomes in survivors of the acute respiratory distress syndrome. *N Engl J Med* 2003;348:683–693.

Hughes RA, Cornblath DR. Guillain-Barré syndrome. *Lancet* 2005;366:1653–1666.

Hund E. Neurological complications of sepsis: critical illness polyneuropathy and myopathy. *J Neurol* 2001;248:929–934.

Jani-Acsadi A, Lisak RP. Myastenic crisis: guidelines for prevention and treatment. *J Neurol Sci* 2007;261:127–133.

Lampl C, Yazdi K. Central pontine myelinolysis. *Eur Neurol* 2002;47:3–10.

Latronico N, Peli E, Botteri M. Critical illness myopathy and neuropathy. *Curr Opin Crit Care* 2005;11:126–132.

Pandit L, Agrawal A. Neuromuscular disorders in critical illness. *Clin Neurol Neurosurg* 2006;108:621–627.

Pelonero AL, Levenson JL, Pandurangi AK. Neuroleptic malignant syndrome: a review. *Psychiatr Serv* 1998;49:1163–1172.

Van der Meché FGA, Van Doorn PA, Meulstee J, et al. Diagnostic and classification criteria for the Guillain-Barré syndrome. *Eur Neurol* 2001;45:133–139.

Vassilakopoulos T, Petrof BJ. Ventilator-induced diaphragmatic dysfunction. *Am J Respir Crit Care Med* 2004;169:336–341.

第33章

药物过量、中毒和药物不良反应

Susan Wilcox and Richard Pino

I. **定义**

A. 药物过量和中毒是加强治疗病房(ICU)的常见问题。尽管处方药或非处方药过量均能导致中毒,即损伤或杀死人体细胞,但本章使用的"中毒"一词仅指并非用于治疗的化合物。药物过量或中毒的原因包括医源性(如华法林剂量调整过程中继发的凝血功能异常)、有意(如企图自杀)或无意(如儿童误服祖父母的洋地黄)服用药物,动物咬伤(如响尾蛇)、吸入中毒(如一氧化碳)或滥用毒品(如可卡因)。

B. 初始治疗和稳定病情包括心肺功能支持,应用解毒药,采用药用炭通过消化道去污染清除口服药物,以及纠正酸碱紊乱。ICU医师应了解各种药物过量的不良后果。

C. 由于药物及有毒物质的数量众多,医师应熟悉所在医院的咨询结构以及本地中毒控制中心的电话。很多医院都备有相关资料及在线药物和毒理信息。

D. 对所有中毒病例需采用系统方法了解以下内容:

1. 服用的药物。

2. 最后一次服用的药物剂量和频率。

3. 用药原因。

4. 经常使用的其他药物。

5. 同时存在的其他疾病。

6. 药物过量的作用,例如低血压、呼吸衰竭或致命性心律失常。

7. 药物副作用能否逆转,或者药物清除能否不对患者产生危害。

II. **处方药和非处方药的过量和不良反应**

A. 对乙酰氨基酚(APAP) 是世界上最常导致过量的药物,也是导致肝衰的首要病因。许多APAP中毒是患者有意服用导致,但寻求镇痛治疗或长期服用APAP的患者也可出现药物过量。对长期服用APAP患者,乙醇中毒,营养不良及服用某些药物可降低 APAP 的中毒阈值。如果 APAP 过量容易漏诊,且其严重毒性作用大多可以预防,因此对所有服药或转氨酶不明原因升高的患者应高度警惕 APAP 中毒。

1. APAP 主要通过葡萄糖醛酸化和硫酸化作用代谢为非活性化合物。不足 10% 的药物由细胞色素 P-42.50 混合氧化酶转化为 N-乙酰-p-苯唑喹啉(NAPQI),其半衰期仅有数纳秒。如果未与谷胱甘肽结合而发生中和作用,NAPQI 将损伤肝细胞的脂质层。APAP 过量(成人 7.5g,儿童 150mg/kg)能够消耗肝脏的谷胱甘肽储备,从而导致肝细胞死亡。

2. 基础及每日实验室检查包括凝血酶原时间(PT)、谷丙转氨酶(ALT)、谷草转氨酶(AST)和胆红素。

3. 治疗主要通过胃肠应用 N-乙酰半胱氨酸(NAC)。NAC 可作为谷胱甘肽的替代物,增加体内谷胱甘肽合成,增强通过硫酸化作用结合的 APAP量。若服用 APAP 的时间不超过 4 小时,或怀疑合并其他药物服用过量,应给予药用炭,并测定血 APAP 水平。将血浆 APAP 浓度在诺模图上进行标记。诺模图的横坐标为时间,图中三条线分别代表可疑、可能和高危中毒病例的血浆 APAP 浓度下限。对于血浆 APAP 浓度超过可能水平者,应口服负荷剂量 140mg/kg 的 NAC,并用果汁或碳酸饮料稀释。NAC 的味道不佳,因此常通过洗胃管或经鼻胃管给药。服用 APAP 超过 8 小时的病例可能需要较强的止吐治疗;应在测定血 APAP 浓度前给予初始 NAC 负荷剂量。随后按照 17mg/kg 的剂量每 4 小时给药一次,共 17 次或直至血 APAP浓度降至非中毒范围。服用 NAC 后 1 小时内出现呕吐,应重复给予 NAC。目前已有 NAC 静脉制剂,剂量为 150mg/kg,输注 15 分钟;再给予 50mg/kg,输注 4 小时;最后给予 100mg/kg,输注 16 小时。该药过敏反应发生率较高(见Ⅷ B)。

4. 如果 ALT 或 AST 超过 1000 IU/L,则提示存在 APAP 过量继发的严重肝脏毒性。可进展为暴发性肝功能衰竭,最终需要进行肝脏移植,或因全身性感染、脑水肿、肝肾综合征和代谢性酸中毒导致死亡(72～96 小时)。存活病例的肝功能不全可以完全恢复(4～14 天)。

B. 抗精神病药物 除经典的吩噻秦类药物外,抗精神病药物也可从其他种类的化合物衍化而来。抗精神病药物用于治疗急性和慢性精神疾病,控制急性躁动(如氟哌啶醇和喹硫平),治疗偏头痛,抑制呕吐(如氟哌利多、异丙嗪和氯丙嗪),并促进胃肠动力(如甲氧氯普胺)。

1. 抗精神病药物的毒性表现包括癫痫、低血压、ECG 显示 QT 间期延长的心脏传导阻滞、室性心律失常(尤其是尖端扭转性室速),锥体外系症状以及抗精神病药物恶性综合征(NMS)。ICU谨慎应用静脉氟哌啶醇并不会产生上述副作用。但是,由于该药半衰期较长,逐渐增加剂量后可能延长镇静作用,尤其是老年患者。

2. 抗精神病药物过量的治疗主要以支持治疗为主。可应用消化道去污染治疗。

a. 癫痫发作初始治疗可应用苯二氮䓬类,必要时可选择苯巴比妥。与癫痫发作的其他病例一样,应排除其他可能的病因,例如低氧血症、脑出血、栓塞性疾病或其他药物中毒等。

b. 低血压可用去氧肾上腺素或去甲肾上腺素治疗。小剂量肾上腺素和多巴胺的 β_2 激动作用可导致血压进一步下降。由于突触后膜去甲肾上腺素储备减少,因此多巴胺可能并不表现 α 受体激动作用。

c. 镁是治疗尖端扭转性室速的一线药物。

d. 毒扁豆碱可用于治疗抗胆碱能综合征,剂量为成人静脉 $1\sim2mg$,儿童 $0.2mg/kg$,必要时每 $0.5\sim1.5$ 小时重复给药。

e. 肌张力障碍可用苯海拉明($25\sim50mg$)治疗。

3. 抗精神病药物恶性综合征(NMS)　是应用抗精神病药物后 $24\sim72$ 小时内出现的相对罕见的致命性反应。临床表现为意识状态改变(最初认为是治疗失败的表现),随后出现发热、肌强直和自主神经功能障碍。

a. 发热的原因是下丘脑内多巴胺失衡,导致体温调节机制改变以及中枢性肌肉强直。恶性高热(MH)与此不同,其机制为钙离子相关性骨骼肌代谢加速(见Ⅵ)。与 MH 相比,NMS 起病较慢,症状较轻。术后患者出现发热,应首先考虑常见病因(如肺不张、伤口感染等),其后才考虑 MH 和NMS。应用氯丙嗪和异丙嗪进行止吐治疗的患者可出现 NMS。对于接受氟哌啶醇、甲氧氯普胺或氟哌利多治疗的 ICU 患者,NMS 也可能是导致发热的原因。初始治疗包括停用可疑药物、呼吸循环支持和降温。

b. 丹曲林[首次静脉剂量 $1\sim2.5mg/kg$ 每 6 小时一次,随后每日 $100\sim300mg$(原文有误,译者注)口服(PO)或 $1mg/kg$ 静脉注射每 6 小时一次,共$24\sim72$ 小时]可用于控制骨骼肌强直和高代谢。上述剂量的丹曲林可能导致肌肉无力,可能需要气管插管和机械通气。丹曲林制剂中含有甘露醇,对继发于横纹肌溶解的肌红蛋白相关性肾衰竭具有快速利尿作用。

c. 溴隐亭($2.5mg$ 一日 3 次)是一种多巴胺激动剂,可用于抵消抗精神病药物对多巴胺受体的作用。

d. 金刚烷胺($100\sim200mg$ 口服,一日 2 次)和左旋多巴/卡比多巴($25/250mg$ 口服,一日 4 次)也可用于治疗 NMS。

e. 实验室检查包括磷酸肌酸激酶（CPK）、尿肌红蛋白和电解质。

C. β受体阻滞剂　可抑制 G-蛋白通路，导致环磷酸腺苷（cAMP）生成减少，肌蛋白激酶活性下降，钙离子释放减少，从而抑制肌肉兴奋-收缩耦联过程。脂溶性高的 β-受体阻滞剂（例如普萘洛尔、美托洛尔、拉贝洛尔）还有稳定细胞膜的作用。这类药物还可用于降低心肌收缩力，减弱起搏细胞的自律性，以及延缓房室（AV）结传导速度。根据治疗剂量所产生的不同作用，β受体阻滞剂可分为 β_1 和 β_2 两类。敏感患者应用治疗剂量的 β受体阻滞剂，或增加选择性 β受体阻滞剂的剂量后均可产生 β_1 和 β_2 效应［如艾司洛尔（β_1）可引起支气管痉挛（β_2）］。

1. 亲脂性 β受体阻滞剂经肝脏代谢，肝脏疾病或应用肝酶抑制剂如西咪替丁和红霉素的患者生物利用度提高。非亲脂性 β受体阻滞剂经肾脏清除。肾功能不全或使用减少肾脏灌注的药物如非甾体抗炎药（NSAIDs）可提高血药浓度。β受体阻滞剂中毒患者大多数在 4 小时内出现症状，72 小时内缓解。索托洛尔半衰期较长，毒性反应可在服用数日后出现。

2. 即使没有严重心动过缓的表现，由于 β受体阻滞剂引起心肌收缩力下降，也可出现低血压。β受体阻滞剂尤其是亲脂性药物中毒可引起缓慢性心律失常（窦性心律，交界性心律，房室传导阻滞及室性自主心律），QRS 波增宽，QT 间期延长甚至心跳停搏。亲脂性 β受体阻滞剂过量还可导致中枢神经系统（CNS）症状，轻者出现意识障碍，重者表现为癫痫或昏迷。

3. 心电图对于诊断 β受体阻滞剂中毒非常关键。因为洋地黄和钙通道阻滞剂常与 β受体阻滞剂联合应用控制心率，因此也应当考虑这两类药物中毒。与其他有神经系统症状的患者相似，应当检查电解质和血糖。头颅 CT 可用于排除颅内病灶（如肿瘤、血肿、动脉瘤）。

4. β受体阻滞剂中毒的初始治疗包括循环呼吸功能支持，采用药用炭进行消化道去污染，必要时纠正低血糖和电解质紊乱。

a. 胰高血糖素可用于治疗 β受体阻滞剂过量，因为心肌细胞的胰高血糖素受体不受 β受体阻滞剂的影响。胰高血糖素可刺激腺苷酸环化酶合成 cAMP，增强心肌收缩力及加快心率，从而拮抗 β受体阻滞剂的作用。首剂为 $50\sim150\mu g/kg$（总量不超过 10mg），继以 0.07mg/kg 输注。

b. 肾上腺素也是可供选择的 β受体激动剂。除索托洛尔中毒外，阿托品和心脏起搏治疗通常无效。

c. 索托洛尔导致的心律失常可通过超速起搏联合利多卡因和镁剂治疗。

D. 钙通道阻滞剂　是众多主要的降压药物和抗心律失常药物之一。

钙通道阻滞剂通过抑制血管平滑肌细胞膜上的慢电位门控通道,阻断细胞外钙离子内流,从而产生降压作用。这是二氢吡啶类药物(硝苯地平、氨氯地平和非洛地平)的独特作用机制。在某些心功能受损或药物过量患者,钙通道阻滞剂可影响心房和心室肌细胞功能,从而引起心肌抑制。

1. 钙通道阻滞剂的蛋白结合率很高,生物利用度和半衰期差异很大,且经肝脏代谢。维拉帕米和地尔硫革可转化为活性代谢产物。这类药物对微粒体代谢酶有较强的抑制作用,可能增加经此途径代谢药物如苯妥英和茶碱的血药浓度。相反,肝酶抑制剂如红霉素可减缓钙通道阻滞剂的清除。

2. 心动过缓、传导异常(如心跳停搏、室性自主心律、束支传导阻滞)和低血压是维拉帕米和地尔硫革中毒的特征性表现。二氢吡啶类药物过量可导致低血压和反射性心率加快。接受肠内营养患者钙通道阻滞剂过量时常出现肠梗阻。其他症状可能与低血压相关(如脑卒中、乏力、昏迷)。

3. 初始治疗应进行循环功能支持。必要时反复给予氯化钙(1g)或葡萄糖酸钙(3g),直至血压回升,心率加快,或给药 4~5 次后仍未见好转。与 β 受体阻滞剂过量相似,胰高血糖素(见Ⅰ.C.4.a)治疗可能有效。

a. 经过上述治疗心率和(或)血压无改善时,需考虑进行心脏起搏和血管活性药物治疗(去甲肾上腺素、多巴胺)。

b. 应用药用炭通过消化道去污染治疗清除未吸收药物。由于很多钙通道阻滞剂为缓释剂型,可能需要重复给予药用炭。

E. 地高辛 目前地高辛仍广泛用于房颤/房扑的心室率控制。由于洋地黄类药物治疗窗较窄,肾脏功能不全,药物相互作用对生物利用度的影响,因此轻度洋地黄中毒并不少见。洋地黄通过抑制 Na^+-K^+-ATP 酶,增加心肌细胞内 Ca^{2+} 浓度,从而产生正性肌力作用,特别是心衰情况下。洋地黄还有变时作用,其机制包括增加 CNS 迷走神经张力,减慢窦房(SA)结去极化速率,并延长希氏束不应期。除窦房结外,钠离子增加可加快 4 期的去极化,增加心肌细胞兴奋性,并延迟后电位。

1. 地高辛经肠肝循环后由肾脏排泄。洋地黄毒苷经肝脏代谢。洋地黄的治疗窗较窄,血药浓度受多种因素的影响。联合应用奎尼丁、胺碘酮或维拉帕米都可显著增加洋地黄的血药浓度。抗生素可以通过减少胃肠道菌群,减少药物代谢,导致洋地黄血药浓度升高。低钾血症、低钙血症和低镁血症可增加心肌对洋地黄的敏感性。

2. 洋地黄中毒的初始表现为胃肠道反应:食欲下降、恶心和呕吐。由于这些症状缺乏特异性,因此诊断洋地黄中毒常有困难。排除其他原因时,心律失常尤其在心功能受损患者常提示洋地黄中毒。洋地黄中毒可表现为任何种类的心律或传导失常,以室性期前收缩(PVCs),一度房室传导阻滞和房颤最为常见。心电图(ECG)可出现特征性的 ST 段压低。

3. 洋地黄中毒的治疗很困难。洋地黄不能通过透析清除。阿托品和(或)心脏起搏可有效治疗缓慢心律失常。镁剂、利多卡因和苯妥英常用于治疗异位心律。洋地黄严重过量时,由于 Na^+-K^+-ATP 酶受到抑制,可出现严重高钾血症,且对多数治疗无反应。洋地黄中毒导致的高钾血症不应使用葡萄糖酸钙进行治疗,因为理论上存在加重致命性心律失常的风险,且有少数病例报告。而且,葡萄糖酸钙治疗可最终导致总体钾的丢失,治疗药物过量时必须进行适当补充。针对洋地黄过量最有效的治疗是通过抗洋地黄免疫球蛋白 G(IgG)的 Fab 片段(Digibind)清除游离洋地黄,该药能够加快循环系统中游离洋地黄经肾脏的排泄,以及组织中洋地黄的清除。Digibind 的剂量可根据体内洋地黄负荷由公式进行计算,但必须了解洋地黄的血药浓度。更简单的方法是反复给予 Digibind(40mg/支)直至心律失常得到控制,或达到 800mg(20 支)的最大剂量。治疗过程中地高辛的血药浓度会增加,但反映的是与 Fab 段结合及未结合的药物总量。

F. 锂　可用于治疗双相性精神障碍。锂中毒的原因包括自杀,长期用药过程中血药浓度增加,新加用噻嗪类利尿剂或低盐饮食引起的血药浓度增加。锂在胃肠道吸收较快,在总体水中分布,通过肾脏清除,可被肾小管重吸收。锂的半衰期为 30 小时。

1. 血清锂浓度为 $2.5 \sim 3.5mmol/L$ 时可出现严重中毒症状,超过 $3.5mmol/L$ 可出现危及生命的并发症。如果肾功能变化导致近曲小管对锂的重吸收增加(如容量不足、低钠血症、NSAIDs),血锂浓度相应增加。肾性尿崩症是最常见的中毒表现。也有心律失常和循环衰竭的报告。

2. 如果怀疑有意服用过量锂剂,可采用胃肠道去污染治疗。由于患者血渗透压通常较高,因此应输注半张盐水(0.45%)恢复血容量。噻嗪类药物或阿米洛利有助于控制多尿。致死性锂过量需要透析治疗。

G. 水杨酸　阿司匹林(ASA,乙酰水杨酸)是最常用的水杨酸制剂,也是导致水杨酸过量的常见药物。由于使用了防止儿童误服的包装,对于 Reye 综合征的认识,以及非水杨酸类止痛药物的应用增加,目前 ASA 过量的病例已显著减少。治疗骨骼肌肉疼痛的外用药以及冬青油中含有甲基水杨酸,在破损的皮肤表面长期使用也可导致水杨酸过量。某些止泻药中可能含有水杨酸铋。

1. 离子型 ASA 在胃中吸收,肠溶型 ASA 在末端小肠吸收。ASA 可解为水杨酸,并通过肾脏滤过和排泄,这是其主要的代谢途径。水杨酸还有多种次要的代谢途径。在严重过量病例,上述代谢途径不足以清除过量的水杨酸,药物半衰期可延长至 30 小时。水杨酸的中毒浓度为 30mg/dl 以上。最初,药物直接刺激 CNS 导致过度通气,可引起呼吸性碱中毒。碳酸氢根经过肾脏排泄代偿性增加,并可发生低钾血症。由于氧化磷酸化解耦联,而且肝脏内三羧酸循环受到抑制,可继发阴离子间隙升高的代谢性酸中毒。患者可表现为烦躁和耳鸣,还可出现高血糖或低血糖。由于过度通气导致不显失水增加,患者常表现为高钠血症和脱水。少见表现还包括肺水肿、昏迷、高热和消化道出血。

2. 实验室检查包括血清水杨酸浓度监测(直至达到峰浓度)、电解质、血尿素氮(BUN)、肌酐、血糖、肝功、动脉血气和 pH。

3. 初始治疗包括应用药用炭进行胃肠道去污染;呼吸循环功能支持;补充电解质、葡萄糖和液体;碱化尿液以中和水杨酸,并防止药物在近曲小管的重吸收。肾功能不全或水杨酸浓度超过 80mg/dl 时应考虑透析治疗。

H. 三环类抗抑郁药(TCA)　TCA 中毒在处方药导致的死亡中最为常见,通常在服药 24 小时内即可出现。中毒症状常于数小时内出现。一般情况下,TCA 可通过抑制快速钠离子通道,阻断胆碱能、组胺和 γ-氨基丁酸(GABA)通道,减少神经元对肾上腺素和去甲肾上腺素的再摄取。曲唑酮不能阻断去甲肾上腺素的再摄取,但可阻断肾上腺素能受体。阿莫沙平可阻断多巴胺受体。

1. TCA 经胃肠道迅速吸收,并立即分布到组织中。TCA 主要通过肝脏的羟基化和去甲基化作用清除。药物浓度较高时,羟基化酶达到饱和,药物清除减慢。治疗浓度的 TCA 半衰期为 8～30 小时,过量时可延长至 81 小时。

2. TCA 中毒的早期表现主要是抗胆碱能症状:心动过速,高热,肠麻痹,瞳孔放大,尿潴留,皮肤黏膜干燥,以及意识障碍。

a. 严重 TCA 中毒的表现包括心律失常、低血压、呼吸抑制、肺水肿,自限性癫痫及昏迷。血清药物浓度超过 1μg/ml 时有生命危险,超过 3μg/ml 可致死。

b. TCA 过量的 ECG 常表现为窦性心动过速伴一度房室传导阻滞,非特异性室内传导延迟(继发于 0 期去极化的抑制),以及电轴右偏。需要警惕的典型表现为 QRS 增宽超过 100 毫秒,QRS 终末 40 毫秒电轴右偏,AVR 导联 R 波增高且 R/S 比值超过 0.7,尽管这些表现的预测价值并不明确。经食管电极测定心房心电图有助于与室性心动过速相鉴别,后者也是 TCA 过量的常见表现。

　　c. 低血压的发生机制包括心肌收缩力下降(快速钠通道受到抑制)，神经元内去甲肾上腺素储备耗竭，以及血管扩张(α阻断作用)。顽固性低血压是常见的死亡原因。

　　d. 治疗包括早期应用药用炭进行消化道去污染，必要时进行呼吸循环支持。顽固性低血压的治疗包括补充血管内容量及应用去甲肾上腺素。碳酸氢钠能够有效治疗 TCA 的心脏毒性，机制可能是碱化血液(至 pH7.5)或补充 Na^+，而非加快 TCA 的清除(TCA 很少经肾脏排泄)。经典的 1a 及 1c 类抗心律失常药物能够加重钠通道的阻断，因此不推荐使用。另外，苯妥英可导致心律失常，通常不推荐用于心脏传导异常或癫痫的治疗。

　　I. 5-羟色胺综合征　可见于故意服用过量 5-羟色胺，接受该药物治疗，或与 5-羟色胺能药物发生的药物相互作用。该综合征的临床特征为意识状态改变，神经肌肉异常，自主神经功能异常。

　　1. 住院患者可能接受多种 5-羟色胺能药物治疗，如选择性 5-羟色胺再摄取抑制剂(SSRIs)、单胺氧化酶抑制剂(MAOIs)、哌替啶、其他止痛药、止吐药、丙戊酸钠和利奈唑胺。

　　2. 5-羟色胺综合征的临床表现可以较轻，如腹泻、高血压和焦虑，也可较重，包括高热超过 40℃，肌强直和昏迷。反射亢进及肌阵挛是 5-羟色胺综合征的典型表现，尽管肌强直可能掩盖其他表现。肌肉活动可导致高热。5-羟色胺综合征无特异性实验室检查，需根据病史及体格检查进行诊断。但是，患者可表现为代谢性酸中毒，横纹肌溶解，AST 及肌酐增高，或弥散性血管内凝血。应对此高度警惕，否则可能造成漏诊。

　　3. 首先进行支持治疗。轻症患者需清除导致中毒的药物，接受静脉输液及苯二氮䓬类药物治疗。中重度中毒患者需积极纠正生命体征，包括必要时积极降温，应用 5-羟色胺 2A 拮抗剂。如症状持续存在，推荐应用赛庚啶 12mg，随后每 2 小时给药 2mg。极度高热患者应给予非去极化肌松药物，并立即进行气管插管。由于发热并非源于下丘脑，因此退热药无效。物理约束可加重肌肉等长收缩，从而加重病情。

　　Ⅲ. 乙醇

　　A. 乙醇(EtOH)　是应用最广泛的非处方药。很多治疗咳嗽和感冒的药物、漱口液以及香水中也含有乙醇。

　　1. 胃肠道的各部分均能吸收乙醇，但主要在胃和小肠，服用后 60 分钟血液达峰。首先在肝脏由乙醇脱氢酶转化为乙醛。不足 10% 的乙醇经细胞色素 P-450 依赖途径代谢，但慢性饮酒者经该途径的代谢增加。乙醛由乙醛脱氢酶转化为醋酸。不饮酒者乙醇清除速率可低至 12mg%/h，而长期饮酒者可高达 50mg%/h。血液乙醇浓度可反映乙醇摄入量。

2. 乙醇的毒性作用取决于慢性抑或急性摄入,以及摄入量。血液乙醇浓度标准值仅适用于非乙醇依赖人群。

a."非酗酒者"的急性中毒可表现为欣快,甚至呼吸循环衰竭。常见并发症是气道反射消失后胃内容物的误吸导致低氧血症。乙醇可以抑制抗利尿激素,从而导致脱水。非酗酒者饮酒后发生房颤或房扑,停止饮酒后得以纠正,这一现象已广为人知,称为"节日心脏综合征"。

b. 慢性中毒的临床表现较为多样。很多患者除乙醇耐受性增加外,没有其他症状。可有轻微的营养不良,消化性溃疡病,骨髓抑制和免疫功能抑制。同时使用烟草和乙醇导致的肺部并发症非常普遍。慢性乙醇中毒更严重的表现包括心肌病、心律失常、Wernicke 脑病、Korsakoff 精神病、小脑共济失调、酮症酸中毒、肝硬化以及消化道出血。

3. 对于收入 ICU 的乙醇中毒患者,除呼吸循环支持治疗外,初始治疗还需针对收入 ICU 的原因(例如硬膜下血肿,误吸,骨骼肌肉创伤,或同时服用其他药物)。

a. 要注意除外导致意识障碍的其他病因(例如全身性感染、脑病、低血糖或颅脑创伤)。出现神经系统局灶体征需要仔细检查(例如入院 CT 检查时硬膜下血肿可能并不明显,但数小时后才有临床表现)。

b. 应当纠正因乙醇诱发的利尿作用、饮水减少以及呕吐导致的容量不足。应当根据血管内容量缺乏和心肌病变的程度决定循环功能的支持治疗。

c. 吸烟导致肺功能障碍的可能性很大,因此注重肺功能及分泌物清除能力非常重要。尽管通常不需要应用抗生素覆盖吸入的社区获得性菌群,但对营养不良或免疫功能抑制患者,初始治疗时可经验性给予应用广谱抗生素(例如氨苄西林/舒巴坦)。

d. 予维生素 B_1 和叶酸,纠正电解质紊乱。酒精性酮症酸中毒的治疗与糖尿病酮症酸中毒相似,需要补充容量和葡萄糖。

e. 除非有临床适应证,否则肝硬化患者合并的凝血功能改变包括血小板减少和脾大不需要治疗。食管静脉曲张出血可能需要内镜或手术治疗。

4. EtOH 戒断常见于择期手术后或急诊入院患者。临床症状包括焦虑,震颤,易激惹,高血压和幻觉等,通常在停止饮酒后 24 小时达峰,但也可于 10 小时内出现。这些症状很容易被误认为药物的术后影响,或是既愉快又迷茫的老年人所出现的定向力障碍。

a. 患者常否认饮酒或低估自己每日的饮酒量。很明显,部分老年人多年坚持"每晚喝一杯葡萄酒",可出现戒断症状。此时应注意采用有技巧且非评判的方式,常常能够获得更准确的病史。

b. 减少 EtOH 摄入 48 小时内可发生强直阵挛性癫痫发作。

c. 震颤性谵妄(DT)是一种危及生命的综合征,表现为自主神经紊乱(高血压,心动过速,高热,震颤和出汗),停止 EtOH 摄入后 3-5 天可出现。

5. 苯二氮䓬类药物可与 GABA 受体结合,从而与 EtOH 产生交叉耐受。所有苯二氮䓬类药物均可有效治疗 EtOH 中毒。根据患者年龄,体重和身体状况,给予适量的地西泮或劳拉西泮静脉注射或口服(原文有误,译者注)。由于其代谢产物去甲地西泮也具有活性,因此地西泮的药效可持续较长时间,重复给药时需加以考虑。

a. 治疗癫痫发作和严重 DT 时,应选择静脉给药,逐渐增加剂量。

b. 大剂量苯二氮䓬类药物可导致呼吸抑制,可能需要气管插管和机械通气治疗

c. 癫痫发作后若立即检查动脉血气分析,通常显示代谢性酸中毒,pH 有时甚至低于 7.0。此时可以不查血气分析,因为癫痫后的酸中毒可自行纠正。

6. 氟哌啶醇可用于治疗乙醇戒断产生的精神症状。起始剂量为 1mg 静脉给药,以后每次剂量增加一倍。由于氟哌啶醇的半衰期较长,多次给药可延长镇静时间,但不会造成呼吸抑制。氟哌啶醇治疗可延长 QT 间期,治疗期间需监测心电图(见第 19 章)。

B. 甲醇(MtOH)(木精) 是一种常用溶剂。服用甲醇多见于饮用家庭酿酒(例如"走私酒"),或为乙醇成瘾者误服。服用后 90 分钟血浓度达峰。致死量仅为 60ml。大多数 MtOH 在乙醇脱氢酶的作用下转化为甲醛,再经其他酶的氧化生成甲酸。

1. 中毒的症状和体征包括复视/失明,胃肠道反应(恶心、呕吐、剧烈腹痛、腹泻),严重的阴离子间隙增加型代谢性酸中毒,渗透压间隙增加(渗透压增加且不能用血糖、钠或 BUN)以及呼吸抑制。

2. MtOH 中毒的治疗除呼吸循环支持治疗外,应静脉给予 EtOH 直至血液浓度达到 100mg%。首剂为 0.6g/kg,并根据既往饮酒情况再给予 66～154mg/kg。EtOH 可与 MtOH 竞争性结合乙醇脱氢酶,从而减少甲醛的产生。也可采用血液透析清除尚未代谢的甲醇。甲吡唑是一种乙醇脱氢酶抑制剂,通常用于治疗乙二醇中毒(见后),也可治疗甲醇中毒。

C. 乙二醇 是一种常用的防冻剂,其他溶剂中也含有乙二醇。若不及时治疗,服用 100ml 即可致命。与 EtOH 和 MtOH 相似,乙二醇最初也经

乙醇脱氢酶代谢。代谢产物包括乳酸、醛类、羟醋酸盐和乙二酸。

1. 乙二醇中毒的特点为严重的阴离子间隙升高的代谢性酸中毒，渗透压间隙增加，以及草酸盐结晶沉积导致的组织损伤。尿中的草酸盐结晶可协助诊断。草酸盐可螯合钙离子导致低钙血症。患者入院时即表现昏迷、癫痫发作，继发于低钙血症的神经肌肉功能障碍（肌阵挛、深部腱反射消失、手足抽搐）、急性肾衰竭、充血性心衰和肺水肿（均与草酸盐沉积有关）。

2. 乙二醇中毒的治疗包括呼吸循环支持，纠正代谢性酸中毒，与治疗MtOH中毒相似需要静脉给予EtOH（见前），以及血液透析。甲吡唑（anti-zol）是乙二醇脱氢酶的竞争性抑制剂，可用于治疗乙二醇中毒，通过减少毒性代谢产物的生成而防止肾损伤。甲吡唑首剂为15mg/kg，随后每12小时给予10mg/kg，共4次，再每12小时给予15mg/kg（均输注30分钟以上）直至乙二醇血液浓度低于20mg/dl。

D. 含有乙醇的洗手液、润肤液和清洁产品中含有异丙醇

1. 服用约30分钟后出现中毒症状。异丙醇代谢产生丙酮，可导致低血压、呼吸抑制、腹痛及消化道出血。患者常合并渗透压间隙增加，但阴离子间隙正常。

2. 治疗主要为支持性，包括静脉输液、升压药物，必要时需要进行呼吸支持。严重顽固性低血压患者可能需要血液透析。

Ⅳ. 药物滥用

A. 苯丙胺和可卡因中毒 既可以是入院的主要原因，也可以是创伤的并发症。苯丙胺是间接的交感神经兴奋剂，通过减少突触前膜对儿茶酚胺的摄取和贮存，并抑制氧化酶的破坏作用，从而增加突触后的儿茶酚胺。可卡因的作用机制与此类似，也能够与多巴胺再摄取转运蛋白相结合。苯丙胺和可卡因均可导致癫痫发作、颅内出血、缺血性脑卒中、高血压、心动过速、心肌缺血和心肌梗死、心律失常、高热、横纹肌溶解、急性肾衰、弥散性血管内凝血和肺水肿。用药数日后可出现肺水肿，最初可表现为急性呼吸窘迫伴低氧血症，随后发生非心源性肺水肿。治疗主要为针对受累脏器的支持治疗，并积极控制高热。应尽量避免单纯阻断β受体，因为这样可能使预后恶化。交感兴奋症状可用苯二氮䓬类药物治疗。

B. 巴比妥类 通常用于治疗癫痫，全麻诱导，或用于儿童的清醒镇静。巴比妥类药物常被滥用，甚至用于自杀。需要考虑同时是否服用其他药物。巴比妥类药物脂溶性高，消化道吸收迅速，并很快分布至脑组织。巴比妥由肝细胞光滑内质网的氧化酶氧化，并不同程度地经肾脏排泄。诱导氧化酶可加快经相同途径代谢的药物清除，并导致巴比妥耐受。

1. 严重急性巴比妥过量表现为昏迷,低通气,低体温和低血压(继发于心血管功能抑制)。

2. 治疗包括呼吸循环功能支持,通过碱化尿液和药用炭胃肠道去污染清除巴比妥。应当经常进行体格检查及 CT 评价神经系统状况,以确定是否存在局灶病变,并行腰穿除外脑膜炎。脑电图等电位可能是巴比妥抑制神经元活性的结果,而非脑死亡。

C. 苯二氮䓬类药物　具有镇静、抗焦虑、抗惊厥和催眠作用,药物滥用的可能性很大。这类药物能够增强 GABA 与其受体的结合,并通过细胞膜超极化作用加强神经元的抑制作用。

1. 口服制剂容易从胃肠道吸收,服药 30 分钟后进入体循环系统。所有苯二氮䓬类药物均由肝脏 P-450 系统代谢,产生的代谢产物生成无活性化合物,最终由肾脏排泄。地西泮的代谢产物去甲地西泮的半衰期较长,与 GABA 受体的亲和力较高,且半衰期远远超过原始药物。对于其他经 P-450 系统代谢的药物,高龄、肝脏疾病和酶诱导剂(如 EtOH、巴比妥)等因素可加速其代谢,而酶抑制剂(如西咪替丁、红霉素)可减缓药物代谢。若数日后初始剂量未予减量,可能出现中毒,尤其是老年患者。中毒可表现为深度镇静,甚至需要有创且昂贵的神经系统检查。

2. 苯二氮䓬类药物的治疗窗较宽,因此药物过量的毒性较小。患者的 CNS 抑制可表现为嗜睡,木僵或共济失调。昏迷、呼吸抑制和死亡罕见。但若与 EtOH、巴比妥、TCAs 或抗精神病药物一起服用,苯二氮䓬类的安全范围将明显降低。患者可出现严重的 CNS 抑制,循环不稳定和呼吸功能衰竭。持续静脉注射劳拉西泮时,可出现与媒介物丙二醇相关的其他毒性反应。丙二醇可导致代谢性酸中毒、肾衰竭、癫痫、心律失常、CNS 抑制。持续输注剂量超过 1mg/(kg·d)时,应监测渗透压间隙。如渗透压间隙 ≥ 10mOsm,提示丙二醇中毒。

3. 首先应用药用炭进行胃肠道去污染,然后进行支持治疗。氟马西尼是苯二氮䓬拮抗剂,可逆转苯二氮䓬过量的效应。剂量为 0.5~5mg IV。由于该药半衰期约 1 小时,1~2 小时后应再次给药,以免再次镇静。当使用氟马西尼逆转苯二氮䓬类的治疗作用后,可出现同时服用的其他药物(如 TCAs、EtOH)导致的癫痫发作。

D. 阿片类药物　ICU 中阿片类过量通常为医源性。临床表现包括嗜睡,呼吸驱动力下降伴二氧化碳潴留,偶尔可出现窒息。阿片类药物暂停或减量后,纳洛酮每次增加剂量 $40\mu g$,可以逆转呼吸抑制,同时不影响镇痛效果,必要时应进行呼吸功能支持。

1. 因非法使用阿片类药物入院的患者,在急诊室应用纳洛酮或纳美芬治疗逆转呼吸抑制,但仍需进一步监测呼吸抑制状况,并继续纳洛酮治疗。部分患者可能需要机械通气,或需要针对同时服用的其他药物过量进行治疗。

2. 海洛因可迅速导致非心源性肺水肿,临床表现与神经源性肺水肿相似。使用海洛因后数日可发生肺水肿,最初常误诊为急性呼吸窘迫综合征(ARDS)。采用呼气末正压进行机械通气并适当利尿后病情可缓解。

3. 治疗性应用或滥用阿片类药物一旦戒断,常可突然出现交感神经兴奋性增加,引起躁动、严重高血压、心动过速和肺水肿。α_2 肾上腺能阻滞剂可乐定(0.1~0.3mg/d,口服或每周一次的贴剂)可缓解部分症状。苯二氮䓬类可用于治疗焦虑以及并存的乙醇戒断。早期请药物滥用的相关专家会诊,有助于保持治疗的连续性。

E. 化合致幻药(designer drugs)　是"娱乐性"药物,系对多种化合物的化学结构进行稍作更改。由于化学结构发生了变化,上述药物可能不属于目前有关违禁化合物的分类。各个社区内策划药的应用和确切作用差异很大,当地执法机构和急诊室的医务人员通常对此非常熟悉。以支持治疗为主。致幻药(MDMA)可引起患者的欣快感,还可导致高热,可能导致运动过度后液体摄入不足、横纹肌溶解、5-羟色胺综合征、多器官功能衰竭和猝死。另外,某些患者为预防高热大量饮水,有时导致低钠血症甚至脑水肿。此时应进行限液治疗,若出现临床症状,则需要高张盐水治疗。临床表现更为典型的其他患者需要积极补液,并使用 β 受体阻滞剂降低交感张力。一些重症高热患者可能需要采取主动降温措施,同时使用丹曲林。

V. 中毒

A. 一氧化碳(CO)　是导致中毒的常见原因,这是因为丙烷、天然气、煤油和汽油不完全氧化都可产生 CO,且不易发现。烟雾吸入后经常可导致院前死亡(见第 35 章)。CO 一个容易忽视的来源是油漆产品中含有的二氯甲烷经吸入或吸收后,在人体内代谢可以产生 CO。CO 与所有血红蛋白和铜蓝蛋白的亲和力高于氧气。

1. 症状　症状轻微者表现为头痛和恶心。更严重者可表现为组织缺氧和再灌注损伤:共济失调、呼吸困难、心肌缺血、心律失常、低血压、乳酸酸中毒、癫痫发作和昏迷。诊断需依据临床表现,以及采用 CO 血氧定量计通过分光光度法测定动脉或静脉碳氧血红蛋白(COHg)水平。由于氧合血红蛋白和 COHg 的吸收光谱波长相同,因此脉搏血氧仪不能发现 CO 中毒。CO 暴露 3~240 天后可出现迟发性神经精神病学症状(帕金森病、痴呆、人格改变、精神异常、二便失禁),1 年恢复率为 50％～75％。高龄可能是危险因素之一。实验室或临床检查均无法预测该临床综合征。

2. 治疗　治疗 CO 时应吸入 100％氧与 CO 竞争性结合血红蛋白。CO 的半衰期为 2～7 小时。经面罩吸入 100％氧时,CO 的半衰期缩短为平均 90 分钟;经气管插管吸入 100％氧时,半衰期缩短为 60 分钟;采用 2.8～3 倍大气压(2128～2280mmHg)进行高压氧(HBO)治疗时,半衰期缩短为 23 分钟(见第 35 章)。

B. 氰化物工业上广泛使用含有氰化物的化合物,多种化合物、杀虫剂和清洁剂中也含有氰化物。建筑物发生火灾时,许多塑料燃烧后也可释放氰化物(见第 37 章)。长时间、大剂量应用硝普钠,或肝肾功能不全患者应用硝普钠,药物代谢也可产生氰化物。

1. 轻度氰化物中毒的症状包括昏睡、意识模糊、躁动、心动过速、快速耐受及乳酸酸中毒。由于通常无法检测氰化物水平,因此在适当的情况下,血乳酸水平可以作为氰化物中毒的最佳标记物。由于组织不能有效利用氧,混合静脉血氧饱和度高于 70％(原文有误,译者注)。严重中毒可造成昏迷,癫痫,心跳停止和呼吸衰竭。

2. 服用氰化物患者可使用药用炭进行胃肠道去污染。还可应用亚硝酸钠(300mg 溶于 5％葡萄糖溶液 100ml,5 分钟以上静脉注射)。快速输注亚硝酸钠可引起低血压。亚硝酸盐可与血红蛋白发生反应,生成高铁血红蛋白。与细胞色素氧化酶结合的氰化物能够形成高铁血红蛋白-氰化物复合物,从而恢复酶的活性。严重中毒病例可吸入亚硝酸异戊酯,快速补充亚硝酸盐。怀疑合并碳氧血红蛋白血症的患者如火灾患者,因高铁血红蛋白可进一步降低携氧能力,因此不推荐使用亚硝酸盐。可给予硫代硫酸钠治疗。近期资料显示,羟钴胺可有效治疗烟吸入患者的氰化物中毒。后续的硫代硫酸钠治疗(12.5g)可使氰化物转化为硫氰酸盐,并经肾脏清除。必要时还可重复一次半量的亚硝酸钠和硫代硫酸钠。

Ⅵ. 恶性高热(MH)　是一种遗传性高代谢疾病,原因在于使用挥发性麻醉剂或琥珀胆碱后骨骼肌肌浆网不能再摄取钙离子。MH 的确切病理生理机制仍不明确。通常在麻醉诱导后迅速发病,尤其是应用琥珀胆碱后,有时也可发生于麻醉过程中或术后数小时。

A. MH 的表现主要是高代谢状态:增加通气仍难以纠正的严重二氧化碳潴留,代谢性酸中毒,心动过速,每 5 分钟体温即升高 1～2℃。MH 最初的体征可能较轻微,常误诊为肺不张或感染。中心静脉血最能反映二氧化碳潴留和代谢性酸中毒的严重程度,其二氧化碳分压可高达 90mmHg,而动脉血二氧化碳分压仅为 60mmHg。最初 12～24 小时内可出现高钾血症、高血压、高钙血症,CK 升高超过 20 000 U,并出现肌红蛋白尿。二氧化碳潴留、呼吸性酸中毒合并代谢性酸中毒可引起心律失常。损伤的肌肉组织释放组织促凝血酶原激酶,可引起弥散性血管内凝血。

B. MH 初始治疗的关键在于应用丹曲林阻断肌浆网释放钙离子,降低细胞内钙离子浓度。首剂为 2.5mg/kg,重复用药直至二氧化碳潴留、心率、体温和酸中毒缓解。有时初始总剂量可能超过推荐的最大剂量即 10mg/kg。随后的 48～72 小时内每 6 小时给予 1mg/kg 丹曲林静脉注射或口服,以防止 MH 复发。

1. 当呼吸代偿不完全时,可输注碳酸氢钠纠正代谢性酸中毒。

2. 持续性心律失常可用普鲁卡因胺控制。

3. 高热可外用冰袋降温,也可用冰盐水进行胃或直肠灌洗。

4. 肌红蛋白尿初始治疗时可将甘露醇与丹曲林联合应用[每安瓿丹曲林(20mg)含有 3mg 甘露醇]。

5. 危象治疗后常出现低钾血症和低钙血症。

C. 通常在测定 CK 和血气之前即开始 MH 的治疗。若检查结果正常或临床表现尚不充分,应暂停使用丹曲林,因该药可引起肌无力,严重者需要机械通气。

VII. 若丙泊酚输注速度超过 4mg/(kg·h),且持续时间超过 48 小时,可出现丙泊酚输注综合征。患者可出现代谢性酸中毒、横纹肌溶解、肝大、心动过缓、心搏停止或死亡,通常认为与线粒体呼吸链障碍有关。

A. 丙泊酚输注综合征的早期标记物包括阴离子间隙增加的酸中毒,乳酸升高以及 ECG 出现 Brugada 综合征表现。

B. 治疗首先应停止输注丙泊酚,并进行血流动力学支持。病情早期常可逆转,但传统的循环呼吸支持治疗措施常无效。血液透析或血液滤过是最有效的治疗方法,应早期实施。

VIII. **过敏反应或过敏样反应**

A. 过敏反应是指暴露于抗原数分钟内对抗原刺激产生的致死性免疫反应。

1. 引起易感人群过敏反应的常见药物包括硫巴比妥、青霉素、头孢菌素、鱼精蛋白(接受低精蛋白胰岛素治疗的患者),以及放射科检查所使用的静脉造影剂。已知很多人对蜜蜂蜇伤或食物包括贝类、花生、大豆和蛋类表现过敏反应。简单而言,初次致敏后,部分患者可合成高滴度免疫球蛋白 E(IgE)。再次接触相同抗原时,抗原与肥大细胞和嗜碱性粒细胞表面的特异性 IgE 结合,并激活这些细胞。随后迅速释放大量的免疫反应介质(例如组胺、前列腺素、白三烯、激肽等)。

2. 症状和体征 "经典"的皮肤表现包括荨麻疹及皮肤潮红,但在致死性症状如呼吸窘迫、低血压、低血容量、肺动脉高压和心律失常出现之前上述皮肤表现可能并不明显。

3. 严重过敏反应的治疗包括在严重气道水肿前进行气管插管,快速输注晶体液以补充血管内容量丢失(可能需要数升液体),胃肠外给予肾上腺素(起始剂量为 $300\sim500\mu g$ IV)。

a. 肾上腺素可增加血管张力(α_1),提高心输出血量(β_1),从而升高血压。肾上腺素还可抑制介质的释放(β_2),并强烈扩张支气管(β_2)。持续输注肾上腺素($>1\sim2\mu g/min$)时,根据疗效调整药物剂量可维持支气管扩张作用,但较低剂量的肾上腺素($0.5\sim1\mu g/min$)通过对血管平滑肌的 β_2 作用导致血管扩张。

b. 二线治疗包括应用苯海拉明($0.5\sim1.0mg/kg$,IV)阻断 H_1 和 H_2 受体,以及糖皮质激素(甲泼尼龙 $1\sim2g$)进一步抑制免疫反应。

c. 后续治疗包括必要时进行免疫学检查,复苏治疗,以及采用标准的 ICU 治疗缓解过敏反应造成的呼吸和循环后遗症。根据患者并发症及过敏反应的严重程度决定是否需要有创监测。

B. 与过敏反应不同,过敏样反应并无预先致敏的 IgE 参与。过敏样反应可能与 IgG 或补体介导的免疫介质释放有关,或是药物与肥大细胞或嗜碱性粒细胞发生特异性相互作用的结果。

1. 很多药物在某些患者可能引起过敏反应,而在其他患者则引起过敏样反应(硫巴比妥酸盐、鱼精蛋白)。

2. 药物诱导组胺释放可引起轻微过敏样反应,表现为一过性低血压,皮肤潮红和荨麻疹。此种过敏样反应常见于阿曲库铵(而非顺式阿曲库铵)、右旋筒箭毒碱、吗啡和万古霉素。治疗比较容易,包括输注晶体液,应用小剂量麻黄碱,或等待一定时间。

3. 严重的过敏样反应在临床上与过敏反应难以区分,治疗相同。

Ⅸ. 神经毒剂中毒 作为化学武器,神经毒剂造成伤害的治疗非常复杂,常常涉及物理、心理和医学等多种因素。塔崩、沙林和索曼均为无色无味的含氰化物的挥发性氟化有机磷酸盐(GX 制剂)。VX 制剂为含硫有机磷酸盐,多以液体形式存在。这些化合物可与乙酰胆碱酯酶(AChE)的活性部位共价结合。随时间延长,这种结合愈加牢固(称为"老化")。索曼与 AChE 结合数分钟内即可使 AChE 老化。暴露于这些化合物后数秒钟内,烟碱受体和毒蕈碱受体上的乙酰胆碱即迅速蓄积。仅有合成 AChE 才能纠正 AChE 的耗竭。神经肌肉烟碱受体激活可导致去极化阻滞,并发展为完全阻滞和呼吸停止。CNS 表现包括意识模糊、惊厥和昏迷。毒蕈碱受体激活可导致心动过缓甚至心搏停止,支气管分泌物增加,支气管痉挛,唾液分泌过多,排尿,流泪和腹泻。

A. 医治患者的前提是对医务人员的保护。在进入可能存在毒物暴露的环境前,或治疗尚未经过充分去污染的患者前,医务人员必须穿着防护服以便与化学毒剂隔离。

B. 初始治疗可应用毒蕈碱拮抗剂(原文有误,译者注),氯解磷定(2-PAM)以及抗惊厥药物。

1. 毒蕈碱阻断剂

a. 阿托品:暴露后最初 3 小时内,阿托品的剂量为 $10\sim20mg$,用于控制中毒症状。成人的起始剂量为 2mg IV,儿童为 0.02mg/kg IV。为完全拮抗毒蕈碱受体活性,可能需要过量应用抗胆碱能药物,总量可达 50mg/24h。

b. 东莨菪碱:首剂 0.25mg IV,随后每 $4\sim6$ 小时肌注(IM)一次,可对抗胆碱能作用。

2. 充分使用苯二氮䓬类药物进行镇静及抗惊厥。

3. 2-PAM($1\sim2g$ IM;儿童 $15\sim25mg/kg$ IM)和双复磷(某些国家应用)通过与神经毒剂竞争性结合酶的活性部位,从而使 AChE 复活。

C. 院内治疗 很多暴露于高浓度化学武器的人员在治疗前已死亡。有机会接受住院治疗的患者往往暴露量较小,或者已经接受解毒剂及支持治疗。

1. 应继续上述药物治疗。多器官受累者需要镇痛、镇静和支持治疗。

2. 对合并创伤的评估非常重要。很多患者在进行标准的创伤评估前即已收入 ICU。

3. 其他损伤的症状可能没有表现或难以评估。例如,恢复期患者因腹腔脏器穿孔导致的腹痛可被 2-PAM 造成的疼痛或 AChE 抑制剂的作用所掩盖。阿托品可引起瞳孔缩小,使镇静深度难以评价。

4. 医疗供给的组织管理非常重要。当发生需要机械通气的群体伤害时,呼吸机和支气管镜等设备可能不足。可能需要在 ICU 以外提供危重病医疗服务。与此相似,必要时 ICU 医师也可能参加急救工作。

(周建芳 译,杜 斌 校)

参考文献

Arroliga AC, Shehab N, McCarthy K, Gonzales JP. Relationship of continuous infusion lorazepam to serum propylene glycol concentration in critically ill adults. *Crit Care Med* 2004;32:1709–1714.

Ben Abraham R, Rudick V, Weinbroum AA. Practical guidelines for acute care of victims of bioterrorism: conventional injuries and concomitant nerve agent intoxication. *Anesthesiology* 2002;97:989–1004.

Borron SW, Baud FJ, Barriot P, Imbert M, Bismuth C. Prospective study of hydroxocobalamin for acute cyanide poisoning in smoke inhalation. *Ann Emerg Med* 2007;49:794–801.

Boyer EW, Shannon M. The serotonin syndrome. *N Eng J Med* 2005;352:1112–1120.

Brent J, McMartin K, Phillips S, et al. Fomepazole for the treatment of ethylene glycol poisoning. *N Engl J Med* 1999;340:832–838.

Brent J, McMartin K, Phillips S, et al. Fomipazole for the treatment of methanol poisoning. *N Engl J Med* 2001;344:424–429.

Buckley NA, Chevalier S, et al. The limited utility of electrocardiography variables used to predict arrhythmia in psychotropic drug overdose. *Crit Care* 2003;7:R101–R107.

Callaham M, Schumaker H, Pentel P. Phenytoin prophylaxis of cardiotoxicity in experimental amitriptyline poisoning. *J Pharmacol Exp Ther* 1988;245:216–220.

Chen JY, Liu PY, Chen JH, Lin LJ. Safety of transvenous temporary cardiac pacing in patients with accidental digoxin overdose and symptomatic bradycardia. *Cardiology* 2004;102: 152–155.

Ernst A, Zibrak JD. Carbon monoxide poisoning. *N Engl J Med* 1998;339:1603–1608.

Gold BS, Dart RC, Barish RA. Bites of venomous snakes. *N Engl J Med* 2002;347:347–356.

Gyamlani GG, Parikh CR. Acetaminophen toxicity: suicidal vs. accidental. *Crit Care* 2002;6:155–159.

Hall AP, Henry JA. Acute toxic effects of "Ecstasy" (MDMA) and related compounds: overview of pathophysiology and clinical management. *Br J Anaesth* 2006;96:678–685.

Kam PC, Cardone D. Propofol infusion syndrome. *Anaesthesia* 2007;62:690–670.

Kenar L, Karayilanoglu AT. Prehospital management and medical intervention after a chemical attack. *Emerg Med J* 2004;21:84–88.

Larach MG, Brandom BW, Allen GC, Gronert GA, Lehman EB. Cardiac arrests and deaths associated with malignant hyperthermia in North America from 1987 to 2006: a report from the North American Malignant Hyperthermia Registry of the Malignant Hyperthermia Association of the United States. *Anesthesiology* 2008;108:603–611.

Liebelt EL, Francis PD, Woolf AD. ECG lead a VR versus QRS interval in predicting seizures and arrhythmias in acute tricyclic antidepressant toxicity. *Ann Emerg Med* 1995;26: 195–201.

Lundquist P, Rammer L, Sorbo B. The role of hydrogen cyanide and carbon monoxide in fire casualties: a prospective study. *Forensic Sci Int* 1989;43:9–14.

Mowry JB, Furbee RB, Chyka PA. Poisoning. In: Chernow B, ed. *The pharmacologic approach to the critically ill patient*. 3rd ed. Baltimore: Williams & Wilkins, 1994:975–1008.

Schiodt FV, Rochling FA, Casey DL, Lee WM. Acetaminophen toxicity in an urban county hospital. *N Engl J Med* 1997;337:1112–1117.

Shannon MW, Borron SW, Burns M. *Haddad and Winchester's clinical management of poisoning and drug overdose*. 4th ed. Philadelphia: WB Saunders, 2007.

Van Deusen SK, Birkhahn RH, Gaeta TJ. Treatment of hyperkalemia in a patient with unrecognized digitalis toxicity. *J Toxicol Clin Toxicol* 2003;41:373–376.

第 34 章
成人和儿童复苏

Arthur Tokarczyk and Richard Pino

Ⅰ.**概述** ICU 医师必须熟悉高级心肺复苏（CPR）的进展，以便在 ICU 和整个医院实施 CPR。本章介绍的流程和方案源自 2005 年美国心脏协会心肺复苏指南。通过正式培训常规进行再认证对于保持必要的技能非常重要。除复苏治疗的技能外，ICU 医师的责任还包括人员管理及资源管理，包括突发事件中清晰详尽的沟通和任务分配。

Ⅱ.**心搏骤停**

A. 医院内发生心搏骤停的初始反应必须非常迅速。由于 ICU 中进行持续心电监测和常规动脉血压监测，且护患比例适宜，因此能够立即发现循环功能异常及心律失常。

B.**病因** 成人的心搏骤停可能有许多病因，包括基础心肺疾病及代谢或解剖异常：

1. 心肌梗死
2. 心脏压塞
3. 肺栓塞
4. 张力性气胸
5. 低氧血症
6. 酸碱紊乱
7. 低血容量
8. 低体温
9. 电解质异常，包括钾、钙、镁
10. 药品不良事件

C.**病理生理学** 心搏骤停可导致一系列机体改变，首先表现为全身低灌注。最初，低氧血症导致无氧代谢增加和酸中毒。这会造成全身血管扩张、肺血管收缩以及儿茶酚胺反应性减低。经过一段时间缺氧后进行复苏时，不同的脏器易发生再灌注损伤。

Ⅲ. 成人复苏

A. 最初的基础生命支持（BLS）和进一步的高级心脏生命支持（ACLS）。ACLS 依赖于充分的 BLS 评估及处理,包括高质量的 CPR 及必要时电除颤。除初始治疗外,ACLS 通过加用药物治疗及高级气道管理实现病因治疗。针对心室纤颤（VF）导致的停搏,通过 CPR 及电除颤立即干预能够提高住院生存率,而高级气道管理及药物治疗等高级干预措施并未显示对住院生存率的有益影响。

1. 气道 患者可能已经具有或尚没有确切气道。另外,对于气道完整性的初始评估需要包括仰头抬颏法、托下颌法或人工气道。应当根据流程表评价自主呼吸状况（观察胸部起伏,听诊呼气音,感觉气流）。

2. 呼吸（亦见第4章） 通气不足时,复苏者应立即使用球囊面罩以100%纯氧进行2次人工呼吸。这时应对呼吸状况进行评价,并保持呼吸频率在10～12次/分,或保持按压呼吸比例30：2。如果胸部没有适当起伏,应调整人工气道位置,同时检查气道内是否存在异物。另外,只要不影响其他复苏措施,应留置确切气道,并由经验丰富的人员实施插管。通过胸部听诊和测量呼气末 CO_2（通常通过 CO_2 色度指示器）确认气管插管位置正确。如果不能建立静脉通路,可经过气管插管给药,包括肾上腺素、阿托品、纳洛酮、血管加压素及利多卡因。通常剂量为静脉用量的2～2.5倍,用5～10ml 注射用水或生理盐水稀释。

3. 循环 触摸颈动脉搏动5～10秒,以评估循环状况。如不能触及明确的脉搏,应开始胸外按压100次/分,维持按压呼吸比例为30：2。如果已经建立人工气道,应不间断进行胸外按压100次/分,同时保持人工通气10～12次/分。进行胸外按压时,复苏者应将手置于胸骨上乳头水平,胸部按压深度1.5～2.0英寸,每次按压后均待胸廓充分弹回。通过触诊脉搏或观察有创动脉压力监测评价按压的充分性。此外,应将患者放置于硬板上以保证按压效果。每隔5个循环或2分钟,应对自主循环是否恢复进行评估。在成功恢复保证灌注的心脏节律后,胸外按压仍须再持续2分钟。

4. 电除颤 电除颤与 CPR 是成人 VF 复苏成功的基础,而且需要尽量减少对其他复苏措施的影响。随时间推移,自主循环恢复（ROSC）的可能性逐渐减少。自动体外电除颤仪（AEDs）已经成功用于其他人员包括警察、消防员、保安、空乘人员等的培训课程。许多公共场所均备有 AEDs,其配备的黏附电极板既可进行除颤也能感知心脏节律。由于 AEDs 仅对于是否适宜除颤进行提示,因此也可调至手动方式。现有证据表明应当尽量减少对胸外按压的干扰,所以目前的推荐意见建议在 CPR 循环之间进行单次除颤,并继续进行2分钟胸外按压后触诊脉搏。这样做的目的在于无论是否ROSC,均尽可能减少冠状动脉灌注的延迟。

　　a. 双相波电除颤仪:已经取代了单相波电除颤仪。双相波电除颤仪采用一个正向电流,随即转为负向电流。除非对既往成功除颤的能量有明确记录,否则首次除颤时推荐采用已知的能量水平如200J,此后的除颤采用相同或更高能量。如上所述,在充电过程中应持续进行CPR。除颤时操作者有责任确定全体人员均"避开",或未接触患者。

　　b. 单相波电除颤仪:提供单向电击。多数医院中,单相波电除颤仪已被双相波电除颤仪所取代。

　　5. 心律失常的诊断和电复律　虽然最常见的导致无灌注心律失常为VF和室性心动过速(VT),但心动过缓及室上性心动过速(SVT)也可能导致血流动力学不稳定。腺苷是一种有用的诊断及治疗措施,能够显示基础的房性节律(图34-1),并可能使SVT转复为窦性心律。腺苷能够鉴别QRS

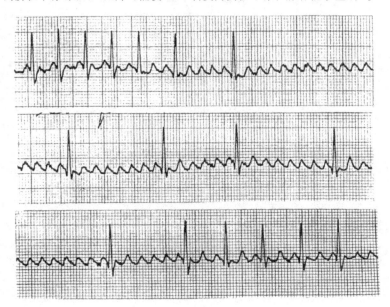

图34-1　使用腺苷诊断心律失常。腺苷抑制房室结传导后,最初180次/分的心室率消失,显示出基础的房扑节律(300次/分,上图),随后转为房扑伴6～8∶1阻滞(中图),然后为房扑伴2～3∶1阻滞,心室率为120次/分

波增宽的 SVT 与 VT,因此不应用于 VT 的治疗。心房电图是诊断心房活动更为敏感的方法。如果未行心房起搏,同时术中已置入心房起搏导线,则可连接心前区导联进行临时监测。另外,还可以通过经食管调搏获得心房电图(图 34-2)。如果无法及时留置经食管调搏器,则可将经静脉起搏导线

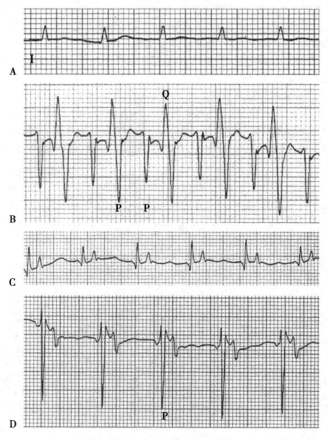

图 34-2　可疑房扑伴 2：1 阻滞。A. ECG 的标准 Ⅰ 导联:房扑波不明显。B. 通过食管导联得到的心房电图,显示心房率为 300 次/分,可见 P 波(P)和 Q 波(Q)。由于食管电极位置的影响,P 波倒置。C. 经胺碘酮和电复律治疗后,在标准 ECG 和心房电图上均可见到正常的窦性心律(D)

通过 4 号气管插管置入食管,以达到同样目的。对阵发性 SVT(PSVT)进行同步电复律时,通常应选择较低的初始能量如 50J(图 34-3)。如果心律失常对于电复律反应较差,例如心房纤颤(AF)及心房扑动,初始能量为 100J。对于血流动力学稳定的 VT,初始电复律应使用 100J。对于所有的心律失常,医务人员均应明确诱发因素。

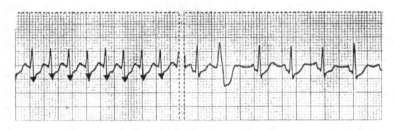

图 34-3　同步心电复律治疗室上速。箭头(左侧)显示电复律前除颤仪与患者心率(300 次/分)同步,电复律后(右侧)心率降至 140 次/分,随后进行药物治疗

6. **起搏**　若心动过缓伴有临床症状,可以采用药物起搏和电起搏治疗。针对心动过缓的初始药物治疗(如阿托品)经常有效,但不能精确控制心率,因此并非总是有效。莫氏二度 Ⅱ 型阻滞及完全性心脏传导阻滞(第 19 章)不能应用阿托品,而应进行起搏。经皮起搏是控制心率最常用的方法,需要进行镇静以保证患者舒适。

7. **静脉通路**　静脉通路对于保证有效用药非常重要,然而,建立静脉通路不应影响立即开始 CPR 和电除颤(这两项措施有更强的证据支持)。复苏用药最理想的通路是中心静脉,其循环时间较外周静脉通路明显加速。需要注意的是,中心静脉通路的缺点是在积极复苏或按压过程中难以建立。外周静脉通路宜采用上肢静脉,在无法建立外周静脉通路时,骨髓腔途径也是安全有效的。许多患者有其他中心静脉通路,包括透析导管、输液港和经外周置入中心静脉导管(PICC)。

8. **药物**　通常使用药物治疗低血压、心肌缺血和心律失常(本章中药物的其他信息见附录)。当前心律失常治疗指南推荐在药物治疗前,必要时进行 CPR 和电复律。如果没有静脉通路,少数关键药物(纳洛酮、阿托品、血管加压素、肾上腺素和利多卡因)可以经气管插管用药。常用剂量为静脉用量的 2~2.5 倍,以 5~10ml 灭菌注射用水或盐水进行稀释。

a. 腺苷：是一种内源性嘌呤核苷酸，半衰期极短(5 秒)。腺苷能够减慢窦房(AV)结传导，使 SVT 转复为窦律。由于腺苷主要作用于房室结，因此不应用于室性心律失常或房颤/房扑(图 34-1)。实际上，如果 VT 时不恰当应用腺苷，最常见的副作用为一过性血管扩张导致低血压。其他副作用包括心绞痛、支气管痉挛和心律失常。如经外周静脉用药，初始剂量为 6mg快速推注。如无效或仍不能诊断，后续剂量可增加至 12mg，尽管也可采用其他长效药物治疗复发性 PSVT。经中心静脉给药时剂量减半；初始剂量为 3mg，必要时追加 6mg[PALS(高级小儿生命支持)：0.1mg/kg；重复用药剂量 0.2mg/kg；最大剂量 12mg]。

b. 胺碘酮(亦见 19 章)：是一种广谱抗心律失常药物，通过钠、钾和钙通道起效，具有 α 和 β 肾上腺素能阻滞作用。胺碘酮的适应证包括不稳定性 VT，VF 的除颤治疗，VT 的心室率控制，AF 转复为窦律，洋地黄无效或继发于旁路的房性心律失常的心室率控制，并可作为 SVT 和房性心动过速电复律的辅助用药。典型的急性副作用包括低血压、心动过缓及 QT 间期延长。治疗不稳定性 VT 和 VF 的剂量为 300mg，以 20～30ml 盐水或 5％ 葡萄糖溶液(D5W)稀释后快速给药。治疗稳定的心律失常如室率增快的 AF 时，初始剂量为 10 分钟给予 150mg，而后以 1mg/min 持续输注 6h，然后改为 0.5mg/min。每日最大剂量为 2g[PALS：负荷剂量 5mg/kg；最大剂量 15mg/(kg·d)]。

c. 阿托品(亦见于 19 章)：是一种抗胆碱能药物，用于治疗血流动力学不稳定的心动过缓或房室传导阻滞。但是，阿托品不能用于治疗莫氏二度 Ⅱ 型传导阻滞或完全性心脏传导阻滞(此时应采用心脏起搏)。治疗症状性心动过缓时，阿托品的剂量为每 3～5 分钟使用 0.5mg，直至总量达到 0.04mg/kg。心脏停搏时，可使用阿托品 1mg 静推，必要时每 3～5 分钟可重复用药；累积剂量达 3mg 时可出现完全性迷走神经阻断[PALS：0.02mg/kg；最小剂量 0.1mg；一次用药最大剂量，儿童 0.5mg，成人 1mg]。

d. β 受体阻滞剂(亦见 19 章)：ACLS 时 β 受体阻滞剂仅用于心室功能尚好患者的心室率控制，或用于治疗兴奋折返引起的窄 QRS 波 SVT，以及迷走神经刺激或腺苷无法控制的自主节律。β 受体阻滞剂还可用于 AF 和心房扑动的心率控制。典型的副作用包括低血压、心动过缓、可能加重反应性气道病及房室传导延缓。禁忌证包括二或三度传导阻滞、低血压、急性或严重充血性心力衰竭，以及预激综合征如 Wolf-Parkinson-White(WPW)综合征。艾司洛尔是一种极短效的 β_1 受体阻滞剂，半衰期约

5分钟。负荷剂量为0.5mg/kg静脉推注(大于1分钟),随后0.05mg/(kg·min)输注4分钟。可以重复给药0.5mg/kg,维持剂量0.1mg/(kg·min)输注,最高不超过0.3mg/kg。美托洛尔是另一种选择性β_1受体阻滞剂,每间隔5分钟静脉推注5mg。普萘洛尔是一种非选择性β受体阻滞剂(β_1和β_2),每间隔2分钟静脉推注1~2mg,其作用时间比美托洛尔稍长。

e. 氯化钙:用于特异性治疗症状性低钙血症、症状性高钾血症、镁中毒,或逆转钙通道阻滞剂中毒。必要时可静脉注射氯化钙200~1000mg,大于5分钟(PALS:2.7~5.0mg/kg,静脉注射大于5分钟)。

f. 多巴胺:是多巴胺能、α受体及β受体激动剂(见第6章)。虽然ACLS时应用并不普遍,但多巴胺用于阿托品治疗无反应的心动过缓患者以加快心率,增加血管张力从而升高血压,改善终末器官灌注。多巴胺最常见的副作用为快速性心律失常。初始剂量应当从小剂量[150μg/min或2~3μg/(kg·min)]开始,并根据疗效及副作用调整剂量。

g. 肾上腺素:肾上腺素的α肾上腺能兴奋作用能够增加冠脉及脑灌注,因而是治疗心搏骤停的主要药物。肾上腺素的β肾上腺能兴奋作用能够增加心肌氧需,引起心肌缺血及心肌毒性,从而限制其疗效。尽管肾上腺素是治疗的主要药物,但并没有充分证据表明肾上腺素能够改善心搏骤停患者的住院存活率。有报道表明大剂量肾上腺素能够改善早期ROSC及存活率,但一些随机临床试验未能显示增加肾上腺素剂量治疗心搏骤停的益处。理论上,大剂量肾上腺素可用于治疗β受体阻滞剂或钙通道阻滞剂过量。心搏骤停时,肾上腺素剂量为1.0mg静脉注射(1:10000的溶液10ml),每3~5分钟重复给药。肾上腺素可经气道给药,每次剂量2~2.5mg,直至建立IV/IO通路(PALS:心动过缓,0.01mg/kg;无脉性心脏停搏,0.01mg/kg)。

h. 伊布利特:是一种抗心律失常药物,通过延长动作电位及心脏不应期,而用于AF或房扑的转复或心室率控制。对于心功能正常患者,伊布利特可用于持续时间不足48小时的AF或房扑的转复,或用于β受体阻滞剂或钙通道阻滞剂治疗无效的房扑患者的心室率控制。另外,伊布利特还可用于预激综合征(WPW)患者AF或AD的心脏转复。伊布利特最常见的副作用为室性心律失常,用药后需要持续监测6小时。而且,低血压和心动过缓的发生率较低。禁忌证为QTc>440毫秒。根据体重调整剂量;体重超过60kg时,静脉用药剂量1mg,大于10分钟。必要时10分钟后可重复用药1mg。体重不足60kg时,初始用药剂量为0.01mg/kg,用法同上。

i. 异丙肾上腺素：是一种非选择性 β 肾上腺能激动剂，ACLS 流程不再推荐使用。对于肾上腺素和多巴胺治疗无效的症状性心动过缓，且没有起搏器时，才考虑使用异丙肾上腺素。

j. 利多卡因：是一种局麻药物，曾作为胺碘酮的替代药物用于除颤的辅助治疗及心肌梗死后预防 VF。近年来随机对照临床试验显示利多卡因治疗 ROSC 比例较低，且心跳停搏比例较高，因此其治疗作用有限。剂量为 1～1.5mg/kg 静脉注射，每 5～10 分钟重复推注 0.5～0.75mg/kg（PALS：20μg/kg）。

k. 镁：是多种酶反应的辅因子，低镁血症可加重低钾血症，另外还能诱发 VT。镁剂的治疗作用基于治疗尖端扭转室速的两项临床观察。副作用包括低血压及心动过缓。紧急处理时，剂量为 1～2g 稀释于 10ml 5％葡萄糖溶液，时间大于 5～20 分钟（PALS：20～50mg/kg，最大剂量 2g）。

l. 普鲁卡因胺：可用于将 AF 和房扑转复为窦律，控制 SVT 的快速心室率，以及转复宽 QRS 波心动过速。普鲁卡因胺基本被胺碘酮替代。初始输注速度为 20～30mg/min，直至总负荷剂量达到 17mg/kg，或者心律失常终止，出现低血压或 QRS 波宽度增加 50％。维持剂量为 1～4mg/min。应当根据普鲁卡因胺及其活性代谢产物 N-乙酰普鲁卡因胺的血浆浓度确定普鲁卡因胺用药剂量。

m. 碳酸氢钠：由于碳酸氢钠具有有害作用（包括细胞内酸中毒反常恶化），因此不推荐用于多数心跳停搏的治疗。例外情况包括治疗高钾血症，三环类抗抑郁药物或苯巴比妥过量。标准 ACLS 治疗无反应的严重代谢性酸中毒也可应用碳酸氢钠。碳酸氢钠的初始剂量为 1mEq/kg 静脉注射，间隔 10 分钟可重复给予 0.5mEq/kg（PALS：1mEq/kg）。

n. 索托洛尔：是具有非选择性 β 受体阻滞作用的 Ⅲ 类抗心律失常药。与伊布利特相似，索托洛尔可用于治疗心室功能尚佳患者的单形性 VT、心室率增快的 AF、房扑及预激综合征如 WPW。最常见的副作用包括心动过缓、心律失常（包括尖端扭转性室速）及低血压。静脉输注剂量为 1～1.5mg/kg，输注速度为 10mg/min。需要缓慢注射限制了索托洛尔在紧急情况下的应用。

o. 血管加压素：是一种去甲肾上腺素能血管收缩药物及抗利尿激素类似物。在治疗 VF 时，血管加压素替代肾上腺素，且因其半衰期较长，用药次数较少。尽管回顾性资料提示心搏停止患者应用血管加压素可能改善生存率,但随机对照临床试验未能显示在 ROSC、早期存活率及住院存活率方面,血管加压素优于肾上腺素。剂量为 40U 静脉给药,可替代第一剂或第二剂肾上腺素。

p. 维拉帕米和地尔硫革:是钙通道阻滞剂,可减慢房室结传导,增加不应性,且可抑制心肌收缩力。这两种药物可用于治疗对腺苷及迷走神经刺激无反应的兴奋折返性 SVT,以及 AF 和房扑的心室率控制。维拉帕米和地尔硫革具有血管扩张及负性肌力作用,可导致低血压,加重充血性心力衰竭,心动过缓,以及加重 WPW 综合征患者旁路传导等副作用。维拉帕米初始剂量为 2.5～5mg 静脉注射大于 2 分钟,随后每 15～30 分钟重复给药 5～10mg,直至总剂量达到 20mg。地尔硫革剂量为 0.25mg/kg(20mg)静脉推注,随后可重复给药 0.35mg/kg(25mg)。地尔硫革也能以 5～15mg/h 持续输注,根据心率调节剂量。若钙通道阻滞剂引起显著低血压,推荐静脉注射 500～1000mg 氯化钙。

9. 特殊的 ACLS 流程

a. 室颤/无脉 VT(图 34-4)。

b. 心搏停止/PEA(图 34-5)。

c. 不稳定性心动过速(图 34-6)。

d. 稳定性心动过速(图 34-7)。

e. 心动过缓(图 34-8)。

10. 胸部贯通伤、心脏压塞、胸壁畸形或近期胸部手术患者可选择行开胸直接心脏按压。此时可直接评估心肌功能,进行直接心脏按压,并用体内电极板直接除颤(初始能量 5～10J)。

11. 若经过长时间充分的 CPR 及 ACLS 后仍无效,则可终止 CPR。经过 15～20 分钟充分的 BLS 及 ACLS 后,若仍无 ROSC,则住院存活的可能性极小。尽管尚缺乏资料,但是间断 ROSC 可能推迟复苏终止。应当记录复苏过程和终止复苏的原因。

12. 复苏时的特例

a. "不进行复苏"(DNR)医嘱是一种预嘱,表明需要进行复苏时患者的意愿。在围术期不能自动修改或终止上述预嘱,但需要详细记录各种情况。这包括患者对围术期复苏的意愿、围术期复苏治疗的限度,以及恢复最初的 DNR 医嘱。ICU 医师可能在 ICU 以外对心跳停搏进行处理,以及进行气管插管。此时要求 ICU 医师应在伦理和法律上遵从患者意愿,因此需要确定患者对复苏治疗的决定。

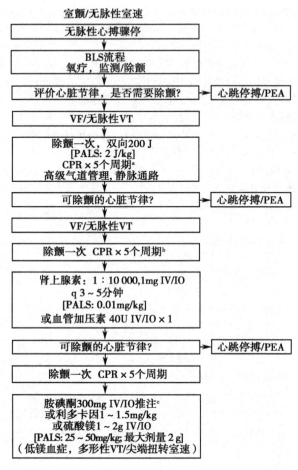

图 34-4 室颤及无脉性室速的治疗流程。BLS,基础生命支持;CPR,
心肺复苏;IO,骨内注射;IV,静脉注射;PALS,儿童高级生命支持;
PEA,无脉电活动;q,每;VF,室颤;VT,室速

　ᵃ为了减少 CPR 的延误,在除颤仪充电时应继续胸外按压。

　ᵇ最后除颤成功后,还要继续进行一个循环的 CPR。

　ᶜ静脉推注胺碘酮时,要溶于 20～30ml 盐水或 5％葡萄糖溶液。其
后的维持速度为 1mg/min 泵入 6 小时,之后 0.5mg/min 泵入。如果复发
VF 或无脉性 VT,可以再次给予 150mg 静脉注射

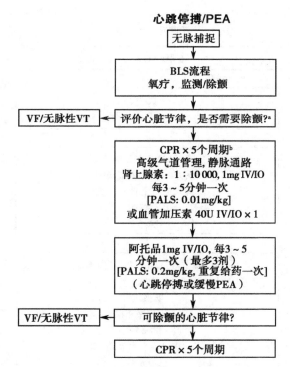

心跳停搏/PEA

无脉捕捉

BLS流程
氧疗，监测/除颤

VF/无脉性VT ← 评价心脏节律，是否需要除颤?[a]

CPR × 5个周期[b]
高级气道管理，静脉通路
肾上腺素：1：10 000, 1mg IV/IO
每3 ~ 5分钟一次
[PALS: 0.01mg/kg]
或血管加压素 40U IV/IO × 1

阿托品1mg IV/IO，每3 ~ 5
分钟一次（最多3剂）
[PALS: 0.2mg/kg, 重复给药一次]
（心跳停搏或缓慢PEA）

VF/无脉性VT ← 可除颤的心脏节律?

CPR × 5个周期

图 34-5　心室停搏及 PEA 的治疗流程。VF,室颤；BLS,基础生命支持；CPR,心肺复苏；IO,骨内注射；IV,静脉注射；PALS,儿童高级生命支持；PEA,无脉性电活动；q,每；VT,室速

[a]如果心脏节律不明且可能为 VF,可按照电击有效的心律失常/VF 处理。

[b]如果确定为电击无效的心律失常，要考虑其原因并处理：

低血容量（进行容量复苏）

低氧血症（开始氧疗）

低钾血症（补钾）

高钾血症（胰岛素/糖、钙、碳酸氢盐）

代谢性酸中毒（碳酸氢盐）

张力性气胸（胸腔造口术）

心脏压塞（心包穿刺术）

药物过量（特异性治疗）

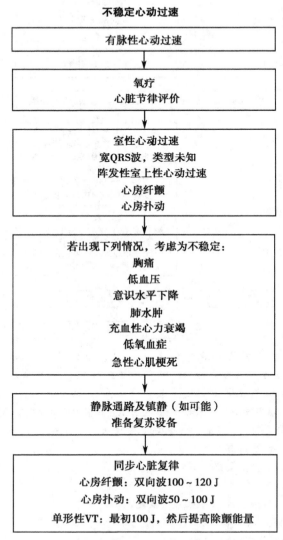

图 34-6　成人不稳定型心动过速的治疗方案。VT,室性心动过速

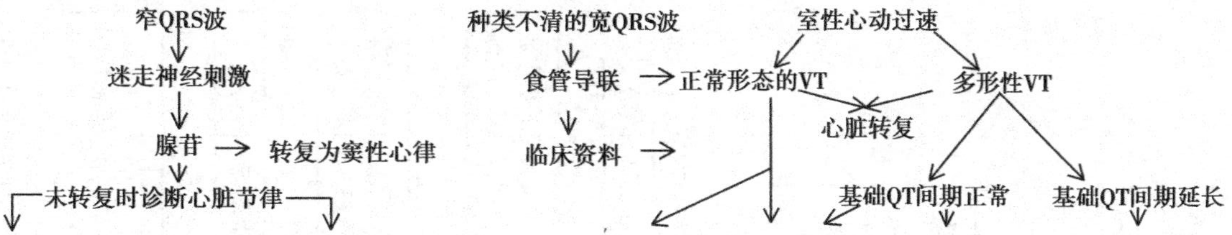

窄QRS波　　　种类不清的宽QRS波　　　室性心动过速
迷走神经刺激　　　食管导联　→　正常形态的VT　　多形性VT
腺苷　→　转复为窦性心律　　　临床资料　　　心脏转复　　基础QT间期正常　　基础QT间期延长
未转复时诊断心脏节律　　　基础QT间期正常　　考虑尖端扭转室速

| | 室上速 | | EF≥40% | EF<40% | EF≥40% | 考虑尖端扭转室速 |
	EF≥40%	EF<40%				
房颤 房扑						
心率控制 地尔硫䓬 β受体阻滞剂 地高辛 心率控制/转复 胺碘酮 普鲁卡因胺 转复 DC心脏转复 伊布利特	节律 结性 阵发性 异位性或多源性房速	胺碘酮 β受体阻滞剂 地尔硫䓬/维拉帕米 地尔硫䓬/维拉帕米 β受体阻滞剂 地高辛 DC心脏转复 考虑:普鲁卡因胺, 胺碘酮;索托洛尔 地尔硫䓬/维拉帕米 β受体阻滞剂 胺碘酮	胺碘酮 胺碘酮 地高辛 地尔硫䓬 胺碘酮 地尔硫䓬	首选 普鲁卡因胺 索托洛尔 次选 胺碘酮 利多卡因	胺碘酮(150mg) 或 利多卡因 (0.5~0.75mg/kg) 同步心脏转复	治疗缺血 纠正电解质 以下之一: β受体阻滞剂 利多卡因 胺碘酮 普鲁卡因胺 索托洛尔	纠正电解质 以下之一: 镁 超速起搏 异丙肾上腺素 苯妥英 利多卡因

图34-7 成人稳定型心动过速的治疗方案。DC,直流电;EF,射血分数;VT,室性心动过速

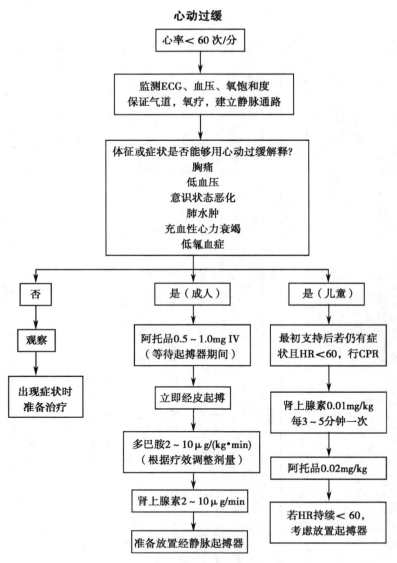

图 34-8 心动过缓的处理流程。CPR,心肺复苏术;ECG,心电图;HR,心率;IV,静脉注射

Ⅳ. 儿童复苏

A. **基础生命支持** 最新的 2005 年美国心脏协会心肺复苏指南简化了BLS 操作规程,只对患儿年龄的分类做了较小修改。新生儿指从出生直至出院,婴儿指不足 1 岁。另外,对于非专业人员而言,儿童指 8 岁以内,但对医疗人员而言,儿童可包括青少年,甚至 18 岁。儿童心搏骤停最常见于由呼吸停止或气道梗阻所致的低氧血症。发生呼吸心搏骤停后,医务人员应"先行电话呼救",但对于可疑窒息或目击下发生心搏骤停的患儿,医务人员应当首先进行 5 个循环的 CPR,然而呼叫 EMS。对儿童进行复苏的其他更新及差异如下:

1. **气道**(亦见第 4 章) 儿童的气道管理与成人相似,仅依据解剖学差异进行了细微改变。清理婴儿气道时,应采取拍背和胸部冲击代替腹部冲击,因为后者存在胃肠道及肝脏损伤的风险。复苏者需要认识到过度仰头抬颌可能导致气道梗阻。

2. **呼吸** 通气应缓慢,以防止胃部胀气,同时确保容量足以使胸廓起伏。通气频率为 12～20 次/分,新生儿可增加至 40～60 次/分。与成人相似,高级气道建立后儿童及婴儿的呼吸频率可改为 8～10 次/分,同时不应终止按压。

3. **循环** 由于触诊婴儿颈部存在困难,因此推荐判断脉搏时触诊股动脉或肱动脉。单人 CPR 时,按压与呼吸比例与成人一致(30∶2)。儿童及婴儿的按压频率也是 100 次/分,按压深度约为胸部厚度的 1/3。儿童的按压部位位于胸骨下半部,但应避开剑突。儿童复苏时应使用掌根部,而婴儿则应使用两或三个手指。对婴儿进行双人复苏时,应用双手环绕患儿胸廓,以拇指在乳头连线处按压胸部。双人按压时按压与呼吸的比例为 15∶2。最后,新生儿的按压频率为 90 次/分,通气频率为 30 次/分,应避免同时进行按压与通气。

B. **儿童高级生命支持** 儿童复苏治疗与成人稍有不同,包括常见病因及诱因存在差异。由于儿童在解剖及生理上与成人存在差异,因此需要对药物剂量及除颤进行调整。

1. **气管插管** 儿童气管插管的尺寸变化较大。对新生儿及婴儿选择内径(ID)为 3.0、3.5 或 4.0mm 的气管插管即已足够。对于年龄较大的儿童,可根据年龄应用经验公式即无套囊气管插管 ID(mm)= 4＋(年龄/4)。若选择有套囊气管插管,内径应比无套囊气管插管小 0.5mm。如果未建立静脉通路,可经气管插管途径给予利多卡因、肾上腺素、阿托品和纳洛酮。

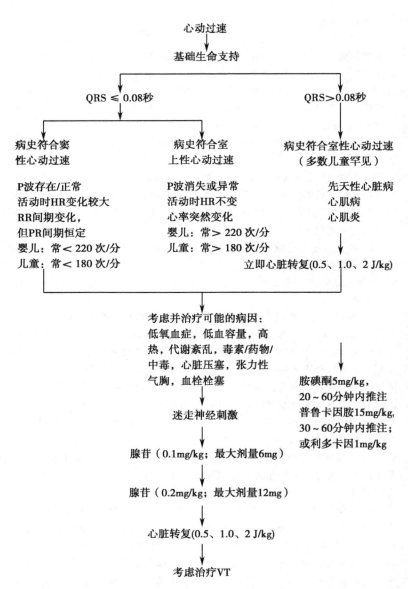

图 34-9　儿童心动过速的处理方案。HR,心率;VT,室性心动过速

2. 心脏电复律和电除颤　体重小于 10kg 婴儿,应使用较小的婴儿除颤电极板,而体重 10kg 以上的儿童可使用标准的成人电极板(8～10cm)。虽然尚不明确理想的除颤能量,但对于 40kg 以上的患儿可使用 150J。体重不足 40kg 的患儿,初始除颤能量为 2J/kg。如果低剂量无效,可增加至 4J/kg。电除颤仍是 VF 的确定性治疗,且较成人的存活率更高。电复律的初始能量较低,为 0.2J/kg,必要时后续能量可增加至 1J/kg。

3. 静脉通路　尽管早期静脉通路或骨内通路是必要的,但中心静脉能够提供更确切的长期通路。心搏骤停时,如没有建立静脉通路,推荐使用骨内通路。前述某些药物可以经气管插管通路给药。一旦患儿病情稳定,应建立静脉通路以替代骨内通路。

4. 药物治疗　在多数情况下,应根据体重进行调整确定药物剂量,在上文有关药物的部分已述及。

5. 除药物剂量及除颤能量外,特异性 ACLS 流程与成人相似。某些特殊情况的复苏流程:

a. PALS 无脉性停搏(图 34-4)。

b. PALS 心跳停搏/PEA(图 34-5)。

c. PALS 心动过缓(图 34-8)。

d. PALS 心动过速(图 34-9)。

(杜全胜　译,杜　斌　校)

参考文献

American Heart Association in collaboration with International Liaison Committee on Resuscitation. Guidelines 2005 for cardiopulmonary resuscitation and emergency cardiovascular care. *Circulation* 2000;112(suppl):I1–I211.

Bella BS, Alvarado JP, Myklebust H, et al. Quality of cardiopulmonary resuscitation during in-hospital cardiac arrest. *JAMA* 2005;293:305–310.

Eisenberg MS, Mengert TJ. Cardiac resuscitation. *N Engl J Med* 2001;344:1304–1313.

Martens PR, Russell JK, Wolcke B, et al. Optimal response to cardiac arrest study: defibrillation waveform effects. *Resuscitation* 2001;49:233–243.

Niemann JT, Stratton SJ, Cruz B, Lewis RJ. Endotracheal drug administration during out-of-hospital resuscitation: where are the survivors? *Resuscitation* 2002;53:153–157.

Wik L, Hansen TB, Fylling F, et al. Delaying defibrillation to give basic cardiopulmonary resuscitation to patients with out-of-hospital ventricular fibrillation: a randomized trial. *JAMA* 2003;289:1389–1395.

第35章

输血医学

Jeffrey Ustin and Hasan Alam

Ⅰ. **输血治疗的指征** 因造血减少、利用/破坏增加或丢失，或某种血液成分（红细胞、血小板和凝血因子）的功能异常时，通常需要成分输血。

A. 贫血

1. 红细胞数量 输血的主要原因是通过正常数量的红细胞维持对组织的携氧能力。如血管内容量正常，血细胞比容（Hct）为 20％～25％ 时健康人或慢性贫血患者通常可耐受。以 Hct 为判断标准的基础是假设红细胞体积和血红蛋白（Hgb）含量正常。正细胞低色素性贫血患者 Hct 正常，但携氧能力下降。因此，许多医院采用 Hgb（g/dl）代替 Hct（％）作为反映红细胞数量的指标。现代技术可以测定红细胞总 Hgb 及红细胞计数以计算 Hct，从而替代了离心法测量浓缩红细胞体积。

2. 贫血患者应明确病因。贫血可继发于红细胞生成减少（骨髓抑制），丢失增加（出血），或破坏（溶血）。

3. 危重病患者的贫血较为常见，但提倡输血的适宜 Hgb 水平仍存在争议。一项针对危重病患者的大样本对照研究结果显示，与传统的输血原则（维持 Hgb 10～12g/dl）相比，限制性输血策略（维持 Hgb 7.0～9.0g/dl）能够提高住院生存率。对于急性冠脉综合征患者应建议采取谨慎的态度。

4. 可通过以下公式估算需要的输血量：

输血量＝（目标 Hct－当前 Hct）×BV/输血的 Hct。

其中 BV 为血容量，成年男性为 70ml/kg 理想体重，成年女性为 65ml/kg 理想体重。

B. 血小板缺乏 血小板数量超过 5000～10 000/μl 时自发性出血少见，但手术后血小板计数以超过 50 000/μl 为宜。血小板缺乏的原因包括骨髓造血减少（如化疗、肿瘤浸润和乙醇中毒），利用或破坏增加（如脾亢、特发性血小板减少性紫癜和药物作用，如肝素、H_2 受体阻滞剂和替卡西林），还可见于大量输血。

Ⅱ. 血型和交叉配血

A. 供者和受体的血型是根据红细胞表面的 ABO 和 Rh 系统，并筛查其他细胞抗原相关抗体进行分型的。交叉配血包括直接混合患者血浆和供者红细胞，以确定不会因未检测到的抗体而导致溶血。人体红细胞有 A、B 或 AB 抗原，或无表面抗原。如果红细胞缺乏表面抗原 A 或 B，那么体内就会产生相对的抗体。B 型血体内血清中有抗 A 抗体，O 型血的人无 A 及 B 抗原，体内存在抗 A 和抗 B 抗体。AB 血型的人无针对 A 和 B 抗原的抗体，所以能接受任何血型供者的红细胞。O 型血的人无表面抗原 A 和 B，为万能供血者，能献血给其他任何血型的人。

B. Rh 表面抗原可存在(Rh 阳性)或缺乏(Rh 阴性)。Rh 阴性的人接触 Rh 阳性血后会产生 Rh 因子抗体。初次接触不会有问题，再次接触时因循环中存在抗体会导致溶血。这个问题在妊娠期非常重要。抗 Rh 抗体为免疫球蛋白(IgG)，能够自由通过胎盘。Rh 阴性的母亲产生的 Rh 抗体可以传给胎儿。如果胎儿为 Rh 阳性，就会发生严重的溶血，称为新生儿溶血性疾病。Rh 免疫球蛋白是一种 Rh 阻断抗体，能够防止 Rh 阴性患者产生抗 Rh 抗体。Rh 免疫球蛋白常规用于胎儿为 Rh 阳性的 Rh 阴性妊娠妇女，并用于接受 Rh 阳性输血的 Rh 阴性患者，尤其是处于分娩期的产妇。建议每输注 15ml Rh 阳性血使用一个剂量(约 300μg/瓶)。

Ⅲ. 成分血治疗

A. 全血

1. 由于全血储存困难，而且并不优于成分输血，因此全血输注已基本上被成分输血替代。唯一的例外是不足 2 岁的儿童在经受复杂的心血管手术时，输注全血有助于减少输血。总之，成分输血远比输注全血更为有效及实用。

2. 输注全血时 ABO 和 Rh 血型必须相容。

B. 红细胞

1. 血容量正常成年患者输注一个单位的浓缩红细胞(pRBCs，容量约 250ml)，达到平衡以后通常能使 Hb 升高 1g/dl。

2. pRBCs 必须为 ABO 相容(表 35-1)。如果需要急诊输血，在已知患者血型的情况下，通常数分钟内就能够获得特定血型(ABO)的红细胞。如果没有特定血型的红细胞，应输入 O 型 Rh 阴性红细胞。应尽快改用特定血型的红细胞，从而尽可能减少 O 型血浆(含有抗 A 和抗 B 抗体)的输注量。

表 35-1 输血相容性

受体	供体					
	A	B	O	AB	Rh+	Rh—
1. 红细胞						
A	X		X			
B		X	X			
O			X			
AB	X	X	X	X		
Rh+					X	X
Rh—						X
2. 新鲜冰冻血浆						
A	X			X		
B		X		X		
O	X	X	X	X		
AB				X		
Rh+					X	X
Rh—					X	X

注:X 表示相容数

C. 血小板

1. 随机供体的 1 个单位血小板能提高血小板计数 5000～10 000/μl。如果血小板减少是由于破坏增加(如产生抗血小板抗体)引起,输注血小板的效果较差。随机供体的 1 个单位血小板输注结束后 10 分钟抽血,如果血小板计数增加不超过 5000/μl,则可以确诊存在血小板抵抗。

2. 尽管输注 ABO 血型相容的血小板后血小板计数会更高,但并无必要。单供体血小板来自一个献血者,通过血小板分离法获得;1 个单位约相当于随机供体 6 个单位。输注单供体血小板可减少对多供体血小板的需求,或用于因怀疑存在血小板抵抗导致输注随机供体血小板反应不佳时。血小板的有效输注可能要求使用 HLA 相容的血小板。由于输注血小板时可混有一些 RBCs,因而 Rh 阴性的分娩期产妇应尽可能输注 Rh 阴性血小板。如果无法做到,应给予 Rh 免疫球蛋白。

D. 剂量为 10～15ml/kg 的新鲜冰冻血浆(FFP)通常能使血浆凝血因子增加正常水平的 30%。

1. V 因子和Ⅷ因子最不稳定,FFP 解冻后迅速降解。每输注 1ml 血浆可使纤维蛋白原水平提高 1mg。仅需 5～8ml/kg 的新鲜冰冻血浆能够很快逆转华法林的作用。

2. 需要输注 ABO 相容的 FFP(表 35-1),但 Rh 阴性患者可以输注 Rh 阳性 FFP。

3. 6 个单位血小板含有相当于 1 个单位的新鲜冷冻血浆。

4. 扩容并非输注 FFP 的适应证。

E. 冷沉淀物 是在 1～6℃时解冻 FFP 所形成的物质。

1. 每个单位的冷沉淀物含有至少 80 个国际单位的Ⅷ因子及 200～300mg 纤维蛋白原。冷沉淀物还含有ⅩⅢ因子、血管性血友病因子和纤维连接蛋白。

2. 使用冷沉淀物的适应证包括低纤维蛋白血症、血管性血友病、血友病 A(无法得到Ⅷ因子时)以及制备纤维蛋白胶。冷沉淀物的剂量为 1U/7～10kg 体重,可使没有大出血的患者血浆纤维蛋白原增加约 50mg/dl。

3. 输入冷沉淀物时不需要 ABO 相容,但是由于每单位冷沉淀物存在 10～20ml 血浆,因此最好为 ABO 相容。

F. 凝血因子浓缩物 输注凝血因子适用于凝血因子缺乏的患者。凝血因子可以来自混合人血浆,或通过基因重组技术合成。

1. 活化重组Ⅶ因子(rFⅦa) 最初用于控制血友病 A 或 B 患者的出血,这些患者体内产生了Ⅷ和Ⅸ因子的循环抑制物。后来,rFⅦa 成功用于治疗创伤导致的出血、产后严重 DIC,以及前列腺切除术、脊椎融合术或心脏手术围术期出血。发生内皮损伤及随后的凝血瀑布刺激后,rFⅦa 通过与组织因子结合而发挥作用。rFⅦa 的半衰期约为 2 小时,仅需 20～40μg/kg 即可纠正凝血异常。关于治疗相关的血栓栓塞并发症的报道逐渐增多。此外,价格昂贵。根据最近的文献报道,Ⅶa 因子对大出血的患者作用非常有限。适用于经认真筛选的弥漫性凝血功能障碍患者(手术不可纠正的出血),常规的成分治疗无效,应由机构规范管理该制剂的使用。

G. 技术因素

1. 输液配伍 血制品不应与 5% 葡萄糖溶液同时输注,否则可能引起溶血;血液制品也不能与乳酸林格液(LR)同时输注,由于乳酸林格液含有钙,可能导致凝血块形成。0.9% 氯化钠、5% 白蛋白及新鲜冷冻血浆均与

pRBC 相容。

2. 除血小板以外的所有成分血输注时应使用血液过滤器(80μm),以清除碎片和微小颗粒聚集物。白细胞过滤器用于清除白细胞,以防止巨细胞病毒传播给免疫功能抑制患者,防止针对外源白细胞抗原的同种异体免疫,并减少发热反应。输注血小板应使用 170μm 的血液过滤器。

Ⅳ. **血浆替代品** 对于不同溶液的成分和一般性质见第 7 章。对于危重患者的复苏和维持使用何种制剂更好,一直存在争议。

A. 胶体液

1. 白蛋白 在正常情况下,白蛋白在血管内的半衰期为 10～15 天。Cochrane 小组的 meta 分析引起了有关危重病患者常规输注白蛋白进行容量复苏的质疑,一项大型随机试验(SAFE 试验)显示液体复苏时应用白蛋白或晶体液对预后没有差异。颅脑创伤患者的复苏使用白蛋白死亡率可能更高(第 9 章)。虽然没有具体的证据支持,但在个别情况下,如暂时开腹,短期即 24～48 小时内需关腹的患者进行持续复苏时使用白蛋白可能有益,因为对于这类患者,白蛋白可减轻腹壁水肿,有利于手术关闭伤口,从而防止感染、促进恢复。

2. 在美国使用 6% 的高分子量羟乙基淀粉(HES),溶质为 0.9% 氯化钠或为乳酸林格液(LR)。HES 在肝脏网状内皮细胞中储存很长时间。由于淀粉酶黏附于 HES,导致肾脏排泄淀粉酶减少,因此,输注 HES 后,血清淀粉酶升高会持续数日,此时不应与胰腺炎相混淆。HES 可能通过降低Ⅷ因子水平(可观察到 PTT 延长)影响凝血功能。但在多数研究中,使用剂量低于 1.5L 的 HES 并不导致临床出血。很少发生过敏样反应。对于病情稳定的成年患者,HES 输注(不超过 1.5L)与显著的临床出血无关,但是对于凝血功能异常的患者应十分谨慎或根本不用。此外,最近的数据表明 HES 对于感染性休克患者有明显的肾毒性。尽管未对其他疾病的患者进行调查,研究者认为该制剂应对所有危重患者需慎用。

B. 晶体液有多种配方(见第七章)。低渗性液体通常用于静脉输液的维持,生理盐水或 LR 是基本的复苏液体。高渗盐水用于治疗创伤性脑损伤(见第 10 章),偶尔用于液体复苏。

C. 晶体液和胶体液均有免疫调节作用。已证实晶体液可增加氧爆发同时导致细胞凋亡和基因调控的变化。HES 有这类作用,但白蛋白则无。

Ⅴ. **药物治疗**

A. 促红细胞生成素(erythropoietin) 通过刺激红系前体细胞的增殖和发育,从而增加红细胞数量。促红细胞生成素可用于纠正慢性肾衰竭患者的贫血,并在手术自体献血前用于增加红细胞数量。另外,最近一项关于危重病患者每周使用红细胞生成素的对照试验证明,使用促红细胞生成素(用药剂量为 40 000U 皮下注射,每周 1 次,疗程 3 周,同时患者服用肠内液体制剂补充铁 150mg/d)的患者输血频率和量均无变化,Hct 轻度增加。虽然使用了肝素,血栓事件的发生率仍明显增加。危重症患者并不适合常规应用促红细胞生成素。拒绝输血的严重贫血患者使用促红细胞生成素的效果不明确。除补铁外,使用促红细胞生成素的同时需补充叶酸。肾脏疾病患者建议初始剂量为 50~100IU/kg,静脉或皮下注射,每周 3 次。

B. 粒细胞集落刺激因子(GCSF)和粒细胞-巨噬细胞集落刺激因子(GMCSF) 是骨髓生长因子,用于缩短化疗引起持续中性粒细胞缺乏时。GCSF 特异性作用于中性粒细胞,GMCSF 能够增加中性粒细胞、巨噬细胞和嗜酸性粒细胞的产生。应用这些药物能够提高中性粒细胞的数量和功能。因此,这些药物常用于治疗中性粒细胞缺乏相关的发热患者。治疗早期中性粒细胞数量短暂下降(由于内皮细胞黏附),随后白细胞迅速(通常在24 小时后)持续增多,且呈剂量依赖性。推荐剂量为 GCSF 5μg/(kg·d)或GMCSF 250μg/(m²·d),直至白细胞绝对计数大于 10 000/μl。

C. 其他用于促进造血的药物在第 26 章讨论。

VI. 血液保护与回收技术 危重病患者的输血非常常见,约 40% 的患者在 ICU 住院期间接受输血。高龄以及 ICU 住院日较长的患者更有可能接受输血。近期研究显示危重病患者异体输血可能产生有害作用,因此减少或消除输血需求的技术引起了研究人员的兴趣。

A. 危重病患者因抽血导致的失血(phlebotomy loss)非常明显,失血量40~400ml/24h,外科病房因抽血导致的失血量更多。危重病及多器官功能衰竭患者病情越重、功能衰竭的器官越多,抽血次数也越多,因此导致的失血量更大。能够减少因抽血导致失血的技术包括:①"密闭"采血系统,将开始抽出的血重新注入患者体内,而不是丢弃;②使用小容量的血液试管;③床旁检验,与临床实验室相比所需血标本量更少。最后,危重病患者留置的动脉与中心静脉导管往往伴随更大的失血量,因此需要反复评价留置上述导管进行血流动力学监测或用药/营养支持的必要性。

B. 外科引流血液回收装置可以将流出的血液进行回输。血液回收装置多用于从胸腔引流管收集血液,有助于减少术后的异体输血。使用这些装置需要有经验的护士进行正确的操作并采用无菌技术。禁忌证为引流腔发生感染。如果回输发生溶血的细胞可导致高钾血症,偶尔会危及生命。

Ⅶ. 输血治疗的并发症

A. 输血反应

1. 据估计急性溶血性输血反应的发生率为 1/250 000，通常由于笔误造成。症状包括焦虑、兴奋、胸痛、季肋部疼痛、头痛、呼吸困难和寒战。非特异性症状包括发热、低血压、不能解释的出血及血红蛋白尿。表 35-2 总结了怀疑输血反应时需要采取的步骤。

表 35-2 怀疑急性溶血性输血反应时的治疗

1. 停止输血

2. 将剩余的供体血和患者的新鲜血液标本送到血库再次进行交叉配血

3. 将患者血液标本送到实验室检查游离血红蛋白、结合珠蛋白、Coombs 试验及 DIC 筛查

4. 输液和（或）必要时应用升压药物治疗低血压

5. 考虑使用皮质激素

6. 考虑采取措施保护肾脏功能及维持足够尿量（静脉输液、呋塞米、甘露醇）

7. 监测 DIC

注：DIC，弥散性血管内凝血

2. 非溶血性输血反应通常由于针对供体白细胞或血浆蛋白的抗体导致。这些患者可能主诉焦虑、瘙痒或轻度呼吸困难。体征包括发热、面部潮红、荨麻疹、心动过速和轻度低血压。应停止输血，并且除外溶血性输血反应（见前面讨论）。

  a. 如果患者的反应仅仅为荨麻疹或风团样皮疹，应减慢输血速度，并应用抗组胺药（苯海拉明 25～50mg IV）和糖皮质激素（氢化可的松 50～100mg IV）。

  b. 对已知输血发热或过敏反应的患者，应输注去除白细胞的红细胞（通过过滤或离心去除白细胞），并预防性应用解热药（对乙酰氨基酚 650mg）和抗组胺药。

  c. 速发型超敏反应较少发生，常见于 IgA 缺乏患者，通常是由血浆蛋白产生的反应。有输血过敏史的患者应输入洗涤红细胞（无血浆）。

B. 输血的代谢性并发症

1. 快速输血时，钾离子（K^+）浓度通常会发生改变，但是临床意义不大。储存过程中红细胞内的 K^+ 泄漏进入细胞外贮存液。通过输注和补充

红细胞能量剂可快速纠正。

2. 枸橼酸盐能够结合钙,因此作为储存血液制品的抗凝剂。快速输血(5 分钟内输注一个单位浓缩红细胞)可降低钙离子的水平。与浓缩 RBCs 相比,输入等量的 FFP 更容易导致枸橼酸盐毒性反应,因为在血液处理过程中血浆内的枸橼酸盐逐渐浓缩。由于枸橼酸盐很快经肝脏代谢,因此钙离子水平的降低通常只是暂时的。严重低钙血症常见于低体温、肝功能异常或肝脏血流减少的患者。临床表现为低血压,心电图的 QT 间期延长,以及脉压缩小。快速输血时应监测钙离子水平,如果出现低钙血症的体征或症状,应静脉使用葡萄糖酸钙(30mg/kg)或氯化钙(10mg/kg)。

3. 酸碱状态 由于枸橼酸盐抗凝剂以及红细胞代谢产物蓄积的影响,库存血为酸性,但实际的酸负荷对于患者而言极为轻微。严重失血时,酸中毒更可能因低灌注造成,通过容量复苏能够改善。大量输血后常见碱中毒(枸橼酸盐代谢为碳酸氢盐)。

C. 由于血液检测技术的进步,输血相关感染并发症明显减少。美国血库近期修改了病毒筛查方法,要求对小量混合供体血样进行特异性核苷酸检测,在血清抗体转变前提高对丙型肝炎病毒(HCV)和人免疫缺陷病毒(HIV)的检测。然而,随着供体数量的增加,混合制品(如冷沉淀物)发生感染的危险性也相应增加。

1. 乙型肝炎(HBV) 据估计,目前输血导致的 HBV 感染率为 1/220 000 单位血。尽管多数感染并无症状,但约 35% 的感染者急性发病,约 1%~10% 发展为慢性感染,并产生明显的远期影响。

2. 丙型肝炎 输血相关 HCV 感染率约为 1/1 935 000 单位血。与 HBV 相比,感染 HCV 的结果更为严重,因为 85% 的患者发展为慢性感染,20% 发展为肝硬化,并且 1%~5% 的感染者发生肝细胞癌。

3. HIV 由于筛查和检测方法的改进,据估计美国输血相关性 HIV 的感染率为 1/2 100 000 单位血。

4. 巨细胞病毒(CMV) 约有 70% 的普通成年人具有 CMV 抗体。既往未发生感染的患者输血相关性 CMV 感染的发生率相当高。健康人的 CMV 感染通常没有症状,但是免疫抑制功能的患者(如接受骨髓或干细胞移植),发生严重并发症包括死亡的危险性很高。对于高危患者预防通过输血接触血细胞而导致的 CMV 感染非常重要。因此,美国血库协会建议,CMV 阴性的移植受体及预期化疗导致严重中性粒细胞缺乏的患者应输注 CMV 血清阴性血或去除白细胞的血液。

5. 西尼罗河病毒 1999 年在西半球的纽约市首次报道该病毒感染。

是一种季节性流行病,引起发热和神经系统症状,包括脑膜脑炎、无菌性脑膜炎和急性弛缓性麻痹。2002年首次报道输血相关传染,已在流行地区进行病毒筛查。目前这些地区的感染风险估计为1/110 000单位血。

6. 细菌感染 献血者需除外感染性疾病表现,并且将血液在4℃下保存,能够减少细菌感染传播的危险。然而,为保持血小板的功能需要进行常温保存,为细菌生长提供了理想的培养基。输注血小板的感染率估计为1/1000~2000单位血,15%~25%的输血感染可导致严重全身性感染。可能影响血小板聚集的微生物包括金黄色葡萄球菌、凝固酶阴性葡萄球菌和类白喉杆菌。红细胞发生细菌污染的可能性很小,最常见的微生物是小肠结肠炎耶尔森菌。输血获得性全身性感染的病死率高达60%。

D. 输血相关性急性肺损伤(TRALI) 是一种与输血相关的综合征,临床表现包括严重低氧血症、呼吸困难及肺水肿,常伴有发热和低血压。病理生理机制不完全明确,可能的损伤机制包括:①供体血含有针对受体WBC抗原的WBC抗体,导致粒细胞或淋巴细胞活化,引起肺内皮损伤;②供体血含有生物活性成分,同样可以激活粒细胞。通常在输血后数小时内出现临床症状,临床表现符合急性肺损伤/急性呼吸窘迫综合征的诊断标准(见第20章)。据估计,TRALI的发病率为1~2/5000例输血。含有血浆的任何血液制品都可引起TRALI,但最常见诸报道的是pRBCs、FFP和全血。TRALI的病死率约为5%。治疗与其他急性肺损伤相同,常常需要机械通气。初期的严重氧合障碍通常能够迅速缓解。多数患者在48小时内有显著的临床好转,数天内胸片显示水肿消退。

Ⅷ. **大量输血(见附录35-1)**

A. 大量输血的定义为12小时内输血至少8~10个单位。

1. 输注10~12个单位的红细胞可引起血小板数量下降50%,导致稀释性血小板减少症,可造成弥漫性渗血并且不能形成凝血块。

2. 正常人体储存有大量的凝血因子,当血浆凝血因子浓度低至正常值的30%时,仍可正常凝血。每失血500ml,凝血因子浓度约下降10%。输注的每个单位红细胞所含血浆中也含有少量稳定的凝血因子。大量输血引起的凝血因子缺乏所致出血常常因纤维蛋白原和不稳定的凝血因子(Ⅴ、Ⅷ和Ⅹ)水平降低造成。除非纤维蛋白原水平低于75mg/dl,否则低纤维蛋白原血症导致的出血并不常见。输注新鲜冰冻血浆可以补充不稳定的凝血因子。

3. 大量输血的其他并发症包括快速输血导致的低体温,枸橼酸盐的毒性作用(见Ⅶ.B.2)及心律失常(继发于低钙血症或低镁血症)。如果仍存在持续出血,可能出现低血压以及代谢性酸中毒。缺血或感染引起的心肌抑制也可能导致低血压。

4. 一旦因稀释性凝血功能障碍和血小板减少而导致出血,非常难以控制。因此,建议每输注 1~2 个单位的 pRBCs,相应输注 1 个单位的 FFP。此外,每输注 10 个单位 pRBCs 应相应输注 6 个单位血小板。注意"血细胞保护"的使用单位。与库存血相似,这些血也缺乏凝血因子,而且必须在输血时计数。

5. 除输注适当的血液制品外,大量输血的治疗策略还包括维持血管内容量,补充钙以对抗枸橼酸盐的作用,在血容量恢复正常前使用有正性肌力作用的升压药作为拖延措施以维持全身动脉压。在急性出血期,监测心输出量和充盈量可能有益。持续外科出血是手术治疗的适应证。如果由纤溶亢进导致出血,可考虑应用抗纤溶药物(见 26 章)。在大量出血和输血时,反映凝血状态的指标变化迅速,因此需要经常监测。最后,与血库进行直接沟通对于加快成分血的准备十分重要。

6. 缺乏良好的指标以明确是否还需要继续输血。

附录 35-1

麻省总医院创伤服务中心的大量输血治疗方案摘要

1. 该治疗方案可在创伤患者住院期间包括抵达麻省总医院之前的任何时间开始。

2. 合适的候选患者包括:

a. 任何初始失血至少达到血容量的 40%,或预期需要立即输血至少 10 个单位的患者。

b. 任何持续出血至少 250ml/h 的患者。

c. 诊断为"A"和"B"型的任何失血患者。

3. 一旦决定启动治疗方案,医师需要:

a. 通知血库患者的年龄和性别。

b. 确保获得一份血样本。

4. 血库的同事协助决策。

5. 红细胞的选择

a. 至少有 4 个单位的紧急供应,未交叉配血时 O 型阴性 pRBCs 要供应给所有 Rh 阴性或 Rh 未知的患者。

b. 只要库存充足,所有患者都应接受 Rh 阴性红细胞。尽量为年龄小于 50 岁的女性提供 Rh 阴性红细胞。血库根据库存和预期要求决定是否改为提供 Rh 阳性的红细胞。

c. 输注 O 型红细胞,直至患者的血型确定后改为特定血型的红细胞。

6. 血液成分的申请

初步评估后,如果输血总量＞10 个单位,应申请:

a. 10 个单位 pRBCs。

b. 10 个单位 FFPs。

c. 1 个单位血小板。

7. 当患者被转至其他病房应通知血库。

8. 如需要＞10 个单位红细胞,血液支持过程中应进行以下实验室监测:

a. 输血支持应个体化。

b. 以下一般原则适用于:

(1)每丢失或输注 1 单位体积的血后检查 Hb,血小板计数,INR。

(2)记录 pRBCs 时应包括"细胞保护"的单位数量。

(3)急性出血时目标比值为 2 个单位 pRBCs 对应 1 个单位 FFP。

(4)如果有持续弥漫性出血,评估纤溶状态及予抗纤溶治疗。

(5)确保 INR＜2 和纤维蛋白原＞100。超出此范围表明可能有全身纤溶亢进,DIC 或血液稀释。

(6)如果未输注血小板,预计每单位血容量复苏时血小板数量将减少一半。输注血小板以维持血小板计数＞50 000/μl。

(7)AST 或 ALT 可用于判断肝休克(数值＞800U/L),这是一个独立的抗纤溶治疗的指征。

c. 监测和治疗 Ca^{2+}、K^+、pH 和温度异常。

9. 大面积损伤患者并非都可以救治。如决定撤回支持治疗,治疗小组应达成共识。

(韩 潇 译,杜 斌 校)

参考文献

American Society of Anesthesiologists Task Force on Blood Component Therapy. Practice guidelines for perioperative blood transfusion and adjuvant therapies. *Anesthesiology* 2006;105:198–208.

Boehlen F, Morales MA, Fontana P, et al. Prolonged treatment of massive postpartum haemorrhage with recombinant factor VIIa; case report and review of the literature. *BJOG* 2004;111:284–287.

Boffard KD, Riou B, Warren B, et al. Recombinant factor VIIa as adjunctive therapy for bleeding control in severely injured trauma patients: two parallel randomized, placebo-controlled, double-blind clinical trials. *J Trauma* 2005;59:8–18.

Cochrane Injuries Group Albumin Reviewers. Human albumin administration in critically ill patients: systematic review of randomized controlled trials. *BMJ* 1998;317:235–340.

Corwin HL, Gettinger A, Fabian TC, et al. Efficacy and safety of epoetin alfa in critically ill patients. *N Eng J Med* 2002;357:965–976.

Dutton RP, Hess JR, Scalea TM. Recombinant factor VIIa for control of hemorrhage: early experience in critically ill trauma patients. *J Clin Anesth* 2003;15:184–188.

Fowler RA, Berenson M. Blood conservation in the intensive care unit. *Crit Care Med* 2003; 31(suppl):S715–S720.

Goodnough LT. Risks of blood transfusion. *Crit Care Med* 2003;31(suppl):S678–S686.

Gunter OL, Au BK, Isbell JM, et al. Optimizing outcomes in damage control resuscitation: identifying blood product ratios associated with improved survival. *J Trauma* 2008;65: 527–534.

Hebert PC, Wells G, Blajchman MA, et al. A multicenter, randomized, controlled clinical trial of transfusion requirements in critical care. *N Engl J Med* 1999;340:409–417.

Hess JR, Holcomb JB. Transfusion practice in military trauma. *Transfus Med* 2008;18(3): 143–150.

Holcomb JB, Wade CE, Michalek JE, et al. Increased plasma and platelet to red blood cell ratios improves outcome in 466 massively transfused civilian trauma patients. *Ann Surg* 2008;248:447–458.

Lake CL, Moore RA, eds. *Blood: hemostasis, transfusion, and alternatives in the perioperative period.* New York: Raven Press, 1995.

O'Connell NM, Perry DJ, Hodgson AJ, et al. Recombinant FVIIa in the management of uncontrolled hemorrhage. *Transfusion* 2003;43:1711–1716.

Spinella PC, Perkins JG, Grathwohl KW, et al. Effect of plasma and red blood cell transfusions on survival in patients with combat related traumatic injuries. *J Trauma* 2008;64:S69–S78.

Stainsby D, MacLennan S, Thomas D, et al. Guidelines on the management of massive blood loss. *Br J Hem* 2006;135:634.

The SAFE Study Investigators. A comparison of albumin and saline for fluid resuscitation in the intensive care unit. *N Engl J Med* 2004;350:2247–2256.

The SAFE Study Investigators. Saline or albumin for fluid resuscitation in patients with traumatic brain injury. *N Engl J Med* 2007;357:874–884.

第 36 章

神经创伤

Sherry Chou and Marc de Moya

I. 颅脑损伤

A. **流行病学** 颅脑创伤(TBI)是钝性伤中最常见的致死和致残的病因。美国每年有 50 多万人发生 TBI。其中约有 1/7 的患者在到急诊室前已死亡。严重脑外伤的病死率约为 30%,合并严重伤残的患者死亡率高达 95%。在战区 TBI 是致死和致残的首要病因。

B. **发病机制**

1. **钝性伤** 钝性伤最常见于车祸伤(MVC)和高处坠落伤。年轻人容易发生 MVC,而老年人更容易发生坠落伤。MVC 时速度骤变导致剪切力和快速减速伤,常导致受伤部位的直接损伤和受伤对侧的对冲伤。

2. **贯通伤** 枪伤是 TBI 中最常见的贯通伤。由于隧道伤和动能传递导致直接损伤。

C. **临床分类** Glasgow 昏迷评分(GCS,表 36-1)查体包括 3 部分:言语、睁眼、运动。分值范围 3~15 分。

1. **轻度损伤** GCS 14~15 分。可能出现意识丧失,但通常很短暂(< 5 分钟)。这类患者尽管 GCS 评分很高,也可能会有颅内病变,需要密切观察 24 小时。

2. **中度** GCS 9~13 分。这类患者需要严密监护,可能需要更多有创治疗。

3. **重度** GCS≤8 分。这类患者病死率、病残率都很高,需要住 ICU。

D. **初始评估**

1. **病史** 了解致伤机制、速度的变化、患者既往病史对于评价相关的创伤、伤残、预后至关重要。其他信息包括癫痫发作时的表现、神志、四肢运动、受伤时间。

2. **查体** 首诊医院查体应关注如下方面:

a. 生命体征:是否有 Cushing 反射的表现;呼吸形式的改变伴高血压和

心动过缓,这是脑疝的征象。患者可能出现节律失常,尤其是颅内出血时,可出现各种呼吸方式异常,包括呼吸减慢,呼吸急促、Cheyne-Stokes 呼吸,呼吸停止,导致低通气或过度通气。难以纠正的低血压通常很少见于单纯颅脑损伤患者,常见于合并其他创伤时(如神经源性或失血性休克)。

表 36-1 Glasgow 昏迷评分

分类	分值
最佳的运动反应	
遵嘱	6
定位	5
躲避	4
异常屈曲	3
异常过伸	2
无反应	1
言语反应	
定向	5
混乱	4
错误	3
声音不能理解	2
无言语	1
睁眼	
自主睁眼	4
呼唤睁眼	3
疼痛刺激睁眼	2
不睁眼	1

注:最高分 15 分,最低分 3 分。插管或肢体瘫痪时评分受限,可用 T 或 P+其他可能的得分表示

  b. 视诊/触诊:眶周瘀斑(熊猫眼)或耳后瘀斑(battle signs),耳漏、鼻漏和外耳道出血是颅底骨折的表现。凹陷性颅骨骨折、撕裂伤、上颌不稳可能合并严重的颅内损伤。值得注意的是头皮撕裂伤可能导致严重失血。

3. 影像学

a. CT:CT 是进一步评价 TBI 的首选检查。Marshall 分类用于弥漫性轴索损伤的预后评价和研究。根据 CT 上的出血部位进一步对脑损伤进行分类。平扫可以发现硬膜下、硬膜外、蛛网膜下腔、脑实质、脑室等部位的新鲜出血。剪切力所致弥漫的轴索损伤,CT 上显示为弥漫的小灶性出血。静脉造影可以发现脑血管损伤的证据。

b. MRI:MRI 可以更详尽显示脑实质的信息,但是很少能改变急性期的处理。MRI 还可以显示组织坏死、水肿情况等帮助判断预后。磁共振血管造影(MRA)是评价脑血管系统的另一选择。

E. 监护

1. 颅内压(ICP) 颅内压监测常用于脑室或脑实质引流及其他引流时(图 36-1)。

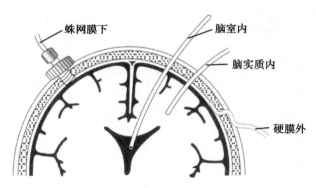

图 36-1 传导颅内压的 4 种方法

a. 指征:脑外伤基金会指南 Ⅱ 级推荐意见为所有 GCS≤8 分合并 CT 异常(血肿、挫伤、水肿、脑疝等)的患者均应进行 ICP 监测。Ⅲ 级推荐意见为:GCS≤8 分和 CT 正常,合并 2 种以上下述情况:年龄>40 岁,单侧或双侧定位征,收缩压<90mmHg。

b. ICP 监测结果的解读:ICP>20mmHg 为异常,需立即严密评估。ICP 监测可用于指导治疗和评价治疗效果。ICP 升高是由于颅腔(体积恒定)和颅内容物(脑组织、血液、脑脊液)之间的关系异常导致占位效应引起,即 Monro-Kellie 定律。为了维持恒定的压力,一个内容物增多时,其他内容物体积就会缩小。当脑实质水肿时,脑脊液减少,脑血流可能消失。

c. ICP 压力波形的节律变化见图 36-2。

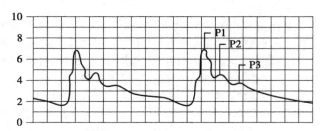

图 36-2 颅内压(ICP)和顺应性正常时 ICP 的波形形态。ICP 波形显示在每个心动周期和呼吸周期内存在压力波动。P1、P2 和 P3 为心脏搏动产生的波形。测量单位为 mmHg

d. 脑疝:是颅内压累加的最终后果。当颅内间室压力升高达某一水平,脑组织会移位,导致对侧中枢神经系统组织受压,可能导致 Cushing 反射(心动过缓伴高血压)。

(1)颞叶钩回疝:指钩回内缘及海马回向中线移位,跨过同侧小脑幕孔的边缘,造成中脑受压,从而同侧或对侧动眼神经受到牵拉或压迫,导致瞳孔扩大和动眼神经麻痹。患者早期表现为双侧瞳孔不等大,可进展为瞳孔散大,对侧偏瘫。某些情况下,颞叶钩回疝导致脑干中线移位,将对侧大脑脚挤向对侧小脑幕的边缘,导致颅内病变同侧瘫痪。

(2)大脑镰下疝:最常见于颅内病变导致同侧额叶扣带回被推向大脑镰下,从而导致扣带回与大脑镰之间的大脑前动脉(ACA)受压,出现同侧或对侧 ACA 缺血,可能出现对侧下肢肌张力增高或瘫痪。

(3)中心性天幕裂孔疝:特点为基底节和大脑半球向下方移位时间脑和中脑被推过小脑幕切迹。这通常是由位于颅顶和额枕部位的病变引起。最初表现为垂直凝视和双侧肢体过伸。

(4)小脑幕上疝:小脑幕上疝较少见。特点为小脑蚓部和小脑半球通过幕间孔上移,通常由幕下占位病变引起。

(5)小脑扁桃体疝:小脑扁桃体通过枕骨大孔向下移位,导致颅后窝占位效应。症状包括颈强直、心律失常、血流动力学紊乱、呼吸抑制、呼吸停止,并可导致快速死亡。

e. 脑积水:交通性脑积水常因血液阻塞致脑脊液(CSF)在蛛网膜下腔流动受阻,以及 CSF 经蛛网膜颗粒的吸收受损。非交通性脑积水常由于凝血块堵塞或压迫第四脑室、中脑导水管、第三脑室或室间孔导致脑脊液循环受阻。

2. 脑的氧合/灌注

a. 组织氧合:脑组织的氧输送取决于几个因素。可以通过组织氧监测仪或持续颈内静脉氧饱和度监测测量输送到脑组织的氧量和脑组织摄取的氧量。这两种方法都有局限性。脑组织氧监测仪只能监测探针周围的少量组织的氧饱和度。颈内静脉氧饱和度监测并不能反映区域局部脑缺氧。有些人建议把脑组织氧饱和度 50%,氧分压 15mmHg 作为复苏终点。

b. 脑灌注压(CPP):是平均动脉压(MAP)与 ICP 的差值,单位为 mmHg。目前研究结果提倡将 TBI 的患者 CPP 维持在 60mmHg 以上。血容量正常的患者可以通过降低 ICP 或应用缩血管药提高 MAP 维持合适的 CPP。以 CPP 为导向的治疗已有争议,但目前仍是治疗标准。

F. 治疗

1. 外科减压

a. 脑脊液引流:脑室造瘘用于引流脑脊液,同时监测 ICP。当脑室出血,有可能形成非交通性脑积水时尤其有益。感染风险是 6%~10%。

b. 开颅/去骨瓣:手术清除血肿的指征因血肿类型而异。

(1)硬膜外血肿(EDH):不论 GCS 分级如何,血肿>30cm³。EDH 血肿<30cm³ 且厚度<1.5cm、中线移位<0.5cm、GCS>8 分没有定位征者,可以严密观察体征变化及头颅 CT 变化。

(2)硬膜下血肿(SDH):不论 GCS 分级如何,SDH>10mm 或中线移位>5mm 均应清除血肿。GCS<9 分且 SDH<10mm、中线移位<5mm 者,GCS 自入院已下降 2 分,或瞳孔不等大,或 ICP>20mmHg 时,亦应考虑外科血肿清除。

(3)外伤性脑实质出血:脑实质占位病变相关的神经体征进行性恶化,出现难治性颅内高压(ICH)或 CT 可见的占位效应,均应手术治疗。GCS6~8 分,合并额叶或颞叶挫伤>20cm³ 且中线移位>5mm 和(或)CT可见脑池压缩和病变>50cm³ 均应手术干预。手术治疗指去骨瓣减压和硬脑膜重建,这使得脑组织有更多的空间向外膨出,从而颅内压得以控制。

2. ICP 的管理

a. 渗透性药物:使液体从细胞内和组织间隙转移到血管内,还可能有抗炎及其他保护作用。

(1)甘露醇:用于 ICP>20mmHg 持续 10 分钟以上时,常用剂量为 0.5~1.0g/kg,每 4~6 小时一次。这用于血容量正常的患者。除了 ICP 下降,渗透梯度>10,血清钠>160mEq,或血渗透压>320mOsm 是治疗终点。

渗透梯度指测量的血渗透压与计算的血渗透压之间的差值。渗透梯度＞10提示患者血清中持续存在甘露醇,再给更多的甘露醇无效。应用甘露醇可能的风险包括低血容量、肾衰竭,及甘露醇进入损伤的脑组织使脑水肿加重。随时间延长,甘露醇降颅压的作用减弱。

(2)高渗盐:这些溶液有多种用法。输注 3％ NaCl 125～250ml,每 6 小时一次,或以 0.5～1.0ml/(kg·h)持续输注以达到目标 ICP。输注 23.4％ NaCl 30ml 30 分钟以上(每 4～6 小时一次),也是降 ICP 的有效方法。小样本的随机研究发现脑外伤的患者推注高渗盐能更有效的控制 ICP。可能的不良反应包括脑桥中央脱髓鞘、癫痫、充血性心力衰竭、低钾血症、高氯性酸中毒、凝血异常、静脉炎和肾衰竭。

b. 袢利尿剂:如呋塞米 10～20mg IV,每 4～6 小时一次,可用于颅内高压的亚急性治疗。

c. 体位:所有有 ICH 风险的患者均应保持头部抬高 30°～45°。其他体位管理包括避免头部转动,因可阻碍静脉回流。确保颈托不太紧。

d. 充分镇静、镇痛:静脉应用短效的麻醉药和镇静药如硫酸吗啡、芬太尼或丙泊酚等确保患者舒适、颅内压更低。

e. 代谢治疗。

(1)巴比妥类药物:通过降低脑氧代谢率($CMRO_2$)、降低脑血流量和脑血流、抑制氧自由基的生成,从而降低 ICP。

i. 戊巴比妥:是最常用的巴比妥类药。首剂 10mg/kg IV 30 分钟以上,之后 5mg/kg IV 3 小时一次,然后维持 1mg/(kg·h)持续输注,达到血药浓度 3～4mg/dl。一项关于严重脑外伤患者的随机试验显示如上方案可降低 ICP。

ii. 硫喷妥钠:硫喷妥钠的研究比较少,常用于有 ICP 升高风险的患者插管前给药。静脉注射 250mg 硫喷妥钠可使 ICP 下降 15～20 分钟。

(2)巴比妥类药物的副作用:包括:低血压、心肌抑制、血管扩张、肠梗阻、体温调节异常、感染风险增加。用苯巴比妥诱导昏迷的患者需要足够的液体复苏,经常需要缩血管药、正性肌力药。应用巴比妥类药物的患者其肺炎、肝功能衰竭、全身性感染的发病率增加。

f. 低温治疗:降低脑温可以通过降低脑代谢和减少脑血流从而降低 ICP。有小样本的研究显示轻～中度的低温治疗(33～36℃)有利于降低脑损伤患者 ICP、$CMRO_2$、使脑血流和 $CMRO_2$ 更加匹配。低温治疗的神经系统预后尚无定论。因此诱导低温在 TBIs 患者中尚未成为公认的标准治疗,只是神经创伤后颅内高压患者的一种治疗方法。

（1）可能的并发症包括凝血异常、低血压、心动过缓、易感染。诱导低温的禁忌证是未经控制的出血。

g. 糖皮质激素

（1）激素对外伤性颅内高压无效。

（2）应用激素仅对颅内肿瘤迅速增长所致的严重血管源性水肿导致的颅内压升高有益。对颅内肿瘤相关的脑水肿，地塞米松 10mg IV 每 4 小时一次可能减轻脑水肿，改善神经功能。

（3）细菌性脑膜炎的患者经验性应用激素不论是否有 ICP 升高均可改善预后。

3. 腹腔或胸腔间隔室综合征

a. PEEP 可使 ICP 升高，推测可能的机制是压力传递至纵隔使头部静脉回流受阻。尽管不是所有患者增加 PEEP 就会导致 ICP 升高，ICP 升高的患者增加 PEEP 仍需谨慎，并应严密监测 ICP。

b. 严重脑外伤的患者 ICP 升高和可能合并腹内压（IAP）升高。外伤的患者出现难治性颅内高压需考虑到多间隔室综合征（腹腔和颅腔。）开腹减压对创伤后颅内高压合并腹腔高压（膀胱压＞20mmHg）的患者很有效。

4. 全身治疗

a. 脑灌注和血压：TBI 患者院前出现低血压预后很差。全身性低血压导致脑灌注压下降，会加重继发脑损伤。脑血管自身调节机制可保护患者避免脑低灌注，但 TBI 患者脑血管自身调节机制受损，下降的脑灌注压可能被放大。

b. 全身性低氧血症导致脑氧输送下降，进一步致继发性脑损伤。动脉血氧饱和度低，不能维持足够的脑氧合。治疗脑外伤尤其是颅内高压的患者，我们建议积极地维持正常的血氧饱和度（＞93％）。

c. 通气：最佳的通气 PCO_2 应维持在 35～40mmHg。短暂过度通气可有效降低颅内压，持续过度通气会使神经系统预后更差。预后不良与过度通气和 PCO_2＜30mmHg 时血管收缩有关。

d. 治疗高热：高热对中枢神经系统损伤的不良影响包括：增加脑代谢率、颅内压升高、癫痫发作阈值降低。所有严重神经系统损伤的患者均应积极治疗高热。治疗措施包括解热药物如对乙酰氨基酚、体表降温、血管内降温，控制寒战。脑损伤患者使用的某些药物（如抗惊厥药、抗生素）可能导致继发高热。难治性的高热应避免使用上述药物，或调整用药。

e. 治疗高血糖：小样本的研究发现在不同类型的严重的神经创伤的患者中，高血糖与神经预后差相关。治疗高血糖是否能改善神经创伤患者的整体预后仍有待明确。脑内微透析导管的研究已经证明全身性低血糖时脑内低血糖会更重。严重神经创伤患者治疗高血糖时应避免发生低血糖。合理的血糖目标是 $120\sim150mg/dl$。

f. 二级预防：严重颅脑创伤的患者发生血栓栓塞并发症、应激性溃疡、医院获得性肺炎的风险高。建议所有严重脑外伤的患者如无禁忌（如肢体缺血或烧伤）均应使用顺序加压装置机械预防血栓栓塞。所有脑外伤的患者,全身出血和脑出血稳定后均应尽快应用预防量的普通肝素或低分子肝素。早期肠内营养、使用 H_2 受体阻断剂或质子泵抑制剂、避免不必要的激素治疗,均可有效预防应激性溃疡。脑外伤的患者,头部抬高、口腔去污染（如每日含漱氯己定）、尽早脱机等均可有效降低医院获得性肺炎发病率。

g. 癫痫的预防能有效降低脑外伤后 7 天内癫痫的发病率,尽管癫痫与预后差没有相关性。基于这项研究,脑外伤的患者常规接受 7 天抗癫痫治疗。某些创伤如 SDH 和出血性脑挫伤（尤其位于颞叶）癫痫发病率高,这些患者抗癫痫药的用药时间需更长。脑外伤的某些亚组对用或不用抗癫痫药尚缺乏临床资料。脑外伤后昏迷状态的患者发生亚临床的非惊厥癫痫持续状态的发病率高达 30%。高危的脑外伤昏迷患者有指征行常规脑电图（EEG）评价,或行 24 小时持续脑电图监测。脑外伤时或脑外伤后发生癫痫需要足量抗癫痫药维持更长时间。

Ⅱ. 脊髓创伤的 ICU 治疗

A. 美国每年新发脊髓创伤（SCI）约 11 000 例,即 40 例 /100 000。美国目前约有 450 000 例 SCI 患者,平均年龄 31.8 岁,男女比例为 4∶1。常见的神经损伤为不完全四肢瘫痪（31%）或完全截瘫（27%）。

B. 初步评估

1. 脊柱制动

a. 转运：任何怀疑有 SCI 的患者转运时均应脊柱制动,包括硬质颈托、侧方保护装置,并用固定带将所有装置固定在背板上。如出现呕吐,可以快速把背板翻转 90° 使误吸风险最低。患者需保持脊柱中立位制动,怀疑 SCI 的患者必须轴向翻身。

2. 临床评估

a. 初步评估 SCI 的目的是避免不稳定的脊柱移动、低氧血症、血流动力学不稳导致的继发损伤。初步评估首先确保气道通畅、氧合良好、血流动力学平稳,寻找可能威胁生命的其他损伤。

b. 呼吸：67% 的 SCI 患者发生急性呼吸异常,包括吸入性肺炎、肺不张,后期出现感染性肺炎和呼吸衰竭（22.6%）。即将发生呼吸衰竭的体征有呼吸频率增快、呼吸功增加、对氧的需求增加。

c. 心血管：高危 SCI 患者可出现心动过缓、低血压、体温调节异常、自主神经功能紊乱、低通气和（或）神经源性休克。

（1）SCI 的神经源性休克表现为：低血压、心动过缓和低体温。神经源性休克的急性期治疗包括应用晶体液积极液体复苏和使用升压药。α受体激动剂如去氧肾上腺素可用于治疗功能性的交感神经阻断所致的外周血管阻力降低。严重心动过缓时可应用 β_1 受体激动剂。

（2）低血压与继发神经损伤相关，应予避免。使 MAP＞85mmHg 持续 7 天以维持脊髓灌注压，可能有益。

（3）自主神经功能紊乱如心动过缓和神经源性休克常见于颈椎损伤的患者。自主神经反射异常也可能发生，但要求脊髓反射弧完整，而且除非已出现脊髓休克，否则不会发生。

d. 损伤程度的评估：美国脊柱损伤协会（ASIA）损伤评分已被多家大中心和临床试验采用，用于量化 SCI 患者的神经缺损。表 36-2 总结了 ASIA 损伤评分的分类，表 36-3 总结了脊髓各个平面的运动功能和反射。

表 36-2 美国脊髓损伤协会（ASIA）损伤评分和定义

损伤分类	分级	描述
A	完全	$S_{4\sim5}$ 节段无感觉、运动功能
B	不完全	神经平面以下（包括 $S_{4\sim5}$）感觉存在，运动消失
C	不完全	神经平面以下运动存在，一半以上关键肌肉肌力＜3 级
D	不完全	神经平面以下运动存在，一半以上关键肌肉肌力≥3 级
E	正常	感觉及运动功能均正常
定义		
神经平面		感觉和运动功能完整的最低的平面
运动平面		最低的脊髓节段肌群肌力 3 级以上，最高节段肌力正常 5 级
感觉平面		双侧均有针刺觉和轻触觉的最低的皮肤区域
脊柱平面		放射学检查脊柱损伤最重的平面

表 36-3 各脊髓平面的运动功能

脊髓神经根	运动功能	反射弧
$C_{3\sim4}$	抬肩（耸肩）	
$C_{3\sim5}$	膈肌运动	
$C_{1\sim6}$	屈颈	
$C_1 \sim T_1$	伸颈	
$C_{5\sim6}$	臂外展和上抬、屈肘	肱桡肌和胸肌
$C_{6\sim8}$	前臂旋后、旋前、伸肘、伸腕、伸指	肱二头肌、肱三头肌
$C_7 \sim T_1$	屈肘、手部小肌肉运动	屈指肌反射
$T_{1\sim6}$	肋间肌	
$T_7 \sim L_1$	腹肌	腹壁反射
$L_{1\sim3}$	屈髋	提睾反射
$L_{2\sim4}$	伸膝、大腿内收	膝反射和内收肌反射
$L_{4\sim5}, S_1$	足背伸，足趾背伸	
$L_5, S_{1\sim2}$	屈膝	
$L_5, S_{1\sim2}$	足跖屈，足趾屈曲	踝反射
$S_{1\sim3}$	肛门括约肌收缩	肛门直肠反射

C. SCI 的症状和体征

1. **完全脊髓横断综合征** 脊髓横断的患者在病变水平或病变平面以下出现运动功能、感觉、反射完全消失。这种综合征常于脊髓休克急性期出现，表现为损伤平面以下软瘫、反射消失和自主神经激活，包括肠道、膀胱。某些情况下，横断平面以上的脊髓反射也受抑制。完全脊髓横断后几分钟内即可出现脊髓休克，持续数天至数周不等。脊髓休克恢复后，SCI 平面以下会出现反射亢进和痉挛性瘫痪。

2. **Brown-Séquard 综合征** 即脊髓半切综合征，表现为 SCI 损伤平面以下同侧位置觉和振动觉消失，对侧针刺觉和温度觉消失。损伤同侧上运动神经元支配的肌肉出现无力。损伤同侧损伤平面上有一个感觉缺失带。

3. 脊髓中央损伤综合征 是最常见 SCI 综合征,约占 9%。表现为上肢比下肢肌无力明显和累及肩膀和胳膊的披肩样麻痹。典型见于老年人颈椎病,年轻人亦可发生,认为是由颈椎过伸致脊髓水肿引起。这种综合征通常比其他综合征好预后好。

4. 脊髓前角综合征 典型的脊髓前角综合征继发于脊髓前动脉阻塞,表现为血管性 SCI 以下平面出现不同程度的肢体瘫痪,痛觉、温度觉消失,触觉、振动觉、关节位置觉存在。

5. 运动性共济失调综合征 见于脊髓后角损伤致振动觉及关节位置觉丧失。腰骶部神经根损伤的典型表现是肠道、膀胱、性功能障碍和刺痛。

6. 马尾综合征 马尾指脊髓末端以下平面的神经根。该部位的外伤可致神经根受压、疼痛,及肠道、膀胱、性功能障碍综合征。该部位的脊髓损伤不会出现上运动神经元支配的肌肉的肌无力。

D. 紧急放射学评估对确定 SCI 损伤范围很重要。反射学检查至少应包括全脊柱前后位、侧位片。CT 矢状位和冠状位脊柱成像对脊柱骨折更敏感,有些创伤中心已将 CT 作为诊疗标准,取代了平片。

1. 没有 CT 时应做包括 $C_7 \sim T_1$ 关节的颈椎前后位、侧位片及张口相,评价是否有齿状突 C_2 或 C_1 骨折和脱位。

2. 应评价全脊柱的情况,因为 SCI 的患者有 5%~30% 可能发生非连续层面的多发脊柱骨折。颈椎损伤的患者常合并第 1、2 肋骨骨折,尤其是 $C_{6\sim7}$ 水平的骨折。

3. MRI 有助于诊断创伤性 SCI 的脊髓异常、碎片、EDH 或韧带损伤。

4. CT 血管造影 有助于评价颈动脉和椎动脉的血管损伤。颈椎脱位、横突骨折和颅底骨折的患者椎动脉和颈动脉断裂的风险高。钝性伤的筛查标准见表 36-4。这些损伤常合并 TBI 和出血。抗凝药的应用应权衡是否增加颅内出血风险。一般来说,严重的脑血管损伤的患者一旦 CT 显示出血已停止即应考虑抗凝。

a. 治疗方法

(1)降低原发损伤:7 天内严密观察、复查影像学。

(2)管腔狭窄 25% 以上/假性动脉瘤/血栓形成

i. 如果能手术则修补,不能手术则抗凝。

ii. 出血风险高:考虑阿司匹林。

iii. 出血风险低:静脉应用肝素,目标 APTT 50~60 秒。

(3)血管外渗出明显则考虑栓塞。

表 36-4　钝性脑血管损伤的筛查指南

神经学

- 有 CVA 或 TIA 的证据

- Horner 综合征

- 神经系统查体不能用脑的影像学表现解释

解剖学

- 颅底骨折(破裂孔)

- 安全带征

- 颈部软组织创伤(肿胀或、MS 改变)

- 严重的颈部过伸、旋转、过度屈曲

- 患者<50 岁出现颈部血管杂音

- 颈椎骨折

统计学

- 弥漫性轴索损伤

- LeFort Ⅱ/Ⅲ骨折

E. 排除颈椎损伤

1. 清醒、非醉酒、无症状(没有疼痛、没有神经或合并注意力分散的损伤)的患者不需要放射学评估。

2. 清醒、非醉酒、神经功能正常合并颈部疼痛的患者,损伤 48 小时内需行动态颈部屈曲/伸展像或颈椎 MRI 进一步评估。

3. 院前颈椎制动、反应迟钝,但颈椎 MRI 正常的患者,可停颈椎制动。

4. 多层 CT 扫描在麻省总医院和其他中心用于筛查反应迟钝的患者。首先考虑去除颈托。麻省总医院和其他医院已发表的数据显示硬质颈托相关的并发症约 20%。我们对反应迟钝的患者去除颈椎的方案包括:

a. CT 扫描正常:从颅底到 T_1 CT 扫描无骨折、排列正常、没有椎骨前膨出、没有半脱位,椎间隙和寰枢间隙正常。放射科主治医师或创伤科主治医师阅片判定正常。如果上述标准均符合,可去除颈托。

b. CT 扫描异常:如果用上述标准 CT 扫描不正常,则需行 MRI 评价主要韧带。如果 MRI 显示韧带完整,也可以去除颈托,如果 MRI 有韧带损伤的表现,则继续保留颈托。

5. 影像学显示有骨或韧带损伤时应请骨科或神经外科医师进一步评价。

F. 治疗措施

1. 皮质激素　急性 SCI 的患者伤后 8 小时内静脉注射甲泼尼龙 30mg/kg,后以 5.4mg/(kg·h)静脉泵入 23 小时,可以促进 6 周、6 个月、1 年时神经康复。因为方法学的问题,几家专业协会已不再推荐大剂量的甲泼尼龙用于急性 SCI 的治疗。

2. 脊柱固定

a. 脊柱骨折错位和脊髓受压时需复位。闭合复位是颈椎损伤的一种选择。

b. 椎间盘突出因可导致脊髓受压,进一步加重神经损伤,需仔细评价和积极治疗。

c. 颈牵引的禁忌包括:寰枕关节脱位或相似的韧带断裂、粉碎性颅骨骨折、大面积头皮撕裂,或需急诊颅骨切开。

d. 目前没有确切的证据证实早期或晚期手术好。急诊手术指征包括:神经损伤进行性恶化、EDH 扩大,脊髓水肿或缺血。有资料显示不完全 SCI 的患者 8 小时内行减压手术可促进神经康复。

e. 脊柱贯通伤可导致脑脊液漏和感染,很少导致脊柱不稳。手术可使感染风险降低,改善神经预后,但往往不能确保清除异物或彻底清创。

G. 营养支持

1. 急性 SCI 处于分解代谢状态,可能导致肌肉萎缩、伤口愈合障碍、易感染和应激性溃疡。所有 SCI 患者,均推荐给予足热量高蛋白营养支持。

2. 麻痹性肠梗阻是 SCI 患者的一种突出表现。患者常需要积极的肠道管理和促动力药以预防肠梗阻和继发的营养不良。

3. SCI 患者罹患继发性消化性溃疡风险高,常继发于急性疾病、呼吸衰竭和激素治疗后。抗组胺药或质子泵抑制剂和肠内营养预防早期应激性溃疡是必需的。

H. 预防静脉血栓栓塞(VTE)。

1. 创伤性 SCI 患者血栓栓塞并发症的发病率高达 60%,SCI 后头 2 周发病率最高。如无禁忌,所有患者均应用顺序加压装置予机械预防。并应尽早开始预防量的普通肝素或低分子肝素行药物预防。

2. 已有血栓栓塞并发症的 SCI 患者应考虑用下腔静脉滤网(IVC)。目前资料未提示 IVC 用于肺动脉栓塞的一级预防有获益。

Ⅲ. 脑死亡的确定。

A. 定义

1. 统一的死亡的定义是"如果一个人出现不可逆的循环和呼吸功能停止,或不可逆的全脑功能停止,包括脑干功能,则为死亡"。死亡的判定必须和公认的医学标准相符。

2. 美国尚无国家推行的脑死亡诊断标准。脑死亡指南只在私立机构推行。这一章中所述的脑死亡指南和推荐意见均引用自麻省总医院的脑死亡诊断方案,可能与其他医院所用标准不同。

3. 脑死亡是根据临床标准所做的临床诊断。脑死亡与根据其他标准诊断的死亡并无差别。

4. 脑死亡最常见的病因是脑血管事件、严重脑外伤、低氧或低灌注导致的全脑缺血性损伤。

5. 本章脑死亡指南只适用于成年人(18 岁以上)。儿科的脑死亡判定不同于成人,可参考相关指南。

B. 前提条件

1. 有明确的直接的导致不可逆的 CNS 功能紊乱的诱因,有 CNS 损伤不可逆的临床、影像学证据。

2. 除外其他可能影响脑死亡评价的因素,如严重的电解质和酸碱失衡,内分泌紊乱,严重的低血糖,弥漫的去神经疾病如吉兰-巴雷综合征等。

3. 毒理学筛查显示巴比妥类药物浓度低于 $10\mu g/ml$,且无药物或毒物中毒的证据。

4. 无药物引起的神经肌肉阻滞。

5. 核心体温$\geqslant 36.5$℃(96.8 ℉)。

6. 如怀疑有不可逆的神经创伤,有上述任何一项不达标,可考虑用辅助检查确定脑死亡。

C. 临床诊断

1. 昏迷 恶性刺激时没有由脑功能介导的运动反应,定为昏迷。恶性刺激包括:棉签刺激鼻孔、压眶和深压甲床。脑介导的运动反应包括:恶性刺激时有面部痛苦表情,肢体移动躲避恶性刺激。脑介导的反射性的运动反应如恶性刺激后去皮质强直。

2. 脑干反射 脑死亡的确定要求全脑功能的完全丧失。我们推荐如下脑干反射:

a. 瞳孔对光反射:要求在暗室分别判断每侧瞳孔对光反应的直径变化。术后慢性瞳孔改变可影响医师判断,需考虑其他辅助检查。

b. 头眼（OCP）反应：正如"玩偶眼反射"，正常的 OCP 反应是当头部在水平或垂直方向快速转动时，眼球运动与头转动的方向相反。转头时眼球固定说明 OCP 反应消失。

c. 前庭眼反射：颈椎不稳或脊柱稳定性不明确的患者，不能转动头部评价 OCP 反应，此时可用 30～50ml 冰盐水灌洗鼓膜观察前庭眼反射。正常的脑干反射是眼球向冰盐水灌洗侧水平移动，灌洗对侧可能出现快速眼震。两侧鼓膜需分别检查，两侧检查间隔 5～10 分钟，使检查另一侧前庭温度恢复正常。眼球运动完全消失说明脑干反射消失。

d. 角膜反射：角膜反射取决于感觉从三叉神经传入脑干，经完整的反射弧由面神经传出运动冲动。检查角膜反射时，用棉签分别轻触每侧角膜，观察眨眼反射。面肌抽动可能由面肌失神经支配引起，不能认为角膜反射阳性。

e. 咳嗽反射：咳嗽反射可用吸痰管刺激气管-支气管检查。正常应出现咳嗽反应。

f. 咽反射：用压舌板或棉签刺激咽后壁，观察上腭和悬雍垂的运动。

3. 全脑功能不可逆丧失的患者也可出现某些完整的非脑介导的反射。这些现象与脑死亡的诊断是相符的，包括：

a. 经脊髓反射弧的自发反射性运动，包括自发的 3 种下肢屈曲反应（髋关节固定、屈膝、足趾背伸）、Babinski 征、深部腱反射等。

b. 躯干的姿势如肩关节上抬内收、颈部伸展、肋间肌收缩时的弓背、吸气样动作，均是脊髓反射，与脑死亡的诊断一致。某些有不可逆脑损伤的患者可出现"Lazarus 征"，表现为外界刺激时如呼吸机送气时出现某个肢体自发的外展或内收，转头、躯干上抬、弓背等现象。

c. 自主神经反射包括颜面潮红、出汗。

4. 窒息试验 窒息试验是脑死亡诊断的最后一步，在如上前提条件均满足后开始评价。窒息试验结束确认呼吸停止的时间即患者死亡的时间。窒息试验需谨慎，一旦患者出现血流动力学不稳、氧合下降、心律失常即应中止。推荐窒息试验步骤如下：

a. 试验前确保核心体温≥36.5℃（97 ℉），收缩压≥90mmHg（可以应用升压药），$PaCO_2$≥40mmHg，pH 正常（7.35～7.45）。如果患者之前有中枢性尿崩症，应用加压素予以纠正，试验前 6 小时要求液体正平衡。

b. 用纯氧 FiO_2 100％进行预氧合 5～10 分钟，试验开始前做动脉血气明确基础 PCO_2 值。

c. 断开呼吸机，立即将连接氧源的导管置入气管插管内，氧流量 8～10L/min，开始试验。

d. 密切观察患者的胸壁是否有吸气动作。常需 2 人观察,并且检查者应触诊患者的胸壁运动。通过心电图可鉴别胸壁运动是心脏搏动还是吸气动作。一般不用呼吸机鉴别窒息试验时的吸气努力,因为心脏搏动、呼吸机管路中的水均可误触发,导致假阳性结果。如果有吸气动作,不能确定呼吸停止,即应立即中止试验。

e. 如果没有吸气动作,试验开始后 5、8、10 分钟分别送检动脉血气,8 分钟时 PCO_2 较基线升高 20mmHg 且 pH 每分钟下降 0.02(如果基线 pH>7.4,最后一次 pH 应<7.3),则确定呼吸停止,支持脑死亡的诊断。否则,即使没有吸气动作,窒息也不能确定。

f. 如患者在 8 分钟的时间窗内出现病情不稳需中止试验,则应在上机前立即采动脉血气。如果患者无吸气努力的征象,且血气符合如上标准,可确定呼吸停止,支持脑死亡的诊断。

5. 脑死亡诊断的缺陷 下列情况可能干扰脑死亡的临床诊断,需行辅助检查。这些情况包括:

a. 严重面部创伤。

b. 既往存在瞳孔异常(如术后的瞳孔)。

c. 任何镇静药物、三环类抗抑郁药、抗胆碱类药物、神经肌肉阻滞剂、苯二氮䓬类、麻醉药品等。

d. 持续的代谢紊乱如尿毒症、高氨血症。

e. 睡眠呼吸暂停和(或)既往肺部疾病导致慢性 CO_2 潴留。

6. 脑死亡诊断的辅助检查 如怀疑脑死亡,临床诊断不可行或有其他病情干扰,则需辅助检查确定完全不可逆的脑功能丧失。这种情况下,确证试验的结果与脑死亡的诊断相符,确证试验的报告时间即为患者的死亡时间。

a. 传统的血管造影:颅内动脉在颈动脉分叉或 Willis 环水平无造影剂充盈,与脑死亡相符。

b. 锝-99m 脑扫描:用放射性核素评价脑灌注。核素应于标记后的 30 分钟内注射完毕,要求造影剂注射后 30 分钟、60 分钟、2 小时显像。脑组织没有核素摄取支持脑死亡诊断。

c. 脑电图(EEG):按照最低 EEG 技术要求,标准的 16 通道 EEG 可用于确证脑死亡。患者核心体温必须≥90 $^\circ$F,至少记录 30 分钟未发现脑电活动,外界刺激时亦无变化。在宣布脑死亡前应由神经内科医师确定没有 EEG 活动。

d. 经颅多普勒超声检查(TCD):收缩早期出现小的收缩波峰,舒张期没有血流或存在反向血流,提示颅内压极高、脑死亡。约 10％的患者无法经颞窗获得超声信号,因此不能把无多普勒血流信号定为脑死亡。TCD 不是确定脑死亡的首选检查,因其受检查者影响变异大且缺乏特异性。

e. 体感诱发电位:按照最低技术标准,刺激双侧正中神经没有 N20-P22 反应,支持脑死亡诊断。

7. 器官捐献　立即联系器官库可提高器官捐献率。在与家属见面前需与器官库代表制订清晰的计划。

a. 脑死亡后的器官捐献。

(1)尽可能缩短热缺血时间,以使多个器官复苏。

(2)患者被送至手术室,在循环停止前所有器官即已被冷却,随后快速注入冷的保存液。

b. 心脏死亡(DCD)后的器官捐献

(1)患者处于不可逆的神经损伤状态,但不是脑死亡。

(2)患者必须有严重的血流动力学障碍,一旦撤掉呼吸机和血流动力学支持即将死亡。

(3)患者被送入手术室,生命支持去除后,病情恶化直至死亡。

(4)患者死亡时立即被冷却,器官被取出,热缺血的时间越长,能被成功移植的器官越少。

c. 提高器官捐献的技术要求

(1)一旦患者有灾难性的神经事件,立即联系器官库。

(2)医务工作者应回避器官捐献的话题,关注患者的病情,确保已与家属沟通所有的医疗问题。

(3)把患者的情况告知器官库,如有必要允许第三方介入与家属谈器官捐献问题。

(秦君平 译,杜　斌 校)

参考文献

American Academy of Pediatrics Task Force on Brain Death in Children. Report of special task force. Guidelines for the determination of brain death in children. *Pediatrics* 1987;80(2): 298–300.

American College of Surgeons, Committee on Trauma. Spine and spinal cord trauma. In: *Advanced trauma life support program for doctors; ATLS*. 8th ed. Chicago: American College of Surgeons, 1997:215–242.

Bracken MB, Shepard MJ, Collins WF, et al. A randomized, controlled trail of methylpred-nisolone or naloxone in the treatment of acute spinal-cord injury. Results of the Second National Acute Spinal Cord Injury Study. *N Engl J Med* 1990;322:1405–1411.

Brain Trauma Foundation. Treatment guidelines for severe traumatic brain injury 2007. Available online: http://www.braintrauma.org/site/PageServer?pagename=Guidelines

Kirshblum SC et al. Spinal cord injury medicine. 1. Etiology, classification, and acute medical management. *Arch Phys Med Rehabil* 2002;83(3 suppl 1):S50–S57, S90–S98.

Layon AJ. Ethical issues in the neurointensive care unit. In: Layon AJ, Friedman WA, eds. *Textbook of neurointensive care*. Philadelphia: Saunders, 2004:833–841.

Libenson MH. Diseases of the spinal cord. In: Feske SM, ed. *Office practice of neurology*. Philadelphia: Churchill Livingstone, 2003:520–547.

Narayan R, Polvishock J, Wilberger J, eds. *Neurotrauma*. New York: McGraw-Hill, 1996.

Practice parameters for determining brain death in adults (summary statement). The quality standards subcommittee of the American Academy of Neurology. *Neurology* 1995;45(5): 1012–1014.

Vale FL, Burns J, Jackson AB, et al. Combined medical and surgical treatment after acute spinal cord injury: results of a prospective pilot study to assess the merits of aggressive medical resuscitation and blood pressure management. *J Neurosurg* 1997;87:239–246.

第 37 章

烧伤患者

Nicolas Melo and Rob Sheridan

Ⅰ. 引言

A. 近几十年来,烧伤患者的治疗、生存率及生活质量发生了显著的变化。清除深部创面并且迅速完成生物性闭合,有助于减少难以避免的创面感染。为帮助严重烧伤患者经历伤口分阶段愈合的生理过程,需要复杂的危重症治疗,很多治疗是烧伤病房所特有。本章将简要介绍这些技术。

B. 烧伤治疗中加强治疗的作用是使严重创伤患者具有良好的预后,即完全回归到家庭、社会和工作。

C. **总体治疗策略** 大面积烧伤患者的典型表现包括较深的创面,伴发疼痛,即将发生的全身性感染,以及进行性多器官功能障碍。治疗除满足即刻需求外,同时必须制订特异性的总体治疗计划。治疗计划可分为四个阶段(表 37-1)。初始评估和复苏期指病程的第 1~3 天,要求对患者的其他损伤及并发症进行全面评估的同时,进行积极的液体复苏治疗。第二阶段为创面初步切除和生物闭合期,这一阶段治疗的主要目的在于显著改变疾病的自然病程。通常情况下,在伤后最初数日内需要完成一系列分期手术。第三阶段为创面最终闭合期,包括用最终覆盖物取代临时性创面敷料,同时闭合并尽快重建面积虽小但高度复杂的创面,如面部和手。治疗的最后阶段为康复期。尽管在早期就已开始康复治疗,但在急性病医院住院后期需要更多的康复治疗。

Ⅱ. 烧伤的生理改变

A. **可预测的生理变化** 复苏成功的烧伤患者表现出一系列可以预测的生理改变(表 37-2),包括:

1. **早期退潮阶段和晚期高动力阶段** 退潮期指伤后数小时至一天,此时表现为相对低动力状态,需要积极的复苏治疗。涨潮期指随后出现的心输出量增加,外周血管张力降低,发热和肌肉分解代谢,在大面积烧伤患者尤为严重。

表 37-1　烧伤治疗分期

分期	目的	时间
初期评估和复苏	精确的液体复苏和全面评估	0～72 小时
创面初步切除和生物性闭合	准确辨别并切除全层创面,达到生物性闭合	第 1～7 天
创面最终闭合	用最终覆盖物取代临时性敷料,闭合小的复杂创面	第 7 天至第 6 周
康复,重建和恢复	最初是保持运动,减轻水肿,随后增强体力以便回归家庭、工作和学校	第 1 天至出院

表 37-2　烧伤患者可预测的生理变化

分期	生理改变	临床意义
复苏期(0～3 天)	大量毛细血管渗漏	严密监测液体复苏
复苏后期(第 3 天至 95%创面最终闭合)	高动力和高分解代谢状态,感染危险很高	切除并闭合创面以避免全身性感染;营养支持是必需的
恢复期(95%创面闭合至伤后 1 年)	高分解代谢状态及非创面感染的危险继续存在	准确的营养支持治疗非常关键;预防和治疗并发症

2. 复苏期生理　烧伤患者的特点为大量弥漫性毛细血管渗漏,这是由于创面释放的炎症介质导致水、电解质甚至中等大小的胶体分子渗漏到血管外。烧伤患者复苏容量的指南将在第Ⅳ部分描述。

3. 复苏后生理　对于充分复苏的烧伤患者,随着弥漫性毛细血管渗漏逐渐缓解,伤后 18～24 小时患者对容量的需求迅速减少。随后进入弥漫性炎症反应状态,以高动力循环、发热和大量的蛋白质分解代谢为特征。机体产生炎症介质、儿茶酚胺、反调节激素皮质醇和胰高血糖素,与创面大量细菌及其副产物之间形成平衡。此外,胃肠和上皮屏障功能障碍、神经损伤及感染也同时存在。

B. 生理支持治疗　大面积烧伤引起的代谢应激很强。由于皮肤屏障完整性受到破坏,影响机体稳态,因此支持治疗要求保证充分的液体补充,控制环境温度,迅速清除坏死组织以实现创面生理性闭合,维持胃肠屏障功能,并适当处理疼痛和焦虑。支持治疗的关键措施之一是维持体温。如果烧伤患者在医院通常的寒冷、干燥空气环境中接受治疗,将有大量水分蒸发和能量消耗。烧伤病房和手术室需要维持较高的温度和湿度,以免发生低体温。

Ⅲ. **初始评估** 严重烧伤患者在到达 ICU 之前,通常尚未能完成初期处理。所有患者均应按照多发伤患者进行处理。应当按照创伤高级生命支持(ATLS)的初始和二次评估方案进行。

A. 首次评估 包括对烧伤患者初始评估的最初数秒钟至数分钟。要点包括:

1. 气道评估和保护(见第 4 章) 必须保持气道畅通,及时发现伤后最初数小时可能影响气道通畅的进行性黏膜水肿。这对于小儿尤为重要,因为气道阻力与气道半径的四次方成反比。在评价气道时,需要始终意识到舌、面部、眼、颈部及口咽部均有可能出现水肿。在气道内见到烟灰或异物可能促使医师决定气管插管。受伤机制对于气道管理的决策也非常重要,因为热、电灼伤或吸入有毒气体如一氧化碳的患者应当气管插管。与烧伤科医师讨论患者的治疗十分重要,需要共同决定继续观察抑或进行气管插管。如果怀疑存在进行性气道水肿,应立即气管插管。烧伤患者的面部和气道水肿使得气管插管非常困难。应当仔细选择插管方法,如有可能应向专家求助。气管插管的方式取决于烧伤后分期,以及气道水肿是否严重。如果进行预防性气管插管,没有禁忌证时可在直接喉镜下进行操作。如果气道已经出现水肿,或预计为困难插管,应考虑在纤维喉镜引导下的清醒插管。预计为困难插管时,有一位能够熟练迅速进行环甲膜切开的外科医师在场非常重要。一旦气管插管成功,必须正确固定插管,因为面部烧伤水肿的患者一旦发生意外拔管,其困难气道可能致命。推荐使用脐带胶布带固定方法。

2. 血管通路和初始液体治疗 安全可靠的血管通路非常关键。这通常需有中心静脉通路,尽管在烧伤所致低血容量经纠正后放置中心静脉导管更安全。

3. 多发伤问题 由于烧伤患者常合并其他损伤(见第 9 章),因此所有患者都必须按多发伤进行处理。

B. 烧伤特殊的二次评估 与创伤的二次评估同时进行,在评估开始时应当考虑很多烧伤特异性情况(表 37-3)。

表 37-3 烧伤特殊的第二次检查的重点

系统	重点考虑的内容
病史	要点包括受伤机制,密闭空间暴露时间,解救时间,救援延误时间,转运期间的补液情况,既往疾病和外伤史
头颈部	1. 应检查眼球,在附属器官肿胀造成检查困难之前进行角膜荧光染色检查。伤后最初数日附属器官肿胀为眼球提供了良好的遮盖和保护。基本不必要做急诊睑缘缝合术 2. 如果角膜呈云雾状外观,则明确提示角膜上皮缺失。但更常见的是微小的角膜上皮缺失,这需要角膜荧光染色证实。初期治疗应在眼局部应用抗生素
心脏	电击伤患者应监测心律24～72小时,需要特别注意既往有心肌梗死病史的患者
肺	必要时做胸部焦痂切除术,以确保吸气压小于 40cmH$_2$O (3.92kPa)
血管	1. 需要一系列检查来谨慎监测烧伤肢体的灌注情况。不应等到某个血管血流显著降低才行减压手术 2. 电击伤或深度烧伤后,若远端血流减少应行筋膜切开术。无论筋膜室压力如何,临床发现远端血流减少的肢体都应进行减压
腹部	1. 应放置鼻胃管并确认引流通畅,尤其在非增压直升机进行空中转运前 2. 若复苏所需容量异常增多,可能提示有隐匿性腹腔内损伤 3. 全腹壁深度环行烧伤患者可能需行躯干部焦痂切开术以利于通气
泌尿生殖	确认插入导尿管后将包皮复位,否则水肿进行性加重可能导致包皮嵌顿
神经系统	神经系统的早期评估非常重要,因为伤后数小时内由于用药或血流动力学不稳定等影响,患者可出现感知能力进行性障碍
肢体	复苏早期即可明确是否需行焦痂切除术。若转运时间不超过伤后6小时,许多焦痂切开术可推迟到转运后施行

系统	重点考虑的内容
创面	尽管最初检查创面时常常低估创面深度却高估创面面积,但还是应当评估创面面积、深度以及是否存在环绕伤
实验室	1. 对气道损伤或吸入损伤的患者动脉血气分析十分重要 2. 用100%纯氧进行有效通气的患者,碳氧血红蛋白的半衰期为30~40分钟,因此,即使入院时碳氧血红蛋白浓度正常,也不能排除大量吸入一氧化碳的可能性 3. 深度烧伤或电击伤的患者,应做尿潜血检查

1. 病史　初期评估是获得病史和受伤机制要点的最佳时机。应该主动向急救人员和患者家属获取这些资料,因为接触这些人员和信息的时间常很短暂。重点包括受伤的时间,受伤过程细节,最初的意识状态,解救时间以及破伤风免疫情况。

2. 烧伤患者特异性的全身体检　烧伤和创伤患者入院时需要进行全面的体格检查。其中几个方面对烧伤患者是独特的。

a. 头、眼、耳、鼻和咽喉:应避免对受伤的枕部施压。附属器官严重水肿可妨碍眼球检查,因此应当在发生水肿前检查眼球。角膜呈云雾状通常提示严重烧伤,一旦怀疑存在任何程度眼球损伤,应进行全面的眼科检查。更轻微的损伤可通过荧光染色发现。附属器官的烧伤很容易观察到,但基本不需要进行急诊睑缘缝合术。耳烧伤时,应避免压迫烧伤的耳郭,局部可用磺胺米隆。最后,检查鼻和咽喉时应注意吸入损伤的表现,如碳化碎屑和烧焦的鼻毛。应调整鼻胃管和气管插管的固定装置以免压迫鼻中隔。

b. 神经系统:根据受伤机制的不同,进行头和脊柱轴向影像学检查。对瘫痪或反应迟钝的患者,应确认周围神经没有受到压迫,从而避免发生神经病变。对于建筑物火灾中的烧伤患者,应通过病史、神经系统检查和碳氧血红蛋白水平评价一氧化碳暴露,因为吸入一氧化碳的患者应当接受高压氧治疗。

c. 颈部:对高电压击伤患者,评价颈髓损伤尤为重要。为使头部静脉回流顺利,需对环绕颈部的深度烧伤进行焦痂切开。

d. 评估胸壁顺应性:若深部焦痂影响通气,应予以切除。必要时最好沿胸壁前外侧行双侧焦痂切开。需要证实双侧呼吸音均存在。

e. 心血管系统:多数患者最初为低血容量,对扩容反应好。有时,大面积烧伤患者具有原发性心肌功能障碍。通过有创监测可以鉴别这些患者,需要应用β肾上腺能激动剂如多巴酚丁胺。

f. 泌尿生殖系统：男性患者留置尿管后，若包皮包裹龟头应予复位，以免发生进行性包皮水肿引起急性包皮嵌顿。有时需要切开深度烧伤的包皮以便留置尿管。

g. 肌肉骨骼系统：必须对烧伤肢体进行评估，判断是否存在其他创伤，监测血流灌注是否充分。有时骨折难以诊断，因此需要进行充分的影像学检查。骨折和烧伤的肢体最初采用夹板进行外固定。复苏期间进行性水肿可导致后期发生骨筋膜室综合征和肢体严重缺血，原因在于环行焦痂或无弹性肌筋膜室内的肿胀。复苏期间应监测肢体灌注情况。有证据提示肢体灌注不足时，应进行焦痂切除术。

3. 创面初期评估和处理　通常使用 Lund-Browder 或其他烧伤图评估创面范围(图 37-1)，并由有经验的医师目测判断烧伤深度，并检查是否存在环行创面，后者需要减压以确保灌注充足。

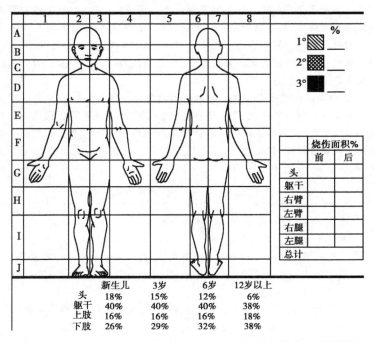

图 37-1　各年龄组烧伤图举例。用于准确估计烧伤范围，根据不同年龄组人体测量学结果进行校正

4. 实验室和影像学检查　除常规电解质和血液学检查,以及碳氧血红蛋白和动脉血气分析外,很少需要其他实验室检查。胸部 X 线片可确认气管插管和其他复苏管路位置正确,并判断是否存在胸部创伤。吸入损伤早期很少引起 X 线改变。根据受伤的机制决定是否需要其他影像学检查。

5. 滥用药物的可能性　对所有患者均应筛查是否因滥用药物引起烧伤。儿童烧伤病例中大约 20% 报告州立调查机构,但各年龄组都可发生药物滥用。通常在患者入住 ICU 后才得以明确。因此,所有医务人员必须考虑这一可能性,并将任何可疑病例向有关部门报告备案。应仔细且完整记录损伤发生的环境和体检特征。最好有照片作为证明材料。

Ⅳ. 复苏

A. 烧伤后即刻的生理学　大面积烧伤后最初一个小时内,患者血管内容量几乎没有变化。随着创面释放介质逐渐被循环吸收,以及应激和疼痛诱发的激素释放,毛细血管完整性受到破坏,导致水、电解质甚至中等胶体分子渗出血管外。复苏成功的患者在 18～24 小时后上述渗漏减少,其原因尚不清楚。复苏延迟的患者渗透增多,可能与低灌注组织再灌注时形成的氧自由基全身释放有关。

B. 过去四十年提出许多公式用于预测复苏容量需求。由于许多因素可以影响复苏容量的需求,因此所有公式都不准确。没有两次损伤完全相同,至今没有公式可以准确预计所有患者的容量需求。一些公式广泛用于确定初始输液速度,并粗略指导液体复苏治疗。其中之一即改良 Brooke 公式,概括于表 37-4。

表 37-4　改良的 Brooke 公式

第一个 24 小时
成人和体重＞10kg 的儿童:
乳酸林格液:2～4cm^3/kg/% 烧伤面积/24h(前 8 小时给予半量)
胶体液:无
体重≤10kg 的儿童:
乳酸林格液:2～3cm^3/kg/1% 烧伤面积/24h(前 8 小时给予半量)
含 5% 葡萄糖的乳酸林格液:4cm^3/(kg·h)
胶体液:无

第二个 24 小时

所有患者：

　　晶体液：用以维持尿量。如使用硝酸银，因为钠被吸取，需继续用等
　　　　　张晶体液。如用其他表面用药，则对自由水的需要量很大。
　　　　　应严密监测血清钠。应开始营养支持，最好经肠道给予。

　　胶体液(含 5％白蛋白的乳酸林格液)：

　　　　0％～30％烧伤：无

　　　　30％～50％烧伤：$0.3cm^3/kg/1$％烧伤面积/24h

　　　　50％～70％烧伤：$0.4cm^3/kg/1$％烧伤面积/24h

　　　　＞70％烧伤：$0.5cm^3/kg/1$％烧伤面积/24h

　　C. 监测　　不正确的扩容治疗可显著增加并发症。因此，烧伤复苏治疗时必须每小时评估复苏终点，详见表 37-5。指导烧伤后复苏治疗的一个简单有效的指标是尿量，而其他复苏终点包括酸碱状态、混合静脉血氧饱和度也经常使用，与其他病情不稳定的创伤患者的复苏治疗相似(见第 9 章)。

　　D. 对复苏问题的认识和处理　　大面积烧伤患者对输液的需要量可能很大。必须及时认识到何时复苏未达到目标，以及如何处理，这一点非常重要。在复苏过程中的任一时间点，可根据已经输入的液体量以及输液速度预测 24 小时输液总量。如果这一数值超过 $6ml/kg/1$％烧伤面积/24h，很可能复苏没有正确进行。此时应考虑给予胶体，或放置肺动脉导管以获取其他资料(见第 1 章)。

表 37-5　各年龄复苏终点

检查项目	目标
感觉中枢	舒适，可唤醒
尿量	婴儿：$1\sim2cm^3/(kg \cdot h)$
	儿童：$0.5\sim1cm^3/(kg \cdot h)$
	其他：$0.5cm^3/(kg \cdot h)$
碱缺失	小于 2
收缩压	婴儿：60～70mmHg
	儿童：70～90＋(年龄×2)mmHg
	青少年和成人：90～120mmHg

Ⅴ. **神经系统问题**　必须经常关注的神经系统问题包括疼痛和焦虑的处理,暴露眼球的护理和周围神经病。

A. 未予控制的疼痛和焦虑对生理和心理都有不良后果。疼痛和焦虑都是发生创伤后应激综合征的诱因。

1. 严重烧伤患者常常需用超大剂量阿片类药物才能有效控制疼痛,因此可能出现止痛治疗不足的情况。

2. 大面积开放伤口患者可能快速发生阿片类药物耐药性。尽管如此,阿片成瘾极罕见;创面闭合后阿片类药物的需要量迅速减少。所以,烧伤患者治疗疼痛的最佳方法是尽快使创面达到生物性闭合。

3. 治疗成功很大程度上依赖有计划的药物治疗以及非药物治疗措施(见第 7 章)。

B. **眼球外露**　烧伤的眼睑和眶周皮肤逐渐收缩,常引起眼球外露。这将导致眼球干燥,继而发生角膜炎、溃疡和危及眼球的感染。对于并且病情不能很快好转的患者,每小时使用眼球润滑剂保护外露的眼球,并通过手术松解眼睑有助于预防这些并发症。

C. 烧伤患者可以发生周围神经病,原因在于周围神经的直接热损害或烧伤患者罹患的很多代谢紊乱。许多周围神经病是可以避免的。严密监测肢体灌注可避免缩窄性焦痂形成,并避免漏诊筋膜室综合征。恰当使用合适的夹板可避免压迫引起的神经病。对于深度镇静或麻醉的患者小心摆放体位,可避免牵拉或压力损伤。

Ⅵ. **肺部问题**

A. **气道**　应定期检查气道插管的固定情况。如果怀疑存在吸入损伤,可行纤维喉镜评价气道,并由有经验的烧伤科医师确认气道损伤处于稳定或好转阶段后,即可拔除气管插管。如果气道损伤不是主要问题,但患者需要经常进手术室行清创术或换药非常痛苦,ICU 医师可以考虑在治疗期间保留气管插管,并评价是否需要气管切开。

B. **吸入损伤**

1. **吸入损伤的诊断**　吸入损伤是临床诊断,诊断依据包括封闭空间暴露史,并可见及烧焦的鼻毛,痰中含有碳物质。对可疑患者行纤维支气管镜检查,有助于发现喉头水肿。对于逐渐发生上气道水肿的患者,这些信息有助于预先插管的决定。当气道水肿有减轻征象时,在决定拔管前行纤维内镜评价气道非常重要,可能降低再插管的风险。

2. **临床后果和处理**　吸入损伤患者可能发生对临床有严重影响的5种并发症。

a. 急性上呼吸道梗阻可能发生,需要进行气管插管。

b. 由烟雾状刺激物引发的支气管痉挛常在最初 24～48 小时内发生,特别是儿童。通常可吸入 β_2 受体激动剂(见第 21 章)。有些儿童需要静脉输注支气管扩张剂如特布他林或小剂量肾上腺素,偶尔需要使用激素。机械通气时应采用尽量减小 auto-PEEP 的策略。

c. 支气管内坏死组织碎屑脱落所致,并影响分泌物的排出,即可发生小气道阻塞。较细的气管插管可突然发生阻塞,应当对患者呼吸情况的突然恶化有充分准备进行判断和处理。支气管镜有助于清洁气道。

d. 30%～50%吸入烧伤患者发生肺部感染。鉴别肺炎和气管支气管炎(受累的气管支气管树化脓性感染)常很困难,但一般对临床预后没有影响。如果患者新出现脓痰,发热和气体交换障碍,应给予治疗;应当根据痰革兰染色和培养结果调整抗生素。清除分泌物是极为重要的处理措施,因为支气管黏膜的吸入损伤极大地减弱了黏膜纤毛的清除能力。

e. 呼吸功能衰竭常见于持续吸入损伤的患者,其治疗见第 5 章和第 20 章。

3. 一氧化碳(CO)吸入　常见于建筑物火灾伤员。吸入 CO、缺氧和低血压等多种因素造成许多患者反应迟钝。有人主张用高压氧(HBO)作为改善严重 CO 吸入患者预后的措施,但目前对高压氧的使用仍存在争议。

a. 生理学:CO 能够结合并灭活含有血红素的酶,尤其是血红蛋白和细胞色素。碳氧血红蛋白的形成导致急性生理性贫血,与等容血液稀释非常相似。由于碳氧血红蛋白浓度达到 50% 时,对生理造成的影响与 50% 等容血液稀释相似,因此碳氧血红蛋白在这一水平时通常出现意识丧失,表明其他机制也参与了 CO 损伤的病理生理过程。很可能 CO 与线粒体内的细胞色素系统结合,影响了氧利用,这比 CO 与血红蛋白结合引起的毒性更大。严重 CO 暴露的患者有 5%～20% 出现迟发性神经系统后遗症,其原因尚不清楚。

b. 治疗选择:这些患者可用 100% 常压氧或高压氧进行治疗。如果发生严重暴露,表现为明显的神经系统损害或碳氧血红蛋白水平很高,在保证安全的前提下可能需要进行高压氧治疗。

c. HBO 治疗方案各异,通常是在 3 个大气压下暴露 90 分钟,治疗期间有 3 次各 10 分钟的"休息"。休息指呼吸增压空气而非增压氧气,以降低氧中毒引起的癫痫。由于治疗通常在高压氧舱内进行,故病情不稳定者不适合进行 HBO 治疗。其他相对禁忌证包括喘鸣或气体陷闭（增加气胸危险）以及高热（增加癫痫发作的危险）。进入高压氧舱前，应将气管插管套囊中充满盐水，以避免套囊受压造成漏气。如有可能，应避免上腔静脉插管以减少气胸的机会，这是因为在减压过程中气胸可能会突然加重。气管插管的患者需行鼓膜切开。

d. 建筑物火灾中解救出的患者常可检测出氰化物，但极少严重到需要用亚硫酸异戊酯和硫代硫酸钠治疗的程度。

Ⅶ. 胃肠问题

A. **溃疡预防**　常规使用预防性治疗前，烧伤患者常容易发生严重的溃疡（"Curling 溃疡"），是导致死亡的常见原因。目前认为溃疡形成继发于内脏血流减少。建议对多数严重烧伤患者应用组胺受体阻滞剂和（或）质子泵抑制剂治疗（见第 27 章）。尽管尚不清楚何时停止预防性治疗，但多数人认为，创面已经闭合并可耐受鼻饲的患者发生溃疡的危险很小，应当停止预防性治疗。

B. **营养支持**　烧伤患者需要长时间的蛋白质和热量补充。喂养不足或过度喂养都可引起不良后果（见第 11 章），因此应精确计算需要量。

1. **途径和时机**　持续管饲是理想方法，且常常获得成功。复苏期间管饲应从低速开始。最初应使用带有引流功能的鼻胃管，以便根据胃残留量判断患者对鼻饲的耐受性。如不能耐受管饲，则应采用胃肠外营养。高分解代谢的烧伤患者对长时间禁食的耐受性很差。

2. **营养目标**　严重烧伤患者的营养目标仍存在争议。很多用于预测营养需求的公式计算结果存在很大差异。当前的共识为蛋白质需要量约 2.5g/(kg·d)，热量需求相当于基础代谢率计算值的 1.5～1.7 倍，或静息能量消耗测定值的 1.3～1.5 倍。

3. **监测**　在烧伤患者漫长的住院期间，如要避免喂养过度或喂养不足的并发症，应根据营养终点指标调整底物的补充量。定期的体格检查，创面愈合的质量，氮平衡以及间接热量计等指标非常有帮助。大面积烧伤患者的高分解代谢状态，大面积创面愈合的要求，以及长时间营养支持的需要，使得监测和营养支持的调整尤为重要。

Ⅷ. 感染问题

A. **创面表面处理**　避免创面感染的最好方法是尽快切除和成功闭合深部创面。创面局部用药只是辅助性的，旨在延缓深部创面不可避免的创面感染，并减少愈合创面的失水和细菌繁殖。最常应用的药物见表 37-6。

表 37-6　常用的局部抗生素

磺胺嘧啶银	使用时不引起疼痛，对焦痂穿透力差，无代谢副作用，抗菌谱广
醋酸磺胺米隆	使用时引起局部疼痛，对焦痂穿透力强，抑制碳酸酐酶，抗菌谱广
硝酸银(0.5%)	使用时无痛，对焦痂穿透力差，吸取电解质，抗菌谱广（包括真菌）

B. 抗生素的应用　烧伤后的生理改变经常伴有中度发热，这并非感染的表现。出现意外发热时，应进行全面的体格检查；检查创面是否有感染表现；进行针对性的实验室和影像学检查；进行血、尿和痰培养。如患者病情不稳定，在得到培养结果前需要经验性应用广谱抗生素（见第12章和第29章）。如未发现感染灶可停用抗生素。对于病情恶化的烧伤患者，必须寻找隐匿感染灶，以便在发生全身性感染前及时治疗。

C. 感染控制问题(第13章)　从其他医院转入的患者常常携带高度耐药细菌。适当的感染控制措施对于避免上述细菌在易感患者间的交叉污染非常重要。常规预防措施和强制洗手是这些措施的重要组成部分。

D. 烧伤并发症的识别和处理　随着创面逐渐闭合，治疗成功的关键取决于对一系列并发症（其中多数为感染性并发症）的治疗（表 37-7）。关注临床表现的变化有助于早期发现并成功治疗这些并发症。

表 37-7　严重烧伤患者的系统再评估

系统	并发症
神经系统	1. 谵妄
	2. 癫痫
	3. 周围神经损害
	4. 迟发性周围神经和脊髓功能障碍
耳鼻喉	1. 耳软骨炎
	2. 鼻窦炎和中耳炎
眼	1. 睑外翻
	2. 角膜溃疡
	3. 睑球粘连

系统	并发症
肾脏	1. 早期急性肾衰竭 2. 后期肾衰竭继发于全身性感染,多器官功能衰竭和肾毒性药物
肾上腺	急性肾上腺皮质功能不全
心血管	心内膜炎和化脓性血栓性静脉炎
呼吸系统	1. CO 中毒 2. 肺炎 3. 急性呼吸窘迫综合征(ARDS)
血液系统	中性粒细胞缺乏,血小板缺乏,DIC
消化系统	1. 肝功能障碍,无结石胆囊炎 2. 胰腺炎 3. 胃十二指肠溃疡 4. 肠缺血
泌尿生殖	泌尿系感染
肌肉骨骼	1. 烧伤后骨骼暴露 2. 肢体骨折并烧伤 3. 易位性骨化
软组织	肥厚性瘢痕

Ⅸ. 烧伤 ICU 内的康复工作

A. 理疗师和职业治疗师在烧伤 ICU 中发挥重要作用。最初可每日两次进行所有关节的被动活动,以及静止的抗畸形体位,以预防挛缩的发生。

B. 围术期治疗　应当通知理疗师和职业治疗师拟行的手术顺序,以及治疗计划的任何修改。应鼓励治疗师在计划手术麻醉同时活动患者,并在手术室内制作面模和夹板,尤其对于清醒时不能耐受上述活动的儿童。

Ⅹ. 术中支持详见麻省总医院临床麻醉手册的第 33 章。需要强调的是,烧伤科与手术室团队之间应保证治疗的连续性。在我们的烧伤科中,数位烧伤科医师同时在 ICU 和手术室任职。

Ⅺ. 特殊问题

A. 电击伤

1. 触及低或中等电压的患者可有严重的局部创伤,但很少导致全身后果。

2. 触及高电压的患者常有骨筋膜室综合征、心肌损害、长骨和脊柱骨折,以及血浆内游离血红蛋白,如未能及时清除可引起肾衰竭。

3. 高电压击伤患者应接受心脏监测,影像学检查除外脊柱问题,检查尿液中肌红蛋白。初期的液体复苏根据烧伤面积计算,但深层组织损伤时上述计算并不准确,因此液体复苏过程中应严密监测并随时调整。应当经常进行体格检查密切监测有风险的肌筋膜室。怀疑筋膜室综合征时,应在手术室内减压。对创面进行清创处理,并联合植皮和皮瓣闭合创面。

B. 沥青烫伤

1. 许多热塑性道路材料是造成职业伤害的根源。这些材料具有高黏性,可烧热至 149～371℃(300～700 ℉)。

2. 创面应立即用自来水冲洗降温。根据烧伤面积进行液体复苏并加以监测。创面用亲脂性溶液涂抹,然后清创、切痂和植皮。须注意其下创面往往很深。

C. 冻伤

1. 冻伤引起的软组织坏死常在烧伤病房处理。主要采取保守治疗,直至不可逆的软组织坏死界限明确;通常这需要数周时间(如果不是数个月)。当界限明显时,必要时应进行手术清创、切除、重建或闭合创面;较轻的冻伤不需要手术常可愈合。

2. 冻伤患者就诊时可以表现为全身低体温的所有问题,应予相应治疗。

D. 化学烧伤

1. 患者可能接触数以千计加热的化学物质。治疗关键是要考虑热损伤,以及化学物质对局部和全身的影响。

2. 随时请毒物控制咨询中心会诊,就全身毒性作用提供指导。多数化学制剂可用自来水清洗(见第 35 章)。

a. 清洗碱性物质所需时间可能超过通常的 30 分钟。碱性物质透过手套接触到手指可引起特有的肥皂样感觉,当这一感觉消失时或当石蕊试纸测试床面显示中性 pH 时,可停止冲洗。

b. 接触浓缩氢氟酸可引起危险的低钙血症,应在焦痂下注射 10％葡萄糖酸钙,并进行急诊创面切除。

c. 金属元素应用油覆盖,白磷用盐水覆盖以防继发性燃烧。

E. **毒性表皮坏死松解(TENS)**

1. TENS 是一种病理生理尚未阐明的弥漫性疾病,表皮与真皮的连接发生急性损伤。发病前常有药物接触史,并伴有皮肤和内脏损伤。

2. 本病与全身 Ⅱ度烧伤的临床表现相似。经良好的创面治疗,多数患者皮肤创面愈合而不需要手术。呼吸道和消化道黏膜受累可导致全身性感染和器官功能衰竭,尤其当感染性并发症未能及时发现和治疗时。

F. **暴发性紫癜**

1. 暴发性紫癜是脑膜炎感染的一种并发症,可发生软组织广泛坏死,常合并器官功能衰竭。据认为暴发性紫癜是继发于原发性败血症早期一过性高凝状态。

2. 这些患者常伴有全身性感染相关的器官功能衰竭,并有大面积的深部创面。如果创面未能及时切除和闭合,则很容易感染,所以两者应同时处理。

G. **软组织感染**(亦见于第 29 章)

1. 软组织感染患者与烧伤患者具有很多共同特征。

2. 软组织感染患者需直接进入手术室。手术的目的为显露感染灶,以便准确界定感染的解剖范围,并通过培养、革兰染色和活检确定致病微生物。应反复在全麻下行清创手术直至感染得到控制,然后闭合创面或进行创面植皮。开始使用广谱抗生素,随后有针对性地使用抗生素,是重要的辅助手段。

H. **伴多发伤的烧伤患者** 烧伤治疗的优先级别常与骨科、神经外科和其他专科治疗的优先级别相矛盾。解决这些矛盾是治疗成功的关键(表 37-8)。这种情况通常需要大量的判断和会诊。

表 37-8 伴多发伤的烧伤患者治疗优先级别的矛盾

争论范围	公认的解决方法
神经系统	
烧伤和颅脑外伤患者在复苏过程中必须控制脑水肿;压力监测有增加感染的危险	严格控制复苏容量,短期内留置必需的压力监测,使用抗生素覆盖

争论范围	公认的解决方法
胸部	
胸部钝器伤及其表面烧伤的患者,可能需要通过烧伤部位放置胸腔引流管,有发生脓胸的危险,而且窦道愈合困难	使用长的皮下隧道以减少窦道闭合的困难,并尽早拔管以减少脓胸的危险
腹部	
如果表面有烧伤,腹部钝器伤很难发现。通过烧伤的腹壁进行手术操作,伤口裂开比例很高	随时使用影像检查以发现隐匿性损伤,剖腹手术常规应用固定缝线
骨科	
骨折的最佳处理可能受其表面烧伤的影响	多数此类肢体的最佳处理是尽快切除创面,并进行创面植皮,骨折进行外固定

(胡小芸 译,杜 斌 校)

参考文献

Goldstein AM, Weber JM, Sheridan RL. Femoral venous catheterization is safe in burned children: an analysis of 224 catheters. *J Pediatrics* 1997;3:442–446.

Prelack K, Cunningham J, Sheridan RL, Tompkins RG. Energy provided and protein provisions for thermally injured children revisited: an outcome-based approach for determining requirements. *J Burn Care Rehabil* 1997;10:177–182.

Rabban JT, Blair JA, Rosen CL, Adler JN, Sheridan RL. Mechanisms of pediatric electrical injury. New implications for product safety and injury prevention. *Arch Pediatr Adolesc Med.* 1997;151:696–700

Sheridan RL, Gagnon SW, Tompkins RG, et al. The burn unit as a resource for the management of acute nonburn conditions in children. *J Burn Care Rehabil* 1995;16:62–64.

Sheridan RL, Hinson M, Blanquierre M, et al. Development of a pediatric burn pain and anxiety management program. *J Burn Care Rehabil* 1997;18:455–459.

Sheridan RL, Hurford WE, Kacmarek RM, et al. Inhaled nitric oxide in burn patients with respiratory failure. *J Trauma* 1997;42:641–646.

Sheridan RL, Prelack K, Cunningham JJ. Physiologic hypoalbuminemia is well tolerated by severely burned children. *J Trauma* 1997;43:448–452.

Sheridan RL, Weber JM, Benjamin J, et al. Control of methicillin resistant *Staphylococcus aureus* in a pediatric burn unit. *Am J Infect Control* 1994;22:340–345.

第 38 章

ICU 中的灾难防备

Todd Seigel and Edward George

Ⅰ. 概述 自 20 世纪 70 年代起，突发事件指挥系统（ICS）就成为应对重大意外事故（MCIs）的组织结构。MCI 反应包括 4 个主要组成部分：搜寻和救援，甄选和初步稳定，针对性治疗和疏散。在准备应对MCI 中，每个 ICU 都应能够准确评估自己在技术和后勤方面的承受能力，并将真实情况与指挥系统沟通。在准备接受大量可能需要长期 ICU治疗的危重患者流入的时候，ICU 职员必须了解在 MCIs 中常见损伤的性质和治疗强度，如烧伤、爆炸伤，以及生物、核或化学物质导致的疾病和损伤。

Ⅱ. MCIs 时 ICU 的组织

A. 在灾难事件时 ICU 的组织应与整个医院 ICS 的实施方式类似。ICU 内部指挥结构的建立应不仅集中于 ICU 内部的执行功能，还要把和整个医院及院内其他重症监护室的整合作为重点。ICU 主任可以是高级管理人员、护士长或医疗主任，负责在整个事件期间对 ICU 进行管控，包括向ICU 职员提供事件进展信息和从其他 ICU 主任处获得进展情况。除此以外，ICU 主任还需要任命作为医院反应计划中不同级别领导者的员工，他们将补充入医院反应计划类似任务的指定人员中。在 MCIs 过程中领导结构的简介见表 38-1。

B. 对 ICU 中灾难管理的了解应注重 ICU 在整个医院反应中的角色，以及对已有资源利用的最大化。

1. 要最大化物理容量，并需要评价其需求。在 MCI 之前住 ICU 的患者可能需要根据预期患者激增进行再次甄选。所有可能转移出 ICU 的患者都要迅速转移。此外，某些医院可能具备应急费用将平素的非 ICU 空间转化成 ICU。这种地方包括麻醉恢复室和过渡病房。

2. ICU 患者的甄选是重要的，这需要和急诊室（ED）协调。基于可用的资源，有些患者（如病情稳定的机械通气患者）可能会直接从事故现场转运至ICU,而不需要通过急诊评估。患者甄选受到可用空间、人员配备和患者伤情的影响。正确的甄选应仅专注于那些可生存的损伤患者。此外,那些可能在其他方面获益于ICU治疗的患者,在重大意外发生时可能不再适于入住ICU。这包括大面积烧伤、反复心搏骤停、严重神经系统损伤患者和老年、儿童患者。反之,也不能单纯为了节省资源而将甄选指征掌握的过于严格,导致患者治疗受阻。

表38-1　重大意外事件中的领导角色

位置	角色
公共信息官	• 处理所有与ICU相关的院内沟通 • 可能要与其他医院人员共同发布关键媒体简报
联络官	• 作为ICU间或ICU与急诊室间的协调人 • 负责与州政府和联邦政府官员沟通
安全官	• 在处理有风险的情况时,给ICU人员提供建议 • 在生物、化学或核灾难时,与专业人士合作进行特别处理 • 组织防护设备的分配
保安官	• 实行出入管理措施,包括ICU封锁 • 在刑事犯罪活动时,为执法人员搜集证据
医疗官	• 监督临床医疗的常规操作 • 保证适当的医师人力
后勤主管	• 监督持续操作所需的资源供应
运行主管	• 监督从患者甄选到出院的所有流程 • 处理患者数据 • 为常规登记失败或电脑瘫痪作准备

　　3. ICU内部可能需要实施消毒措施,合适的医院安全官应参与设计用于ICU员工的消毒区域。空间分配也需要纳入考虑,根据事件的情况,负压隔离仓或烧伤病房也会影响患者甄选的决策。在重大意外事故的现场或急诊科,对患者的甄选要严格执行资源合理分配的原则,基于患者的严重程度和存活可能来进行。这种方式可能不适用于ICU。

　　4. 人力资源和人员安排。要更新并分发通讯录。此外,排班时要有预见性,不要在灾难一开始就动员起所有可用的人员。要预见到职员疲劳和意外伤害的可能,排班要同时注重即刻反应和分阶段撤离人员。

5. 在灾难处理中资源分配是至关重要的。除了医院空间和人力资源外,还应考虑到为达到恰当的管理所需的特殊仪器设备和人员。这包括固定资源如呼吸机、负压隔离病房的容量和个人防护设施。准确评估需求和资源有助于预测可能出现的挑战。

　　a. 在 MCI 时危重患者的有效收治可能会极具挑战性。医疗首先应着重于那些决定性措施,那些被认为能够改善生存率且不需大量花费和特殊设备就能实施的措施。危重症里最基本的几个方面包括机械通气,血流动力学监测和支持,特殊抗生素和针对生物或化学损伤的解毒剂。

　　b. 如果需要专业人员,如放射安全官员和感染性疾病专家,应尽快通知到位。此外,在遭受生物威胁时应通知检验人员。

　　c. 为应对标准计算机技术缺失或瘫痪,需要针对基础设施缺乏进行准备。追踪患者信息的特殊计划应有运行官应对。此外,灾难范围的初始资料可能是有限或不准确的,在制订决策计划的过程中要考虑到这一点。熟知医院的应灾计划和熟悉事件的涉及范围有助于 ICU 的管理,以及保持 ICU 与医院、地方及联邦政府的一致性。

Ⅲ. 损伤各论

A. 爆炸伤是对爆炸引起的环境压力骤然改变所导致的有害效应的统称。在美国,爆炸伤的最主要原因不是蓄意爆炸案件,而是工业事故。爆炸伤可分为原发损伤、继发损伤和三发损伤。在甄选爆炸伤患者时的总则应基于爆炸造成的损伤类型、爆炸地点和导致爆炸的能源类型。

1. 原发爆炸伤　指爆炸产生的冲击波经过所直接导致的伤害。在密度高的介质中,如水下,冲击波的最大压力会放大。接触到爆炸的气浪会导致含气腔隙的破裂,这是所有此类伤害的共同特征。发生在密闭空间中的爆炸,冲击波的反射可导致更高强度的伤害。此时原发爆炸伤的发生率会升高达四倍。

　　a. 原发爆炸伤最常见的部位为鼓膜,2 磅/平方英寸的压强即可导致鼓膜破裂。

　　b. 肺损伤在原发爆炸伤中的发生率仅次于鼓膜损伤,在压强 15 磅/平方英寸时会发生。

　　(1)肺内压力的急剧变化可导致肺泡水肿和出血,从而引发肺挫伤。

　　(2)肺损伤也会出现气胸或血胸。前者常常被忽视,直到正压通气使气胸加重时才会发现。

(3)肺泡壁和肺血管之间接触面的破坏还可能产生空气栓子,结果表现为神经系统或心血管系统功能异常。

c. 肠道损伤包括浆膜撕裂和肠穿孔。引起肠道损伤需要的压力很高,这在空气爆炸中不常见,而在水中爆炸时更常见。

2. 继发损伤　指在爆炸中由于飞溅的碎片造成的损伤。

3. 三发爆炸伤　指患者被冲击撞向固定物体后造成的钝性伤害。一名70kg成年人遭受到15磅/平方英寸的最大超压时产生的瞬时加速度约为重力加速度的14倍。继发和三发损伤的发生率很高,它们是大多数爆炸中最主要的损伤。

4. 混合爆炸伤　指暴露于爆炸所产生的化学气体及灰尘导致的伤害,包括化学灼伤和热灼伤。爆炸的能量源会对这类伤害的发生率产生影响,而当爆炸源为化学、核或者放射性物质时,需要引起特别的重视(见下文)。

B. 重大意外事故中出现的烧伤常常同时合并有其他伤害,如爆炸伤,或者化学损伤、严重放射暴露等,后两种情形较少见(见下文)。在重大意外事故中,烧伤患者往往数量众多,这种情况下需要采取有效的甄选措施。除此以外,烧伤患者的专科处理与普通烧伤患者没有差别,详见第37章。

C. 生物武器　指用以造成伤害的微生物或者微生物的变种。这里包括细菌、病毒和细菌毒素。生物武器十分具有隐蔽性,由于无色无味在布放时不易被察觉。此外,细菌颗粒的大小很易于通过吸入而沉积于下呼吸道,这是导致广泛播散的最有效的渠道。与化学武器不同(详见下文),由于患者暴露于生物武器的症状通常不典型,容易和其他地方性疾病混淆,这使得对生物武器攻击的发现容易延迟。患者暴露于生物武器后到出现症状可能有数天到数周的时间,而暴露者在时间和地域上都可能呈散在分布。生物武器导致的疾病通常是传染性的,医务工作者必须采取恰当的防范措施,从而将暴露和交叉感染的风险降至最低。一般来说,由于患者临床症状迟发,大规模的消毒措施是不必要的。更换污染衣物并用清水和肥皂清洗能够去除超过99%的病原体。医务工作者的防护十分重要,除了标准防护外,应假设病原为气溶胶传播并采取严格的呼吸道隔离措施。疾病控制中心(CDC)和国立卫生研究院(NIH)可以提供有用的参考资料。抗生素治疗指南见表38-2。更多信息可参考下列网站:

- http://sis.nlm.nih.gov/enviro/biologicalwarfare.html
- http://www.bt.cdc.gov/

表 38-2　生物武器的抗生素治疗指南

病原	状态	用药选择
炭疽	皮肤炭疽或接触后预防吸入炭疽	阿莫西林 500mg 口服　每日 3 次　疗程 60 天 环丙沙星 400mg IV　每 12 小时一次　或 多西环素 100mg IV　每 12 小时一次 疗程 60 天
鼠疫	疾病活动	环丙沙星 400mg IV　每 12 小时一次　或 多西环素 100mg IV　每 12 小时一次　或 氯霉素 25mg/kg IV　每 6 小时一次　或 链霉素 1g IM　每日 2 次　或 庆大霉素 5mg/kg IV　每日 1 次　疗程 10 天
	接触后预防或大规模人群感染	环丙沙星 500mg　口服　每 12 小时一次　或 多西环素 100mg　口服　每 12 小时一次治疗 用药疗程 10 天，预防用药疗程 7 天
兔热病	疾病活动	与鼠疫治疗相同，但疗程为 14 天

1. 天花是由天花病毒导致的临床综合征，天花病毒是一种大型的 DNA 病毒，属于痘病毒科正痘病毒属。经过广泛的疫苗推广运动，世界卫生组织在 1979 年宣布天花已被消灭。但是在美国和俄罗斯还储存有病毒样本。天花病毒的主要在长期密切接触后，通过飞沫吸入传播。一旦感染天花病毒，潜伏期通常约为 12～14 天。天花的前驱症状通常不典型，包括发热、恶心、头痛和背痛等。前驱症状结束后，患者上腭、口腔黏膜和舌出现皮损。这种皮损持续 24～36 小时，随后被皮肤斑疹取代，典型的皮疹自面部开始出现，随后向肢端进展。天花的总病死率大约为 30%，暴露后 4 天内进行疫苗接种，能够显著改善临床表现。在美国，天花疫苗由 CDC 统一储存，在 24 小时内即可获得。更多信息见 CDC 官网 http://www.bt.cdc.gov/agent/smallpox。

2. 炭疽热是指由炭疽杆菌感染所致的疾病，炭疽杆菌是一种产芽胞的革兰染色阳性杆菌。人通过直接暴露于炭疽芽胞而感染，暴露方式包括皮肤接触、吸入或者误食。炭疽可在人与人之间相互传播。目前有针对炭疽的疫苗，但疫苗必须在暴露前应用才有效。

a. 95% 的炭疽热为皮肤炭疽。患者皮肤暴露于炭疽杆菌 2～5 天后出现无痛的烫伤样皮损，随后这种烫伤样皮损蜕化为溃疡，最终变成黑色焦痂。10％～20％的病例会出现败血症并因此死亡。若能识别这种焦痂,并据此开始口服抗生素,可以在最大限度上减少由皮肤病变进展成败血症的可能性。

　　b. 吸入烟雾状的炭疽芽胞会导致肺炭疽。尽管 2001 年美国炭疽暴发中获得的数据显示肺炭疽的病死率有所下降,但仍接近 100％。由于其高病死率和易于播散,肺炭疽是在恐怖袭击中最常见的疾病形式。肺炭疽的潜伏期为 1～6 天,前驱症状包括乏力、发热和咳嗽等,胸部影像学表现为纵隔淋巴结肿大,而没有明显的肺部浸润影。早期应用抗生素能够缓解疾病的症状(表 38-2),但在出现症状后用药的效果欠佳。因此应该对所有可能接触到炭疽芽胞者预防性应用抗生素。

　　c. 胃肠炭疽通过误食炭疽芽胞或者污染的肉食传播。胃肠炭疽患者在胃肠道出现与皮肤类似的病损,这些病损会成为细菌入侵的门户。常见的临床症状包括腹痛、恶心、呕吐、便血。若不治疗,这些症状会进展为菌血症甚至死亡,总体病死率大约为 30％。胃肠炭疽的抗生素选择与肺炭疽一样。

　　d. 去污染:当在人群之间无法传播时,炭疽杆菌能够以芽胞的形式在环境中长期存活。采用抗菌药皂全面清洁皮肤可以达到皮肤消毒的目的;患者的衣物和生活用品必须妥善处置。医务人员需要穿戴一次性个人防护用品并佩戴能够过滤 1mm 微粒的口罩。死于炭疽的患者的尸体是重要的细菌芽胞传染源,故需采取严格隔离并火化以达到消毒的目的。

　　3. 鼠疫　指由鼠疫耶尔森杆菌感染导致的临床疾患,鼠疫杆菌是一种革兰阴性杆菌。鼠疫是一种人畜共患疾病,鼠疫杆菌主要存在于啮齿类动物细胞内,通过跳蚤叮咬直接传播给人类。此外,与炭疽类似,鼠疫杆菌也可以形成气溶胶从而导致呼吸道播散。

　　a. 腺鼠疫通过跳蚤叮咬致鼠疫杆菌直接入血传播。潜伏期 2～10 天,此后出现淋巴结肿胀发炎。其典型表现为"横痃",即腹股沟淋巴结炎,腺鼠疫也因此得名。细菌的快速繁殖可引起急进性的败血症、弥散性血管内凝血(DIC),最终导致死亡。不经治疗,腺鼠疫的病死率接近 100％。然而与炭疽不同,耶尔森菌败血症可通过恰当的抗生素治疗缓解,病死率可降至15％以内。

　　b. 肺鼠疫由细菌直接吸入引起。经过短暂的潜伏期后,早期的发热、乏力症状演变成咳嗽和咯血。此类鼠疫几乎 100％致死。接触者应采取飞沫传播的防护措施,所有潜在的暴露者均应接受预防性抗生素治疗。

　　4. 肉毒素中毒　指由肉毒杆菌毒素介导的麻痹症。肉毒梭状芽胞杆菌是一种厌氧的,可形成芽胞的革兰阳性杆菌。肉毒杆菌感染的临床表现完全是由细菌毒素造成的,梭状杆菌的芽胞是不致病的。作为已知毒物中致死性最高的一种(LD50 为 1mg/kg),肉毒杆菌毒素抑制神经末梢突触前膜乙酰胆碱的释放。神经系统全面的乙酰胆碱水平降低导致迟缓性瘫痪。一般情况下,肉毒素中毒或者通过误食被肉毒梭状芽胞杆菌污染的食物,或者通过伤口污染而获得,不存在人与人之间的传播。

a. 食入肉毒杆菌或者肉毒素制剂会引起类似的临床病症。初期症状主要表现在胃肠道,包括下腹痛、腹胀、恶心和呕吐。食入病菌到发病的时间从 4 小时到 10 天不等。神经系统损害常以球部症状首发,如构音或吞咽困难,随后逐渐进展为全身软瘫。

b. 创伤性肉毒杆菌病是指皮肤伤口合并了肉毒杆菌感染时发生的肉毒杆菌病。细菌增殖和毒素产生是临床症状的根源。与食入肉毒杆菌相比,创伤性肉毒杆菌病症状出现更晚,且没有胃肠道症状。

c. 本病也可通过吸入或水源传播,这可能是导致重大意外事故最常见的传播方式。二者中水源传播相对少见,这是由于水处理过程会使得肉毒素失活。

d. 肉毒素中毒的诊断和治疗极具挑战性,因此必须时刻保持对该病的警惕性。初始治疗的目标是清除潜在的细菌感染和细菌毒素的灭活。其他治疗则以支持治疗为主。目前检测肉毒素的方法已经在开发中,但还不能应用于临床。在疾病早期,特别是对那些胃肠道受累的患者,洗胃和胃肠道去污染可能有帮助。由于镁剂可能加重神经肌肉阻滞,故应避免应用含镁导泻剂。青霉素是治疗梭状杆菌的一线用药,应早期应用。肉毒素的抗毒素血清是唯一的针对性治疗,可以通过 CDC 或者州卫生部获得。抗毒素只能抑制症状进展,而不能改善给药前已经出现的症状,故在 24 小时内用药效果最好。

5. **兔热病** 是由土拉热弗朗西丝菌引起的疾病,土拉热弗朗西丝菌是一种革兰阴性球杆菌。尽管兔热病在美国大多数州都有流行,但到 20 世纪 90 年代,其发病率已经降至接近 1/百万人口。土拉热杆菌具有高度传染性,并且易于形成气溶胶,这使得其成为理想的生物武器备选。兔热病可表现若干种典型的临床综合征,其中溃疡腺型和伤寒型最为常见。此病的潜伏期可长达约 2 周,但是大多数临床症状在 3～5 天即可出现。早期临床表现常不典型,包括发热、不适、食欲缺乏和咳嗽。临床最为常见的溃疡腺型兔热病,会出现痛性的化脓性的淋巴结肿大,这种表现可能与腺鼠疫类似。兔热病对抗生素治疗反应良好,很少致命。由于土拉热弗朗西丝菌需要在特殊的培养基上生长,在怀疑兔热病暴发时需要通知微生物学实验室。与其他可能的生物武器不同,土拉热杆菌不需要任何特殊方式的消毒,接触者采用标准防护措施即可。

6. 出血性病毒　如汉坦病毒、埃博拉病毒和马尔堡病毒均为 RNA 病毒,易形成气溶胶而导致重大意外事故。此类病毒在人与人之间有高度传染性,虽然不同种类略有不同,因此接触者必须采取严格的呼吸道防护措施。疾病早期症状与其他病毒感染无异,但随后出现毛细血管渗漏、出血及凝血异常,此外还可能逐渐出现皮肤瘀斑。其中埃博拉病毒感染的病死率超过 90%。此类疾病的治疗以对症为主。

D. 化学武器　指蓄意采用化学物质来造成重大危害。最近一次采用化学武器的事件是发生在 20 世纪 90 年代中期的东京地铁袭击事件。由于化学武器导致的症状出现突然而且难以控制,对于大量暴露于化学武器的描述和一般处理与生物武器不同。化学武器的受害人群估计往往数量很大,而不是小群体。此外,与生物武器不同,大范围的去除污染对于限制疾病扩散和减少发病至关重要。一旦怀疑受到化学武器攻击,就必须划定去污染的地域,这个范围应该大于给予处理措施的范围。脱掉受污染的衣物可以去除大多数传播的风险,尽管如此,密切接触受害者的医务人员需要采用标准防护措施,包括带正压的化学防护服和独立的呼吸器。皮肤可采用 0.5% 的次氯酸水溶液清洗去污染。患者完成彻底去污染后,采取病史的重点应放在暴露的具体时间和持续时间。美国疾病控制中心网站有关于化学武器危害评估的指南可供浏览:http://www.cdc.gov/nceh/demil/guidelines.htm。化学武器可粗略分为致命性毒剂和非致命性毒剂,不过恐怖事件更倾向于采用致命性毒剂。致命性化学武器可分为窒息性毒剂、糜烂性毒剂、神经性毒剂和全身中毒性毒剂,又称为"血媒介"。

1. 窒息性毒剂　一般来讲,这类毒剂通过与肺水结合产生盐酸和氧自由基刺激呼吸系统。随后出现的炎症和细胞破坏导致肺水肿和呼吸衰竭。此类气体密度高于空气,更容易对地理位置低洼或者接近地表的受害者产生严重的影响,这种影响因毒气释放的方式和位置而异。氯气即使在低浓度时也会呈现特征性的黄绿色,并散发漂白剂的气味。光气(碳酰氯)是无色气体,但具有干草或者新割的草的气味。双光气的特点与光气类似,但能够通过化学滤器且起作用更短。暴露于窒息性毒气后数分钟就会出现咳嗽、黏膜刺激症状和声音改变,肺水肿在 4~24 小时后出现。另外此类毒气还可能引起皮肤和眼灼伤。窒息性毒气引起的肺损伤的治疗以支持为主,此外,氧气湿化、支气管扩张剂、雾化吸入碳酸氢钠和全身应用 N-乙酰半胱氨酸可能有所帮助。部分患者需要呼吸支持或者机械通气。

2. 糜烂性毒剂 能导致暴露部位皮肤水疱形成,包括芥子气和砷剂。

a. 芥子气:是一类含硫或者氮的化合物,得名于其特有的芥末样的气味和颜色。在室温下,芥子气呈油状,为琥珀色的液体。芥子气为可挥发气体,在高浓度时会被吸入。皮肤暴露于芥子气后,位于表皮和真皮结合处的纤维遭到破坏,在大约 72 小时后开始形成化学灼伤和水疱。需要注意的是,日常的衣物不能提供针对此类毒气的保护。接触芥子气后,角膜水肿会导致眼痛、畏光和视力减退。吸入高浓度芥子气还可能导致呼吸道上皮细胞脱落从而引起呼吸窘迫。由于会引起 DNA 破坏,芥子气同时还具有致突变和致癌作用。尽管传统意义上的芥子气中毒病死率仅有 5%,但芥子气灼伤和可能随之发生的并发感染甚至全身性感染会导致严重的不良预后。长时间暴露于可导致全面的造血抑制,白细胞减少在 5～7 天出现,随后是贫血和血小板减少,这些是预后不佳的征象。

b. 路易剂:是一种含砷的糜烂性毒剂,作用与芥子气类似。路易剂接触皮肤后水解成盐酸和氯乙烯砷酸,后者即是糜烂剂。与含硫和含氮的同类毒剂比较,路易剂作用更强且具有更高的亲脂性。接触后 15 分钟即可穿透皮肤,随后出现水疱和化学灼伤。路易剂中的含砷基团能够与丙酮酸脱氢酶结合,进而阻止乙酰辅酶 A 的合成,导致细胞死亡和全身性砷中毒。砷中毒最显著的表现是胃肠道症状,如腹痛、恶心及呕吐,此外还会出现胃肠道黏膜脱落和便血。

c. 糜烂性毒剂中毒的主要治疗措施应着眼于早期去污染和其后的支持治疗。患者应该去除衣物并进行全身皮肤去污染。值得注意的是,芥子气遇到氯气会失活,单纯用水是不能达到去污染的作用的。应选择 5% 的漂白剂,按 1∶10 稀释后用来进行患者皮肤去污染。此外还可以采用吸收剂粉末涂抹皮肤来进行干去污染,之后再用湿布擦掉残留的吸收剂。要知道,皮肤大疱内的疱液并不含有糜烂剂,因而不会对医务人员产生毒害。除此之外的治疗就是强力的支持了。所有接触过糜烂剂的患者都应接受详细的眼部检查及眼科会诊。推荐的眼部去污染方法是用盐水冲洗双眼,同时还可应用散瞳剂和外用镇痛剂。针对全身症状可选用的药物包括 N-乙酰半胱氨酸、硫代硫酸盐、糖皮质激素及一氧化氮合酶抑制剂。粒细胞集落刺激因子对于骨髓抑制可能有效。英国抗路易气剂(BAL,二巯丙醇)是砷的螯合剂,可用作接触路易剂后的解毒剂,与 BAL 同类的化合物商品名为 Succimer 或者 Chemet,可以口服或者静脉给药。

3. 神经毒剂 是在室温下无色无臭的液体,能够导致接触者瘫痪。神经毒剂可通过蒸汽吸入或者通过皮肤吸收。吸入性神经毒剂由半数致死剂量（LCt50）来计量，LCt50 是指能使 50％无防护人员死亡的毒气量。与有机磷杀虫剂类似，神经毒剂通过直接灭活乙酰胆碱酯酶（AChE）起作用。全神经系统乙酰胆碱过量引起临床症状，起初为促进神经传导，但最终可导致神经传导瘫痪。早期的临床表现与抗胆碱能药物中毒类似，包括瞳孔缩小、支气管分泌物增加、排尿增多、流涎和流泪。暴露于高浓度神经毒气的患者会发生意识丧失和抽搐。癫痫持续状态和心脏传导异常很常见。中毒后数分钟即死亡，死亡原因通常是中枢性呼吸抑制，而非膈肌麻痹。神经毒剂可分为两大类。

a. "G"类神经毒剂：目前已知的 G 类神经毒剂有 4 种：塔崩（GA）、沙林（GB）、索曼（GD）和环沙林（GF）。塔崩是最先发现的神经毒气，也是 G 类毒剂中毒力最弱的一种（LCt50 值为 400mg min/m³）。此后，沙林、索曼和环沙林相继出现，每一种毒力都要强于前一种。毒力最高的环沙林超过塔崩 13 倍（LCt50 为 30mg min/m³）。G 类毒剂都是可迅速挥发的。

b. "V"类神经毒剂：毒力远强于 G 类毒剂，包括目前毒力最高的神经毒气 VX（LCt50 为 10mg min/m³）。V 类毒剂不易挥发且能够被皮肤吸收，但普通衣物即可提供防护。

c. 治疗：治疗神经毒剂中毒的重心在重活化乙酰胆碱酯酶，且越快越好。静脉应用解磷定能够重活化胆碱酯酶，但仅在吸入毒气后一定时间内有效。中毒到失去重活化能力之间的时间称为"老化"，这是神经毒气的内在特性。索曼的老化时间为 2 分钟，沙林为 5～8 小时，塔崩和 VX 的老化时间约为 40 小时。处理神经毒气中毒的患者时，先立即去除残留的毒物，随后开始机械通气支持并应用阿托品和解磷定。由于 AChE 水平的降低会显著延长琥珀胆碱的作用时间，在插管过程中应避免用此药作为肌松剂。阿托品的剂量，以出现抗胆碱能症状为目标，每 2～3 分钟静脉推注 2mg 直至通气正常。目前推荐给所有毒气接触者尽早应用解磷定以期达到效果。解磷定的用法是先给予 1～2g 负荷剂量，10 分钟滴完，继之以 500mg/h 的速度持续输注，持续用药直至病情缓解。需要注意的是，索曼的老化过快，解磷定不能起效。这时可采用毒扁豆碱作为竞争性抑制剂来对抗。

d. 全身中毒性毒剂或"血媒介"：通过引起细胞内缺氧起作用。

（1）氰化物通过阻断电子传递系统促使细胞内进行无氧代谢。这导致氧利用减少的同时产生乳酸。临床症状基于缺氧的水平，可出现意识丧失、心律失常和低血压。发绀是中毒晚期的表现。静脉血氧饱和度升高、AG升高的代谢性酸中毒和血乳酸水平升高可作为临床诊断的线索。氰化物中毒的解毒剂为亚硝酸钠。亚硝酸钠（300mg 制成 3％溶液）能够逆转氰化物对于电子传递系统的阻断，随后继之以硫代硫酸钠（12.5g 制成 25％溶液）。硫代硫酸钠仅作为给硫剂起作用，使氰化物变成硫氰化物并通过尿液排泄。亚硝酸钠给药时可引起严重的低血压，还能致高铁血红蛋白血症，用药时需要随访高铁血红蛋白水平。维生素 B_{12} 可作为备选的解毒剂（4～5g，30 分钟用完）。

（2）硫化氢也能够阻断电子传递系统，其阻断效应强于氰化物，但其结合能力比氰化物弱，其效应更容易逆转。与氰化物中毒不同，硫化氢中毒早期没有症状，但可被脑白质迅速吸收，引起突发意识丧失。硫化氢具有特征性的硫黄气味，容易被救援人员识别。由于其不能通过皮肤吸收，故不需要特殊的防护措施。硫化氢中毒患者全身毒性不重，故仅需有限的支持治疗。体内的硫化氢在 20 分钟内可代谢 90％。由于其代谢速度快，关于其解毒剂的资料不多。

E. 辐射损伤　是放射性物质产生的能量转移至身体组织所致的结果。核辐射可产生于蓄意放置的装置，随时间持续产生辐射；也可能通过"脏弹"爆炸播散放射性物质。在爆炸事件中，由于救援注意力常集中于烧伤和爆炸所致的创伤，对核辐射的认知往往会延迟。因此，在通过检测装置确定除外之前，对爆炸核辐射的风险必须保持高度警惕。与化学武器类似，去污染对于防止有害物质播散和保护救援人员都很关键。

1. 电离辐射产生自不稳定放射性元素的衰变，^{137}Cs 和 ^{60}Co 最为高危。辐射产生自 α 粒子、β 粒子、γ 射线、X 线和中子。所有上述成分都会不同程度地向组织传递能量。除传递能量外，中子还能使目标物质具有放射性，从而成为持续的放射源。组织获能后会产生自由基并出现细胞死亡，主要是通过 DNA 破坏。更新快的细胞，特别是胃肠道和造血系统，在放射暴露后最易受到伤害。

2. 甄选原则　发生任何可能的放射暴露时，均应通知辐射安全专家，并迅速采取充分的去污染措施。首先应当去除衣物，然后用肥皂和温水进行淋浴。淋浴时不应使用热水，因为热水能够导致血管扩张，从而增加放射性核素的吸收。应当对放射性进行连续监测以评价去污染措施的效果。这可以通过几个方面实现：

a. 尽可能缩短工作人员的放射性物质暴露时间。

b. 尽可能增加与放射源的距离；吸收的辐射剂量与距离平方成反比。

c. 辐射保护屏；标准个人防护设备可以阻断 α 和 β 粒子，但常常对 γ 粒子无效。铅及其他高密度物质能够增强保护作用。

d. 对于所有密切接触患者的人员均应进行实时辐射监测,且不应超过0.1 mGy/h。

3. 全身辐射后出现的临床疾病称为急性放射病(ARS)。一般来说,辐射损伤的临床表现出现较晚,多数无症状的患者仅需接受基础水平的实验室检查和门诊随访;不需要住院治疗。急性放射病最初的前驱症状为恶心、呕吐及腹泻,出现前驱症状的时间与全身辐射总剂量相关。若30分钟内出现临床症状,提示辐射剂量>600rad,而24小时以后发病者辐射剂量<70rad。如果不接受治疗,全身辐射剂量600rad者病死率为100%。相反,辐射剂量<70rad者仅表现淋巴细胞轻度减少。最终,受到大剂量辐射的患者将出现造血系统异常,包括免疫功能抑制、出血倾向和全身性感染。预后与48小时淋巴细胞计数直接相关:>1200者预后较好,而<300者预后极差。ARS的所有治疗均为支持性。

Ⅳ. 组织计划

A. 在ICU内有效的重大意外反应包括医院职员与联邦政府、州政府及地方政府的协调。国家应急框架,作为总指导原则,促使所有反应合作者为灾难和紧急状况提供全国统一的准备和反应,同时建立起全国性综合的针对所有危险情况的国内应急反应机制。这个框架由联邦应急管理署(FEMA)制定,描述了社会团体、私营机构和政府合作伙伴如何整合为有效的国家应急反应。该框架可以到下述网址阅读 www. fema. gov/emergency/nrf/。

B. 培训和灾难演习 熟练的工作分配对于及时有效应对灾难至关重要。所以灾难准备的关键就是对这些事件进行准备,同时准确预测可能出现的情况有助于计划制订。处理灾难的主要内容开始于对易感地区可能发生的危险的分析,以及考虑这些危险事件可能导致的后果。地理位置,包括可能出现的天气相关的意外,自然灾害及恐怖袭击的可能都应纳入考虑。应建立灾难演习并每年进行;一些专业医疗机构提供相关课程,涉及灾难计划及紧急筹备,以作为建立医院流程的基础。

- http://www. facs. org/trauma/disaster/dmep_course. html
- http://training. fema. gov/IS/crslist. asp
- http://www. aapsus. org/academies/disaster-medicine/index. html
- http://www. hhs. gov/aspr/opeo/ndms/index. html
- www. ifrc. org

(胡小芸 译,杜 斌 校)

参考文献

Flynn DF, Goans RE. Nuclear terrorism: triage and medical management of radiation and combined-injury casualties. *Surg Clin North Am* 2006;86:601–636.

Hotchkin DL, Rubinson L. Modified critical care and treatment space considerations for mass casualty critical illness and injury. *Respir Care* 2008;53:67–74.

http://sis.nlm.nih.gov/enviro/biologicalwarfare.html

http://www.cdc.gov/nceh/demil/guidelines.htm

Kman NE, Nelson RN. Agents of bioterrorism: a review for emergency physicians. *Emerg Med Clin North Am* 2008;26:2.

Mahoney EJ, Biffl WL, Cioffi WG. Mass-casualty incidents: how does an ICU prepare? *J Intensive Care Med* 2008;23:219–235.

Muskat PC. Mass casualty chemical exposure and implications for respiratory failure. *Respir Care* 2008;53:58–63.

Parker MM. Critical care and disaster management. *Crit Care Med* 2006;34(suppl):S52–S55.

Rubinson L, Hick JL, et al. Definitive care for the critically ill during a disaster: a framework for optimizing critical care surge capacity: from a Task Force for Mass Critical Care summit meeting. *Chest* 2008;133(5 suppl):18S–31S.

Harwood-Nuss' clinical practice of emergency medicine. 4th ed. Lippincott, 2005.

第 39 章

血管外科术后的 ICU 处理

Rose Blank and Ree Allain

I. **概况** 血管外科患者存在诸多的围术期问题。除了血管外科大手术本身的危险外,这些患者往往还具有高龄的特点及明显的并发症。常见的并发症包括高血压、冠心病、充血性心衰、慢性阻塞性肺病(COPD)、慢性肾功能不全及糖尿病。这些疾病存在与否,将影响血管外科择期手术的决定。有关这些并发症更为详细的讨论,读者可参阅相关章节的内容。

II. **颈动脉狭窄** 在颈动脉分叉处及周围的粥样硬化疾病是缺血性脑卒中的主要危险因素。在一些大型随机对照试验中,手术修复可明确减少有症状且高度狭窄患者(狭窄≥70%)的 5 年脑卒中发病率。对有症状而无高度狭窄(狭窄<70%)的患者,获益有限。对无症状患者的手术决策依赖于以下 3 个主要因素:①狭窄程度;②斑块密度;③疾病进展速度。

A. 颈动脉内膜剥脱术(CEA)

1. 颈动脉内膜剥脱术(CEA)是治疗颈动脉狭窄的标准术式,为横向夹闭颈内动脉后,切除阻塞的斑块。

2. 手术可在全身麻醉或局部麻醉下进行。

3. 除出现严重并发症或明显并发症外,多数患者术后不需要进入重症监护室。

4. 并发症

a. 神经系统并发症

(1)脑卒中:大约 3% 的患者在术后 30 天内会发生脑卒中。原因包括血栓栓塞、出血及继发于颈总动脉夹闭的缺血。术后即刻出现的新发缺血是急症,需要及时的血管造影检查或重新手术探查。

(2)脑高灌注综合征:发生率 0~3%。血管再通后,因为高血压或脑循环自调节功能异常,导致单侧的血流灌注明显增加导致该综合征。临床可表现为头痛、抽搐及局灶性神经系统体征,并可能进展为脑水肿、出血乃至死亡。主要治疗为控制血压,应用不会引起脑血管扩张的药物(如 β 受体阻滞剂)。

b. 心脏并发症

(1)脑血管疾病和冠脉疾病存在密切的联系,约 2.2％的 CEA 术后患者可发生心肌梗死。无心肌梗死的缺血事件据推测更为常见。

(2)颈动脉窦操作及去除斑块后,压力感受器突然暴露于更高的血管压力时,可出现缓慢心律失常和低血压。

(3)高血压也很常见,原因很多(包括基础高血压病加重,颈动脉窦功能异常,疼痛,高碳酸血症等)。无论病因如何,高血压均应积极处理,以减少新暴露的血管分叉处的剪切力并减少脑血管高灌注情况。

c. 气道和肺并发症

(1)气道梗阻可能由于术后增大的伤口血肿压迫气道或由于淋巴引流异常导致喉部水肿所致。喉返神经损伤导致声带运动障碍亦可导致气道梗阻。床旁局麻下手术切开可引流血肿,但当气道水肿是主要病因时,可能不能完全解除气道梗阻。气道维持困难时,无论病因如何,均需即刻气管插管,之后根据不同情况进行后续治疗。

(2)低氧血症和高碳酸血症可能由于颈动脉体化学感受器功能异常所致。在有对侧 CEA 手术史的患者中风险尤大。

B. 颈动脉支架

1. 颈动脉血管内支架是一种创伤较小的 CEA 的替代措施。

2. 与 CEA 去除病变的机制不同,支架置入治疗的基础是解除梗阻。

3. 早期因支架术后受压及斑块脱落导致的栓塞事件使得颈动脉支架的应用受限。近年针对上述问题,发明了抗挤压支架及血栓保护装置。

4. 针对症状性狭窄治疗的动脉支架与 CEA 比较的荟萃分析提示,两者在 30 日死亡率、卒中、致残性卒中率上无显著差异。长期预后及新装置的评价的资料正在进一步的研究中。

5. 对由于年龄、并发症、前期手术等原因导致手术风险极高的患者,支架是首选治疗措施。

Ⅲ. 主动脉瘤疾病

A. 升主动脉瘤

1. 累及升胸主动脉及主动脉弓的血管瘤多因囊性内膜退化导致主动脉壁平滑肌和弹性纤维消失,继而扩张所致。高龄、高血压是囊性内膜退行性变的常见危险因素。另可见于 Marfan 综合征、家族性胸主动脉瘤综合征及二叶主动脉瓣。

2. 其他病因包括梅毒、大血管动脉炎、慢性主动脉夹层、主动脉损伤。

3. 升主动脉和主动脉弓的修复手术多由心外科医师进行。

B. 降胸主动脉(DTA)和胸腹主动脉瘤(TAA)是胸主动脉的主要手术指征。预期发病率为 6~10/100 000 人每年,并随年龄增大而增加。

1. 病因学和分类

a. 与升主动脉及主动脉弓动脉瘤不同,降主动脉动脉瘤(左侧锁骨下动脉以远)和腹主动脉瘤主要病因为血管壁粥样斑块病变。其他不常见病因包括慢性夹层、结缔组织病、感染和血管炎。

b. 常见动脉粥样硬化性血管瘤的危险因素包括吸烟、年龄、高血压、高脂血症和家族史。

c. 该主动脉瘤可局限于降胸主动脉或同时累及胸主和腹主动脉,Crawford 分型对此进行了描述(图 39-1):

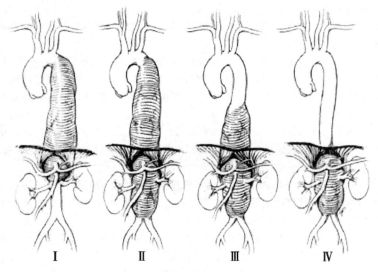

图 39-1　胸腹主动脉瘤的 Crawford 分型

(1) I 型胸主动脉瘤起自近端降主动脉,并延伸至上段腹主动脉,终止于肾动脉开口近端。

(2) II 型范围最广,起自近端降主动脉,延伸至腹主动脉肾动脉开口以下。

(3) III 型胸主动脉瘤起自降主动脉中段(第六肋间隙水平),延伸至腹主动脉肾动脉开口以下。

(4) IV 型为全腹主动脉瘤,起自膈肌以下,腹腔干近端,并延伸至肾动脉开口远端的腹主动脉。

2. 当评估破裂风险超过手术风险时，择期进行 DTA/TAA 手术修补。动脉瘤直径＞6cm 是普遍结束患者因素包括的手术指征。其他主动脉瘤破裂的危险因素包括：主动脉扩大速度（＞10mm/年）和夹层存在，患者因素包括年龄、高血压、吸烟、COPD、肾功能不全、疼痛、女性、Marfan 综合征及术前的固醇类激素使用（可能的危险因素）。

3. 开放手术和并发症

a. 通过左侧开胸或胸腹联合切口暴露后，手术包括：①横向夹闭胸动脉瘤近端的胸主动脉；②切开钳夹远端的主动脉，以保证原始血管和人造血管的吻合；③与人造血管吻合，重建重要的肋间动脉；④重建内脏分支，包括腹腔干、肠系膜上动脉、右肾动脉开口缝合至人造血管；⑤通过置入新人造血管或更常用的，通过从主动脉人造血管中引出分支血管重建左肾动脉；⑥远端吻合。这些步骤可能根据血管和动脉瘤的解剖结构不同更改或省略。

b. 虽有手术技术和器官保障技术的进步，手术死亡率仍居高不下，在不同研究中心的系列报道中，死亡率波动于 2%～16%。实际情况的回顾性分析提示，在部分机构中，住院死亡率约 22%。更甚者，仅统计 30 日死亡率和住院死亡率，似乎严重低估了 1 年内的死亡率。急诊手术修补破裂或渗漏的动脉瘤伴随明显升高的手术死亡率。回顾分析提示，术前肾功能不全、术中低血压、术中输血需求、术后脊髓缺血、术后肾衰均升高了术后死亡率。

c. 脊髓缺血（SCI）导致下肢无力乃至截瘫是胸主动脉手术的一种毁灭性的并发症。脊髓前索通过脊柱前动脉供血，而脊柱前动脉主要通过胸主动脉的一级分支肋间动脉，包括 T_8～L_1 水平的 Adamkiewicz 动脉供血。此外还存在有较多的侧支血管供血，包括区域上方的肋间动脉、下方的腰动脉以及锁骨下动脉、髂动脉的分支。围术期需密切观察 SCI 的存在（详见下文），因期间有 2%～10% 患者可能发生截瘫/轻瘫。升高 SCI 风险的因素包括 TAA Ⅰ 和 Ⅱ 型，术中牺牲重要肋间动脉，延长的术中血管横向夹闭时间，围术期动脉瘤破裂，延长的术中或术后低血压。神经系统异常可于术后即刻出现亦可能推迟至数日到数周。术后短时间内需反复减低镇静条件，以评价下肢神经系统情况。

(1) 与脑灌注压的概念相似，脊髓灌注压由平均动脉压和脑脊液压力的差值决定。因此，相对的高血压（通常以收缩压为目标，120～160mmHg）是在术中干扰血供时维持脊髓血供的目标。更高的血压目标可能增加主动脉吻合处的剪切力和左心室后负荷,应尽量避免。新出现下肢无力或瘫痪时,目标血压需相应提高。个案报道和麻省总医院的经验支持诱发高血压可能使神经系统症状缓解。

(2)为减少脑脊液压力,标准做法是术中建立脑脊液引流并维持至术后 48~72 小时。引流置于腰椎的脑脊髓膜间隙,并保持约 10mmHg(13cm H_2O)的负压吸引。重置脑脊液引流可改善延迟出现的神经系统症状。

(3)硬膜外冷却是麻省总医院于 20 世纪 90 年代发明的脊髓保护措施。其依据是通过在主动脉钳夹时应用冰盐水注入硬膜外间隙以冷却脊髓,减少脊髓代谢。虽然早期麻省总医院曾报道有希望的结果,但其他中心未能重复类似结果,故目前已不常规应用。部分中心推荐 DTA/TAA 术中通过体外循环实现全身降温。

(4)左心分流是一种在主动脉钳夹时,保持脊髓前动脉、肾动脉、内脏器官血供的术中操作。分流途径通常为左心房(通过肺静脉)至股动脉。该操作可保证在近端重建时,降主动脉和腹主动脉的血液逆行灌注,维持血供。

(5)肋间动脉重建,尤其是重要的 T_8~L_1 段,是为维持脊髓血供的常用操作。但需权衡操作的获益与延长夹闭时间的风险。通常整合若干肋间血管以缩短操作时间。

(6)术中运动神经诱发电位提供了前索功能的实时监测,可以指导血压的维持和术中肋间动脉再血管化的范围。目前文献提示,该技术联合脑脊液引流和左心分流可减少 SCI 发生率(70 个 TAA Ⅱ 型患者中,早期 SCI 减少 4.2%,迟发 SCI 减少 2.9%)。

(7)术后截瘫还应考虑由于脊髓或硬膜外血肿压迫脊髓所致。临床医师应高度警惕上述情况,尤其当留置轴索导管后进行手术操作相关抗凝时。当高度怀疑血肿时,应即刻行诊断性影像学检查(优先选择 MRI)。如有指征,需手术减压。

d. 心脏并发症:包括心律失常、心肌梗死、缺血性心衰,在此高危人群中较为常见(约 15%)。

(1)术后 2~3 日的第三腔隙液体移动可导致血管内容量超负荷。

(2)术后多通过肺动脉漂浮导管、经胸热稀释法、脉搏波形分析、超声等方法进行血流动力学监测。手术室中获得的基础值是重要的参照点。

e. 肺部并发症:包括术后延长机械通气、肺炎、再插管、气管切开,非常常见,约占 50%。多为多种因素所致,可能包括术前 COPD、手术中为充分暴露切开膈肌、膈神经损伤、术中切除时损伤左肺、为充分暴露进行的左肺塌陷及复张,长时间单肺通气导致右肺呼吸机相关肺损伤等。

（1）手术结束后常规留置左侧胸腔引流管。

（2）术中左肺损伤的患者术后需经气管插管充分吸出血液及栓子。

（3）如术中应用右侧双腔气管插管，则可能因为右上肺叶支气管阻塞导致右上肺塌陷。

f. 术后肾衰：一般定义为肌酐水平较基础水平升高一倍，或血清肌酐浓度＞3mg/dl，发生率约20％，其中5％需要血滤，且是独立的死亡危险因素。术中肾脏保护措施包括尽可能缩短血管横向夹闭时间，血管夹闭及左心分流时直接肾脏低温灌注，将低温液体（乳酸林格液±甘露醇和甲泼尼龙）灌入肾动脉开口（图39-2）。肾动脉严重狭窄时，需行肾动脉内膜剥脱术、支架置入或人工血管重建。术后的肾衰可能是多种病因所致（表39-1及第24章）。不同临床情况下，诊断内容可能包括尿液分析（尿常规、尿沉渣、尿嗜酸性粒细胞、尿电解质以计算尿钠排泄率）及血管影像学检查（多普勒超声或CT）。

g. 肠道缺血：发生率约2％。肝及肠道缺血可能导致凝血异常。此外，缺血性结肠炎可能由于牺牲或结扎肠系膜下动脉且无合适的侧支循环所致。

（1）术中应用左心分流可以在近端吻合重建时保证内脏血供。当远端重建并开放主动脉时，分流循环通路可自股动脉通过多根灌注导管直接反流进入血管开口（图39-2）。

（2）未行左心分流时，需进行肠系膜血管转流。这项技术包括缝合一侧支血管至主动脉人造血管近端吻合处的略远侧。完成吻合后，将血管夹移至侧支远端，并将灌注导管由侧支放置到腹腔干或肠系膜上动脉开口处（图39-2）。这项技术保证在远端主动脉重建时的脉动血流灌注。

h. 血液科并发症

（1）2％～5％的DTA/TAA患者出现术后出血。

（2）术中输血需求情况与围术期死亡率相关。

（3）术中失血时的大量液体复苏治疗可能导致多种并发症，包括凝血因子和血小板稀释、低体温、低钙、腹腔间室综合征、弥散性血管内凝血（DIC，另见第26章）

（4）术后针对低体温和凝血异常导致出血的治疗包括应用液体升温装置、加热空气系统、提高环境温度。

（5）使用自体血回收系统或cell saver系统可明显减少库存悬浮红细胞（PRBCs）的输血量，这是因为TAA手术中多达50％的自体血可以这种方法输入患者体内。

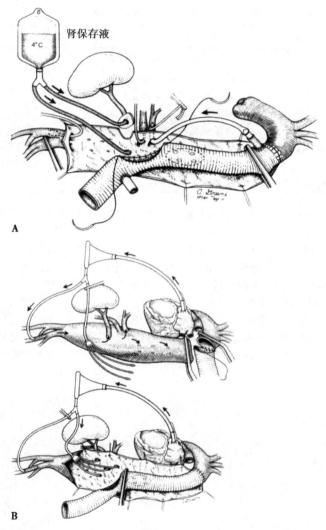

图 39-2　胸主动脉瘤修补的手术方法。A：肾脏低温灌注以及肠系膜上动脉转流，肋间动脉补片。B：左心分流术，以早期通过股动脉提供横断夹闭部位远端的血供，当逐渐向远端重建时，通过多个灌注导管局部脊髓降温（见Ⅲ.E.7）。C：心房-股动脉旁路（见Ⅲ.E.7）

表 39-1　主动脉手术后的肾衰竭病因

分流	病因
造影剂肾病	术前或术中应用碘化造影剂
缺血性急性肾小管坏死（ATN）	肾动脉上游主动脉夹闭
	肾动脉人造血管失败（阻塞、扭曲）
	围术期低血压和（或）低血容量
	粥样硬化性（胆固醇性）栓塞
肾毒性 ATN	横纹肌溶解导致肌红蛋白沉积（肢体缺血、骨筋膜室综合征）
过敏性间质性肾炎	围术期用药，包括抗生素

（6）尽量缩短肠系膜动脉缺血时间对避免凝血功能障碍所致出血也十分重要。

（7）手术后血小板缺乏常见于复苏后血液稀释以及持续性出血导致的消耗。也可因血小板黏附或被 Dacron 移植血管激活引起，尤其是长段主动脉置换时。较为少见的原因是肝素诱发血小板缺乏（第 26 章）。

4. 血管内修复及并发症

a. 近年来，血管内主动脉瘤修复（TEVAR，图 39-3）成为一种吸引人的 DTA 的替代手段。这项技术包括经皮经股动脉建立至主动脉的通路，之后于放射引导下置入可扩张人造血管并展开，避免了开胸和主动脉滤夹闭的风险。

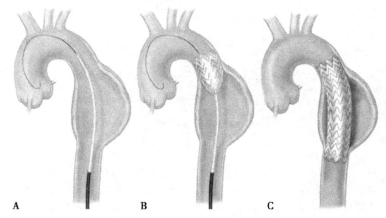

图 39-3　主动脉血管内血管瘤修复流程（TEVAR）

b. 基于目前技术条件，因为累及主要分支，放置支架后可能导致血流闭塞，故尚不能应用于 TAA 治疗。未来有可能应用分支和（或）有孔支架于 TAA 治疗中。

c. 存在 SCI 风险的 TEVAR 患者术后通常需要如 ICU 密切监测神经系统体征和引流脑脊液。此外，术中出现并发症者亦可能需要入 ICU。

d. 支架错位可能导致重要血管闭塞，导致内脏、肾脏、下肢缺血，需手术干预。

e. 罕见的术中出血可见于建立通路时的动脉瘤破裂或损伤，需转入开放手术干预。

f. 主要神经系统并发症包括卒中和 SCI。虽然由于导丝对主动脉弓的操作提高了血栓性脑卒中风险，但多中心研究提示围术期的卒中发生率为 2%～4%，优于开放手术。截瘫发生率下降（1%～3%），但仍存在，盖因支架可能掩盖重要肋间动脉。当动脉瘤解剖位置或既往主动脉置换手术史［如肾血管下方腹主动脉瘤（AAA）］提示高度 SCI 风险时，推荐应用脑脊液引流。

g. 内漏指在放置血管内支架后仍有血液持续流入瘤腔内，可分为 5 型（表 39-2）。Ⅰ和Ⅲ型存在持续的主动脉瘤破裂风险，有指征进一步修复处理。

表 39-2　内漏的分型

分 型 描 述
Ⅰ型自支架近端或远端连接处漏入动脉壁
Ⅱ型侧支血管灌入动脉瘤囊
Ⅲ型支架组件异常导致内漏
Ⅳ型可渗透的支架材料所致内漏
Ⅴ型"内扩张"，虽无造影可见内漏，但动脉瘤持续扩大

5. 联合技术　通过联合开放手术和血管内介入治疗，以实现减少并发症的目的。当动脉瘤位置提示支架置入后可导致锁骨下动脉闭塞（可出现进一步脑及上肢缺血）时，开放左侧颈动脉-锁骨下动脉旁路可保障近端放置胸主动脉支架时的安全。类似地，腹腔血管路径再造技术包括建立的自肾动脉下方腹主动脉或髂动脉至腹腔干、肠系膜上动脉及肾动脉的血管旁路以提供 TAA 修复时远端放置支架的安全（图 39-4）。

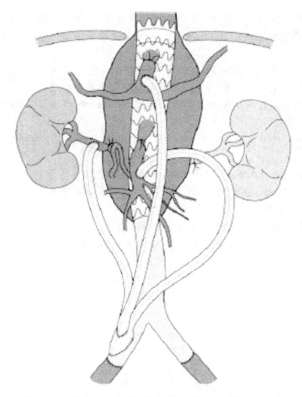

图 39-4 Ⅳ 型 TAA 的联合修复技术流程,包括腹腔血管重建(人工血管桥自右髂动脉至腹腔干、肠系膜上动脉及右肾动脉)及血管内主动脉支架置入

C. 腹主动脉瘤(AAA) 远较胸主动脉瘤常见,在 65 岁以上男性中发病率约 5%。

1. 动脉粥样硬化是最常见的病理表现。

2. 需权衡主动脉破裂风险和手术死亡率。大规模前瞻研究提示,动脉瘤直径>5.5cm 是最常见的手术指征。当生长快速或有症状及对女性患者,指征放宽。

3. 开腹修复死亡率 4%~6%,当血容量不足时进一步升高。死亡的术前危险因素包括高龄、肾功能不全及心肌梗死病史。

4. AAA 开腹手术的并发症与 TAA 类似,部分发生率为低(如 SCI、肺部并发症)。主要死因为心脏并发症。动脉瘤解剖位置决定血流横断夹闭位置,进而影响肠道、肾脏缺血的可能性。

5. 在解剖位置合适的肾动脉下方腹主动脉瘤治疗中,血管内动脉瘤修复(EVAR)较开腹手术常用。其围术期的近期并发症和死亡率较开腹手术为低。

6. 虽然少见脑卒中或 SCI,但和 TEVAR 类似,EVAR 发生并发症后需要入 ICU 监护。

Ⅳ. 主动脉夹层(AD)

A. AD 是指主动脉内膜撕裂,血液流入假腔后进一步将内膜与中膜及外膜分离。夹层可自撕裂部位正向和(或)逆向扩大。

B. 常见病理生理学原因为获得性或遗传因素导致的诊断主动脉内膜薄弱。危险因素包括高血压(见于 72% 的病例,是目前最常见的因素)、高龄、粥样硬化、可卡因滥用、主动脉瘤或夹层病史、结缔组织病(Marfan 综合征、Ehlers-Danlos 综合征)、血管炎、二叶主动脉瓣、手术或介入治疗导致的医源性损伤。

C. AD 是一种主动脉急性综合征,其分类包括内膜下血肿和粥样斑块溃疡。

D. 发病率估计为 3/(10 万·年),远较主动脉瘤为低。

E. 典型的临床表现包括急性撕裂性胸痛,向背部放射,但大样本国际资料提示单独的胸部锐痛最为常见。

F. 其他症状取决于夹层位置和范围,表现可能包括心脏压塞(扩大入心包)、主动脉瓣关闭不全(累及主动脉瓣)、心肌缺血(累及冠状动脉)、缺血性脑卒中和(或)晕厥(累及主动脉弓分叉血管)、脊髓/内脏/肾脏/肢体缺血(累及相应降胸主动脉和腹主动脉的分支)。

G. Stanford 和 DeBakey 分型见图 39-5。文献中 Stanford 系统更为常用,且可指导当前的治疗策略。

H. 因 AD 相对罕见且临床表现与很多其他疾病交叉(如心肌梗死、肺栓塞、心包炎等),诊断非常困难。20% 以上的病例不存在经典的胸片中纵隔增宽和主动脉轮廓异常的表现。CT 血管重建是目前最常用的确证检查,经胸超声心动图、MRI、传统的血管造影亦有应用。

I. 初始的内科治疗目标为预防夹层扩大及主动脉破裂。通过控制心率和降低体循环血压可能通过降低跨主动脉壁的剪切力(dP/dt)减少上述风险。β 受体阻滞剂是治疗的一线药物,控制目标为收缩压 $100\sim120mmHg$

且心率<60/分。可影响房室结的钙离子拮抗剂(如地尔硫革、维拉帕米)可用于明确β受体阻滞剂不耐受的患者。血管扩张剂因反射性提高心率不作为首选,但可于β受体阻滞剂的基础上加用。

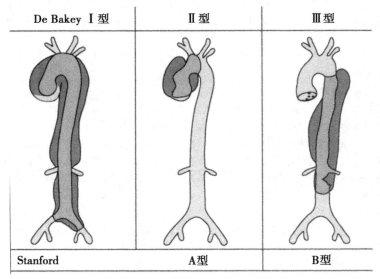

DeBakey 分型

Ⅰ型 起自升主动脉,至少延伸到主动脉弓,常到达主动脉弓远端

Ⅱ型 起自并限于升主动脉

Ⅲ型 起自降主动脉,并向主动脉远端延伸,少数情况下逆行至主动脉弓和升主动脉

Stanford 分型

A 型 无论发病速度如何,所有夹层均累及升主动脉

B 型 所有夹层均不累及升主动脉

图 39-5 胸主动脉夹层的 DeBakey 及 Stanford 分型

J. 根本治疗

1. Stanford A 型(如累及升主动脉)AD 于 24 小时后死亡率 20%,48 小时后为 30%,故为外科急症。通常由心外科医师于体外循环下进行修复手术。合并外伤影响抗凝时,可能禁忌急诊手术修复。

2. Stanford B 型(如未累及升主动脉)AD 的手术干预导致短期结局不

佳,故多早期内科保守治疗。手术指征包括夹层并发症如主动脉破裂、内脏器官/肾脏/肢体灌注差、夹层进展、不可耐受的疼痛。

3. 介入治疗逐渐增加,成为传统的手术/内科治疗的重要辅助乃至替代。一项前瞻性多中心研究正在进行 B 型夹层患者中直接真腔内支架置入封闭撕裂口和传统内科治疗的比较。此外,对于存在降主动脉或腹主动脉灌注不足综合征的 A 型和 B 型夹层患者,介入治疗可通过于主动脉腔内和(或)受累血管中置入支架及在真假腔间的内膜翼片穿孔来维持两腔间的合适血流。

V. 主动脉外伤　多由于快速的减速导致固定的主动脉弓与相对活动度更大的降主动脉间的撕裂。多见于多发伤的高危患者,传统的诊断困难,且需开胸手术修复。近年来,诊断多通过 CT 明确,治疗上则逐渐倾向于血管内支架,见第 9 章。

Ⅵ. 周围血管疾病

A. 周围血管重建手术(如股-腘动脉旁路术)后需在 ICU 接受治疗的患者通常因合并临床情况,常见为心脏病和糖尿病,导致并发症。

B. 伴有缺血、溃疡和感染的严重周围血管疾病偶可发展为伴有脓毒血症的"肢体感染"。这些患者最好进行患肢的急诊截肢手术,同时使用经验性广谱抗生素治疗,并根据手术中培养结果指导抗生素使用。

C. 外周人造血管因血栓形成或扭曲可发生闭塞,从而引起肢体缺血导致严重疼痛。长时间缺血可导致肌酸磷酸激酶升高、横纹肌溶解,乃至骨筋膜室综合征。治疗包括手术探查、经动脉导管在血栓部位进行药物溶栓乃至截肢手术。

D. 但反复出现或难以解释的人造血管内血栓形成时,需进行获得性或遗传性高凝状态的检查。

（王春耀　译,杜　斌　校）

参考文献

Cina CS, Abouzahr L, Arena GO, et al. Cerebrospinal fluid drainage to prevent paraplegia during thoracic and thoracoabdominal aortic aneurysm surgery: a systematic review and meta-analysis. *J Vasc Surg* 2004;40:36–44.

Conrad MF, Cambria RP. Contemporary management of descending thoracic and thoracoabdominal aortic aneurysms: endovascular versus open. *Circulation* 2008;117:841–852.

Conrad MF, Crawford RS, Davison JK, et al. Thoracoabdominal aneurysm repair: a 20-year perspective. *Ann Thorac Surg* 2007;83:S856–S861.

Demetriades D, Velmahos GC, Scalea TM, et al. Diagnosis and treatment of blunt thoracic aortic injuries: changing perspectives. *J Trauma* 2008;64:1415–1419.

Golledge J, Eagle KA. Acute aortic dissection. *Lancet* 2008;372:55-66.

Greenhalgh RM, Powell JT. Endovascular repair of abdominal aortic aneurysm. *NEJM* 2008;358:494-501.

Griepp RB, Griepp EB. Spinal cord perfusion and protection during descending thoracic and thoracoabdominal aortic surgery: the collateral network concept. *Ann Thorac Surg* 2007;83:S865-S869.

Gurm HS, Nallamothu BK, Yadav J. Safety of carotid artery stenting for symptomatic carotid artery disease: a meta-analysis. *Eur Heart J* 2008;29:113-119.

Hagan PG, Nienaber CA, Isselbacher EM, et al. The international registry of acute aortic dissection (IRAD): new insights into an old disease. *JAMA* 2000;283:897-903.

Hallett Jr JW, Mills JL, Earnshaw JJ, Reekers JA. *Comprehensive vascular and endovascular surgery*. Edinburgh: Mosby, 2004.

Howell SJ. Carotid endarterectomy. *Br J Anaesth* 2007;99:119-131.

Isselbacher EM. Thoracic and abdominal aortic aneurysms. *Circulation* 2005;111:816-828.

Jacobs MJ, Mess W, Mochtar B, et al. The value of motor evoked potentials in reducing paraplegia during thoracoabdominal aneurysm repair. *J Vasc Surg* 2006;43:239-246.

Meschia JF, Brott TG, Hobson RW. Diagnosis and invasive management of carotid atherosclerotic stenosis. *Mayo Clin Proc* 2007;82:851-858.

van Mook WNKA, Rennenberg RJMW, Schurink GW, et al. Cerebral hyperperfusion syndrome. *Lancet Neurol* 2005;4:877-888.

第40章

胸外科的术后 ICU 管理

Kathrin Allen, Henning Gaissert, and Luca Bigatello

概述

接受胸外科手术的患者术后常需转入重症监护室(ICU)或过渡病房进行密切监护。胸部手术操作可造成相当严重的心肺功能损害,引起严重并发症,因此需要早期诊断和及时恰当的处理。在胸外科手术量较大的医院,有严重基础病、手术时间较长以及需要接受机械通气的患者最好收入 ICU 进行监护。术后监护级别的推荐意见一般针对的是手术量较大的医院,因此,不常进行胸外科手术的医院应当对这些推荐意见进行相应修改。

Ⅰ. 胸外科手术

A. 肺切除术 肺切除术后是否需要收入 ICU 由患者因素(术前有严重心肺功能障碍、术中发生心肌缺血)或手术因素(全肺切除、术中出血量大、同时行病变相关胸壁切除)决定。多数患者因需要短时间应用血管活性药物入住 ICU。在肺切除术中或术后早期应当进行动脉血压监测。

1. **部分肺切除** 包括肺叶切除、肺段切除和楔形切除。通常这些手术出血量有限,第三间隙液体较少,不需要术后机械通气支持,因此围术期风险低,术后恢复时间短。虽然误吸相关肺部并发症、肺水肿、心律失常和气道分泌物清除障碍很少发生,但需要引起重视。近期胸腔镜技术广泛应用,明显减少了术后疼痛及麻醉药相关的并发症。

a. **楔形切除术**:是指通过胸腔镜手术(VATS)或开胸手术对部分肺叶进行非解剖性切除。除非因患者因素,术后几乎不需入 ICU。

b. **肺叶切除术**:是指对肺叶进行解剖性切除,可采用标准开胸手术或VATS,其主要区别是术后切口的疼痛程度。术式选择主要取决于外科医师的偏好及肿瘤范围;例如,对于体积较大和已知淋巴结转移的肿瘤通常选择开胸手术。

c. **袖式肺叶切除术**:是指对侵袭支气管主干的中心型肺癌进行保留肺

实质的手术。沿支气管肺段切除受累肺叶后,将残余肺叶的气道与支气管主干重新吻合。袖式肺叶切除适用于肺功能不全以及无法耐受根治性全肺切除的患者。置入支气管的黏膜纤毛功能会暂时受损。可早期使用支气管镜清除存留分泌物,治疗肺不张。对于有经验的医师,因支气管吻合口瘘形成支气管胸膜瘘或血管瘘的几率不足 5%。

2. 全肺切除术　指去除单侧整个肺脏,其手术病死率合并发症高。必须认真行术前检查确定患者是否适合行全肺切除术(见《麻省总医院麻醉操作》第 7 版,第 21 章)。在手术过程中采用液体限制策略、血流动力学支持以及“保护性肺通气”能减少全肺切除术后急性肺损伤(ALI,见Ⅲ. A. 1)的发生。确保支气管残端闭合并用带血管蒂的组织加固是防止支气管残端瘘的重要手术细节,支气管残端瘘是一种高度致命性并发症。术后早期应该关注有无任何对氧疗需求增加的情况。一旦出现低氧,应立即评估健侧肺的情况。全肺切除术后可出现胸腔内的液-气平面缓慢升高,若出现血流动力学指标不稳定并伴有术侧胸腔的迅速实变则需警惕出血可能。房颤是全肺切除术后常见的并发症,患者不易耐受,常常提示存在可能致命的并发症(见Ⅲ. B)。

3. 胸膜外全肺切除　指在全肺切除的同时,切除壁层胸膜、同侧心包以及膈肌。被切除的心包和膈均用人工膜替代。手术适应证包括恶性胸膜间皮瘤和某些胸腺癌。认真选择适合手术的患者,要求患者肺功能良好,无右心或左心功能不全。与标准的全肺切除术相比,胸膜外全肺切除术创面更大,术中和术后失血量及液体丢失量可能非常大。由于这些患者存在全肺切除术后 ALI(见Ⅲ. A)的风险,因此液体复苏治疗较为困难。由于胸壁弥漫性出血,这些患者的液体丢失量可能很大,补液量比标准全肺切除术更多。术后低血压的原因还可能为心包补片过紧、心脏压塞或心脏补片疝。监测中心静脉压、血液指标和超声心动图都是重要的评价手段。

4. 肺减容手术(LVRS)　如果晚期非大泡性肺气肿患者的严重呼吸困难经过积极的药物治疗无效,可以考虑进行 LVRS。手术目的是通过 VATS 或胸骨切开径路切除非均匀性肺气肿中无功能和毁损的肺组织。Medicare 和其他医疗保险付费系统已经发布了 LVRS 手术费用报销的强制性选择标准。由于 LVRS 后临床病情不能即刻改善,因此,手术患者即使经过仔细选择,其治疗仍具挑战性。由于基础病引起严重气流受阻,因此内源性呼气末正压(auto-PEEP)很常见。了解内源性 PEEP 对循环系统和呼吸做功的生理作用,对正确诊断和处理 auto-PEEP 非常重要(见第 4 章和

第 21 章)。立即拔除气管插管,避免机械通气是治疗成功的关键,保持硬膜外镇痛和防止过度镇静的平衡也同样重要。肺气肿时肺组织结构受到广泛破坏,因此气胸很常见。治疗气胸时,可以留置多根胸管,并给予最小的胸腔负压以利于肺的膨胀。

B. 气管切除及重建术的适应证包括插管后气管狭窄、气管肿瘤和气管食管瘘。几乎所有患者在手术重建气道后都不需要气管插管。因此,如果手术后患者需要维持气道应当引起重视,这也是患者术后收入 ICU 的唯一原因。气道并发症包括吻合口裂开或部分分离,与吻合口张力有关。气道梗阻并不常见,一旦发生可危及生命,因此需要立即处理。由于可能影响吻合口愈合,因此极少应用静脉激素,暂时使用氦氧混合气(heli-ox)可减轻喘鸣(见第 21 章)。这些患者早期恢复的特点是:治疗过程中应当在镇痛和缓解焦虑之间寻求精细平衡,同时需要促进有效咳嗽和清理气道,这样才能保证早期恢复。发生气道梗阻时应考虑进行气管切开术。

C. 食管切除术的指征包括食管癌、狭窄或动力障碍导致的食管功能受损。常用的手术入路有 4 种:左侧胸腹联合入路,Ivor Lewis 开腹联合右侧开胸入路,经腹部和左颈切口的经食管裂孔入路、腹腔镜和胸腔镜微创联合入路。也采用其他一些创伤较小的术式,目的在于避免或减小开胸手术的范围。前两种术式能够保证术中良好暴露,便于淋巴结清扫,但是术中组织分离和创伤较大,且需要单肺通气、术后液体管理、呼吸功能不全和疼痛。

1. 由于食管手术涉及两个体腔,因此液体治疗与腹部胃肠道大手术相似。这类患者在最初 24 小时内需大量静脉输液,而在数日后开始利尿。

2. 气道管理　食管切除手术时间长,侧卧位和液体治疗可能引起口咽部肿胀。手术分离气管和食管可能损伤气管膜部功能。尽管上述因素可能引起上气道梗阻,并影响咳嗽,但近十年来术后气管插管率持续下降。食管手术后唾液或胃内容物的误吸十分常见。患者床头抬高应超过30°,并使用抑制胃酸药物。手术时留置鼻胃管并保持 30mmHg 的负压吸引,且必须用注射器对胸胃进行减压,吸引器反复抽吸引流保证鼻胃管通畅从而对胸腔内胃进行减压。

D. 纵隔手术　某些体积较大的中纵隔肿物可能会压迫气道,左心室或右心室,或上腔静脉。术前了解病情并在 ICU 进行气道管理能改善诊断和治疗。

1. **病情评估及风险评价** 包括采用计算机断层扫描（CT）及硬质或纤维支气管镜对体位改变、气道和（或）心血管受压的位置及程度进行评估。

2. **体位改变或自主呼吸消失可能加重急性气道梗阻或循环衰竭**。仰卧位可增加气道受到的压力和（或）增加肿瘤中心的血流从而使肿瘤体积增大。自主呼吸和正常的膈肌运动可维持正常的跨肺压，将气道塌陷的可能减至最小。因此，需将患者保持在适宜体位（通常为直立位），必要时可以极为谨慎地使用镇静剂。如果发生呼吸窘迫，应当保留自主呼吸，如果时间允许，应该由有经验的胸外科麻醉医师和胸外科医师在手术室进行气管插管。经纤维支气管镜行清醒状态下气管插管，可以直视气管的受压迫区域，并在保持正常跨肺压的情况下保证气管插管顺利通过。如果上腔静脉受压，可考虑在大隐静脉或股静脉建立静脉通路。

3. **术后是否需要入住 ICU** 应根据术中情况、术前气道受累的严重程度及术后早期气道梗阻的临床表现如喘鸣，伴或不伴体位改变的呼吸困难。

4. **上气道梗阻导致呼吸困难时进行中心静脉置管非常困难**，因此在全身麻醉和气管拔管前应该仔细考虑是否需行中心静脉监测。此外，还需考虑到基础疾病导致中心静脉解剖异常的可能性。这种情况下，超声引导很有帮助。

E. **肺移植** 见第 41 章。

Ⅱ. **术后监护的一般性处理原则**

A. **气道管理** 监护室的医疗团队包括护士、住院医师、专科医师和主治医师必须了解出现术后气道梗阻的可能性，并在床旁准备气道管理的各种设备。在气管切除术后，或袖式肺叶切除术后纤维支气管镜检查后，应在床旁准备一套小号（4~6mm）气管插管。如有可能，在发生紧急情况前应制订行动预案。

B. **呼吸监护** 胸壁疼痛，单肺通气时，长时间肺塌陷后的肺间质水肿和炎症，以及低垂部位的支气管分泌物潴留，都能够影响气体交换和氧合。胸壁叩击进行肺部物理治疗、使用诱发性肺量计及早期活动对防止和逆转上述情况非常重要。

C. **胸腔引流** 开胸术后会留置一根或多根胸管引流胸腔内气体和液体，以维持肺的膨胀。胸腔引流系统看似简单，但其中任一部分出现问题都会导致严重的并发症。图40-1是三瓶胸腔引流系统的原理图。可通过以下几个基本问题对胸管及引流系统是否完好进行监测：胸管是否在患者胸腔内？引流系统是否与胸管连接紧密，引流瓶是否能存储引流液？负压吸引是否能作用于胸膜腔？

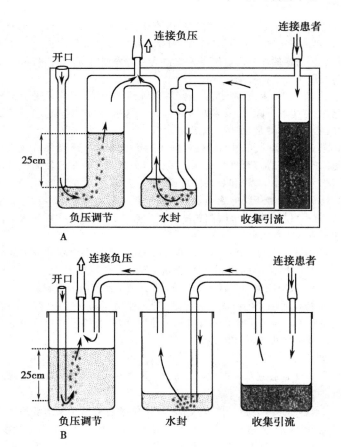

图 40-1 胸管引流装置。图 A 显示市售商品。近端引流
瓶（最右侧）用于胸腔引流,中间瓶为水封瓶,可防止气体
和液体进入胸膜腔,远端瓶(最左侧)用于调节负压水平。
图 B 显示传统的"三瓶系统"以便比较

D. 液体管理 除食管切除术和胸膜外全肺切除术外,其他手术均应采
取保守的液体管理策略,以尽量减少损伤肺组织和缝合处的肺水肿。肺切
除术后,尿量减少常见,需仔细评估。若没有神经系统功能障碍、严重贫血、
代谢性酸中毒或低血压,对于尿量减少(≥20ml/h)可暂予观察。进行有限

几次(2~3次)的少量(250ml)静脉快速输液通常是安全的。经过充分液体复苏后,如果需长时间使用升压药必须建立中心静脉通路。使用血管紧张素转化酶抑制剂的慢性高血压患者在接受术后硬膜外镇痛后,可能需要较长时间应用血管活性药物。

E. 术后镇痛　极为重要,不仅能够保证患者舒适,还能促进肺部分泌物清除、深呼吸和咳嗽,以及早期下床活动。偶尔,硬膜外镇痛会引起低血压,此时需要暂时减量,或考虑使用其他镇痛方法。

1. 硬膜外镇痛是开胸术后优先使用的镇痛方法。硬膜外镇痛可采用局麻药或麻醉性镇痛药,更常见的是两种药物联用。常联合使用低浓度的局麻药(0.1%布比卡因)和小剂量麻醉药(2μg/ml芬太尼或20μg/ml氢吗啡酮)。硬膜外麻醉药物的选择通常取决于药物脂溶性。麻醉药物脂溶性越强,就越不容易沿硬膜外间隙扩散。这样在远离硬膜外导管尖端的皮节镇静和镇痛效果都较差。

2. 非甾体抗炎药(NSAIDs)可单独使用,也可作为硬膜外或胃肠外麻醉药品的辅助用药。酮咯酸镇痛效果强且没有呼吸抑制作用。所有NSAIDs(见附录)应慎用于肾功能不全、胃炎和出血倾向的患者。

3. 胃肠外阿片类药物是有效的镇痛药,但由于具有呼吸抑制作用,因此需谨慎使用。与必要时给予镇痛药物相比,胸外科手术后使用患者自控镇痛(PCA)的效果更佳且更安全。

F. 胸片

1. 留置胸管后应每日进行胸片检查,并在必要时对肺不张、气胸和肺炎的缓解情况进行随访。

Ⅲ. 胸科手术并发症　以下部分将详细描述在胸科手术术后患者常规监护过程中遇到的常见并发症。经验告诉我们,虽然并发症可以单独发生,但是同一个患者同时出现多种并发症的情形也很常见。因此,确诊一个并发症后应开始查找其他相关并发症。

A. 急性呼吸衰竭

1. 术后早期呼吸衰竭

a. 机械性问题:上气道水肿、声带麻痹、喉痉挛以及软组织和舌体引起的上气道梗阻均会暂时影响拔除气管插管。支气管分泌物潴留可能需要仔细进行气管内吸痰;清醒患者在局麻下采用纤维支气管镜是评价和引流分泌物的首选方法。

b. 急性肺水肿:急性肺水肿引起的缺氧需要立即采取利尿治疗,持续气道正压(CPAP)或经面罩予无创正压通气(NPPV)亦有助于改善病情(见

Ⅲ.A)。如果对静脉输液进行严格管理,肺水肿并不常见。

c. 麻醉药物过量:需要迅速发现由于术中或术后使用阿片类药物导致的麻醉药物过量,以避免加重 CO_2 潴留和缺氧。老年人尤其容易出现麻醉药的副作用。在等待麻醉药物药效消失的过程中,如果患者还存在一定程度的上气道梗阻但每分通气量足够,可采用 NPPV 作为临时过渡手段。食管切除术后患者不应使用 NPPV,以免引起胸腔内的胃扩张。可以使用小剂量纳洛酮(每 2～5 分钟 0.04mg)并逐渐增加剂量。如果患者无法唤醒且出现低氧,气管插管是此时最可靠的维持气道的方式。

2. 肺切除术后 ALI　也称为全肺切除术后肺水肿,是在肺切除术后出现的伴胸部影像肺浸润表现,且没有明确原因的急性呼吸功能衰竭(图 40-2)。这一并发症最常见于全肺切除术后,偶尔也见于较小的肺切除术后。

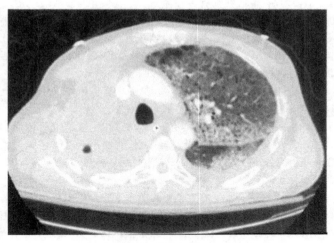

图 40-2　全肺切除术后急性肺损伤(ALI)

a. 流行病学:全肺切除术后 ALI 的发生率为 4%～8%,肺叶切除术后为 1%～7%。病死率很高,尤其是右肺切除术后。

b. 发病机制:引起这一综合征的发病过程尚不清楚。尽管过去十分强调过度静脉输液,但这种说法可能过于简单。患者可无左心功能衰竭,发病时间滞后,而且利尿治疗无效,均提示有更复杂的发病机制参与。这种综合征极有可能是围术期肺损伤的一种炎症反应。这些损伤包括手术创伤,机械通气时吸气压高和潮气量大,肺动脉和毛细血管压增高,肺血流障碍引起残余肺的缺血再灌注损伤。既往的危险因素包括 COPD 的严重程度、年龄超过 60 岁、男性及酗酒。

c. 治疗:无特异性治疗措施能够改善预后。但是,考虑到此综合征可能是急性肺损伤/急性呼吸窘迫综合征(ALI/ARDS,见第 20 章)的一种,我们采用限制输液和肺保护性通气的策略。

(1)限液治疗

ⅰ.围术期大量输液是胸外科术后发生 ALI/ARDS 的危险因素。而且,近期一项对照研究显示,采用保守输液策略能够改善肺功能,缩短机械通气时间。

ⅱ.晶体与胶体的选择:输液的种类不影响肺切除术后 ALI 的发生率及病程。

ⅲ.血液制品:包括红细胞及血浆成分,均不能改善 ALI/ARDS 的病程。事实上,任何血液制品都可能引起肺的炎症反应[输血相关急性肺损伤(TRALI)],除非适应证明确,否则不应该输血。

(2)警惕感染:ALI 患者发生肺炎是灾难性的,因此在肺切除术后 ALI 期间需高度警惕肺炎。预防性抗生素无效。

(3)β 肾上腺能激动剂:有证据显示,除支气管扩张作用外,β 肾上腺能激动剂还能减轻肺血管损伤,加速肺泡水肿恢复。

ⅰ.无创正压通气(NPPV):能有效治疗肺切除术后的急性呼吸功能衰竭、急性肺水肿及 COPD 急性加重。但是,长期使用 NPPV 增加误吸的风险并容易产生疲劳;使用 NPPV 24~48 小时后,需要重新评价 NPPV 与气管插管的利益和风险。

3. 肺切除术后综合征　特点是肺切除术后晚期纵隔发生极度偏移和旋转,它可引起支气管主干或叶支气管梗阻和气体陷闭,引起呼吸困难,增加呼吸做功,最终导致血流动力学不稳定。诊断通常需要结合胸片、胸部 CT、超声心动图和纤维支气管镜检查结果。应采取手术治疗,手术中在胸腔内置入充满盐水的假体(如乳房假体)使纵隔重新回到中线位置。

4. 支气管胸膜瘘(BPF)　指气道和胸膜腔之间存在交通。BPF 可见于肺切除术后、创伤、气道撕裂和继发于肺泡过度膨胀的肺泡破裂。在术后早期,BPF 的首发表现为经胸腔引流管持续漏气。在肺叶切除术或更小的手术后发生少量漏气较为常见,漏气主要来自于脏层胸膜或叶间裂。此时漏气常为自限性,不需要干预。相反,全肺切除术后出现的漏气以及肺叶切除术后出现持续大量漏气均需怀疑支气管缝合线是否断裂。胸膜腔感染、肺部感染及呼吸衰竭可危及患者生命。

　　a. 评估：对于危重患者，可以在手术室或 ICU 床旁通过支气管镜检查支气管残端。在稳定患者，可以通过通气显像发现小的漏气。

　　b. 治疗：取决于确诊的时间及患者病情。对于切除术后早期发生的 BPF，如患者病情稳定且没有全身性感染，可尝试手术缝合。如果失去了缝合机会，留置合适的胸腔引流管进行充分引流则十分重要。对于支气管较大破裂合并肺部或胸腔感染需要机械通气支持的患者，可通过选择性插管或球囊阻塞将肺叶或支气管主干隔离开，从而限制作用在破裂气道的压力。然而，由于用于隔离肺装置如双腔气管插管或支气管封堵器（见Ⅳ）的不稳定性，进行选择性肺通气治疗非常复杂。机械通气时减少气流通过 BPF 的有效方法包括限制吸气和呼气正压、防止 auto-PEEP 的产生以及减少潮气量。保持瘘开放的压力是跨肺泡压而不仅是气道压，认识到这一点非常重要。因此，辅助通气时（见第 5 章）吸气末保持 BPF 开放的压力等于呼吸机提供的正压与患者自身的吸气负压（不常规测定）之和。

　　c. BPF 的定量测定，以及每次呼吸的无效通气，可能有助于监测病情的发展，并指导呼吸机参数的设定。现代呼吸机显示的流量和容积曲线也能提供有用的信息，见图 40-3。

　　d. 特殊的通气技术和呼吸模式，如高频通气和压力释放通气（见第 5 章）已成功用于严重 BPF 患者的支持治疗。但是，没有对照研究显示这些呼吸模式优于传统呼吸模式。很有可能这些技术的成功更多取决于个人经验，而并非表明一种模式优于其他模式。需要注意的是，尽管通过瘘的泄漏气流并非实际潮气量，但足以清除 CO_2。

　　B. 开胸术后房性心律失常很常见。胸外科术中对心脏和肺静脉进行操作，常可导致室上性心动过速，尽管通常为自限性，但却是很多死亡患者的首发表现。因此，发生室上性心动过速时需要考虑特殊病因，包括心肌缺血、肺栓塞、电解质紊乱、液体负荷过多及气胸。首次发作房性心律失常时应进行的检查包括胸片、心电图和电解质。如果基础病因无法明确或纠正，或者心电图诊断不肯定，应请心内科医师会诊。β 受体阻滞剂和钙离子拮抗剂是控制心室率的一线药物。胺碘酮能有效控制心率并可能实现心脏复律，但有急性肺纤维化的个案报道，从而限制其在肺切除术后患者的使用。

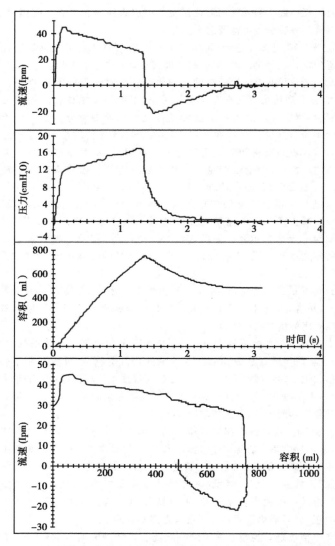

图 40-3　支气管胸膜瘘漏气时漏气容积的半定量计算法。注意在流
量曲线中（上图），呼气相时曲线下面积（即潮气量）较小，提示存在漏
气。流量容积环（下图）在呼气末没有闭合，也提示存在漏气

Ⅳ. 胸外科术后某些急症

A. 伴或不伴咯血的肺动脉出血　胸腔内手术后多数咯血为自限性。由于肿瘤、脓肿或缝线侵蚀引起的肺动脉出血有可能造成即刻大量失血。肺动脉导管尖端引起的肺动脉穿孔这一并发症已被普遍认识。大失血可在数秒内导致死亡，因此应及时评估是否需开胸探查。

1. 由于气道内有大量血液，因此迅速进行气道吸痰和插管可能非常困难。双腔气管插管可隔离并保护未出血侧的肺。出血一侧可通过胸片确认。

2. 无活动性出血时可用硬质支气管镜明确出血部位。

3. 最终的治疗需要通过外科修补或切除，或者进行血管栓塞。

B. 无论是否留置胸管，均可发生张力性气胸。当患者出现无法解释的低氧、低血压或者气道压力突然升高，需除外张力性气胸。患侧呼吸音消失有助于临床诊断张力性气胸。沿第二肋间锁骨中线处插入 14 号针头进行穿刺减压，直至置入胸腔引流管。但是，插入针头有可能损伤肺组织，因此进行穿刺减压后必须置胸腔引流管。如果危及生命，进行一侧开胸可取得同样效果，且风险更小。

C. 外伤性心包破裂后或术后心包缺损可发生心脏疝和扭转。由于心脏被腔静脉和主动脉固定在右侧，因此，右侧胸膜外全肺切除术后心脏疝入右侧胸腔更为常见。腔静脉阻塞可减少右心血液回流。体征包括循环衰竭、上腔静脉综合征和心肌缺血，体位改变或咳嗽时出现上述表现。应当进行血流动力学支持，并准备行急诊手术。

Ⅴ. 常见胸科 ICU 操作

A. 胸腔造口引流管置入术　胸腔造口引流管置入术在气胸和胸腔积液时起到胸腔引流的作用。持续胸腔积液时可经胸管注入硬化剂。现有闭式引流系统可用于胸腔引流，其工作原理源于最初的三瓶系统（图 40-1B）。胸管负压初始设为 $10\sim20cmH_2O$。当没有气体泄漏时，可停止负压吸引，仅使用水封系统。一旦引流液很少（通常 24 小时引流液量＜150ml），且无气胸及气体泄漏，应立即拔除胸管。不需要使用预防性抗生素。

1. 超声引导常用于胸腔造口引流管置入术和胸腔穿刺术（见第 3 章）。

2. 放置胸腔引流管的并发症包括引流管置入肺实质内而可能引起肺挫裂伤、出血、BPF、损伤肋间血管引起血胸，以及皮下气肿。

B. 纤维支气管镜检查　可以有效清除分泌物（尤其是引起肺不张的大量黏液栓），还可以获取痰培养标本以帮助诊断肺炎（见第 29 章）。

1. 在气管插管患者，由经验丰富的人员进行纤维支气管镜检查非常安全。对支气管解剖结构的精确描述,同时采用无菌技术获得分泌物进行培养,可以提高检查阳性率。

2. 对于未行气管插管的患者,由于支气管镜操作存在影响通气并造成高碳酸血症和低氧血症的风险,因此需要由技术水平高的人员进行操作。

a. 表面麻醉(2%～4%利多卡因经雾化器或喷雾器)可有效麻醉上气道,但需注意的是,声带表面麻醉可能便于口腔内容物误吸进入气道。

b. 由有经验的操作者调整瑞芬太尼[0.05～0.1μg/(kg·min)]或右美托咪定[0.1～0.5μg/(kg·min)]的剂量进行有效的轻度镇静。避免镇静能消除潜在的副作用;因此有经验的纤维支气管镜操作者会向患者详细解释操作过程,并进行有效的咽喉黏膜麻醉。

(彭劲民 译,杜 斌 校)

参考文献

Alam N, Park BJ, Wilton A, et al. Incidence and risk factors for lung injury after lung cancer resection. *Ann Thorac Surg* 2007;84:1085-1091.

Auriant I, Jallot A, Herve P, et al. Noninvasive ventilation reduces mortality in acute respiratory failure following lung resection. *Am J Respir Crit Care Med* 2001;164:1231-1235.

Fernandez-Perez ER, Keegan MT, Brown DR, et al. Intraoperative tidal volume as a risk factor for respiratory failure after pneumonectomy. *Anesthesiology* 2006;105:14-18.

Grillo HC, Shepard JO, Mathisen DJ, et al. Postpneumonectomy syndromes: diagnosis, management, and results. *Ann Thorac Surg* 1992;54:638-651.

Hulscher JBF, Van Sandick JW, de Boer AG, et al. Extended transthoracic resection compared with limited transhiatal resection for adenocarcinoma of the esophagus. *N Engl J Med* 2002;347:1662-1669.

Licker M, Tschop JM, Roberts J, et al. Aerosolized salbutamol accelerates the resolution of pulmonary edema after lung resection. *Chest* 2008;133:845-852.

Martin GS, Mangialardi RJ, Wheeler AP, et al. Albumin and furosemide therapy in hypoproteinemic patients with acute lung injury. *Crit Care Med* 2002;30:2175-2182.

Slinger PD. Perioperative fluid management for thoracic surgery: the puzzle of postpneumonectomy pulmonary edema. *J Cardiothorac Vasc Anesth* 1998;9:442-451.

Spira A, Ettinger DS. Multidisciplinary management of lung cancer. *N Engl J Med* 2004; 350:379-392.

www.cms.hhs.gov/transmittals/downloads/R3NCD.pdf

第41章

肝、肾和肺移植后的 ICU 治疗

Jason Wertheim and William Benedetto

I. 移植患者的处理原则

A. 时间过程　移植患者的临床过程虽然很复杂,但可以通过术后不同时间段侧重点不同而将问题简化。

1. 最初 7 天:供体和受体手术相关问题　从原则上讲,同种异体移植物是最常受到血流动力学影响的器官,因此移植物功能状态良好通常使临床病情迅速改善;另一方面,移植物功能良好还取决于受体术前状态、手术中过程、供体器官的质量以及可能的手术并发症的影响。

2. 一周后:急性排斥反应　由于 T 细胞完全分化过程是一个涉及多个步骤的复杂瀑布反应,因此急性排斥反应通常在移植后 1 周才被发现。只要除外手术并发症,这一阶段出现的器官功能障碍通常是由于排异所致,应该经验性地加强免疫抑制剂治疗。有时,对丙型病毒肝炎患者进行肝活检有助于鉴别急性排斥反应和疾病复发。肾移植后的早期排异提示可能存在抗体或细胞介导的免疫反应,根据肾活检结果选择不同的治疗方式。

3. 6 个月后:慢性问题　机会感染的危险随受体免疫功能抑制的程度增加(见第 11 章)。因此,这些感染在移植术后晚期表现得更为典型,在反复出现排斥反应从而需要多次强化免疫抑制治疗时尤其如此。晚期移植物功能障碍需要考虑原发病复发或慢性排斥反应,两者均能引起同种异体移植物功能逐渐衰竭,加强免疫抑制治疗也难以奏效。

B. 免疫抑制治疗　任何免疫抑制剂的使用都不可避免地受到副作用的限制。不同免疫抑制药物联合使用不仅可能增强免疫抑制疗效,而且可减少副作用的发生。因此,大多数接受完整器官移植的患者都接受二联或三联(2 种或 3 种药物)免疫抑制剂治疗(表 41-1)。

1. 钙调神经磷酸酶抑制剂:环孢素和他克莫司可特异性地抑制 T 淋巴细胞(参与排斥反应的主要免疫细胞)的活化。钙调神经磷酸酶抑制剂是目前多数免疫抑制治疗方案的核心用药。环孢素和他克莫司都可在围术期使用,然后长期口服维持治疗。两者都有肾毒性,需要根据血药浓度仔细调整剂量。其他副作用包括高血压、高钾血症、高血糖(尤其在同时使用大剂量皮质激素的患者)、神经毒性(癫痫和震颤)和高尿酸血症(痛风)。

表 41-1 免疫抑制剂

药名	分类/功能
环孢素(新山的明、金格福)、他克莫司	钙调神经磷酸酶抑制剂
西罗莫司(雷帕霉素)	抗增殖(mTOR 抑制剂)
吗替麦考酚酯(骁悉)	抗增殖(IMPDH 抑制剂)
硫唑嘌呤(依木兰)	抗增殖(抗嘌呤代谢)
甲泼尼松,泼尼松	皮质激素
巴利昔单抗(舒莱)、达利珠单抗(赛尼哌)	IL-2 受体拮抗剂
莫罗单抗 CD3(Orthoclone OK$_{T3}$)	特异性-CD3 单克隆抗体
抗胸腺细胞球蛋白(Atgam,thymoglobulin)	非特异性多克隆抗体

2. 抗淋巴细胞清除抗体和 IL-2 封闭抗体:OK$_{T3}$、抗胸腺细胞球蛋白、巴利昔单抗和达利珠单抗亦针对 T 细胞,但只能静脉使用。这些含有抗体的药物用于诱导免疫抑制状态,治疗皮质激素抵抗的急性排斥反应,并作为新型"耐受性"诱导方案的一部分。多程用药通常无效并且可能导致危险。发生术后肾衰竭的患者需要停用环孢素或他克莫司,更换为等效但无肾毒性的 OK$_{T3}$ 或 ATG。这样虽然简化了术后早期处理,但却失去了一种重要的治疗选择,如术后晚期出现顽固性排异则可能无药可用。

3. 抗代谢药物:吗替麦考酚酯和硫唑嘌呤可抑制 DNA 或 RNA 的合成,从而阻断活化淋巴细胞的增殖。如果出现白细胞缺乏、血小板缺乏或贫血,则需减量使用。由于具有胃肠道副作用包括轻度肠梗阻、胃炎、恶心及呕吐,吗替麦考酚酯的使用受到了限制。

4. 皮质激素 能产生相对非特异性免疫抑制作用。通常在移植手术当天开始静脉使用大剂量甲泼尼龙,并在随后的 4～5 天内逐渐减至维持剂量。恢复饮食后可替换为口服泼尼松。如果发生排斥反应,则应予大剂量甲泼尼龙冲击治疗(每日 500mg 静脉注射,共 2 天)。一旦接受皮质激素治疗,患者在接受较大的操作时需要补充应激剂量的皮质激素。手术当天需静脉使用氢化可的松(100mg IV 每 8 小时一次),术后 3 天内逐渐减量。在此期间,应该继续口服泼尼松或静脉应用甲泼尼龙(见 27 章等效剂量表)作为免疫抑制的维持用药。使用大剂量皮质激素的患者容易出现高血糖和消化道出血,可预防性使用 H_2 受体阻滞剂。

5. 尽量减少免疫抑制药物　目前正在进行的研究针对如何产生真正的"移植耐受"(对供体器官的特异性免疫无应答),以及制订临床治疗方案将传统的三联免疫抑制治疗减为单药治疗。

6. 药物相互作用　对移植患者复杂的用药方案应该经常重新评价,并尽量简化。这样可提高用药依从性,避免可能出现严重的、有时是难以预料的药物相互作用。当免疫抑制治疗方案中增加新的药物时尤其需要谨慎考虑。例如,别嘌醇如与硫唑嘌呤合用可能引起危及生命的白细胞缺乏。许多药物(如硫糖铝、维拉帕米和红霉素)能影响环孢素的吸收,从而诱发排斥反应或毒性反应。

C. 感染

1. 预防策略　60%～80%的肝移植患者在移植后数天、数周或数年间发生某种形式的感染。但是,在术后不同时期可以预计发生不同的机会性感染,已经制订了的预防性抗生素治疗方案(见第 12 章)。长期小剂量的复方磺胺甲噁唑能够有效预防肺孢子菌感染和泌尿系感染。在强化免疫抑制治疗期间,加用更昔洛韦或阿昔洛韦(或者其衍生药缬更昔洛韦或伐昔洛韦)可以降低巨细胞病毒(CMV)和 EB 病毒(EBV)感染的发生率。由于侵入性操作会增加细菌感染的风险,因此在围术期及胆道造影或经皮活检术前应使用全身性抗生素。

2. 预防措施　包括尽量减少免疫抑制剂,避免气管插管和血管内置管,纠正营养不良和严格血糖控制。对可能的血肿、脓肿或积液应进行连续超声或计算机断层扫描(CT),一旦怀疑存在活动性感染时需尽快进行充分引流。由于免疫抑制状态可掩盖炎症的常见体征,因此采取积极的监测及诊断流程至关重要,包括常规培养(如每 2 周进行痰、尿、胆汁和伤口引流液培养),并对接受机械通气治疗的患者每日进行胸片检查。

Ⅱ. 肝脏移植

A. 适应证

1. 肝脏移植的适应证包括失代偿性肝硬化、急性暴发性肝功能衰竭、代谢性疾病及肝细胞功能尚存的肝衰竭,详细讨论见第 25 章。

B. 同种异体移植物供体相关问题

1. 供体　同种异体移植肝早期功能障碍发生的几率与供体本身特征有关(肥胖、ICU 住院时间过长、营养不良、终末期低血压和肝脂肪变性)。

尽管"理想供体"的标准众所周知,但在美国选用"边缘状态"或非理想供体的情况越来越多。这种情况反映了供体器官供不应求的结果,对手术后受体的病情也有相当程度的影响。许多患者因病情危重没有机会等到合适的供体肝,为避免坐以待毙只能接受处于边缘状态的供体肝脏。

2. 扩大器官来源 除使用边缘状态供体外,增加供体肝来源的其他策略包括使用心脏死亡供体(DCD),将尸体移植器官劈裂提供给两个受体,以及使用活体供者。若使用 DCD 来源的肝脏,其移植物和患者生存率最低,来自活体供者的肝脏功能虽好,但会增加健康供者的风险。根据供体特征的定量算法可以更好地进行供体和受体配对,以最大限度利用供体器官。将经过仔细挑选的尸体肝脏劈裂分别移植给一名成人及一名儿童(其中一人病情危重),这种做法已经显示了良好结果。

3. 保存 器官缺血时间过长也与移植物功能障碍相关。肝移植的冷缺血时间通常最好在 12 小时以内,而边缘状态的供体肝脏冷缺血时间应更短。获得移植器官时,应使用威斯康星大学(UW)溶液冲洗供体器官,并冰冻保存直至进行移植手术。目前正有进行相关研究试图采用不含淀粉的其他保存液(如组氨酸-色氨酸-酮戊二酸保存液和 Celsior 保存液)以替代 UW 液。

C. 受体的准备

1. 自体肝切除 终末期肝病伴随的凝血功能障碍以及门脉高压所致的众多静脉侧支循环可以引起大出血,而大出血与术后并发症和病死率直接相关。因此,移植手术的这一阶段在技术上最为困难。一旦肝脏被切除,患者经常会发生代谢性酸中毒,需及时纠正为再灌注做好准备。然而,使用碳酸氢钠过度纠正酸中毒,则会导致术后严重的代谢性碱中毒。这是由于输注血制品中的枸橼酸盐被有功能的移植肝代谢为碳酸氢盐所致。

2. 供体肝脏植入 通过不同的腔静脉吻合技术完成。传统的方法是在肝上或肝下腔静脉水平进行供体和受体的腔静脉吻合。术中腔静脉血流中断,血流通过静脉旁路从股静脉和门静脉分流至颈内静脉或腋静脉。另一种技术称为"背驮式肝移植",是将供体腔静脉的肝上部分与受体的腔静脉进行端侧吻合,在缝合吻合口时,如果使用侧壁吻合钳就能保证心脏持续的血液回流。此后再进行门静脉、肝动脉和胆管吻合(胆总管-胆总管吻合术或 Roux-en-Y 胆总管空肠吻合术)。吻合口处放置胆道支架,或留置 T 管引流从皮肤穿出。肝上和肝下间隙亦应放置引流管。

3. 通常在温缺血 60 分钟内进行移植物再灌注,此时来自身体下部和肝脏的大量低温、高钾、酸性血液回流,可以引起严重的肺动脉(PA)收缩,造成低血压及心律失常（"再灌注现象"）。缺血肝脏的再灌注还可以加速纤溶过程，需要积极补充凝血因子并使用抗纤溶药物（见第 10 章）以达到止血的目的。

D. 移植术后处理

1. 一般处理　除常规体格检查（检查意识状态、腹部、伤口、腹腔和胆道引流）和有创监测外，术后评估还应包括连续实验室检查，术后 48 小时内行多普勒超声检查以筛查肝动脉血栓（HAT）（见下文）。神经系统并发症常包括肝性脑病、免疫抑制剂的神经毒性、脑出血和卒中。必须避免术后低体温，可预先将 ICU 病房升温、使用加温毯和迫风加温装置。静脉维持液必须含有葡萄糖以防止肝脏糖原储备的耗竭。术后 24～48 小时患者通常可以耐受小口饮水，但行 Roux-en-Y 胆总管空肠吻合术的患者恢复进食必须十分谨慎。如果留置胆道引流管，应在术后第 5 天行胆道造影。如果没有发现胆道梗阻或胆瘘，可夹闭胆道支架或 T 管，计划术后 3～6 个月拔除。

2. 心血管系统

a. 血流动力学：终末期肝病表现为高心输出量及低外周血管阻力，这种状态通常持续到肝移植术后早期，因此肝移植受体很少需要使用正性肌力药。

b. 低血压：对低血压的首选治疗是补充容量。应避免中心静脉压过高，因为压力传导至肝血窦间隙，将使再灌注损伤造成的肝脏水肿进一步加重。如果低血压持续存在，且无低血容量或心功能不全，则需警惕全身性感染，应留取血培养，开始经验性抗生素治疗。输注前列腺素 E 改善门静脉血流，但可引起医源性术后低血压。

c. 高血压：疼痛、焦虑、容量负荷过多或既往高血压病可诱发术后高血压。由于持续高血压增加脑水肿、脑出血和癫痫的风险，故需积极治疗。

3. 呼吸系统　如果移植物功能良好，通常可在术后 12～48 小时内顺利拔除气管插管，但肝性胸腔积液或由于术中放置肝上血管夹引起右侧膈肌麻痹或存在代谢性碱中毒都会使拔管时间延迟。在移植数量很多的医疗中心，过程顺利的原位肝脏移植手术结束时"快通道"拔管已经成为常规。拔除气管插管前，有时需要利尿以消除大容量复苏的影响。谨慎地使用相对不受肝功能不全影响的阿片类药物有利于早期拔管。

4. 肾脏　大多数接受肝移植的受体术后出现轻度肾功能不全，其原因包括既往肾功能不全、术中阻断腔静脉、出血和低血压、移植后肝功能障碍以及肾毒性药物如环孢素和他克莫司。应避免使用其他能引起肾性肾衰竭的肾毒性药物如氨基糖苷类。移植术后早期使用前列腺素 E_1 可能对肝移植受体的肾功能有益。因肝功能衰竭导致术前肾功能不全（即肝肾综合征）的患者在肝移植后病情可以改善。在改善血流动力学状态后，如果术后仍然持续少尿，则需使用没有肾毒性的抗体免疫抑制剂替代他克莫司和环孢素。采用这种方法通常能够避免血液透析。与间断血液透析相比，持续静脉-静脉血液滤过（见第24章）引起的液体移动和电解质紊乱更少，因此如有肾脏替代治疗的指征，应首选持续静脉-静脉血液滤过。进行血液透析必须十分谨慎，因为渗透压的快速改变会加重肝衰竭患者早已存在的脑水肿。肾功能不全进展到需要血液透析患者的病死率很高。

5. 血液系统　继发于脾功能亢进的白细胞缺乏和血小板缺乏通常持续到术后早期，有时需要将免疫抑制治疗方案中的硫唑嘌呤减量。如果白细胞计数小于 $1500/mm^3$，可以使用粒细胞集落刺激因子（见第35章）以减少术后感染的发生。手术后血细胞比容应该维持在 $25\%\sim30\%$。无活动性出血时，应维持国际标准化比值 $1.5\sim2$，血小板计数大于 $50\times10^9/L$（原文有误，译者注），纤维蛋白原水平 $>100mg/dl$，但是不同医院规定的指标存在一定差异。术后大出血的可能性与术中出血程度以及移植物的即刻功能状态直接相关。如果纠正凝血功能障碍后仍持续存在大出血，则有指征进行手术探查。即使早期出血终止，仍需要进行手术探查以清除凝血块。减轻腹胀及防止遗留在腹腔内的凝血块发生继发感染能改善通气。

E. 异体移植物功能障碍

1. 原发移植物无功能（PGNF）　指肝移植初期功能不良，有 $2\%\sim10\%$ 的受体发生 PGNF，是早期再次移植的常见原因。

a. PGNF 必须与移植物可逆性保存损伤相鉴别，后者常发生在移植术后2日内。保存损伤的典型表现是血清谷草转氨酶（SGOT）峰值小于2000U/L，临床恢复迅速。此外，还需行腹部超声检查以除外任何与血管吻合技术有关的并发症（见下文）。相反，PGNF 常伴有胆红素和转氨酶显著升高（如 SGOT$>$2000U/L）、持续肝性脑病、胆汁引流量极少（$<30\sim60ml/d$，常无色或为白色）、不能纠正的凝血功能异常和严重低血糖。

b. 治疗：包括早期输注前列腺素 E_1、加强支持治疗以及再次肝移植。

2. 急性排异　急性排异和急性病毒性肝炎（B、C）或 CMV 感染都可有胆红素和转氨酶升高。肝移植后急性排异并不常见，可发生在术后第一或第二周内，而晚期更常发生肝炎。为明确诊断可能需行经皮肝活检。约一半的移植患者会出现排斥反应；其中 90% 患者使用皮质激素冲击治疗有效。由于排斥反应无法控制，很少需要进行再次肝移植。

3. 技术相关并发症

a. 肝动脉血栓形成（HAT）：常见于儿童受体，尤其是移植肝动脉细小或多支的患儿。HAT 表现多种多样：约 1/3 表现为急性肝衰竭，伴有转氨酶明显增高（SGOT 2000～10 000 U/L）或胆管渗漏，后者是因为肝动脉是胆管的唯一供血动脉；1/3 表现为反复性全身性感染，可伴或不伴肝脓肿；另 1/3 仅因偶然发现而确诊，并无临床症状。HAT 的晚期后遗症包括胆道功能不全或胆管狭窄。多普勒超声检查已广泛用于 HAT 的筛查，而动脉造影可确诊 HAT。治疗方式的选择取决于临床表现，包括再次移植、再次手术、选择性血管内注射尿激酶以及不予处理。

b. 胆管并发症：可表现为引流液中有胆汁，或难以解释的胆红素升高。可能需要进行内镜下逆行胰胆管造影（见第 25 章）或再次手术探查。

c. 其他并发症极少发生，如门静脉或腔静脉血栓形成，可表现为腹水或静脉曲张出血，或根据影像学异常确诊。治疗选择通常包括药物支持治疗、放射介入治疗和外科手术。术后感染是肝移植术后死亡的首要原因，也是入住 ICU 的常见原因。常见的感染部位包括肺和腹腔。

Ⅲ. **肾脏移植**

A. **适应证** 肾移植最常见的适应证包括慢性肾小球肾炎、糖尿病肾病、慢性肾盂肾炎、恶性肾小球硬化和多囊肾。

B. **肾移植受体发生心血管并发症的风险很高。** 糖尿病是肾移植最常见的适应证，而高血压和高胆固醇血症常与肾衰竭并存。由于严格的移植前筛查以及术前对隐匿性冠心病的积极治疗，术后早期心血管并发症并不多见。

C. **供体移植物** 供体的不利因素，如高龄、终末期或长期低血压、需使用升压药物等，与术后急性肾小管坏死（ATN）密切相关。只要移植物仍有足够的实质（经活检证实），则病情有望恢复。由于长距离运送移植物以及使用 DCD 供体，导致冷缺血时间过长，也可造成术中和术后移植物功能不良。由于可以进行血液透析，因此与肝移植受体相比，当肾移植受体出现移植物功能恢复延迟时更容易处理。急性肾小管坏死在活体供体的受体中极少见。尽管已经证实 HLA 配型良好能够有效延长肾脏移植物的半生存时间，但对围术期免疫抑制治疗方案和疗效却没有影响。

D. **受体的手术** 移植肾植入盆腔，将肾动脉和肾静脉与相应的髂血管进行吻合。如果输尿管需置入膀胱，应留置 Foley 尿管 5 天，以防止膀胱充盈造成吻合口张力过大。另外，如果行输尿管—输尿管吻合术（自体肾切除后），则不需要长期经导管进行膀胱引流。无论何种情况，均应在输尿管吻合部位留置 Jackson-Pratt 引流管。

E. 术后早期

1. 术后大量利尿预示移植物功能早期恢复,因此需要积极补液(如每小时输液速度等于前一小时尿量加 30ml,但不超过 400ml/h),并严密监测电解质。

2. 移植术后早期出现少尿通常是由于可逆性 ATN 所致,但必须除外技术性并发症。

F. 术后晚期　肌酐升高时,需要判断应当减少肾毒性免疫抑制剂(环孢素或他克莫司)的剂量,抑或增加免疫抑制剂的剂量以对抗排斥反应。此时常需行肾脏活检明确诊断。

G. 并发症　肾移植术后最常见的血管并发症是肾动脉狭窄,常与排斥反应累及肾动脉有关,表现为严重高血压。可行手术或经皮球囊扩张术治疗。泌尿系统并发症包括膀胱缝合处或输尿管吻合处漏尿,以及输尿管梗阻。受体准备时应仔细结扎移植肾周围的淋巴管,以避免出现移植床的淋巴囊肿。

Ⅳ. 肺移植

A. 适应证　包括晚期慢性阻塞性肺病(COPD)、囊性纤维化、肺纤维化、α-1 抗胰蛋白酶缺乏、结节病、支气管扩张、淋巴管肌瘤病和职业性肺病和肺动脉高压。这些终末期肺病患者如果不接受肺移植,预计生存时间只有 2~3 年。

B. 供体器官　移植器官保存方法以及围术期处理的改进扩大了供体器官的来源,但与其他移植器官相比,肺更容易发生缺血损伤。肺移植的缺血时间应该控制在 6~8 小时;与年轻供体相比,老年供体的肺脏对长时间缺血的耐受性更差。有经验的医院越来越多地采用亲缘活体肺移植(两个供体各提供一个肺叶),这种方式有很大的现实意义。DCD 也可用于肺移植。

C. 受体的特征可影响术后病程。例如,系统性疾病(如囊性纤维化)患者可能出现其他器官受累。与此类似,单肺受体的多年吸烟史与术后外周血管病及肺部疾病相关。

D. 受体手术

1. 监测　进行单肺或双肺移植的患者通常需要肺动脉导管和动脉导管监测,有时还可能需要经食管心脏超声检查。手术通常需要使用双腔气管插管,以便进行单肺通气。

2. 受体手术切除包括经后外侧开胸行单肺移植术,或经双侧前路胸廓胸骨切开行双侧肺叶移植术。由于吻合口并发症，现已很少进行单一气管吻合的双肺移植术。

E. 术后处理

1. 一般治疗　肺移植患者的术后问题通常涉及呼吸和血流动力学的治疗，感染的预防和治疗，继续应用免疫抑制治疗以及镇痛。

2. 呼吸治疗　肺移植患者术后呼吸治疗的目标是达到足够的氧合和通气，同时避免氧中毒和气压伤。PEEP 通常加至 $5 \sim 10 cm\ H_2O$ 以尽可能降低吸入氧浓度。限制潮气量以及控制气道峰压不超过 $40 cm H_2O$，能够减少气压伤和支气管吻合口的并发症。肺再植入反应是一种非心源性肺水肿，可持续 3 周，需要机械通气支持，但预后通常良好。气管插管拔除后，肺移植患者常表现为对高碳酸血症的低通气反应，原因尚不明确。

3. 血流动力学治疗　肺移植患者的术后血流动力学治疗需要在维持容量充足以保证重要器官的灌注和防止额外的肺水肿之间达到微妙的平衡，此时进行肺动脉（PA）导管监测将有助于指导治疗。使用 CPB 的移植患者术后常发生出血。CPB 还能增加术后输血的需求，延长气管插管时间和总住院日。移植术后早期常发生肺动脉高压；吸入一氧化氮可降低肺动脉压而不会导致体循环低血压，从而可能对患者有益。

4. 疼痛治疗　一般包括全身应用阿片类药物或硬膜外镇痛。COPD 或囊性纤维化所致的慢性呼吸功能衰竭患者使用全身性阿片类药物时，尤其容易发生高碳酸血症。尽管硬膜外应用阿片类药物也能引起高碳酸血症，但达到同等镇痛效应所需剂量明显低于全身用药。硬膜外镇痛能缩短拔管时间和 ICU 出院时间。然而，各个医院使用硬膜外镇痛的情况各不相同，而且在使用 CPB 抗凝的情况下是禁忌证。

5. 免疫抑制治疗　大多数移植中心在手术室即开始使用免疫抑制剂。几乎所有的治疗方案都包括具有非特异性抗炎活性的皮质激素。必须警惕皮质激素的副作用，如高血糖和肌病。钙调神经磷酸酶抑制剂如环孢素一般也会使用。副作用包括肾毒性、高血压和神经毒性。他克莫司与环孢素的作用机制相同，但预防急性排斥反应更为有效。他克莫司的肾毒性、神经毒性和新发糖尿病几率更高。硫唑嘌呤或吗替麦考酚酯都能抑制淋巴细胞增殖，可以作为辅助免疫抑制剂。药物副作用包括粒细胞缺乏、肝炎和胆汁淤积。最后，抗淋巴细胞制剂如多克隆抗淋巴细胞球蛋白、ATG 和 OK$_{T3}$ 也可以使用。

6. 感染　免疫抑制剂的使用增加了移植患者细菌和病毒感染的发生

率。早期多为细菌感染，以革兰阴性菌为主。CMV 感染是最常见的早期病毒感染，可见于血清抗体阳性受体的感染复燃（继发性），但更常见于血清阳性供体器官导致血清学阴性受体的新发感染（原发性）。CMV 感染最严重的表现是肺泡炎或肺炎；治疗药物为更昔洛韦，如能预防性使用，可降低 CMV 肺炎的发生率。烟曲霉菌感染是最常见的真菌感染，术后 2 个月内发生率最高。临床表现包括溃疡、假膜和气管支气管炎。

7. 排斥反应　ICU 中可发生超急性、急性和慢性排斥反应。超急性排异非常少见，发生在移植后数分钟至数小时，几乎都是致命性的。这是由于针对 HLA 和 ABO 抗原的抗体导致，可能与缺血-再灌注损伤混淆。急性排斥反应发生于术后 3～6 个月。急性排斥反应的症状包括发热、咳嗽、呼吸困难和畏食。肺功能或弥散量降低有助于诊断，确诊需行肺活检。急性排斥反应的治疗包括使用大剂量皮质激素，以及消除引起症状的其他原因。慢性排异一般发生于术后 6～12 个月，特点为小气道纤维增殖导致的气流受限，表现为闭塞性细支气管炎。治疗包括皮质激素和免疫抑制剂，但即使积极治疗，死亡率仍很高。

（彭劲民　译　杜　斌　校）

参考文献

Abt PL, Desai NM, Crawford MD, et al. Survival following liver transplantation from non-heart-beating donors. *Ann Surg* 2004;239:87–92.

Allan JS. Immunosuppression for lung transplantation. *Semin Thorac Cardiovasc Surg* 2004;16:333–341.

Arcasoy SM, Kotloff RM. Lung transplantation. *N Engl J Med* 1999;340:1081–1091.

Busuttill RW, Klintmaim GB. *Transplantation of the liver.* 2nd ed. Philadelphia: Elsevier Saunders, 2005.

Busuttil RW, Shaked A, Millis JM, et al. One thousand liver transplants. The lessons learned. *Ann Surg* 1994;219:490–497.

Consensus conference on standardized listing criteria for renal transplant candidates. *Transplantation* 1998;66:962.

DeMeo DL, Ginns LC. Clinical status of lung transplantation. *Transplantation* 2001;72:1713–1724.

Feng S, Goodrich NP, Bragg-Gresham JL, et al. Characteristics associated with liver graft failure: the concept of a donor risk index. *Am J Transplant* 2006;6:783–790.

Findlay JY, Jankowski CJ, Vasdeve GM, et al. Fast track anesthesia for liver transplantation reduces postoperative ventilation time but not intensive care unit stay. *Liver Transpl* 2002;8:670–675.

Ghobrial RM, Busuttil RW. Future of adult living donor liver transplantation. *Liver Transpl* 2003;9:S73–S79.

Kawai T, Cosimi AB, Spitzer TR, et al. HLA-mismatched renal transplantation without maintenance immunosuppression. *N Engl J Med* 2008;358:353–361.

Ng CY, Madsen JC, Rosengard BR, Allan JS. Immunosuppression for lung transplantation. *Front Biosci* 2009;14:1627–1641.

Organ Procurement and Transplantation Network Web site. Available at www.optn.org.

Ploeg RJ, D'Alessandro AM, Knechtle SJ, et al. Risk factors for primary dysfunction after liver transplantation—a multivariate analysis. *Transplantation* 1993;55:807–813.

Renz JF, Emond JC, Yersiz H, et al. Split-liver transplantation in the United States: outcomes of a national survey. *Ann Surg* 2004;239:172–181.

Singh H, Bossard FR. Perioperative anaesthetic considerations for patients undergoing lung transplantation. *Can J Anaesth* 1997;44:284–299.

Sleiman C, Mal H, Fournier M, et al. Pulmonary reimplantation response in single-lung transplantation. *Eur Respir J* 1995;8:5–9.

Sollinger HW, Knechtl SJ, Reed A, et al. Experience with 100 consecutive simultaneous kidney-pancreas transplants with bladder drainage. *Ann Surg* 1991;214:703–711.

Starzl TE, Murase N, Abu-Elmagd K, et al. Tolerogenic immunosuppression for organ transplantation. *Lancet* 2003;361:1502–1510.

Tolkoff RN, Rubin RH. The infectious disease problems of the diabetic renal transplant recipient. *Infect Dis Clin North Am* 1995;9:117–130.

Tzakis AG, Gordon RD, Shaw BW Jr, et al. Clinical presentation of hepatic artery thrombosis after liver transplantation in the cyclosporin era. *Transplantation* 1985;40:667–671.

第42章

肥胖患者的重症监护治疗

Jeremy Goldfarb and Jean Kwo

Ⅰ. **前言**　肥胖在美国呈流行趋势,经年龄调整后成人患病率为 30%。综合 ICU 中多达 26% 的患者患有肥胖症,其中病态肥胖达 7%。肥胖患者不仅并发症较多,使围术期风险增加,而且还是许多术后并发症的独立危险因素,因此必须给予更多的关注。

Ⅱ. **病态肥胖是指体质指数(body mass index,BMI)≥40(表 42-1)**

$$BMI = 体重(kg)/身高(m)^2$$

表 42-1　体质指数和体重分级

体重指数(kg/m²)	体重分级
18.5~24.9	正常
25~29.9	超重
30~34.9	Ⅰ级(中度)肥胖
35~39.9	Ⅱ级(重度)肥胖
≥40 或 35 同时存在肥胖相关的并发症	Ⅲ级(病态)肥胖

Ⅲ. **肥胖相关的生理改变(表 42-2)**

A. **心血管系统**

1. **高血压**　是最常见与超重或肥胖相关的健康问题,其发病与多种因素相关。血压值的高低与 BMI 密切相关。

2. **心衰**

a. 过多的脂肪组织以及负重肌肉和骨骼负荷的增加使机体代谢需求升高。

表 42-2　肥胖导致的重要器官系统改变

器官系统	病理学变化
呼吸	↓ FRC,TLC,VC,IC,ERV
	↑ FEV₁/FVC
	阻塞性呼吸暂停
心血管	↑ 血容量
	↑ 血管张力
	↓ 心室收缩力
肾脏	↑ 经肾脏排泄的药物清除率
	高血压,糖尿病肾病
血液	↑ 纤维蛋白原
	↑ PAI-1
	↓ AT-Ⅲ
	静脉淤滞
胃肠	裂孔疝
	↑ 胃液分泌容积
	↓ 胃 pH
内分泌/代谢	↑ 静息能量消耗
	胰岛素抵抗
	↑ 蛋白水解
免疫	↑ IL-6
	中性粒细胞功能障碍

注：↑,增加；↓,下降；AT-Ⅲ,抗凝血酶Ⅲ；ERV,补呼气量；FEV₁/FVC,1 秒用力呼气容积/用力肺活量；FRC,功能残气量；IC,吸气潮气量；IL-6,白介素-6；PAI-1,纤溶酶原活化抑制因子；TLC,肺总量；VC,潮气量

　　b. 循环血容量以及心输出量增加以满足机体代谢需求。循环血容量的增加使室壁张力升高,最终导致左心室增大,合并高血压及左心室肥厚。

　　c. 上述改变可引起左心收缩和舒张功能障碍,常同时合并缺血性心脏病,可导致左心衰。

　　d. 左心功能衰竭与慢性低氧血症及二氧化碳潴留同时存在时,可导致

肺动脉高压和右心衰竭。

3. 冠状动脉疾病　高血压、高胆固醇血症以及 2 型糖尿病都与肥胖显著相关，而且也是发生动脉粥样硬化的危险因素。肥胖是冠状动脉疾病的独立危险因素。

4. 心律失常　低氧血症、二氧化碳潴留、电解质紊乱、冠状动脉疾病、循环血中儿茶酚胺增加以及心衰使肥胖患者易出现心律失常及心源性猝死。

B. 呼吸系统

1. 呼吸力学改变

a. 肥胖使呼吸系统顺应性降低（见第 3 章）。胸廓内、膈肌和腹部的脂肪组织，以及胸椎后弯及腰椎前凸可使胸壁顺应性降低。肺容积减少，尤其是功能残气量（FRC）降低，可造成肺顺应性下降。

b. 腹部肥胖限制了膈肌下降，仰卧位时更为明显。仰卧位时，FRC 可进一步下降，甚至低于肺闭合容积，导致气道闭合、通气血流比例失调，即使潮气量正常，也可出现低氧血症。

2. 气体交换

a. 因机体代谢需求增加，氧耗和二氧化碳产量均增加。

b. 需要更高的每分通气量以及呼吸做功维持二氧化碳正常。

c. 通气血流比例失调、肺内分流以及同时合并的呼吸系统疾病引起低氧血症，导致呼吸功能不全。

3. 阻塞性睡眠呼吸暂停（OSA）和肥胖低通气综合征（OHS）

a. OSA 的临床特征为频繁发作的呼吸暂停或呼吸减弱、打鼾、白天嗜睡以及心理学改变。

b. OSA 可引起低氧血症及循环中儿茶酚胺增加，从而导致肺循环及体循环高血压。出现红细胞增多症提示存在长期慢性低氧血症。

c. 可疑的 OSA 患者在行择期手术治疗前，应请睡眠专科医师进行评估，并行多功能睡眠记录仪检查。

d. OHS 以中枢性（非阻塞性）呼吸暂停或呼吸减弱为特征，导致持续性高碳酸血症和低氧血症。

e. OSA 和 OHS 引起的长期低氧血症和高碳酸血症能导致肺动脉高压及右心室功能衰竭。

C. 其他病理生理改变

1. 消化道　肥胖与胃容积增加、膈疝以及胃食管反流密切相关。

2. 肝胆

a. 脂质和胆固醇代谢异常可导致肝脏脂肪浸润，有些患者可出现肝硬化、肝功能衰竭或肝细胞癌。

b. 胆石症很常见，多达 27％的术前患者可发现胆石症。胃旁路手术患者 41％需行胆囊切除术。

3. 肾脏　循环血容量及心输出量增加可提高肾小球滤过率。肾小球滤过率增加与其他并发症如高血压和 2 型糖尿病可导致慢性肾功能不全以及慢性肾衰竭。

4. 血液系统

a. 肥胖可引起高凝状态及纤溶异常。

b. 腔静脉受压与制动导致静脉怒张和血流淤滞。

c. 上述改变使肥胖患者深静脉血栓形成（DVT）和血栓栓塞的风险增加。

5. 内分泌　肥胖与高血糖、胰岛素抵抗和高胰岛素血症密切相关，从而导致 2 型糖尿病。

6. 代谢综合征

a. 代谢综合征是指腹型肥胖、高甘油三酯血症、低 HDL 胆固醇、高血压和（或）空腹血糖升高，符合 3 条或以上即可诊断。代谢综合征的发病率随腰围及 BMI 增加相应升高。

b. 冠状动脉疾病的上述危险因素均可出现胰岛素抵抗，可能与肥胖和（或）遗传基因缺陷有关。

7. 免疫　脂肪组织代谢活跃，可分泌细胞因子及激素，脂肪组织还可产生炎症因子如肿瘤坏死因子-α、白介素-6，以及炎症标记物如 C 反应蛋白。

8. 皮肤　肥胖患者常有擦烂性皮炎。

9. 心理行为　肥胖患者容易出现抑郁和自卑。

Ⅳ. 治疗　由于技术上的困难、既往并发症以及医务人员的偏见，肥胖的危重病患者的治疗往往具有挑战性。

A. 气道管理

1. 肥胖患者 Mallampati 评分高及颈围大常提示喉镜下气管插管困难。肥胖及 BMI 本身并不提示插管困难。

2. 软组织过多造成面罩通气困难。

3. 合适的体位对于维持气道至关重要。

a. 在患者肩部垫一软垫使患者头、颈、肩向下倾斜，这样可在插管时能够更好地暴露声门。

b. 使用短柄喉镜可减少与患者胸部的接触。

c. 使患者头部抬高 25°,预氧合以增加 FRC,并推迟氧饱和度下降的时间。

4. 由于存在上述困难,许多麻醉医师选择快速顺序诱导甚至清醒插管。

B. 呼吸功能衰竭

1. 住院的肥胖患者发生呼吸系统并发症的风险增加。肥胖患者术后肺部并发症的风险增加 2 倍。

2. 机械通气

a. 为了避免呼吸机相关肺损伤,应根据理想体重而非实际体重设置初始潮气量。然后应根据合理的吸气压力限制(注意患者的胸壁顺应性降低)和 $PaCO_2$ 调整潮气量。

b. 应用呼气末正压(PEEP)防止气道陷闭、肺不张以及肺内分流。

c. OHS 及肺动脉高压合并右心室功能不全患者,气管插管和机械通气造成的胸腔内压和肺血管阻力升高可引起低血压。

d. 麻醉可减弱慢性缺氧引起的血管收缩反应,导致肺内分流增加,加重低氧血症。

3. 无创通气(NIV) 因可逆原因(如心源性肺水肿或麻醉药过量)造成呼吸功能衰竭时,可考虑 NIV。NIV 用于胃旁路术后患者是安全的。

a. NIV 过程中应严密观察以确定 NIV 的疗效。如患者呼吸频率、pH、PaO_2 和 $PaCO_2$ 无改善,应行气管插管。

b. 鼓励 OSA/OHS 患者使用家用 CPAP 或 BiPAP 呼吸机,以增加舒适性,减轻焦虑,并改善通气。

4. 由于患者肺储备功能差,呼吸驱动力低下,脱机可能非常困难(见第23 章)。应考虑早期行气管切开,以增加舒适性,并可能降低支持水平。

a. 由于气管前组织增加以及解剖变形,气管切开手术可能存在技术困难。尤其对于颈部组织非常多的患者,可能需要订制气管切开管。可暂时使用带可调节尾翼的气管切开管(如 Rusch、Bivona)。

b. 病态肥胖患者气管切开术相关并发症的风险(包括管路阻塞和位置错误)较高。

C. 血流动力学监测 由于既往存在心血管并发症,肥胖的危重病患者通常需要接受有创血流动力学监测。

1. 因为难以找到合适的无创血压袖带,留置动脉导管能够更可靠地进行血压监测。

2. 对既往心血管异常(如血管内容量增加、高血压、心功能衰竭、缺血性心脏病等)及肾功能不全患者,留置中心静脉及肺动脉导管有助于判断容量状况和心脏功能。

D. 血管通路

1. 皮下组织过多可能使解剖学标志难以辨认,造成静脉通路的困难。超声引导有助于明确血管所在位置。

2. 腹股沟区存在擦烂性皮炎时,应避免行股静脉或股动脉置管。

E. 镇静和镇痛

1. 对于肥胖患者,尤其是既往合并 OSA 或 OHS 患者,呼吸驱动力已经减低,应警惕呼吸抑制。

2. 阿片类药物应当静脉给药,而非肌注或皮下注射,因为后两种给药方式下血药浓度不确定。选择患者自控镇痛时,应根据理想体重确定初始剂量,其后根据疗效调整用药剂量。

3. 硬膜外给予阿片类药物或局麻药物能够有效镇痛。

a. 由于常用的骨性标记难以辨认,而且很难将患者保持在适宜体位,因此硬膜外置管的技术难度很大。

b. 皮肤表面与棘突韧带连接间的皮下组织很厚,因此保持硬膜外导管在硬膜外非常困难。

c. 肥胖患者由于腹内压增高,椎管内静脉充血和脂肪组织浸润,硬膜外间隙容积减少,因此局麻药物的剂量需要减少 20%～25%。

d. 如无禁忌证,可应用辅助镇痛药物如非甾体抗炎药、氯胺酮,或 α_2 肾上腺素受体激动剂如可乐定和右美托咪定。

F. 药物治疗(可见附录)

1. 肥胖患者的药物代谢动力学和药效学资料非常有限。由于药物分布容积、血浆蛋白结合率以及清除发生改变,因此需要根据临床疗效及血药浓度而非体重调整药物剂量。

2. 肥胖使细胞色素 P-450 酶的活性下降。肝细胞脂肪变性和(或)胆系功能不全可使药物在肝脏的代谢和清除减慢。

3. 循环血容量增加可使药物的初始分布容积增加。

4. 充血性心力衰竭或血管粥样硬化合并慢性肾功能不全时,药物经肾脏清除减少。

5. 药物血浆蛋白结合率受到 α-1 酸性糖蛋白浓度升高以及高脂血症的影响。

6. 药物剂量难以确定。一些人建议根据理想体重,或理想体重加实际体重与理想体重差值的一定比例以确定药物剂量。

7. 应当使用起效快、剂量容易调整的药物如异丙酚、芬太尼以及药代动力学指标可预测的肌松药物如顺阿曲库铵。

8. 特殊药物

a. 快速顺序诱导时,应根据实际体重计算琥珀胆碱剂量。

b. 某些抗生素如万古霉素的分布容积与实际体重相关,因此应当根据实际体重确定药物剂量。喹诺酮类及氨基糖苷类抗生素应根据校正后体重计算药物剂量。

c. 镇静药在肥胖患者的作用时间较长。

(1)咪达唑仑:由于在脂肪组织的蓄积,其他药物和(或)肥胖抑制细胞色素 P-450 功能,咪达唑仑的作用时间延长。

(2)芬太尼:肥胖患者长期使用芬太尼后,会出现累积效应,而吗啡则没有这一现象。

d. 治疗窗很窄的药物(如氨茶碱、氨基糖苷类和地高辛)如根据实际体重计算药物剂量,易出现药物中毒。

G. 肥胖患者手术伤口感染的发生率增加 2 倍,与多因素有关。较厚的脂肪层中血管较少,为细菌生长提供了丰富的底物。高血糖和慢性炎症可导致中性粒细胞的移动和活化功能障碍。

H. 皮肤

1. 对肥胖患者必须全面彻底评价和监测皮肤完整性。

2. 很多皮肤皱褶较深,潮湿且容易滋生细菌,常合并真菌感染。应经常清洗且完全干燥,并局部应用抗真菌粉可预防皮肤相关并发症。

3. 较大的开放性伤口可采用真空辅助密闭吸引装置有效治疗。

4. 被动运动对预防皮肤破损及降低 DVT 风险至关重要。可能需要专用设备,包括病床、升降器以及协助患者活动专业团队。

I. 应当采用低分子肝素和间断加压装置预防 DVT。DVT 的预防应从术前开始,直至患者下床活动。有关接受手术的肥胖患者皮下注射依诺肝素进行了深入研究,推荐剂量为 40mg 2 次/日。如果存在抗凝禁忌证,可考虑放置下腔静脉过滤器,但是作为 DVT 标准预防措施的辅助手段,其疗效尚未得到证实。

J. 营养

1. 在代谢应激状况下,肥胖患者无法动员自身的脂肪储备。此时患者依赖碳水化合物的糖异生作用提供能量,因此蛋白质分解代谢加速,蛋白质营养不良的风险增加。

2. 肥胖的危重病患者需要通过肠内或肠外途径进行营养支持。

3. 应提供 1.5～2.0g 蛋白质/kg 理想体重以维持氮平衡。

4. 如有可能,应使用间接量热法测定肥胖患者的能量消耗,这是唯一证实有效的测定方法。

5. 大多数肠内喂养方案推荐每天热量 20～30kcal/kg 理想体重;然而,根据体重校正的喂养方案有可能导致肥胖患者营养过度。近期研究采用低热量、高蛋白喂养方案,结果表明可改善肥胖的危重病患者预后,今后有望广泛用于临床。

6. Roux-en-Y 胃旁路术一般不引起营养不良。但是,导致吸收不良的其他手术可能引起细菌过度生长及蛋白能量营养不良。

7. 脂肪泻可导致脂溶性维生素缺乏。

8. 胃切除手术可能导致获得性内因子/维生素 B_{12} 缺乏以及缺铁性贫血。

K. 排泄

1. 在患者能够自主排尿之前应留置 Foley 尿管。

2. 大便失禁引流装置经常难以放置,可能导致污染以及感染。可以选择直肠导管,但可能引起直肠坏死。使用期间应每隔 2 小时将气囊放气 15 分钟。

L. ICU 设备 标准的 ICU 床可能不适用于肥胖患者。专供肥胖患者使用的特殊病床最高承重为 850 磅(1 磅＝453.6 克)。这种病床的治疗床面可有低流量气体泄漏,且配备内置体重秤,并可改为离床椅位,以及进行翻身及拍背治疗。

M. 预后 肥胖对危重病患者预后的影响尚存在争议,部分研究提示肥胖患者病死率增加,而其他研究则提示病死率降低或无相关性。导致研究结果差异的最可能原因是入选的危重病患者病因众多,差异明显,存在明显的异质性。

1. BMI 与病死率的关系可用 U 形曲线表示(图 42-1)。BMI 最低时死亡几率最高,BMI 35～40kg/m² 时降至最低,其后随 BMI 升高死亡风险亦增加。

2. 与非肥胖患者相比,肥胖患者机械通气时间更长。

3. 与非肥胖患者相比,肥胖患者 ICU 住院日更长。

4. 呼吸功能衰竭、肺炎、泌尿系感染和压疮是肥胖患者的常见并发症。与 BMI$<$25kg/m² 的患者相比,BMI$>$40kg/m² 的患者发生并发症的风险增加 2 倍。

Ⅴ. 肥胖手术治疗 肥胖患者的手术治疗是最有效的减肥方法。

A. 手术指征 BMI$\geqslant$40kg/m²,或 BMI$>$35kg/m² 且同时存在严重的并发症,非手术减肥治疗失败,无引起肥胖的内分泌疾病,心理状态稳定。

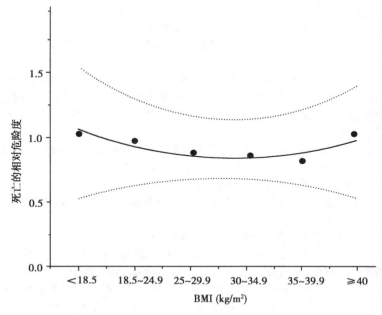

图 42-1 危重患者体质指数与病死率间的 U 形关系

B. 手术方式 肥胖的手术治疗有多种术式,包括胃减容手术(胃底折叠成形术、胃囊带术和 Roux-en-Y 胃旁路手术)和致吸收不良手术(胆胰旁路手术)(图 42-2)。

1. 胃旁路手术可使过多的体重下降 60%～70%,并有效控制＞70%的并发症。因此,胃旁路手术是目前美国最常用的肥胖手术治疗方式,占所有减肥手术的 80%～90%。目前 70%的胃旁路手术在腹腔镜下进行。

2. 腹腔镜下胃旁路手术(LGB)并发症发生率低于开腹胃旁路手术(OGB)。LGB 合并肺部并发症、肺栓塞、切口感染、切口疝及围术期死亡的风险较低。然而,与 OGB 相比,LGB 出现肠梗阻、肠出血及吻合口狭窄的风险更高。

3. 腹腔镜下可调节的胃囊带手术在美国以外的其他国家应用更为普遍,美国直到 2001 年才得到批准。与胃旁路手术相比,胃囊带手术减肥及改善并发症的疗效较差,但手术病死率及并发症发生率较低。

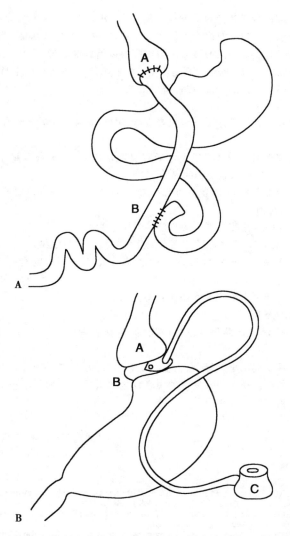

图 42-2　A：肥胖的手术治疗方式。Roux-en-Y 胃旁路手术。先形成一个15～30ml 的胃腔，然后与近端空肠进行吻合（A）。远端行空肠空肠吻合术（B）。B：可调节胃囊带手术。在胃近端（A）放置一根可调节可充气的束带，以控制口服进食量。可通过外置的注射端口（C）注入或抽出生理盐水，以调节束带大小

C. 肥胖的手术治疗可改善生活质量,并减少肥胖相关并发症。

1. 糖尿病 77%的患者糖尿病得以治愈,86%的患者病情改善。

2. 高脂血症 70%的患者高脂血症得以治愈或改善。

3. 高血压 66%的患者高血压得以治愈,70%的患者高血压明显改善。

4. OSA 86%的 OSA 患者得以治愈。

D. 手术并发症

1. 非肿瘤腹部手术的肥胖患者发生 DVT 及 PE 的风险是消瘦患者的 2 倍。

2. 因基础 OSA、OHS 以及术后呼吸肌功能不全、夹板及肺不张,肥胖患者术后合并呼吸功能衰竭的风险较高。

3. 肥胖患者伤口愈合差可导致吻合口破裂、胃肠瘘、吻合口狭窄和(或)梗阻及出血。

a. 肥胖手术治疗出现吻合口瘘的发生率为 1%~2%。

b. LGB 及 OGB 最常见的围术期并发症均为伤口感染。

c. LGB 和 OGB 术后最常见的晚期并发症分别为吻合口狭窄和切口疝。

4. 肥胖的手术治疗围术期病死率约 0.5%。

5. 危险因素

a. 患者年龄、肥胖程度、同时存在的基础疾病以及手术方式均影响围术期并发症。

b. 呼吸功能不全、静脉血液淤滞、高 BMI、男性、糖尿病、心血管疾病、年龄≥50 岁或出现术中并发症的患者发生术后并发症的风险较高,应考虑转入 ICU 治疗。

(周建芳 译,杜 斌 校)

参考文献

Akinnusi ME, Pineda LA, El Solh AA. Effect of obesity on intensive care morbidity and mortality: a meta-analysis. *Crit Care Med* 2008;36:151-158.

Buchwald H, Avidor Y, Braunwald E, et al. Bariatric surgery: a systematic review and meta-analysis. *JAMA* 2004;292(14):1724-1737.

Dixon BJ, Dixon, JB, Carden JR, et al. Preoxygenation is more effective in the 25° head-up position than in the supine position in severely obese patients. *Anesthesiology* 2005;102 (6):1110-1115.

Hall JE, Crook ED, Jones DW, et al. Mechanisms of obesity-associated cardiovascular and renal disease. *Am J Med Sci* 2002;324:127-137.

Koenig SM. Pulmonary complications of obesity. *Am J Med Sci* 2001;321:249-279.

Goodman LD, Patel M, et al. Critical care of the obese and bariatric surgical patient. *Crit Care*

Clin 2003;19:11-32.

Maggard MA, Shugarman LR, Suttorp M, et al. Meta-analysis: surgical treatment of obesity. *Ann Intern Med* 2005;142(7):547-559.

Nasraway SA Jr, Hudson-Jinks TM, Kelleher RM. Multidisciplinary care of the obese patient with chronic critical illness after surgery. *Crit Care Clin* 2002;18:643-657.

Newell MA et al. Body mass index and outcomes in critically injured blunt trauma patients: weighing the impact. *J Am Coll Surg* 2007;204:1056-1064.

O'Brien JM, Phillips GS, Ali NA, et al. Body mass index is independently associated with hospital mortality in mechanically ventilated adults with acute lung injury. *Crit Care Med* 2006;34:738-744.

Pieracci FFM, Barie PS, Pomp A. Critical care of the bariatric patient. *Crit Care Med* 2006; 34(6):1796-1804.

Stelfox HT et al. Hemodynamic monitoring in obese patients: the impact of body mass index on cardiac output and stroke volume. *Crit Care Med* 2006;34(4):1243-1246.

第43章

ICU 外的 ICU 医师

Edward George and Edward Bittner

ICU 医师在 ICU 以外的职责日益增加。这与患者数量和病情急性程度的增加,以及 ICU 医师所具备的独特技能有关。如何在临床病情恶化需要 ICU 治疗前发现高危患者,通过适当的分诊提高危重病医学资源的合理化利用,以及转出 ICU 后通过随访减少再次收入 ICU,这些问题正在获得越来越多的关注。

Ⅰ.**概述** 危重病患者常规应在 ICU 接受治疗,ICU 有特殊设备和专门的人员,能够提供高强度监测,并实施复杂的治疗计划。然而,在传统 ICU 以外的部分环境也有可能遇到危重病患者。

A. 急诊室(ED)是一个容易遇到危重病患者的部门。尽管很多危重病患者通过院间转运直接收入 ICU,但也有不少情况下,患者到达急诊室时病情危急,并且迅速恶化需要收入 ICU。这些患者除最常见的机械通气和(或)血流动力学支持治疗外,还可能需要更专科的治疗(如神经科 ICU 进行脑卒中治疗)。ED 的人员和设备一般可以提供短期的危重病治疗,同时准备将患者转入 ICU。然而,这些患者从 ED 转运至相应 ICU 的过程常常延迟。延迟的原因包括床位紧张,需要进一步检查(X 线检查、CT、血管检查等)或病情不稳定。很多医院得益于 ED 和 ICU 医师之间建立的密切联系。ICU 医师可以在患者等待收入 ICU 期间,通过远程的(电话、电脑等)或在床旁参与治疗。

B. 专科资源是医院功能的一部分。尽管在 ICU 以外利用 ICU 医师的专业技能和培训具有一定的优点,但仍有一些问题会影响到这项职能的范围和广度。大型医学中心可能有足够的 ICU 领导资源,能够提供 24 小时的院内服务;而较小的医院或专科医院可能只有一个 ICU 以及数量有限的 ICU 医师,或在 ICU 中配备没有经过危重病医学专业培训的医师。因此,提供 ICU 医师专业支持的能力将受到时间和空间(现场与远程)的限制。

C. ICU医师指导治疗的优点。文献指出,在ICU中由ICU医师领导的多学科团队管理或共同管理患者,可以使危重病患者得到最适当的治疗。ICU医师主导的模式在不同类型和规模的医疗机构中显示出优势。ICU医师指导下的危重病治疗能够降低罹患率和病死率。

D. 联合委员会指南。联合委员会于2007年建议,对于提示患者临床情况发生恶化的关键指标,医院应当设立即刻响应的能力,希望通过早期干预阻止病情进一步恶化。这一概念已经在很多医院内得以实施,常称为快速反应小组(RRT)。这种小组的成员组成不尽相同,可能受到资源的限制。ICU医师的参与,使得RRT具备能力在ICU以外为患者提供更为及时有效的专业医疗服务。

Ⅱ. ICU医师在ICU以外的作用

A. 临床

1. 麻醉恢复室(PACU)和过渡病房的患者治疗。医院越来越多地将PACU作为术后患者的短期ICU。在这种情况下,外科ICU医师可对这些患者提供直接的医疗照顾。此外,随着针对慢性呼吸系统疾病患者的专门过渡病房的出现,ICU医师也能够满足呼吸机依赖患者的需求。

PACU收治需要观察过夜的患者所接受的手术性质多种多样。事实上,所有外科手术都有部分患者预期需要接受ICU的短期监护。PACU中对这些患者进行密切监护,并在术后第一天常规转回外科普通病房。

2. 分诊　理想情况下,应当严格按照患者接受ICU治疗能否获益决定收治或转出。但是,需要ICU治疗的患者数可能超过床位数,因此需要建立决定优先级或者分诊方法。当ICU收治患者经过严格筛选,且不断评价转出可能时,对于分诊的需求最小。

a. 收治:已经建立不同模型以便ICU分诊决策(图43-1)。

(1)优先模型定义了最可能从ICU治疗获益的患者(优先级1)以及根本不会从ICU治疗获益的患者(优先级4)。

(2)诊断模型根据特定的疾病或情况决定是否适合收入ICU。

(3)客观指标模型采用客观指标如生命体征、实验室结果、影像学和其他反应疾病严重程度的检查结果,评估对ICU资源的需求。

b. 转出:对收入ICU患者的病情需要定期评估,以发现那些不再需要ICU治疗的患者。下列情况应当转出ICU:

(1)患者生理学状况稳定,不再需要ICU监护和治疗。

(2)患者生理学状况恶化,不再计划进行积极治疗。

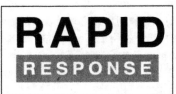

DATA COLLECTION

Your Name: _____ o Senior Resident o Clinical Supervisor o Respiratory

Date: ___/___/___ Time Paged: _____ Time Arrived: _____ Time Ended: _____

Who activated the Rapid Response Team? _____

o Medical o Surgical o Neuro o Other: _____

Urgency: o urgent (intervention within hours to prevent adverse event)
　　　　　　 o Life-threatening (immediate intervention to avoid death)

Clinicians present:
　Intern/Junior Resident o yes　　　o no Bedside Nurse o yes o no
　Critical care:　　　　　 o yes　　o no Other Staff (specify) _____

Trigger: (check all that apply)
　　　　　　　　　　　　　　　　　　　　　　　❑ Uncontrolled bleeding
　Cardiac:
　　❑ Bradycardia
　　❑ Tachycardia　　　　　　　　　　　　*Neurological:*
　　❑ Hypotension　　　　　　　　　　　　❑ Mental status change
　　❑ Hypertension　　　　　　　　　　　　❑ Acute Loss of Consciousness
　　❑ Chest pain unresponsive to NTG　　　❑ Seizure
　　　　　　　　　　　　　　　　　　　　　❑ Suspected acute stroke
　Respiratory:　　　　　　　　　　　　　　❑ Unexplained agitation or delirium
　　❑ Respiratory Depression
　　❑ Tachypnea　　　　　　　　　　　　*Other:*
　　❑ New onset of difficulty breathing　　　❑ Pain
　　❑ BiPAP/CPAP with no improvement　　 ❑ "I am very concerned"
　　❑ Bleeding into airway　　　　　　　　 ❑ > 1 stat page
　　❑ Oxygen saturation <90%　　　　　　　❑ Other: _____

　Medical:
　　❑ Urine output <50 mL for 4 hours

Response to this call:　　　　　　　　**Disposition:**
　o Code called　　　　　　　　　　　　　o Remained on unit
　o Physician called (specify): _____　o Expired
　o Other person called (specify): _____　o Transfer to: _____
　o Follow-up needed: _____　　o Other: _____

Brief description of call:

图 43-1　麻省总医院（MGH）快速反应小组使用的格式化记录表格

3. 快速反应小组（RRT）

a. RRT 指将危重病医学专业技术带到患者床旁（或任何需要的地方）的一组医师。小组协助评估并稳定患者情况，并组织整合需要与患者主管医师交流的信息。RRT 也可以作为医院的教学资源。

b. 目标/功能/优点：研究提示，患者发生心搏骤停或其他需要紧急干预的严重事件前 8～12 小时即出现病情恶化的临床表现。早期识别这些指标并进行及时治疗能够降低罹患率和病死率,并能够减少医院资源的使用。RRT的其他优点包括改善员工的关系,提高员工满意度,减少医疗费用。

c. 启动标准/途径:每家医院都应确定呼叫RRT的标准。典型的启动机制依据生理学指标(表43-1)。

表43-1 快速反应小组呼叫标准

生理指标	参　　数
心率	＜40次/分或＞130次/分
收缩压	＜90mmHg
呼吸频率	＜8次/分或＞28次/分　　或高危气道
氧饱和度	吸氧状况下＜90％
意识状态	任何恶化
尿量	4小时总量＜50ml
医务人员的担忧	对患者的任何担忧

d. 形势-背景-评估-建议(SBAR):SBAR模式为医疗小组成员之间沟通患者病情提供了可靠的框架。信息分享的标准化对于保证持续准确传递患者信息非常重要。这在严重事件、交接和患者转运过程中是必需的。

(1)形势(S):目前正在发生什么事?

自我介绍,介绍患者及其位置,简述问题,何时发生或开始,及其严重性。

(2)背景(B):什么事件导致了现在的情况?入院诊断和日期,当前用药清单,过敏,静脉液体,最近的生命体征,实验室检查,及其他临床信息包括抢救代码(code status)。

(3)评估(A):我认为问题是什么?

(4)建议(R):我们应该如何解决目前的问题?

e. RRT的作用

(1)评估:初始评估经常在基础生命支持的"ABCs"水平。RRT可能会应召协助处理在数小时(或数天)内临床情况逐步恶化的患者,也可能被紧急呼叫处理病情突然改变的患者(如气短、意识状态改变等)。如果有能力进行快速评估,并计划/开始实施正确措施,才有可能避免临床情况的进一步恶化。RRT 成员的专业技能可能来自专科培训,如危重病医学会组织的危重症支持治疗基础课程(FCCS)。

(2)稳定:当患者临床情况恶化时,RRT 有能力协调各方面资源,并对不稳定/危重病患者的治疗提供额外的专业意见。

(3)沟通:RRT 能够协助与不在现场人员就关键病情进行沟通。

(4)教育和支持:由于接受过专业化的教育和培训,RRT 人员及其支持体系可作为培训资源。作为教育者,RRT 成员在应召时具有独特的机会,就患者的评估和稳定措施对非 ICU 医师进行教育。此外,RRT 成员也可以作为其他重症治疗课程的教师,如 BLS 和 ACLS。

(5)转运:RRT 的工作目标是为治疗临床恶化的患者提供专业技术和资源,以预防进一步的失代偿。但是,对患者进行其他医疗可能需要将其转运至院内的不同部门(ICU、过渡病房或手术室等)或院外的机构。

f. RRT 的组织结构:已成功实施多种模式。小组成员的关键特征应包括:

(1)不受其他责任限制的即刻反应能力。

(2)达到现场且可发挥作用。

(3)必须具备正确评估病情并开始所需治疗的危重病技能。

(4)明确的院内职能以方便协作。

g. 记录:RRT 每次接到呼叫后都应完成一份格式化记录表格(图 43-1)。该表格收集的信号包括呼叫 RRT 的原因及所需的治疗措施。此外,这个表格还可用于通知主管医师前组织并整合患者的病情信息,同时记录采取的治疗措施。

h. 反馈机制:对于任何在临床紧急/意外情况下负责响应的小组,事件报告机制对其运作十分关键。事件报告需采取非归责的方式进行,同时要尽可能还原事件。所有人员都应参与,需确定领导者并以非惩罚性的方式对认识到的失误进行批评(以及已获证实的强项)。表 43-2 列举了关键事件报告的指南。

i. 有效性:建议采用 3 个关键指标来评估 RRT 的作用:

(1)每 1000 个出院患者中抢救病例数。

(2)ICU 外的抢救病例数。

(3)RRT 的利用度。

j. 次要指标包括医务人员对于 RRT 满意度评价,住院存活率,以及安全文化的调查数据。

表 43-2　关键事件报告指南

行动	目标	结果
情况介绍	介绍报告的概念	参加人员领会报告的必要性和好处
形势	描述事件	简短的事件回顾,并鼓励提出不同意见
执行	事件如何处理	活动的定性和定量描述
分析	描述小组的优缺点	有机会公开批评而不需要担心惩罚
总结	事件总结,包括必需的随访	使小组能够提升效率、发展和提高服务满意度

4. 急诊科(包括创伤小组)　在危重病患者到达 ED 时,ICU 医师可能应召协助指导初始治疗,并进行有创操作如放置中心静脉导管和气道管理(表 43-3)。由于参与了目标指导治疗的实施,ICU 医师可以在患者转运至 ICU 的过程中保证治疗的连续性。在创伤小组中,ICU 医师可以协助进行初始处理,协调转运,并在多发伤时作为额外的人员参与。

表 43-3　危重病拓展小组最常实施的治疗

指导气管切开的管理
实施气道内吸痰和胸部物理治疗
指导 CPAP 治疗
优化患者体位
进行雾化吸入治疗
要求重复血液检查
增加 CVS 和呼吸的观察频率
开始每小时液体平衡监测
要求送检微生物培养及药敏标本

注:CPAP,持续气道正压;CVS,心血管系统

5. 抢救小组　对抢救小组进行监督常常是 ICU 医师的职责。ICU 医师应当参与抢救小组的工作,包括负责团队培训,监督小组设置和协作,或作为抢救小组领导直接参与。抢救现场可能非常混乱,常常没有明确的领导者,或者个人意见相左。在这种情况下,ICU 医师应当适当掌控局面,行使领导者的职责,或者协助领导者行使职责。

6. ICU 以外的有创操作　床旁进行有创操作的能力常常取决于医师的经验和支持体系。很多医师没有足够数量的特殊操作经验(如中心静脉置管)。ICU 医师在床旁实施或指导这些操作,不仅提高了操作的安全性,而且丰富了培训计划的内容。

7. ICU 患者的随访　患者转出 ICU 后病情恶化的风险会增高。这种情况可能是由于转出过早和(或)余留的器官功能障碍所致。两种情况都可能导致再次入住 ICU,且住院病死率更高。随访服务的引入能够降低 ICU 后的死亡,并可能减少再次收住 ICU 的患者数。此外,对于转出 ICU 的患者进行随访已经成为服务评估的指标之一。如果没有随访数据的帮助,ICU 医务人员只能将病死率或者出院资料作为临床结局对临床工作作出评价。了解转出 ICU 后患者常遇到的身体和心理问题,并针对这些问题进行治疗,可能有助于预防再次收入 ICU、降低病死率以及提高生活质量(表 43-4)。

表 43-4　患者转出 ICU 后常见的身体和心理问题

身体异常

　　肌肉消耗,衰弱,无力,包括咳嗽减少和咽部无力

　　关节僵硬

　　麻木、感觉异常(周围神经病)

　　味觉异常、食欲下降

　　睡眠障碍

　　心功能失代偿:体位性低血压

　　肺储备功能降低:轻体力活动时呼吸困难

　　器官功能衰竭处于恢复期(肺、肾、肝等)

　　医源性:气道狭窄(因气管插管)、神经麻痹、瘢痕形成

心理异常

　　抑郁

　　记忆力、注意力减退

　　焦虑、惊恐发作

　　反复噩梦

　　创伤后应激综合征

8. ICU 远程医疗　远程医疗包括采用电子信息和通讯技术由不在现场的参与者为现场医务人员提供医疗支持服务（图 43-2）。ICU 应用远程医疗技术的理由包括：

a. 实现 ICU 医师"每天 24 小时/每周 7 天"的不间断覆盖，以提供最佳医疗。由于美国面临 ICU 医师短缺，且专职医疗服务费用巨大，因此大多数医院不能提供此项服务。

b. 现代化 ICU 会产生大量临床数据，通过自动化收集、评价和呈现这些数据可以提高医疗服务效率。

c. 有可能提高危重病医疗的效率，并部分缓解 ICU 医师短缺的现状。

d. 配备一名 ICU 医师与现场医务人员协调并指导患者治疗。

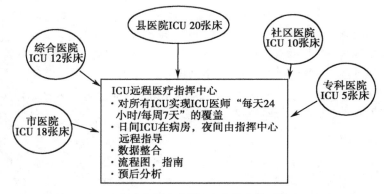

图 43-2　ICU 远程医疗实例：通过中心管理多个 ICU

B. 管理

1. 科室层面　ICU 医师通常参与科室各种支持和监督职能。通过参与麻醉科内部委员会的工作（如质量保证），并监管科室内资产（如针对病情复杂患者和（或）需要特殊有创监测的患者建立的术中治疗专门小组），ICU 医师可以提供术中治疗指导，并协调手术室和 ICU 的工作。

2. 医院层面　ICU 医师在医院内的职责不尽相同，在某种程度上与医院规模相关。然而，除作为医院危重症监管委员会成员这一经典角色外，ICU 医师的职责还包括监督医院的应急反应小组、患者安全小组和医院伦理委员会。

3. 国家层面　在国家层面（如美国危重病与麻醉医师学会、美国危重病医学会），服务的机会有可能影响学科的发展。其他服务包括参与联邦政府工作,如服务于卫生与公共服务部的国家灾难医疗组。ICU 医师向公共卫生部门提出建议,可能影响发生灾难和流行病时针对危重病患者的资源计划和分配。

附录 43-1 分诊 ICU 患者的模式

优先级模式

第一优先级 患者病情危重且不稳定,需要接受的治疗和监测在 ICU 外无法提供。这些治疗包括机械通气支持、血管活性药物等。通常对这些患者接受的治疗没有任何限制

第二优先级 患者需要加强监护,并可能需要即刻处理。对这些患者通常不需规定治疗上的限制

第三优先级 这部分患者病情危重且不稳定,但是由于其基础疾病或急性疾病的影响,病情恢复的可能性不大。这些患者可能接受强化治疗缓解其急性疾病,但需要对治疗强度设置限制

第四优先级 这些患者一般不适合收入 ICU。收治这些患者需要由 ICU 主任根据具体情况决定

诊断模式

1. 心脏疾病 急性 MI 伴有并发症,心源性休克,复杂性心律失常,急性 CHF 伴呼吸功能衰竭和(或)需要血流动力学支持治疗,高血压危象,不稳定型心绞痛,心搏骤停后,心脏压塞且病情不稳定,主动脉夹层

2. 肺部疾病 需要机械通气支持的急性呼吸功能衰竭,血流动力学不稳定的肺栓塞,过渡病房患者出现呼吸恶化、大咯血、呼吸衰竭需要气管插管

3. 神经系统疾病 急性卒中伴意识改变,昏迷,脑出血,急性 SAH,脑膜炎伴意识改变或呼吸异常,CNS 或神经肌肉疾病伴神经系统或肺功能恶化,癫痫持续状态,即将或已经脑死亡的患者为进行器官捐赠而需要积极支持

4. 药物误食及过量 误食药物伴血流动力学不稳定,显著的意识改变,气道保护能力下降,服药后癫痫发作

5. 消化道疾病 危及生命的消化道出血,急性肝功能衰竭,重症胰腺炎

续表

6. 内分泌疾病　复杂的 DKA,甲状腺危象或黏液性水肿性昏迷,高渗性昏迷,肾上腺皮质危象,严重高钙血症伴意识改变,高钠血症或低钠血症伴癫痫发作或意识改变,低镁血症伴血流动力学改变或心律失常,低磷血症伴肌无力

7. 手术　术后患者需要血流动力学监测,机械通气支持或额外护理

8. 其他　感染性休克,需要 ICU 护理的各种临床情况,环境损伤(雷击,溺水,体温过高或过低),可能出现并发症的新治疗或试验性治疗

客观指标模型

1. 生命体征　HR<40 次/分或>150 次/分(原文有误,译者注),SBP<80mmHg 或低于基线水平 20%,MAP<60mmHg,DBP>120mmHg,RR>35 次/分

2. 实验室结果　血清 Na<110mmol/L 或>170mmol/L,K<2.0mmol/L 或>7.0mmol/L,PaO_2<50mmHg,pH<7.1 或>7.7,血糖>800mg/dl,血 Ca>15mg/dl,在血流动力学或神经系统受累患者发现药物或其他物质水平达中毒剂量

3. 影像学　脑出血,脑挫伤,SAH 伴神经系统损害;内脏破裂,血流动力学不稳定的食管静脉曲张出血,主动脉夹层动脉瘤

4. 心电图　MI 伴复杂心律失常,低血压或 CHF,持续性室性心律失常,完全性心脏传导阻滞

5. 体格检查发现　急性意识模糊,气道梗阻,持续性癫痫,心脏压塞

注:CHF,充血性心力衰竭;CNS,中枢神经系统;DBP,舒张压;GI,消化道;HR,心率;MAP,平均动脉压;MI,心肌梗死;RR,呼吸频率;SAH,蛛网膜下腔出血;SBP,收缩压

（胡小芸　译,杜　斌　校）

参考文献

Breslow MJ, Rosenfeld BA, Doerfler M, et al. Effect of a multiple-site intensive care unit telemedicine program on clinical and economic outcomes: an alternative paradigm for intensivist staffing. *Crit Care Med* 2004;32:31-38.

Broomhead LR, Brett SJ. Clinical review: intensive care follow-up, what has it told us? *Crit Care* 2002;6:411-417.

Griffiths RD, Jones C. ABC of intensive care: recovery from intensive care. *BMJ* 1999; 319:427-429.

Task Force of the American College of Critical Care Medicine, Society of Critical Care Medicine. Guidelines for intensive care unit admission discharge and triage. *Crit Care Med* 1999;27:633–638.

Joint Commission Practice Guidelines for establishment of a rapid response team. http://jointcommission.org Accessed March 16, 2009.

Leapfrog recommendations for intensivist-managed ICUs. http://www.leapfroggroup.org. Accessed March 16, 2009.

Institute for Healthcare Improvement. Sample Rapid Response Team Education and Training Packet. http://www.ihi.org/IHI/Topics/CriticalCare/IntensiveCare/Tools/SampleRapidResponseTeamEducationandTrainingPacket.htm. Accessed July 17, 2008.

第 44 章

产科重症

Amy Ortman and Richard Pino

I. **序言** 产科患者一般身体健康,但基础并发症或一些妊娠相关性疾病也有一定的罹患率及病死率。

II. **先兆子痫** 是一种妊娠特异性高血压疾病。尽管先兆子痫的确切病因尚不清楚,但仅在胎盘组织存在时才会发病。妊娠妇女表现包括血管痉挛、缺血,以及体液和内分泌激素正常平衡的改变。美国有 3%～5% 的妊娠妇女被确诊为先兆子痫,且最常见于经产妇。先兆子痫的诊断标准包括既往血压正常的患者妊娠第 20 周后血压持续升高,且 24 小时蛋白尿超过 300mg。根据是否出现特异性体征、症状以及实验室检查异常,先兆子痫的诊断可分为从轻度到重度(表 44-1)。

表 44-1 轻度和重度先兆子痫的诊断标准

	轻度先兆子痫	重度先兆子痫
血压	>140/90mmHg 但<160/110mmHg	>160/110mmHg
蛋白尿	24 小时尿蛋白 0.3～5g 或尿常规＋～＋＋	24 小时尿蛋白>5g 或尿常规＋＋＋～＋＋＋＋
其他体征或症状	无	持续性头痛 脑或视觉障碍 肝脏功能异常 上腹部或右上腹疼痛 血小板减少 肺水肿或发绀 胎儿发育迟缓 少尿<500ml/24h

A. 两种其他诊断　即 HELLP 综合征和子痫,是这一疾病的一部分。

1. HELLP 综合征(溶血、肝酶升高和血小板降低)　包括一系列实验室检查异常,通常认为是重度先兆子痫的一部分。HELLP 综合征的诊断伴随不良预后的风险增加,包括胎盘早剥、肾衰竭、肝脏包膜下血肿形成、肝脏破裂,以及胎儿和妊娠妇女死亡。

2. 子痫　定义为先兆子痫患者发生其他原因无法解释的癫痫。子痫抽搐可以发生在产前、产程中或产后。子痫是妊娠妇女和胎儿罹患率的重要病因,与先兆子痫相关的妊娠妇女死亡中约 50% 合并子痫。

B. 治疗

1. 分娩　先兆子痫的唯一针对性治疗即分娩胎儿及胎盘。应当根据孕周和疾病的严重程度决定分娩时机。需要根据每名患者的临床情况制订个体化的治疗方案,以平衡并尽量减少妊娠妇女和胎儿的风险。

2. 药物治疗

a. 癫痫预防:尽管作用机制尚不清楚,硫酸镁仍是预防及治疗子痫抽搐的首选药物。硫酸镁的剂量为 30 分钟静脉推注 4g,然后静脉滴注 2g/h。应在分娩、生产及产后 24~48 小时用药。由于硫酸镁对血管和内脏平滑肌具有松弛作用,因此可以降低妊娠妇女血压,减少产后宫缩弛缓和出血的风险。

b. 降压药物:如拉贝洛尔、肼屈嗪和钙通道拮抗剂常用于控制血压。治疗目标并非使血压恢复正常,而是防止病情发展为高血压危象、脑病或卒中。使用降压药物时,了解胎盘没有自身调节血流的作用非常重要。因此,妊娠妇女血压突然下降可能减少胎盘血流,危及胎儿。

Ⅲ. 妊娠期急性脂肪肝(AFLP)　是肝脏内脂肪微滴沉积引起的一种较为罕见、但可能致死的妊娠期并发症,表现为肝脏功能异常、DIC、低血糖、脑病和肾功能不全。患者常常在妊娠最后 3 个月发病,但最早有孕 23 周发病的报道。

A. 病理生理学　AFLP 的确切发病机制尚不清楚,但多伴有胎儿长链 3-羟酰辅酶 A 脱氢酶(LCHAD)缺乏。LCHAD 缺乏的胎儿所产生的脂肪酸异常代谢产物进入母体循环,影响母体线粒体氧化途径,导致肝脏脂肪浸润及肝功能障碍。

B. 临床表现　患者常出现非特异性症状,如不适、恶心和呕吐、黄疸、上腹部或右上腹疼痛、头痛和厌食。

C. 诊断和实验室检查　妊娠期急性脂肪肝的重要实验室表现为高胆红素血症(3~40mg/dl)。患者血氨水平升高,转氨酶轻度至中度升高,凝血酶原时间延长,抗凝血酶Ⅲ显著降低,并有低血糖。AFLP 常可发现蛋白尿及高血压。少数情况下可因肾功能不全导致血肌酐升高,约10%的患者可合并尿崩症引起高钠血症(原文有误,译者注)。由于患者多合并凝血功能障碍,因此很少需要进行肝脏活检,仅当绝对必要时方可进行。

D. 治疗 几乎所有 AFLP 患者的肝脏功能障碍和肝功能衰竭均为可逆的,支持治疗和分娩是主要的治疗措施。AFLP 属内科急症,需要立即对患者进行评估。分娩胎儿是最重要的治疗。支持治疗包括仔细评估液体状态,常规评价电解质。每1~2小时监测血糖水平,积极处理低血糖;所有患者均应输注至少5%葡萄糖溶液,很多患者需要输注更高浓度的葡萄糖溶液,同时间断推注葡萄糖以维持血糖正常。定期进行凝血功能检查,尤其当出现产后出血风险时。无论分娩方式如何,均应留置充分的静脉通路,并准备好交叉配血。如果患者需要接受剖宫产,应在手术前努力改善或纠正凝血功能异常。

Ⅳ. 神经系统疾病

A. 卒中 妊娠期卒中的发病率约为 5~15 例/100 000 次分娩,脑血管事件约占妊娠妇女死亡的 5%。相当一部分卒中发生于妊娠晚期,其中产后发病率最高。缺血性事件占妊娠期脑血管事件的 1/2~2/3,出血性卒中稍少见。

1. 临床表现 头痛是最常见的首发症状。其他症状包括局灶性神经系统异常和癫痫。

2. 诊断 除体格检查外,神经系统影像学检查对于明确诊断和病因非常重要。尽管应当尽可能降低胎儿放射线暴露的风险,但仍需进行适当的诊断性影像学检查。

3. 病因 脑梗死可以分为动脉性或静脉性病因。动脉性病因包括血管病变、夹层和血栓事件;高凝状态、脱水或感染可导致静脉性梗死。出血事件多由动脉瘤、血管畸形、先兆子痫或创伤引起。

4. 治疗 对于妊娠妇女的治疗与非妊娠患者相似,主要包括支持性治疗及针对基础病因的治疗。为维护胎儿健康,需维持其氧合、血管内容量和血压正常,避免出现极度过度通气或妊娠妇女的癫痫发作。分娩胎儿可导致动脉瘤或动静脉畸形(AVM)破裂、溶栓治疗或抗凝治疗的风险增加;应当根据患者情况制订个体化的分娩和麻醉方案。

B. 癫痫 约 0.5% 的产妇既往罹患慢性癫痫。大约半数的女性癫痫患者在妊娠期癫痫发作频率没有改变或仅有轻度改变;另外半数患者中,多数发作频率增加,其余发作频率减少。尽管可能具有致畸作用,但在妊娠期间患者仍应维持抗癫痫药物治疗,以减少癫痫活动的风险。

1. 癫痫持续状态(见第 31 章)。尽管相当一部分产妇癫痫活动频率增加,但妊娠本身并不增加癫痫持续状态的风险。

a. 妊娠患者一旦发生癫痫持续状态,治疗目标包括:①维持气道通畅;②确保充分氧合;③确定癫痫病因;④终止癫痫发作。患者应处于侧卧位并接受氧疗。

b. 应当在癫痫持续 2～5 分钟后开始药物治疗,使用的药物与非妊娠患者相同。

c. 对于顽固性癫痫发作,可能需要进行脑电图监测,药物抑制癫痫活动,气管插管以及机械通气。

2. 子痫　对于孕周 20 周以后任何新发癫痫的妊娠妇女,均应考虑并排除子痫的诊断。子痫抽搐的治疗包括硫酸镁和立即分娩。

V. 急性呼吸窘迫综合征(ARDS,见第 20 章)　是妊娠期少见却非常严重的并发症。一旦出现,可能导致母婴死亡。尚缺乏大规模临床研究,但最近数十年的治疗显示,妊娠妇女病死率 30%～40%,胎儿病死率超过 20%。

A. 与妊娠相关的危险因素包括胃内容物的误吸,保胎药物,先兆子痫,羊水或滋养细胞栓塞,以及胎盘早剥。

B. 治疗　与非妊娠患者相同,主要的治疗为支持性治疗。然而,治疗妊娠期 ARDS 患者时应考虑以下因素:

1. 通气　动物实验显示,允许性高碳酸血症($PaCO_2$ 不超过 60mmHg)并未显著影响子宫血流,但缺乏临床资料。妊娠期妊娠妇女氧耗增加 20%,足月时增加 30%,主要原因在于胎儿与胎盘的氧耗增加。为尽可能减少对胎儿的影响,妊娠妇女 PaO_2 应维持在 60mmHg 以上。

2. 维持妊娠妇女心输出量对于胎盘灌注和胎儿氧合至关重要。因此,必须权衡 ARDS 标准治疗措施(如高水平 PEEP、利尿剂和升压药物)及其风险(静脉回流减少,心输出量降低,妊娠妇女血流分布改变),上述风险均可减少胎盘灌注和胎儿氧合。另外,在孕周 20 周以后,患者应当保持使子宫移位的体位,或保持侧卧位以避免对主动脉和下腔静脉的压迫。

C. 产科问题　应当定期进行胎儿评估,以评价胎儿健康状况。妊娠期 ARDS 患者发生早产的风险增加,应当进行适当监测。最后,一些作者建议,ARDS 患者达到孕 28 周后应当分娩胎儿,以改善妊娠妇女预后。

Ⅵ. 心血管疾病

A. 心脏瓣膜病(见第18章)

1. 妊娠期正常的生理改变能够很好地耐受慢性反流性病变。外周血管阻力下降,左心室后负荷降低,以及心率轻度加快均可导致反流减少。然而,在产后即刻,静脉回流和血管阻力突然增加可能导致失代偿,最初24～48小时必须进行仔细监测。不推荐进行心内膜炎的预防。

    a. 妊娠期对主动脉瓣反流(AR)但左心室功能代偿的耐受性良好。对于有临床症状的重度AR患者,治疗包括限盐、利尿和应用地高辛。由于妊娠期禁用ACEI,血管扩张药物如肼屈嗪和硝酸酯可以作为替代药物。

    b. 妊娠期二尖瓣反流(MR)常继发于风湿性心脏瓣膜病或二尖瓣脱垂引起的黏液瘤样变性。妊娠期MR患者极少出现临床症状,如果发生失代偿,使用血管扩张药物和利尿剂治疗可能有帮助。

    c. 与非妊娠期患者相同,急性反流性病变耐受性很差,因此是内科和外科急症。

2. 与反流性病变不同,妊娠期对狭窄性病变的耐受性较差。妊娠期血管内容量增加、心率加快以及外周血管阻力下降,均对患者造成不良影响。母婴不良预后的已知预测因素包括既往心脏事件或心律失常,左心室功能障碍,肺动脉高压,重度狭窄性病变,以及开始产前保健时纽约心脏协会功能分级不佳。自体输血及分娩相关的静脉回流增加可能进一步加重失代偿,产后最初24～48小时内应当进行密切监测。狭窄性病变患者不推荐进行心内膜炎的预防。

    a. 妊娠妇女的主动脉瓣狭窄(AS)常为先天性。只要做到密切随访和适当治疗,病情轻至中度的妊娠妇女能够很好耐受妊娠。相反,重度AS患者一旦发生心力衰竭和早产,病情恶化的风险极大。

    (1)药物治疗包括利尿剂及维持窦性心律。

    (2)如有可能,病情危重的患者应预先接受瓣膜置换术或瓣膜成形术。若已经妊娠,可进行瓣膜成形术以减少胎儿流产的危险。

    (3)分娩时建议进行血流动力学监测,早期硬膜外置管,以及第二产程辅助。

    b. 二尖瓣狭窄(MS)是妊娠期最常见的获得性瓣膜病变。在瓣膜明显狭窄的基础上每搏输出量增加,心率加快,可以引起左房压升高、心律失常,加重临床症状。

    (1)计划妊娠的重度狭窄患者可进行瓣膜成形术或瓣膜置换术;已经妊

娠的患者首选瓣膜成形术。

(2)针对妊娠患者的适当药物治疗包括 β 受体阻滞剂减慢心率并降低左房压。可能需要应用利尿剂和限盐。左心房扩大的重度 MS 患者即使没有合并房颤,也应考虑抗凝治疗。

(3)分娩时建议进行血流动力学监测,早期硬膜外置管,以及第二产程辅助。MS 患者产后尤其容易发生心力衰竭,可能需要使用利尿剂预防。

c. 即使病情非常严重,妊娠期也能够很好地耐受单纯肺动脉瓣狭窄(PS)。对于有临床症状的患者,可选择球囊瓣膜成形术。

3. 人工心脏瓣膜可伴随妊娠期额外的危险。即使对功能不良的瓣膜进行置换手术,通常仍持续存在一定程度的心肌、心瓣膜或肺功能障碍。

a. 抗凝:妊娠期尤其需要警惕血栓栓塞事件,所有机械瓣患者或有生物瓣且合并房颤患者应接受抗凝治疗。有生物瓣但没有危险因素的妊娠妇女不需要抗凝。妊娠期抗凝治疗常使用普通肝素或低分子肝素(LMWH),尽管极度高危患者可在 35 孕周前使用华法林。推荐进行心内膜炎的预防。

B. **先天性心脏病**　先天性心脏病得到治疗后,很多人能够存活到生育年龄。因此,有上述病史的妊娠妇女日渐增多,先天性心脏病已经称为妊娠期心脏病最常见的原因。许多人没有临床症状,血压和血流相对正常,这些患者妊娠期不需要特殊治疗。然而,其他患者的病变并未完全治愈或没有经过任何治疗,此时的处理就会相当复杂。母婴预后不良的已知预测因素包括肺动脉高压、右心室或左心室功能抑制、发绀,以及纽约心脏协会功能分级较差。未经治疗的发绀性心脏病患者,经过治疗但假体材料附近仍有残余病变的患者,或既往 6 个月内置入假体材料的患者应当进行心内膜炎预防。

1. 左向右分流可见于某些常见的先天性病变:房间隔缺损(ASD),室间隔缺损(VSD),或动脉导管未闭(PDA)。对于有分流的所有患者,必须将**静脉管路和注射液中的空气排空**,否则分娩期负荷增加或局部阻滞后 SVR 降低,可能导致反向分流和反常栓塞。轻度分流通常耐受良好,病死率很低。

2. 法洛四联症的表现包括:①VSD;②右心室肥厚;③右心室流出道(RVOT)梗阻;④主动脉骑跨左右心室。若不进行手术矫形,这些患者很少能存活至生育年龄。矫形手术通常包括闭合 VSD 以及增宽 RVOT,若手术成功临床症状可完全消失。即使在手术成功后,患者在妊娠期仍有发生心律失常的风险,妊娠期的生理改变可能使残留的小 VSD 表现明显。未经矫正的患者可能发生右向左分流加重,发绀,双心室功能衰竭,心律失常和反常性栓塞。胎儿的预后与发绀发生密切相关。

3. 未经矫正的主动脉缩窄使患者发生左心室功能衰竭、主动脉破裂或夹层以及心内膜炎的危险增加。缩窄部位通常位于左锁骨下动脉远端,患者上下肢血压存在梯度差。病理生理改变包括固定的阻塞性病变伴远端低灌注,且经常伴有二叶式主动脉瓣和脑动脉瘤等并发症。尽管临床资料并不一致,但由于子宫灌注减少,胎儿死亡的风险增加。在分娩期间,应维持血管内容量,并测量狭窄远端的血压以估测子宫灌注压。

4. Eisenmenger 综合征是左向右分流长期未经纠正的结果,可引起右心压力升高、心室肥厚,最终还可导致右向左分流。患者难以耐受妊娠期的血流动力学改变,妊娠妇女病死率接近 50%,胎儿病死率约 40%。妊娠为禁忌,推荐终止妊娠。对于决定继续妊娠的患者,建议限制活动,氧疗以及预防性抗凝。首选经阴道分娩,但少数患者能够较好耐受分娩过程,常可进行剖宫产。应密切监测动脉血压和血管内容量。由于肺动脉导管可能增加并发症,因此不推荐使用。

C. 心肌梗死在妊娠期并不常见,估计发病率为 3~10 例/100 000 次分娩,病死率 5%~20%。可能的病因包括动脉粥样硬化和冠脉夹层,血管痉挛或血栓。妊娠期 MI 的危险因素包括高龄产妇、高血压、糖尿病、血栓形成倾向、吸烟、使用可卡因、输血和产后出血。

1. 心肌氧供和氧需之间的平衡受到妊娠期生理改变的影响,导致心率加快,心肌收缩力增强,室壁张力增加。另外,分娩可导致心输出量显著升高,并明显增加心肌氧耗和血液中儿茶酚胺浓度。尽管妊娠本身并非 MI 的危险因素,但妊娠期的改变可能进一步增加高危患者的发病风险;与未妊娠的同龄患者相比,妊娠期 MI 的发病率升高 3~4 倍。

2. 诊断　与非妊娠患者相似,MI 的诊断主要通过病史、体检及适当的诊断检查。妊娠患者肌钙蛋白的敏感性和特异性仍然很高。但是,妊娠期常见心电图(ECG)的轻度改变如 T 波倒置和 ST 段压低,因此 ECG 诊断缺血的特异性所有降低。可以考虑进行心导管检查,尽管电离辐射对胎儿有轻度的危险;通过使用防护屏和有限的透视检查,可以将总辐射剂量限制在约 1rad,远远低于致畸所需的 5rad。最后,心脏超声检查可用于评估心室功能。

3. 妊娠期急性 MI 的治疗原则与非妊娠患者相似,但需要考虑一些重要的问题。

第二篇 各 论

a. 药物治疗：β 受体阻滞剂和硝酸酯可安全用于妊娠患者，尽管需要避免发生低血压。小剂量阿司匹林即使长期使用也是安全的。相反，妊娠期禁用 ACEI 和他汀类药物。

b. 使用普通肝素或 LMWH 进行安全抗凝。有关妊娠期溶栓治疗的安全性和疗效仅有非常有限的资料；尽管有报道溶栓治疗获得成功，但产后出血和胎盘早剥的风险增加。

c. 血管重建：PCI 和 CABG 都已成功用于治疗妊娠相关急性 MI，应当根据患者情况个体化选择治疗方式。妊娠并非心肺旁路的禁忌证，母婴均可能取得较好预后，尽管胎儿流产风险为 20%～40%。

d. 产科处理：应对胎儿进行密切监测，并制订母婴病情突然恶化时的分娩计划。

D. 围生期心肌病(PPCM) 是一种罕见的扩张型心肌病，估计发病率为 1 例/4000～15 000 活产儿。病因不明，危险因素包括多次妊娠、高龄产妇、肥胖和先兆子痫。

1. 临床表现和诊断 患者可出现心力衰竭的症状，如呼吸困难、乏力和水肿，与妊娠期的正常改变可能难以鉴别。诊断需要根据心脏超声检查发现心肌病的证据，以及三条标准：①从妊娠最后 1 个月到产后 5 个月内起病；②无心肌病或既往心力衰竭的病史；③排除引起心肌病的所有其他原因。

2. 治疗 治疗主要为支持性，且与其他类型的心力衰竭相似。应用正性肌力药、限制盐的摄入、利尿及降低心室后负荷等措施可能有效。PPCM 患者发生血栓栓塞性疾病的危险性非常高，因此应当考虑进行抗凝治疗。妊娠患者不应使用 ACEI，慎用硝普钠，因为长时间应用可能导致胎儿氰化物中毒。最后，对于药物治疗无效的患者，心室辅助装置或主动脉内球囊反搏等机械支持措施可以作为移植前的过渡。

3. 产科处理 妊娠患者一旦确诊 PPCM，强烈建议分娩，尤其当胎儿有危险，患者对药物治疗反应不佳，或患者出现先兆子痫时。

4. 预后和复发 约 50% 的 PPCM 确诊患者心功能能够显著改善。其余患者疾病进展，可能需要接受心脏移植或发生死亡。PPCM 患者总病死率约为 15%～50%。有关后续妊娠过程中 PPCM 复发率尚无共识，但资料提示受孕时仍有左心室功能障碍的患者疾病复发和死亡的风险很高。

E. 肺动脉高压 定义为静息状态下肺动脉收缩压＞35mmHg，或平均肺动脉压力＞25mmHg，通常可分为原发性或继发性。在原有肺动脉高压的基础上,妊娠可引起血容量和心输出量增加,从而导致右心室功能迅速衰竭。

1. 原发性肺动脉高压(PPH) 是一种原因不明的进行性致死性疾病。病理生理学改变包括肺血管收缩、血管壁重塑和血栓形成,导致右心室功能衰竭及死亡。与继发性肺动脉高压不同,PPH 患者对血管扩张治疗有反应。

a. 药物治疗应当个体化,并需要多学科参与。氧疗(持续或每日数小时)能够降低肺动脉压(PAP),改善心输出量。推荐使用普通肝素或 LMWH 抗凝预防致死性肺栓塞。特异性肺血管扩张剂治疗包括吸入一氧化氮;吸入、皮下注射或静脉注射前列环素;以及西地那非(sildenafil)。波生坦(bosentan)和伊洛前列素(iloprost)因具有致畸作用,妊娠期禁用。

b. 在整个妊娠和分娩过程中,血流动力学治疗目标为:①预防疼痛、低氧血症、酸中毒和 CO_2 潴留;②维持血管内容量和前负荷,但需密切监测以避免围生期容量负荷过多及右心室功能衰竭;③维持收缩压高于 PAP,以保证右心室充分的冠脉灌注;④必要时增加心输出量;⑤避免快速性心律失常。

2. 继发性肺动脉高压 可因长期二尖瓣疾病或未经治疗的左向右分流引起。妊娠期患者病死率为 25%～50%,死亡原因包括血栓栓塞、心律失常、右心室功能衰竭或心肌梗死。

Ⅶ. 静脉血栓栓塞(VTE) 是美国妊娠妇女死亡的首要原因。妊娠期的部分正常生理改变增加 VTE 的风险,包括子宫机械性压迫导致下肢静脉淤滞,凝血因子产生增加,以及血小板活化。产前卧床、剖宫产和产后输卵管结扎可进一步增加 VTE 风险。

A. 妊娠期肺动脉血栓栓塞(PE)的发病率约为 0.5%。在罹患深静脉血栓的妊娠患者中,多达 1/4 发生肺栓塞,病死率为 12%～15%。

B. 危险因素 除上述危险因素外,肥胖、高龄经产妇、获得性或先天性高凝状态均伴随 VTE 危险增加。

C. 诊断 妊娠患者出现的症状和体征与非妊娠患者相同。然而,确诊更为复杂。D-二聚体对于妊娠期 VTE 诊断缺乏特异性。下肢多普勒超声检查可安全用于妊娠患者。尽管通常用于确诊 PE 的影像学检查(螺旋CT、灌注扫描和肺动脉造影)可使胎儿受到辐射的影响,但暴露剂量远远低于 5rad。

D. 妊娠期 VTE 的治疗见表 44-2。

表 44-2 美国胸科医师学院妊娠期抗血栓治疗指南

情况	推荐意见
此次妊娠前曾患 VTE,或伴或不伴有 VTE 的血栓形成倾向	监测,在整个妊娠期使用肝素(5000U IH 每 12 小时一次或调整剂量使抗Ⅹa 水平达 0.1~0.3U/ml),或预防性 LMWH(达肝素 5000U IH 每 24 小时一次或依诺肝素 40mg IH 每 24 小时一次,以维持抗Ⅹa 水平 0.2~0.6U/ml),产后继续抗凝 4~6 周。对于抗凝血酶缺乏的女性,积极预防的指征更强
此次妊娠期发生 VTE 或 PE	调整 LMWH 剂量[根据体重调整,足量治疗剂量(如达肝素 200U/kg 每 24 小时一次或依诺肝素 1mg/kg 每 24 小时一次)]或静脉注射肝素全量 5~10 天,随后 IH 每 12 小时一次,使注射后 6 小时 PTT 水平达到治疗范围,分娩时停药,产后抗凝持续 6 周
长期口服抗凝药物患者计划妊娠	肝素 IH 每 12 小时一次,使注射后 6 小时 PTT 水平达到治疗范围,或 经常进行妊娠检查,一旦确认妊娠,用肝素代替华法林(如上)
心脏机械瓣膜	肝素 IH 每 12 小时一次,使注射后 6 小时 PTT 水平达到治疗范围,或 LMWH 以维持注射后 4 小时抗Ⅹa 活性约为 1.0U/ml,或 如上述调整 IH 肝素剂量或 LMWH 直至孕第 13 周,改为华法林(目标 INR 2.5~3.0)直至妊娠最后 3 个月中期,然后重新开始 IH 肝素或 LMWH 直至分娩
APLA 且既往流产超过一次	与既往 DVT 患者相似,产前应用阿司匹林和肝素或 LMWH
APLA 且既往没有或仅一次流产	监测,阿司匹林 80~325mg 每 24 小时一次,肝素 5000U IH 每 12 小时一次,或预防性 LMWH(达肝素 5000U 每 24 小时一次或依诺肝素 40mg IH 每 24 小时一次以维持抗Ⅹa 水平 0.2~0.6U/ml)
APLA 以及既往静脉血栓形成	肝素 IH 每 12 小时一次,使注射后 6 小时 PTT 水平达到治疗范围,或 LMWH 以维持注射后 4 小时抗Ⅹa 水平约为 1.0U/ml。产后重新开始长期抗凝

注:APLA,抗磷脂抗体;INR,国际标准化比值;LMWH,低分子肝素;PE,肺栓塞;PTT,部分凝血活酶时间;每 12 小时一次,每 12 小时;每 24 小时一次,每 24 小时;IH,皮下;VTE,静脉血栓栓塞

Ⅷ. 出血 妊娠期血容量增加 30%～40%，有助于代偿分娩期间的血液丢失。即使在大量出血时，多数产妇也能够迅速完全恢复；然而，少数产妇需要收入 ICU 治疗出血。尽管复苏治疗策略取得了长足进步，但是出血（包括产前和产后出血）发病率仍然很高，是导致产妇死亡的第二位常见病因。

A. 约 6% 的妊娠妇女发生产前出血，常常提示胎盘形成异常。胎儿受到的威胁最大，可能需要提前终止妊娠。病因包括：

1. 前置胎盘指胎盘到达或覆盖子宫颈内口。其危险因素包括既往手术或操作遗留的子宫瘢痕，多产及高龄产妇。典型表现为无痛性阴道出血。超声检查可确诊。

2. 胎盘早剥指胎盘过早与子宫分离。因血管暴露导致出血。由于缺乏用于氧和营养素交换的胎盘表面，因此引起胎儿窘迫。病因尚不清楚，但危险因素包括高血压、高龄产妇、多产、创伤、既往胎盘早剥病史、吸烟和使用可卡因，以及足月前胎膜早破。典型表现为阴道出血、子宫压痛，以及频繁宫缩。诊断主要根据临床表现，尽管超声和实验室检查如 Kleihauer-Betke（一种血液检查测定进入母体循环中的胎儿血红蛋白量）可能有助于诊断。

3. 子宫破裂是妊娠期的少见并发症，对母婴均可造成明显影响。主要危险因素包括既往子宫瘢痕和既往子宫下段切口，患病率不足 1%。然而，行经典子宫切口的患者发病率更高；这些患者一旦发生子宫破裂，由于子宫前壁血管损伤，且胎盘床可能破裂，因此可伴随较为严重的并发症。

4. 治疗 对于所有产前出血的患者，第一步即稳定妊娠妇女病情，确保胎儿健康。应当建立充足的静脉通路，并进行初步的实验室检查。根据出血及孕周情况处理胎盘早剥和前置胎盘。在发生大出血时，应立即终止妊娠并进行积极容量复苏治疗。前置胎盘和胎盘早剥患者发生宫缩乏力和凝血功能障碍的风险显著增加，应积极处理。子宫破裂需要立即分娩胎儿，有时需要进行子宫切除术。

B. 产后出血 阴道分娩和剖宫产的平均失血量分别为 <500ml 和 <1000ml。产后出血指出血量超过上述范围，或临床资料显示从入院至产后血细胞比容下降 10%。病因包括：

1. 宫缩乏力 是原发性产后出血的最常见原因，也是围生期子宫切除术的常见适应证。危险因素包括产程延长、多次妊娠、多次生产、绒毛膜羊膜炎、引产（augmented labor）、急产（precipitous labor）、保胎药物，以及使用挥发性麻醉剂。一旦确诊，初始治疗应当包括双手按摩子宫、留置大口径静脉通路,并输注缩宫素。进一步的药物治疗应当包括使用促进宫缩的药物如麦角新碱 0.2mg IM,米索前列醇 $800\sim1000\mu g$ 直肠给药(PR),以及15-甲基前列腺素 $F_{2\alpha}$ 250 μg IM。可能需要手术治疗,包括围生期子宫切除术和积极容量复苏。

2. 胎盘植入　指胎盘粘连于子宫壁。胎盘植入还有另外两种类型:植入性胎盘(指侵入子宫肌层)和穿透性胎盘(指侵入子宫直达浆膜)。植入性胎盘的危险因素包括既往子宫切口或宫腔内操作、高龄产妇、多次生产、低位胎盘或前置胎盘。对于既往一次或多次子宫切口的患者,如果出现前置胎盘,则胎盘植入的发病率显著增加。治疗包括对高危患者高度警惕胎盘植入的诊断,并进行容量复苏的适当准备。尽管某些病例可以保留子宫,但通常需要进行围生期子宫切除术。

3. 子宫内翻　指子宫全部或部分内翻。子宫内翻是罕见病,可能导致严重出血。一线治疗为子宫复位,然后进行积极的药物治疗(给予增加宫缩的药物)以改善子宫张力并减少进一步失血。

4. 胎盘滞留　是产后出血的常见原因。治疗包括用手或通过刮宫清除胎盘,必要时进行容量复苏。

Ⅸ．**全身性感染**　是妊娠期少见但严重的疾病。估计菌血症的发病率约为 7.5 例/1000 产妇,而菌血症患者中 8%～10% 发生全身性感染。从世界范围看,全身性感染是孕产妇死亡的 5 个常见病因之一,发展中国家报告的发病率和病死率非常高。产科感染主要来自绒毛膜羊膜炎、子宫内膜炎、泌尿系感染、感染性流产和伤口感染。

A. **病理生理学**　与一般人群相比,罹患全身性感染的产科患者预后较好,这可能与没有并发症有关。然而,妊娠期的某些生理改变可能影响诊断和病情。

1. 肺　由于血浆胶体渗透压和肺总量降低,氧耗增加,妊娠患者容易发生肺水肿和低氧血症。

2. 心血管　妊娠可导致心率加快,血压降低,心输出量增加。这些改变可能掩盖全身性感染的部分早期表现,并且进一步影响全身性感染患者的气管灌注。

3. 血液系统　妊娠期凝血因子产生增加,且纤溶系统活性降低,因此处于促凝状态。在全身性感染时,上述改变可能使患者容易发生 DIC。

B. **治疗**　早期诊断以及及时积极的治疗非常关键,能够降低罹患率和病死率。尽管没有针对产科患者全身性感染治疗的研究,但改善全身性感染存活率的多数循证医学推荐意见都可用于妊娠期(见第 30 章)。发生全身性感染的妊娠患者早产和流产的风险很高。全身性感染时,妊娠妇女出现失代偿是影响胎儿健康的主要原因,因此,初始治疗应当强调妊娠妇女的复苏。应当常规进行频繁的胎心监测,以评估胎儿健康状况,并对未足月产进行监测。选择抗生素时,应尽可能增强妊娠妇女的疗效,并减少对胎儿的不良影响,尽管有时不可能做到。最后,妊娠期生理改变可能影响抗生素的药代动力学,需要调整药物剂量和监测。

X. 内分泌疾病(见第28章)

A. 妊娠期糖尿病酮症酸中毒(DKA)并不常见。对于既往糖尿病或妊娠糖尿病患者,估计 DKA 发病率为 $1\%\sim2\%$。近年来,DKA 妊娠妇女的病死率得到显著改善,但胎儿流产的风险仍然很高,为 $9\%\sim35\%$。

1. 临床表现和实验室异常与非妊娠人群相同。另外,常可出现胎儿受累的表现。

2. 妊娠期 DKA 的危险因素包括任何原因引起的呕吐,使用 β-拟交感药物、感染、既往未诊断的糖尿病以及患者依从性不佳。

3. 妊娠期部分生理改变使得患者容易发生 DKA。妊娠期出现胰岛素相对抵抗且脂肪分解增加,酮体形成也呈现增加的趋势。另外,每分通气量升高引起轻度呼吸性碱中毒,肾脏排泄碳酸氢根代偿性增加;这种代偿性呼吸性碱中毒使得患者更不容易缓冲血清酮体。

4. 胎儿的问题。母体的酸中毒能够减少子宫血流,引起妊娠妇女氧合血红蛋白解离曲线向左移,上述因素均可以影响胎儿氧合。酮酸解离并穿过胎盘,造成胎儿的代谢性酸中毒。最后,葡萄糖也能够透过胎盘,引起胎儿高血糖、渗透性利尿和低血容量。

5. 药物治疗与非妊娠患者相同。主要治疗措施包括积极液体复苏、血糖控制、治疗基础疾病和纠正电解质异常。

6. 产科处理。应当通过胎心监测或生物物理方法间接了解胎儿状况。妊娠妇女的复苏治疗对于改善胎儿预后非常重要。如果经过适当的复苏治疗仍存在胎儿窘迫,应考虑进行分娩。

B. 卵巢过度刺激综合征(OHSS) 是一种罕见的医源性并发症,在使用任何刺激卵巢的药物诱导排卵后均可能出现。OHSS 常见于黄体期或受孕后第一周。OHSS 发病的关键是卵巢增大,伴血管内间隙液体丢失,引起腹水和血管内低血容量。

1. 最严重病例的患病率为 $0.5\%\sim5\%$,估计病死率 1 例/450 000 至 1 例/50 000。

2. 临床表现 血管通透性增加,血管扩张引起血管内液体进入血管外间隙,从而引起临床症状和体征。患者可能表现为腹水、少尿、肾衰竭、胸腔积液或 ARDS。实验室检查异常包括电解质紊乱(低钠血症和高钾血症)、肌酐升高、血液浓缩、白细胞增加和血小板增多。

3. 治疗　OHSS 的治疗为支持性。应当对患者进行密切监测,输注等张液体恢复血管内容量,并纠正电解质紊乱。腹水导致腹腔内压升高,可能引起呼吸功能和肾脏灌注恶化,并对妊娠妇女的循环造成明显的不良影响。超声引导下腹穿能够改善肌酐清除率,增加尿量,改善呼吸困难和渗透压,但是应当避免误伤卵巢囊以放置腹腔内出血。这些患者动脉(25%)或静脉(75%)形成血栓的风险增加,应当进行预防性抗凝。

4. 缓解　数日后,患者血管外液体逐渐减少,开始出现自然利尿过程。病情完全缓解常常需要 2 周。

Ⅺ. 羊水栓塞(AFE)　是妊娠期一种罕见但可能致命的并发症。由于 AFE 为排除诊断,真正的发病率并不清楚,但估计为 3～5 例/100 000 活产。然而,产妇病死率可高达 85%,占所有产妇死亡的 12%。存活者通常有严重且永久性神经系统后遗症。

A. **临床表现**　通常情况下,患者在分娩期间或产后即刻发病,表现为急性缺氧和低血压,并迅速恶化导致心血管功能衰竭、凝血功能障碍和死亡。

B. **病理生理学**　病因为多因素且尚待阐明。诱发因素是母体和胎儿间隙之间的障碍受到损害,胎儿细胞、羊水和炎症介质进入母体循环。

C. 患者多个器官系统受累,根据主要的生理改变不同,临床表现各异。

1. **心血管**　低血压是主要表现,重症患者 100% 发生低血压。休克的双相模型用于解释 AFE 患者的临床表现。最初一过性反应为肺动脉高压,很可能由血管活性物质释放引起,导致缺氧和右心功能衰竭。经过初始打击后存活的患者进入休克第二阶段,即左心功能衰竭和肺水肿,尽管左心功能不全的病因尚不清楚。

2. **肺**　缺氧为早期表现,原因包括急性肺动脉高压伴通气血流不匹配。此后发生肺水肿和左心功能衰竭。相当一部分患者在左心室功能改善后,还有非心源性肺水肿的表现。

3. **凝血**　多达 2/3 的患者正常凝血瀑布反应受到破坏。尚不清楚凝血功能障碍是消耗过程的后果,抑或过度纤溶反应引起。然而,患者可能发生明显的出血包括大出血和 DIC。

D. **治疗**　包括积极复苏;支持性治疗目的在于尽量减少缺氧和继发的终末器官损害。治疗目标是维持氧合,循环支持,并纠正凝血功能异常。

①多数患者需要气管插管、机械通气和氧疗;②必要时通过液体复苏治疗和升压药物纠正血流动力学不稳定;③输液通路和监护仪方面应当包括足够的静脉通路,持续脉搏氧饱和度、有创血压监测、肺动脉导管和(或)经食管心脏超声检查,以评估心室功能;④定期送检实验室检查,积极纠正凝血功能障碍;⑤如果分娩前发病,应尽早分娩胎儿,以减少胎儿缺氧并帮助产妇的复苏治疗;⑥文献显示,抢救治疗如心肺旁路、体外膜氧合和主动脉内球囊反搏能够成功用于治疗顽固性 AFE。

Ⅻ. 创伤(第 9 章) 是妊娠期非产科死亡和罹患的最常见原因,占所有妊娠妇女的 5%～10%。常见病因包括车祸、袭击、跌落和烧伤。

A. 治疗　经过一些重要修改后,创伤患者的标准治疗指南也适用于妊娠患者:①孕 20 周以上的患者置于背板时应保持左倾 15°以减少对主动脉和腔静脉的压迫;②如果在得到血型和交叉配血结果前需要输血,应尽量输注 Rh 阴性的 O 型血;③维持血压和血管内容量;④应当对妊娠并发症和胎儿健康状况进行早期评估。

B. 根据创伤机制和严重程度的不同,产妇并发症也有所不同。孕 20 周以上的妊娠妇女应当在损伤后最初 2～6 小时内进行胎心监测。早期经常性的宫缩是胎盘早剥的敏感指标。对于有宫缩、腹部压痛的患者或严重创伤患者应增加监测和观察的频率。其他妊娠特异性检查包括 Kleihauer-Betke 检查,能够提示子宫-胎盘创伤的严重程度。最后,所有患者应进行血型检查和筛查,Rh 阴性且 Kleihauer-Betke 检查结果阳性患者应输注 Rh 免疫球蛋白。

1. 钝性创伤　由于妊娠子宫血管供应丰富,且导致腹腔内容物移位,因此脾脏和腹膜后损伤在妊娠妇女更为常见,而肠道损伤较为少见。妊娠妇女严重创伤时胎盘早剥可多达 40%。

2. 贯通伤　由于解剖改变,与非妊娠女性相比,贯通伤妊娠妇女病死率降低 4 倍。然而,发生上腹部贯通伤时,同样的解剖改变导致肠道损伤的风险增加。

C. 胎儿预后　取决于妊娠妇女预后及创伤机制。妊娠妇女死亡是胎儿死亡最常见的原因,妊娠妇女严重损伤可导致胎儿死亡率达 20%～40%。严重腹部贯通伤时常合并胎儿损伤,因直接损伤或早产导致胎儿病死率达 40%～70%。胎儿评估应在最初 2～6 小时或更长时间内对胎儿和胎盘进行全面超声检查,以及持续胎心监测。

ⅩⅢ. 局部麻醉药毒性　局部麻醉药物的全身吸收或无意中血管内注射可引起毒性反应,典型表现为中枢神经系统(CNS)症状和心血管功能障碍。

局部麻醉药物的毒性反应与药效有关,毒性从低到高依次为 2-盐酸氯普鲁卡因、甲哌卡因、利多卡因、依替卡因、丁卡因和布比卡因。

A. 患者报告的 CNS 症状与局麻药物的血浆浓度相关。在较低浓度时可出现眼周麻木和金属味。随血浓度增加,可能出现意识丧失、癫痫和呼吸骤停。

B. 与 CNS 症状相比,心血管表现需在更高的血药浓度下出现。心血管作用可能从血压升高到心动过缓、心室功能衰竭、室速和室颤。与非妊娠患者相似,最强的酰胺类局麻药物如布比卡因的治疗窗很窄,可能引起顽固性心律失常。尽管如此,布比卡因仍然是产科麻醉时最常用的局麻药物。

C. 妊娠能够增加局麻药物毒性反应不良预后的风险,其机制包括:血浆蛋白浓度下降导致游离血清浓度升高,血管扩张可能增加硬膜下导管置入硬膜下静脉的危险。另外,由于患者迅速发生低氧血症,而且妊娠患者难以进行有效胸外按压,导致复苏治疗更加困难。

D. 治疗主要为支持性。使用苯二氮䓬或巴比妥类药物终止癫痫发作。另外,根据成功用于妊娠患者的文献报告,可以考虑使用脂肪乳剂复苏治疗。所有患者均应接受氧疗,并考虑气管插管的必要性。应当进行胎心监测。通过输液、血管活性药物及 CPR(必要时)维持血压。

XIV. 心肺复苏(CPR) 心搏骤停发生率约 1 例/30 000 妊娠妇女,罹患基础心肺疾病的患者发病率更高。通常情况下,CPR 流程同样适用于妊娠妇女,因为对妊娠妇女的复苏是对胎儿的最佳治疗。血管活性药物和除颤的使用与非妊娠患者相同。但是,也有一些重要的差异:

A. **气道** 妊娠患者开始 CPR 后,应当尽快进行气管插管,以保护气道,防止误吸,并利于氧合和通气。

B. **循环** 对于孕周约 20 周的患者,心输出量明显受到患者体位的影响。子宫压迫下腔静脉和主动脉能够显著影响前负荷及心输出量。产科患者复苏时的一个重要步骤是将楔形物或枕头置于患者右臀下方以使子宫移向左侧,或通过手法将子宫移向左侧。

C. **分娩** 如果孕周 24 周(胎儿存活的孕龄)以前发生心搏骤停,医务人员的救治终点应针对妊娠妇女。如果在孕周 24 周后发生心搏骤停,如果 4~5 分钟内 CPR 未能成功,应尽快分娩胎儿,以改善妊娠妇女和胎儿预后。迅速分娩胎儿可以解除对主动脉和下腔静脉的压迫,降低代谢需求,并有助于有效胸外按压,从而减少缺氧损害,改善妊娠妇女心输出量。即使在胎儿无法成活时也应考虑分娩,以方便对妊娠妇女的复苏。

D. 应在上肢留置静脉通路。

E. 如果胸外心脏复苏未成功,建议进行心肺旁路和开放式心脏按压。

(杜　斌　译,翁　利　校)

参考文献

Bandi VD, Munnur U, Matthay MA. Acute lung injury and acute respiratory distress syndrome in pregnancy. *Crit Care Clin* 2004;20:577–607.

Budev MM, Arroliga AC, Falcone T. Ovarian hyperstimulation syndrome. *Crit Care Med* 2005;33:S301–S306.

Carroll MA, Yeomans ER. Diabetic ketoacidosis in pregnancy. *Crit Care Med* 2005;33: S347–S353.

Duhl AJ, Paidas MJ, Ural SH, et al. Antithrombotic therapy and pregnancy: consensus report and recommendations for prevention and treatment of venous thromboembolism and adverse pregnancy outcomes. *Am J Obstet Gynecol* 2007;197:457e1–457e21.

Elkayam U, Bitar F. Valvular heart disease and pregnancy: part I: native valves. *J Am Coll Cardiol* 2005;46:223–230.

Fernandez-Perez ER, Salman S, Pendem S, Farmer JC. Sepsis during pregnancy. *Crit Care Med* 2005;33:S286–S293.

Harnett M, Mushlin PS, Camann WR. Cardiovascular disease. In: Chestnut DH, ed. *Obstetric anesthesia: principles and practice*. St. Louis, MO: Mosby, 2004:707–733.

James AH, Jamison MG, Biswas MS, Brancazio LR, Swamy GK, Meyers ER. Acute myocardial infarction in pregnancy: a United States population-based study. *Circulation* 2006;113: 1564–1571.

Muench MV, Canterino JC. Trauma in pregnancy. *Obstet Gynecol Clin N Am* 2007;34:555–583.

O'Shea A, Eappen S. Amniotic fluid embolism. *Int Anesthesiol Clin* 2007;45:17–28.

Stout KK, Otto CM. Pregnancy in women with valvular heart disease. *Heart* 2007;93:552–558.

Tidswell M. Peripartum cardiomyopathy. *Crit Care Clin* 2004;20:777–788.

Turan TT, Stern BJ. Stroke in pregnancy. *Neurol Clin* 2004;22:831–840.

Wilson W et al. Prevention of infective endocarditis: guidelines from the American Heart Association. *Circulation* 2007;116:1736–1754.

附录

药物信息

阿昔单抗（Abciximab，Reopro）	
适应证	防止经皮冠状动脉血管成形术（PTCA）和支架置入后血栓形成
剂量	负荷量：25mg/kg，PTCA 前 10～60 分钟
	维持剂量：0.125～10μg/（kg·min）术后持续 12 小时
作用	糖蛋白Ⅱb/Ⅲa 抑制剂，防止血小板黏附和聚集
起效	2 小时
持续时间	用药后 2～4 小时有出血风险；血小板恢复需要 24 小时
注意事项	可出现过敏反应；推注时可出现低血压；出血并发症和血小板减少是常见不良反应

乙酰唑胺（Acetazolamide，Diamox）	
适应证	代谢性碱中毒；抗癫痫的替代药物；眼压和颅内压增高，利尿
剂量	125～500mg IV 1～2 分钟或口服，24 小时内总量不超过 2g
作用	碳酸酐酶抑制剂，增加碳酸氢根离子的排出
起效	静脉注射：2 分钟
持续时间	缓释胶囊：18～24 小时
	片剂：8～12 小时
	IV：4～5 小时
清除	24 小时内 70%～100% 的药物以原形经尿液排出
注意事项	可增加糖尿病患者的胰岛素用量，对有肾结石病史的患者可促进结石形成；可引起低钾血症，血小板缺乏，再生障碍性贫血，尿酸排出增加和高血糖；初始剂量可产生明显利尿作用；2～3 天内出现耐受；对磺胺过敏者偶可发生过敏反应

乙酰半胱氨酸（Mucomyst，Acetadote）

适应证	1. 对乙酰氨基酚过量 2. 造影剂诱导肾病的预防
剂量	1. 口服：140mg/kg 口服 1 剂；然后 70mg/kg 每 4 小时一次×17 剂 IV：负荷剂量 150mg/kg 于 200ml 5％ D_5W 15 分钟内输注；然后 50mg/kg 于 500ml 5％ D_5W4 小时内输注；然后 100mg/kg 于 1000ml 5％ D_5W 16 小时内输注 2. 口服：600 或 1200mg 口服每日 2 次×4 剂；使用造影剂前服用 2 剂，使用造影剂后服用 2 剂
作用	对乙酰氨基酚中毒时的确切作用机制尚不清楚；考虑通过提供与有毒代谢产物结合的底物发挥作用。预防造影剂诱导肾病的可能机制为清除氧自由基，改善内皮细胞依赖性血管扩张
清除	肾脏
注意事项	Acetadote(200mg/ml)仅供静脉使用。Mucomyst(200mg/ml)可口服或吸入

阿昔洛韦（Acyclovir，Zovirax）

适应证	1. 黏膜和皮肤单纯疱疹病毒（HSV-1，HSV-2）感染的初始治疗和预防复发 2. HSV 脑病 3. 水痘-带状疱疹病毒感染 4. 免疫抑制状态患者带状疱疹，生殖器疱疹和水痘-带状疱疹感染
剂量	因特殊适应证而异： 成人： 1. IV：每次 5mg/kg，每 8 小时一次，疗程 7～14 天 2. IV：每次 10～15mg/kg，每 8 小时一次，疗程 10～14 天 3. IV：每次 10mg/kg，每 8 小时一次，疗程 7～10 天 口服：每次 800mg，每日 4 次，疗程 5 天 4. IV：每次 10mg/kg 或 500mg/m^2，每 8 小时一次，疗程 7 天 口服：800mg，每 4 小时一次（5 次/天），疗程 7～10 天

阿昔洛韦（Acyclovir，Zovirax）

剂量	儿童：
	1. IV：750mg/（m² · d），每 8 小时分次给药；或 15mg/（kg · d），每 8 小时分次给药，疗程 5～10 天
	2. IV：1500mg/（m² · d），每 8 小时分次给药；或 30mg/（kg · d），每 8 小时分次给药，疗程 10 天
	3. IV：1500mg/（m² · d），每 8 小时分次给药；或 30mg/（kg · d），每 8 小时分次给药，疗程 5～10 天
	口服：每次 10～20mg/kg（最大剂量 800mg），每天 4 次
	4. IV：每次 7.5mg/kg，每 8 小时一次
	口服：每次 250～600mg/m²，4～5 次/天
	新生儿：
	HSV 感染：
	IV：1500mg/（m² · d），每 8 小时分次给药；或者 30mg/（kg · d），每 8 小时分次给药，疗程 10～14 天
作用	抗病毒；抑制疱疹病毒 DNA 合成和病毒复制
起效	口服：1.5～2 小时
	IV：1 小时内
持续时间	半衰期：
	新生儿：4 小时
	1～12 岁儿童：2～3 小时
	成人：3 小时
清除	主要途径为肾脏（30％～90％的药物以原形排出）；血液透析可清除约 60％的药物，而腹膜透析清除量则少得多
注意事项	肾功能受损的患者需减量；既往肾脏疾病或同时应用其他肾毒性药物的患者需慎用；有神经系统异常和严重肾、肝功能或电解质异常或严重低氧的患者需慎用

腺苷（Adenosine,Adenocard）

适应证	阵发性室上性心动过速,预激综合征
剂量	成人:6～12mg IV 儿童:50μg/kg IV
作用	减慢或暂时终止房室结和折返通路的传导
起效	立即
持续时间	＜10 秒
清除	经红细胞和血管内皮细胞代谢
注意事项	腺苷的作用可被甲基黄嘌呤（如茶碱）拮抗;心脏高度传导阻滞或病窦综合征的患者禁用;可发生低血压;对房扑或房颤无效;常见 3～6 秒的心脏停搏

沙丁胺醇（Aluterol,Proventil,Ventolin）

适应证	支气管痉挛
剂量	成人: 雾化吸入:2.5mg 溶于 3ml 生理盐水经雾化器吸入,180μg或 200μg(2 喷)经吸入器吸入 口服:2.5mg 儿童: 口服:0.1mg/kg(糖浆 2mg/5ml)
作用	β_2受体激动剂
起效	立即
持续时间	3～6 小时
清除	肝脏代谢;肾脏清除
注意事项	可能发生过度的 β 肾上腺素能效应,快速性心律失常

前列腺素 E_1（Alprostail，Prostaglandin E_1）	
适应证	肺血管扩张剂，动脉导管未闭的维持治疗
剂量	起始剂量：$0.05\sim0.1\mu g/(kg \cdot min)$ 标准配制：$500\mu g/250ml$ 5％ D_5W 或生理盐水
作用	前列腺素 E_1 可引起血管扩张，抑制血小板聚集，舒张血管平滑肌，刺激子宫和肠道平滑肌
起效	立即
持续时间	60 分钟
清除	肺代谢；肾脏清除
注意事项	可能引起低血压、窒息、面部潮红和心动过缓

阿替普酶（Alteplase，recombinant tPA，tissue plasminogen activator，Activase，Cathflo）	
适应证	1. 血流动力学不稳定的急性心肌梗死患者冠脉内溶栓 2. 成人急性大面积肺栓塞的治疗 3. 急性栓塞性卒中 4. 导管血栓形成
剂量	1. 负荷剂量 　患者体重＞67kg：负荷剂量 15mg，随后 30 分钟 50mg。开始肝素负荷剂量治疗。在 1 小时内输注剩余的 35mg TPA（TPA 总剂量＝100mg） 　患者体重＜67kg：负荷剂量 5mg，随后 30 分钟 0.75mg/kg（最大剂量 50mg）。开始肝素负荷剂量治疗。在 1 小时内输注剩余的 0.5mg/kg（最大剂量 35mg） 2. 2 小时持续输注 100mg 3. 总剂量 0.9mg/kg（最大剂量 90mg），以 10％的浓度给予负荷剂量，其余剂量在 60 分钟内输注。24 小时内不使用肝素 4. 患者体重＜30kg：导管腔内容积的 110％，不超过 2mg/2ml；导管内保留 0.5～2 小时；如果导管阻塞可给予第二剂 　患者体重≥30kg：2mg（2ml）；导管内保留 0.5～2 小时；如果导管仍阻塞，可给予第二剂

阿替普酶（Alteplase，recombinant tPA，tissue plasminogen activator，Acti-
vase，Cathflo）

作用	组织纤溶酶原激活物
起效	迅速
持续时间	停药 10 分钟内 80％的药物被清除
清除	肝脏迅速清除
注意事项	急性心肌梗死后，初始治疗应给予阿司匹林（325mg）；开始应用阿替普酶 1 小时后开始持续输注肝素（1000U/h）。剂量超过 150mg 可导致颅内出血发生率增加；冠脉阻塞 6 小时内应用疗效最佳；禁忌证包括活动性内出血、出血性卒中病史、颅内肿瘤、动脉瘤或近期（2 个月内）颅内或脊柱手术或创伤；胸外按压或应用肝素、华法林或抗血小板药物的患者应慎用。

氨基己酸（Aminocaproic acid，Amicar）

适应证	纤溶引起的出血
剂量	负荷剂量：4～5g 1 小时输注 维持剂量：6～24g 24 小时持续输注 24 小时总剂量不应超过 30g 标准配制：6g/250ml 5％ D_5W 或生理盐水
作用	通过抑制纤溶酶原激活物和纤溶酶达到稳定凝血块的作用
清除	主要通过肾脏清除
注意事项	弥散性血管内凝血禁用

胺碘酮（Amiodarone,Cordarone）

适应证	难治性或复发性室性心动过速或室颤；快速室上性心律失常，尤其是房颤
剂量	口服负荷剂量：800～1600mg/d 分次口服×1～3 周；然后600～800mg/d 分次口服×4 周 口服维持剂量： 口服：100～400mg/d 静脉负荷剂量：150mg/100ml 5% D_5W，输注 10 分钟（15mg/min） 静脉维持剂量：360mg，输注 6 小时（1mg/h）；随后 540mg 输注 18 小时（0.5mg/h） 心搏骤停，无脉性 VF 或 VT：300mg IV；3～5 分钟后可重复150mg IV
作用	抑制窦房结；延长 PR、QRS 和 QT 间期；产生 α 和 β 肾上腺素能阻滞
起效	口服：数日至数月
持续时间	数周至数月
清除	胆道清除
注意事项	可引起严重的窦性心动过缓、室性心律失常、房室传导阻滞、肝脏和甲状腺功能检查异常、肝炎和肝硬化；长期使用可导致肺纤维化；可增加地高辛、口服抗凝药、地尔硫草、奎尼丁、普鲁卡因胺和苯妥英钠的血药浓度 食品药品管理局（FDA）的黑匣子警告："胺碘酮可能加重心律失常，因此不应用于致命性心律失常的治疗。联合应用其他抗心律失常药物以及延长 QT 间期的药物，可能增加上述风险。应当动态监测肝脏毒性和肺损害。"

阿加曲班（Argatroban）

适应证	对高度可疑或确诊的肝素诱导血小板缺乏（HIT Ⅱ 型）患者进行治疗性抗凝
剂量	$0.5 \sim 2\mu g/(kg \cdot min)$，调整药物剂量使活化部分凝血活酶时间（APTT）达到对照值的 1.5～3 倍；最大剂量不超过 $10\mu g/(kg \cdot min)$
作用	结合性与可溶性凝血酶抑制剂
清除	肝脏（主要），肾脏（2%～10%）
注意事项	停用所有肝素，开始治疗前测定基础 APTT 值（在心导管室除外）；阿加曲班一旦达到稳定剂量，每 24 小时复查 APTT；每次调整药物剂量均需医嘱；尚无针对阿加曲班的解毒剂或拮抗药；INR 和 APTT 可能升高，但不应作为监测指标；阿加曲班与其他药物不相容，因此需单独输注

阿替洛尔（Atenolol，Tenormin）

适应证	高血压，心绞痛，心肌梗死后
剂量	口服：50～100mg/d
作用	选择性 β_1 肾上腺能受体阻滞剂
起效	口服：30～60 分钟
持续时间	口服：>24 小时
清除	经肾脏和肠道以原形清除
注意事项	大剂量可阻断 β_2 肾上腺素能受体；充血性心力衰竭、哮喘、心脏传导阻滞为相对禁忌证；使用钙通道阻滞剂的患者应慎用；突然停药可引起反跳性心绞痛

阿托品（Atropine）	
适应证	1. 抗唾液分泌 2. 心动过缓
剂量	成人： 1. 0.2～0.4mg IV 2. 0.4～1.0mg IV 儿童： 1. 每次 0.01mg/kg IV/IM（<0.4mg） 2. 每次 0.02mg/kg IV（<0.4mg）
作用	竞争性阻断乙酰胆碱与毒蕈碱受体的结合
起效	迅速
持续时间	不定
清除	50%～70%经肝脏代谢，肾脏清除
注意事项	可能引起快速心律失常、房室分离、室性期前收缩、口干或尿潴留；大剂量可引起 CNS 症状

硫唑嘌呤（Azathioprine，Imuran）	
适应证	1. 预防同种异基因移植排斥反应的辅助药物 2. 类风湿关节炎
剂量	因不同的适应证而异 成人： 1. 肾移植： 口服，静脉注射：初始剂量 200～300mg/d 维持剂量：50～200mg/d 2. 类风湿关节炎： 口服：50～100mg/d×（6～8）周；每 4 周增加 0.5mg/kg 直至达到疗效或剂量达到 200mg/d 维持剂量：最低有效剂量 儿童： 肾移植： PO，IV：初始剂量 3～5mg/（kg·d） 维持剂量：1～3mg/（kg·d）

硫唑嘌呤（Azathioprine，Imuran）

作用	抗代谢药，免疫抑制剂
清除	绝大部分被肝脏黄嘌呤氧化酶代谢为巯嘌呤（有活性）
注意事项	白细胞（WBC）<4000/mm³ 时减量，WBC<3000/mm³ 时停药；别嘌醇可竞争性抑制硫唑嘌呤的代谢，因此硫唑嘌呤需减量；肝脏疾病、肾功能受损患者需慎用；药物引起的慢性免疫功能抑制可增加肿瘤的风险；对男性和女性均有致基因突变的可能，并可能引起血液系统毒性

碳酸氢钠（Bicarbonate，sodium）

适应证	1. 代谢性酸中毒 2. 预防成人造影剂诱导肾病
剂量	1. $NaHCO_3$ 静脉输注剂量（mEq）＝碱剩余×体重（kg）×0.3（后续治疗剂量根据 pH 进行调整） 2. $NaHCO_3$ 150 mEq 于 1000ml 5% D_5W，操作前 1 小时输注速度 3ml/(kg·h)×1 小时，操作后 1ml/(kg·h)×6 小时
作用	中和代谢性酸中毒
起效	迅速
持续时间	不定
清除	血浆代谢；肺脏、肾脏清除
注意事项	可引起代谢性碱中毒、高碳酸血症、高渗透压；可降低心输出量、全身血管阻力和心肌收缩力；在新生儿，可引起脑室内出血；可通过胎盘；8.4% 的溶液约为 1.0mEq/ml；4.2% 的溶液约为 0.5mEq/ml

布美他尼（Bumetanide,Bumex）

适应证	水肿,高血压,颅内高压
剂量	0.5~1.0mg IV,可重复使用至最大剂量 10mg/d
作用	袢利尿剂,主要作用于 Henle 袢升支;增加 Na^+、K^+、Cl^- 和 H_2O 的排泄
起效	立即,15~30 分钟达峰效应
持续时间	2~4 小时
清除	肝脏代谢,81%经肾脏排出(45%为原形)
注意事项	可引起电解质紊乱、脱水和耳聋;磺胺过敏患者可能发生布美他尼超敏反应;对肾功能不全患者有效

氯化钙（Calcium chloride）,葡萄糖酸钙（Calcium gluconate）

适应证	低钙血症,高钾血症,高镁血症,严重低血压
剂量	氯化钙:5~10mg/kg IV,必要时 (10%$CaCl_2$＝13.6mEq Ca^{2+}/10ml 及 273mg Ca^{2+}) 葡萄糖酸钙:15~30mg/kg IV,必要时 (10%葡萄糖酸钙＝4.5mEq Ca^{2+}/10ml 及 93mg Ca^{2+})
作用	维持细胞膜完整性、肌肉兴奋-收缩耦联、腺体刺激-分泌耦联以及生物酶的功能;升高血压
起效	迅速
持续时间	不定
清除	进入肌肉、骨骼和其他组织;起效迅速;持续时间不定
注意事项	可引起心动过速、心动过缓和心律失常(尤其是同时使用洋地黄);除非紧急情况,氯化钙不应未经稀释经外周给药;$CaCl_2$ 所含元素钙相当于葡萄糖酸钙的 3 倍

卡托普利（Captopril,Capoten）

适应证	高血压,充血性心力衰竭
剂量	负荷剂量:12.5～25mg 口服 2～3 次/天 维持剂量:25～150mg 口服 2～3 次/天
作用	血管紧张素 I 转化酶抑制剂,可降低血管紧张素 II 和醛固酮水平;降低充血性心力衰竭患者的前负荷和后负荷
起效	15～60 分钟,60～90 分钟作用达到峰值
持续时间	4～6 小时
清除	肝脏代谢;95％经肾脏清除（40％～50％为原形）
注意事项	可用于高血压急症;可引起中性粒细胞缺乏、粒细胞缺乏、低血压或支气管痉挛;妊娠妇女应避免使用;肾动脉狭窄以及使用利尿剂的患者药效增强

氯噻嗪（Chlorothiazide,Diuril）

适应证	水肿,心力衰竭,急性/慢性肾衰竭,高血压
剂量	成人:250～500mg IV,速度为 50～100mg/min 最大剂量:24 小时 2000mg 儿童:20mg/(kg·d)分 2 次口服,每 12 小时一次
作用	噻嗪类利尿剂
起效	2 小时
持续时间	口服:6～12 小时 IV:～2 小时
清除	肾脏清除
注意事项	增加降压药物和地高辛的作用;可能增强肾衰竭时袢利尿剂的作用;增加糖尿病患者的胰岛素需求量

可乐定(Clonidine,Catapres)	
适应证	高血压;由于麻醉药物撤退引起的交感过度兴奋
剂量	$0.1\sim0.2$mg/d 分次口服(每日最大剂量 2.4mg);或经皮贴剂给药 0.1、0.2 或 0.3mg/d,共 7 天
作用	中枢性 α_2 肾上腺素能激动剂,引起全身血管阻力和心率下降
起效	口服:$30\sim60$ 分钟,$2\sim4$ 小时达峰效应 经皮贴剂:48 小时
持续时间	8 小时
清除	50%经肝脏代谢;20%经胆道排出,80%经肾脏排出
注意事项	突然停药可引起反跳性高血压或心律失常;可引起困倦、噩梦、不安、焦虑或抑郁;IV 可引起一过性外周 α 肾上腺素能激动效应

达肝素(Dalteparin,Fragmin)	
适应证	1. 深静脉血栓(DVT)和肺栓塞(PE)的预防 2. 治疗或预防血栓形成的治疗性抗凝 3. 急性冠脉综合征
剂量	1. $2500\sim5000$U IH 每日一次 2. 100U/kg IH 每 12 小时一次 3. 120U/kg IH 每 12 小时一次
作用	与抗凝血酶Ⅲ结合,加速Ⅱa(凝血酶)、Ⅹa、Ⅸa、Ⅺa 和Ⅻa 因子的灭活
起效	2 小时
持续时间	$10\sim24$ 小时
清除	肾脏
注意事项	肾功能受损者应用治疗剂量时需谨慎;在判断治疗反应时,Ⅹa 水平价值不大;鱼精蛋白不能完全中和达肝素,且效果无法预测;肝素诱导血小板缺乏患者禁用

丹曲林（Dantrolene，Dantrium）

适应证	恶性高热，骨骼肌痉挛，抗精神病药物恶性综合征
剂量	一般不推荐预防性用药 恶性高热：2.5mg/kg IV；如 30 分钟后症状仍持续，可重复给药至总量达 10mg/kg 抗精神病药物恶性综合征：1mg/kg；可能重复用药至累积最大剂量 10mg/kg，然后更换为口服剂型。治疗时应联合应用溴隐亭。
作用	减少肌浆网中 Ca^{2+} 的释放
起效	30 分钟
持续时间	8 小时
清除	肝脏代谢；肾脏清除
注意事项	将 20mg 加入 60ml 无菌注射用水；缓慢溶解；可引起肌无力、胃肠道不适、困倦、镇静或肝功能异常（长期使用）；与神经肌肉阻滞剂合用有相加效应；有组织刺激性 食品药品管理局（FDA）的黑匣子警告："丹曲林钠可导致特应性或过敏性肝炎，从而引起肝脏毒性。对每名患者应当使用最低有效剂量"

醋酸去氨加压素（Desmopressin，DDAVP）

适应证	1. 遗传性假性血友病，血友病 A、尿毒症出血时改善凝血功能； 2. 抗利尿
剂量	成人： 1. 0.3μg/kg（用 NS 50ml 稀释）术前输注 15～30 分钟和（或）每 12～24 小时输注，不超过 3 天 2. 尿崩症：2～4μg/d，常分 2 次给药 儿童： <10kg：0.3μg/kg，用 NS 10ml 稀释 ＞10kg：见成人剂量

醋酸去氨加压素（Desmopressin，DDAVP）	
作用	通过促进内皮细胞释放 von Willebrand 因子,增加血浆中Ⅷ因子活性水平;增加肾脏对水的重吸收
起效	数分钟;15～30 分钟达峰效应
持续时间	对于遗传性假性血友病为 3 小时,血友病 A 为 4～24 小时
清除	肾脏清除
注意事项	氯磺丙脲、卡马西平和氯贝丁酯可增强其抗利尿作用;对于有出血倾向患者,重复用药的疗效比初始用药时降低

地塞米松（Dexamethasone，Decadron）	
适应证	CNS 肿瘤导致的脑水肿;气道水肿
剂量	负荷剂量:10mg IV 维持剂量:4mg IV 每 16 小时一次(6 天内逐渐减量)
作用	抗炎和抗过敏作用;盐皮质激素作用;刺激糖原异生;抑制外周蛋白合成;膜稳定作用;糖皮质激素效价为氢化可的松的 25 倍;盐皮质激素作用较弱
起效	IV:立即
持续时间	IV:4～6 小时,不超过 24 小时
清除	主要经肝脏代谢;肾脏清除
注意事项	突然停药能引起肾上腺皮质功能不全(Addison 危象),伤口愈合延迟,CNS 紊乱,骨质疏松,或电解质紊乱

右美托咪定（Dexmedotomidine，Precedex）	
适应证	ICU 接受机械通气患者的短期镇静
剂量	负荷剂量:1μg/kg 输注 10 分钟 维持剂量:0.2～0.7μg/(kg·h)

右美托咪定（Dexmedotomidine，Precedex）	
作用	选择性 α_2 肾上腺素能受体激动剂，用于 ICU 接受机械通气患者的短期镇静治疗
起效	30 分钟
持续时间	至多 4 小时
清除	肝脏
注意事项	约 30％ 的患者可发生低血压；推注负荷剂量时可发生一过性高血压；无通气的患者可发生低氧血症

右旋糖酐（Dextran 40，Rheomacrodex）	
适应证	抑制血小板聚集；低血流状态（如血管手术）改善血流；增加血管内容量
剂量	成人： 负荷剂量：30～50ml 静脉输注 30 分钟 维持剂量：15～30ml/h 静脉输注（10％溶液） 儿童： <20ml/(kg·d)（10％右旋糖酐）
作用	立即起效，短时扩容作用；吸附于红细胞（RBC）表面防止红细胞聚集，降低血液黏滞度和血小板黏附
起效	迅速
持续时间	4～8 小时
清除	100％经肾脏清除
注意事项	美国不再使用 Promit（右旋糖酐单体）。可引起容量负荷过多、过敏、出血倾向、干扰交叉配血或假性血糖增高；可引起肾衰竭

地高辛（Digoxin，Lanoxin）	
适应证	心力衰竭，快速型心律失常，房颤，房扑
剂量	成人： 负荷剂量：0.5～1.0mg/d IV 分次给药 维持剂量：0.125～0.5mg/d IV 或口服，肾脏功能衰竭时减量
作用	增加心肌收缩力；减慢房室结和普肯耶纤维传导
起效	15～30 分钟
持续时间	2～6 天
清除	肾脏清除（50%～70%以原形排泄）
注意事项	可引起胃肠道不耐受、视力模糊、ECG 改变或心律失常；低钾血症、低镁血症和高钙血症可增强地高辛的毒性；预激综合征和除颤时慎用；β 受体阻滞剂和钙通道拮抗剂可加重心脏传导阻滞

地尔硫䓬（Diltazem，Cardizem）	
适应证	心绞痛，冠状动脉痉挛引起的变异性心绞痛，心房颤动或扑动，阵发性室上性心动过速，高血压
剂量	静脉负荷剂量：0.25mg/kg（15～20mg；最大剂量 25mg）直接 IV 2 分钟；如反应不好，可在给予初始剂量 15 分钟后另外给予 0.35mg/kg IV 2 分钟 静脉维持剂量：10mg/h（血流动力学不稳定者 5mg/h）；每 0.5～2 小时以 2.5mg/h 的速度调整剂量，直至达到理想心率；推荐最大剂量为 30mg/h 口服维持剂量：30～60mg 每 6 小时一次 最大剂量：高血压 540mg/d，心绞痛 480mg/d
作用	钙通道拮抗剂可减缓窦房结及房室结传导，扩张冠状动脉和周围小动脉，降低心肌收缩力
起效	IV：1～3 分钟 口服：1～3 小时

地尔硫䓬(Diltazem,Cardizem)	
持续时间	IV:1～3 小时 口服:4～24 小时
清除	主要由肝脏代谢;肾脏清除
注意事项	可引起低血压、心动过缓和心脏传导阻滞;与 β 受体阻滞剂 及地高辛相互作用可减弱心肌收缩力;可引起一过性肝功能 指标升高;避免在有旁路传导、房室传导阻滞、静脉应用 β 受 体阻滞剂或室性心动过速的患者使用

苯海拉明(Diphenhydramine,Benadryl)	
适应证	过敏反应,药物引起的锥体外系反应,镇静
剂量	成人:10～50mg IV 每 6～8 小时一次 儿童:5mg/(kg・d)IV 分 4 次使用(最大剂量 300mg)
作用	拮抗组胺对 H_1 受体的作用;抗胆碱作用;CNS 抑制作用
起效	迅速
持续时间	4～6 小时
清除	肝脏代谢;肾脏清除
注意事项	可引起低血压、心动过速、头晕、尿潴留和癫痫发作;可 IV 或 IM 给药;不能皮下注射

多巴酚丁胺(Dobutamine,Dobutrex)	
适应证	心力衰竭,低血压
剂量	标准配制:250mg 加入 5% D_5W 或 NS 250ml 成人:初始速度 2μg/(kg・min),根据疗效调整剂量 儿童:5～20μg/(kg・min)
作用	$β_1$ 肾上腺素能激动剂
起效	1～2 分钟

多巴酚丁胺（Dobutamine，Dobutrex）

持续时间	＜5 分钟
清除	肝脏代谢；肾脏清除
注意事项	可引起高血压、低血压、心律失常或心肌缺血；可增加房颤时的心室率；剂量＞20μg/（kg·min）时心律失常发生率增高

多巴胺（Dopamine，Intropin）

适应证	1. 低血压，心力衰竭 2. 少尿
剂量	标准配制：200，400 或 800mg 加入 5％ D₅W 或 NS 250ml 1. 5～20μg/（kg·min）静脉输注，根据疗效调整剂量 2. 1～3μg/（kg·min）静脉输注
作用	多巴胺能，α 和 β 肾上腺素能激动剂
起效	5 分钟
持续时间	＜10 分钟
清除	在单胺氧化酶和儿茶酚-O-甲基转移酶的作用下，75％的药物在肝脏、肾脏和血浆中代谢为无活性的高香草酸
注意事项	可引起高血压、心律失常或心肌缺血；剂量为 1～5μg/（kg·min）时主要为多巴胺能受体效应（增加肾血流）；剂量≥10μg/（kg·min）时主要表现为 α 和 β 肾上腺素能效应；通过中心静脉输注

氟哌利多（Droperidol，Inapsine）

适应证	1. 恶心，呕吐 2. 躁动，镇静，麻醉辅助用药
剂量	成人： 1. 0.625～2.5mg IV 必要时 2. 2.5～10mg IV 必要时 儿童： 0.05～0.06mg/kg 每 4～6 小时一次

氟哌利多（Droperidol，Inapsine）

作用	多巴胺（δ_2）受体拮抗剂；对外界环境明显淡漠、木僵状态、抗精神病、抗呕吐
起效	3～10 分钟
持续时间	3～6 小时
清除	肝脏代谢；肾脏排泄
注意事项	可能引起焦虑、锥体外系反应或低血压（因中度 α 肾上腺素能和多巴胺能拮抗作用）；残余效应可持续≥24 小时。可增强其他 CNS 抑制剂的作用；可能导致致死性室性心律失常。食品药品管理局（FDA）的黑匣子警告报告 QT 间期延长、室性心律失常如尖端扭转性室速甚至死亡。氟哌利多不能用于 QTc 间期>440 毫秒的男性以及 QTc 间期>450 毫秒的女性。氟哌利多治疗结束后应继续监测 ECG 2～3 小时；根据药品说明书，高危患者包括充血性心力衰竭、心动过缓、心肌肥厚、低钾血症或低镁血症；还包括使用利尿剂以及已知引起 QT 间期延长的药物的患者。

1. 肌内注射（溶液）

①使用推荐剂量或更小剂量氟哌利多的患者有 QT 间期延长和（或）尖端扭转性室速的报道。部分病例没有已知引起 QT 间期延长的危险因素，部分病例死亡。②由于药物可能引起严重的心律失常甚至死亡，氟哌利多应当用于其他充分治疗无反应的患者。这些患者或因药物治疗无效，或因无法耐受的副作用而不能使用有效剂量。③使用氟哌利多的患者有 QT 间期延长及严重心律失常（如尖端扭转室速）的报道。根据这些报道，所有患者在使用氟哌利多前均应进行 12 导联 ECG 检查，以确定 QT 间期是否延长（即男性超过 440 毫秒，女性超过 450 毫秒）。如果 QT 间期延长，则不应使用氟哌利多。如果使用氟哌利多治疗的益处超过严重心律失常的危险，治疗前进行 ECG 监测，并在治疗结束后继续监测 2～3 小时。④氟哌利多禁忌用于已知或怀疑 QT 间期延长的患者，

氟哌利多（Droperidol，Inapsine）	
注意事项	包括先天性长 QT 综合征。⑤对于有发生长 QT 综合征危险的患者（如充血性心力衰竭、心动过缓，使用利尿剂，心肌肥厚，低钾血症，低镁血症或使用其他已知延长 QT 间期的药物），使用氟哌利多时应格外小心。其他危险因素包括年龄超过 65 岁，酗酒，使用苯二氮䓬、挥发性麻醉药物及静脉应用阿片类药物。氟哌利多应从小剂量开始使用，必要时小心增加剂量以达到预期疗效。

依那普利（Enalapril/enalaprilat，Vasotec）	
适应证	高血压，充血性心力衰竭
剂量	口服负荷剂量：2.5～5.0mg 每日一次 口服维持剂量：10～40mg 每日一次 IV：0.125～5.0mg 每 6 小时一次（依那普利拉）
作用	血管紧张素转化酶抑制剂；与利尿剂有协同作用
起效	1 小时
持续时间	6～24 小时
清除	肾脏/粪便清除；依那普利经肝脏代谢为活性代谢产物（依那普利拉）
注意事项	高钾血症，肾血流量增加，容量反应性低血压；后续剂量可增强疗效；可引起血管性水肿、血细胞生成耗竭、咳嗽、锂中毒或加重肾损伤

依诺肝素（Enoxaparin，Lovenox）	
适应证	1. DVT/PE 预防 2. 血栓形成和急性冠脉综合征的抗凝治疗或预防
剂量	1. 30mgIH 每日 2 次或 40mg IH 每日一次 2. 1mg/kg IH 每 12 小时一次
作用	与抗凝血酶Ⅲ结合，促进Ⅱa、Ⅹa、Ⅸa、Ⅺa 和Ⅻa 因子的灭活

依诺肝素（Enoxaparin，Lovenox）	
起效	2 小时
持续时间	10～24 小时
清除	肾脏
注意事项	肾功能受损者应用治疗剂量时需谨慎；在判断治疗反应时，Ⅹa 水平价值不大；鱼精蛋白不能完全中和达肝素，且效果无法预测；肝素诱导血小板缺乏患者禁用

麻黄碱（Ephedrine）	
适应证	低血压
剂量	5～50mg IV 必要时
作用	α 和 β 肾上腺素能激动作用；促进交感神经末梢释放去甲肾上腺素
起效	迅速
持续时间	1 小时
清除	大部分以原形经肾脏清除
注意事项	可引起高血压、心律失常、心肌缺血、CNS 兴奋、子宫活动下降或轻度支气管扩张；服用单胺氧化酶抑制剂的患者避免使用；对子宫血流影响很小；反复使用产生快速耐药。

肾上腺素（Epinephrine，Adrenaline）	
适应证	1. 心力衰竭，低血压，心搏骤停 2. 支气管痉挛，过敏 3. 气道水肿，支气管痉挛
剂量	标准配制：2mg 肾上腺素加入 5% D_5W 或 NS 250ml 成人： 1. 0.1～1mg IV 或心内注射，必要时每 5 分钟一次；CPR 时气管内给药 1～3mg

肾上腺素（Epinephrine, Adrenaline）
剂量	2. 0.1～0.5mg IH, 0.1～0.25mg IV, 或 0.25～1.5μg/min 静脉输注 3. 2.5～5mg 经雾化吸入,必要时每 1～4 小时 小儿: 1. 新生儿:0.01～0.03mg/kg IV 每 3～5 分钟 儿童:0.01mg/kg IV 或气管内给药,每 3～5 小时(最大剂量 1:10 000 溶液 5ml) 2. 0.01mg/kg IV,最大剂量 0.5mg;0.01mg/kg IH,每 15 分钟一次,共 2 次,每次最大剂量不超过 1mg 3. 在 3ml NS 中雾化吸入,0.25～0.5ml/kg 必要时(最大剂量 5ml)
作用	α 和 β 肾上腺素能激动剂
起效	迅速
持续时间	1～2 分钟
清除	单胺氧化酶/儿茶酚 O-甲基转移酶代谢
注意事项	可引起高血压、心律失常或心肌缺血;氟烷可诱发心律失常;表面或局部注射(1:80 000～1:500 000)引起血管收缩;可通过胎盘

麦角新碱（Ergonovine, Ergotrate）
适应证	子宫收缩乏力造成的产后出血
剂量	对于产后出血:IV(仅在急症时使用):0.2mg 加入 NS 5ml 注射≥1 分钟 IM:每次 0.2mg,必要时每 2～4 小时一次,不超过 5 次;然后改为口服:0.2～0.4mg,每 6～12 小时一次,共 2 天或必要时
作用	收缩子宫和血管平滑肌
起效	IV:1 分钟 IM:2～3 分钟 口服:6～15 分钟

麦角新碱（Ergonovine，Ergotrate）	
持续时间	IV：45 分钟 口服/IM：3 小时
清除	肝脏代谢；肾脏清除
注意事项	由于全身血管收缩可引起高血压（尤其是子痫和高血压时），还可引起心律失常、冠脉痉挛、子宫强直或胃肠道不适；静脉途径仅用于急症时；过量可引起惊厥或卒中

艾司洛尔（Esmolol，Brevibloc）	
适应证	室上性快速心律失常，心肌缺血
剂量	开始时 5～10mg IV，必要时每 3 分钟增加剂量，直至总量达到 100～300mg；输注速度 1～15mg/min
作用	选择性 β_1 肾上腺素能阻滞剂
起效	迅速
持续时间	停药后 10～20 分钟
清除	RBC 酯酶降解；肾脏清除
注意事项	可引起心动过缓、房室传导延迟、低血压、充血性心力衰竭；大剂量时表现 β_2 受体作用

艾美拉唑（Esomeprazole，Nexium）	
适应证	胃酸过度分泌或胃炎，胃食管反流
剂量	IV：20mg 或 40mg 每日一次；情况允许时尽快改为口服治疗
作用	通过与 H^+-K^+-ATP 酶不可逆结合抑制 H^+ 分泌
起效	1 小时
持续时间	＞24 小时
清除	主要由肝脏代谢；72%～80% 经肾脏清除，18%～23% 经粪便排泄
注意事项	增加促胃液素分泌；与组胺 2 受体阻滞剂相比，能够促进胃溃疡更快愈合；用于组胺 2 受体阻滞剂治疗无效的溃疡；抑制某些细胞色素 P-450 酶

依他尼酸（Ethacrynic acid，Edecrin）	
适应证	水肿，充血性心力衰竭，急性或慢性肾衰竭
剂量	成人： IV：25～100mg IV 5～10 分钟；24 小时累积剂量：400mg 口服：50～200mg/d，分 1～2 次 儿童： IV：每次 1mg/kg；因可能存在耳毒性，重复使用应谨慎 口服：起始剂量 25mg/d，每日增加 25mg 直至达到疗效；最大剂量 3mg/(kg·d)
作用	利尿
起效	IV：5 分钟 口服：30 分钟内
持续时间	IV：2 小时 口服：12 小时
清除	肝脏代谢为有活性的半胱氨酸结合物（35%～40%）；30%～60% 以原形经胆汁和尿排出
注意事项	可增强降压药物、神经肌肉阻滞剂和地高辛的活性；增加糖尿病患者的胰岛素需要量；口服制剂不易得到；不宜长期用药

非诺多泮（Fenoldopam，Corlopam）	
适应证	1. 高血压 2. 少尿
剂量	成人： 1. 高血压：初始剂量 0.03～0.1μg/(kg·min) IV；根据治疗反应每 15 分钟增加 0.05～0.1μg/(kg·min)，最大剂量 1.6μg/(kg·min) 2. 少尿：0.03μg/(kg·min)，不进行剂量调整 儿童： 高血压：初始剂量 0.2μg/(kg·min) IV；每 20～30 分钟增加剂量直至达到 0.3～0.5μg/(kg·min)；剂量＞0.8μg/(kg·min) 时可引起心动过速，但药效不增加

非诺多泮（Fenoldopam,Corlopam）

作用	选择性 δ_1 受体激动剂
起效	15～30 分钟
持续时间	至多 4 小时
清除	肝脏（不重要）
注意事项	有报道发生低血压、心率加快,以及无症状的心电图 T 波低平;其他不良反应包括头痛、头晕、面部潮红、恶心、呕吐,肝硬化患者门静脉压升高

非格司亭（Filgrastim,G-CSF,granulocyte-colony stimulating factor,Neupogan）

适应证	免疫抑制剂治疗继发的中性粒细胞缺乏
剂量	成人和儿童: 初始推荐剂量:5μg/(kg·d)IH。中性粒细胞缺乏患者可静脉用药。 根据患者反应、中性粒细胞绝对计数最低值持续时间和严重程度调整剂量,每次增加 5μg/kg
作用	促进中性粒细胞产生
起效	在 24 小时内快速提高中性粒细胞计数,3～5 天达平台
持续时间	停药后 2 天内中性粒细胞绝对值下降 50%;4～7 天白细胞计数恢复至正常范围
清除	全身代谢
注意事项	尽可能根据现有单次使用的剂型规格（300μg,480μg）调整非格司亭剂量

氟马西尼（Flumazenil，Romazicon）

适应证	1. 逆转苯二氮䓬的镇静作用 2. 苯二氮䓬类药物过量
剂量	1. 每 20 分钟 0.2～1.0mg IV，速度为 0.2mg/min 2. 3～5mg IV，速度为 0.5mg/min
作用	竞争性拮抗 CNS 苯二氮䓬受体
起效	1～2 分钟
持续时间	1～2 小时（剂量依赖性）
清除	100% 经肝脏代谢；90%～95% 代谢产物经肾脏清除
注意事项	作用时间取决于苯二氮䓬类药物的剂量和作用持续时间；氟马西尼可逆转 CNS 镇静作用，但对 CO_2 依赖性呼吸驱动无效；可能导致 CNS 兴奋，包括抽搐、急性停药反应、恶心、头晕、躁动；不能逆转非苯二氮䓬类药物产生的 CNS 抑制

叶酸（Folid acid，folacin，folate）

适应证	巨幼红细胞和大细胞性贫血
剂量	成人： 口服，IM，IV，IH 初始剂量：1mg/d 维持剂量：0.5mg/d；妊娠妇女和哺乳妇女：0.8mg/d 儿童： 口服，IM，IV，IH 初始剂量：1mg/d 维持剂量： 1～10 岁：0.1～0.3mg/d 婴儿：15μg/（kg·d）或 50μg/d
作用：	复合维生素 B 的底物
起效	0.5～1 小时内
注意事项	叶酸可减轻恶性贫血的血液系统并发症，但对神经系统后遗症没有作用；因此，诊断不明的贫血患者应谨用；可引起过敏反应

磺达肝素（Fondaparinux，Arixtra）	
适应证	1. 骨科手术和髋关节骨折时预防 DVT 和 PE 2. DVT 和 PE 的治疗
剂量	1. 2.5mgIH 每日一次 2. ＜50kg：5mg IH 每日一次 50～100kg：7.5mg IH 每日一次 ＞100kg：10mg IH 每日一次
作用	抗Ⅹa戊多糖
起效	60～90 分钟
持续时间	17～21 小时
清除	肾脏（肌酐清除率＜30ml/min 的患者避免使用）（原文有误，译者注）
注意事项	经肾脏排泄；与 PF4 肝素抗体无交叉反应

磷苯妥英（Fosphenytoin，Cerebyx）	
（癫痫治疗见第 29 章）	
适应证	1. 癫痫，癫痫预防 2. 地高辛诱导心律失常 3. 顽固性室性心动过速
剂量	1. 癫痫 静脉负荷剂量： 新生儿：15～20mg 苯妥英等效剂量（PE）/kg IV 婴儿，儿童和成人：15～18mg PE/kg 单次或分次给药 静脉维持剂量： 新生儿：每次 2.5mg PE/kg 每 12 小时一次 婴儿和儿童：初始：5mg PE/（kg·d）分 2～3 次给药 常用剂量：（根据静脉应用苯妥英推荐剂量调整给药剂量） 0.5～3 岁：8～10mg PE/（kg·d） 4～6 岁：7.5～9mg PE/（kg·d） 7～9 岁：7～8mg PE/（kg·d）

磷苯妥英（Fosphenytoin，Cerebyx）	
剂量	10～16 岁：6～7mg PE/(kg・d) 成人：常用剂量：300mg PE/d 或 4～6mg PE/(kg・d)分 2～3 次给药 2. 心律失常： 儿童和成人：根据静脉应用苯妥英推荐剂量调整给药剂量 静脉负荷剂量：每 5 分钟 1.25mg PE/kg，可重复给药直 至总负荷剂量达到 15mg PE/kg 静脉维持剂量： 儿童：5～10mg PE/(kg・d)分 2～3 次给药
作用	通过稳定细胞膜发挥抗惊厥作用；抗心律失常作用与奎尼丁 或普鲁卡因胺相似
起效	3～5 分钟
持续时间	剂量依赖性；在治疗范围内半衰期为剂量依赖性
清除	肝脏代谢；肾脏清除（碱化尿液可增加清除）
注意事项	PE＝苯妥英等效剂量。磷苯妥英是苯妥英的前体药物，其 抗惊厥作用与苯妥英有关。可能引起眼球震颤、复视、共济 失调、嗜睡、牙龈增生、胃肠道不适、高血糖或诱导肝脏微粒 体酶；IV 可能引起心动过缓，低血压，呼吸骤停，心搏骤停， CNS 抑制；组织刺激；穿过胎盘；患者间差异明显，达到治疗 浓度所需剂量从 7.5～20.0μg/ml；对于肾脏功能衰竭或低 白蛋白血症患者测定未结合苯妥英浓度可能有帮助

呋塞米（Furosemide，Lasix）	
适应证	水肿，高血压，肾衰竭，高钙血症
剂量	成人：10～40mg IV（初始剂量，剂量个体化），速度不超过 10mg/min 儿童：每次 1～2mg/kg

呋塞米（Furosemide,Lasix）	
作用	通过抑制 Henle 祥的重吸收，增加 Na^+、Cl^+、K^+、PO_4^{3-}、Ca^{2+} 和 H_2O 的排泄
起效	5 分钟
持续时间	6 小时
清除	肝脏代谢；88% 由肾脏清除
注意事项	可引起电解质失衡、脱水、一过性低血压、耳聋、高血糖或高尿酸血症；磺胺药物过敏患者可能对呋塞米产生过敏反应。在 ICU 可持续输注。

更昔洛韦（Ganciclovir,Cytovene）	
适应证	治疗免疫功能障碍患者的巨细胞病毒（CMV）视网膜炎；治疗 CMV 结肠炎和肺炎
剂量	成人和儿童： 初始 IV：5mg/kg 每 12 小时一次，14～21 天 然后 5mg/kg IV 单剂用于整个免疫抑制期间；肾功能障碍需调整剂量
作用	抗病毒
起效	与食物同时服用可增加吸收
持续时间	半衰期：1.7～5.8 小时；肾功能障碍时半衰期延长
清除	大部分药物（94%～99%）以原形从尿中排泄
注意事项	对中性粒细胞缺乏和（或）血小板缺乏以及肾功能障碍患者，更昔洛韦需调整剂量或停药

胰高血糖素（Glucagon）	
适应证	1. 十二指肠或胆总管松弛 2. 低血糖 3. β受体阻滞剂过量

胰高血糖素（Glucagon）	
剂量	1. 0.25～0.5mg IV,必要时每20分钟重复用药 2. 0.5～1mg,必要时每20分钟重复用药 3. 5mg 推注后持续输注 1～5mg/h,根据患者反应调整最大剂量 10mg/h
作用	儿茶酚胺释放
起效	45 秒
持续时间	9～25 分钟（剂量依赖性）
清除	肝、肾蛋白水解
注意事项	可引起过敏、恶心、呕吐、高血糖或正性变力及变时效应;大剂量时可增加口服抗凝药物的作用

格隆澳铵（Glycopyrrolate,Robinul）	
适应证	1. 降低胃肠道动力,止涎 2. 心动过缓
剂量	成人： 1. IV/IM/IH:0.1～0.2mg;口服:1～2mg 2. 每次 0.1～0.2mg IV 儿童： 口服:每次 400～100mcg/kg,3～4 次/日 IM,IV:每次 4～10mcg/kg,每 3～4 小时一次
作用	见阿托品
起效	IV:1～4 分钟 IM:30～45 分钟
持续时间	IV:2～4 小时 IM:2～7 小时
清除	肾脏清除
注意事项	见阿托品;不通过血-脑屏障或胎盘;变时性弱于阿托品;口服吸收不稳定

氟哌啶醇（Haloperidol）

适应证	1. 精神病，躁动，谵妄 2. ICU 谵妄
剂量	1. 0.5～2mg IV，必要时 2～3 次/日（剂量个体化） 2. IV 2～5mg；每 20～30 分钟重复推注直至患者安静，然后每 6 小时给予最大剂量的 25%；监测 ECG 和 QTc 间期
作用	拮抗多巴胺（D_2）受体，产生抗精神病作用；CNS 抑制
起效	静脉使用＜20 分钟达峰效应
持续时间	静脉使用半衰期 14 小时
清除	肝脏代谢；肾脏/胆道清除
注意事项	监测 ECG 和 QTc 间期。可引起锥体外系反应或轻微的 α 肾上腺素能拮抗作用；可诱发神经安定药恶性综合征；帕金森病、中毒性 CNS 抑制和昏迷患者禁用

肝素（Heparin）

适应证	1. 血栓形成和血栓栓塞的抗凝治疗 2. 体外循环 3. 弥散性血管内凝血
剂量	成人： 1. 负荷剂量：50～150U/kg IV 　维持剂量：15～25U/(kg·h)静脉输注；根据部分凝血激酶或活化凝血时间调整肝素剂量 2. 负荷剂量：300U/kg IV 　维持剂量：100U/(kg·h)静脉输注；根据凝血检查结果调整剂量 3. 负荷剂量：50～100U/kg IV 儿童： 负荷剂量：50U/kg IV 维持剂量：15～25U/(kg·h)静脉输注；根据凝血检查结果调整剂量

肝素（Heparin）	
作用	加强抗凝血酶Ⅲ的作用；阻断凝血酶原的转化和其他凝血因子的激活
起效	IV：立即起效 IH：1～2 小时
持续时间	半衰期 1～6 小时；随剂量增加而延长
清除	主要由网状内皮细胞摄取，肝脏生物转化
注意事项	可引起出血、肝脏诱导血小板缺乏（HIT）、过敏反应或利尿（大剂量后 36～48 小时）；肾衰竭时半衰期延长，血栓栓塞和肝脏疾病半衰期缩短；不通过胎盘；可被鱼精蛋白中和

肼屈嗪（Hydralazine，Apresoline）	
适应证	高血压
剂量	2.5～20mg IV，每 4 小时一次或必要时（剂量个体化）
作用	松弛血管平滑肌（小动脉＞小静脉）
起效	5～20 分钟，峰效应 10～80 分钟
持续时间	2～6 小时
清除	大部分经肝脏代谢；肾脏清除
注意事项	可引起低血压（舒张压＞收缩压），反射性心动过速，系统性红斑狼疮，Coomb 试验阳性的溶血性贫血；增加冠状动脉、内脏、脑和肾血流

氢化可的松（Hydrocortisone，SoluCortef）（见第 27 章各种皮质激素的比较）	
适应证	1. 肾上腺皮质功能不全 2. 炎症及过敏 3. 哮喘持续状态
剂量	1. 100mg 静脉输注，然后 300mg/d 分次给药，每 8 小时一次 2. 口服，IM，IV：15～240mg 每 12 小时一次 3. IV：每次 1～2mg/kg 每 6 小时一次×24 小时，维持剂量 0.5～1mg/kg 每 6 小时一次

氢化可的松（Hydrocortisone,SoluCortef）（见第 27 章各种皮质激素的比较）

作用	抗炎和抗过敏作用；盐皮质激素作用；刺激糖异生；抑制周围蛋白合成；膜稳定作用
起效	1 小时
持续时间	6～8 小时（取决于剂量和给药途径）
清除	肝脏代谢；肾脏清除
注意事项	突然停药可引起肾上腺皮质功能不全（Addison 危象），伤口愈合延迟，CNS 紊乱，骨质疏松，或电解质紊乱

羟嗪（Hydroxyzine,Vistaril,Atarax）

适应证	焦虑，恶心，呕吐，过敏，镇静
剂量	口服：25～200mg 每 6～8 小时一次 IM：25～100mg 每 4～6 小时一次 不能 IV 给药，注射剂仅供 IM
作用	通过 H$_1$ 受体拮抗组胺作用，CNS 抑制作用，止吐
起效	15～60 分钟
持续时间	4～6 小时
清除	肝脏（P-450）代谢；肾脏清除
注意事项	可引起口干；循环呼吸抑制小；IV 可引起血栓形成；可通过胎盘

胰岛素（Insulin）

适应证	1. 高血糖 2. 糖尿病酮症酸中毒
剂量	1. 剂量个体化；通常 5～10U IV/IH，必要时（常规胰岛素） 2. 负荷剂量：10～20U IV（常规胰岛素） 维持剂量：0.05～0.1U/(kg·h)静脉输注（常规胰岛素），根据血糖水平调整剂量

胰岛素（Insulin）	
作用	促进葡萄糖向细胞内转移；使 K^+、Mg^{2+} 向细胞内转移
起效	IH：门冬胰岛素，赖脯胰岛素：迅速起效：10～20 分钟 常规胰岛素：30 分钟 中性鱼精蛋白锌胰岛素（NPH）：1～2 小时 甘精胰岛素：3～4 小时
持续时间	IH：门冬胰岛素：快速起效：3～5 小时 赖脯胰岛素：60～90 分钟 常规胰岛素：5～7 小时 NPH：18～24 小时 甘精胰岛素：24 小时
清除	肝脏和肾脏代谢；30%～80% 经肾脏清除；原形胰岛素被重吸收
注意事项	可引起过敏反应、胰岛素抗体合成；可被 IV 用塑料管路吸附；在胰岛素治疗初始阶段，最好使用人胰岛素而非牛或猪胰岛素，以减少抗体的产生（见第 28 章）

硝酸异山梨酯（Isosorbide dinitrate，Isordil）	
适应证	心绞痛，高血压，心肌梗死，充血性心力衰竭
剂量	5～20mg 口服，每 6 小时一次
作用	见硝酸甘油
起效	15～40 分钟
持续时间	4～6 小时
清除	几乎 100% 由肝脏代谢；肾脏清除
注意事项	见硝酸甘油；可产生耐药性

酮咯酸（Ketorolac，Toradol）

适应证	用于中度疼痛的非甾体抗炎药（NSAIDs）；可作为胃肠外或硬膜外应用阿片类药物治疗重度疼痛时的辅助用药
剂量	IM/IV：30mg，然后 15～30mg 每 6 小时一次 患者年龄超过 65 岁时，建议最大剂量为 15mg 每 6 小时一次
作用	通过抑制环氧化酶减少前列腺素的合成
起效	30～60 分钟
持续时间	4～6 小时
清除	＜50％经肝脏代谢，肾脏代谢；91％经肾脏清除
注意事项	不良反应与其他 NSAIDs 相似：消化性溃疡，出血，肾血流减少；疗程不超过 5 天

拉贝洛尔（Labetalol，Normodyne，Trandate）

适应证	高血压，心绞痛
剂量	IV：每 5 分钟增加 5～10mg，至每次 40～80mg 标准配制：500mg 加入 250ml 5％ D_5W 或 NS（5mg/ml）；初始剂量 0.05μg/(kg·min)
作用	选择性 α_1 肾上腺素能阻断及非选择性 β 肾上腺素能阻断作用；α/β 阻断比值为 1∶7
起效	数分钟
持续时间	2～12 小时
清除	肝脏代谢；肾脏清除
注意事项	可引起心动过缓、房室传导延迟、哮喘患者可引起支气管痉挛，以及体位性低血压；可通过胎盘

左甲状腺素(Levothyroxine,Synthroid)

适应证	甲状腺功能减退
剂量	根据个体需要和反应调整剂量
	成人:
	口服:0.1～0.2mg/d 至最大剂量 0.5mg/d
	IV:口服剂量的 75%
	儿童:
	0～6 个月:25～50μg/d 或 8～10μg/(kg・d)
	6～12 个月:50～75μg/d 或 6～8μg/(kg・d)
	1～5 岁:75～100μg/d 或 5～6μg/(kg・d)
	6～12 岁:100～150μg/d 或 4～5μg/(kg・d)
	＞12 岁:＞150μg/d 或 2～3μg/(kg・d)
	IV:口服剂量的 75%
作用	外源性甲状腺素
起效	口服:3～5 天
	IV:8 小时内
持续时间	峰效应约在 24 小时
清除	在肝脏代谢为三碘甲状腺原氨酸(活性);通过粪便和尿液清除
注意事项	近期心肌梗死或甲状腺毒症,或未纠正的肾上腺皮质功能不全患者禁用;苯妥英可降低左甲状腺素水平,增加口服抗凝药的作用;同时使用三环抗抑郁药物可增加两种药物的毒性;静脉治疗剂量相当于口服剂量的 75%

利多卡因(Lidocine,Xylocaine)

适应证	1. 室性心律失常
	2. 局麻
剂量	成人:
	1. 负荷剂量:1mg/kg IV 1 分钟。额外负荷剂量:0.5mg/kg间隔 10 分钟,直至 3mg/kg
	维持剂量:15～50μg/(kg・min)静脉输注(1～4mg/min)
	2. 局部浸润或传导阻滞最大剂量 5mg/kg

利多卡因（Lidocine, Xylocaine）

剂量	儿童： 负荷剂量：0.5～1mg/kg IV（第一剂后 20～30 分钟给予第二剂） 维持剂量：15～50μg/(kg·min)静脉输注
作用	抗心律失常作用；镇静；神经阻滞；减慢 Na^+ 通道传导
起效	迅速
持续时间	5～20 分钟
清除	经肝脏代谢为有活性或毒性的代谢产物；经肾脏清除（10% 为原形）
注意事项	可引起头晕、抽搐、定向力差、心脏阻滞（伴心肌传导障碍）或低血压；可通过胎盘；治疗浓度为 1～5mg/L；预激综合征患者避免使用

硫酸镁（Magnesium sulfate）

适应证	1. 先兆子痫或子痫 2. 低镁血症 3. 多形性室性心动过速（尖端扭转性室速）
剂量	成人： 1. 负荷剂量：2～6g IV 20～30 分钟（2g/100ml 或 40g/1000ml） 　维持剂量：1～4g/h 输注（2g/100ml 或 40g/1000ml） 2. 1g(8 mEq)每 6 小时一次×4 次 3. 1～2g 加入 5% D_5W 10ml 中输注 1～2 分钟；治疗难治性心律失常可用 5～10g
作用	补充血镁；预防及治疗先兆子痫或子痫引起的抽搐或反射亢进
起效	迅速

续表

硫酸镁（Magnesium sulfate）	
持续时间	4~6 小时
清除	静脉用药时 100％由肾脏清除
注意事项	加强神经肌肉阻滞（去极化或非去极化药物）；增加麻醉药、催眠药和阿片类药的 CNS 作用；当血清浓度≥10 mEq/L 时发生毒性反应；心脏传导阻滞患者避免使用；洋地黄化患者可影响心脏传导；肾衰竭患者慎用

甘露醇（Mannitol，Osmitrol）	
适应证	1. 颅内高压 2. 少尿，或急性肾脏损伤导致无尿
剂量	成人： 1. 20％溶液 0.25~1g/kg 静脉输注 30~60 分钟（紧急情况时可 1.25~25g 推注 5~10 分钟） 2. 试验剂量 0.2g/kg 注射 3~5 分钟，如有效，予 50~100g 静脉输注 30 分钟 儿童： 试验剂量 0.2g/kg，维持剂量 2g/kg 输注 30~60 分钟
作用	增加血清渗透压，从而减轻脑水肿，降低颅内压和眼内压；引起渗透性利尿和一过性血容量增加
起效	15 分钟
持续时间	2~3 小时
清除	肾脏清除；用药后 15 分钟开始，持续 2~3 小时
注意事项	快速给药可引起血管扩张和低血压；可引起或加重肺水肿、颅内出血、高血压或反跳性颅内高压；低钠血症常见。用药时应使用 5μm 过滤器

亚甲蓝（Methylene blue）

适应证	1. 泌尿生殖道手术的标记物 2. 正铁血红蛋白血症
剂量	1. 100mg（1％溶液 100ml）静脉输注 2. 1％溶液 1～2mg/kg 输注 10 分钟；必要时每小时重复
作用	小剂量促进正铁血红蛋白转化为血红蛋白；大剂量促进血红蛋白转化为正铁血红蛋白
起效	即刻
清除	组织还原；泌尿系和胆道清除
注意事项	可引起 RBC 破坏（长时间使用）、高血压、膀胱刺激征、恶心、出汗；可抑制硝酸酯诱导的冠脉舒张；干扰脉搏氧饱和度测定 1～2 分钟；可引起葡萄糖-6-磷酸脱氢酶缺乏病患者发生溶血

甲麦角新碱（Methylergonovine，Methergine）

适应证	产后出血
剂量	IV（仅在急症时胎盘娩出后使用）：0.2mg 加入 NS 5ml，输注≥1 分钟 IM：0.2mg 每 2～4 小时一次（<5 次） 口服（IM 或 IV 后）：0.2～0.4mg 每 6～12 小时一次×（2～7）天
起效	IV：即刻 IM：2～5 分钟（峰效应在 30 分钟后） PO：5～10 分钟
持续时间	1～3 小时
清除	肝脏代谢；肾脏清除
注意事项	见麦角新碱；高血压反应较麦角新碱轻微

甲泼尼龙（Methylprednisolone，Solu-Medrol）

适应证	肾上腺皮质功能不全，慢性阻塞性肺疾病，脑水肿，炎性疾病，免疫抑制 脊髓手术 移植排异 减少药物过敏反应 哮喘加重
剂量	成人： 1. 非危及生命的情况：10～250mg 静脉输注 每 4～24 小时一次（静脉输注 1 分钟） 危及生命的情况：100～250mg IV 每 2～6 小时一次，或30mg/kg IV（输注 15 分钟）每 4～6 小时一次 2. 静脉负荷剂量：30mg/kg 加入 50ml 输注 15 分钟 静脉维持剂量：5.4mg/(kg·h)×23 小时。负荷剂量结束45 分钟后开始使用 3. 500 mgIV×1 剂。心脏移植患者 1000mg IV×1 剂 4. 口服：32mg。使用引起过敏的药物前 12 小时和 2 小时应用 5. 负荷剂量每次 2mg/kg，然后每次 0.5～1mg/kg，每 6 小时一次，疗程不超过 5 天 儿童： 1. 危及生命的情况：不超过 0.5mg/(kg·d) 2. 见以上成人剂量 3. 250～500mg IV×1 剂 4. 见以上成人剂量
作用	见氢化可的松；糖皮质激素作用为氢化可的松的 5 倍；几乎没有盐皮质激素作用
起效	数分钟
持续时间	6 小时
清除	肝脏代谢；肾脏清除（取决于剂量和给药途径）
注意事项	见氢化可的松

甲氧氯普胺(Metocolpramide,Reglan)	
适应证	胃食管反流,糖尿病性胃轻瘫,需预防吸入性肺炎患者术前用药;止吐
剂量	成人: IV:10mg 每日 4 次 口服:10mg 每日 4 次 儿童:IV,口服:每次 0.1～0.2mg/kg,每日 4 次。不应超过 0.5mg/(kg·d)
作用	通过增强胃肠道动力及降低食管括约肌张力促进胃排空;通过拮抗中枢和外周多巴胺受体产生止吐作用
起效	IV:1～3 分钟 口服:30～60 分钟达峰效应
持续时间	IV,口服:1～2 小时
药代动力学	肝脏代谢;肾脏清除
注意事项	胃肠道梗阻、嗜铬细胞瘤及帕金森病患者避免使用;0.2%～1%的患者可发生锥体外系反应;可加重抑郁。肾脏功能障碍者减量

美托洛尔(Metoprolol,Lopressor)	
适应证	高血压,心绞痛,心律失常,肥厚性心肌病,心肌梗死,嗜铬细胞瘤
剂量	IV:2.5～10mg 每 6 小时一次 口服:50～100mg 每 6～8 小时一次
作用	β_1肾上腺素能阻滞(大剂量时 β_2肾上腺素能拮抗)
起效	15 分钟
持续时间	6 小时
清除	肝脏代谢;肾脏清除
注意事项	可引起心动过缓,支气管收缩(剂量＞100mg/d 时),头晕,疲劳,失眠;可增加心脏阻滞的危险;可通过胎盘和血-脑屏障

米力农（Milrinone, Primacor）	
适应证	充血性心力衰竭
剂量	负荷剂量：50μg/kg 静脉输注 10 分钟
	维持剂量：0.375～0.750μg/(kg·min)，根据疗效调整剂量
作用	抑制磷酸二酯酶产生正性变力和血管扩张作用
起效	即刻
持续时间	2～3 小时
清除	肾脏清除
注意事项	短期治疗；可增加室性异位节律

纳多洛尔（Nadolol, Corgard）	
适应证	心绞痛，高血压
剂量	40～240mg/d 口服
作用	非选择性 β 肾上腺素能阻滞剂
起效	1～2 小时
持续时间	＞24 小时
清除	不经过肝脏代谢；肾脏清除
注意事项	在易感患者引起严重的支气管痉挛（见普萘洛尔）

纳洛酮（Naloxone, Narcan）	
适应证	逆转阿片类药物的全身作用
剂量	成人：每次 0.04～2mg IV，每 2～20 分钟可重复
	儿童：
	用于完全逆转催眠药物作用：
	婴儿和儿童（≤5 岁或≤20kg）：0.1mg/kg
	儿童（＞5 岁或＞20kg）：每次 2mg
	儿童镇痛后逆转催眠作用：0.01mg/kg，根据需要间隔 2～3 分钟可重复

纳洛酮（Naloxone,Narcan）	
作用	通过竞争性抑制拮抗阿片类药物作用
起效	迅速
持续时间	剂量依赖；持续 20～60 分钟
清除	95％通过肝脏代谢；主要经肾脏清除
注意事项	可逆转镇痛作用，引起高血压、心律失常，偶见肺水肿、谵妄或撤药综合征（在阿片类药物依赖患者）；因拮抗作用持续时间短，因此可重新出现麻醉现象；肝功能衰竭患者慎用

硝苯地平（Nifedipine,Procardia）	
适应证	冠状动脉痉挛，高血压，心肌缺血
剂量	口服： 立即释放：10～40mg 每日 3 次 缓释：30～60mg 每日 2 次
作用	阻断心脏慢钙通道；全身和冠脉血管扩张，增加心肌灌注
起效	口服：20 分钟
持续时间	4～24 小时
清除	肝脏代谢
注意事项	可引起反射性心动过速、胃肠道不适或轻度负性变力作用；对自律性和心房传导影响很小；可用于治疗非对称性室间隔肥厚；药物溶液对光敏感

一氧化氮（Nitric oxid,Inomax）	
适应证	足月或接近足月的新生儿低氧型呼吸衰竭
剂量	1～40ppm 持续吸入
作用	cGMP 介导的肺通气区域肺血管扩张

一氧化氮（Nitric oxid，Inomax）	
起效	5～10 分钟
持续时间	不定
清除	与血红蛋白结合；代谢为硝酸盐或亚硝酸盐
注意事项	适应证以外的应用包括急性呼吸窘迫综合征、心源性休克、急性右心功能衰竭、肺或心脏移植术后缺血再灌注损伤，以及体外循环后肺动脉高压

硝酸甘油（Nitroglycerin）	
适应证	心绞痛，心肌缺血或梗死，高血压，充血性心力衰竭，食管痉挛
剂量	静脉输注初始剂量 $10\mu g/min$；根据疗效调整剂量； 标准配制：$200mg/500ml(0.4mg/ml=400\mu g/ml)$ SL（舌下含服）：每次 $0.15～0.6mg$，每 5 分钟×3 次 局部使用：2% 软膏，$0.5～2.5$ 英寸，每 6～8 小时一次
作用	通过酶的作用释放一氧化氮使平滑肌舒张，引起体循环、冠脉循环和肺血管扩张（静脉＞动脉）；支气管扩张；胆道、胃肠道和泌尿生殖道松弛
起效	静脉输注：1～2 分钟 SL：1～3 分钟 口服：1 小时 局部用：30 分钟
持续时间：	静脉输注：10 分钟 SL：30～60 分钟 口服：8～12 小时 局部用：8～24 小时
清除	几乎完全由肝脏代谢；肾脏清除
注意事项	可引起反射性心动过速、低血压、头痛；停药 10～12 小时可避免长期应用引起的耐药性；静脉管路中的塑料可吸收药物；大剂量时可引起正铁血红蛋白血症

硝普钠（Nitroprusside，Nipride，Nitropress）

适应证	高血压，控制性低血压，充血性心力衰竭
剂量	静脉输注：初始以 $0.1\mu g/(kg \cdot min)$ 输注，然后根据患者的反应调整剂量，最大剂量 $10\mu g/(kg \cdot min)$（总量 $<1\sim$ $1.5mg/kg$ 输注 $2\sim3$ 小时） 标准配制：50mg 硝普钠加入 5% D_5W 或 NS 250ml
作用	一氧化氮的直接供体，引起平滑肌舒张（动脉＞静脉）
起效	$1\sim2$ 分钟
持续时间	停止输注后 $1\sim10$ 分钟
清除	RBC 和组织代谢；肾脏清除
注意事项	可引起过度低血压、反射性心动过速；肝功能异常时可引起氰化物蓄积；肾功能异常时可引起硫氰化物蓄积；长期应用可使氰化物或硫氰酸盐水平升高；Leber 遗传性视神经萎缩、烟草性弱视、甲状腺功能减退或维生素 B_{12} 缺乏患者避免使用；溶液和粉剂均对光敏感，必须用不透明的材料包装

去甲肾上腺素（Norepinephrine，Levarterenol，Levophed）

适应证	低血压
剂量	起始剂量 $1\sim8\mu g/min$，根据疗效调整剂量 标准配制：4mg 去甲肾上腺素加入 5% D_5W 或 NS 250ml
作用	α＞β 肾上腺素能受体激动作用
起效	迅速
持续时间	停药后 $1\sim2$ 分钟
清除	单胺氧化酶/儿茶酚-O-甲基转移酶代谢
注意事项	可引起高血压、心律失常、心肌缺血、宫缩增强、收缩微循环或 CNS 兴奋

奥曲肽（Octreotide, Sandostatin）

适应证	1. 上消化道出血,急性静脉曲张出血
	2. 转移性类癌和分泌血管活性肠肽肿瘤患者的症状控制；胰腺肿瘤、胃泌素瘤和分泌性腹泻
	3. 适应证以外的使用包括 AIDS 相关分泌性腹泻、隐孢子虫病、库欣综合征、胰岛素瘤、小肠瘘、胃切除术后倾倒综合征、化疗性腹泻、移植物抗宿主病诱发的腹泻、Zollinger-Ellison 综合征
剂量	1. 成人：
	静脉推注：$25\sim50\mu g$ 后持续静脉输注 $25\sim50\mu g/h$
	2. 成人：
	IH：初始剂量 $50\mu g$,每天 $1\sim3$ 次,根据患者耐受性和反应调整剂量
	类癌：$100\sim600\mu g/d$,分 $2\sim4$ 次
	VIPoma：$200\sim300\mu g/d$,分 $2\sim4$ 次
	腹泻：IV 初始剂量 $50\sim100\mu g$ 每 8 小时一次；间隔 48 小时增加 $100\mu g/$次；最大剂量 $500\mu g$ 每 8 小时一次
	儿童：IH：$1\sim10\mu g/kg$ 每 12 小时一次,从最低剂量开始,每 3 天增加 $0.3\mu g/kg/$次
作用	生长抑素类似物,能够抑制 5-羟色胺、促胃液素、血管活性肠肽、胰岛素、高血糖素和胰泌素的释放
起效	IV：数分钟
持续时间	$6\sim12$ 小时
清除	肝和肾（32％以原形排出）；肾衰竭时清除减少
注意事项	可引起恶心、胃肠道动力下降、一过性高血糖；疗程不应超过 72 小时（超过此时间无效）

奥美拉唑（Omeprazole，Prilosec）

适应证	胃酸过度分泌或胃炎，胃食管反流
剂量	20～40mg 口服，每日 1～2 次
作用	通过不可逆结合 H^+-K^+-ATP 酶抑制 H^+ 的分泌
起效	1 小时
持续时间	＞24 小时
清除	广泛肝脏代谢；72%～80%经肾脏清除，18%～23%经粪便清除
注意事项	增加促胃液素的分泌；与组胺 2 受体阻滞剂相比，胃溃疡愈合更快；H_2 受体阻滞剂无效的患者可有效治疗溃疡；抑制某些细胞色素 P-450 酶

昂丹司琼（Ondansetron hydrachloride，Zofran）

适应证	预防和治疗围术期恶心、呕吐
剂量	成人： IV：围术期 4mg，未经稀释注射＞30 秒 口服：2～8mg 儿童： ＜40kg：0.1mg/kg IV×1 ＞40kg：4mg IV×1
作用	选择性 5-HT_3 受体拮抗剂
起效	30 分钟
持续时间	4～8 小时
清除	95%经肝清除，5%经肾清除
注意事项	大剂量用于化疗引起的恶心；轻度不良反应：头痛，转氨酶可逆性升高

缩宫素（Oxytocin, Pitocin）	
适应证	1. 产后出血，子宫无力症 2. 加强产力
剂量	1. 静脉输注速度足以控制子宫无力症（0.02～0.04U/min） 2. 诱导分娩：0.000 5～0.002U/min 　标准配制：30U 加入 500ml NS
作用	通过收缩子宫平滑肌减少产后出血；肾脏、冠状血管和脑血管扩张
起效	即刻
持续时间	1 小时
清除	组织代谢；肾脏清除
注意事项	可引起子宫强直和破裂、胎儿窘迫或过敏；静脉推注可引起低血压、心动过速、心律失常

喷他脒（Pentamidine, Pentam）	
适应证	卡氏肺孢子菌肺炎的预防和治疗
剂量	静脉输注治疗，成人和儿童：4mg/(kg·d)静脉输注×14 天。 最大剂量 300mg 吸入治疗，儿童：雾化吸入，每 3～4 周 300mg 吸入治疗，成人：雾化吸入，每 4 周 300mg
作用	抗原虫药
持续时间	终末半衰期 6～9 小时；在严重肾功能障碍患者半衰期延长
清除	33%～66%以原形由尿中清除
注意事项	同时使用肾毒性药物可增加肾毒性危险

苯巴比妥（Phenobarbital）

适应证	1. 镇静/催眠
	2. 抗惊厥
剂量	1. 成人和儿童：1～3mg/kg 口服
	2. 成人、婴儿和儿童：
	负荷剂量：10～20mg/kg，每 15～30 分钟追加 5mg/kg，以控制癫痫持续状态，最大剂量 30mg/kg
	维持剂量：
	婴儿：5～6mg/(kg·d)分 1～2 次
	1～5 岁儿童：6～8mg/(kg·d)分 1～2 次
	5～12 岁儿童：4～6mg/(kg·d)分 1～2 次
	＞12 岁儿童和成人：1～3mg/(kg·d)分 1～2 次
起效	5 分钟，60～90 分钟可达到最大镇静作用
持续时间	10～12 小时；半衰期＞100 小时
清除	肝脏代谢；25%～50%以原形经肾脏清除
注意事项	可引起低血压；通过诱导肝酶系统产生多种药物相互作用；抗惊厥治疗谷浓度为 15～40μg/ml（下一个剂量之前）

酚苄明（Phenoxybenzamine，Dibenzyline）

适应证	用于嗜铬细胞瘤切除术前准备
剂量	10～40mg/d，分 2～3 次口服（从 10mg/d 开始，必要时每 4 天增加 10mg/d）
作用	非选择性非竞争性 α 肾上腺素能拮抗剂
起效	数小时
持续时间	3～4 天
清除	肝脏代谢；肾脏/胆道清除
注意事项	可引起体位性低血压（去甲肾上腺素治疗可能无效），反射性心动过速；鼻塞

酚妥拉明（Phentolamine，Regitine）

适应证	1. 儿茶酚胺过量导致高血压，如嗜铬细胞瘤 2. α肾上腺能激动剂渗漏到血管外
剂量	1. 治疗高血压 1～5mg IV 必要时 2. 发生渗漏 12 小时内用少量（如 1ml）溶液（5～10mg 加入生理盐水 10ml）浸润渗漏区域
作用	非选择性竞争性 α肾上腺素能拮抗剂
起效	数分钟
持续时间	半衰期 19 分钟
清除	代谢过程尚不清楚；10%未代谢经肾脏清除
注意事项	可引起低血压、反射性心动过速、脑血管痉挛、心律失常、胃肠道刺激症状或低血糖

去氧肾上腺素（Phenylephrine，Neo-Synephrine）

适应证	低血压
剂量	静脉输注：初始 10μg/min 输注，根据反应调整剂量 IV：每次 40～100μg 标准配制：20mg 加入 5% D_5W 或 NS 250ml
作用	α肾上腺素能激动剂
起效	快速
持续时间	5～20 分钟
清除	肝脏代谢；肾脏清除
注意事项	可引起高血压，反射性心动过缓，微循环收缩，子宫收缩或子宫血管收缩

苯妥英(Phenytoin，Diphenylhydantoin，Dilantin)

适应证	1. 癫痫治疗，癫痫预防 2. 地高辛诱发的心律失常 3. 难治性室性心动过速
剂量	1. 癫痫 IV：见磷苯妥英 口服负荷剂量：15～20mg/kg；根据苯妥英血药浓度及近期用药史；口服负荷剂量分3次间隔2～4小时 维持剂量：300mg/d 或 5～6mg/(kg·d)分3次或缓释剂型分1～2次 2. 心律失常 儿童和成人： 静脉负荷剂量：见磷苯妥英 儿童： 口服维持剂量：5～10mg/(kg·d)分2～3次 成人： 口服负荷剂量：250mg 每日4次×1天，然后250mg 每日2次×2天 口服维持剂量：300～400mg/d分1～4次
作用	通过膜稳定作用抗惊厥；抗心律失常作用与奎尼丁或普鲁卡因胺相似
起效	3～5分钟
持续时间	剂量依赖性；在治疗范围内半衰期为剂量依赖性
清除	肝脏代谢；肾脏清除(碱化尿液可增强清除)
注意事项	可引起眼球震颤、复视、共济失调、嗜睡、齿龈增生、胃肠道不适、高血糖或诱导肝微粒体酶；静脉推注可引起心动过缓、低血压、呼吸骤停、心搏骤停、CNS抑制；组织刺激性；可通过胎盘；达到治疗浓度所需剂量个体差异大，从7.5～20μg/ml；测定未结合苯妥英水平对肾衰竭或低蛋白血症患者有益；使用混悬剂、嚼服药片或立即释放剂型时可将全天剂量分3次服用；如果患者未同时使用酶诱导药物，且缓释剂型表观半衰期足够长，成人可每12～24小时用药一次

磷制剂（Phosphorus，Phospho-Soda；Neutra-Phos；potassium phosphate；sodium phosphate）

适应证	1. 治疗和预防低磷血症 2. 便秘的短期治疗 3. 肠道检查时结肠准备
剂量	1. 轻至中度低磷血症 儿童<4岁： PO：2～3mmol/(kg·d)分次 儿童>4岁和成人： PO：250～500mg 每日3次×3天 静脉：0.08～0.15mmol/kg 输注6小时 中至重度低磷血症 静脉： 儿童<4岁：0.15～0.3mmol/kg 输注6小时 儿童>4岁和成人：0.15～0.25mmol/kg 输注6～12小时 2. 缓泻剂[Fleet(R)Phspho(R)-Soda]： 口服： 儿童5～9岁：单次5ml 儿童10～12岁：单次10ml 儿童>12岁和成人：单次20～30ml 3. 结肠镜准备方案[Fleet(R)Phspho(R)-Soda]： 口服： 成人：45ml 加水稀释至90ml，于检查前晚口服，次日晨重复同剂量
作用	补充电解质
起效	泻剂：3～6小时
清除	80%被肾脏重吸收
注意事项	静脉应用磷制剂应输注4～6小时；静脉输注过快的危险包括低钙血症、低血压、肌肉应激性增高、钙沉着、肾功能恶化和高钾血症；静脉应用磷制剂医嘱应以 mmol 表示（1mmol＝31mg）；心脏病及肾功能不全患者慎用；不要同时使用含镁或铝的抗酸药或硫糖铝，因为这些药物能结合磷

毒扁豆碱(Physostigmine,Antilirium)

适应证	术后谵妄,三环类抗抑郁药物过量,逆转抗胆碱药物的 CNS 效应
剂量	0.5～2.0mg IV,必要时每 15 分钟使用/次
作用	抑制胆碱酯酶,中枢和外周的胆碱能作用
起效	迅速
持续时间	30～60 分钟
清除	胆碱酯酶代谢
注意事项	可引起心动过缓、震颤、惊厥、幻觉、精神或 CNS 抑制、轻度神经节阻滞或胆碱能危象;可通过血-脑屏障;可被阿托品拮抗;含亚硫酸盐

氯化钾(Potassium,KCl)

适应证	低钾血症,地高辛中毒
剂量	成人: 氯化钾 20mEq 静脉输注 60～120 分钟 最大输注速度通常为 10mEq/h 儿童: 每次 0.5～1mEq/kg。常用速度:0.3～0.5mEq/(kg·h),最大速度 1mEq/(kg·h) 标准配制:20mEq 加入 250ml 5% D_5W 或 NS
作用	纠正严重的低钾血症
起效	即刻
持续时间	不定
清除	肾脏
注意事项	静脉推注可引起心脏停搏;成人单次最大剂量不超过 40mEq;重复给药前应复查血钾;最好使用中心静脉通路给药

普鲁卡因胺（Procainamide，Pronestyl）	
适应证	房性和室性心律失常
剂量	负荷剂量：10～50mg/min 静脉输注直至出现毒性反应或预期效果，最大剂量不超过 12mg/kg；如果 QRS 增宽≥50%，或 PR 间期延长需停药 维持剂量：2mg/(kg·h)
作用	IA 类抗心律失常药；阻断钠离子通道
起效	立即
持续时间	半衰期 2.5～4.5 小时，取决于乙酰基团表型
清除	25% 经肝代谢为活性代谢产物 N-乙酰普鲁卡因胺，后者是一种Ⅲ类抗心律失常药物；肾脏清除（50%～60% 为原形）
注意事项	除非预先洋地黄化，否则治疗快速房性心律失常时可引起心室反应性增强，还可引起心脏停搏（伴房室传导阻滞）、心肌抑制、CNS 兴奋、血细胞生成耗竭、狼疮综合征伴抗核抗体阳性、肝损伤；静脉给药可引起血管扩张而致低血压，充血性心力衰竭或休克时负荷剂量应减少 1/3；治疗浓度为 4～8mg/L

丙氯拉嗪（Prochlorperazine，Compazine）	
适应证	恶心和呕吐
剂量	IV：每次 5～10mg IV（≤40mg/d） IM：5～10mg IM，必要时每 2～4 小时给药 PR：25mg 直肠给药，必要时每 12 小时给药
作用	中枢性多巴胺（δ_2）拮抗剂，伴神经安定和止吐作用；同时有抗毒蕈碱和抗组胺作用
起效	迅速
持续时间	3～4 小时
清除	肝脏代谢；肾脏/胆道清除
注意事项	可引起低血压、锥体外系反应、神经安定药物恶性综合征、白细胞缺乏或胆汁淤积性黄疸；含亚硫酸盐；肝脏疾病慎用；镇静作用比氯丙嗪弱

异丙嗪（Promethazine，Phenergan）

适应证	过敏，变态反应，恶心，呕吐和镇静
剂量	IM，IV：12.5～50mg IV，必要时每4～6小时给药
作用	H-1，δ-1和毒蕈碱受体拮抗剂；止吐和镇静
起效	IV：3～5分钟 IM：20分钟
持续时间	2～4小时
清除	肝脏代谢；肾脏清除
注意事项	可引起轻度低血压或轻度抗胆碱能作用；可通过胎盘；可干扰血型鉴定；锥体外系反应少见；含亚硫酸盐；动脉内注射可引起肢体坏疽（"紫手套"）

异丙酚（Propofol，Diprivan）

适应证	机械通气时镇静
剂量	起始剂量：25～75mg/h 维持剂量：每15分钟增加25mg直至达预期效果，最大剂量200～250mg/h 负荷剂量：10～50mg
作用	机械通气患者的全身麻醉和镇静
起效	迅速
持续时间	10分钟
清除	细胞色素酶P-4502B6（CYP2B6）代谢，70kg健康成人的代谢清除率很高，为1.6～3.4L/min，提示存在肝外代谢
注意事项	不良反应包括低血压性呕吐、皮疹、注射部位疼痛；静脉注射时伴组胺释放；明确蛋类过敏患者慎用 亚硫酸盐警告：百特公司生产的异丙酚注射乳剂包括焦亚硫酸钠；普通人群中亚硫酸盐过敏的发病率不清楚，可能较低，但是哮喘患者更常见

异丙酚（Propofol，Diprivan）	
注意事项	所有品牌的异丙酚都不含防腐剂；瓶装和安瓿装药物都仅限于单次使用；异丙酚稀释于 10％脂肪乳剂；异丙酚不应与其他药物经同一条静脉途径输注；必须每 6 小时更换容器和管路，未用完的药品应丢弃；直接输注成品时，则需每 12 小时更换 1 次。

普萘洛尔（Propranolol，Inderal）	
适应证	高血压，房性和室性心律失常，心肌缺血或梗死，高血压，毒性甲状腺肿，肥厚型心肌病，偏头痛
剂量	成人： 试验剂量 0.25～0.5mg IV，然后≤1mg/min，根据疗效调整剂量 口服：10～40mg 每 6～8 小时一次，必要时加量 儿童：0.01～0.1mg/kg 静脉输注 10 分钟
作用	非特异性 β 肾上腺素能受体阻滞
起效	静脉给药：2 分钟 口服：30 分钟
持续时间	IV：1～6 小时 口服：6 小时
清除	肝脏代谢；肾脏清除
注意事项	可引起心动过缓，房室分离和低血糖；小剂量可引起支气管痉挛，充血性心力衰竭和嗜睡；可通过胎盘和血-脑屏障；突然停药可诱发反跳性心绞痛

鱼精蛋白（Protamine）

适应证	逆转肝素的作用
剂量	1mg/100U 肝素作用，以≤5mg/min 速度静脉给药
作用	多元碱基化合物与多元酸肝素形成复合物
起效	30～60 秒钟
持续时间	2 小时（依赖于温度）
清除	肝素/鱼精蛋白复合物最终去向不清楚
注意事项	可引起心肌抑制、周围血管扩张伴突发低血压和心动过缓；可引起严重肺动脉高压，尤其在体外循环时；鱼精蛋白/肝素复合物有抗原性；一过性肝素逆转后可有反跳性肝素化；如果剂量超过循环中肝素的相对量，可导致抗凝作用（有争议）；可通过部分凝血活酶时间或活化凝血时间监测

雷尼替丁（Ranitidine，Zantac）

适应证	十二指肠溃疡和胃溃疡，减少胃液量，提高胃液 pH，食管反流
剂量	IV：50～100mg 每 6～8 小时一次 消化道出血时持续输注：12.5mg/h 口服：150～300mg 每 12 小时一次
作用	组胺 H_2 受体拮抗剂；抑制基础、夜间和最大胃酸分泌
起效	IV：迅速 口服：1～3 小时
持续时间	IV：6～8 小时 口服：12 小时
清除	70% 以原形经肾脏清除
注意事项	肾衰竭应减量 50%

东莨胆碱（Scopolamine，Hyoscine）

适应证	止涎；遗忘，镇静，止吐，抗晕动症
剂量	IV，IM：0.3～0.6mg 经皮贴剂：1.5mg/贴，每 72 小时使用
作用	拮抗外周和中枢性胆碱能（毒蕈碱）作用
起效	IV，IM：迅速 经皮：4 小时
持续时间	不定
清除	肝脏代谢；肾脏清除
注意事项	过度 CNS 抑制可被毒扁豆碱逆转；可引起兴奋或谵妄，一过性心动过速，体温升高，尿潴留；可通过血-脑屏障和胎盘

特布他林（Terbutaline，Brethine，Bricanyl）

适应证	1. 支气管痉挛 2. 保胎（抑制早产）
剂量	1. 成人： IH：0.25mg IH；必要时每 15 分钟重复用药（最大用量：4 小时内 0.5mg） PO：2.5～5mg 口服，必要时每 6 小时一次（最大用量：15mg/d） 儿童 IH：每次 0.005～0.01mg/kg，最大剂量每次 0.4mg 2. 静脉：2.5～10μg/min 静脉输注；每 10～20 分钟逐渐加量；最大有效剂量 17～30μg/min 应慎用。输注时间至少 12 小时 口服维持剂量：2.5～10mg 每 4～6 小时一次
作用	选择性 β_2 肾上腺素能激动剂

特布他林（Terbutaline，Brethine，Bricanyl）

起效	IH：<15 分钟 PO：<30 分钟
持续时间	IH：1.5～4 小时 口服：4～8 小时
清除	肝脏代谢；肾脏清除
注意事项	可引起心律失常、肺水肿、高血压、低钾血症或 CNS 兴奋

茶碱（Theophylline）

适应证	支气管痉挛
剂量	成人： 负荷剂量：200～400mg IV 推注 输注速度不超过 20mg/min 维持剂量：8～64mg/h 老年患者、充血性心力衰竭和肝脏疾病患者应减量
作用	抑制磷酸二酯酶并拮抗腺苷，引起支气管扩张，同时伴正性变力和变时效应
起效	迅速
持续时间	6～12 小时
清除	肝脏代谢，肾脏清除（10% 为原形）
注意事项	可引起快速心律失常；治疗浓度 10～20μg/ml；剂量每增加 1mg/kg，血药浓度约增加 2μg/ml；氨茶碱 100mg = 茶碱 80mg

维生素 B₁（Thiamine，Vitamin B₁，Betalin）	
适应证	维生素 B₁ 缺乏的治疗，包括脚气病、Wernicke 脑病综合征、伴糙皮病的周围神经炎和妊娠
剂量	成人： 非严重的维生素 B₁ 缺乏：5～50mg/d，口服 1 个月 脚气病：5～50mg IM 每日 3 次×2 周，然后改为 5～50mg 口服每日一次×1 个月 严重缺乏：50～100mg IM 或缓慢静脉注射 5 分钟 每日重复给药直至口服治疗替代；最大剂量：300mg/24h 每日膳食推荐剂量：1.4mg（男性）；1mg（女性） 儿童： 非严重的维生素 B₁ 缺乏：10～50mg/d 分次口服，疗程 2 周，之后 5～10mg/d×1 个月 脚气病：10～25mg/d IM×2 周，然后 5～10mg/d 口服×1 个月 婴儿和儿童的每日膳食推荐剂量：0.2～1.2mg
作用	补充维生素
清除	经尿以原形清除，体内贮存部位饱和后以嘧啶形式清除
注意事项	单纯维生素 B₁ 缺乏少见，需怀疑多种维生素缺乏；由于存在过敏反应的风险，不推荐静脉用药

硫代硫酸钠（Thiosulfate，sodium）	
适应证	1. 氰化物和硝普钠解毒剂，氰化物中毒 2. 顺铂挽救治疗
剂量	成人： 1. 300mg 亚硝酸钠后 12.5g 输注 10 分钟；如果氰化物中毒征象重新出现，可重复给予初次剂量的 50% 2. 12g/m² 输注 6 小时或 9g/m² 静脉推注后 1.2g/m² 持续输注 6 小时 儿童： 1. 412.5mg/kg 体重或 7g/m²；静脉输注速度 0.625～1.25g/min（2.5～5ml/min） 2. 12g/m² 输注 6 小时或 9g/m² 静脉推注后 1.2g/m² 持续输注 6 小时

硫代硫酸钠（Thiosulfate,sodium）	
作用	促使氰化物在硫氰酸酶的作用下转化为毒性较低的硫氰酸盐
清除	肾脏清除
注意事项	在给予亚硝酸异戊酯或亚硝酸钠后应用

氨丁三醇（Tromethamine,Tris buffer,Tham）	
适应证	代谢性酸中毒
剂量	成人和儿童：剂量取决于缓冲碱缺乏：0.3M 氨丁三醇溶液的 ml 数＝体重(kg)×碱缺失(mEq/L)×1.1 儿童：儿童推荐最大剂量为 33～40ml/(kg·d)或每次500mg/kg
作用	有机酸质子受体(缓冲碱)
起效	迅速
持续时间	数小时
清除	经肾迅速清除(3 小时内＞75％)
注意事项	肾功能障碍或慢性呼吸性酸中毒患者慎用

加压素（Vasopressin,Antiuretic hormone,Pitressin）	
适应证	1. 尿崩症 2. 消化道出血 3. 低血压时增加升压药物作用 4. 引起顽固性休克的室颤/无脉性室性心动过速
剂量	1. IM/IH：5～10U 每 8～12 小时一次；IV：2.4～10U/h，根据血清电解质水平、渗透压和尿比重 2. 静脉持续输注：0.1～0.4U/min 3. 静脉持续输注：0.01～0.04U/min 4. 40U 静脉推注×1 次

加压素（Vasopressin, Antiuretic hormone, Pitressin）	
作用	人工合成的垂体后叶素，可增加尿渗透压，减少尿量；促进平滑肌收缩；使内脏、冠脉、肌肉及皮肤血管收缩
起效	立即
持续时间	2～8 小时
清除	肝脏和肾脏代谢；肾脏清除
注意事项	可引起少尿、水中毒、肺水肿；高血压、心律失常、心肌缺血；腹部痉挛性疼痛（由于蠕动增强）；过敏；胆囊、膀胱或子宫收缩；眩晕或恶心；冠心病患者常同时服用硝酸甘油

维拉帕米（Verapamil, Isoptin, Calan）	
适应证	室上性心动过速，心房颤动或扑动，Lown-Ganong-Levine 综合征
剂量	成人： 负荷剂量：2.5～10mg（75～150μg/kg）IV，速度 1mg/min；每 10 分钟可重复给药 2.5～5mg，总量不超过 20mg 维持剂量：5～20mg/h，根据患者反应调整剂量 儿童： 0～1 岁：0.1～0.2mg/kg IV 1～15 岁：0.1～0.3mg/kg IV；若 30 分钟内无反应可重复给药一次
作用	阻断心脏慢钙通道；PR 间期延长，伴负性变力和变时作用；全身和冠脉血管扩张
起效	口服：1～2 小时 IV：1～5 分钟

维拉帕米（Verapamil,Isoptin,Calan）	
持续时间	口服：8～24 小时 IV：10 分钟～2 小时
清除	肝脏代谢；肾脏清除
注意事项	可引起严重心动过缓、房室传导阻滞（尤其是同时使用 β 受体阻滞剂时） 过度低血压或充血性心力衰竭；对有旁路的患者可增加心房颤动或扑动时心室反应性；活性代谢产物有 20％的抗高血压作用

维生素 K（Vitamin K/Phytonadione,AquaMEPHYTON）	
适应证	维生素 K 依赖性凝血因子缺乏；逆转华法林疗效
剂量	IV：1～5mg 稀释；输注 20 分钟 IH/口服：2.5～5mg 若 IV/IH 注射 8 小时后 PTT 仍未改善，必要时可重复给药
作用	促进凝血因子Ⅱ、Ⅶ、Ⅸ和Ⅹ的合成
起效	PO：6～12 小时 IV：1～2 小时
清除	肝脏代谢
注意事项	如果国际标准化比值（INR）超过治疗范围但小于 5，且不需要迅速拮抗，只需停用 1 次或 2 次华法林，当 INR 恢复到治疗范围后，以稍低的维持剂量开始治疗 如果 INR＞5 且＜9 或需要迅速拮抗，可给予维生素 K0.5～1mg IV 或维生素 K1～2.5mg IH 或口服；如果血栓形成的风险很大，建议暂停华法林 2 次或 2 次以上 如果 INR＞9 且＜20，可给予维生素 K2.5mg IV 或 5mg IH 如果 INR＞20，有指征输注新鲜冰冻血浆，同时给予维生素 K2.5mg IV 或维生素 K5mg IH

维生素 K(Vitamin K/Phytonadione,AquaMEPHYTON)	
注意事项	静脉应用维生素 K 偶尔会发生严重过敏反应;静脉使用维生素 K 时,输注时间 20 分钟,输注速度不应超过 1mg/min;无论用何种方式(维生素 K 或新鲜冰冻血浆)拮抗抗凝作用,都存在血栓形成的风险,取决于需要抗凝治疗的基础病

华法林(Warfarin,Coumadin,Panwarfin)	
适应证	抗凝
剂量	对重新开始华法林抗凝的患者,可采用既往维持剂量 初始剂量: ≥80 岁的患者,或<80 岁但体重<60kg 的患者:2.5mg <80 岁且体重>60kg 的患者:5mg 不应使用过大负荷剂量(≥10mg/d) 在使用华法林治疗的第一周内,应经常监测国际标准化比值(INR)以保证治疗安全有效,达到 INR 2.5(范围 2～3)
作用	影响肝脏对维生素 K_1 的利用,抑制凝血因子 Ⅱ、Ⅶ、Ⅸ 和 Ⅹ 的合成
起效	12～72 小时
持续时间	2～5 天
清除	肝脏代谢;肾脏清除
注意事项	下列情况下作用增强:乙醇、抗生素、水合氯醛、西咪替丁、右旋糖酐、D-甲状腺素、二氮嗪、依他尼酸、高血糖素、甲基多巴、单胺氧化酶抑制剂、苯妥英、长期用麻醉药、奎尼丁、磺胺类药、充血性心力衰竭、高热、肝脏疾病、吸收不良等;药效可被巴比妥类、氯氮䓬、氟哌利多、口服避孕药、甲状腺功能减退或高脂血症拮抗;可通过胎盘

药典标志说明

D_5W,5%葡萄糖溶液;IM,肌内注射;IV,静脉注射;NS,生理盐水;SL,舌下含服;IH,皮下注射

附录表 1　常用静脉抗生素

药物	常用成人 IV 剂量[a]	常用给 药间隔[b]	注意事项
阿米卡星 (Amikacin)	300mg	每 8 小时一次	氨基糖苷类。肾功能障碍时需要调整剂量
两性霉素 B (Amphotericin B)	初始剂量: 0.25mg/kg 输注 6 小时; 应当逐渐增加剂量, 直至达到 1mg/(kg·d) 或 1.5mg/kg 隔日给药	每 24～72 小时一次	广谱抗真菌药。初始试验剂量: 1mg 静脉输注 30 分钟或 1 小时。不超过 1.5mg/(kg·d)。应尽可能避免同时使用其他肾毒性药物
两性霉素 B 脂质体 (Amphotericin liposomal)	3～5mg/(kg·d) 输注 6 小时以上	每 24 小时一次	广谱抗真菌药, 仅在下列情况时使用: 尽管充分水化, 使用两性霉素 B 时仍出现肾毒性, 即血清肌酐值较基础值增加≥1.5mg/dl 有肾脏基础疾病患者开始抗真菌治疗时: 基础血肌酐值≥2.5mg/dl 尽管已使用对乙酰氨基酚、哌替啶、苯海拉明和(或)皮质激素, 两性霉素 B 全身反应仍持续＞3～5 天 尽管进行了最短疗程的标准两性霉素 B 治疗, 每日剂量 500mg 或 7mg/kg, 但明确的真菌感染仍有进展(通过临床、影像学或组织学评价)

药物	常用成人 IV 剂量[a]	常用给药间隔[b]	注意事项
氨苄西林 (Ampicillin)	1g	每 4 小时一次	青霉素类。与舒巴坦联合称为优立新
氨苄西林—舒巴坦(2：1) Ampicillin -sulbactam(2：1)	3g	每 6 小时一次	对铜绿假单胞菌无效
阿奇霉素 (Azithromcin)	500～1000mg	每 24 小时一次	大环内酯类,治疗非典型肺炎;与三代头孢菌素联合应用治疗社区获得性肺炎;对军团菌有效
氨曲南 (Aztreonam)	1g	每 8 小时一次	可用于青霉素或头孢菌素过敏患者
头孢唑林 (Cefazolin)	1g	每 8 小时一次	第一代头孢菌素。肾脏疾病时需调整剂量[c]。青霉素过敏患者需慎用[d]。
头孢吡肟 (Cefepime)	1～2g	每 12 小时一次	第四代头孢菌素。铜绿假单胞菌感染和粒细胞缺乏伴发热时应用[c,d]。
头孢他啶 (Ceftazidime)	1g	每 8 小时一次	第三代头孢菌素[c,d]
头孢曲松 (Ceftriaxone)	1g	每 24 小时一次	第三代头孢菌素(原文有误,译者注)。大剂量头孢曲松是经验性治疗细菌性脑膜炎的首选药物
环丙沙星 (Ciprofloxacin)	400mg	每 12 小时一次	喹诺酮。口服吸收良好(500mg 每 12 小时一次)。对铜绿假单胞菌有效
克林霉素 (Clindamycin)	600mg	每 8 小时一次	与难辨梭状芽胞杆菌结肠炎高度相关

药物	常用成人 IV 剂量[a]	常用给 药间隔[b]	注意事项
达托霉素 (Daptomycin)	4mg/kg IV	每 24 小 时一次	肾功能不全时需调整剂量： 肌酐清除率＜30ml/min：4mg/kg IV，每 48 小时； 血液透析：4mg/kg IV，血液透析 后每 48 小时
多西环素 (Doxycycline)	100mg	每 12 小 时一次	偶有肝毒性、假性脑瘤、良性颅内 压增高的报道
红霉素 (Erythromycin)	0.5～1g	每 6 小 时一次	大环内酯，抑菌剂，口服可引起胃 炎，有静脉刺激性
氟康唑 (Fluconazole)	200～400mg	每 24 小时	广谱抗真菌药，口服吸收好，肝功 能和肾功能不全患者需调整剂量
庆大霉素 (Gentamicin)	60～120mg （3～5mg/ (kg·d)）	每 8～ 12 小时 一 次， 输注 30 分钟	氨基糖苷类抗生素，肾衰竭患者 需减量，有肾毒性和耳毒性，与肝 素合用可发生沉淀，能延长神经 肌肉阻滞剂的作用时间
亚胺培南—西 司他丁 (Imipenem- cilastatin)	500mg	每 6 小 时一次	碳青霉烯，多重耐药革兰阴性杆 菌感染的首选抗生素[c,d]
左氧氟沙星 (Levofloxacin)	500mg	每 24 小 时一次	喹诺酮，氧氟沙星的左旋异构体， 口服吸收好，中重度肾功能不全 需要调整剂量
利奈唑胺 (Linezolid)	600mg	每 12 小 时一次	口服剂型疗效相同，可发生贫血、 血小板缺乏和白细胞缺乏，停药 后可恢复

药物	常用成人 IV 剂量[a]	常用给 药间隔[b]	注意事项
美罗培南 (Meropenem)	0.5～1g	每 8 小 时一次	碳青霉烯[c,d]。见亚胺培南
甲硝唑 (Metronidazole)	500mg	每 8 小 时一次	可引起急性中毒性精神病;可出 现惊厥和白细胞缺乏的双硫仑 反应
米卡芬净 (Micafungin)	50～100mg	每 24 小 时一次	棘白菌素。广谱抗真菌药物。监 测肝脏功能
萘夫西林 (Nafcillin)	1.5g	每 4 小 时一次	可作为抗葡萄球菌的首选药[c,d]。 可引起间质性肾炎
青霉素 (PenicillinG)	500 000～ 2 000 000U	每 4 小 时一次	过敏反应常见
哌拉西林 (Piperacillin)	4g	每 6 小 时一次	常与氨基糖苷类抗生素联合应用 治疗假单胞菌[c,d]
哌拉西林-甲 巯咪唑 (Piperacillin- tazobactam) (8∶1)	3.375～ 4.5g	每 4～ 6 小时 一次 每 8 小 时一次	他唑巴坦能增强哌拉西林对下列 菌属的活性;产 β-内酰胺酶的金 黄色葡萄球菌、流感嗜血杆菌、肠 杆菌科细菌、假单胞菌、克雷伯杆 菌、枸橼酸杆菌、沙雷菌、拟杆菌 和其他革兰阴性厌氧菌[c,d]
替卡西林-克 拉维酸 (Ticarcillin- clavulanic acid)(8∶1)	3.1g	每 4 小 时一次	克拉维酸可增强替卡西林对下列 菌属的活性;产 β-内酰胺酶的金 黄色葡萄球菌、流感嗜血杆菌、肠 杆菌科细菌、铜绿假单胞菌、克雷 伯杆菌、枸橼酸杆菌和沙雷 菌属[c,d]

药物	常用成人 IV 剂量[a]	常用给 药间隔[b]	注意事项
甲氧苄啶/磺胺甲噁唑 Trimethoprim/ sulfamethoxazole	8 ～ 10mg/ (kg·d)（根据甲氧苄啶成分计算）	每 6 ～ 12 小时一次	过敏反应常见。影响肌酐和钾的排泄；使肌酐和血钾值升高
妥布霉素 (Tobramycin)	60 ～ 120mg （3～ 5mg/ (kg·d)输注 15～20 分钟）	每 8 小时一次	氨基糖苷类。见庆大霉素
万古霉素 (Vancomycin)	500mg ～ 1g 输注 60 分钟	每 12 小时一次	耐甲氧西林葡萄球菌感染和青霉素过敏患者首选。肾脏疾病时应减量。可引起组胺释放（"红人"），肾脏损害和耳聋。与其他药物同时使用可发生沉淀
伏立康唑 (Voriconazole)	负荷剂量：6mg/kg IV 每 12 小时一次×2 次 维持剂量：4mg/kg IV 每 12 小时一次	每 12 小时一次	广谱抗真菌药。监测肝脏功能。可增加通过细胞色素 CYP3A4 途径代谢的药物浓度。同时使用苯妥英、卡马西平和长效巴比妥药物可降低伏立康唑的血药浓度。伏立康唑可增加西罗莫司、依法韦伦、利福布汀和麦角生物碱的血药浓度

注：见第 12 章。

[a]成人剂量指体重为 70kg 的健康成人，根据患者情况和同时服用的药物，药物剂量可能有所调整。老年和体弱患者应酌情减量

[b]在肾脏功能障碍、肝脏功能不全和容量状态改变的患者需调整剂量

[c]所有 β-内酰胺类抗生素在大剂量时都可引起抽搐，应根据肌酐清除率调整剂量

[d]5%～10%的青霉素过敏患者对头孢菌素和碳青霉烯也有过敏反应

附录表 2 阿片类药物比较表

药物	成人剂量[a](mg)	儿童剂量[a](mg/kg)	作用持续时间(h)	转换系数	代谢	注意事项
可待因			4		肝脏代谢为吗啡	因可引起组胺大量释放和心血管效应,应避免静脉使用
胃肠外给药	15～60	0.5～1		0.08		
口服	15～60	0.5～1		0.05		
芬太尼			0.5～2		肝脏	快速静脉注射可导致骨骼肌和胸壁僵硬 25、50、75 或 100μg/h
胃肠外给药	0.05～0.1	0.001～0.002		100		
透皮贴剂				100		
氢吗啡酮			4		肝脏;主要与葡萄糖醛酸化合物结合,由尿清除	儿童用药资料尚不明确
胃肠外给药	1～2	0.015～0.05		0.67		
口服	2～4	0.03～0.08		1.33		

药物	成人剂量[a]（mg）	儿童剂量[a]（mg/kg）	作用持续时间（h）	转换系数	代谢	注意事项
哌替啶			3～4		肝脏代谢；去甲哌替啶（代谢产物）的清除依赖于肾脏功能，大剂量和肾功能减退患者可出现蓄积	在肝脏或肾脏功能衰竭、癫痫发作患者以及应用大剂量5-羟色胺摄取抑制剂患者应慎用。去甲哌替啶（CNS兴奋剂）可蓄积并诱发颤搐、震颤或癫痫发作；同时使用MAO抑制剂为禁忌
胃肠外给药	50～150	1～1.5		0.1		
美沙酮			6～8小时，重复使用可增加至22～48小时			苯妥英、喷他佐辛及利福平可增加美沙酮的代谢，并可诱发戒断综合征；下列药物可增加毒性：CNS抑制剂、吩噻嗪、三环抗抑郁药及MAO抑制剂可能加重美沙酮的不良反应
胃肠外途径	2～10	0.1		1.3	口服给药后的代谢水平是胃肠外给药的4倍	

药物	成人剂量[a]（mg）	儿童剂量[a]（mg/kg）	作用持续时间（h）	转换系数	代谢	注意事项
口服	2～10	0.1～0.2		0.7		
吗啡			3～5			
胃肠外途径	5～10	0.1～0.2		1	在肝脏与葡萄糖醛酸结合；以原形从尿中排泄	组胺释放；在急性心肌梗死的患者可引起低血压
口服[b]	10～30	0.2～0.5		0.33		
羟考酮			4		肝脏代谢	
口服	5	0.05～0.15		0.33		

注：见第 7 章

CNS：中枢神经系统；MAO，单胺氧化酶

[a]这些剂量（口服、肌内注射）为治疗急性疼痛的推荐初始剂量。需要根据每个患者的疗效调整至最佳剂量，最大剂量受到不良反应的限制。初始静脉单剂用量为表中肌内注射剂量的一半。无论口服抑或胃肠外途径给予镇痛药，可将其剂量乘以转换系数，便可得到吗啡肌内注射的等效剂量

[b]实际转换系数（3∶1）仍有争议

附录表 3　苯二氮䓬类药的物比较

药物	成人剂量范围（mg/d）	达血浆峰浓度时间（h）	半衰期（h）	活性代谢产物
长效				
氯氮䓬（氯氮䓬）	15～100	1～4	5～30	去甲氯氮䓬地莫西泮N-去甲地西泮

药物	成人剂量范围(mg/d)	达血浆峰浓度时间(h)	半衰期(h)	活性代谢产物
氯硝西泮 (Klonapin)	1.5～12	1～4	30～40	无
地西泮 (Valium)	6～40	0.5～2	20～80	N-去甲地西泮 N-甲羟西泮(替马西泮) 奥沙西泮
氟西泮 (Dalmane)	15～60	2～6	40～114	N-去羟基氟西泮
短效				
阿普唑仑 (Xanax)	0.75～4	1～2	12～15	无
劳拉西泮 (Ativan)	2～6	2～4	10～20	75%转化为葡萄糖醛酸衍生物(半衰期12小时),长时间使用时可蓄积
咪达唑仑 (Versed)	2.5～30	0.25～1	1～4	α-羟基咪达唑仑
奥沙西泮 (Serax)	30～120	2～4	5～16	无

见第 7 章

索引

索　引

S

索　引

索　引